Heinz Handels

Medizinische Bildverarbeitung

Studienbücher **Medizinische Informatik**

Herausgegeben von
Prof. Dr. rer. nat. habil. Heinz Handels, Hamburg
Prof. Dr.-Ing. Dr. med. habil. Siegfried Pöppl, Lübeck

Die Studienbücher Medizinische Informatik behandeln anschaulich,
systematisch und fachlich fundiert Themen aus der Medizinischen
Informatik entsprechend dem aktuellen Stand der Wissenschaft.
Die Bände der Reihe wenden sich sowohl an Studierende der Informatik
und Medizinischen Informatik im Haupt- und Nebenfach an Universitäten
und Fachhochschulen als auch an Lehrende und Praktiker.

www.viewegteubner.de

Heinz Handels

Medizinische Bildverarbeitung

Bildanalyse, Mustererkennung und Visualisierung für
die computergestützte ärztliche Diagnostik und Therapie

2., überarbeitete und erweiterte Auflage

STUDIUM

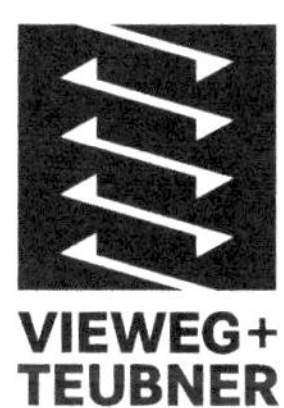

VIEWEG+
TEUBNER

Bibliografische Information der Deutschen Nationalbibliothek
Die Deutsche Nationalbibliothek verzeichnet diese Publikation in der
Deutschen Nationalbibliografie; detaillierte bibliografische Daten sind im Internet über
<http://dnb.d-nb.de> abrufbar.

1. Auflage 2000
2., überarbeitete und erweiterte Auflage 2009

Lektorat: Ulrich Sandten | Kerstin Hoffmann

Vieweg+Teubner ist Teil der Fachverlagsgruppe Springer Science+Business Media.
www.viewegteubner.de

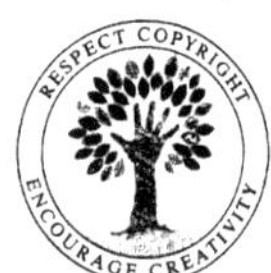

Umschlaggestaltung: KünkelLopka Medienentwicklung, Heidelberg
Druck und buchbinderische Verarbeitung: STRAUSS GMBH, Mörlenbach
Gedruckt auf säurefreiem und chlorfrei gebleichtem Papier.
Printed in Germany

ISBN 978-3-8351-0077-0

Vorwort

Die *Medizinische Bildverarbeitung* hat eine Vielzahl neuer Möglichkeiten für die ärztliche Diagnostik und Therapie eröffnet. Innovationen im Bereich der medizinischen Bildgebung ermöglichen neue Einblicke in die morphologische, funktionale und molekulare Struktur des menschlichen Körpers mit erhöhter Auflösung, Qualität und Genauigkeit, jedoch ist der Mediziner zugleich mit einer stetig wachsenden Flut von Bilddaten konfrontiert. Durch diese Entwicklung wird eine Computerunterstützung bei der Auswertung und Interpretation der komplexen Bildinformationen immer bedeutsamer. Über den Bereich der Diagnostik hinaus hat sich die Medizinische Bildverarbeitung im Bereich der bildbasierten computerassistierten Chirurgie als eine Schlüsseltechnologie etablieren können.

Wichtige *Aufgaben diagnose- und therapieunterstützender Bildverarbeitungssysteme* bestehen in der weitgehend automatisierten Segmentierung, Analyse, Identifizierung und Visualisierung medizinischer Bildobjekte (Gewebe, Tumoren, Läsionen, Gefäßsysteme etc.). Die Entwicklung und Konzeption solcher Bildverarbeitungssysteme ist gekennzeichnet durch die Integration von Algorithmen, Methoden und Techniken aus den Bereichen der medizinischen *Bildregistrierung, Segmentierung, Bildanalyse, Mustererkennung, Visualisierung und der Virtuellen Realität*, die im Mittelpunkt dieses Buches stehen.

Neun Jahre nach der Erstauflage liegt nun die *überarbeitete und erweiterte 2. Auflage* des Buches vor. Die Kapitel des Buches wurden vollständig überarbeitet und aktualisiert. Zahlreiche Kapitel wurden neu formuliert. So finden sich nun erstmals Darstellungen der Live-Wire- und der Level-Set-Segmentierung, der modellbasierten Segmentierung mit statistischen Form- und akiven Erscheinungsmodellen sowie der atlasbasierten Segmentierung. Ergänzt wurden weiterhin Beschreibungen von Methoden zur Evaluation von Registrierungs- und Segmentierungsergebnissen. Wesentliche Überarbeitungen haben auch die Kapitel zur Bildregistrierung und zur Visualisierung medizinischer Bilddaten erfahren, die neu strukturiert und um wichtige aktuelle Verfahren und Techniken ergänzt wurden. So werden verschiedene Methoden zur nicht-linearen voxelbasierten Registrierung beschrieben, die in den letzten Jahren stark an Bedeutung gewonnen haben. Weiterhin werden Virtual-Reality-Techniken und ihre Anwendung in bildbasierten Virtual-Reality-Simulatoren vorgestellt, die neue Möglichkeiten für die medizinische Aus- und Weiterbildung eröffnen.

Für die Anwendung wichtige Eigenschaften der vorgestellten Methoden werden praxisnah erläutert und diskutiert. Der praktische Einsatz von Bildverarbeitungsverfahren wird anhand einer Vielzahl von Bildbeispielen aus den Forschungsprojekten des Autors illustriert, der seit mehr als *20* Jahren im Bereich der Medizinischen Bildverarbeitung tätig ist. Durch die Beschreibung von diagnose- und therapieunterstützenden Anwendungen aus Forschungsprojekten in den Bereichen der computerassistierten Diagnostik und der computergestützten Chirurgie am Ende des Buches erhält der Leser einen Einblick in das komplexe Zusammenspiel verschiedener Methoden in der Anwendung.

Ich möchte allen herzlich danken, die zum Entstehen dieses Buches beigetragen haben. Mein besonderer Dank gilt den Mitarbeiterinnen und den Mitarbeitern des Instituts für Medizinische Informatik des Universitätsklinikums Hamburg-Eppendorf, die nicht nur durch zahlreiche wertvolle Diskussionen, sondern auch durch die Unterstützung bei der Erstellung von Beispielbildern sowie beim Korrekturlesen wesentlich dazu beigetragen haben, dass die zweite Auflage dieses Buches in der vorliegenden Form entstehen konnte. Mein Dank gilt hier Dr. Jan Ehrhardt, Dr. Dennis Säring, Dipl.-Inf. Matthias Färber, Dipl.-Inf. Nils Forkert, Dipl.-Inf. Heike Hufnagel, Dipl.-Inf. Alexander Schmidt-Richberg, Dipl.-Ing. Martin Riemer und Dipl.-Inf. Dipl.-Phys. Renè Werner. Frau Renate Reche gilt mein besonderer Dank für Ihr sorgfältiges und engagiertes Korrekturlesen des Buches unter souveräner Berücksichtigung der neuen Rechtschreibregeln.

Darüber hinaus möchte ich den Mitarbeiterinnen und Mitarbeitern des Instituts für Medizinische Informatik der Universität zu Lübeck herzlich danken, die mich bei der Entstehung der Erstauflage dieses Buches unterstützt haben.

Mein Dank gilt zudem meinen wissenschaftlichen Kooperationspartnern am Universitätsklinikum Hamburg-Eppendorf und der Universität zu Lübeck, die es mir durch die gemeinsamen interdisziplinären Forschungsarbeiten ermöglicht haben, das vorliegende Buch durch eine Vielzahl medizinischer Bildbeispiele praxisnah und interessant zu gestalten.

Mein ganz persönlicher Dank gilt meiner Frau Bettina und meinen Kindern Marie und Sven, ohne deren menschliche Unterstützung ich es nicht geschafft hätte, die zweite Auflage dieses Buches in der vorliegenden Form zu erstellen. Meine siebenjährige Tochter Marie hat mich, wenn ich am Wochenende an dem Buch gearbeitet habe, oft gefragt: „Papa, warum machst Du das eigentlich?". Ich glaube, ich konnte diese Frage trotz ernsthaften Bemühens nicht wirklich für Sie verständlich beantworten. Dennoch hoffe ich, dass sich der Aufwand gelohnt hat und das das vorliegende Buch Ihnen helfen wird, die Welt der Medizinischen Bildverarbeitung vertieft kennen zu lernen und besser zu verstehen.

Schließlich bin ich allen Lesern dankbar, die sich kritisch zu diesem Buch äußern, Verbesserungen vorschlagen und auf Unstimmigkeiten oder Fehler aufmerksam machen, die man trotz größter Sorgfalt bei der Erstellung eines Buches nie ausschließen kann.

Es freut mich besonders, dass die zweite Auflage dieses Buches in der neuen Reihe zur Medizinischen Informatik des Vieweg+Teubner Verlags erscheint, die seit *2008* von Prof. Dr. Dr. S. J. Pöppl, Universität zu Lübeck, und mir herausgegeben wird. Ich wünsche allen Lesern viel Spaß beim Lesen dieses Buches, das Einblicke in einen der faszinierendsten Bereiche der Medizinischen Informatik gibt.

Hamburg, im Januar 2009

Heinz Handels

Inhaltsübersicht

Inhaltsverzeichnis

3 GRUNDLAGEN DIAGNOSE- UND THERAPIE-UNTERSTÜTZENDER BILDVERARBEITUNGSSYSTEME 49

4 REGISTRIERUNG MEDIZINISCHER BILDDATEN 71

9 VISUALISIERUNG MEDIZINISCHER BILDDATEN......283

10 COMPUTERGESTÜTZTE DIAGNOSTIK UND THERAPIE 345

1 Einleitung

Die Medizinische Bildverarbeitung hat das Ziel, medizinische Bilder und Bildfolgen zur Unterstützung der medizinischen Diagnostik und Therapie aufzubereiten, zu analysieren und zu visualisieren. Innerhalb dieses Buches werden *grundlegende und fortgeschrittene Methoden der Medizinischen Bildverarbeitung* von der Bildregistrierung, Bildanalyse und Bilderkennung bis hin zu Techniken der Visualisierung und der Virtuellen Realität detailliert beschrieben und an einer Vielzahl von Beispielen illustriert. Darüber hinaus werden ausgewählte medizinische Anwendungen der computergestützten Diagnostik und Therapie vorgestellt, an denen das oftmals komplexe Zusammenspiel der Verfahren aus unterschiedlichen Teilgebieten der Medizinischen Bildverarbeitung veranschaulicht wird.

Medizinischen Bildern kommt aufgrund ihres hohen Informationsgehaltes in der medizinischen Diagnostik und Therapie eine zentrale Bedeutung zu. Durch die Entwicklung und Einführung neuer Bilderzeugungsverfahren hat sich eine Vielzahl neuer Möglichkeiten zur Generierung von Bildern aus dem Innern des menschlichen Körpers ergeben. Zugleich hat die Einführung neuer Bildgebungstechniken auch die Entwicklung der Medizinischen Bildverarbeitung maßgeblich vorangetrieben.

1.1 Entwicklung der Medizinischen Bildverarbeitung

Mit der Entdeckung der Röntgenstrahlung durch Wilhelm Conrad Röntgen im Jahre 1895 wurde die Grundlage für die Röntgenbildgebung gelegt, durch die zweidimensionale Projektionsbilder aus dem Inneren des menschlichen Körpers generiert werden können. Mit zunehmender Verfügbarkeit von Computern wurden diese mit *2D-Bildverarbeitungsverfahren* analysiert.

Die Einführung tomographischer Bildgebungstechniken wie der Computer- oder der Magnetresonanztomographie in den 70er Jahren bildete einen weiteren Meilenstein. Durch sie konnten digitale, überlagerungsfreie Schichtbilder eines ganzen Körpervolumens generiert werden, die den Grundstein für die Entwicklung von *3D-Bildverarbeitungstechniken* bildeten.

Mit der Weiterentwicklung der Computer- oder Magnetresonanztomographie sowie der Einführung der 3D-Ultraschalltechnik ist es in neuerer Zeit möglich geworden, dynamische Prozesse und Organbewegungen wie z.B. das Einströmen von Kontrastmittel in einen Tumor, die Herzbewegung oder die atmungsbedingte Lungenbewegung in räumlich-zeitlichen Bildfolgen, so genannten 4D-Bilddaten, zu erfassen. Hier erhält man extrem umfangreiche Bilddaten, die aus einer Folge dreidimensionaler Bilddaten bestehen, die zu unterschiedlichen Zeitpunkten in verschiedenen Phasen des beobachteten Prozesses aufgenommen wurden. Der Wunsch, quantitative Kenngrößen zur Beschreibung und Charakterisierung des räumlich-zeitlichen Verhaltens der beobachteten dynamischen Prozesse und Bewegungen aus diesen komplexen Bildinformationen zu extrahieren, hat die Entwicklung von Methoden der *4D-Bildverarbeitung* motiviert.

Innovationen im Bereich der medizinischen Bildgebung wie die 3D- oder 4D-Bildgebung haben zu neuen Möglichkeiten in der Diagnostik und Therapieunterstützung geführt, jedoch zugleich den Mediziner mit einer stetig wachsenden *Flut von Bilddaten* konfrontiert. Durch diese Entwicklung wird eine Computerunterstützung bei der Auswertung und Interpretation der komplexen Bildinformationen immer bedeutsamer.

Für die Verwaltung, Verarbeitung und Visualisierung medizinischer Bilddaten werden heute Verfahren der *Medizinischen Bildverarbeitung in der Routine* eingesetzt. So werden bereits bei der Erzeugung von computer- oder magnetresonanztomographischen Bildern verschiedene Bildrekonstruktionsalgorithmen eingesetzt, die aus den gemessenen Rohdaten die CT- bzw. MR-Bilder berechnen. Die so erhaltenen Schichtbilder werden nachfolgend digital verwaltet und mit Methoden der Medizinischen Bildverarbeitung visualisiert und analysiert. Über den Bereich der Diagnostik hinaus hat sich die Medizinische Bildverarbeitung auch im Bereich der bildbasierten *computerassistierten Chirurgie* als eine *Schlüsseltechnologie* etablieren können. Durch die Entwicklung von bildbasierten *Virtual-Reality-Simulatoren* wurden zudem neue Möglichkeiten für die medizinische Aus- und Weiterbildung geschaffen.

Zentrale *Aufgaben diagnose- und therapieunterstützender Bildverarbeitungssysteme* bestehen in der Abgrenzung, Analyse, Identifizierung und Visualisierung medizinischer Bildobjekte (Gewebe, Tumoren, Läsionen, Gefäßsysteme etc.), wobei Tumoren und andere pathologische Gewebeveränderungen medizinisch von besonderem Interesse sind.

Die Entwicklung und Konzeption solcher Bildverarbeitungssysteme ist gekennzeichnet durch die *Integration von Methoden und Techniken* aus den Bereichen der medizinischen Bildregistrierung, Segmentierung, Bildanalyse, Mustererkennung, Visualisierung und der Virtuellen Realität. Der Begriff *Medizinische Bildverarbeitung* (engl.: medical image computing) hat sich im Laufe der Jahre als Oberbegriff für diese Teilgebiete in der medizinischen Anwendung etabliert, die im Mittelpunkt dieses Buches stehen. Charakteristisch für den Bereich der Medizinischen Bildverarbeitung ist des Weiteren, dass diagnose- und therapieunterstützende Bildverarbeitungssysteme in eng zusammenarbeitenden *interdisziplinären Arbeitsgruppen* bestehend aus Medizinern und Naturwissenschaftlern (Informatiker, Physiker, Ingenieure etc.) entwickelt werden.

1.2 Struktur des Buches

Das Buch ist wie folgt strukturiert: In Kap. 2 werden verschiedene *Typen medizinischer Bilder und Bildfolgen* und ihre Eigenschaften vorgestellt. Da der Informationsgehalt medizinischer Bilder von der Art ihrer Entstehung abhängt, werden zunächst verschiedene bildgebende Verfahren erläutert, die für die Medizinische Bildverarbeitung von besonderem Interesse sind. Nach einer Typisierung medizinischer Bilddaten aus der Sicht des medizinischen Bildverarbeiters werden wichtige Standards für medizinische Bildformate beschrieben.

Grundlagen diagnose- und therapieunterstützender Bildverarbeitungssysteme werden in Kap. 3 beschrieben. Detailliert werden hier lokaler Operatoren und Bildfilter zur Vorverarbeitung medizinischer Bilder und Bildfolgen erläutert.

Ein Überblick über verschiedene *Bildregistrierungsmethoden* wird in Kap. 4 gegeben. Registrierungsverfahren haben in der Medizin in den letzten Jahren stark an Bedeutung gewonnen, da mit ihrer Hilfe eine gemeinsame Darstellung verschiedener Bilder eines oder mehrerer Patienten in einem Koordinatensystem und somit der direkte Vergleich von Bildstrukturen in unterschiedlichen Bilddaten (z.B. CT- und MR-Bilder) ermöglicht wird. Darüber hinaus können Registrierungsverfahren auch für weitergehende Anwendungen wie die Schätzung von dreidimensionalen Bewegungsfeldern in 4D-Bilddaten oder die strukturerhaltende Interpolation von Bilddaten eingesetzt werden.

In Kap. 5 werden Methoden für die *Segmentierung medizinischer Bildobjekte* vorgestellt, die für die Segmentierung einzelner Bilder und Bildfolgen eingesetzt werden. Hierbei wird anhand einer Vielzahl von Bildbeispielen diskutiert, inwieweit sie zur Segmentierung von Normalgewebe und krankhaft veränderten Gewebestrukturen (Tumoren, Hirninfarktregionen etc.) in verschiedenen Bilddaten geeignet sind. Die vorgestellten regionenorientierten, clusteranalytischen, kantenorientierten, modell- und atlasbasierten Verfahren werden ergänzt durch klassifikatorbasierte Segmentierungsalgorithmen, die in Kap. 7 beschrieben sind. Die Segmentierungsergebnisse bilden den Ausgangspunkt für die weitergehende Analyse medizinischer Bildobjekte sowie die Erzeugung dreidimensionaler Objektmodelle.

Durch computergestützte *Bildanalyseverfahren*, wie sie in Kap. 6 beschrieben werden, können Merkmale zur quantitativen Beschreibung verschiedener Objekteigenschaften aus medizinischen Bildern extrahiert werden. Neben grundlegenden Techniken zur quantitativen Analyse und Vermessung medizinischer Bilder werden Methoden zur computergestützten Analyse von Texturen und Formeigenschaften medizinischer Bildobjekte erläutert. Darüber hinaus werden fraktale Bildanalysemethoden vorgestellt, die insbesondere zur Charakterisierung chaotischer Muster, wie sie in Tumoren häufig zu beobachten sind, eingesetzt werden können.

In Kap. 7 werden aufbauend auf Kap. 3 verschiedene Methoden der *Mustererkennung* erläutert, die für die Erkennung von Bildmustern eingesetzt werden. Die computergestützte Erkennung medizinischer Bildobjekte wird hierbei auf der Basis extrahierter Bildmerkmale durch die Anwendung von Klassifikationsverfahren möglich. Neben klassischen Verfahren der numerischen Mustererkennung werden neuronale Netze wie Back-Propagation-Netzwerke und topologische Merkmalskarten beschrieben und ihre Möglichkeiten und Grenzen bei der Segmentierung und Klassifikation medizinischer Bildobjekte diskutiert.

In Kap. 8 sind verschiedene Methoden zur *Bewertung und Auswahl von Merkmalen* beschrieben, die bei der Evaluation und Optimierung medizinischer Erkennungssysteme von Bedeutung sind. Neben heuristischen Verfahren werden genetische Algorithmen erläutert und für das Problem der optimalen Merkmalsauswahl adaptiert. Weiterhin werden unterschiedliche Methoden zur Transformation und Reduktion von Merkmalen dargestellt. Im Vordergrund steht hier die Hauptkomponentenanalyse, deren Eigenschaften im Hinblick auf die Merkmalsreduktion in Mustererkennungssystemen diskutiert werden. Darüber hinaus werden weitere Anwendungsmöglichkeiten der Hauptkomponentenanalyse in der Medizinischen Bildverarbeitung erläutert. Abschließend wird eine Methode zur Merkmalstransformation unter Berücksichtigung klassenspezifischer Informationen vorgestellt.

Techniken zur *Visualisierung medizinischer Bilddaten* stehen in Kap. 9 im Mittelpunkt der Betrachtung. Nach der einführenden Beschreibung grundlegender Techniken zur Visualisierung von Grauwert- und Farbbildern werden Methoden zur Darstellung von Segmentierungsergebnissen unter Berücksichtigung parametrischer Zusatzinformationen erläutert. Nachfolgend werden verschiedene 3D-Visualisierungsalgorithmen und ihr Einsatz zur räumlichen Darstellung medizinischer Bildobjekte wie Tumoren, Gewebe, Knochen, Gefäßsysteme etc. beschrieben. Hierbei werden polygon- und voxelbasierte 3D-Visualisierungsverfahren gegenübergestellt, die unter Verwendung von Beleuchtungs- und Schattierungsmodellen zur pseudorealistischen, dreidimensionalen Darstellung medizinischer Bildobjekte geeignet sind. Techniken aus dem Bereich der *Virtuellen Realität* stehen im letzten Teil dieses Kapitels im Vordergrund, durch die die Navigation und 3D-Interaktion in virtuellen Körpern erleichtert werden soll. Neben Stereobildgebungstechniken, die einen verbesserten Tiefeneindruck der dargestellten 3D-Szenen ermöglichen, werden Techniken der haptischen Steuerung von virtuellen Werkzeugen und der 3D-Interaktion mit virtuellen Körpern unter Verwendung von haptischen Kraftrückkopplungsgeräten erläutert.

In Kap. 10 wird *der kombinierte Einsatz von Registrierungs-, Segmentierungs-, Bildanalyse-, Visualisierungs- und Mustererkennungsverfahren* anhand ausgewählter Anwendungsbeispiele aus dem Bereich der computergestützten Diagnostik und Therapie illustriert. Die in Kap. 10.1, 10.3 und 10.4 vorgestellten diagnose- und therapieunterstützenden Verfahren und Systeme wurden im Rahmen interdisziplinärer Forschungsarbeiten am Institut für Medizinische Informatik der Universität zu Lübeck in Kooperation mit dem Institut für Radiologie, der Klinik für Dermatologie sowie der Klinik für Orthopädie der Universität zu Lübeck entwickelt. Demgegenüber sind die in Kap. 10.2 präsentierten 4D-Bildanalysemethoden zur Bewegungsanalyse von Tumoren und Organen in 4D-Bilddaten sowie der in Kap. 10.5 beschriebene Virtual-Reality-Simulator für das Training von Lumbalpunktionen aus aktuellen Forschungsarbeiten am Institut für Medizinische Informatik des Universitätsklinikums Hamburg-Eppendorf hervorgegangen, die in Kooperation mit den dortigen Kliniken für Strahlentherapie und Radioonkologie und Neurologie durchgeführt wurden.

Ein diagnoseunterstützendes System für die Analyse und Charakterisierung verschiedener Hirntumorarten in magnetresonanztomographischen 3D-Bildfolgen wird in Kap. 10.1 beschrieben. Hierbei stehen Bildanalysemethoden im Vordergrund der Betrachtung, die orientiert an den in der radiologischen Diagnostik verwendeten Kriterien quantitative Kenngrößen zur Beschreibung verschiedener Tumorcharakteristika in 3D-Bildfolgen extrahieren.

Methoden zur Analyse atmungsbedingter Lungenbewegungen in 4D-Bilddaten werden in Kap. 10.2 vorgestellt, die eine Verbesserung der strahlentherapeutischen Behandlung von Lungentumorpatienten zum Ziel haben. Hier werden Methoden der 4D-Bildverarbeitung und nichtlinearen Registrierung eingesetzt, um das 3D-Bewegungsfeld der Organe und Tumoren voxelbezogen zu schätzen und so eine modellbasierte Beschreibung der komplexen räumlich-zeitlichen Bewegungsmuster zu erhalten. Diese bilden die Grundlage für eine weitergehende quantitative Beschreibung der Tumorbewegungen und die Charakterisierung lokaler Bewegungen in verschiedenen Regionen der Lunge.

Der Einsatz von Verfahren zur automatischen Erkennung von Bildstrukturen wird in Kap. 10.3 exemplarisch anhand eines Systems für die computergestützte Diagnostik maligner Melanome in Abgrenzung zu Muttermalen illustriert. Die Melanomerkennung basiert hier auf hochaufgelösten Oberflächenabtastungen der Haut, die durch ein Laserprofilometer vorgenommen werden. Anhand dieser Anwendung wird ein exemplarischer Vergleich klassischer und neuronaler Klassifikatoren durchgeführt. Darüber hinaus werden die Möglichkeiten zur Optimierung von Mustererkennungssystemen durch Merkmalsauswahl beispielhaft illustriert.

In den Kap. 10.4 und 10.5 werden zwei Anwendungen von 3D-Visualisierungs- und Interaktionstechniken aus dem Bereich der Virtuellen Realität vorgestellt. In Kap. 10.4 steht die computergestützte 3D-Planung und Simulation von Hüftoperationen im Vordergrund. Am Beispiel einer Beckenteilersatzoperation, die bei Patienten mit einer von Knochentumoren befallenen Hüfte notwendig wird, werden die Möglichkeiten der computergestützten 3D-Operationsplanung und des Designs individuell angepasster Hüftprothesen auf der Basis virtueller 3D-Modelle erläutert. Demgegenüber werden in Kap. 10.5 typische Komponenten eines VR-Trainingssimulators am Beispiel eines Punktionssimulators beschrieben, der für die Simulation und das Training von Lumbalpunktionen entwickelt wurde. Der Simulator ermöglicht das haptisch-visuelle Training von Lumbalpunktionen in virtuellen Körpermodellen mithilfe eines haptischen Kraftrückkopplungsgerätes.

1.3 Bilddaten und Software

Die in diesem Buch dargestellten Anwendungsbeispiele basieren auf klinischen Bilddaten, die zum größten Teil von den Kliniken für Radiologie und für Neuroradiologie am Universitätsklinikum Schleswig-Holstein, Campus Lübeck, und am Universitätsklinikum Hamburg-Eppendorf erzeugt wurden. Darüber hinaus wurden Hautoberflächenprofile in der Klinik für Dermatologie des Universitätsklinikums Schleswig-Holstein, Campus Lübeck, gemessen, während die 4D-CT-Bilddaten der atmungsbewegten Lunge an der Washington University in St. Louis, USA, erfasst wurden.

Die durch Verarbeitung, Analyse und Visualisierung dieser Ausgangsdaten generierten und in diesem Buch dargestellten Bildbeispiele wurden unter Benutzung verschiedener *Software-Werkzeuge und Toolboxen* erstellt. So wurde für die Verarbeitung medizinischer Bilder das Bildverarbeitungssystem *KHOROS*® der Khoral Research Inc. sowie das *Insight Segmentation und Registration Toolkit* (Abk.: ITK) eingesetzt. Die polygonbasierten 3D-Visualisierungen wurden unter Verwendung des *Visualization Toolkits* (Abk.: *VTK*) (Schroeder et al 1998) realisiert. Bei der Anwendung neuronaler Netze für die Bildanalyse und Klassifikation von Bildobjekten wurde der *Stuttgarter Neuronale Netze Simulator* (Abk.: *SNNS*) (Zell 1994), bei der Merkmalsauswahl mit genetischen Algorithmen die Toolbox *Genetic Algorithms Optimized for Portability and Parallelism Systems* (Abk.: *GALLOPS*) (Goodman 1996) eingesetzt.

Darüber hinaus wurden eine Vielzahl von Software-Werkzeugen und Algorithmen zur Generierung der in diesem Buch gezeigten Bildbeispiele verwendet, die im Rahmen von interdisziplinären Forschungsarbeiten an den Instituten für Medizinische Informatik der Universität zu Lübeck und des Universitätsklinikums Hamburg-Eppendorf entwickelt wurden, an denen der Autor langjährig tätig war bzw. ist.

2 Medizinische Bilder und ihre Erzeugung

Die Medizinische Bildverarbeitung ist geprägt durch eine große Vielfalt verschiedener Bildarten, die zur Unterstützung der medizinischen Diagnostik und Therapie generiert werden. Aus der Sicht des Mediziners werden die Bilddaten primär nach der Art ihrer Erzeugung unterschieden. Nachfolgend werden wichtige bildgebende Verfahren in Kap. 2.1 erläutert und Eigenschaften der erzeugten Bilddaten diskutiert. In Kap. 2.2 werden die Struktur und wichtige Formate medizinischer Bilder beschrieben. Abschließend erfolgt eine Typisierung medizinischer Bilddaten aus der Sicht des medizinischen Bildverarbeiters.

2.1 Bildgebende Verfahren in der Medizin

Die Inhalte und Eigenschaften medizinischer Bilder werden stark durch die verwendete Messtechnik geprägt. Daher werden in diesem Kapitel grundlegende Techniken zur Erzeugung medizinischer Bilder vorgestellt. Weitergehende Darstellungen bildgebender Verfahren in der Medizin werden in (Hutten 1992) und (Dössel 2000) gegeben.

Die Einführung tomographischer bildgebender Verfahren wie der Computer- und Magnetresonanztomographie hat den Grundstein für die Entwicklung von 3D-Bildverarbeitungstechniken in der Medizin gelegt. Die tomographische Bildgebung zeichnet sich dadurch aus, dass durch sie überlagerungsfreie Schichtbildfolgen in einem Körpervolumen generieren können. Zur Bilderzeugung ist hier bereits der Einsatz von Rechnern und Algorithmen notwendig, die aus den gemessenen Rohsignalen das Schichtbild rekonstruieren. Der in der Computer- und Magnetresonanztomographie zur Bilderzeugung benötigte Bildrechner bildet einen integralen Bestandteil der Tomographen. Im Gegensatz zu klassischen Bilderzeugungsverfahren wie der Röntgentechnik werden in der Computer- und Magnetresonanztomographie (Abk.: CT und MRT) a priori *digitale Bilder* erzeugt, die direkt computergestützt dargestellt und weiterverarbeitet werden können.

Zur Verwaltung und Archivierung digitaler medizinischer Bilddaten werden in der Radiologie *Bildarchivierungs- und* Kommunikationssysteme (engl.: *Picture Archiving and Communication Systems, Abk. PACS)* eingesetzt. In PAC-Systemen können medizinische Bilder zwischen den vernetzten bildgebenden Geräten, Druckern, dem Archiv etc. ausgetauscht werden. Neben einer Vereinfachung der Verwaltung medizinischer Bilder wird die Einführung von PAC-Systemen auch durch zu erwartende Kostenreduktionen motiviert, die beispielsweise durch eine Reduktion der Anzahl der benötigten Filme oder die kostengünstige Langzeitspeicherung medizinischer Bilder in digitalen Archiven erzielt werden können.

2.1.1 Sonographie

Die Sonographie, auch Ultraschalltechnik (engl.: ultrasound, Abk.: US) genannt, ist ein bildgebendes Verfahren, das auf der Reflexion von Ultraschallwellen an Gewebegrenzen beruht. Ultraschallwellen sind mechanische Wellen, die sich im Gegensatz zu elektromagnetischen Wellen nur in Materie ausbreiten können. Die Frequenzen der verwendeten Schallwellen liegen oberhalb des durch den Menschen wahrnehmbaren Frequenzbereiches und können zwischen *20 kHz* und *1 GHz* variieren. Häufig werden in Ultraschallgeräten Frequenzbereiche von *2 – 10 MHz* verwendet.

Die von einem Schallkopf ausgesendeten Ultraschallwellen werden an den Grenzflächen der Gewebe in Abhängigkeit von dem gewebespezifischen Schallwellenwiderstand unterschiedlich stark reflektiert. Da der Schallwellenwiderstand zwischen verschiedenen Weichteilgeweben relativ gering ist, beträgt der reflektierte Intensitätsanteil an Gewebegrenzflächen nur ca. *25 %*, während beispielsweise an den Grenzflächen zu Luft oder Knochen eine fast *100 %*-ige Reflexion stattfindet. Regionen und Gewebe, die hinter Knochenstrukturen oder Luftblasen liegen, sind aufgrund der hier stattfindenden Totalreflexion des Ultraschalls nicht untersuchbar. Zur Vermeidung von Totalreflexionen an der Luft zwischen dem Schallkopf und der Körperoberfläche wird bei der Ultraschalluntersuchung ein Kontaktgel verwendet.

Grundlegend für die Erzeugung von Ultraschallbildern ist, dass aus der gemessenen Zeitdifferenz zwischen der Aussendung und dem Empfang der reflektierten Ultraschallwelle unter Kenntnis der Schallgeschwindigkeit c_S die Entfernung der echogebenden Grenzfläche vom Schallkopf bestimmt werden kann. Hierbei wird die Schallgeschwindigkeit $c_S = 1540\,m/s$ bei *37°C* Körpertemperatur approximativ für alle Weichteilgewebe als konstant angenommen. Die bildgebende Ultraschalltechnik basiert auf dem B-Scan-Verfahren, das als Erweiterung des A-Scan-Verfahrens aufgefasst werden kann.

2.1.1.1 A-Scan-Verfahren

Das A-Scan-Verfahren (A steht für Amplitude) wird zur linienorientierten Abtastung von Strukturen eingesetzt. Es ist daher kein bildgebendes Verfahren, bildet jedoch aus messtechnischer Sicht die Grundlage für die Erzeugung von Ultraschallbildern. Bei dem A-Scan-Verfahren werden von einem ortsfesten Schallkopf Ultraschallwellen ausgesandt und die Amplituden der reflektierten Schallwellen über der Zeit aufgetragen. Die in Abhängigkeit von der Laufzeit empfangenen Echoamplituden geben Aufschluss über die Lokalisation unterschiedlicher Gewebegrenzen entlang der Einstrahlungsrichtung. Das A-Scan-Verfahren wird vornehmlich in der Ophthalmologie (Augenheilkunde) und Neurologie sowie bei speziellen medizinischen Fragestellungen verwendet, bei denen B-Scan-Verfahren nicht eingesetzt werden können.

2.1.1.2 B-Scan-Verfahren

In Erweiterung des A-Scan-Verfahrens werden beim B-Scan-Verfahren (B steht für brightness modulation) durch Veränderung der Einstrahlrichtung die Echoamplituden in mehreren Richtungen bestimmt und zur Generierung zweidimensionaler Bilder verwendet. Hierbei ergibt sich die Lage des Bildpunktes aus der Reflexionszeit, während seine Helligkeit anhand der Amplitude des reflektierten Ultraschallsignals ermittelt wird. Da die Abtastung in einer Ebene erfolgt, erhält man ein zweidimensionales Schnittbild aus der untersuchten Körperregion. Die

Richtung der eingestrahlten Ultraschallstrahlen wird innerhalb des Schallkopfes fächerförmig variiert (Abb. 2.1).

Durch die schnelle Abtastung von *25* Bildern pro Sekunde entsteht eine Bewegtbildfolge (Kap. 2.3.3), in der Bewegungen von Organen, Embryos etc. in Echtzeit verfolgt werden können. Mit neueren Geräten ist die Generierung von 3D-Ultraschallbildfolgen möglich, durch die die räumliche Ausbreitung und Struktur der untersuchten Körperregionen und Organe in überlagerungsfreien Schichtbildern erfasst wird. Die computergestützte Analyse und Interpretation von Ultraschallbildern wird erschwert durch den starken Rauscheinfluss sowie die Abhängigkeit der Darstellung der Bildstrukturen von der Position des Ultraschallkopfes.

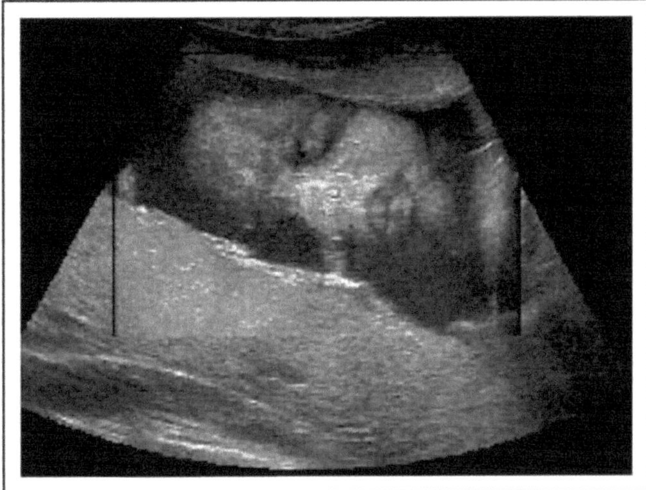

Abb. 2.1: Menschlicher Fötus in der Ultraschallaufnahme.

2.1.1.3 Doppler-Sonographie

In der Doppler-Sonographie wird eine Messung der Blutgeschwindigkeit durchgeführt und zur Darstellung des Durchblutungs- und Strömungsverhaltens in Blutgefäßen genutzt. Messtechnische Grundlage bildet der aus der Physik bekannte Doppler-Effekt (Alonso und Finn 1974), bei dem durch die Bewegung eines reflektierenden Objektes mit der Geschwindigkeit v, hier den roten Blutkörperchen (Erythrozyten), eine Frequenzverschiebung $\Delta v = v_{bewegt} - v_0$ des mit der Frequenz v_0 eingestrahlten Ultraschalls hervorgerufen wird, für die gilt:

$$\Delta v = \frac{2 v_0 \cos(\alpha)}{c_S} \, v \qquad (2.1)$$

Hierbei gibt c_S die Schallgeschwindigkeit im Gewebe und α den Winkel zwischen der Bewegungsrichtung des Objektes und der Ausbreitungsrichtung der Schallwelle an. Somit kann unter Kenntnis der Ausgangsfrequenz v_0, des Winkels α sowie der Schallgeschwindigkeit c_S aus der Messung der Frequenzverschiebung Δv die Geschwindigkeit der Blutkörperchen v berechnet werden.

2.1.2 Röntgentechnik

Die Entdeckung der Röntgenstrahlung (engl.: X-rays) *1895* durch Wilhelm Conrad Röntgen bildete die Ausgangsbasis für die Entwicklung der ältesten bildgebenden Technik in der Medizin, die als Röntgentechnik bezeichnet wird (Röntgen 1959). Bei einer Röntgenuntersuchung wird die zu untersuchende Körperregion von Röntgenstrahlung durchdrungen und mit der transmittierten Strahlung ein Röntgenfilm belichtet. Man erhält ein Projektionsbild, in dem verschiedene Körperschichten überlagert dargestellt sind.

Die im Bild dargestellte Information ist das Ergebnis der Wechselwirkung zwischen der Röntgenstrahlung und der durchstrahlten Materie, die durch Absorptions- und Streuungseffekte charakterisiert ist. Diese Einflüsse werden physikalisch durch den Photoeffekt sowie die Thomson- und Compton-Streuung beschrieben. Erklärungen dieser physikalischen Effekte werden in (Alonso und Finn 1974) gegeben.

Die Intensität I des transmittierten Strahls ist abhängig von der Ausgangsintensität I_0, dem Abschwächungskoeffizienten μ sowie der Dicke d des durchstrahlten, als homogen angenommenen Materials und kann in erster Näherung wie folgt angegeben werden:

$$I = I_0 \cdot \exp(-\mu \cdot d) \tag{2.2}$$

Im allgemeinen Fall muss eine örtliche Änderung des Abschwächungskoeffizienten sowie die Abhängigkeit der Intensitätsabnahme von der Energie der verwendeten Röntgenstrahlung berücksichtigt werden.

$$I = \int_E I_0(E) \cdot \exp\left(-\int_z \mu(z, E)\, dz\right)\, dE \tag{2.3}$$

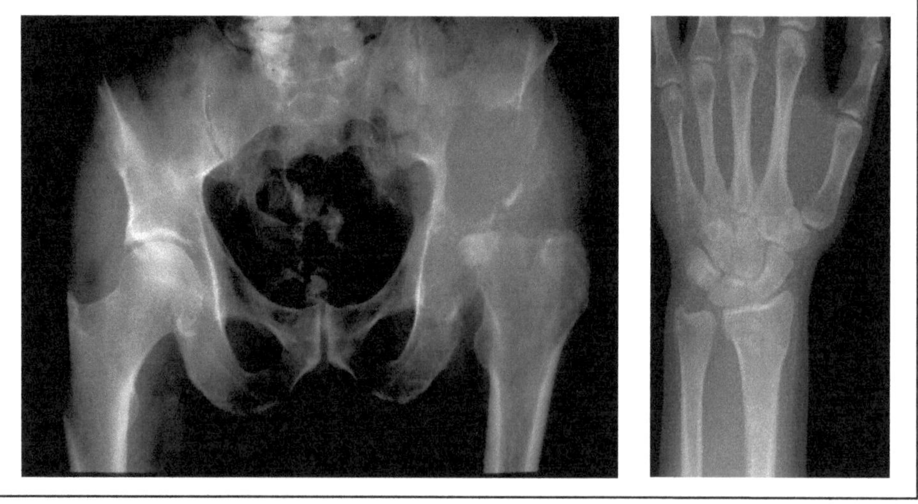

Abb. 2.2: Röntgenbilder einer menschlichen Hüfte (links) und eines Handgelenks (rechts).

Die Darstellung verschiedener biologischer Strukturen im Röntgenbild basiert auf den objekt-abhängig variierenden Abschwächungskoeffizienten. Da die Röntgenstrahlen von knöchernen Strukturen wesentlich stärker abgeschwächt werden als in Weichteilgeweben, heben sich Knochenstrukturen in Röntgenbildern hell von den umliegenden Weichteilgeweben ab (Abb. 2.2).

Eine spezielle Variante der Röntgentechnik bildet die *Mammographie*. Hier werden Röntgenaufnahmen der weiblichen Brust (Mamma) auf Film generiert, bei der besondere bildgebende Techniken zur differenzierten Weichteildarstellung verwendet werden.

2.1.2.1 Digitale Radiographie

Die digitale Radiographie (Abk.: DR) wurde mit dem Ziel eingeführt, Röntgenbilder in digitaler Form zur Verfügung zu stellen. Diese Technologie liefert einen wesentlichen Beitrag zur Realisierung der vollständig rechnergestützten Verwaltung und Übertragung medizinischer Bilder wie sie in PAC-Systemen angestrebt wird. Messtechnisch wird der Röntgenfilm hierbei durch eine wiederverwendbare Speicherfolie ersetzt. Zur Generierung eines digitalen Röntgenbildes wird die Speicherfolie punktweise durch einen Laser abgetastet und eine digitale Bildmatrix generiert.

2.1.2.2 Digitale Subtraktionsangiographie

In der Angiographie wird die Lage und Struktur der Gefäße (Angio) mit Hilfe der Röntgentechnik dargestellt. Bei der digitalen Subtraktionsangiographie (Abk.: DSA) werden hierzu mindestens zwei Bilder generiert: ein Nativbild, das auch Maskenbild genannt wird, sowie ein nach der Gabe von Kontrastmittel erzeugtes Röntgenbild, auch Füllbild genannt, in dem die Gefäße kontrastverstärkt dargestellt sind. Das Kontrastmittel wird zumeist mittels eines Katheters direkt in die Blutbahn geleitet. Durch Subtraktion der beiden Bilder erhält man ein Differenzbild, in dem nur noch die mit Kontrastmittel gefüllten Gefäße dargestellt sind (Abb. 2.3). Die so erhaltenen digitalen Bilder werden häufig mit einer Auflösung von *1024×1024* Bildpunkten generiert.

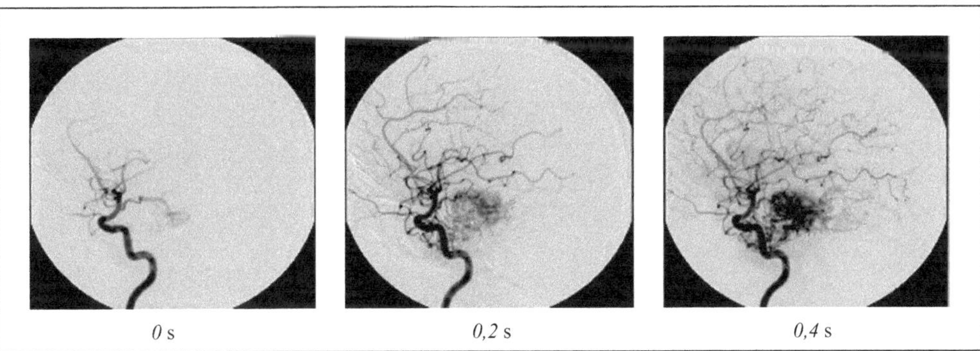

Abb. 2.3: DSA-Bildsequenz eines krankhaft veränderten Gefäßsystems des Gehirns (Arteriovenöse Malformation). Die Bilder wurden zu verschiedenen Zeitpunkten nach Kontrastmittelgabe generiert, wobei der Zeitpunkt der Kontrastmittelgabe *0 s* entspricht.

2.1.3 Computertomographie

Die Computertomographie (engl.: computer tomography, Abk.: CT) bildet eine wichtige Weiterentwicklung der klassischen Röntgentechnik, die maßgeblich von Godfrey Newbold Hounsfield vorangetrieben wurde (Hounsfield 1973). Für die Entwicklung der Computertomographie wurden Godfrey Newbold Hounsfield und Allan McLeod Cormack im Jahre 1979 mit dem Nobelpreis für Medizin ausgezeichnet.

2.1.3.1 Bilderzeugung

Die Computertomographie ist ein bildgebendes Verfahren, das unter Verwendung von Röntgenstrahlung eine überlagerungsfreie Darstellung einzelner Körperschichten ermöglicht (Abb. 2.4). Bei einer computertomographischen Untersuchung können neben einzelnen Schichtaufnahmen dreidimensionale Bildfolgen, bestehend aus Bildern benachbarter Körperschichten, zur Untersuchung der räumlichen Lage und Ausbreitung anatomischer Strukturen und krankhafter Gewebeveränderungen in dem untersuchten Körpervolumen generiert werden.

Zur Erzeugung von überlagerungsfreien Bildern werden Projektionsbilder aus verschiedenen Winkeln generiert, aus denen nachfolgend mithilfe der inversen Radontransformation (Radon 1917) das CT-Bild computergestützt berechnet wird. Die in CT-Bildern auftretenden digitalen Werte werden in $2^{12} = 4096$ diskreten Abstufungen repräsentiert, wobei häufig eine Bildauflösung von 512×512 Bildpunkten verwendet wird.

Durch die Entwicklung von Mehrzeilendetektoren ist die schnelle Erzeugung von räumlich hochaufgelösten 3D-Bildfolgen (vgl. Kap. 2.3.4) mithilfe von Multi-Slice-Computertomographen möglich geworden. Darüber hinaus können durch schnelle CT-Bildgebungstechniken dynamische Prozesse wie die Herzbewegung oder die atmungsbedingte Bewegung innerer Organe in 4D-Bilddaten untersucht werden (siehe Kap. 10.2), die aus einer Folge von zu unterschiedlichen Zeitpunkten aufgenommener 3D-Bilddaten bestehen (Kap. 2.3.6). Eine ausführliche Darstellung der CT-Bildgebungstechnik wird in (Buzug 2008) gegeben.

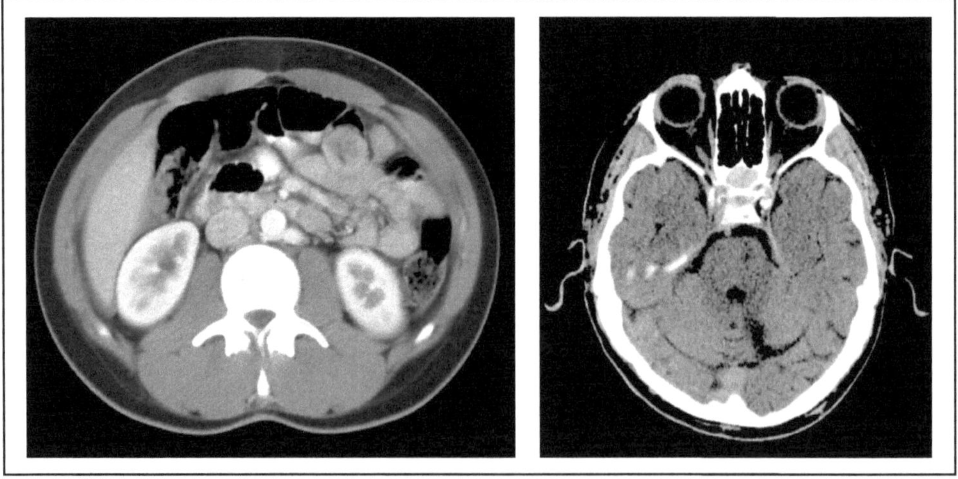

Abb. 2.4: CT-Bilder aus der Bauchregion (links) und aus dem Kopfbereich (rechts). Die Knochen erscheinen aufgrund der starken Absorption der Röntgenstrahlung als helle Strukturen.

Jeder Bildpunkt des CT-Bildes (Pixel) korrespondiert zu einem Volumenelement (Voxel) der untersuchten Körperschicht (Pixel-Voxel-Korrespondenz). Der Signalwert eines Bildpunktes repräsentiert den über das zugehörige Volumenelement gemittelten Abschwächungskoeffizienten der Röntgenstrahlung. Zur Visualisierung der Abschwächungskoeffizienten werden Grauwertskalen verwendet, durch die stark absorbierende Strukturen wie Knochen in CT-Bildern hell dargestellt werden (Abb. 2.4).

2.1.3.2 Hounsfield-Skala

Für den standardisierten Vergleich verschiedener CT-Bilder wurde die Hounsfield-Skala eingeführt, in der die in einem Bildpunkt gemessenen Abschwächungskoeffizienten μ_{Gewebe} in Relation zum Abschwächungskoeffizienten von Wasser μ_{H_2O} gesetzt werden, das hier als Referenzflüssigkeit dient. Die Hounsfieldeinheiten (engl.: Hounsfield Units, Abk.: HU) sind gegeben durch:

$$HU = \frac{\mu_{Gewebe} - \mu_{H_2O}}{\mu_{H_2O}} \cdot 1000 \tag{2.4}$$

Die Hounsfieldeinheiten liegen in der medizinischen Praxis zwischen *-1024 HU* und *3071 HU* und werden in *12 Bit* repräsentiert. Durch die Einführung der Hounsfieldeinheiten wird eine experiment- und patientenübergreifende Charakterisierung verschiedener Bildstrukturen anhand ihrer Hounsfieldwerte bzw. -intervalle möglich. So weist Wasser per Definition den Hounsfieldwert *0 HU* auf, während Luft die Röntgenstrahlung kaum absorbiert und einen Wert von   *-1000 HU* hat. Für Knochen treten hohe Hounsfieldwerte auf, die in Abhängigkeit von der Knochendichte variieren und typischerweise größer als *500 HU* sind.

Unter Verwendung der *Fensterungstechnik* (Kap. 9.1.1) können die Hounsfieldintervalle zur gezielten Visualisierung ausgewählter Bildstrukturen benutzt werden. Ein Hounsfieldintervall wird hier als Fenster bezeichnet, da es einen selektiven Blick auf die Bilddaten ermöglicht. So wird das für die Knochendarstellung verwendete Hounsfieldintervall als *Knochenfenster,* das für die Weichteildarstellung als *Weichteilfenster* bezeichnet.

Aufgrund von Überlappungen der charakteristischen Hounsfieldintervalle verschiedener anatomischer Strukturen ist eine *Gewebeerkennung oder -abgrenzung* auf der Grundlage ihrer Hounsfieldintervalle durch ein *Schwellwertverfahren* (Kap. 5.1) nur stark eingeschränkt möglich. Während beispielsweise Knochenstrukturen sich anhand ihrer Hounsfieldwerte im CT-Bild von dem umliegenden Gewebe häufig abgrenzen lassen, können verschiedene Weichteilgewebe, Organe und Tumoren oftmals nicht eindeutig anhand ihrer Hounsfield-Werte unterschieden werden. Eine Gewebeerkennung und -abgrenzung anhand der Hounsfieldwerte wird zudem durch den *Partialvolumeneffekt* erschwert, der durch Mischungen verschiedener Strukturen in einem Voxel hervorgerufen wird. Die in einem Partialvolumenvoxel auftretenden Hounsfieldwerte können deutlich von den Referenzintervallen abweichen. So weisen beispielsweise sehr dünne Knochenstrukturen deutlich geringere Werte als *500 HU* auf und können bei Verwendung des Knochenintervalls [*500 HU, Max.*] nicht separiert oder erkannt werden. Diese Strukturen werden bei Einsatz eines Schwellwertverfahrens erst im CT-Bild selektiert, wenn die untere Grenze des gewählten Intervalls deutlich abgesenkt wird. Zugleich wird jedoch bei Absenkung der unteren Grenze die Selektivität des Hounsfieldknochenintervalls reduziert, so dass neben den Knochenstrukturen auch Weichteile selektiert werden.

2.1.4 Magnetresonanztomographie

Die Einführung der Magnetresonanztomographie (engl.: magnetic resonance imaging, Abk.: MRT, MRI), auch Kernspintomographie genannt, hat für die Medizin eine Vielzahl neuer Untersuchungsmöglichkeiten eröffnet. In der Magnetresonanztomographie werden überlagerungsfreie Schichtbilder verschiedener Körperschichten generiert, die sich durch einen hohen Weichteilkontrast auszeichnen.

Im Gegensatz zur Computertomographie, bei der die gemessenen Signalintensitäten (in erster Näherung) lediglich von einem Parameter, dem Abschwächungskoeffizienten des durchstrahlten Gewebes, beeinflusst werden, sind die in einem MR-Bild dargestellten Signalintensitäten von einer Vielzahl messtechnischer und gewebespezifischer Einflussgrößen abhängig. Die biophysikalische Ursache für die vielfältigen Darstellungsmöglichkeiten von Gewebestrukturen in MR-Bildern ist darin zu sehen, dass die im Gewebe gemessenen Bildsignale durch mehrere sich überlagernde Relaxationsprozesse beeinflusst werden. Darüber hinaus sind die in MR-Bildern visualisierten Messsignale von der Dichte der Wasserstoffkernspins abhängig.

Die generierten MR-Bilder visualisieren die Verteilung der zum Messzeitpunkt in jedem Volumenelement einer Körperschicht vorliegenden *Magnetisierung* durch Verwendung von Grauwertskalen (Abb. 2.5). Jedes Pixel des MR-Bildes korrespondiert zu einem Voxel der untersuchten Körperschicht (Pixel-Voxel-Korrespondenz). Das Volumen V eines Voxels variiert in Abhängigkeit von interaktiv am MR-Tomographen einstellbaren Parametern wie der Schichtdicke, dem Zoom-Faktor oder der Größe der gewählten Bildmatrix. Häufig werden in der MR-Tomographie Bildmatrizen mit 256×256 Bildpunkten generiert. Wie bei CT-Bildern werden in MR-Bildern Signalwerte pro Bildpunkt mit *12* Bit codiert, so dass $2^{12} = 4096$ verschiedene Signalwertabstufungen repräsentiert werden können.

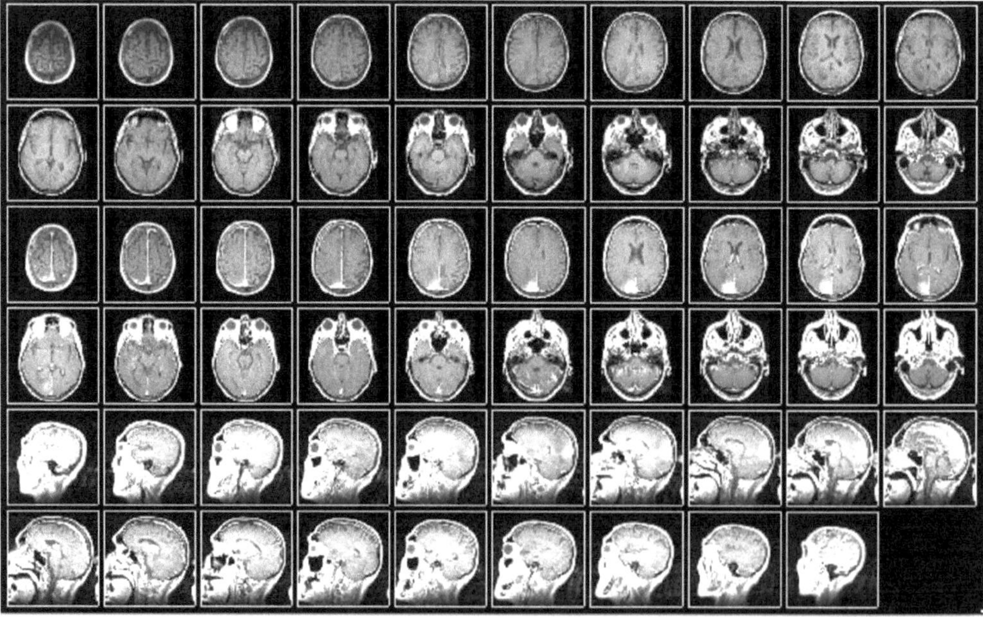

Abb. 2.5: Ausschnitte aus drei räumlichen MR-Bildfolgen eines Hirntumorpatienten, die mit verschiedenen MR-Messsequenzen in axialer (oben, Mitte) sowie sagittaler Schichtführung (unten) erzeugt wurden.

Im Vergleich zu CT-Bildern weisen MR-Bilder einen wesentlich verbesserten Weichteilkontrast auf. Demgegenüber ist eine Darstellung von Knochenstrukturen in MR-Bildern nur eingeschränkt möglich, da hier lediglich vom fetthaltigen Knochenmark und von abnormalen Knochenprozessen MR-Signale empfangen werden. Im Gegensatz zur Computertomographie können MR-Bilder für verschiedene Körperschichten in beliebiger Orientierung erzeugt werden, ohne dass eine Umlagerung des Patienten durchgeführt werden muss. Vorteilhaft ist darüber hinaus die geringe Strahlenbelastung des Patienten bei einer MR-Untersuchung, durch die nach dem heutigen Kenntnisstand keine irreversiblen Schädigungen beim Patienten hervorgerufen werden.

In der Praxis wird in diagnostisch relevanten Körperbereichen unter Verwendung verschiedener MR-Messsequenzen eine Vielzahl von MR-Bildern generiert (Abb. 2.5). Der Kontrast zwischen einzelnen Gewebestrukturen einer Körperschicht kann in verschiedenen Bildern in Abhängigkeit von der verwendeten MR-Messsequenz stark variieren.

Durch die *Multi-Slice-Technik* wird die simultane Messung mehrerer Schichten eines Körperbereichs in einem Messzyklus ermöglicht und somit die schnelle Generierung dreidimensionaler MR-Bilddatensätze (Kap. 2.3.4) unterstützt.

2.1.4.1 Physikalische Grundlagen

Die physikalische Grundlage der Magnetresonanztomographie bildet das Phänomen der kernmagnetischen Resonanz, das 1946 von Felix Bloch und Edward M. Purcell entdeckt wurde. Für die Entdeckung des Kernresonanzphänomens erhielten Bloch und Purcell 1952 den Nobelpreis für Physik.

Die *kernmagnetische Resonanz* (engl.: nuclear magnetic resonance, Abk.: NMR oder MR) beruht auf der Wechselwirkung zwischen Atomkernen mit einer ungeraden Anzahl von Nukleonen, d.h. Protonen und Neutronen, und einem äußeren Magnetfeld (Morris 1986). Im Bereich der MR-Bildgebung wird anstelle des physikalischen Begriffs der magnetischen Induktion die Bezeichnung Magnetfeldstärke oder kurz Feldstärke verwendet, die in der Einheit Tesla [T] angegeben wird. Atomkerne mit einer ungeraden Anzahl von Nukleonen besitzen in ihrem Grundzustand einen nicht verschwindenden Kernspin J, mit dem wie folgt ein magnetisches Dipolmoment μ assoziiert ist:

$$\mu - \gamma \cdot J \tag{2.5}$$

γ : gyromagnetisches Verhältnis (kernspezifisch)

Für MR-Anwendungen sind Wasserstoff (^{1}H), Kohlenstoff (^{13}C), Natrium (^{23}Na) und Phosphor (^{31}P) die wichtigsten Atomkerne. In der medizinischen MR-Bildgebung spielt der aus einem Proton bestehende Wasserstoffkern die wesentliche Rolle, während die übrigen Atomkerne primär in der MR-Spektroskopie untersucht werden. Entscheidend für die Auswahl des Wasserstoffs in der MR-Bildgebung ist das häufige Auftreten von Wasserstoffkernen im menschlichen Körper, der zu *70 %* aus Wasser besteht und zusätzlich Wasserstoffprotonen in komplexen, biochemischen Molekülen wie Lipiden und Proteinen aufweist. Darüber hinaus ist die hohe Empfindlichkeit des Resonanzsignals der Wasserstoffkerne aufgrund des im Vergleich zu anderen Atomkernen relativ großen gyromagnetischen Verhältnisses von Bedeutung (Tab. 2.1). Zur Illustration der Größenordnungen sei erwähnt, dass *1 cm^3* Wasser ca. *10^{23}* Wasserstoffkerne enthält.

Isotop	Gyromagnetisches Verhältnis/10^7 [rad T^{-1}s^{-1}]	Resonanzfrequenz bei $B_0 = 1$T [MHz]	Natürliche Häufigkeit [%]
^{1}H	26,752	42,577	99,985
^{13}C	6,7283	10,708	1,11
^{23}Na	7,0801	11,268	100,00
^{31}P	10,841	17,254	100,00

Tab. 2.1: Eigenschaften biologisch wichtiger Atomkerne (Reiser und Semmler 1992).

Während die Kernspins J bzw. die mit ihnen assoziierten magnetischen Momente μ (vgl. Gl. 2.5) im feldfreien Raum isotrop verteilt sind, nehmen sie nach den allgemeinen Prinzipien der Quantentheorie in einem äußeren Magnetfeld verschiedene diskrete Orientierungen relativ zur Magnetfeldrichtung ein (Abb. 2.6), die zu unterschiedlichen Energieniveaus korrespondieren (Abb. 2.7). Dieser Effekt wird als *Zeeman-Effekt* bezeichnet.

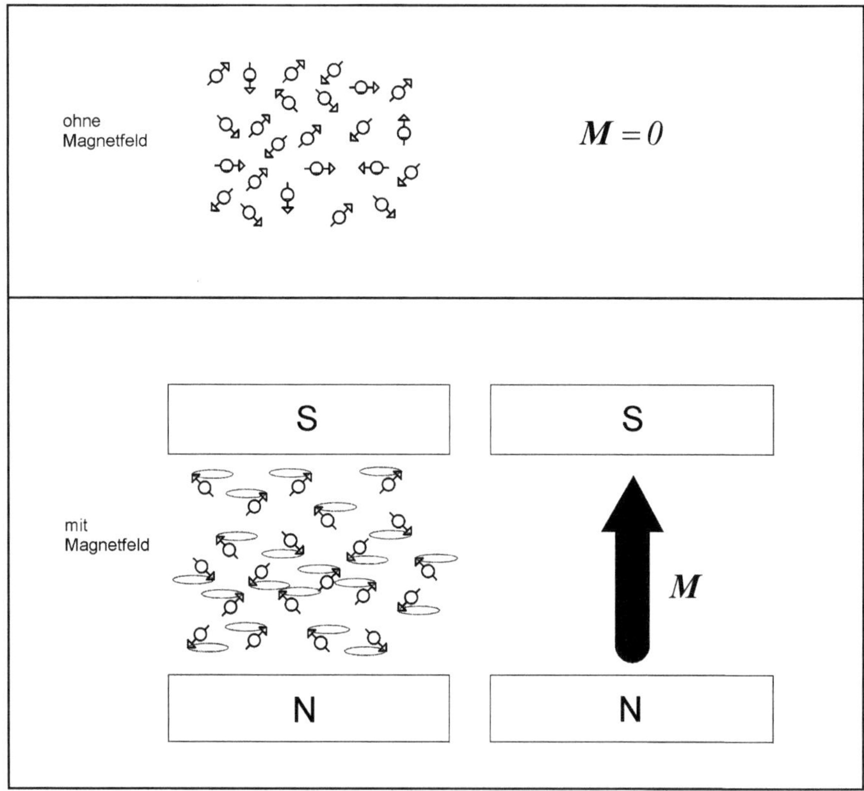

Abb. 2.6: Werden Wasserstoffkerne in ein äußeres Magnetfeld eingebracht, so bildet sich aufgrund der ungleichmäßigen Anzahl parallel und antiparallel orientierter Kernspins eine Magnetisierung M als vektorielle Summe der magnetischen Kernmomente aus.

Bei den Wasserstoffkernen sind nur *2* verschiedene Orientierungen der Kernspins möglich, die *parallele* und *antiparallele Orientierung*. Die Besetzungszahlen für die Zustände paralleler und antiparalleler Spinorientierung n_p und n_{ap} sind im Gleichgewichtszustand nach der Boltzmann-Verteilung für beide Zustände unterschiedlich (Slichter 1978) und es gilt:

$$\frac{n_p}{n_{ap}} = \exp\left(-\frac{2|\boldsymbol{\mu}\|\boldsymbol{B_0}|}{kT}\right) \tag{2.6}$$

Hierbei ist k die Boltzmann-Konstante und T die absolute Temperatur, angegeben in K (Kelvin). Der größere Teil der Kernspins richtet sich parallel zum äußeren Magnetfeld $\boldsymbol{B_0}$ aus.

In MR-Tomographen korrespondiert die Richtung des äußeren Magnetfeldes zur z-Richtung des Bildkoordinatensystems der generierten Bilddaten. Wird ein Patient in einen MR-Tomographen mit der Magnetfeldstärke $\boldsymbol{B_0}$ eingebracht, so wird durch die unterschiedlichen Besetzungszahlen der beiden Zustände seiner Wasserstoffprotonen als Vektorsumme der magnetischen Kernmomente eine Magnetisierung M parallel zur Richtung des äußeren Magnetfeldes messbar (Abb. 2.6). Der Unterschied in den Besetzungszahlen n_p und n_{ap} und somit der Betrag der messbaren Magnetisierung $|M|$ wird umso größer, je stärker das Magnetfeld $|\boldsymbol{B_0}|$ ist. Dies ist der wesentliche Grund dafür, dass in MR-Tomographen Magnetfelder mit hoher Magnetfeldstärke generiert werden. Während in der klinischen Anwendung in der Regel Magnetfelder im Bereich von *0,5 T* bis *3 T* eingesetzt werden, stehen in ausgewählten Forschungseinrichtungen Hochfeldtomographen mit bis zu *7 T* zur Verfügung.

Den beiden Spinorientierungen sind zwei verschiedene diskrete Energieniveaus zugeordnet. Der Zustand paralleler Ausrichtung der Spins, der *Grundzustand*, liegt energetisch niedriger als der Zustand antiparalleler Ausrichtung, der auch als *angeregter Zustand* bezeichnet wird (Abb. 2.7). Die Energiedifferenz ΔE zwischen beiden Zuständen beträgt

$$\Delta E = \gamma \cdot \frac{h}{2\pi} \cdot |\boldsymbol{B_0}|, \tag{2.7}$$

wobei h das Planck'sche Wirkungsquantum angibt. Die Energiedifferenz ist also direkt proportional zur Magnetfeldstärke des äußeren Magnetfeldes $\boldsymbol{B_0}$. Wird dem System exakt die Energiedifferenz ΔE zugeführt, so tritt *kernmagnetische Resonanz* ein. Hierbei wird durch einen *Anregungspuls* mit der Energie

$$E_{rad} = \frac{h}{2\pi}\,\omega_0 \tag{2.8}$$

ein Übergang der Kernspins vom Grundzustand in den angeregten Zustand herbeigeführt. Der Anregungspuls besteht aus einem hochfrequenten elektromagnetischen Wechselfeld. In Abhängigkeit von der vorliegenden Magnetfeldstärke $|\boldsymbol{B_0}|$ wird die Resonanzfrequenz ω_0, die auch *Larmorfrequenz* genannt wird, so gewählt, dass die $E_{rad} = \Delta E$ und somit die *Resonanzbedingung*

$$\omega_0 = \gamma \cdot |\boldsymbol{B_0}| \tag{2.9}$$

erfüllt ist.

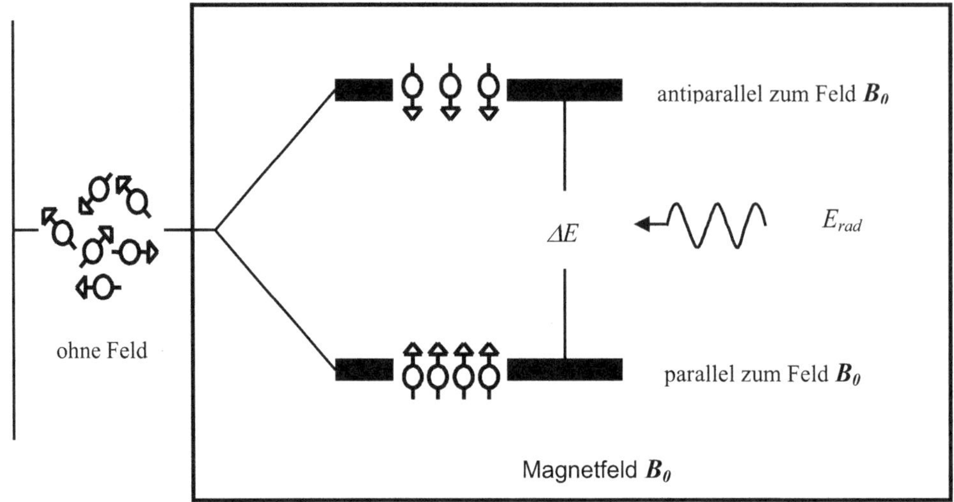

Abb. 2.7: Schematische Darstellung der Ausrichtung der Kernspins ohne Magnetfeld (links) und nach Einschalten eines äußeren Magnetfeldes B_0 (rechts). Durch den Zeeman-Effekt wird eine Aufspaltung der Kernspins in zwei Energieniveaus hervorgerufen.

Bei der in MR-Tomographen häufig verwendeten Magnetfeldstärke von $|B_0| = 1,5$ T, die etwa dem *30000*-fachen der natürlichen Magnetfeldstärke der Erde entspricht, ist die Anregungsfrequenz $\omega_0 = 65,65$ MHz.

Die durch die Anregung induzierte Änderung der Besetzungszahlen paralleler und antiparalleler Energiezustände n_p und n_{ap} der Kernspins ruft eine Veränderung der messbaren Magnetisierung M hervor, die aus der Vektorsumme der magnetischen Kernmomente gebildet wird. Durch den Anregungspuls wird der Magnetisierungsvektor M aus der Gleichgewichtslage um einen Winkel θ ausgelenkt. Wird der Magnetisierungsvektor um $90°$ ausgelenkt, so spricht man von einem $90°$-Pul*s*, der auch *α-Puls* genannt wird. Eine Auslenkung um $180°$ wird durch einen $180°$-Puls hervorgerufen, der auch als *β-Puls* bezeichnet wird. Die Stärke der Auslenkung des Magnetisierungsvektors M wird experimentell durch Verwendung unterschiedlicher Einstrahlungsdauern t_θ der Anregungspulse gesteuert.

Nach der Auslenkung aus der Gleichgewichtslage ist das System der Kernspins bestrebt, wieder in den alten Gleichgewichtszustand zurückzukehren. Dieses Phänomen bezeichnet man als *Relaxation*. Zusätzlich beginnen die Kernspins um die z-Achse zu präzidieren, die durch die Richtung des äußeren Magnetfeldes B_0 gegeben ist. Hierbei dephasieren die zunächst in Phase rotierenden Kernspins, wodurch ein zweiter, transversaler Relaxationsprozess hervorgerufen wird. Die in Richtung des äußeren Magnetfeldes messbare Magnetisierung M_z wird hierbei als *Longitudinalmagnetisierung* bezeichnet, während die Magnetisierung in der xy-Ebene M_{xy} *Transversalmagnetisierung* genannt wird.

2.1.4.2 Relaxationsprozesse

Die in der MR-Bildgebung gemessenen Signale werden durch *transversale* und *longitudinale Relaxationsprozesse* beeinflusst, die sich nach dem Superpositionsprinzip ungestört überlagern. Die in den verschiedenen Geweben des menschlichen Körpers unterschiedlich verlaufenden Relaxationsprozesse bilden die wesentliche biophysikalische Grundlage für die Differenzierung verschiedener Gewebestrukturen in MR-Bildern (Damadian 1971).

Die *Longitudinalrelaxation*, auch *T1-Relaxation* oder *Spin-Gitter-Relaxation* (engl.: spin-lattice relaxation) genannt, beschreibt den Prozess der Rückkehr des ausgelenkten Magnetisierungsvektors in die Gleichgewichtslage anhand der zeitlichen Veränderung der in Richtung des äußeren Magnetfeldes B_0 (z-Richtung) messbaren Longitudinalmagnetisierung M_z. Der longitudinale Relaxationsprozess ist stets mit einer Energieabgabe verbunden, die der Energiedifferenz zwischen dem Anregungs- und dem Grundzustand entspricht (Morris 1986). Nach einer Anregung durch einen $90°$-Puls wird das zeitliche Verhalten der Longitudinalmagnetisierung M_z wie folgt beschrieben:

$$M_z(t) = M_\infty \cdot \left(1 - \exp\left(-\frac{t}{T1}\right)\right) \qquad (2.10)$$

Hierbei gibt $M_\infty = M(\infty)$ die Gleichgewichtsmagnetisierung an (Abb. 2.8). Der longitudinale Relaxationsprozess wird durch die Relaxationszeit $T1$ charakterisiert. Die Relaxationszeit $T1$ kann interpretiert werden als die Zeit, die benötigt wird, damit die Magnetisierung in z-Richtung M_z 63 % des Gleichgewichtswertes M_∞ erreicht. Aus quantenmechanischer Sicht beschreibt die longitudinale Relaxationszeit $T1$ die Lebensdauer des angeregten Zustandes. Die Gleichgewichtsmagnetisierung M_∞ ist direkt proportional zur Spindichte ρ.

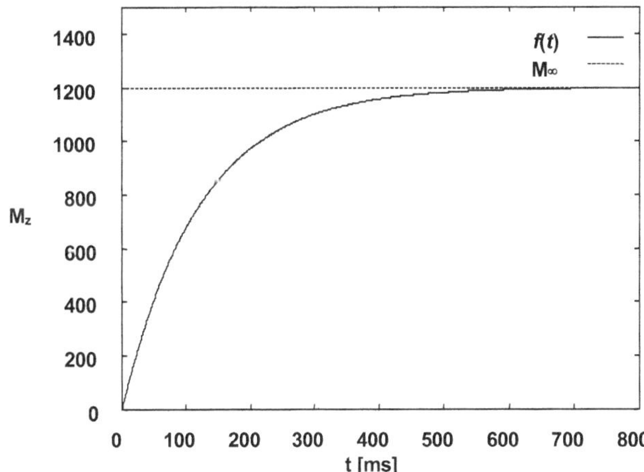

Abb. 2.8: T1-Relaxation nach einer Anregung durch einen $90°$-Puls mit Gleichgewichtsmagnetisierung M_∞.

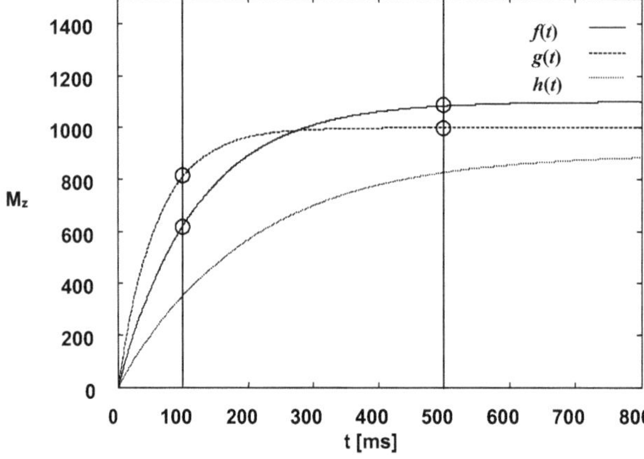

Abb. 2.9: Drei gewebespezifische, longitudinale Relaxationsprozesse, die durch folgende Parameter beschrieben werden:

$$f : M_\infty = 1100, \quad T1 = 60\ ms$$
$$g : M_\infty = 1000, \quad T1 = 120\ ms$$
$$h : M_\infty = 900, \quad T1 = 200\ ms.$$

In einem MR-Bild werden die gemessenen Magnetisierungswerte durch Grauwerte visualisiert (vgl. Abb. 2.5). In Abb. 2.9 wird illustriert, warum der Gewebekontrast in unterschiedlichen MR-Bildern bei verschieden verlaufenden, gewebespezifischen *T1*-Relaxationsprozessen stark variieren kann. Wird beispielsweise ein MR-Bild zum Zeitpunkt $t = 100\ ms$ erzeugt, so weist das Gewebe mit dem durch die Funktion g beschriebenen Relaxationsverhalten einen höheren Magnetisierungswert und somit einen helleren Grauwert auf als die Struktur mit dem durch die Funktion f beschriebenen Relaxationsprozess. Diese Situation kehrt sich um, falls die Prozesse zum Zeitpunkt $t = 500\ ms$ abgetastet werden.

Die *Transversalrelaxation*, die auch *T2-Relaxation* oder *Spin-Spin-Relaxation* genannt wird, beschreibt den Zerfall der Transversalmagnetisierung M_{xy} nach der Einstrahlung eines Anregungspulses, der durch den Prozess der Dephasierung der rotierenden Kernspins hervorgerufen wird. Der transversale Relaxationsprozess verläuft ohne Energieabgabe (Ramm et al. 1986).

Der *Dephasierungseffekt* wird durch Abb. 2.10 illustriert. Nach der Auslenkung durch einen 90°-Puls rotieren die Kernspins mit der Larmorfrequenz ω_0 zunächst in Phase um die z-Achse (A), die in Richtung des äußeren Magnetfeldes $\boldsymbol{B}_0$ weist. Durch die Wechselwirkung und gegenseitige Beeinflussung der mit den Kernspins verbundenen lokalen Magnetfelder geht der Phasenzusammenhang zwischen den in der xy-Ebene rotierenden Kernspins allmählich verloren (B,C) (Morris 1986). Schließlich sind die Kernspins isotrop in der xy-Ebene verteilt, so dass die resultierende in der xy-Ebene messbare Magnetisierung M_{xy} gleich 0 ist (D).

Die Transversalmagnetisierung M_{xy} zerfällt exponentiell in Abhängigkeit von der Zeit und wird durch die Relaxationszeit $T2$ charakterisiert (Kaufmann et al. 1984). Die Gleichung, die den Zerfall der Transversalmagnetisierung M_{xy} beschreibt, ist gegeben durch

$$M_{xy}(t) = M_0 \cdot \exp\left(-\frac{t}{T2}\right), \tag{2.11}$$

wobei $M_0 = M_{xy}(0)$ gleich der Longitudinalmagnetisierung M_z zum Zeitpunkt der Anregung ist.

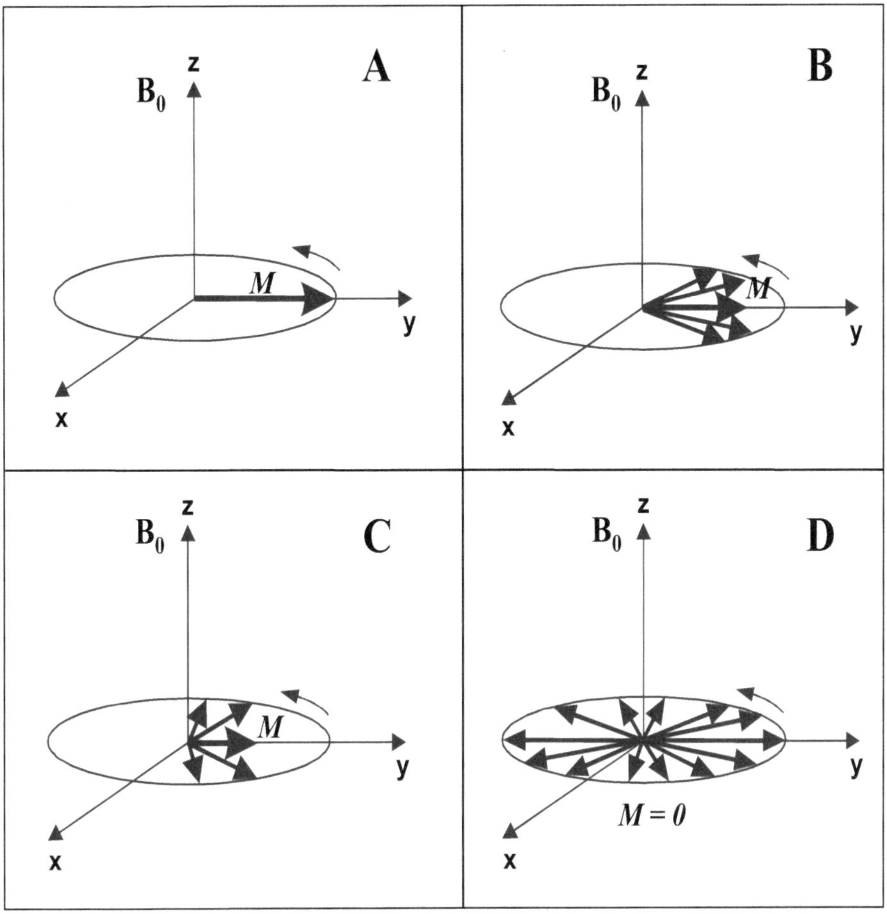

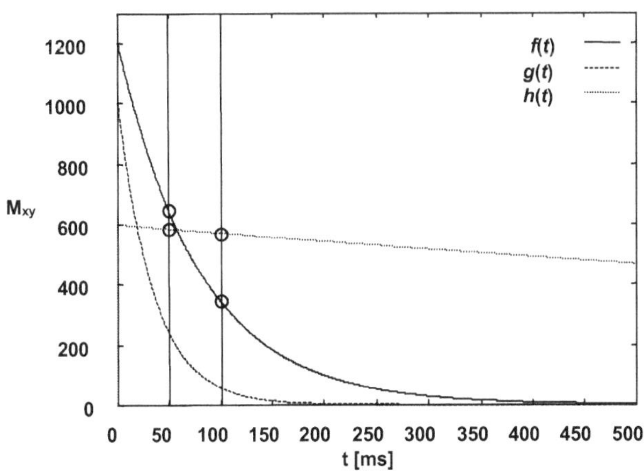

Abb. 2.10: Illustration des Dephasierungseffektes, durch den die in der *xy*-Ebene messbare Transversalmagnetisierung M_{xy} sukzessive von A nach D verringert wird.

Abb. 2.11: Transversale Relaxation in drei unterschiedlichen Geweben:

$f\!: M_0 = 1200$, $T2 = 80\,ms$

$g\!: M_0 = 1000$, $T2 = 35\,ms$

$h\!: M_0 = 600$, $T2 = 2000\,ms$.

In Abb. 2.11 sind drei Relaxationsprozesse dargestellt, wie sie in der weißen Gehirnmasse (f), im Muskelgewebe (g) und im Liquor (h), d.h. der Gehirn-Rückenmark-Flüssigkeit, hervorgerufen werden können. Man erkennt, dass der sich in einem MR-Bild ausbildende Unterschied der Grauwerte in den verschiedenen anatomischen Strukturen stark vom Zeitpunkt der Abtastung der Relaxationsprozesse abhängt. So wird beispielsweise die Abtastung zum Zeitpunkt $t = 50\,ms$ dazu führen, dass die mit f assoziierte Gewebestruktur heller dargestellt wird als die durch h repräsentierte, während sich dieser Effekt bei $t = 100\,ms$ umkehrt. In biologischem Gewebe geht die Transversalmagnetisierung M_{xy} aufgrund starker Dephasierungseffekte wesentlich schneller verloren, als die Longitudinalmagnetisierung M_z wieder aufgebaut wird. Daher ist die Relaxationszeit $T2$ hier stets kürzer als $T1$.

Weiterhin wird beobachtet, dass der $T2$-Relaxationsprozess im Gewebe häufig *multiexponentiell*, d.h. als Überlagerung mehrerer exponentieller Prozesse verläuft (Abb. 2.12). Neben a priori multiexponentiell relaxierenden Geweben wie z.B. dem Fettgewebe werden auch durch Partialvolumeneffekte multiexponentielle Relaxationsprozesse hervorgerufen. Hierbei spricht man vom *Partialvolumeneffekt*, wenn in einem Voxel mehrere Substanzen oder Gewebe auftreten, wie dies beispielsweise in Geweberandbereichen der Fall ist. Multiexponentielle $T2$-Prozesse mit k sich überlagernden Relaxationsprozessen werden wie folgt mathematisch beschrieben:

$$M_{xy}(t) = \sum_{i=1}^{k} M_{0_i} \cdot \exp\left(-\frac{t}{T2_i} \right) \tag{2.12}$$

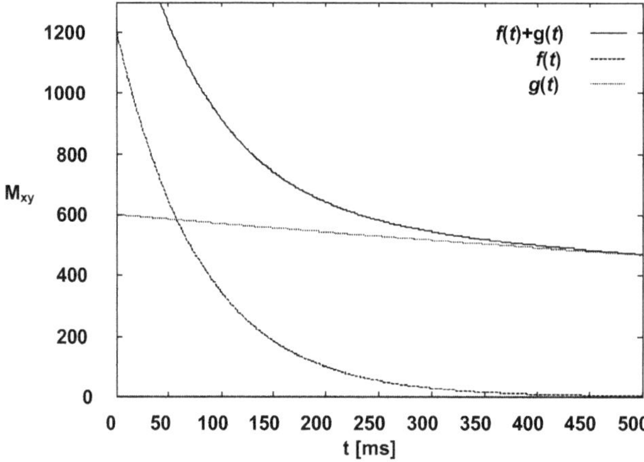

Abb. 2.12: Biexponentieller *T2*-Relaxationsprozess ($k=2$), der sich aus der Überlagerung zweier monoexponentieller Prozesse $f(t)$ und $g(t)$ ergibt.

2.1.4.3 Gewichtete MR-Bilder

Zur MR-Bilderzeugung werden durch Messsequenzen Relaxationsprozesse im Gewebe induziert und zu vorgegebenen Zeitpunkten abgetastet. Eine Messsequenz besteht aus einer Abfolge von Pulsen, durch die der Magnetisierungsvektor um einen Winkel θ aus der Gleichgewichtslage ausgelenkt und eine Abtastung der Magnetisierung durchgeführt wird.

Protonen- und T2-gewichtete MR-Bilder: Mit *Spin-Echo-Sequenzen* können $T2$-Relaxationsprozesse in jedem Volumenelement einer untersuchten Körperschicht induziert und zu verschiedenen Zeitpunkten abgetastet werden. Die Abtastzeitpunkte TE_i werden als Echozeiten (Abk.: *TE*, engl.: echo time) bezeichnet. *Protonen-gewichtete MR-Bilder* (Abb. 2.13, links), auch *Spindichte-gewichtete MR-Bilder* genannt, werden erzeugt, wenn eine relativ frühe Abtastung der *T2*-Relaxationsprozesse nach der Anregung (z.B. bei $TE = 40$ ms) vorgenommen wird. Hier ist das Signal bzw. der Grauwert stark von der Dichte der Wasserstoffprotonen in dem zu dem Pixel korrespondierenden Volumenelement abhängig. Bei einer Abtastung zu einem späteren Zeitpunkt (z.B. $TE = 100\,ms$) werden die gemessenen Signale stärker durch das transversale Relaxationsverhalten beeinflusst, das durch die Relaxationszeit *T2* charakterisiert ist. Die so generierten Bilder werden daher als *T2-gewichtete MR-Bilder* (Abb. 2.13, Mitte) bezeichnet.

T1-gewichtete MR-Bilder: Eine Abtastung der *T1*-Relaxationsprozesse kann messtechnisch durch den Einsatz von Inversion- oder Saturation-Recovery-Messsequenzen vorgenommen werden. So wird durch die *Inversion-Recovery-Sequenz* eine Auslenkung der Magnetisierung um *180°*, bei der *Saturation-Recovery-Messsequenz* um *90°* hervorgerufen und die sich während der *T1*-Relaxation in *z*-Richtung wiederaufbauende Magnetisierung M_z zu einem vorgegebenen Zeitpunkt *t* gemessen. Durch die Abtastung der *T1*-Relaxation zu einem relativ frühen Zeitpunkt werden *T1-gewichtete MR-Bilder* erzeugt, in denen der dargestellte Grauwert maßgeblich von der Größe des *T1*-Wertes beeinflusst ist (Abb. 2.13, rechts). In der kontrastmittelverstärkten Magnetresonanztomographie (engl.: contrast enhanced MRI) wird bei der Untersuchung von Hirntumoren in *T1*-gewichteten MR-Bildern durch die Verwendung eines *Kontrastmittels* (Gadolinium-Diäthylentriaminpentaessigsäure, Abk.: Gadolinium DTPA) eine Anhebung der Signalintensität innerhalb des Tumors erzielt (Abb. 2.13, rechts). Das Kontrastmittel gelangt über die Blutbahn zum Tumor und lagert sich in den noch mit Blut versorgten, intakten Bereichen des Tumors an. Aufgrund der durch den Tumor hervorgerufenen Zerstörung der natürlichen Blut-Hirn-Schranke ist die Kontrastmittelanlagerung auf das Tumorgewebe beschränkt. In den mit Kontrastmittel durchsetzten Regionen wird die *T1*-Relaxationszeit verkürzt, so dass diese hell in *T1*-gewichteten Bildern hervorgehoben werden. Bei dem in (Abb. 2.13, rechts) dargestellten Glioblastom ist die Kontrastmittelaufnahme auf den Randbereich des Tumors beschränkt, da dieser im Innern nekrotisch zerfallen ist und kein mit Blut versorgtes Gewebe mehr aufweist. Eine weiterführende Darstellung von MR-Messtechniken findet sich in (Roth 1984) und (Dössel 2000).

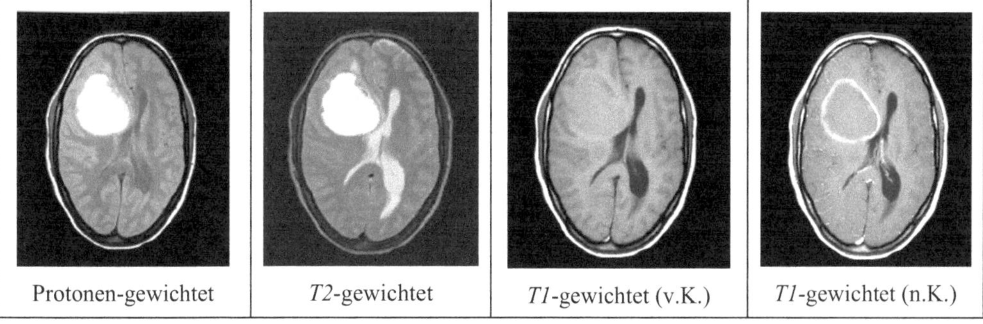

Abb. 2.13: Protonen-, *T2*- und *T1*-gewichtete MR-Bilder vor (v.K.) und nach (n.K.) der Injektion des Kontrastmittels Gadolinium DTPA mit einem Hirntumor vom Typ Glioblastom. Das Kontrastmittel lagert sich im biologisch aktiven Randbereich des Tumors an.

2.1.4.4 Magnetresonanzangiographie

Die Magnetresonanzangiographie (engl.: magnetic resonance angiography, Abk.: MRA) er-möglicht eine qualitativ hochwertige Darstellung der blutdurchströmten Gefäße. *Time-Of-Flight-MRA-Bilder* (Abk.: TOF) nutzen Sättigungs- und Signalunterschiede zwischen dem sich bewegenden Blut und dem umliegenden ruhenden Gewebe aus. In 3T-MRT-Geräten können dreidimensionale TOF-MRA-Bilder mit räumlich hoher Auflösung erzeugt werden, in denen sich die Gefäße deutlich abgrenzen (Abb. 2.14, oben). Auf ihrer Basis können dreidimensionale Darstellungen der Gefäße generiert werden (Abb. 9.33).

Nach der Gabe von Kontrastmittel (z.B. Gadolinium DTPA), das dem Patienten vor der Bild-generierung in die Blutbahn injiziert wird, können zudem unter Einsatz schneller Gradienten-echo-Messsequenzen (z.B. Time-Resolved Echo Shared MR Angiography, Abk.: TREAT) *TREAT-MRA-Bilder* in verschiedenen Phasen des Einströmprozesses erzeugt werden (Abb. 2.14, unten). Die so zu unterschiedlichen Zeitpunkten generierten 3D-MRA-Bilddatensätze bilden einen 4D-Bilddatensatz (vgl. Kap. 2.3.6), in dem der Einströmprozess des Kontrastmit-tels räumlich-zeitlich erfasst und zur quantitativen Beschreibung des Strömungsverhaltens des Blutes im Gefäßsystem herangezogen werden kann (z.B. Säring, Fiehler et al. 2007). Den so erhaltenen 4D-Bilddaten ist mit den nachfolgend vorgestellten 4D-Bilddaten aus der Relaxo-metrie und der funktionellen Magnetresonanztomographie gemeinsam, dass zeitliche Signal-verläufe in jedem Volumenelement gemessen werden und somit für jeden Bildpunkt eine dis-krete Signalfolge vorliegt.

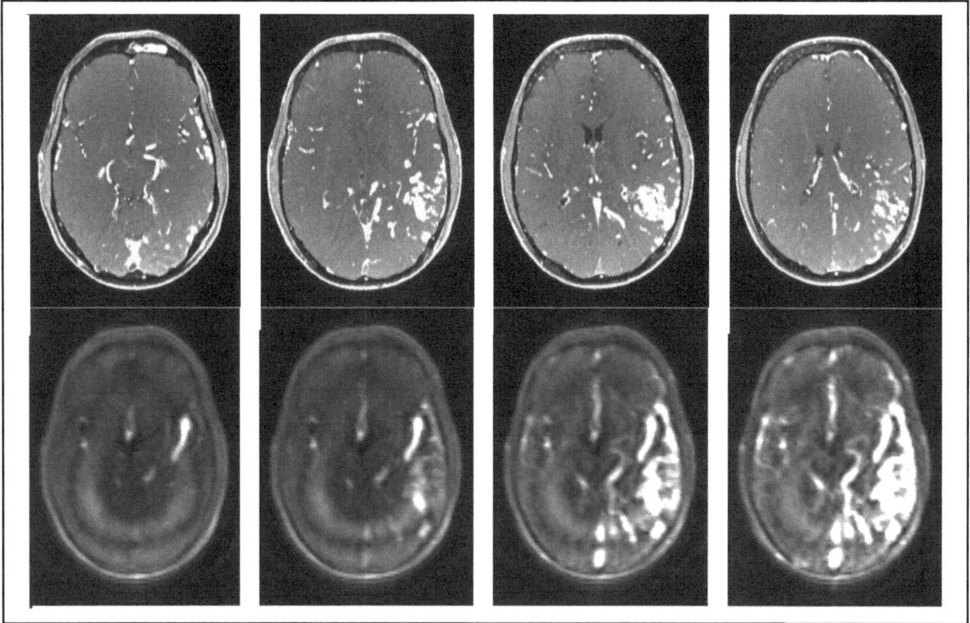

Abb. 2.14: Oben: Vier räumlich benachbarte 3D-TOF-MRA-Bilder einer 3D-Bildfolge im Kopfbereich. Unten: Vier zu verschiedenen Zeitpunkten (*10s, 15s, 20s, 25s*) nach Kontrastmittelgabe ausgewählte TREAT-MRA-Bilder einer Kopfschicht, in denen das sukzessive Einströmen des Kontrastmittels sicht-bar wird. Dargestellt ist ein Gefäßsystem mit einer Gefäßmissbildung (im Bild rechts zu sehen), die arteriovenöse Malformation genannt wird.

2.1.4.5 Relaxometrie

Die Relaxometrie hat die Bestimmung von Relaxationsparametern für verschiedene Gewebe und krankhafte Gewebeveränderungen wie Tumoren, Zysten etc. zum Ziel, die für eine Gewebecharakterisierung (engl.: tissue characterization) und -erkennung in der MR-Tomographie genutzt werden können (Bottomley et al. 1984, Higer and Bilke 1990). Messtechnische Grundlage für die Relaxometrie bilden MR-Messsequenzen, mit denen eine Abtastung der Relaxationsprozesse für jeden Bildpunkt der untersuchten Körperschichten in verschiedenen Phasen der Relaxation möglich wird. Man erhält hierdurch für jede untersuchte Körperschicht eine Folge von Bildern, die aufgrund der in verschiedenen Geweben unterschiedlich verlaufenden Relaxationsprozesse variierende Gewebekontraste aufweisen (Abb. 2.15). Die Relaxationsparameter werden durch die Analyse der zeitlichen Signalverläufe in den einzelnen Bildpunkten ermittelt (Abb. 2.16).

Zu den wichtigsten Relaxationsparametern zählen die Relaxationszeiten $T1$ und $T2$, die das zeitliche Verhalten der longitudinalen und transversalen Relaxationsprozesse charakterisieren, sowie die Spindichte ρ, die ein Maß für die Dichte der in einem Volumenelement einer Körperschicht auftretenden Wasserstoffkernspins ist. Darüber hinaus können mit speziellen Mess- und Auswertetechniken auch Diffusions- und Perfusionsparameter zur Charakterisierung der im Gewebe auftretenden Diffusions- und Perfusionseffekte bestimmt werden. In Tab. 2.2 wird ein Überblick über typische Relaxationszeiten verschiedener menschlicher Normalgewebe gegeben. Zur Bestimmung der Relaxationsparameter ρ, $T1$ und $T2$ ist die mehrfache Abtastung der transversalen und longitudinalen Relaxationsprozesse notwendig, die durch unterschiedliche Messsequenzen vorgenommen werden kann. Die in der Relaxometrie eingesetzten Auswertetechniken werden nachfolgend exemplarisch anhand der Analyse von Signalfolgen erläutert, die mit einer erweiterten Multi-Echo-Sequenz (Eis, Handels et al. 1989) gemessen wurden (Abb. 2.16).

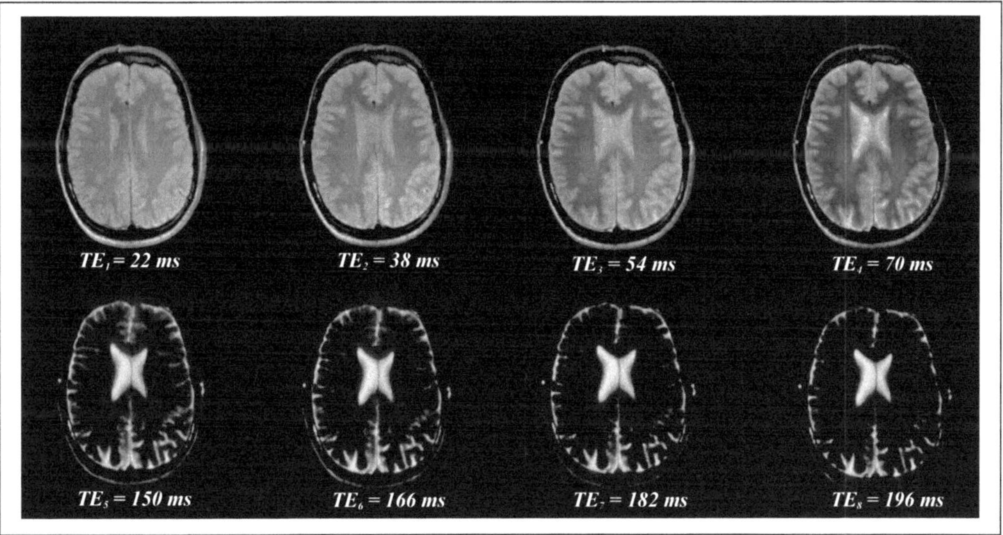

Abb. 2.15: Bilder aus einer relaxometrischen Bildfolge, die durch eine Multi-Echo-Sequenz mit Repetitionszeit $TR = 2100\ ms$ und verschiedenen Echozeiten TE_i generiert wurden.

Gewebe	T2 [ms]	T1[ms] bei $B_0=0,5\,T$	T1 [ms] bei $B_0=1,5\,T$
Skelettmuskel	47 ± 13	550 ± 100	870 ± 160
Herzmuskel	57 ± 16	580 ± 90	870 ± 140
Leber	43 ± 14	330 ± 70	500 ± 110
Niere	58 ± 24	500 ± 130	650 ± 180
Milz	62 ± 27	540 ± 100	780 ± 150
Fett	84 ± 36	210 ± 60	260 ± 70
Graue Gehirnmasse	101 ± 13	660 ± 110	920 ± 160
Weiße Gehirnmasse	92 ± 22	540 ± 90	790 ± 130

Tab. 2.2: Typische transversale und longitudinale Relaxationszeiten biologischer Gewebe ($\pm$ Standardabweichung) bei unterschiedlichen Feldstärken B_0, die unter monoexponentieller Modellannahme bestimmt wurden (Reiser und Semmler 1992).

Bei der betrachteten Messsequenz wird mit der Repetitionszeit $TR_1 = 2100\,ms$ (engl.: recovery time) eine 28-fache Abtastung der $T2$-Relaxationsprozesse und eine weitere Anregung und 4-fache Signalabtastung mit der Repetitionszeit $TR_2 = 500\,ms$ für die $T1$-Analyse vorgenommen (Abb. 2.16).

Grundlage für die relaxometrische Analyse bildet die Signalgleichung, die unter der Annahme idealisierter messtechnischer Bedingungen den zu erwartenden Signalverlauf in Abhängigkeit von gewebespezifischen und messtechnischen Parametern beschreibt. Unter monoexponentieller Modellannahme ist sie für die betrachtete Messsequenz gegeben durch:

$$S = c \cdot \rho \cdot \left(1 - \exp\left(-\frac{TR}{T1}\right)\right) \cdot \exp\left(-\frac{TE}{T2}\right) \tag{2.13}$$

Hierbei ist c eine experimentspezifische Konstante, die in Abhängigkeit von der gewählten Schichtdicke, der verwendeten Spule oder dem automatisch justierten Bildskalierungsfaktor variieren kann. Die bei der Messung verwendeten Parameter TE und TR können dem DICOM-Header (Kap. 2.2.1) entnommen werden und sind daher vor der Auswertung bekannt.

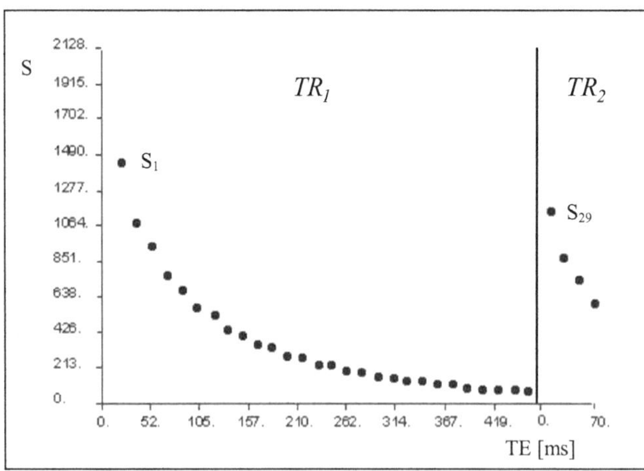

Abb. 2.16: Zeitlicher Signalverlauf in einem Pixel, der mit einer erweiterten Multi-Echo-Sequenz gemessen wurde. Nach 28 Abtastungen mit der Repetitionszeit $TR_1 = 2100\,ms$ erfolgt eine weitere Anregung und eine 4-fache Signalabtastung mit der Repetitionszeit $TR_2 = 500\,ms$.

T2-Analyse: Grundlage für die T2-Analyse bilden die bei konstanter Repetitionszeit TR zu unterschiedlichen Echozeiten TE_i, $i = 1,...,n$ $(n \geq 2)$ gemessenen Signale S_i, die der aus Gl. 2.13 abgeleiteten Signalgleichung

$$S_i = M_0 \cdot \exp\left(-\frac{TE_i}{T2}\right) \qquad i = 1,...,n \qquad (2.14)$$

folgen, wobei

$$M_0 = c \cdot \rho \cdot \left(1 - \exp\left(-\frac{TR}{T1}\right)\right); \quad TR = const. \qquad (2.15)$$

ist. Zur Bestimmung der Relaxationsparameter $T2$ und M_0 können unter Berücksichtigung der Signalgleichung (2.14) verschiedene Methoden und Algorithmen eingesetzt werden. Sind nur $n = 2$ Signale für die *T2*-Analyse verfügbar, so ergeben sich die Relaxationsparameter durch Einsetzen der beiden Punkte (S_1, TE_1) und (S_2, TE_2) in die aus Gl. 2.14 abgeleitete Geradengleichung (2.16).

$$\log(S_i) = -\frac{TE_i}{T2} + \log(M_0) \qquad (2.16)$$

Wesentlich robustere Ergebnisse für die Schätzung der Relaxationsparameter $T2$ und M_0 liefern Regressionsanalyseverfahren, deren Einsatz jedoch die Messung von mindestens $n = 3$ Signalen zu unterschiedlichen Echozeiten $TE_1,...,TE_n$ voraussetzt. Hierbei werden die Relaxationsparameter $T2$ und M_0 so bestimmt, dass die Summe der Abstandsquadrate zwischen den gemessenen Signalen S_i $(i = 1,...,n)$ und den auf der Basis der Signalgleichung zu erwartenden Signalen S_i minimiert wird (*Kleinstes Fehlerquadrat-Kriterium*) und es gilt:

$$\sum_{i=1}^{n}(S_i' - S_i)^2 = \sum_{i=1}^{n}\left(S_i' - M_0 \exp\left(-\frac{TE_i}{T2}\right)\right)^2 = \min \qquad (2.17)$$

Betrachtet man die logarithmierten Signale, so erhält man ein lineares Regressionsanalyseproblem das mit der Gauß'schen Methode der kleinsten Fehlerquadrate gelöst werden kann.

Bei der *multiexponentiellen T2-Analyse* werden die Signalkurven als das Ergebnis mehrerer sich überlagernder Relaxationsprozesse interpretiert (vgl. Gl. 2.12). Man erhält ein nichtlineares Regressionsanalyseproblem, bei dem die Relaxationsparameter $M_{01},...,M_{0k}$ und $T2_1,...,T2_k$ der k sich überlagernden Prozesse so zu bestimmen sind, dass gilt:

$$\sum_{i=1}^{n}(S_i' - S_i)^2 = \sum_{i=1}^{n}\left(S_i' - \sum_{j=1}^{k}M_{0j}\exp\left(-\frac{TE_i}{T2_j}\right)\right)^2 = \min \qquad (2.18)$$

Zur Lösung dieses nicht-linearen Optimierungsproblems werden Algorithmen wie das Gauß-Newton-Verfahren oder der Marquardt-Algorithmus (Marquardt 1963) eingesetzt, die ausgehend von einer Startlösung iterativ eine bezogen auf das Gütekriterium verbesserte Lösung anstreben und die optimale Lösung approximieren (Handels 1992).

T1-Analyse: Bei der betrachteten Multi-Echo-Sequenz bilden die zu unterschiedlichen Repetitionszeiten TR_1 und TR_2 und gleicher Echozeit TE_i gemessenen Signalpaare (S_i, S_{i+n}) mit $i = 1, \ldots, 4$, $n = 28$ den Ausgangspunkt für die *T1*-Analyse (Abb. 2.16). Unter monoexponentieller Modellannahme ergibt sich für das Verhältnis Q der Signale eines Paares nach Gl. 2.13:

$$Q = \frac{S_i}{S_{i+n}} = \frac{1 - \exp\left(-\dfrac{TR_1}{T1}\right)}{1 - \exp\left(-\dfrac{TR_2}{T1}\right)} \tag{2.19}$$

Die Repetitionszeiten sind mit $TR_1 = 2100\,ms$ und $TR_2 = 500\,ms$ so gewählt, dass die Funktion $Q = f(T1)$ über dem für *T1*-Relaxationsprozesse in biologischen Geweben relevanten Intervall $[30\,ms, 3000\,ms]$ streng monoton steigend ist, so dass jedem Signalverhältnis Q eindeutig ein Parameter *T1* zugeordnet ist. Für die *T1*-Berechnung werden die Tupel $(Q, T1)$ in einer Tabelle aufsteigend nach Funktionswerten Q sortiert. Zu einem gemessenen Signalverhältnis Q kann dann durch einen binären Suchalgorithmus eine effiziente Bestimmung der zugehörigen Relaxationszeit *T1* vorgenommen werden. Zur robusten Schätzung der longitudinalen Relaxationszeit *T1* wird der Mittelwert der Signalverhältnisse auf der Basis der *4* Signalpaare (S_i, S_{i+n}), $i = 1, \ldots, 4$, $n = 28$ berechnet und der zugehörige *T1*-Wert bestimmt.

Berechnung der Spindichte: Nach der Berechnung der Parameter M_0 und *T1* ergibt sich nach Gl. 2.15 mit $TR = 2100\,ms$ für die Spindichte:

$$\rho = \frac{M_0}{c \cdot \left(1 - \exp\left(-\dfrac{TR}{T1}\right)\right)} \tag{2.20}$$

Um eine Vergleichbarkeit der in verschiedenen Experimenten gemessenen Spindichtewerte zu erreichen, die von der experimentabhängig variierenden Konstanten c beeinflusst werden, wird eine Normierung der Spindichtewerte auf eine Referenzstruktur vorgenommen. Als Referenzwert $\rho_{Referenz}$ kann der mittlere Spindichtewert aus einer Flüssigkeitsprobe wie folgt verwendet werden, die zusätzlich in die Messung eingebracht wurde:

$$\rho_{rel} = \frac{\rho}{\rho_{Referenz}} \tag{2.21}$$

Nach der relaxometrischen Analyse der Signalverläufe liegen für jeden Bildpunkt Werte für die normierte Spindichte ρ_{rel} sowie die transversalen und longitudinalen Relaxationszeiten *T1* und *T2* vor. Die in Studien für verschiedene Gewebe und Tumoren ermittelten Relaxationsparameterkombinationen können in Abhängigkeit von der verwendeten Mess- und Auswertungstechnik sowie den experimentellen Randbedingungen wie der Magnetfeldstärke, Raumtemperatur etc. stark variieren (Bottomley et al. 1984). Methoden für Weiterverarbeitung und Analyse der multiparametrischen Bildinformation mit dem Ziel, verschiedene anatomische Strukturen und krankhafte Gewebeveränderungen zu segmentieren, werden in Kap. 5 vorgestellt.

2.1.4.6 Funktionelle Magnetresonanztomographie

Die funktionelle Magnetresonanztomographie (Abk.: fMRT) eröffnet die Möglichkeit zur Untersuchung funktioneller Eigenschaften des menschlichen Gehirns. Die Grundlagen zu dieser Messtechnik wurden zu Beginn der *90*-er Jahre gelegt. So wurde in (Belliveau et al. 1991) nachgewiesen, dass durch die Analyse der zeitlichen Signalverläufe nach Gabe des Kontrastmittels Gadolinium DTPA funktionelle Vorgänge im menschlichen Gehirn im Magnetresonanztomographen erfasst werden können. In den Arbeiten (Kwong et al. 1992, Ogawa et al. 1990) und (Frahm et al. 1992) konnte gezeigt werden, dass auch das Blut als körpereigenes Kontrastmittel zur Visualisierung von Hirnaktivierungsmustern verwendet werden kann.

2.1.4.6.1 FMR-Bildgebung

Ziel funktioneller MR-Untersuchungen ist die Lokalisation neuronaler Aktivierungen im Gehirn, die durch Stimuli wie z.B. visuelle Reize oder Fingerbewegungen hervorgerufen werden (Abb. 2.17, Abb. 8.8). Mithilfe funktioneller MR-Untersuchungen ist es möglich, eine individuelle Markierung von funktionellen zerebralen Einheiten durchzuführen. Hierbei können auch höherwertige, komplexere Hirnfunktionen wie Sprach- oder Gedächtnisprozesse sowie die Reorganisation kortikaler Areale (z.B. bei Schlaganfallpatienten) untersucht werden. Über den Bereich der Grundlagenforschung hinaus können fMRT-Untersuchungen auch zur verbesserten Planung neurochirurgischer Eingriffe genutzt werden. Hierbei werden funktionelle Einheiten des Gehirns gezielt stimuliert und somit sichtbar gemacht (Abb. 2.17, rechts). Die Information über die individuelle Lage funktioneller kortikaler Einheiten, die nicht geschädigt werden dürfen, kann nachfolgend zur Optimierung des Operationsweges verwendet werden.

Wesentliche biophysikalische Grundlage für funktionelle MR-Untersuchungen ist die mit neuronaler Aktivität einhergehende Erhöhung des regionalen zerebralen Blutflusses und des Blutvolumens, durch die der sog. BOLD-Effekt (Abk. für blood oxygenation level dependent) hervorgerufen wird.

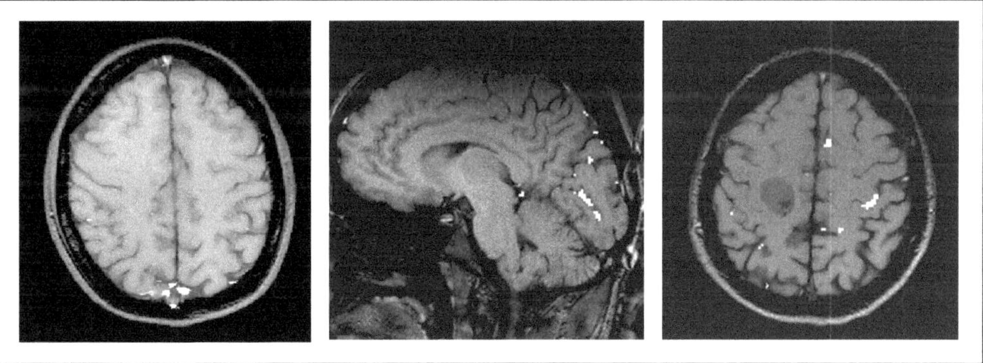

Abb. 2.17: Aktivierte Areale im Kortex (hell markiert). Links: Erregung im visuellen Kortex. Mitte: Aktivierung bei Ausführung willkürlicher Augenbewegungen. Rechts: Aktivierungen im kontra-lateralen primären Motorkortex sowie im supplementär-motorischen Bereich, die bei einem Hirntumorpatienten durch Bewegung der Finger einer Hand hervorgerufen wurden (Hahn, Handels et al. 1997). Aus drucktechnischen Gründen wurden die üblicherweise farbig dargestellten Aktivierungen weiß visualisiert.

Eine zentrale Rolle spielt hierbei das Deoxyhämoglobin, das beim Sauerstoffverbrauch im Blut generiert wird. Da sich bei gesteigertem zerebralem Blutfluss der Sauerstoffverbrauch und damit die Produktion von Deoxyhämoglobin nur geringfügig erhöht, nimmt der relative Anteil des Deoxyhämoglobins im Blut in aktivierten Hirnregionen ab. Deoxyhämoglobin ist paramagnetisch und beeinflusst aufgrund seines äußeren magnetischen Moments die im Gewebe induzierten Relaxationsprozesse. Die lokale Abnahme des Deoxyhämoglobingehalts führt zu einer Verlängerung der transversalen Relaxationszeit $T2^*$. Hierdurch wird in $T2^*$-gewichteten Gradienten-Echo-Sequenzen eine Zunahme der Signalintensität hervorgerufen. Vorteilhaft ist für die klinische Anwendung, dass funktionelle MR-Untersuchungen in herkömmlichen MR-Tomographen durchgeführt werden können.

Alternativ zu Gradienten-Echo-Sequenzen können auch EPI-Sequenzen (Abk. f. echo planar imaging) zur Generierung von fMR-Bildern verwendet werden. Durch EPI-Sequenzen, auch EVI-Sequenzen (Abk. f. echo volume imaging) genannt, können in einem Messschritt Volumendaten in relativ hoher zeitlicher Auflösung gewonnen werden (Bandettini et al. 1991).

Die messbare relative Zunahme der Signalintensität ist von der Stärke des äußeren Magnetfeldes B_0 abhängig. Bei den in der klinischen Anwendung häufig anzutreffenden *1,5T*-Tomographen liegt sie zwischen *2* und *6* %, bei *3T*-Geräten kann die relative Zunahme der Signalintensität bis zu *15* % betragen.

Die relativ geringe Signalanhebung in fMR-Bildern motiviert die wiederholte Signalmessung in alternierend durchlaufenden Stimulations- und Ruhephasen. Man erhält für jede untersuchte Kopfschicht eine Bildfolge, in der jedem Bildpunkt eine Signalfolge $S(t_1),...,S(t_n)$ zugeordnet ist. Wird ein Hirnvolumen untersucht, so erhält man eine zeitlich sich ändernde 3D-Bildfolge, die auch als *4*–dimensionale Bildfolge $f(x,y,z,t)$ bezeichnet wird (vgl. Kap. 2.3.6). Zur Beschreibung des Experimentverlaufs wird die während der fMR-Untersuchung durchlaufene zeitliche Abfolge von Stimulations- und Ruhephasen für die Auswertung dokumentiert.

Bei der Analyse von funktionellen MR-Bildfolgen wird zumeist eine voxel- bzw. pixelorientierte Auswertung der zeitlichen Signalverläufe vorgenommen (Abb. 2.18). Hierbei wird aus jedem Signalverlauf $S(t_1),...,S(t_n)$ ein Parameter extrahiert, der als Indikator für eine neuronale Aktivierung des Voxels interpretiert wird.

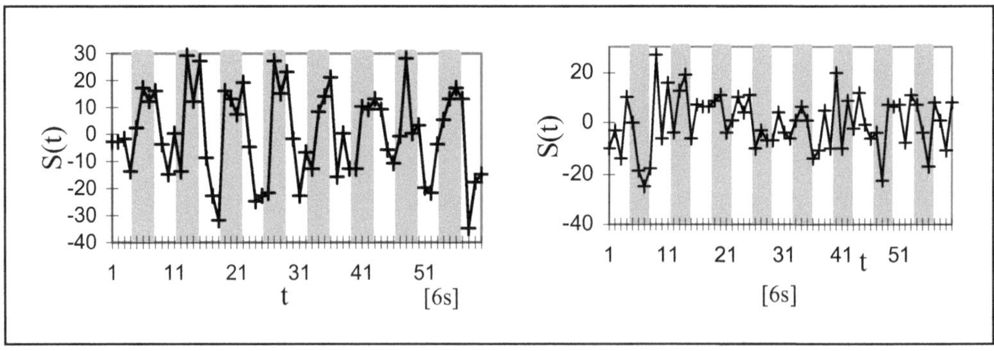

Abb. 2.18: Darstellung der Signalverläufe in einem aktivierten (links) und einem nicht-aktivierten Voxel (rechts) der grauen Hirnsubstanz. Die Stimulationsphasen sind grau, die Ruhephasen sind weiß hinterlegt (Hahn, Handels et al. 1997).

Bei der Zuordnung der gemessenen Signale zu Stimulations- und Ruhephasen ist die physiologische Latenzzeit zwischen der Stimulation und dem Eintreten der neuronalen Aktivierung zu berücksichtigen. Für die Analyse von fMR-Bildfolgen gibt es eine Fülle verschiedener Auswertemethoden, von denen nachfolgend zwei grundlegende Ansätze vorgestellt werden. Ausführliche Darstellungen und Vergleiche weiterer fMR-Auswertungstechniken finden sich in (Bandettini et al. 1993) und (Bullmore et al. 1996).

2.1.4.6.2 *Subtraktionsmethode*

Bei der *Subtraktionsmethode* wird der Parameter δ als Kenngröße für eine vorliegende Aktivierung betrachtet, der für jeden Bildpunkt wie folgt berechnet wird:

$$\delta = \frac{\overline{S}_{Stimulus} - \overline{S}_{Ruhe}}{\sigma} \qquad (2.22)$$

$\overline{S}_{Stimulus}$:   Mittelwert der Signale, die in Stimulationsphasen gemessen wurden

$\overline{S}_{Ruhe}$:   Mittelwert der Signale, die in Ruhephasen gemessen wurden

Um die Vergleichbarkeit der Differenzwerte zwischen verschiedenen Experimenten mit unterschiedlich starken Rauscheinflüssen zu erhöhen, wird die Differenz durch die Standardabweichung σ der Signale der analysierten Signalkurve dividiert, die wie folgt berechnet wird:

$$\sigma = \sqrt{\frac{1}{n-1}\sum_{i=1}^{n}(S(t_i) - \overline{S})^2} \qquad mit \qquad \overline{S} = \frac{1}{n}\sum_{i=1}^{n} S(t_i) \qquad (2.23)$$

Wird der so erhaltene Subtraktionswert δ dem Bildpunkt des analysierten Signalverlaufes zugeordnet, so erhält man ein Parameterbild (vgl. Kap. 2.3.1), das auch als Parameterkarte (engl.: parameter map) bezeichnet wird. Durch Grauwert- oder Farbdarstellung dieser Karte wird die räumliche Verteilung der angeregten neuronalen Regionen sichtbar (Abb. 2.19, Mitte).

2.1.4.6.3 *Korrelationsanalyseverfahren*

Häufig werden *Korrelationsanalyseverfahren* zur Auswertung der zeitlichen fMR Signalverläufe verwendet, die im Vergleich zur Subtraktionsmethode robuster und weniger störanfällig sind. Bei der linearen Korrelationsanalyse wird der Pearson'sche Korrelationskoeffizient $r \in [-1,1]$ zwischen den Messsignalen $S(t_i)$ $(i = 1,\dots,n)$ und den zu den Zeitpunkten t_i erhaltenen Funktionswerten einer Referenzfunktion $R(t_i)$ als Maß für die Ähnlichkeit der Referenz- und Signalwerte ermittelt (Abb. 2.19, rechts).

$$r = \frac{\sum_{i=1}^{n}(S(t_i) - \overline{S})\cdot(R(t_i) - \overline{R})}{\sqrt{\sum_{i=1}^{n}(S(t_i) - \overline{S})^2}\cdot\sqrt{\sum_{i=1}^{n}(R(t_i) - \overline{R})^2}} \qquad (2.24)$$

Hierbei wird die Referenzfunktion R als eine modellhafte Beschreibung eines fMR-Signalverlaufs in einem erregten Voxel betrachtet. Häufig werden Rechteckfunktionen als Referenzfunktionen verwendet, die während der Stimulationsphasen den Wert 1, in den Ruhephasen den Wert 0 aufweisen. Weiterhin können auch Kosinusfunktionen als Referenzfunktionen gewählt werden, die den zeitlichen Signalverlauf in einem angeregten Volumenelement besser approximieren. Alternativ können auch einzelne oder gemittelte Signalverläufe aus Bildregionen mit hoher Aktivierungswahrscheinlichkeit zur Definition einer Referenzfunktion herangezogen werden. Erregte Voxel zeichnen sich bei dieser Methode durch hohe positive Korrelationswerte nahe bei 1 aus.

Neben der Berechnung des linearen Korrelationskoeffizienten können auch die verteilungsfreien Rangkorrelationskoeffizienten nach Spearman oder Kendall vorteilhaft sein, die die Korrelation hinsichtlich der Ranginformationen der Signale und Referenzfunktionswerte berücksichtigen und bei stark verrauschten Messdaten zumeist robustere Ergebnisse liefern (Hahn 1998).

Durch die Analyse der zeitlichen Signalverläufe wird eine Reduktion der n-dimensionalen Signalinformation $(S(t_1),\ldots,S(t_n))$ auf *einen* Parameter erzielt. Die in jedem Voxel bzw. Pixel ermittelten Parameter werden als Maßzahlen für vorliegende Aktivierungen interpretiert. Man erhält eine *Parameterkarte* (Abb. 2.19), die nachfolgend durch verschiedene Segmentierungsverfahren (vgl. Kap. 5) mit dem Ziel der Abgrenzung erregter Hirnareale weiterverarbeitet werden kann. Hierbei werden in der Regel Schwellwertverfahren (Kap. 5.1) oder Bereichs- und Volumenwachstumsalgorithmen (Kap. 5.3) eingesetzt. Die so bestimmten erregten Hirnareale werden zur Visualisierung in der originären MR-Schicht markiert (vgl. Abb. 2.17).

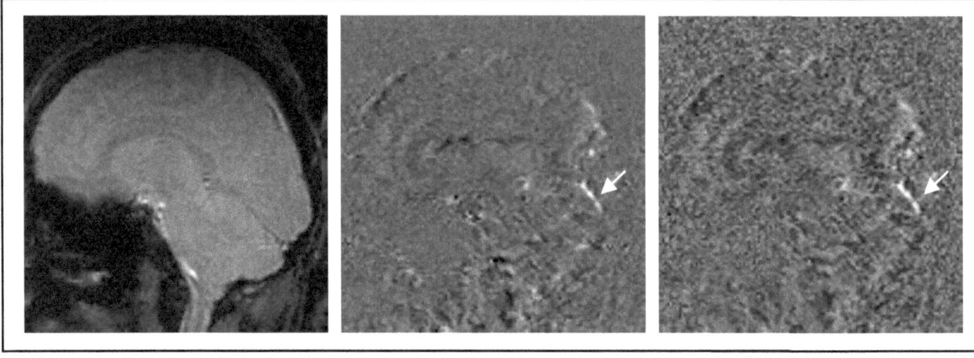

Abb. 2.19: MR-Schichtbild (links) und zugehörige grauwertkodierte fMR-Parameterkarten nach Anwendung des Subtraktionsverfahrens (Mitte) und der linearen Korrelationsmethode (rechts). Helle Punkte entsprechen hoher Aktivierungswahrscheinlichkeit. Die fMR-Untersuchung wurde bei visueller Stimulation und Ausführung willkürlicher Augenbewegungen durchgeführt. Man sieht aktivierte Areale im parieto-occipitalen Kortex (Pfeil) (Hahn 1998).

2.1.5 Nuklearmedizinische Bildgebung

Die nuklearmedizinische Bildgebung ist dadurch charakterisiert, dass radioaktive oder radioaktiv markierte Stoffe in den menschlichen Körper gebracht und zur Bilderzeugung verwendet werden. Die radioaktiven Substanzen können beispielsweise durch Einspritzen in die Blutbahn, durch Schlucken in den Magen-Darm-Trakt oder durch Inhalieren in die Lunge eingebracht werden. Wesentliche Anwendungsgebiete dieser bildgebenden Verfahren sind die Funktionsdiagnostik, bei der nicht die anatomische Struktur, sondern die Funktion eines Organs im Vordergrund steht, sowie die Lokalisation von Tumoren und Entzündungen im Körper.

Die radioaktive Aktivität des Materials ist zum Zeitpunkt der Einbringung in den Körper bekannt. Aufgrund der Kenntnis des zeitlichen Verhaltens der radioaktiven Zerfallsprozesse kann die Aktivität des Materials daher auch zu jedem späteren Zeitpunkt berechnet werden. Mithilfe bildgebender nuklearmedizinischer Verfahren kann nun festgestellt werden, wie sich das radioaktive Material zum Messzeitpunkt im Körper verteilt hat. Darüber hinaus ist insbesondere in der Funktionsdiagnostik der zeitliche Verlauf der Prozesse von Bedeutung. Die eingebrachten radioaktiven Isotope heften sich an Atome oder Moleküle, die bei den funktionellen Prozessen eine zentrale Rolle spielen. In diesem Sinne dienen die radioaktiven Substanzen als *Marker*, die die Verteilung der Stoffe im Körper widerspiegeln, an die sie sich geheftet haben. Diese radioaktiven Substanzen werden auch als *Tracer* bezeichnet, da sie die Verfolgung der Substanzen ermöglichen, an die sie sich geheftet haben.

Disfunktionen von Organen können daran erkannt werden, dass bei der Aktivitätsverteilung Abweichungen von der zu erwartenden Normverteilung beobachtet werden. Hierbei werden für verschiedene Fragestellungen ganz unterschiedliche radioaktive Tracersubstanzen eingesetzt (z.B. radioaktives Jod vom Typ ^{131}J und ^{123}J bei Schilddrüsenuntersuchungen). Die pixelbezogen gemessenen Aktivitätsverteilungen werden in der Regel als Farbbilder dargestellt.

2.1.5.1 Szintigraphie

Die in der Szintigraphie (engl.: scintigraphy) generierten Bilder geben die Verteilung radioaktiver Stoffe im Körper wieder, die Gammastrahlen emittieren. Die *Gammakamera*, auch Szintillationskamera genannt, ermöglicht die ortsspezifische Impulszählung emittierter Gammaquanten. In der Gammakamera werden die aufgefangenen Quanten gezählt und somit die Aktivität gemessen.

Planare Szintigraphie: Bei der planaren Szintigraphie wird eine Gammakamera über den zu untersuchenden Körperbereich gehalten und die Aktivitätsverteilung erfasst. In Analogie zum Röntgenbild erhält man hier ein Projektionsbild, in dem sich die Aktivitäten in einer Körperschicht senkrecht zum Messgerät aufintegrieren bzw. aufsummieren.

Single-Photon-Emissions-Computer-Tomographie: Möchte man eine voxelbezogene Information über die Verteilung der Aktivität im Körper oder dem untersuchten Organ bekommen, so kann man dies durch Verwendung eines Single-Photon-Emissions-Computer-Tomographen, kurz SPECT genannt, erreichen. Dies ist ähnlich wie die Computertomographie ein Schnittbildverfahren, durch das die Verteilung der Aktivität in einer einzelnen Körperschicht überlagerungsfrei erfasst werden kann. Die untersuchten Körperschichten werden aus verschiedenen Winkeln betrachtet und das Linienintegral über die Aktivitätsdichte mittels einer Gammakamera gemessen. Aus diesen Projektionen kann dann mithilfe von Rekonstruktionsalgorithmen wie beispielsweise der inversen Radontransformation ein überlagerungsfreies Schichtbild errechnet werden.

2.1.5.2 Positronen-Emissions-Tomographie

In der Positronen-Emissions-Tomographie (engl.: positron emission tomography, Abk.: PET), werden Moleküle im Körper mit einer Substanz markiert, die Positronen ausstrahlt. Die emittierten Positronen stoßen (nach Zurücklegung eines sehr kurzen Weges) mit einem Elektron zusammen. Bei dem Zusammenstoß werden das Elektron und das Positron vernichtet und zwei

Gamma-Quanten erzeugt, die im Winkel von 180° und somit in entgegen gesetzte Richtungen emittiert werden. Zu den wichtigsten Positronenstrahlern gehören ^{11}C, ^{13}N, ^{15}O, ^{30}P und ^{18}F.

Zum Empfang der Gammaquanten sind spezielle Gammakameras häufig ringförmig angeordnet. Beide zueinander korrespondierenden Gammaquanten werden in einem typischen Zeitfenster zwischen *10-20ns* erfasst. Da diese im *180° -*Winkel emittiert werden, liegen die Aufprallorte mit dem Entstehungsort auf einer Linie. Durch diese Eigenschaft ist es möglich, auf den Entstehungsort zurück zu schließen. Bei der Messung werden Linienintegrale der Aktivität gemessen, wobei im Gegensatz zum CT oder SPECT der Prozess steuert, welche Projektionsgerade gemessen wird. Nach entsprechender Zuordnung der Prozesse zu den Projektionen kann mittels der inversen Radontransformation ein PET-Bild errechnet werden, in dem die Aktivitätsverteilung in einer Körperschicht überlagerungsfrei und farbkodiert dargestellt wird.

2.1.6 Digitale Fotografien

Neben den mit speziellen bildgebenden Geräten erzeugten medizinischen Bildern wird in der Medizin eine Vielzahl digitaler Fotografien generiert. Sie dienen z.B. in der Dermatologie auch zur Falldokumentation. Hier können digitale Fotografien (Abb. 2.20, links) oder auch mit einem Auflichtmikroskop vergrößerte Darstellungen der betrachteten Hautläsionen erzeugt werden.

In der Ophthalmologie, der Augenheilkunde, werden ebenfalls in größerem Umfang digitale Fotografien zur Falldokumentation verwendet. Hier werden Farbbildaufnahmen vom Augenhintergrund (Fundusbilder genannt) gemacht, in denen das Kapillarsystem der Netzhaut erkennbar wird (Abb. 2.20, rechts). Veränderungen der Struktur dieses Kapillarsystems in der Netzhaut sind Indikatoren für Erkrankungen wie z.B. Macula Pucker, eine Erkrankung der Netzhaut, die zu systematischen Verzerrungen des Seheindrucks führt.

Darüber hinaus wird auch in der Anatomie, der Pathologie und allgemein bei histologischen Untersuchungen eine Vielzahl digitaler Farbbilder von den untersuchten Objekten gemacht. Bei histologischen Untersuchungen ist hierzu eine mikroskopische Vergrößerung der Präparate notwendig, wobei auf das Okular aufgesetzte digitale Kameras verwendet werden. In der Anatomie werden des Weiteren auch Bilder makroskopischer Präparate mithilfe von Digitalkameras digitalisiert.

Visible Human,Visible Korean und Chinese Human Data Sets: Diese Datensätze zeichnen dadurch aus, dass sie die Anatomie menschlicher Körper in hohem Detaillierungsgrad widerspiegeln. Es handelt sich um farbige 3D-Bildfolgen vollständig präparierter Menschen, die schichtweise im Millimeter- bzw. Submillimeterbereich fotografisch in hoher Auflösung erfasst wurden. Zusätzlich stehen MR- und CT-Bildfolgen der untersuchten Kadaver zur Verfügung.

In den USA wurden schon in den neunziger Jahren durch die National Library of Medicine die Kadaver eines Mannes und einer Frau vollständig präpariert und als Visible Human Data Sets digitalisiert (Ackerman 1998). In den folgenden Jahren wurde ein koreanischer Kadaver in ähnlicher Weise, jedoch mit erhöhter Bildauflösung, aufbereitet, der als Visible Korean Human Data Set bezeichnet wird (Park, Chung et al. 2005). Darüber hinaus wurden auch Bilddaten von chinesischen Kadavern präpariert und fotografiert, die Chinese Visible Human Data Sets genannt werden (Zhang, Heng et. al. 2003). Die Bilddaten stehen frei für Forschungs- und Lehrzwecke zur Verfügung.

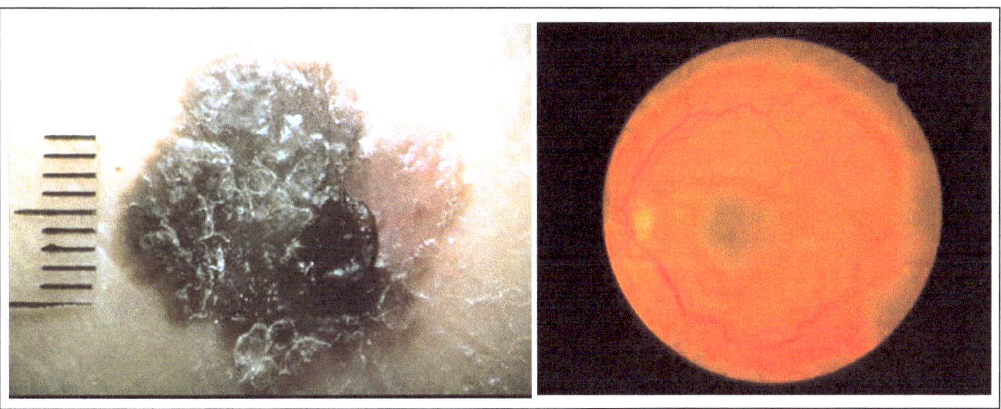

Abb. 2.20: Digitales Farbbild eines bösartigen Hauttumors vom Typ Melanom (links) und Fundusbild (rechts) eines Patienten mit Macula Pucker, die zu systematischen Verzerrungen des Seheindrucks führt.

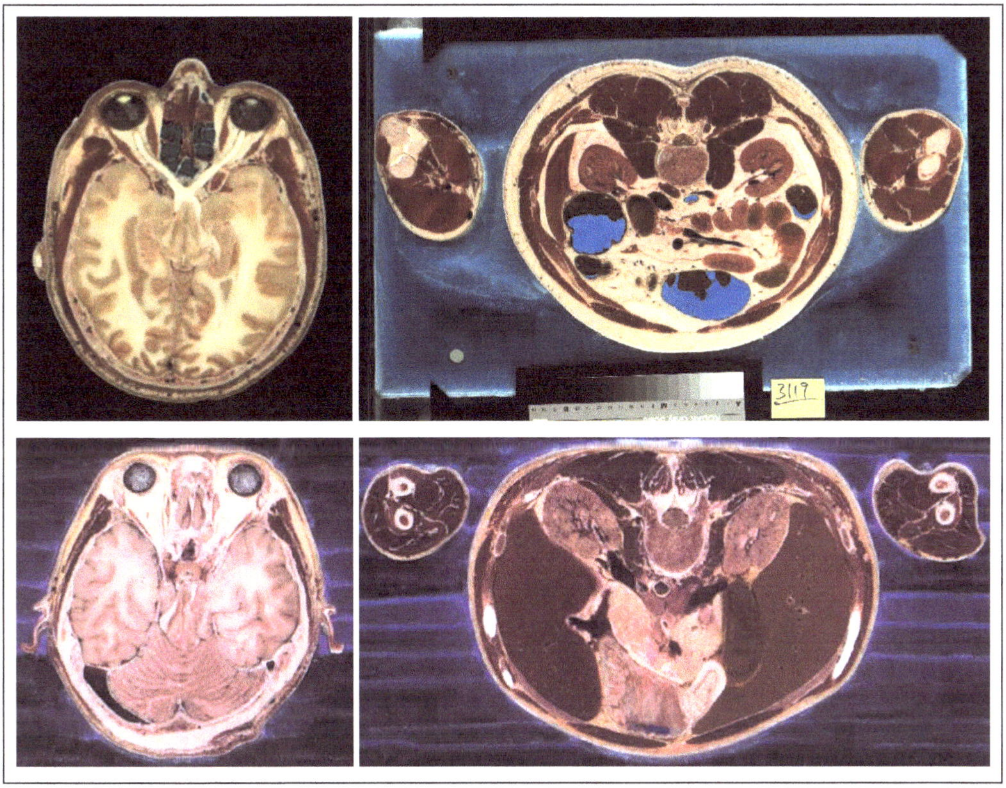

Abb. 2.21: Digitale Fotografien von präparierten Kopf- (links) und Bauchschnitten mit Armen (rechts) aus dem Visible Human Data Set (oben) und des Visible Korean Human Data Sets (unten).

2.2 Struktur und Formate medizinischer Bilddaten

In diesem Kapitel werden die Struktur medizinischer Bilddaten, der speziell für medizinische Bilddaten entwickelte DICOM 3.0-Standard sowie Eigenschaften von Farbbildern näher vorgestellt.

Ein digitales medizinisches Bild $f : [0, ..., N_x] \times [0, ..., N_y] \rightarrow \{0, ..., g-1\}$ wird üblicherweise in einer *zweidimensionalen Matrix* mit $N_x + 1$ Zeilen und $N_y + 1$ Spalten repräsentiert und als 2D-Bild, oder kurz als Bild bezeichnet. Jedem Bildpunkt ist ein Grau-, Signal- oder Parameterwert zugeordnet. Der Nullpunkt des Bildkoordinatensystems befindet sich per Definition in der linken oberen Ecke (Abb. 2.22).

Die Bildpunkte werden auch als *Pixel* (engl.: <u>pi</u>cture <u>el</u>ement) bezeichnet. In tomographischen Bildern repräsentiert ein Bildpunkt einen Quader, der Volumenelement (engl.: volume element) oder kurz *Voxel* genannt wird. Der dem Pixel zugeordnete Signalwert entspricht einem über das Voxelvolumen gemittelten Wert. Die Anzahl der Bildpunkte determiniert die Auflösung des Bildes.

Eine weitere wichtige Kenngröße digitaler medizinischer Bilder ist die *Grauwerttiefe*, die angibt, wie fein diskretisiert die Bildfunktionswerte in der Bildmatrix repräsentiert werden. So ermöglicht beispielsweise die bei CT-Bildern verwendete Grauwerttiefe von *12* Bit, dass bis zu $2^{12} = 4096$ verschiedene Abstufungen bzw. Hounsfieldwerte digital in einem Pixel dargestellt werden können. Demgegenüber weisen digitale Schwarz/Weiß-Fotografien in der Regel eine Grauwerttiefe von *8* Bit auf, wodurch nur bis zu $2^8 = 256$ verschiedene Grauwerte repräsentiert werden können.

Treten Mischungen verschiedener Strukturen in einem Voxel auf, so tragen deren Bildsignal- und Grauwerte proportional zum Mischungsverhältnis der Substanzen in dem Voxel zum Voxelsignalwert bei. Dieser *Partialvolumeneffekt* tritt vermehrt in den Randbereichen der Bildstrukturen auf.

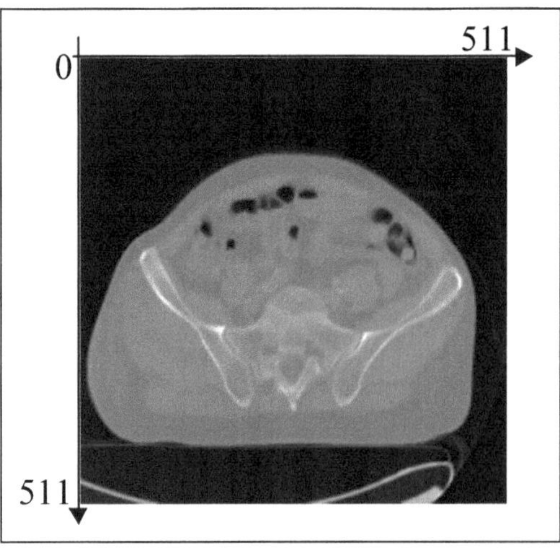

Abb. 2.22: Bildkoordinatensystem

2.2.1 DICOM-Bilder

In der Medizin wird ein Bild in der Regel gemeinsam mit einer Vielzahl von Bildzusatzformationen (z.B. Patientenname, Untersuchungsdatum, Pixelgröße etc.) in einer Datei gespeichert (Abb. 2.23). Der wichtigste Standard zur Repräsentation medizinischer Bilder und ihrer Zusatzinformationen ist der DICOM 3.0-Standard.

DICOM 3.0 (Abk. für Digital Imaging and Communications in Medicine) wurde vom American College of Radiology und der National Electrical Manufactures Association entwickelt. Der DICOM 3.0-Standard beschreibt neben dem *Bilddatenformat* die Struktur der zu jedem Bild gespeicherten Zusatzinformationen, die im *Bildheader*, d.h. zu Beginn des Bilddatenfiles, abgelegt sind (Abb. 2.23, links). Hierdurch ermöglicht der DICOM 3.0-Standard den standardisierten Zugriff auf Bilddaten und die zugehörigen Bildzusatzinformationen.

Darüber hinaus werden im DICOM-3.0-Standard *Kommandos und Protokolle* spezifiziert, durch die die Kommunikation (message exchange) und der Bilddatenaustausch zwischen bildgebenden Modalitäten unterschiedlicher Hersteller auf der Basis von Standard-Netzwerkprotokollen wie TCP/IP möglich wird. Dies unterstützt insbesondere den Aufbau herstellerunabhängiger radiologischer Kommunikations- und Bildarchivierungssysteme (engl.: picture archiving and communication systems, Abk.: PACS). Eine grafische Darstellung der wesentlichen Bestandteile des DICOM 3.0-Standards ist in Abb. 2.24 gegeben.

Der Grad der *Konformität eines DICOM-fähigen bildgebenden Geräts* (Computertomograph, MR-Tomograph, Bildarchiv etc.), gibt an, in welchem Maß die innerhalb des DICOM-Standards definierten Kommandos, Protokolle, Formate etc. unterstützt werden. Er wird vom Hersteller in *Conformance Statements* beschrieben, die ebenfalls Teil des DICOM-Standards sind.

Ein *DICOM-Bildheader* besteht aus einer Folge von Gruppen (Abb. 2.23, rechts). Man unterscheidet die Standard DICOM-Gruppen und die Schattengruppen (engl.: shadow groups). Die Spezifikation und Standardisierung der Bilddatenformate bezieht sich ausschließlich auf die Standardgruppen. Schattengruppen, in denen herstellerspezifische Bildzusatzinformationen abgelegt werden können, wurden eingeführt, um den Herstellern den Umstieg von den bislang verwendeten Bildformaten auf den Standard zu erleichtern.

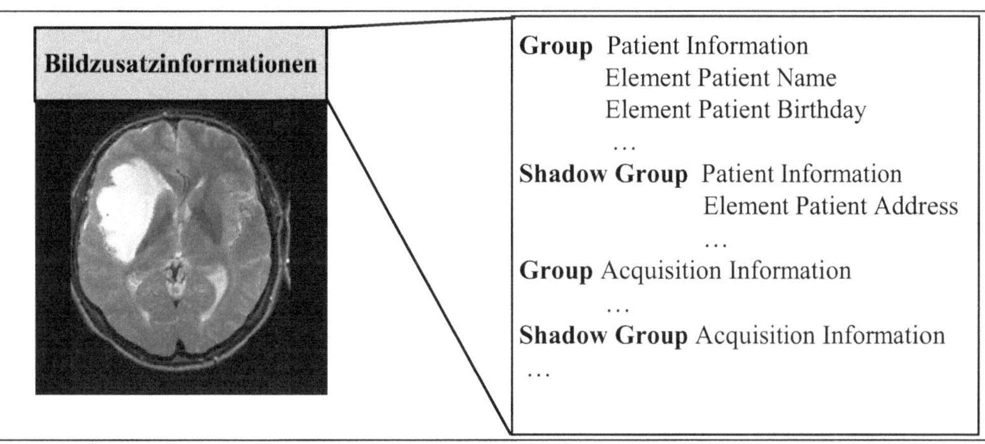

Abb. 2.23: MR-Bild mit Bildheader (links) im DICOM 3.0-Format, dessen Struktur rechts dargestellt ist.

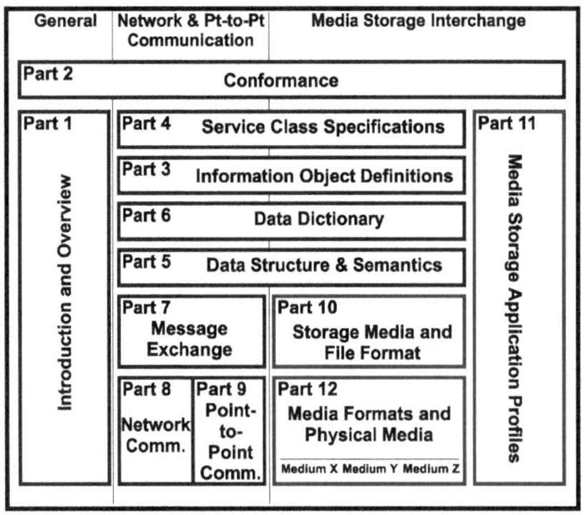

Abb. 2.24: Bestandteile des DICOM 3.0-Standards.

Ein Objekt innerhalb eines Bildheaders wird logisch durch die Angabe der Gruppe und der Bezeichnung des Gruppenelementes adressiert, wodurch ein einfach zu handhabender, standardisierter Zugriff auf die Bildzusatzinformationen möglich wird. Bildzusatzinformationen sind sowohl für die Diagnostik als auch bei der computergestützten Analyse medizinischer Bilder von Bedeutung, da durch sie Informationen zum untersuchten Patienten, zur Art der Bildakquisition und aufnahmespezifische Eigenschaften der Bilddaten dokumentiert werden.

Beispiele für Bildzusatzinformationen sind der Patientenname, die Pixelgröße, Schichtdicke und Schichtführung, die Anzahl der verfügbaren Bits pro Pixel, der Messsequenztyp oder die Echozeit *TE* bei MR-Untersuchungen. Über entsprechende Zugriffsfunktionen können die für die Bildanalyse und Visualisierung wesentlichen Bildzusatzinformationen wie die Pixelgröße, Schichtdicke etc. direkt aus dem standardisierten Bildheader extrahiert werden, die beispielsweise für die Distanz-, Flächen- und Volumenbestimmung oder die maßstabsgerechte 3D-Darstellung medizinischer Bildobjekte benötigt werden.

2.2.2 Farbbilder

In der Medizin werden neben radiologischen Bildern auch Farbbilder generiert und verarbeitet. Sie werden beispielsweise in der Dermatologie (Abb. 2.20, links) zur Dokumentation von Hauttumoren oder in der Augenheilkunde bei der Untersuchung des Augenhintergrundes (Abb. 2.20, rechts) erzeugt.

Ein RGB-Farbbild besteht aus drei Kanälen, dem Rot-, Grün- und Blaukanal, die kurz als RGB-Kanäle bezeichnet werden (Abb. 2.25, oben rechts). Bei einem Farbbild mit *24-Bit-Farbtiefe*, das auch als TrueColor-Bild bezeichnet wird, stehen für jeden Farbkanal *1* Byte = *8* Bit und somit $2^8 = 256$ verschiedene Farbabstufungen zur Verfügung. Dies ermöglicht die Darstellung von $2^{24} \approx 16,7$ Millionen verschiedenen Farben. Bei TrueColor-Bildern wird häufig auch eine Farbtiefe von *32* Bit verwendet, wobei aber in die eigentliche Bilddarstellung nur *24* Bit eingehen und die verbleibenden *8* Bit zur Repräsentation der Transparenz (im so genannten Alphakanal) genutzt werden oder ungenutzt bleiben.

Für Farbbilder mit *24*-Bit-Farbtiefe resultiert im Vergleich zu Grauwertbildern mit derselben Bildauflösung ein um den Faktor *3* erhöhter Speicherbedarf. Für die Repräsentation eines *24-*

Bit-Farbbildes mit 600×800 Pixeln wird beispielsweise ein Speicher von ca. *1,4 MB* benötigt. Durch Reduktion der Anzahl der in einem Bild darstellbaren Farben kann der Speicherbedarf eines Farbbildes verringert werden. So können in einem *16*-Bit-Farbbild $2^{16} = 65536$, in einem *8*-Bit-Farbbild *256* und in einem *4*-Bit-Farbbild nur noch *16* verschiedene Farben dargestellt werden.

In *8*-Bit-Farbbildern wird jedem Pixel *1* Byte zugeordnet, in dem ein Index repräsentiert ist, der auf einen RGB-Eintrag in einer Tabelle weist. Diese Tabelle wird als *Farbpalette* bezeichnet. Der Speicherbedarf der Farbpalette kann in Relation zum Speicherbedarf des Bildes vernachlässigt werden. Die Auswahl der *256* Farben, die zur Darstellung des Bildes verwendet werden, kann die Bildqualität stark beeinflussen. Dies wird in Abb. 2.25 anhand eines farbigen Schnittbildes aus dem Visible Human Data Set (Kap. 2.1.6) illustriert. Bei der optimierten Farbpalette (unten rechts) wurden die *256* Farben mit dem Ziel ausgewählt, die Farbunterschiede zum originären TrueColor-Bild (oben links) möglichst gering zu halten. Aus der Vielzahl der Grafikformate, in denen Farbbilder repräsentiert werden können, sollen die häufig verwendeten Formate TIFF, GIF und JPEG näher betrachtet werden.

TIF-Format: Im TIF-Format (Abk. f. *Tagged Image File Format*) können TrueColor-Bilder mit *24*-Bit Farbtiefe und bis zu $2^{24} = 16{,}78$ Millionen verschiedenen Farben repräsentiert werden (z.B. Abb. 2.25, oben rechts). Es können verschiedene Farbräume zur Farbdarstellung verwendet werden (vgl. Kap. 9.2.1). Zur Reduktion des Speicherbedarfs werden verlustbehaftete und verlustfreie Kompressionsverfahren wie z.B. das LZW-Verfahren eingesetzt.

GIF: Im GIF (Abk. f. *Graphics Interchange Format*) werden *8*-Bit-Farbbilder mit bis zu *256* Farben repräsentiert. Die verwendeten $2^{8} = 256$ Farben werden in Farbpaletten repräsentiert. Bei der Konvertierung von TrueColor-Bildern in das GIF ergeben sich häufig starke Qualitätsverluste und Veränderungen der Bildfarben (Abb. 2.25, unten). Die Qualitätsverluste können dadurch reduziert werden, dass optimierte Farbpaletten verwendet werden, in denen in Bezug auf das zu komprimierende Bild ähnliche Farben zusammengestellt sind (Abb. 2.25, unten rechts). Dennoch treten auch hier Qualitätsverluste auf, so dass dieses Format zur Repräsentation von medizinischen Farbbildern, die weitergehend analysiert werden sollen, ungeeignet ist. Zur Speicherplatzreduktion werden verlustfreie Kompressionsverfahren eingesetzt.

JPEG-Format: Bei der Repräsentation von Farbbildern im JPEG-Format (nach der *Joint Photographic Expert Group* benannt) werden verschiedene Farbtiefen unterstützt. In der Regel wird eine verlustbehaftete Kompression der Farbbilder zur Reduktion des Speicherbedarfs vorgenommen. Den Grad der Kompression und des damit verbundenen Qualitätsverlustes kann man bei Konvertierung eines Bildes in das JPEG-Format zumeist interaktiv festlegen. In Abb. 2.26 sind das Bild eines Melanoms in *24*-Bit-Farbtiefe (TrueColor) (links) und für einen Bildausschnitt vergrößerte JPEG-komprimierte Teilbilder des Melanoms in hoher (Mitte) und in reduzierter Qualität (rechts) dargestellt. Für das TrueColor-Bild des Melanoms wird ein Speicher von *587* KB benötigt. Durch die JPEG-Komprimierung in hoher Qualität wird der Speicherbedarf für das Bild auf *84* KB, in schlechter Qualität auf *7* KB reduziert. In dem Ausschnitt des JPEG-Bildes schlechter Qualität (Abb. 2.26, unten rechts) wird die für stark komprimierte JPEG-Bilder typische Blockstruktur erkennbar.

Bei digitalen medizinischen Farbbildern, die computergestützt weiterverarbeitet und analysiert werden sollen, ist eine verlustfreie Speicherung der Bilder mit *24*-Bit-Farbtiefe z.B. im TIF-Format sinnvoll.

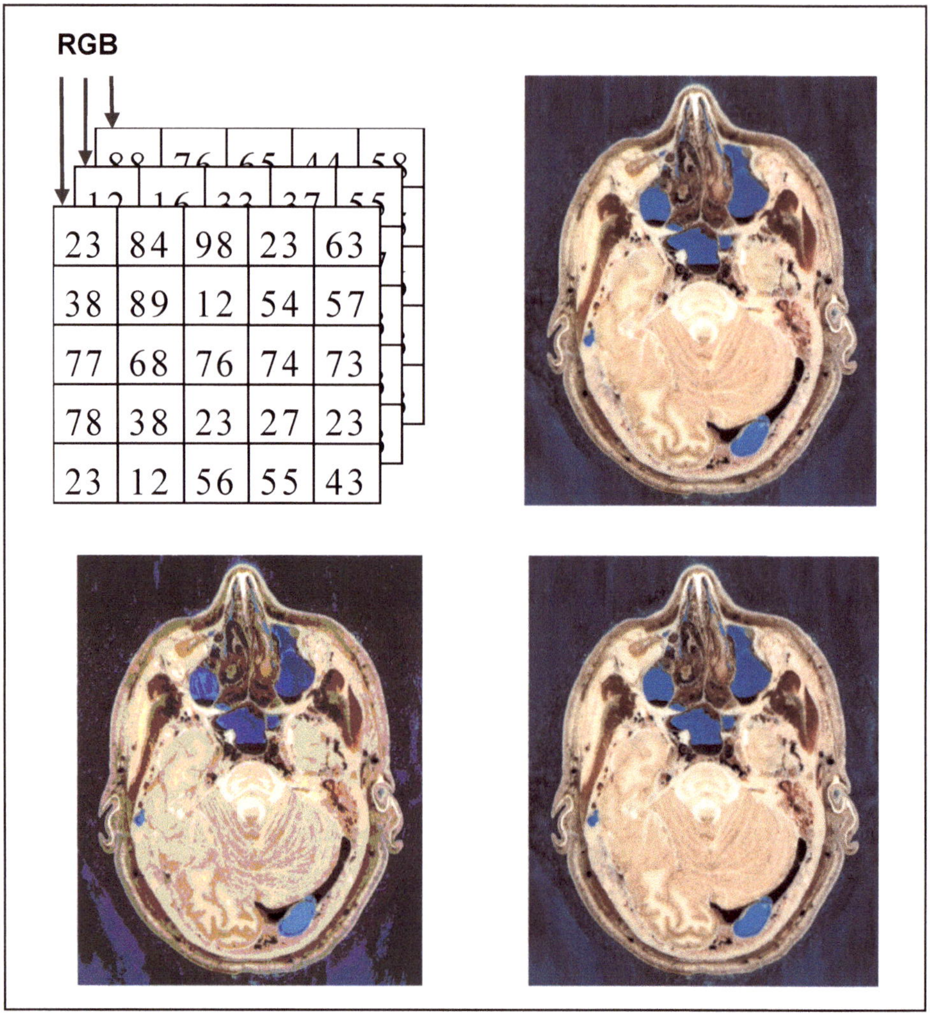

Abb. 2.25: RGB-Struktur (oben links) eines 24-Bit-Farbbildes (TrueColor). 24-Bit-Farbbild eines präparierten Kopfschnittes aus dem Visible Human Data Set (oben rechts). 8-Bit-Darstellung des Farbbildes mittels Standardpalette (unten links) und mit optimierter Farbpalette (unten rechts)

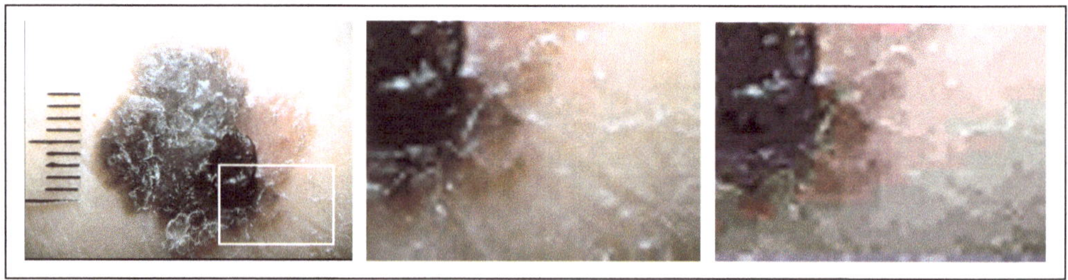

Abb. 2.26 TrueColor-Bild eines Melanoms mit Bildausschnitt (links) und vergrößert dargestellter Ausschnitt der JPEG-komprimierten Bilder des Melanoms in hoher (Mitte) und geringer Qualität (rechts).

2.3 Typisierung medizinischer Bilddaten

Aus der Sicht des medizinischen Bildverarbeiters ist eine Typisierung medizinischer Bilddaten im Hinblick auf ihre Verarbeitung und Visualisierung sinnvoll. Die definierten Bildtypen sind dadurch charakterisiert, dass Bilder bzw. Bildfolgen eines Typs durch spezielle Klassen von Bildverarbeitungsalgorithmen und Visualisierungstechniken weiterverarbeitet und visualisiert werden können. So können beispielsweise aus dreidimensionalen räumlichen Bildfolgen Bildobjekte wie innere Organe und Tumoren durch Anwendung von 3D-Segmentierungsverfahren extrahiert und mit 3D-Visualisierungstechniken dreidimensional auf dem Bildschirm dargestellt werden. Nachfolgend werden die verschiedenen Bildtypen und -folgen aus Sicht des Bildverarbeiters systematisch strukturiert und beschrieben.

2.3.1 2D-Bilder

Das 2D-Bild, im Weiteren kurz als Bild bezeichnet, stellt den in der Bildverarbeitung am häufigsten vorkommenden Bildtyp dar. In der Medizinischen Bildverarbeitung sind drei wichtige Spezialfälle zu unterscheiden:

- *Grauwertbild*: $f : [0,...,N_x] \times [0,...,N_y] \rightarrow \{0,...,g-1\}$ mit $g = 256$ Grauwerten. Abweichend hierzu werden in der medizinischen Anwendung (z.B. in der Computer- und der Magnetresonanztomographie sowie bei digitalen Röntgenbildern) die pro Bildpunkt gemessenen Signale häufig in *12*-Bit Tiefe mit $g = 4096$ Abstufungen erfasst.

- *Parameterbild*: $f : [0,...,N_x] \times [0,...,N_y] \rightarrow \mathbb{R}$. Bei einer Vielzahl spezieller Bildanalyse- und Auswerteverfahren können einzelnen Bildpunkten neue Merkmale bzw. Parameter zugeordnet werden, die in Parameterbildern (engl.: parameter maps) repräsentiert werden. Beispiele dafür sind Texturparameter zur Charakterisierung lokaler Textureigenschaften (vgl. Kap. 6.2) oder durch Signalanalyseverfahren gewonnene Parameter für die Erfassung neuronaler Erregungszustände in funktionellen MR-Untersuchungen (vgl. Abb. 2.19).

- *Indexbild*: $f : [0,...,N_x] \times [0,...,N_y] \rightarrow \{0,...,i_{max}-1\}$. Indexbilder, auch als *Labelbilder* bezeichnet, werden z.B. durch Segmentierungs- oder Klassifikationsalgorithmen (Kap. 5 und 7) generiert. Sie werden häufig als Farbbilder visualisiert (Kap. 9.2), wobei die mit einem Index bzw. Label markierten Bildpunkte durch eine indexspezifische Farbe dargestellt werden. Ein Spezialfall des Indexbildes ist mit $i_{max} = 2$ das Binärbild.

2.3.2 Multispektrale 2D-Bilddaten

Multispektrale 2D-Bilddaten, nachfolgend multispektrale Bilddaten genannt, sind dadurch charakterisiert, dass einem Pixel n Werte ($n \geq 2$) zugeordnet sind, die als n-dimensionaler Vektor aufgefasst werden können. Tomographische Bildfolgen, bestehend aus n 2D-Bildern, werden als multispektrale Bilddaten bezeichnet, falls die in den verschiedenen Bildern repräsentierten Bildsignal- oder Grauwerte zu demselben Volumenelement einer Körperschicht korrespondieren. Bildverarbeitungsmethoden zur Verarbeitung multispektraler Bilddaten wurden in den Anfängen vornehmlich auf mehrkanalige Satellitenbilder angewendet, bei denen in jedem Kanal ein unterschiedlicher Spektralbereich abgebildet ist. Hierdurch wurden die in der Medizinischen Bildverarbeitung verwendeten Begriffe entsprechend vorgeprägt.

Multispektrale Bilddaten mit n Dimensionen, auch als n-kanalige Bilddaten bezeichnet, können durch die Bildfunktion $f:[0,\ldots,N_x]\times[0,\ldots,N_y]\to \mathbb{R}^n$ wie folgt beschrieben werden:

$$f(x,y) = \begin{bmatrix} f_1(x,y) \\ \cdot \\ \cdot \\ \cdot \\ f_n(x,y) \end{bmatrix} \tag{2.25}$$

Hierbei sind die Kanäle durch die 2D-Bilder mit Bildfunktionen $f_1,\ldots,f_n$ repräsentiert. Multispektrale Bilddaten können sowohl direkt von den bildgebenden Modalitäten (Primärbilddaten) als auch durch bild- oder signalanalytische Auswerteverfahren (Sekundärbilddaten) generiert werden. Nachfolgend wird eine Darstellung wichtiger Spezialfälle multispektraler Bilddaten vorgenommen.

2.3.2.1 Multispektrale MR-Bilddaten

In der radiologischen Diagnostik werden multispektrale MR-Bilddaten routinemäßig generiert (Kap. 2.1.4). Wird *eine* Körperschicht mit n verschiedenen Messsequenzen oder variierenden messtechnischen Einstellungen untersucht, so erhält man n Bilder, die als multispektrale Bilddaten mit n Kanälen bzw. Dimensionen aufgefasst werden können. Wichtige Basistypen sind protonen-gewichtete, *T2*-gewichtete und *T1*-gewichtete MR-Bilder (Abb. 2.13).

Als Spezialfall multispektraler Bilddaten können darüber hinaus MR-Bildfolgen aufgefasst werden, in denen ein sich zeitlich veränderndes Signal für jeden Bildpunkt bzw. für jedes Volumenelement der untersuchten Körperschicht zu n Messzeitpunkten $t_1,\ldots,t_n$ erfasst wird. Diese Bildfolgen werden beispielsweise in der Relaxometrie (Abb. 2.15, Kap. 2.1.4.5) oder der funktionellen MR-Tomographie (Kap. 2.1.4.6) zur pixelbezogenen Abtastung der zeitlichen Signalveränderungen generiert.

2.3.2.2 Farbbilder

Als wichtiger Spezialfall der Klasse multispektraler Bilddaten sind Farbbilder anzusehen. Im RGB-Farbraum sind die jedem Bildpunkt zugeordneten Farben durch einen Farbvektor $(R,G,B)^t \in \{0,\ldots,255\}^3$, der den verwendeten Rot-, Grün- und Blauanteil angibt, eindeutig beschrieben. Farbbilder werden auf dem Monitor durch additive Überlagerung der Rot-, Grün- und Blaukanäle erzeugt. Alternative Farbräume zur Repräsentation von Farbbildern werden in Kap. 9.2 vorgestellt.

$$f(x,y) = \begin{bmatrix} f_r(x,y) \\ f_g(x,y) \\ f_b(x,y) \end{bmatrix} \tag{2.26}$$

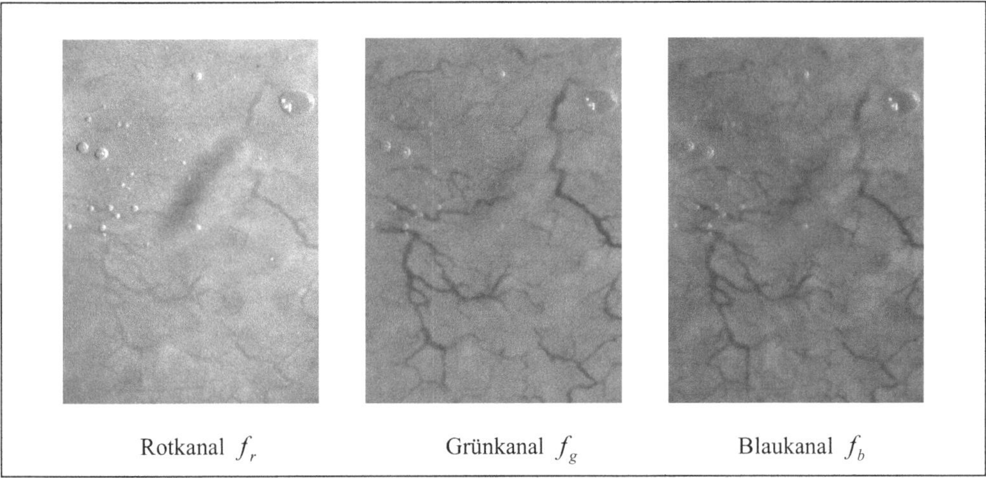

Abb. 2.27: Die durch Grauwertbilder repräsentierten R,G,B-Kanäle einer auflichtmikroskopischen Farbfotografie, in der sich das Vaskularisierungsmuster in einem Hauttumor vom Typ Basaliom zeigt.

In der medizinischen Diagnostik werden digitale Farbbilder beispielsweise in der Dermatologie generiert, wo sie zur Falldokumentation von Hauterkrankungen dienen (Abb. 2.27). In der Augenheilkunde entstehen farbige Bilder des Augenhintergrundes, Fundusbilder genannt, die zur Untersuchung der Netzhaut und ihrer Kapillargefäße verwendet werden. Darüber hinaus finden sich auch in der Anatomie zunehmend digitale Farbbilder von präparierten Gewebeschnitten, die digital archiviert und weiterverarbeitet werden.

2.3.2.3 Multispektrale Parameterbilddaten

Wird durch den Einsatz von Bild- und Signalanalyseverfahren für jeden Bildpunkt ein Satz von Merkmalen bzw. Parametern $p_1,\ldots,p_n$ generiert, können die so erhaltenen Sekundärbilddaten als multispektrale Bilddaten mit n Kanälen interpretiert werden. Dies ist z.B. mithilfe der in Kap. 6.2 dargestellten Texturanalyseverfahren möglich. Ein weiteres Beispiel findet sich in der MR-Relaxometrie (Kap. 2.1.4.5), in der für jedes Volumenelement einer untersuchten Körperschicht bzw. den zugehörigen Bildpunkt eine Bestimmung der Relaxationsparameter $T1$, $T2$ und ρ vorgenommen. Werden diese Parameter pixelbezogen in Parameterbildern repräsentiert, so können diese als 3-kanalige Bilddaten aufgefasst werden.

2.3.3 Bewegtbildfolgen

Als Bewegtbildfolge $f(x,y,t)$ (engl.: movie) bezeichnet man eine zeitliche Folge von 2D-Bildern, in denen eine Bewegung von Bildobjekten erfolgt. Sie wird auch (2D+t)-Bildfolge genannt. Bewegtbildfolgen unterscheiden sich von multispektralen 2D-Bilddaten (Kap. 2.3.2) dadurch, dass aufgrund von auftretenden Objektbewegungen der Zusammenhang zwischen den untersuchten Objekten und dem zugehörigen Bildbereich innerhalb der Sequenz variiert. Sie werden typischerweise im *Cine-Modus* visualisiert, bei dem die einzelnen digitalen Bilder der Folge in zeitlicher Sortierung schnell auf dem Bildschirm angezeigt werden.

Beispiele: Farbige Bewegtbildfolgen werden in der Medizin beispielsweise durch die digitale videotechnische Aufzeichnung von Untersuchungen oder Behandlungsmethoden erzeugt. So können beispielsweise endoskopische Untersuchungen dokumentiert und computergestützt weiterverarbeitet werden. Bewegtbildfolgen können jedoch auch durch bildgebende Verfahren wie die Sonographie erzeugt werden. So wird mithilfe von Ultraschallgeräten die Untersuchung von Bewegungen wie z.B. der Zungenbewegung während des Schluck- oder Sprachvorganges möglich.

Darüber hinaus entstehen in neuerer Zeit auch digitale Bewegtbildfolgen bei der computergestützten Planung und dem Training von Operationen unter Verwendung virtueller 3D-Modelle des Körpers (vgl. Kap. 10.4 und 10.5). Die computergestützt erzeugten 3D-Animationen können hier sowohl zur Dokumentation der virtuellen Operationsplanung oder des Trainingsfortschrittes als auch zur Patienteninformation genutzt werden.

2.3.4 3D-Bildfolgen

Eine 3D-Bildfolge $f : [0,...,N_x] \times [0,...,N_y] \times [0,...,N_z] \to \mathbb{R}$, auch *dreidimensionale oder räumliche Bildfolge* genannt, ist eine Sequenz von 2D-Bildern gleicher Schnittführung, die $N_z \in \mathbb{N}$ verschiedene Körperschichten darstellt. 3D-Schichtbildfolgen entstehen in großem Umfang in der Radiologie durch den Einsatz von Computer- und Magnetresonanztomographen (Abb. 2.28). Da in 3D-Bildfolgen ein Körpervolumen repräsentiert wird, werden diese auch als *Volumendaten* bezeichnet.

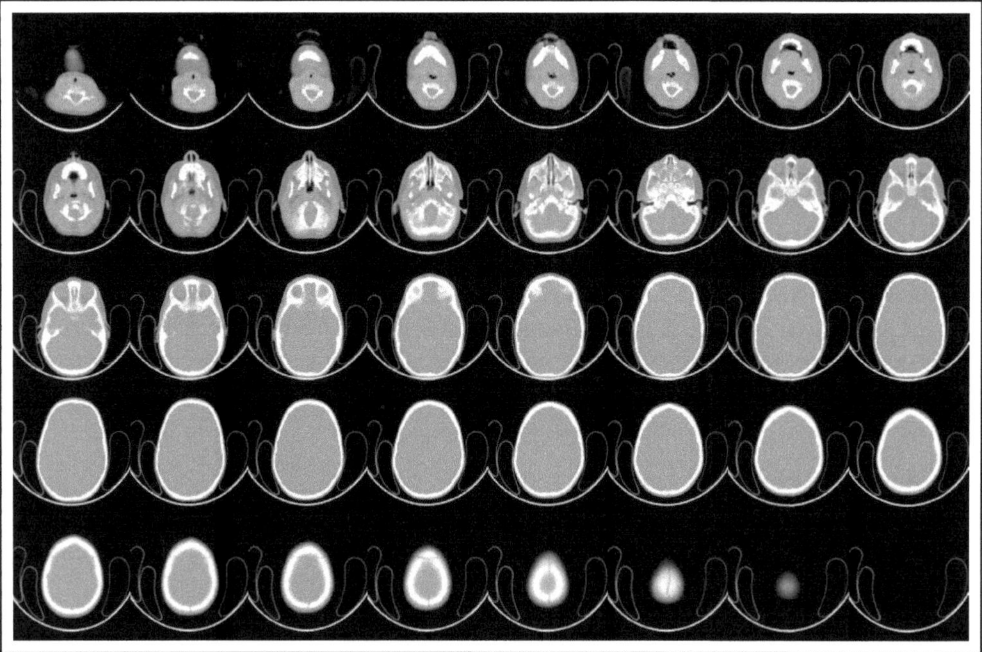

Abb. 2.28: Computertomographische 3D-Bildfolge. Es handelt sich um einen anisotropen Schichtbilddatensatz bestehend aus *40* Bildern mit *512 × 512* Pixeln. Knochenstrukturen sind hell dargestellt.

Isotrope 3D-Bildfolgen weisen in allen drei Raumrichtungen dieselbe Auflösung auf, so dass die Pixel als Repräsentanten kubischer Voxel interpretiert werden können. Demgegenüber bestehen *anisotrope 3D-Bildfolgen* aus Schichtbildern mit unterschiedlicher Bildauflösung, wobei in der Regel eine im Vergleich zur x-, y-Auflösung verringerte z-Auflösung (durch eine relativ große Schichtdicke bzw. großen Schichtabstand) gegeben ist. Sie werden durch quaderförmige Voxel repräsentiert. Isotrope 3D-Bilddaten können in der MR-Tomographie z.B. mittels 3D-FLASH-Messsequenzen erzeugt werden. Den größten Teil der in der Praxis generierten CT- und MR-Bilddaten bilden jedoch anisotrope 3D-Bildfolgen.

2.3.5 Multispektrale 3D-Bilddaten

Werden multispektrale Bilddaten in mehreren, parallel zueinander aufgenommenen Körperschichten ermittelt, so erhält man eine multispektrale 3D-Bildfolge

$$f : [0,...,N_x] \times [0,...,N_y] \times [0,...,N_z] \to \mathbb{R}^n$$

$$f(x,y,z) = \begin{bmatrix} f_1(x,y,z) \\ \cdot \\ \cdot \\ \cdot \\ f_n(x,y,z) \end{bmatrix} \tag{2.27}$$

Multispektrale 3D-Bildfolgen repräsentieren ein Körpervolumen, bei dem jedem Pixel ein n-dimensionaler Vektor ($n \geq 2$) zugeordnet ist. Sie werden zumeist mit tomographischen Bilderzeugungsverfahren generiert. Sie bestehen aus n 3D-Bildfolgen, bei denen gewährleistet ist, dass die in den verschiedenen Kanälen i auftretenden Pixelwerte $f_i(x,y,z)$ zu demselben Volumenelement einer Körperschicht korrespondieren.

Beispiele: Beispiele für multispektrale 3D-Bilddatensätze bilden räumliche Folgen multispektraler MR-Bild- oder Parameterbilddaten sowie die in Kap. 2.1.6 vorgestellten Visible Human und Visible Korean Human Data Sets, die aus farbigen räumlichen Schnittbildfolgen bestehen (Abb. 2.21).

In der MR-Tomographie werden mithilfe von Doppel- oder Multi-Echo-Sequenzen multispektrale 3D-Bildfolgen generiert, bei denen die in jedem Voxel eines Körpervolumens induzierten $T2$-Relaxationsprozesse bei fester Repetitionszeit TR zu verschiedenen Zeitpunkten TE_i abgetastet und somit unterschiedlich kontrastierte MR-Bilder für jede Körperschicht erzeugt werden (vgl. Abb. 2.13).

Darüber hinaus können multispektrale 3D-Bildfolgen auch aus verschiedenen 3D-Bildfolgen eines Patienten bestehen, die mit unterschiedlichen tomographischen Bildgebungsverfahren bzw. Modalitäten (z.B. CT und MR) oder in verschiedenen Untersuchungen aufgenommen wurden. Aufgrund der Lagevariationen sowie der unterschiedlichen Messanordnung ist jedoch eine Vorverarbeitung der in unterschiedlichen Koordinatensystemen repräsentierten multimodalen Bilddaten mit Registrierungsalgorithmen (Kap. 4) notwendig. Erst nach der Abbildung der 3D-Bildfolgen in ein gemeinsames Koordinatensystem können sie als multispektrale 3D-Bilddaten aufgefasst werden.

Wird das Einströmen von Kontrastmittel in ein Körpervolumen zu verschiedenen Zeitpunkten in räumlichen 3D-Bildfolgen erfasst, so entstehen ebenfalls multispektrale 3D-Bilddaten (vgl. Kap. 2.1.4.4). Diese können auch als 4D-Bilddaten aufgefasst werden, die nachfolgend näher beschrieben werden.

2.3.6 4D-Bilddaten

4D-Bilddaten $f(x,y,z,t)$, auch (3D+t)-Bilddaten genannt, bestehen aus n 3D-Bildfolgen, die zu verschiedenen Zeitpunkten $t_1,...,t_n$ erzeugt wurden. Durch 4D-Bilddaten können dynamische Prozesse wie das Einfließen von Kontrastmittel in ein Gefäßsystem, die Bewegung des Herzens oder die atmungsbedingten Bewegungen innerer Organe räumlich-zeitlich erfasst werden. Sie können durch bildgebende Verfahren wie die Sonographie, die Computer- und MR-Tomographie erzeugt werden.

Beispiel: Durch *EKG-getriggerte 4D-MR-Messsequenzen* kann das Herz in seinen verschiedenen Bewegungsphasen räumlich abgetastet werden. Hierdurch erhält man einen 4D-Bilddatensatz, in dem das Herz in verschiedenen Kontraktionsphasen dargestellt ist (Abb. 2.29). In den 4D-Herzbilddaten kann die 3D-Bewegung des linken Ventrikels in verschiedenen Kontraktionsphasen quantitativ analysiert und visualisiert (z.B. Säring et al. 2007) werden (Abb. 2.30).

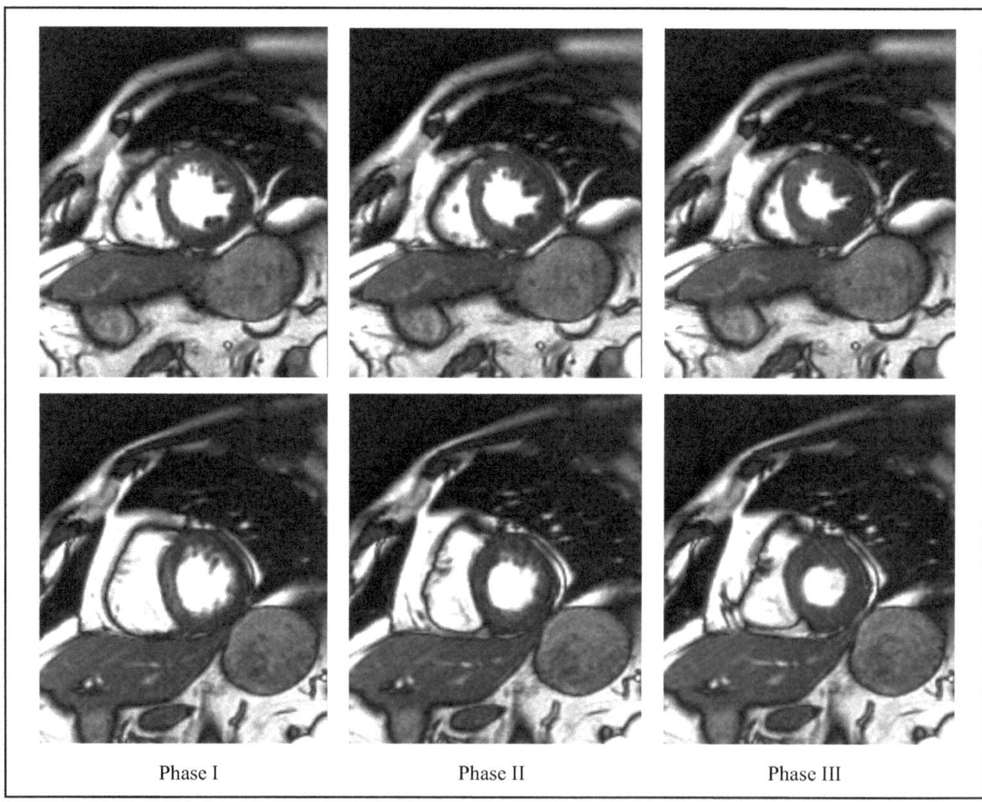

Abb. 2.29: Ausgewählte Herzbilder einer 4D-MR-Bildfolge. Dargestellt sind *2* Schichten in *3* unterschiedlichen Phasen der Herzkontraktion.

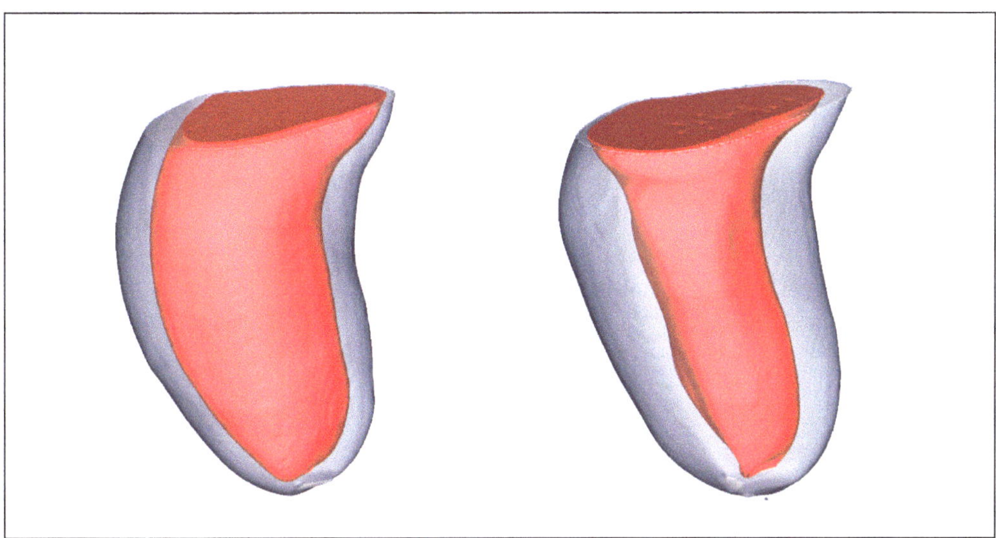

Abb. 2.30: 3D-Visualisierungen des in 4D-MR-Bilddaten extrahierten Herzmuskels des linken Ventrikels in den Phasen minimaler (links) und maximaler Kontraktion (rechts). Hellgrau ist der Herzmuskel, rot ist das Innere des linken Ventrikels dargestellt.

Weitere Beispiele: Mittels der *4D-CT-* oder *4D-MR-Bildgebung* ist es darüber hinaus auch möglich, den Oberkörper in verschiedenen Phasen der Atmung abzubilden. Hierdurch erhält man 4D-Bilddaten, die die räumlich-zeitlichen Formveränderungen und Bewegungen innerer Organe und Tumoren sichtbar und analysierbar machen, die bei der strahlentherapeutischen Behandlung von Lungentumoren von Bedeutung sind (Details siehe Kap. 10.2). So können aus 4D-CT-Bilddaten beispielsweise 3D-Darstellungen von bewegten inneren Organen und Tumoren in verschiedenen Atmungsphasen generiert werden (Abb. 10.13).

Umfangreiche 4D-Bilddaten werden auch in *der funktionellen Magnetresonanztomographie* (Kap. 2.1.4.6) und für die Relaxometrie (Kap. 2.1.4.5) generiert. Während bei der fMRT das Hirnvolumen zu verschiedenen Messzeitpunkten mit dem Ziel abgetastet wird, lokale Durchblutungssteigerungen und somit neuronale Aktivierungen im Gehirn zu lokalisieren und sichtbar zu machen, werden in der Relaxometrie die im Gewebe induzierten Relaxationsprozesse zu verschiedenen Zeitpunkten abgetastet, um aus den unterschiedlich kontrastierten MR-Bildern Relaxationsparameter zur Gewebecharakterisierung zu extrahieren.

Ein weiteres Beispiel findet man in der *MR-Angiographie* (Kap. 2.1.4.4), in der durch 4D-Bilddaten das zeitliche Einströmverhalten des Blutes im Gefäßsystem dargestellt und analysiert werden kann (Abb. 2.14, unten). Analoge Techniken werden in der MR-Mammographie eingesetzt, um durch Charakteristika des zeitlichen Einströmprozesses von Kontrastmittel verschiedene pathologische Gewebeveränderungen der weiblichen Brust differenzieren zu können.

3 Grundlagen diagnose- und therapieunterstützender Bildverarbeitungssysteme

Zentrale Aufgaben diagnose- und therapieunterstützender Bildverarbeitungssysteme bestehen in der computergestützten Abgrenzung, Analyse, Identifizierung und Visualisierung medizinischer Bildobjekte (Gewebe, Tumoren, Läsionen, Gefäßsysteme etc.), wobei Tumoren und andere pathologische Gewebeveränderungen medizinisch von besonderem Interesse sind.

Die Entwicklung und Konzeption solcher Bildverarbeitungssysteme ist gekennzeichnet durch die Integration von Methoden und Techniken aus den Bereichen der medizinischen Bildregistrierung, Segmentierung, Bildanalyse, Mustererkennung, Visualisierung und der Virtuellen Realität. Charakteristisch für den Bereich der Medizinischen Bildverarbeitung ist des Weiteren, dass diagnose- und therapieunterstützende Bildverarbeitungssysteme in eng zusammenarbeitenden, interdisziplinären Arbeitsgruppen bestehend aus Medizinern und Naturwissenschaftlern (Informatiker, Physiker, Ingenieure etc.) entwickelt werden.

Wichtige Aufgaben der Bildanalyse bilden die Segmentierung, d.h. die algorithmische Abgrenzung medizinischer Bildobjekte und die Charakterisierung ihrer spezifischen Bildeigenschaften durch quantitative Parameter. Mithilfe von Visualisierungstechniken können die segmentierten Bildobjekte und die aus ihnen extrahierten Parameter angepasst an die diagnostischen und therapeutischen Anforderungen dargestellt werden. Besondere Bedeutung kommt hier den 3D-Visualisierungsverfahren zu, die die pseudorealistische Darstellung räumlicher Bildobjekte ermöglichen. Darüber hinaus können Techniken aus dem Bereich der Virtuellen Realität eingesetzt werden, um die Navigation und 3D-Interaktion in virtuellen Körpern zu erleichtern.

Die Mustererkennung hat demgegenüber die automatische Klassifikation und Erkennung von Bildmustern und -objekten zum Ziel, die zur Unterstützung der medizinischen Diagnostik dient. Durch den Einsatz von Mustererkennungsverfahren wird darüber hinaus eine automatische, rein datengestützte Analyse, Bewertung und Interpretation der durch Bildanalysemethoden extrahierten Merkmals- bzw. Parameterkombinationen möglich wird. Dies ist insbesondere in Anwendungen von Bedeutung, in denen der Arzt mit der Interpretation einer hohen Zahl von Bildmerkmalen und deren Kombinationen konfrontiert ist. Die in der Mustererkennung verwendeten Klassifikatoren können des Weiteren auch zur Segmentierung von medizinischen Bildobjekten wie Tumoren, Gewebe, Gefäße etc. eingesetzt werden. Klassifikatorbasierte Methoden sind vor allem zur Segmentierung multispektraler Bilddaten geeignet.

Nachfolgend werden typische Phasen der Verarbeitung medizinischer Bilder beschrieben und so ein erster Einblick in das komplexe Zusammenspiel verschiedener Methoden in diagnose- und therapieunterstützenden Bildverarbeitungssystemen gegeben.

3.1 Typische Phasen bei der Verarbeitung medizinischer Bilddaten

Bei der Verarbeitung medizinischer Bilder in diagnose- und therapieunterstützenden Systemen kommt eine Vielzahl verschiedener Methoden und Algorithmen in Kombination zum Einsatz. Wird eine computergestützte Erkennung von Mustern und Bildobjekten (Tumoren, Organe etc.) in medizinischen Bilddaten durchgeführt oder sollen dreidimensionale Ansichten medizinischer Bildobjekte erzeugt werden, so können verschiedene Phasen der Bildverarbeitung unterschieden werden. Diese werden sukzessive durchlaufen und durch Verarbeitungs-Pipelines beschrieben (Abb. 3.1). Auch wenn in der Praxis Variationen der dargestellten Verarbeitungs-Pipelines in dem Sinne anzutreffen sind, das Phasen wie z.B. die Bildvorverarbeitung übersprungen werden können, bilden die Pipelines dennoch wichtige Orientierungshilfen bei der Beschreibung der Verarbeitungsabfolgen in medizinischen Bildverarbeitungssystemen.

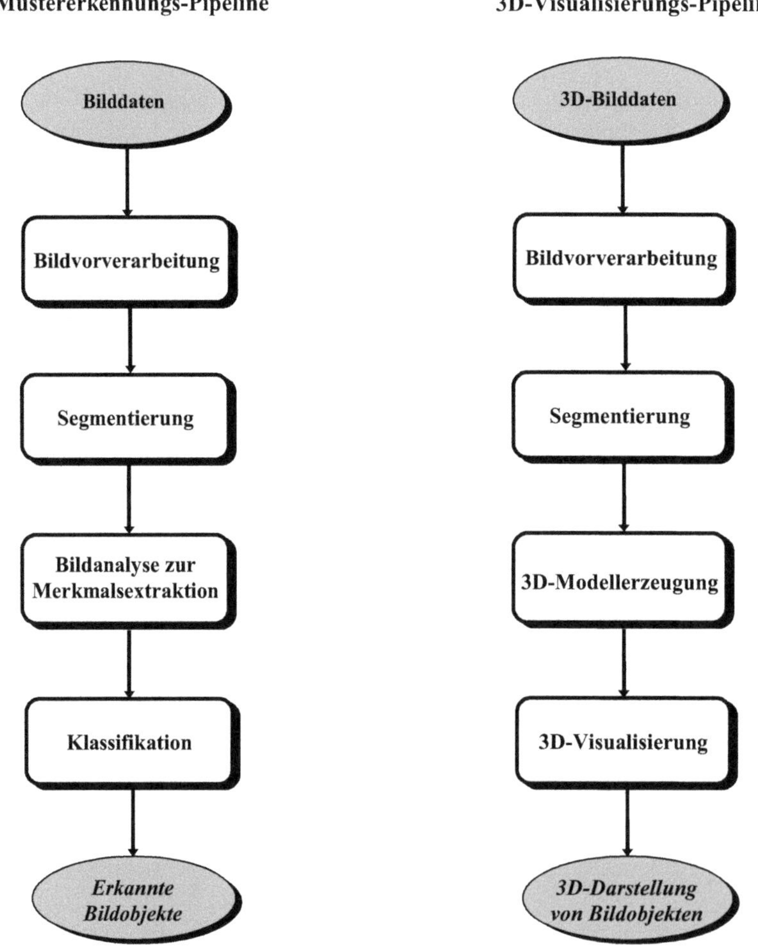

Abb. 3.1: Links: Die Mustererkennungs-Pipeline wird mit dem Ziel der Erkennung von Bildobjekten in medizinischen Bildern oder Bildfolgen durchlaufen. Rechts: Die Phasen der 3D-Visualisierungs-Pipeline werden bei der Generierung dreidimensionaler Ansichten von Bildobjekten durchlaufen.

Die Mustererkennungs-Pipeline (Abb. 3.1, links) findet vor allem in diagnoseunterstützenden Systemen Anwendung. Ziel ist es hier, in einem Bild oder einer Bildfolge ein oder mehrere Bildobjekte wie Tumoren, Läsionen zu erkennen und entsprechend zu benennen. Demgegenüber wird die 3D-Visualisierungs-Pipeline durchlaufen, wenn 3D-Ansichten diagnostisch oder therapeutisch relevanter Bildstrukturen generiert werden sollen (Abb. 3.1, rechts).

Beiden Pipelines ist gemeinsam, dass zunächst eine Vorverarbeitungs- und Segmentierungsphase durchlaufen wird. Durch die *Vorverarbeitung* wird die Qualität der Bilddaten im Hinblick auf die nachfolgende Segmentierung verbessert. Hier finden beispielsweise Glättungsfilter Anwendung, die darauf abzielen, das Bildrauschen und somit die Streuungen in den zu segmentierenden Bildregionen zu reduzieren. Durch die Anwendung von Registrierungsverfahren können verschiedene Bilddaten eines Patienten in ein gemeinsames Koordinatensystem gebracht werden, so dass diese nachfolgend als multispektrale Bilddaten aufgefasst und weiterverarbeitet werden können. Durch die *Segmentierung* werden interessierende Bildobjekte im Bild abgegrenzt. Die Segmentierung ist ein Schlüsselproblem in der Medizinischen Bildverarbeitung, das sowohl bei der Erkennung von Bildobjekten als auch bei deren 3D-Darstellung von Bedeutung ist.

In der Mustererkennungs-Pipeline folgen *quantitative Bildanalyseverfahren*, die eingesetzt werden, um charakteristische Merkmale für die verschiedenen Bildobjekte zu extrahieren. Die so erhaltenen quantitativen Kenngrößen werden in dem abschließenden *Klassifikationsprozess* zur Bildobjekterkennung eingesetzt. Hierbei werden die diagnostischen Interpretationsmöglichkeiten des zu klassifizierenden Bildobjektes (z.B. Hauttumor oder Muttermal) vorab festgelegt und eine automatische Zuordnung zu einer der in Frage kommenden Interpretationen vorgenommen (Abb. 3.2, links). In der 3D-Visualisierungs-Pipeline werden nach der 3D-Segmentierung der darzustellenden Bildobjekte 3D-Modelle aus den segmentierten Bilddaten generiert. Abschließend werden die so erhaltenen *virtuellen Körpermodelle* durch Einsatz von *3D-Visualisierungsverfahren* auf dem 2-dimensionalen Bildschirm dargestellt (Abb. 3.2, rechts).

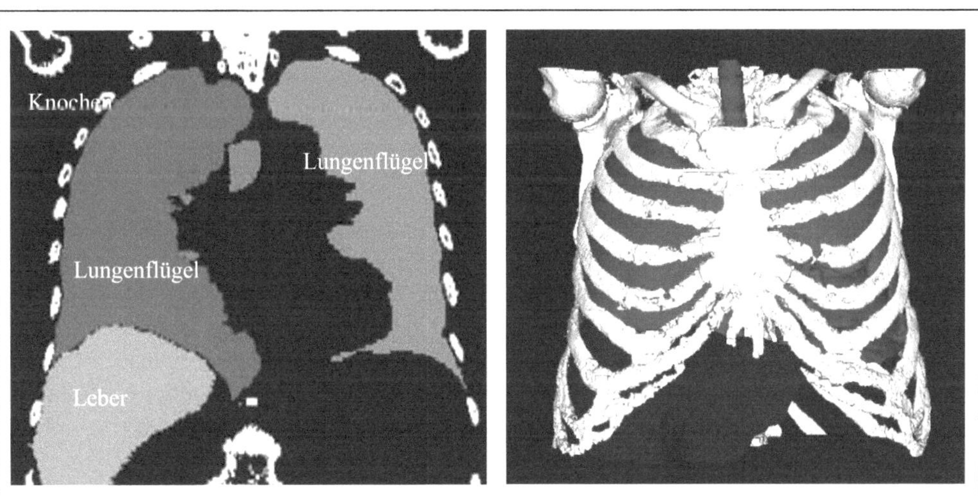

Abb. 3.2: Beispiele: Die in einem CT-Bilddatensatz erkannten Bildobjekte (Knochen, Lungenflügel, Leber) sind durch verschiedene Grauwerte markiert und bezeichnet (links). 3D-Visualisierung der segmentierten Knochen, Lungen und der Leber (rechts).

3.1.1 Bildvorverarbeitung

Durch den Einsatz von Bildvorverarbeitungsverfahren (engl.: image pre-processing) können die Qualität medizinischer Bilddaten und ihr Informationsgehalt im Hinblick auf nachfolgende Verarbeitungsprozesse und die Darstellung spezieller Bildstrukturen wesentlich erhöht werden. Die Bildvorverarbeitung ist stark von der Problemstellung und dem zu analysierenden Bilddatenmaterial abhängig. Spezielle Ziele der Vorverarbeitung können beispielsweise die Reduzierung des Rauscheinflusses, die Eliminierung von Artefakten und Störeinflüssen, die Verbesserung des Bildkontrastes, die Skalierung des Grauwertbereiches oder die Normierung der Bildgröße sein (vgl. Kap. 3.1.1.2 und 9.1.2). Elementare Techniken der Bildvorverarbeitung werden in (Gonzalez und Wintz 1987, Jähne 1989, Rosenfeld und Kak 1982, Sonka et al. 1993) ausführlich dargestellt. Innerhalb der Vorverarbeitung können auch aufwendige Bildverarbeitungsoperationen wie Registrierungen (engl.: registration) durchgeführt werden, die zur Anpassung verschiedener Bilddaten und deren Ausrichtung in einem Koordinatensystem oder auch zur Kompensation von Patientenbewegungen zwischen den Bildaufnahmen eingesetzt werden. Diese Methoden werden in Kap. 4 ausführlich erläutert.

Nachfolgend werden wichtige Filtertechniken erläutert, die häufig zur Vorverarbeitung medizinischer Bilddaten eingesetzt werden. *Glättungsfilter* (Kap. 3.1.1.2) haben das Ziel, das Rauschen, d.h. die zufällige lokale Variation der Bildfunktionswerte, in den Bildern zu reduzieren und somit die Bildfunktionswerte innerhalb der Bildobjekte zu homogenisieren. *Kantenfilter* (Kap. 3.1.1.3) dienen demgegenüber der Verstärkung von Kanten, die durch eine starke lokale Änderung der Bildfunktionswerte charakterisiert sind. Sie gehören beide zur Klasse der *lokalen Operatoren*, die in Kap. 3.1.1.1 eingeführt werden.

Wie anhand der Glättungsfilter (Kap. 3.1.1.2) illustriert wird, ist die Bildvorverarbeitung nicht immer mit einer visuell wahrnehmbaren Verbesserung der Bildqualität verbunden (z.B. Abb. 3.6). Ihr Einsatz ist vielmehr an den Anforderungen nachfolgend eingesetzter Bildverarbeitungsverfahren orientiert. So kann beispielsweise durch Glättungsfilter das Rauschen bzw. die Streuung der Pixelwerte innerhalb homogener Gewebestrukturen im Bild reduziert und somit verbesserte Ausgangsbedingungen für eine Segmentierung verschiedener Gewebe geschaffen werden. Visuell wirken die Bilder aufgrund der an den Objektgrenzen reduzierten Gradientenbeträge und der lokalen Verschmierung der Kanten häufig unschärfer.

3.1.1.1 Lokale Operatoren

Die nachfolgend vorgestellten Filter für die Bildglättung und Kantenverstärkung gehören zur Klasse der lokalen Operatoren. Sie sind dadurch charakterisiert, dass bei ihnen für jeden Bildpunkt eine auf seine lokale Nachbarschaft beschränkte Transformation durchgeführt wird. Zur Beschreibung und Durchführung dieser lokalen Transformationen werden *Masken* bzw. *Fenster* (engl.: masks, templates, windows) verwendet, deren Größe durch die betrachtete Bildumgebung $U_{(2m+1)\times(2m+1)}(x,y)$, $m \in \{1,2,3,...\}$ mit dem Bildpunkt (x,y) als Zentrum festgelegt wird (Abb. 3.3).

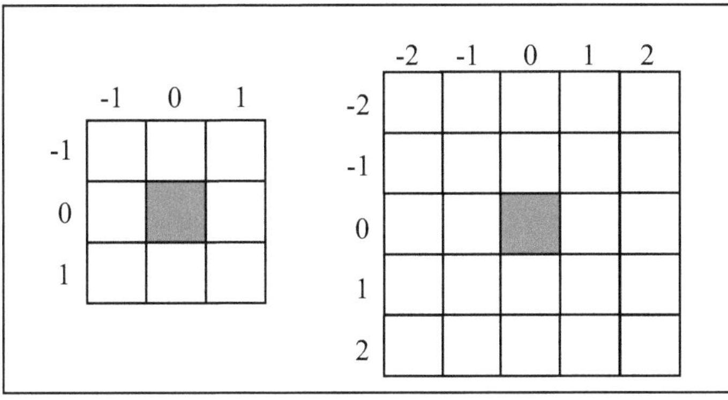

Abb. 3.3: Maskenadressierung in einer (3×3)-Umgebung (links) und (5×5)-Umgebung (rechts).

Bei *linearen Filtern* ergibt sich das transformierte Bild $\tilde{f}$ durch *Faltung* (engl.: convolution) des Originalbildes f mit einer $(2m+1) \times (2m+1)$-Maske g, wobei eine Gewichtung der Bildumgebung des zentralen Bildpunktes mit den Maskeneinträgen wie folgt vorgenommen wird:

$$\tilde{f} = f * g \quad \text{mit}$$

$$\tilde{f}(x,y) = \sum_{i=-m}^{m} \sum_{j=-m}^{m} f(x+i, y+j) \cdot g(i,j) \tag{3.1}$$

Die Maske ist ein linearer Filter und wird auch als *Faltungskern* (engl.: convolution kernel) bezeichnet. Bei der Durchführung einer Faltung wird das Bild durchlaufen und für jeden Bildpunkt (x,y) die Faltungsoperation (Gl. 3.1) durchgeführt. Die hierbei entstehenden reellwertigen Funktionswerte $\tilde{f}(x,y)$ werden auf ganzzahlige Werte gerundet.

Die Faltungsoperation (*) hat folgende Eigenschaften:

Linearität:	$(\alpha f_1 + \beta f_2) * g = f_1 * \alpha g + f_2 * \beta g$
Additivität:	$f * (g_1 + g_2) = f * g_1 + f * g_2$
Assoziativität:	$(f * g_1) * g_2 = f * (g_1 * g_2)$
Kommutativität:	$(f * g_1) * g_2 = (f * g_2) * g_1$

Bei Anwendung der Maskentechnik treten am Bildrand Probleme auf, da dort die Bildfunktion f nicht für alle Bildpunkte der Umgebung definiert ist. Besteht ein Bild aus einer zweidimensionalen Matrix mit $N_x + 1$ Zeilen und $N_y + 1$ Spalten, so werden im einfachsten Fall die Ergebnisbilder $\tilde{f}$ durch die Faltungsoperation auf die Größe $(N_x + 1 - 2m) \times (N_y + 1 - 2m)$ verkleinert. In Anwendungen, in denen diese Verkleinerung unerwünscht ist, kann die Generierung eines Ergebnisbildes $\tilde{f}$ in der Originalgröße $(N_x + 1) \times (N_y + 1)$ dadurch erzwungen werden, dass die Bildfunktion f im Randbereich um jeweils m Punkte extrapoliert oder periodisch fortgesetzt (engl.: *wrap around*) wird. Alternativ kann auch die Maske so eingeschränkt werden, dass sie nicht über den Bildrand hinausragt.

Das Konstruktionsprinzip der nachfolgend vorgestellten linearen Filter wird anhand ihrer zugehörigen (3×3)- und (5×5)-Masken erläutert. Eine Erweiterung der Filter auf größere 2D-

Bildumgebungen sowie ihre Verallgemeinerung zu 3D-Operatoren, bei denen räumliche Nachbarschaften in medizinischen 3D-Bilddaten berücksichtigt werden, können nach den dargestellten Konstruktionsprinzipien in analoger Weise vorgenommen werden.

3.1.1.2 Glättungsfilter

Glättungsfilter werden zur Rauschunterdrückung (engl.: noise suppression) und Bildglättung (engl.: image smoothing) eingesetzt. Durch sie werden lokale Variationen der Bildfunktionswerte (Grauwerte, Parameterwerte etc.) in den Bilddaten reduziert und somit eine Homogenisierung der Bildfunktionswerte in verschiedenen Bildregionen erreicht. Neben den linearen Mittelwert- und Gauß-Filtern wird der Median-Filter als Vertreter nicht-linearer Glättungsfilter vorgestellt.

3.1.1.2.1 Mittelwertfilter

Bei der Mittelwertfilterung wird jedem Bildpunkt der gerundete Mittelwert seiner durch die Maske **M** überdeckten Nachbarpunkte zugeordnet (Abb. 3.4). Der Mittelwertfilter wird aufgrund seiner Rechteckstruktur, die bei Darstellung seiner Maskenwerte als Höhenplot sichtbar wird, auch als *Rechteckfilter* bezeichnet.

In relativ homogenen Bildregionen (z.B. innerhalb eines Gewebes) werden die lokalen Variationen der Bildfunktionswerte durch den Mittelwertfilter weiter reduziert (Abb. 3.6, B). Dieser Effekt kann in dem Spezialfall, dass die Verteilung der Funktionswerte einer solchen Bildregion durch eine eindimensionale Normalverteilung $N(\mu, \sigma^2)$ mit Erwartungswert $\mu \in \mathbb{R}$ und Standardabweichung $\sigma \in \mathbb{R}$ modelliert werden kann, genauer quantifiziert werden. In diesem Modell wird die Stärke des Rauschens durch die Standardabweichung σ charakterisiert. Nach Anwendung des Mittelwertfilters in einer solchen Bildstruktur wird die Verteilung der gefilterten Werte durch $N(\mu, \sigma^2/n)$ beschrieben. Die Standardabweichung der Bildfunktionswerte bzw. das Rauschen wird innerhalb der Bildstruktur bei gleich bleibendem Erwartungswert um den Faktor $\sqrt{n}$ reduziert, wobei $n = (2m+1) \cdot (2m+1)$ die Anzahl der gemittelten Bildfunktionswerte angibt. Dies illustriert zugleich, warum sich der Glättungseffekt bei Verwendung größerer Masken verstärkt.

Bei punktuell auftretenden starken Änderungen der Bildfunktion, wie sie durch Ausreißer hervorgerufen werden, treten nach Anwendung des Mittelwertfilters Verschmierungen auf. Kanten werden abgeflacht, wodurch das gefilterte Bild unscharf und weniger strukturiert erscheint (Abb. 3.6, B).

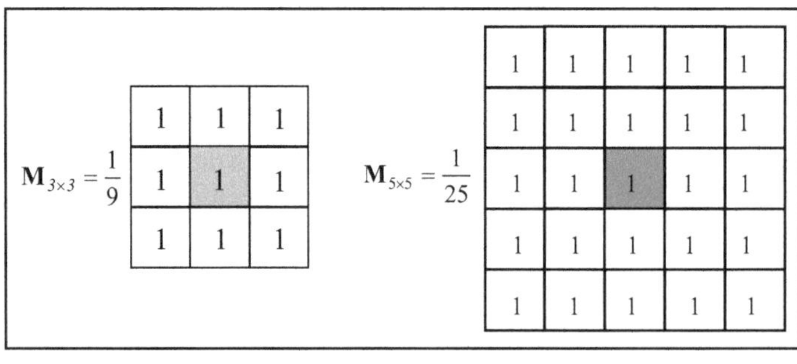

Abb. 3.4: Masken des Mittelwertfilters der Größe 3×3 (links) und 5×5 (rechts).

3.1.1.2.2 Gauß- und Binomialfilter

Der Gauß-Filter (engl.: Gaussian filter) ist ein linearer Filter zur Rauschreduzierung, dessen Struktur an der Form der zweidimensionalen Gauß'schen Normalverteilung orientiert ist (Abb. 3.5). Die 2D-Normalverteilung wird hierbei so gewählt, dass die Erwartungswerte μ_x und μ_y gleich 0 sind und somit die Verteilung auf den Maskenmittelpunkt zentriert ist. Die Varianzen der 2D-Normalverteilung in x- und y-Richtung σ_{xx}^2 und σ_{yy}^2 werden gleich σ^2, die Kovarianzen σ_{xy}^2, σ_{yx}^2 gleich 0 gesetzt. Die so vereinfachte 2D-Normalverteilung N wird wie folgt beschrieben:

$$N(x, y) = \frac{1}{2\pi\sigma^2} \exp\left(-\frac{(x^2 + y^2)}{2\sigma^2} \right) \tag{3.2}$$

Nach dem zentralen Grenzwertsatz kann die Gauß'sche Normalverteilung als kontinuierliche Grenzverteilung der diskreten Binomialverteilung aufgefasst werden. Dies motiviert die Verwendung der Binomialverteilung für die Filterkonstruktion als diskrete Approximation der Gauß'schen Normalverteilung, wodurch sich die in Abb. 3.5 angegebenen (3×3)- und (5×5)-Filtermasken ergeben. Die Darstellung der Maskeneinträge als Höhenplot liefert eine diskrete Approximation der zweidimensionalen Gauß'schen Normalverteilung (Abb. 3.5, rechts). Eine effiziente Methode zur Generierung großer Gauß-Filter in variierender Größe wird in (Wells 1986) beschrieben.

Im Vergleich zum Mittelwertfilter wird der Einfluss der Umgebungsbildpunkte auf das Filterergebnis in Abhängigkeit vom Abstand zum zentralen Bildpunkt gewichtet. Hierdurch wird die originäre Bildinformation im gefilterten Bild stärker betont. Insbesondere werden Kanten nicht so stark abgeflacht wie bei der Mittelwertfilterung (Abb. 3.6, C).

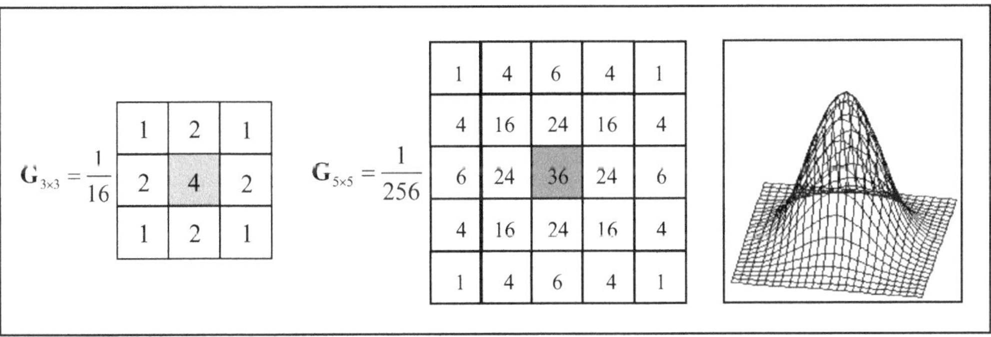

Abb. 3.5: Gauß- bzw. Binomialfilter der Größe 3×3 (links) und 5×5 (Mitte). Rechts ist eine zweidimensionale Gauß'sche Normalverteilungsfunktion zu sehen, die durch die links dargestellten Maskenwerte diskret approximiert wird.

3.1.1.2.3 Medianfilter

Der Medianfilter ist ein nicht-linearer Glättungsfilter, bei dem einem betrachteten Pixel (x, y) der Median der in seiner lokalen Umgebung $U(x, y)$ auftretenden Bildfunktionswerte zugeordnet wird:

$$f_{Median}(x, y) = \underset{(x_i, y_j) \in U(x, y)}{\text{Median}} \{f(x_i, y_j)\} \tag{3.3}$$

Zur Berechnung des Medians werden die in der Umgebung $U(x, y)$ auftretenden Bildfunktionswerte zunächst aufsteigend sortiert. Der Median ist dann gegeben durch den in der Sortierung an mittlerer Position stehenden Bildfunktionswert. Der Medianfilter eliminiert vereinzelte Ausreißer im Bild, d.h. lokale Extrema der Bildfunktion. Er hat gegenüber dem Mittelwertfilter den Vorteil, dass Objektkanten im gefilterten Bild besser erhalten bleiben (Abb. 3.6, D).

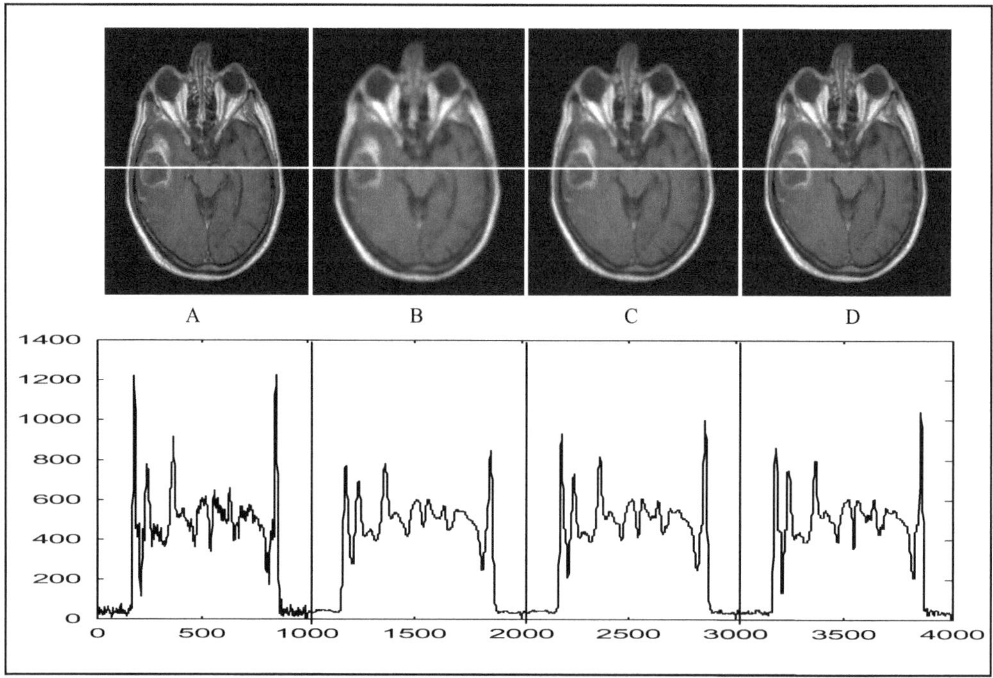

Abb. 3.6: Oben: MR-Bild vor (A) und nach der Glättung (B-D). Unten: Illustration der Filtereffekte anhand der Veränderung der Pixelwerte in der mittleren Bildzeile, die durch eine weiße Linie markiert ist.

3.1.1.3 Kantenfilter

Kantenfilter, auch Kantenoperatoren (engl.: edge operator) genannt, werden zur Hervorhebung von Kanten im Bild eingesetzt. Sie sind Basiswerkzeuge für die Verarbeitung medizinischer Bilder, die zur Visualisierung der in einem Bild enthaltenen Kanteninformationen sowie bei der Segmentierung von Bildobjekten (vgl. Kap. 5.5) eingesetzt werden. Weitergehende Darstellungen von Kantenfiltern und Kantenextraktionsverfahren finden sich in (Bässmann und Besslich 1989, Gonzalez und Wintz 1987, Russ 1995).

Kanten zeichnen sich im 2D-Bild durch starke lokale Veränderungen der Bildfunktion aus. Sie können dadurch charakterisiert werden, dass der Betrag des Gradienten der Bildfunktion f hier ein lokales Maximum annimmt, während seine zweite Ableitung einen Nulldurchgang hat. Diese Kanteneigenschaft wird in Abb. 3.7 anhand einer einzelnen Bildzeile illustriert.

Der *Gradient*

$$grad(f(x,y)) = \nabla f(x,y) = \begin{pmatrix} \dfrac{\partial f(x,y)}{\partial x} \\ \dfrac{\partial f(x,y)}{\partial y} \end{pmatrix} \tag{3.4}$$

an der Stelle (x,y) einer als kontinuierlich betrachteten Bildfunktion f ist ein zweidimensionaler Vektor, der in die Richtung des steilsten Anstiegs der Bildfunktion f weist. Der Gradient $\nabla f(x,y)$ entlang einer Kante steht daher immer senkrecht zur Kantenrichtung.

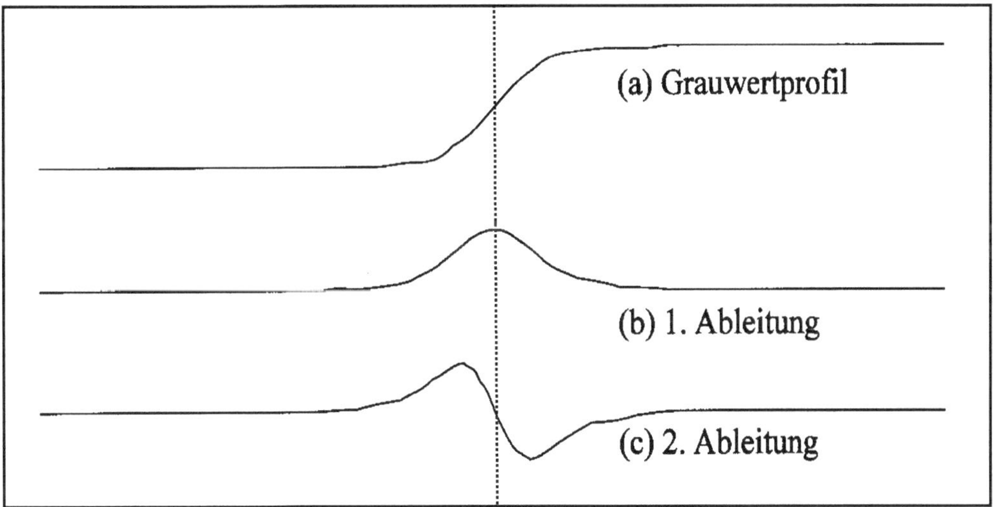

Abb. 3.7: Verlauf der Pixelwerte in einer Bildzeile mit Grauwertprofil (a), des zugehörigen Gradientenbetrags (1. Ableitung) (b), der an der Kante ein Maximum hat, sowie die 2. Ableitung (c), die an der Kante einen Nulldurchgang aufweist. Die Kantenposition wird durch die schraffierte senkrechte Linie markiert.

Die *zweite Ableitung der Bildfunktion* ist gegeben durch:

$$\nabla^2 f(x,y) = \begin{pmatrix} \dfrac{\partial^2 f(x,y)}{\partial x^2} \\ \dfrac{\partial^2 f(x,y)}{\partial y^2} \end{pmatrix} \tag{3.5}$$

Nachfolgend werden die Kantenfilter durch ihre zugehörigen (3×3)-Masken beschrieben, mit denen das Bild bei Ausführung der Kantenfilterung gefaltet wird (vgl. Kap. 3.1.1.1).

Treten hierbei negative Ergebniswerte auf, so wird der Betrag des Faltungsergebnisses verwendet. Ein binäres Kantenbild erhält man durch Anwendung des Schwellwertverfahrens (Kap. 5.1) auf das so erhaltene kantenbetonte Bild.

3.1.1.3.1 Differenzoperatoren

Differenzoperatoren nutzen die Kanteneigenschaft aus, dass der Betrag des Gradienten der Bildfunktion f an Kanten im 2D-Bild ein lokales Maximum annimmt. Aufgrund der diskreten Struktur digitaler Bilder ist eine diskrete Approximation des Gradienten

$$grad(f(x,y)) = \nabla f(x,y) = \begin{pmatrix} \dfrac{\partial f(x,y)}{\partial x} \\ \dfrac{\partial f(x,y)}{\partial y} \end{pmatrix} = \begin{pmatrix} f_x'(x,y) \\ f_y'(x,y) \end{pmatrix} \tag{3.6}$$

in einer lokalen Umgebung $U(x,y)$ des betrachteten Punktes (x,y) notwendig. Hierzu können die partiellen Ableitungen in x-Richtung und y-Richtung wie folgt durch Differenzenquotienten approximiert werden:

$$f_x'(x,y) \cong \frac{f(x,y) - f(x-1,y)}{x-(x-1)} = f(x,y) - f(x-1,y) \tag{3.7}$$

$$f_y'(x,y) \cong f(x,y) - f(x,y-1) \tag{3.8}$$

Der *Betrag des Gradienten*, der ein Maß für die Stärke der Änderung der Bildfunktion f ist, ist gegeben durch

$$|grad(f(x,y))| = \sqrt{f_x'^{\,2}(x,y) + f_y'^{\,2}(x,y)}. \tag{3.9}$$

Die *Richtung des Gradienten* wird durch den Winkel $\Phi(x,y)$ zwischen dem Gradientenvektor und der x-Achse beschrieben, für den gilt:

$$\tan \Phi(x,y) = \frac{f_y'(x,y)}{f_x'(x,y)} \tag{3.10}$$

Der Gradient $grad(f(x,y))$ weist stets in Richtung des stärksten Anstiegs der Bildfunktion und steht senkrecht zur Kantenrichtung.

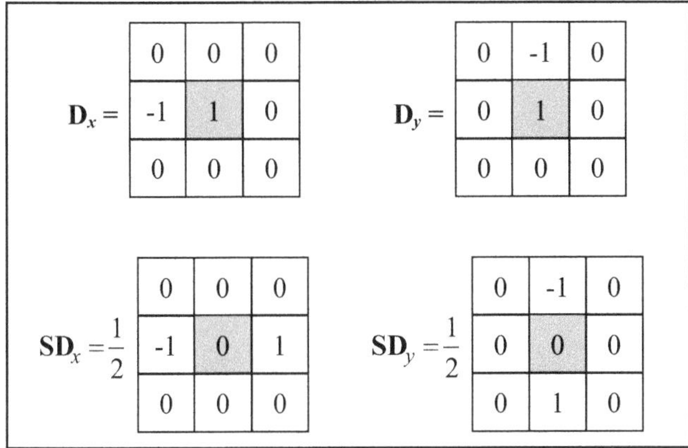

Abb. 3.8: Differenzoperatoren $\mathbf{D}_x$ und $\mathbf{D}_y$ sowie die symmetrischen Differenzoperatoren $\mathbf{SD}_x$ und $\mathbf{SD}_y$ in x- und y-Richtung.

Die Approximation der partiellen Ableitungen nach Gl. 3.7 und 3.8 wird durch die Faltung der Masken $\mathbf{D}_x$ und $\mathbf{D}_y$ mit dem Bild f berechnet (Abb. 3.8, oben). Die so definierten Operatoren werden als *Differenzoperatoren* in x- bzw. y-Richtung bezeichnet. Durch Einsetzen der diskreten Approximation der partiellen Ableitungen in Gl. 3.9 und 3.10 können der Gradientenbetrag und seine Richtung in jedem Bildpunkt ermittelt werden. Werden die so approximierten Gradientenbeträge in einer 2D-Bildmatrix repräsentiert und unter Verwendung einer Grauwertskala auf dem Bildschirm dargestellt, so erhält man ein Gradientenbild (Abb. 3.10, Mitte).

Alternativ kann der Gradient durch Betrachtung der beiden Nachbarn in x- bzw. y-Richtung durch die *symmetrischen Differenzoperatoren* $\mathbf{SD}_x$ und $\mathbf{SD}_y$ approximiert werden, die in Abb. 3.8 (unten) beschrieben sind. Im Vergleich zu den Differenzoperatoren mit Masken $\mathbf{D}_x$ und $\mathbf{D}_y$ führt die Anwendung symmetrischer Differenzoperatoren zu einer Verbreiterung der Kanten. Den Differenzoperatoren ist gemeinsam, dass sie lokale Variationen der Bildfunktionswerte hervorheben und somit neben den Kanten auch in den Bildern auftretende Rauscheffekte verstärken. Nachteilig ist, dass pixeldünne Kanten durch symmetrische Differenzoperatoren nicht korrekt erfasst werden.

3.1.1.3.2 Sobel- und Prewitt-Operator

Beim *Sobel-* und *Prewitt-Operator* wird die Gradientenapproximation, wie sie durch die symmetrischen Differenzoperatoren realisiert wird, mit einer Rauschunterdrückung durch Mittelung kombiniert. Hierbei wird beim Prewitt-Operator die vom Mittelwertfilter (Kap. 3.1.1.2.1), beim Sobel-Operator die vom Gauß-Filter (Kap. 3.1.1.2.2) bekannte Technik zur Rauschreduktion verwendet.

Bei der Anwendung des *Prewitt-Operators* werden die betrachteten Differenzen der Pixelwerte gleich gewichtet gemittelt (Abb. 3.9, oben). Der Prewitt-Operator $\mathbf{P}_x$ betont vertikale, $\mathbf{P}_y$ horizontale Kanten. Diagonal verlaufende Konturen können durch die analog konstruierten Operatoren $\mathbf{P}_/$ und $\mathbf{P}_\backslash$ verstärkt werden. Um eine richtungsunabhängige Verstärkung der Kanten zu erreichen, wird der *kombinierte Prewitt-Operator* $\mathbf{P} = \max(|\mathbf{P}_x|, |\mathbf{P}_y|, |\mathbf{P}_/|, |\mathbf{P}_\backslash|)$ berechnet.

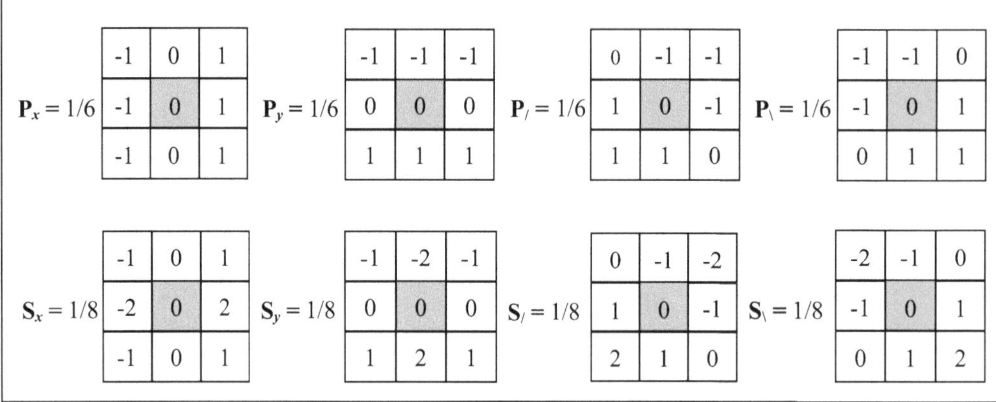

Abb. 3.9: (3×3)-Masken der Prewitt- und Sobel-Operatoren zur Betonung vertikaler ($\mathbf{P}_x$, $\mathbf{S}_x$), horizontaler ($\mathbf{P}_y$, $\mathbf{S}_y$) und diagonaler ($\mathbf{P}_/$, $\mathbf{P}_\backslash$, $\mathbf{S}_/$, $\mathbf{S}_\backslash$) Kanten.

Beim *Sobel-Operator* wird eine Gauß-Wichtung der Differenzen der Pixelwerte zur Kantenbetonung vorgenommen (Abb. 3.9, unten). Wie beim Prewitt-Operator können vertikale, horizontale und diagonale Kanten durch spezielle Varianten des Sobel-Operators $\mathbf{S}_x$, $\mathbf{S}_y$, $\mathbf{S}_/$ und $\mathbf{S}_\backslash$ gezielt hervorgehoben werden. Eine richtungsunabhängige Kantenbetonung wird durch den *kombinierten Sobel-Operator* $\mathbf{S} = \max\{|\mathbf{S}_x|, |\mathbf{S}_y|, |\mathbf{S}_/|, |\mathbf{S}_\backslash|\}$ erzielt.

Anhand der in Abb. 3.10 dargestellten Gradienten- und Sobel-Bilder wird deutlich, dass durch die beim Sobel-Operator durchgeführte Mittelung neben einer Verstärkung auch eine Verbreiterung der Kanten auftritt.

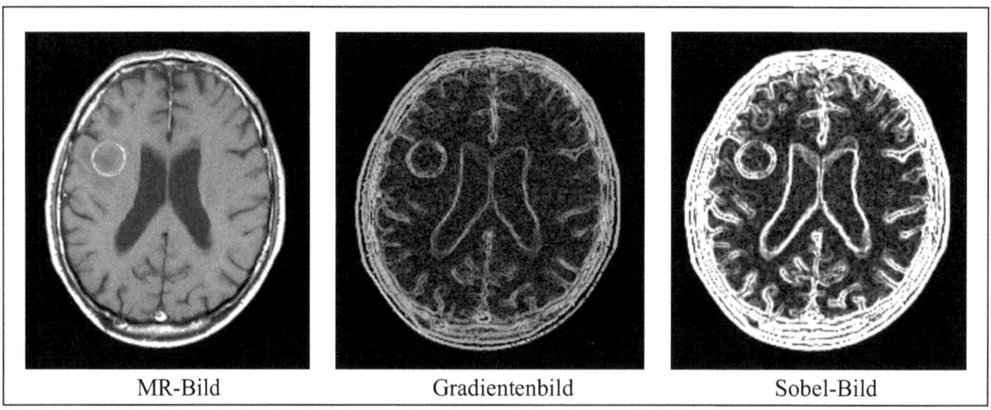

Abb. 3.10: MR-Bild eines Kopfschnittes mit einer Metastase (links) mit dem zugehörigen Gradienten- (Mitte) und Sobel-Bild (rechts), in denen die Gradientenbeträge bzw. die mit dem Sobel-Operator berechneten Werte durch Grauwerte dargestellt sind.

3.1.1.3.3 Laplace-Operator

Die Konstruktion des *Laplace-Operators* wird dadurch motiviert, dass der Betrag der 2. Ableitung einer als kontinuierlich betrachteten Bildfunktion f bei einer Kante einen Nulldurchgang aufweist, so dass gilt:

$$\left| \nabla^2 f(x,y) \right| = \frac{\partial^2 f(x,y)}{\partial x^2} + \frac{\partial^2 f(x,y)}{\partial y^2} = 0 \tag{3.11}$$

Hierbei ist zu beachten, dass die zweite Ableitung der Bildfunktion nicht nur bei Kanten, sondern auch in homogenen Bildbereichen einen Nulldurchgang aufweist, so dass der Laplace-Filter eine Obermenge möglicher Kantenpunke selektiert.

Für die Verarbeitung digitaler Bilder muss die in Gl. 3.11 zu berechnende Summe der zweiten partiellen Ableitungen diskret approximiert werden. Zumeist wird eine Approximation in der (3×3)-Umgebung des betrachteten Bildpunktes vorgenommen, für die sich unter Berücksichtigung der direkten Nachbarn des betrachteten Bildpunktes (x,y) in x-Richtung ergibt:

$$\begin{aligned} \frac{\partial^2 f(x,y)}{\partial x^2} &\cong (f(x+1,y) - f(x,y)) - (f(x,y) - f(x-1,y)) \\ &= f(x+1,y) - 2f(x,y) + f(x-1,y) \end{aligned} \tag{3.12}$$

Die Approximation in y-Richtung sowie Erweiterungen auf größere Umgebungen erfolgen analog durch Differenzbildung. Die Berücksichtigung verschiedener Nachbarschaften bei der Approximation führt, wie in Abb. 3.11 illustriert, zu unterschiedlichen Laplace-Operatoren.

Im Laplace-Bild (Abb. 3.12, Mitte) werden die durch die Laplace-Filterung entstehenden negativen und positiven Werte im Intervall [*-min, max*] linear auf das Grauwertintervall [*0,255*] abgebildet. Im Gegensatz zu Gradienten- oder Sobel-Bildern, in denen die Kanten zu lokalen Maxima der Bildfunktion korrespondieren und daher hell dargestellt werden, entsprechen Kantenpunkte hier den Nulldurchgängen der Laplace'schen Bildfunktion. Die Nulldurchgänge werden in einem Nachverarbeitungsschritt im Laplace-Bild bestimmt (Abb. 3.12, rechts)

Der Laplace-Operator ist rotationsinvariant. Nachteilig ist, dass der Laplace-Operator sehr empfindlich auf Rauscheffekte reagiert, die zur Generierung von Pseudokanten führen können (Abb. 3.12, rechts). Aufgrund seiner hohen Rauschempfindlichkeit wird der Laplace-Operator häufig innerhalb mehrstufiger Kantenoperatoren in Kombination mit Rauschreduktionsfiltern verwendet.

$$\mathbf{L_4} = \begin{bmatrix} 0 & -1 & 0 \\ -1 & 4 & -1 \\ 0 & -1 & 0 \end{bmatrix} \qquad \mathbf{L_8} = \begin{bmatrix} -1 & -1 & -1 \\ -1 & 8 & -1 \\ -1 & -1 & -1 \end{bmatrix}$$

Abb. 3.11: Laplace-Operatoren der Größe 3×3 unter Berücksichtigung der direkten Nachbarn (links) sowie aller Nachbarn (rechts).

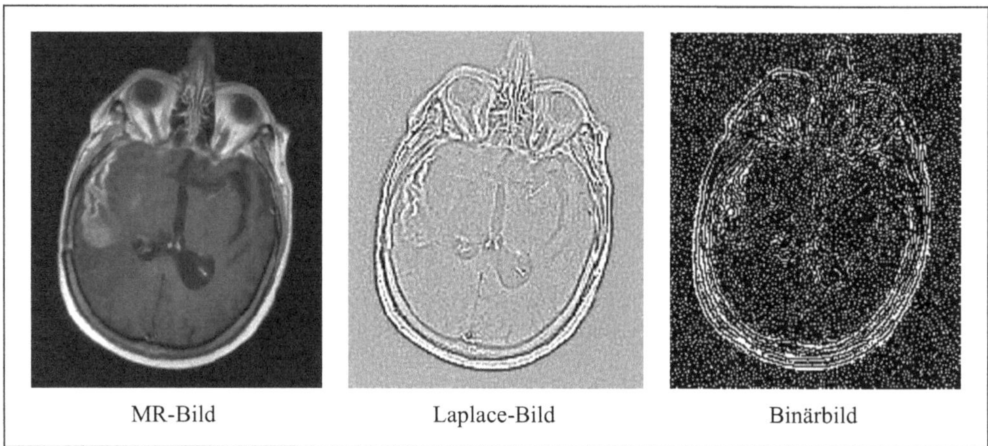

Abb. 3.12: MR-Bild vor (links) und nach (Mitte) der Laplace-Filterung. Rechts ist das zugehörige Binärbild dargestellt, in dem die Punkte mit Nulldurchgängen im Laplace-Bild markiert sind. Unerwünschterweise werden neben echten Kantenpixeln über das Bild verstreut auch Pseudokantenpunkte detektiert, die keine Kanten repräsentieren.

So wird bei dem *Marr-Hildreth-Operator* (Marr und Hildreth 1980) ein Gauß-Filter (Kap. 3.1.1.2.2) der Anwendung des Laplace-Filters vorgeschaltet, während in (Shen und Castan 1986) zur Rauschreduktion vor der Laplace-Filterung die Verwendung eines symmetrischen Exponentialfilters der Form $g(x,y) = a(1-a)^{|x|} b(1-b)^{|y|}$ vorgeschlagen wird. Zur Bestimmung der Kantenpixel im Laplace-Bild werden die Bildpunkte mit Nulldurchgängen der zweiten Ableitung der Bildfunktion detektiert und in einem Binärbild markiert (Abb. 3.13).

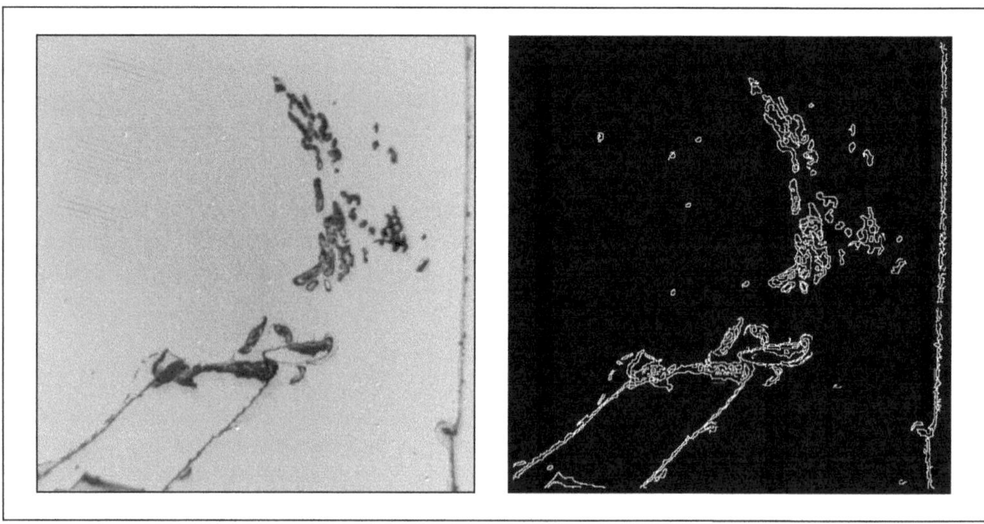

Abb. 3.13: Mikroskopisch vergrößertes Schnittbild eines präparierten Kapillargeflechtes aus dem Gehirn einer Ratte (links) und das zugehörige Kantenbild (rechts), das nach Glättung durch einen Exponentialfilter, der Anwendung eines Laplace-Operators der Größe *11×11* (*m = 5*) und Nulldurchgangssuche generiert wurde.

Die Ausführung von Kantenoperatoren auf medizinischen Bilddaten führt zu Bildern, bei denen zwar eine visuelle Verstärkung von Kanten erzielt wird, jedoch aufgrund von Lücken in den Kantenzügen häufig keine einfache Schwellwertsegmentierung (Kap. 5.1) medizinischer Objekte im Kantenbild möglich ist. Diese Problematik ist wesentliche Motivation für die Entwicklung und den Einsatz aufwendigerer kantenorientierter Segmentierungsverfahren wie beispielsweise dem Live-Wire-Verfahren (Kap. 5.5) oder den aktiven Konturmodellen (Kap. 5.6).

3.1.2 Segmentierung

Segmentierungsverfahren haben die algorithmische Abgrenzung von Bildobjekten (Tumoren, Organe, Gewebe, Gefäße etc.) zum Ziel. Methodisch können kantenorientierte, regionenorientierte, clusteranalytische, klassifikator-, modell- und atlasbasierte Segmentierungsansätze unterschieden werden. Segmentierungsverfahren, die in Kap. 5 ausführlich dargestellt werden, zählen zu den Bildanalyseverfahren. Die Segmentierung bildet den ersten Schritt zu einer weitergehenden Bildinterpretation, da sie den Übergang von unstrukturierten Pixelmengen zu interpretierbaren Objekten bzw. Segmenten realisiert. Sie ist sowohl in der Mustererkennungs- als auch in der 3D-Visualisierungs-Pipeline (Abb. 3.1) ein wesentlicher Schritt, der trotz der Vielzahl der zur Verfügung stehenden Segmentierungsverfahren (vgl. Kap. 5) in der Praxis oftmals nur mit interaktiven Korrekturen durch einen medizinischen Experten mit der notwendigen Genauigkeit umgesetzt werden kann.

Medizinisch ist die Segmentierung anatomischer und pathologischer Gewebestrukturen sowie die Abgrenzung pathologischer Teilstrukturen (z.B. Wachstumszone oder nekrotischer Bereich eines Tumors, Ödem etc.) von besonderem Interesse. Zudem werden Segmentierungen von Bildstrukturen benötigt, um hochqualitative 3D-Darstellungen von Organen, Tumoren etc. zu erzeugen (Kap. 9.3), die beispielsweise für die computergestützte Planung von chirurgischen Eingriffen oder strahlentherapeutischen Behandlungen benötigt werden.

3.1.3 Quantitative Bildanalyse

Für die quantitative Beschreibung von Bildobjekten und -strukturen können elementare und fortgeschrittene Bildanalyseverfahren eingesetzt werden, die in Kap. 6 ausführlich beschrieben sind. Elementare Bildanalysetechniken liefern quantitative Kenngrößen wie beispielsweise den Durchmesser oder das Volumen eines Tumors, die zur Unterstützung des Arztes bei der Diagnostik und Verlaufskontrolle dienen. Darüber hinaus ermöglichen fortgeschrittene Bildanalyseverfahren, dass Charakteristika anatomischer und pathologischer Bildstrukturen wie z.B. die Unregelmäßigkeit einer Organ- oder Tumorberandung quantitativ beschrieben werden. Durch die extrahierten Merkmale werden charakteristische Objekteigenschaften komprimiert repräsentiert.

In der medizinischen Anwendung erschließt sich hierdurch dem diagnostizierenden Arzt über qualitative Objektbeschreibungen hinaus eine neue Informationsebene, auf der objektiv vergleichbare Kenngrößen für Objekteigenschaften wie z.B. der Grad der Inhomogenität eines Gewebes oder einer pathologischen Veränderung verfügbar werden. Wie durch die Mustererkennungs-Pipeline (Abb. 3.1, links) illustriert wird, bildet der Einsatz von Bildanalyseverfahren zudem eine Vorstufe für die computergestützte Erkennung von Bildstrukturen mithilfe von Klassifikatoren.

3.1.4 Visualisierung

Visualisierungstechniken ermöglichen die benutzerorientierte Darstellung und Präsentation medizinischer Bilddaten und der aus ihnen extrahierten Bildobjekte und quantitativen Parameter. Sie bilden eine wesentliche Komponente in diagnose- und therapieunterstützenden Bildverarbeitungssystemen und werden ausführlich in Kap. 9 beschrieben.

Besondere Bedeutung kommt der 3D-Visualisierung medizinischer Bildobjekte (Tumoren, Organe, Gewebe etc.) zu, die bei Durchlauf der 3D-Visualisierungs-Pipeline (Abb. 3.1 rechts) zuvor in dreidimensionalen Bildfolgen segmentiert worden sind. Aus ihnen werden virtuelle dreidimensionale Körpermodelle erzeugt, die zur Generierung pseudo-realistischer 3D-Darstellungen der räumlichen Struktur und Ausdehnung dreidimensionaler Bildobjekte genutzt werden können. Über die Diagnostik hinaus werden 3D-Visualisierungstechniken in der computer- und roboterassistierten Chirurgie und der Strahlentherapie eingesetzt.

3.1.5 Bilderkennung und Klassifikation

Den letzten Schritt in der Musterkennungs-Pipeline (Abb. 3.1, links) bildet die Klassifikation des Bildobjektes, wodurch die computergestützte Erkennung des analysierten Bildobjektes und die Zuordnung einer Objektbezeichnung möglich werden. Verschiedene Klassifikationsverfahren und Klassifikatoren werden in Kap. 7 ausführlich beschrieben. Der Einsatz von computergestützten Klassifikationsverfahren wird in diagnoseunterstützenden Bildanalysesystemen insbesondere durch die Notwendigkeit zur Verarbeitung und Interpretation einer hohen Anzahl bildobjektspezifischer Merkmale und ihrer Kombinationen motiviert.

Für die Erkennung und Klassifikation werden die analysierten Muster durch n Merkmale charakterisiert und durch n-dimensionale Vektoren

$$m = \begin{pmatrix} m_1 \\ \vdots \\ m_n \end{pmatrix} \in W_M \tag{3.13}$$

beschrieben. Der *Merkmalsraum* W_M beschreibt den Wertebereich der Merkmalsvektoren. Bei n Merkmalen $M_1,...,M_n$ mit den Wertebereichen $W_{M_1},...,W_{M_n}$ ist er gegeben durch:

$$W_M = W_{M_1} \times \cdots \times W_{M_n} \tag{3.14}$$

Durch numerische *Klassifikationsverfahren*, wie sie in Kap. 7 ausführlich beschrieben werden, werden die untersuchten Bildobjekte bzw. die aus ihnen extrahierten Merkmalsvektoren auf der Basis einer vorklassifizierten Stichprobe $S = \{(m,\omega) \in W_M \times \Omega\}$ einer von k vordefinierten Klassen $\Omega_1,...,\Omega_k$ zugeordnet, die die Menge $\Omega = \{\Omega_1,...,\Omega_k\}$ der möglichen Interpretationen vollständig beschreiben (engl.: closed world assumption). Die Menge Ω wird *Ereignismenge* oder *Klassenmenge* genannt. In einem medizinischen Bildanalyse- und Erkennungssystem sind die Klassen durch die medizinische Fragestellung vorgegeben und repräsentieren verschiedene Typen zu erkennender Bildstrukturen (z.B. Gewebe, Organe, Tumor, Läsion etc.). Bevor ein Klassifikator auf eine Problemstellung angewandt werden kann ist ein Training anhand bereits klassifizierter Beispieldaten notwendig. Die Vorgehensweise bei der Erstellung diagnoseunterstützender Erkennungssysteme sowie grundlegenden Eigenschaften der hier verwendeten Klassifikatoren werden in dem nachfolgenden Kapitel erläutert.

3.2   Erstellung diagnoseunterstützender Erkennungssysteme

Diagoseunterstützende Erkennungssysteme, die zu den Mustererkennungssystemen zählen, sind lernfähige Systeme, die (unbekannte) Zusammenhänge zwischen Merkmalen und ihrer Interpretation auf der Basis von Beispieldaten adaptieren. Sie sind also von Expertensystemen zu unterscheiden, die auf dem explizit repräsentierten Wissen eines oder mehrerer Experten basieren und auf dieser Wissensgrundlage Schlussfolgerungsketten deduzieren (Jackson 1987). Mustererkennungssysteme erwerben rein datengetrieben ihr Wissen über die Zusammenhänge zwischen beobachteten Merkmalen (Symptome, Untersuchungsergebnisse, Bildparameter etc.) und den zugehörigen Klassen (Krankheiten, Gewebetypen etc.) durch einen Lernprozess.

Charakteristisch für Mustererkennungssysteme ist, dass sie über eine Abstraktions- und Lernfähigkeit verfügen, durch die sie sich automatisch an erweiterte oder veränderte Daten anpassen können. Dies ist bei der Entwicklung diagnoseunterstützender Mustererkennungssysteme in der Medizin von praktischer Bedeutung, da die Beispieldatenmengen aus Patientenuntersuchungen häufig erst im Laufe der Entwicklungs- und Einsatzphase der Systeme akquiriert werden und somit dynamisch expandieren.

Zentrale Bausteine von Mustererkennungssystemen sind Klassifikationsverfahren, auch *Klassifikatoren* genannt, durch die einem Bildpunkt oder einem Bildobjekt anhand seiner Merkmale eine von k vordefinierten Klassen (z.B. Normalgewebe, Tumor, Gefäß etc.) zugeordnet wird. Das Problem der Klassifikation eines Bildpunktes oder -objektes wird hierbei als Optimierungsproblem aufgefasst, bei dem eine bezüglich eines Gütekriteriums optimale Zuordnung zu einer von k möglichen Klassen angestrebt wird. Während Lern- und Auswertungsstrategien des Klassifikators explizit formal beschreibbar sind, wirkt ein Klassifikationssystem aus Benutzersicht als 'Black Box'. Die Bewertung eines Mustererkennungssystems wird durch statistische Maßzahlen wie die Gesamtfehlklassifikationswahrscheinlichkeit (vgl. Kap. 7.5) möglich.

Als Grundannahme in der Mustererkennung wird postuliert, dass die betrachteten Muster einer Klasse durch ähnliche Merkmalsausprägungen charakterisiert sind und verschiedene Musterklassen anhand ihrer Merkmale unterschieden werden können (Niemann 1983).

Numerische Klassifikatoren (Kap. 7) sind die zentralen Hilfsmittel für die Erkennung und Interpretation medizinischer Bildstrukturen wie Gewebe, Tumoren, Läsionen etc., die als einfache Muster bezeichnet werden (Niemann 1983). Sie werden als Einheit klassifiziert und durch den zugeordneten Klassennamen (z.B. Gewebebezeichnung, Tumor etc.) beschrieben. Es ist typisch für die Anwendung numerischer Klassifikationsverfahren in der Bildverarbeitung, dass die Erkennung von Bildmustern ausschließlich anhand der betrachteten numerischen Merkmale und unabhängig von der geometrischen Anordnung der zugehörigen Bildpunkte durchgeführt wird.

Wissensbasierte Mustererkennungsverfahren können zur Erkennung komplexer Muster, die sich aus mehreren einfachen Mustern zusammensetzen, verwendet werden (Bunke 1985, Sagerer 1993). Ziel der wissensbasierten Mustererkennung ist es, aus einer vordefinierten Menge möglicher Beschreibungen für ein Eingabemuster diejenige auszuwählen, die bezüglich einer Bewertungsfunktion optimal zum Eingangsmuster passt und zugleich den (notwendigen) Bedingungen der Wissensbasis genügt. In diesem Sinne wird hier eine Optimierung unter Nebenbedingungen vorgenommen, durch die die Zahl der möglichen Beschreibungen eingeschränkt wird (Prade 1985).

Bei der numerischen Klassifikation unterscheidet man Verfahren der *unüberwachten und der überwachten Klassifikation*. Durch Verfahren der *unüberwachten Klassifikation*, auch *Clusteranalyse* genannt, werden umfangreiche, zumeist mehrdimensionale Datenmengen in eine geringe Anzahl homogener Teilmengen aufgeteilt, die als *Cluster* bezeichnet werden. Clusteranalyseverfahren werden z.B. bei der Segmentierung multispektraler Bilddaten eingesetzt (vgl. Kap. 5.4), wobei die Verteilung der mehrdimensionalen Pixelvektoren analysiert wird. Im Gegensatz zur *überwachten Klassifikation* (Kap. 7) ist hierbei lediglich eine Differenzierung, jedoch keine Erkennung verschiedener Bildstrukturen möglich, da die separierten Objekte aufgrund fehlender Vorinformationen nicht benannt werden können. Ein mathematisch orientierter Überblick über Clusteranalyseverfahren findet sich in (Bock 1974). In (Jain und Dubes 1988) wird eine algorithmisch orientierte Darstellung von Clusteranalysealgorithmen gegeben.

Nachfolgend wird die grundsätzliche Vorgehensweise bei der Erstellung diagnoseunterstützender Erkennungssysteme unter Verwendung von *überwachten Klassifikationsverfahren* (Kap. 7) beschrieben, die sich in drei Phasen gliedert: den Aufbau von Lernstichproben, das Training eines Klassifikators und seine Anwendung zur Erkennung von Bildobjekten.

3.2.1 Aufbau von Lernstichproben

Für das problemorientierte Training eines Mustererkennungssystems wird eine Lernstichprobe mit vorklassifizierten Merkmalsvektoren benötigt. Hierzu werden in einer Sammlung ausgewählter Bilddaten Pixelmengen (z.B. Segmente, Bildobjekte) extrahiert, die aufgrund von Vorwissen (z.B. anatomische Kenntnisse oder durch zusätzliche Untersuchungen gewonnene Informationen) eindeutig und korrekt einer Klasse zugeordnet werden können. Zur Abgrenzung der untersuchten Bildobjekte können Segmentierungsverfahren, wie in Kap. 5 vorgestellt, eingesetzt werden. Sie sind insbesondere bei Problemstellungen von Bedeutung, bei denen Objekteigenschaften wie die Morphologie (Form) oder Struktur der Objektberandung im Bildanalyse- und -erkennungsprozess berücksichtigt werden sollen.

Soll das Innere verschiedener Bildstrukturen analysiert werden, so können auch *Regions of Interest* (Abk.: ROI) zum Aufbau der Stichproben verwendet werden. Sie werden meist als kreisförmige, rechteckige oder durch Polygone begrenzte Flächen interaktiv im Zentralbereich der interessierenden Gewebe bzw. der Muster markiert (Abb. 3.14).

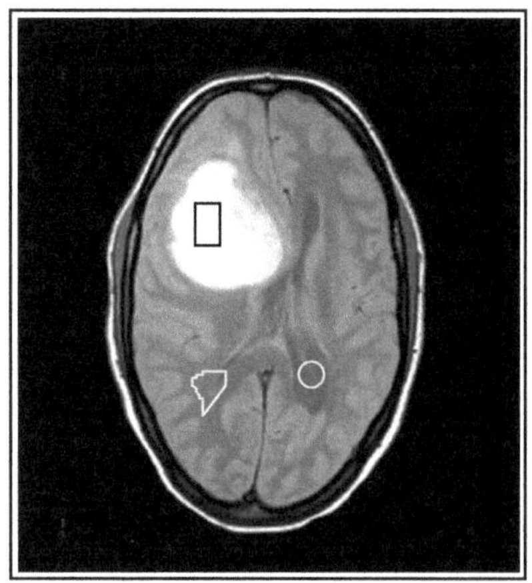

Abb. 3.14: Rechteckige ROI im Tumor, kreisförmige ROI im Liquor und durch ein Polygon begrenzte ROI in der weißen Gehirnmasse.

Bei der Verarbeitung von 3D-Bilddaten können in Erweiterung dieses Ansatzes auch dreidimensionale Regionen wie Würfel oder Kugeln zur Generierung von *Volumes of Interest* (Abk.: VOI) betrachtet werden. So generierte pixelbezogene Lernstichproben können insbesondere auch für das Training von Klassifikatoren eingesetzt werden, die durch pixelweise Klassifikation auf eine Segmentierung medizinischer Bildobjekte zielen (vgl. Kap. 7.4.3.4).

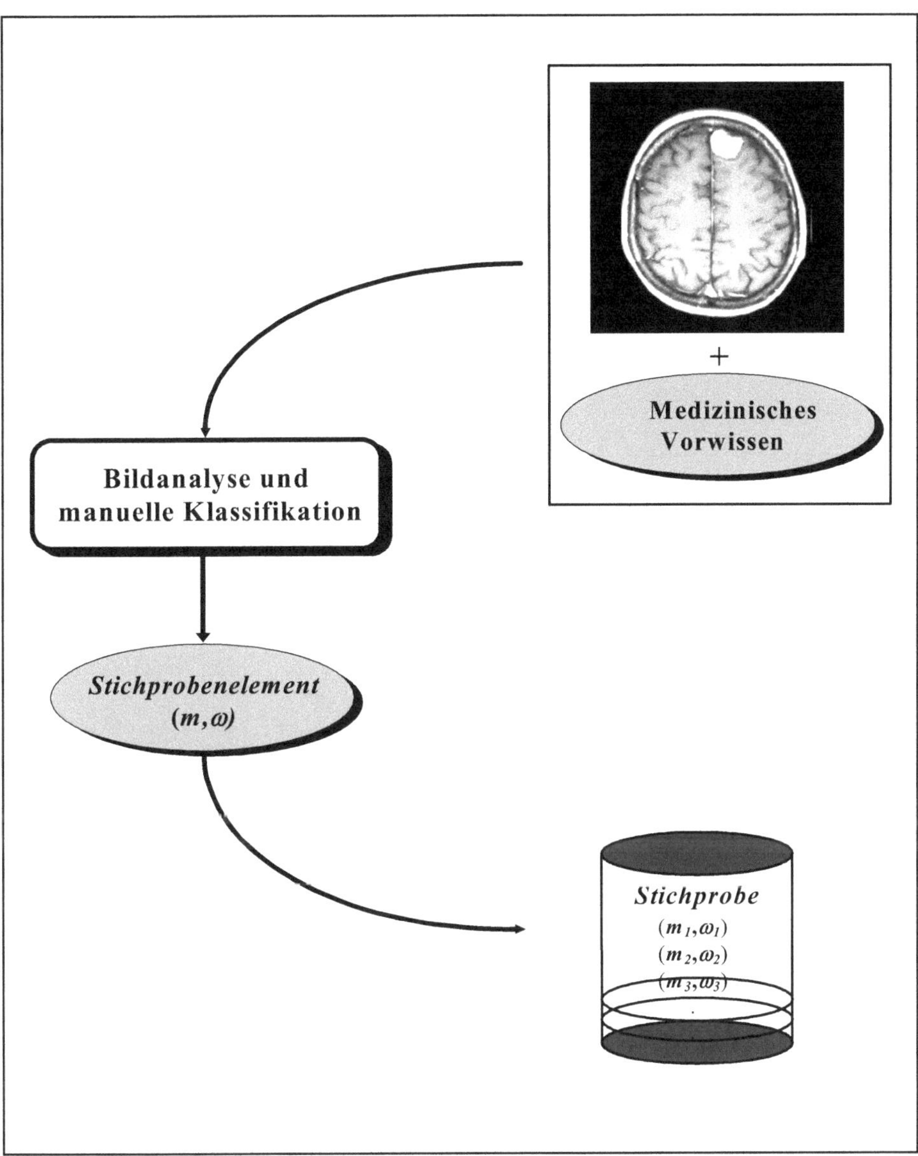

Abb. 3.15: Wissensakquisition in einem Erkennungssystem. Zum Aufbau einer Stichprobe werden aus den betrachteten Bildobjekten (z.B. Hirntumor) mithilfe von Bildanalysemethoden Merkmale extrahiert, die durch den Merkmalsvektor $m \in W_M$ beschrieben werden. Jedem Merkmalsvektor wird durch einen Experten mit medizinischem Vorwissen manuell bzw. interaktiv ein Klassenname zugeordnet. Die Menge der manuell klassifizierten Merkmalsvektoren bildet die Trainingsstichprobe des Klassifikators.

Die so selektierten Bildsegmente oder Bildpunkte werden durch Bildanalyseverfahren charakterisiert und anhand von Merkmalsvektoren $m \in W_M$ beschrieben. Aufgrund medizinischen Vorwissens oder anderer Untersuchungsergebnisse (z.B. histologische Untersuchung, Operation etc.) wird eine 'manuelle' Zuordnung des so erhaltenen Merkmalsvektors $m \in W_M$ zu einer Klasse $\omega \in \Omega$ vorgenommen und das Stichprobenelement (m, ω) gespeichert (Abb. 3.15).

3.2.2 Training eines Klassifikators

In Analogie zu den Lernprozessen in der medizinischen Ausbildung, bei denen durch die visuelle Analyse einer Vielzahl von betrachteten Bildbeispielen typische Charakteristika extrahiert werden, werden beim Training eines Klassifikators aus den vorklassierten Merkmalsvektoren der Trainingsstichprobe die für eine Klasse typischen Eigenschaften durch Klassenbereiche im Merkmalsraum charakterisiert. Diese Klassenbereiche repräsentieren eine Beschreibung der charakteristischen Eigenschaften einer Objektklasse. Während der Trainingsphase justiert der Klassifikator die Grenzen der Klassenbereiche $\mathfrak{R}_1, ..., \mathfrak{R}_k$ im Merkmalsraum unter Ausnutzung des implizit in der Stichprobe repräsentierten Wissens (Abb. 3.16). Der Klassifikator lernt hierbei beispielorientiert aus den korrekt klassifizierten Fallbeispielen der Trainingsstichprobe. Der Einsatz verschiedener Klassifikatoren führt im Allgemeinen zu unterschiedlichen Klassenbereichen.

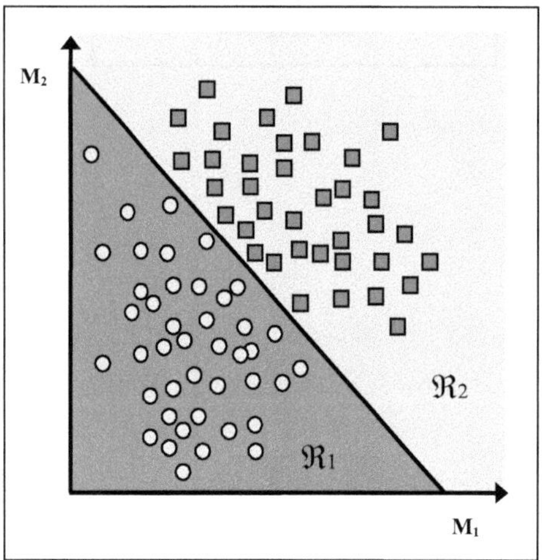

Abb. 3.16: Zweiklassenfall im zweidimensionalen Merkmalsraum ($k = 2, n = 2$). Die von einem Klassifikator bestimmte Grenze zwischen beiden Klassen ist hier durch eine lineare Funktion beschreibbar und teilt den Merkmalsraum in die Klassenbereiche $\mathfrak{R}_1$ und $\mathfrak{R}_2$.

3.2.3 Erkennung von Bildobjekten

Der trainierte Klassifikator wird mit dem Ziel eingesetzt, neue, nicht in der Trainingsstichprobe repräsentierte Muster bzw. Bildobjekte der Klassen $\Omega_1, ..., \Omega_k$ automatisch zu erkennen. Hierzu werden die neu hereinkommenden Bilddaten mit denselben Bildvorverarbeitungs- und Bildanalyseverfahren verarbeitet, die auch beim Aufbau der Trainingsstichprobe verwendet wurden. Die extrahierten Bildmerkmale werden in einem Merkmalsvektor $m \in W_M$ repräsentiert. Mit dem trainierten Klassifikator wird nun überprüft, in welchem Klassenbereich der zu klassifizierende Merkmalsvektor m liegt. Ist $m \in \mathfrak{R}_i \subseteq W_M$, so wird er der Klasse Ω_i zugeordnet. Mehrdeutigkeiten bei der Klassifikation treten somit nur bei Merkmalsvektoren aus den Trennflächen der Klassenbereiche auf. Die Eindeutigkeit der Klassifikation kann hier durch zusätzliche Klassifikationsregeln oder die Einführung einer Rückweisungsklasse Ω_0 erzwungen werden. Wichtig für den Klassifikationserfolg ist die Extraktion und Auswahl charakteristischer Merkmale, die eine Abgrenzung der Merkmalsvektoren der Objektklassen im Merkmalsraum ermöglichen.

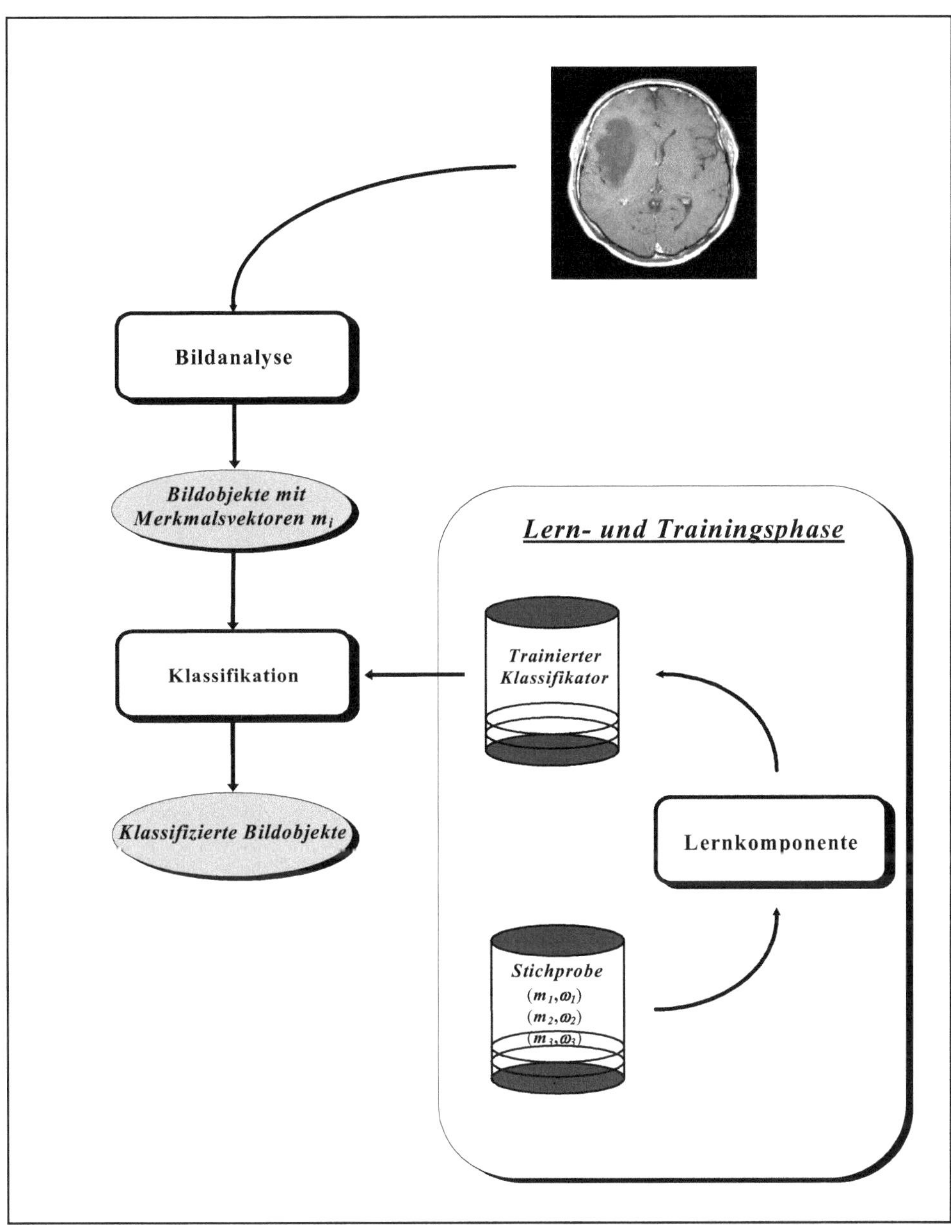

Abb. 3.17: Lern- und Erkennungsprozess in einem Bildanalyse- und Mustererkennungssystem. Vereinfachend werden die Schritte der Bildvorverarbeitung, Segmentierung und quantitativen Bildanalyse der Mustererkennungs-Pipeline (Abb. 3.1) hier unter dem Begriff Bildanalyse zusammengefasst.

4 Registrierung medizinischer Bilddaten

Die Registrierung (engl.: registration) medizinischer Bilddaten hat sich zu einem wichtigen methodischen Arbeits- und Forschungsgebiet der Medizinischen Bildverarbeitung entwickelt. Sie wird beispielsweise eingesetzt, um verschiedene Bilder eines oder mehrerer Patienten gemeinsam darstellen und im direkten Vergleich analysieren zu können. Dies bedeutet aus methodischer Sicht, dass die Koordinatensysteme unterschiedlicher Bilddaten angepasst und in ein gemeinsames Koordinatensystem transformiert werden. Da es durch die Anwendung von Registrierungsverfahren möglich wird, Bildinhalte aus Bilddaten verschiedener Modalitäten, multimodale Bilddaten genannt, gemeinsam darzustellen und somit zu fusionieren, spricht man in diesem Zusammenhang auch von der Bildfusion (engl.: image fusion).

Registrierungsalgorithmen werden häufig zur Ausrichtung (engl.: alignment) und Fusion verschiedener Bilddaten eines Patienten (Intraindividuelle Registrierung) eingesetzt, die zu unterschiedlichen Zeitpunkten oder mit verschiedenen bildgebenden Geräten oder Messmethoden generiert wurden (Kap. 4.5.3.1). Darüber hinaus finden sich in neuerer Zeit weitere Anwendungen, die durch Entwicklungen im Bereich der nicht-linearen, nicht-parametrischen Registrierungsverfahren möglich geworden sind. So können nicht-lineare Registrierungsverfahren zur strukturorientierten Bilddateninterpolation (Kap. 4.5.3.2) eingesetzt werden, durch die eine weitgehend strukturerhaltende Interpolation von Zwischenschichten in zeitlichen und räumlichen Bilddaten erreicht wird. Weiterhin können Bewegungsfelder in räumlich-zeitlichen Bilddaten geschätzt werden, wodurch beispielsweise eine quantitative Analyse der atmungsbedingten Bewegungen der Lunge oder des schlagenden Herzens möglich wird (Kap. 4.5.3.3). Ein weiteres Anwendungsgebiet ist in der atlasbasierten Segmentierung zu sehen (Kap. 5.7), bei der die Übertragung einer Segmentierung aus einem segmentierten Referenzdatensatz, Atlas genannt, auf einen unsegmentierten Patientendatensatz unter Verwendung nicht-linearer Registrierungsverfahren (interindividuelle Registrierung) durchgeführt wird.

4.1 Grundlagen

Bei der Registrierung werden zwei Bilddatensätze betrachtet, von denen einer als Referenzbild R, der andere als Templatebild T bezeichnet wird.

Optimierungsproblem: Die Registrierung zweier Bilder $R: \mathbb{R}^d \to \mathbb{R}$ und $T: \mathbb{R}^{d'} \to \mathbb{R}$ kann mathematisch als das Problem beschrieben werden, eine in einem noch festzulegenden Sinne *optimale* Transformation $t: \mathbb{R}^d \to \mathbb{R}^{d'}$ mit $d, d' \in \{2,3\}$ so zu finden, dass das transformierte Templatebild $T(t(x))$ dem Referenzbild $R(x)$ *ähnlich* ist.

Aufgrund der hohen Zahl verschiedener bildgebender Verfahren und medizinischer Anforderungen haben sich verschiedene Registrierungsverfahren herausgebildet, die nachfolgend angelehnt an die in (Maintz und Viergever 1998) gegebene Darstellung typisiert werden.

Eine erste Einordnung der verschiedenen Ansätze ist anhand der *Dimension der auszurichtenden Bilddaten* möglich. Man unterscheidet die 2D-2D-, die 2D-3D- und die 3D-3D-Registrierung. 2D-2D-Registrierungen können beispielsweise angewandt werden, um Bildstrukturen in zwei zu unterschiedlichen Zeitpunkten aufgenommenen 2D-Bildern visuell vergleichen zu können. Durch die 2D-3D-Registrierung können präoperativ generierte CT-Bilder in ein intraoperativ aufgenommenes Röntgen- oder Ultraschallbild eingeblendet werden. Demgegenüber werden bei der 3D-3D-Registrierung zwei 3D-Bilddatensätze eines oder verschiedener tomographischer Geräte (z.B. CT, MRT, PET) zueinander ausgerichtet. Die Registrierung ist hier notwendig, da sich in unterschiedlichen Messungen gewonnene 3D-Bilddaten durch verschiedene Schichtführungen, variierende Lagen des Patienten etc. unterscheiden. Die registrierten 3D-Bilddaten können als multispektrale 3D-Bilddaten (Kap. 2.3.5) weiterverarbeitet und visualisiert werden.

Eine wesentliche Typisierung verschiedener Registrierungsmethoden erfolgt anhand *der beim Registrierungsprozess verwendeten Bildinformationen*. Man unterscheidet die landmarkenbasierte, die kurven- und oberflächenbasierte sowie die voxelbasierte Registrierung, die in den Kap. 4.3, 4.4 und 4.5 erläutert werden. Den landmarken-, kontur- und oberflächenbasierten Registrierungsverfahren ist hierbei gemeinsam, dass vor ihrer Anwendung eine Selektion oder Segmentierung ausgewählter Punkte, Linien oder Objekte durchgeführt werden muss.

Eine weitere Charakterisierung der Registrierungsverfahren kann anhand der betrachteten *Transformationsklasse* vorgenommen werden. Man unterscheidet parametrische und nicht-parametrische Transformationen. Starre, affine und perspektivische Transformationen, die in Kap. 4.2 vorgestellt werden, zählen zu den parametrischen Transformationen. Sie ermöglichen Bildausrichtungen, die durch lineare parametrisierte Transformationen beschrieben werden können. Demgegenüber erlauben nicht-parametrische Transformationen auch die Anpassung von Bilddaten mit lokalen Deformationen. Sie werden im Kontext der voxelbasierten Registrierung in Kap. 4.5 erläutert.

4.2 Starre, affine und perspektivische Transformationen

Die starren (1), affinen (2) und projektiven bzw. perspektivischen (3) Transformationen sind *parametrische Transformationen*, die nach Wahl der zugehörigen Transformationsparameter eindeutig definiert sind. Hierbei beinhaltet die Transformationsklasse $i \in \{1,2,3\}$ als Spezialfälle die Transformationen der Klassen $j < i$. Sie können bei der landmarken-, der oberflächen- und der voxelbasierten Registrierung verwendet werden.

Bei einer *starren Transformation* (engl.: rigid transformation), auch rigide Transformation genannt, werden ausschließlich Rotationen und Translationen für die Koordinatentransformation angewendet (Abb. 4.1, B). Die durch die starre Registrierung (engl.: rigid registration) transformierten Bildobjekte werden somit als starre Körper aufgefasst.

Affine Transformationen (engl.: affine transformation) sind dadurch charakterisiert, dass parallele Linien auf parallele Linien abgebildet werden (Abb. 4.1, C).

Bei der Anwendung *perspektivischer* Transformationen (engl.: perspective transformation) wird lediglich garantiert, dass Linien auf Linien abgebildet werden (Abb. 4.1, D).

Nachfolgend werden Transformationen dreidimensionaler Bilddaten betrachtet. Mathematisch können starre und affine Transformationen $t: \mathbb{R}^3 \to \mathbb{R}^3$ des Koordinatenvektors $(x, y, z)^T$ durch die Angabe der Matrix $\boldsymbol{R} = (r_{i\,j})_{i,j=1,\ldots,3} \in \mathbb{R}^{3 \times 3}$ und des Translationsvektors $(s_x, s_y, s_z)^T \in \mathbb{R}^3$ wie folgt beschrieben werden:

$$t\begin{pmatrix} x \\ y \\ z \end{pmatrix} = \begin{pmatrix} r_{11} & r_{12} & r_{13} \\ r_{21} & r_{22} & r_{23} \\ r_{31} & r_{32} & r_{33} \end{pmatrix} \cdot \begin{pmatrix} x \\ y \\ z \end{pmatrix} + \begin{pmatrix} s_x \\ s_y \\ s_z \end{pmatrix} \tag{4.1}$$

Bei der starren Transformation ist die Matrix $\boldsymbol{R} = (r_{i\,j})_{i,j=1,\ldots,3}$ eine Rotationsmatrix, für die gilt:

$$\boldsymbol{R} = \boldsymbol{R}^{(\alpha_1)} \boldsymbol{R}^{(\alpha_2)} \boldsymbol{R}^{(\alpha_3)} \qquad \text{mit}$$

$$\boldsymbol{R}^{(\alpha_1)} = \begin{pmatrix} 1 & 0 & 0 \\ 0 & \cos\alpha_1 & -\sin\alpha_1 \\ 0 & \sin\alpha_1 & \cos\alpha_1 \end{pmatrix}$$

$$\boldsymbol{R}^{(\alpha_2)} = \begin{pmatrix} \cos\alpha_2 & 0 & \sin\alpha_2 \\ 0 & 1 & 0 \\ -\sin\alpha_2 & 0 & \cos\alpha_2 \end{pmatrix} \tag{4.2}$$

$$\boldsymbol{R}^{(\alpha_3)} = \begin{pmatrix} \cos\alpha_3 & -\sin\alpha_3 & 0 \\ \sin\alpha_3 & \cos\alpha_3 & 0 \\ 0 & 0 & 1 \end{pmatrix}$$

Die *starre Transformation* ist somit durch die Angabe von *6* Parametern, bestehend aus den Rotationswinkeln α_1, α_2 und α_3 sowie den Komponenten des Translationsvektors s_x, s_y und s_z, eindeutig bestimmt.

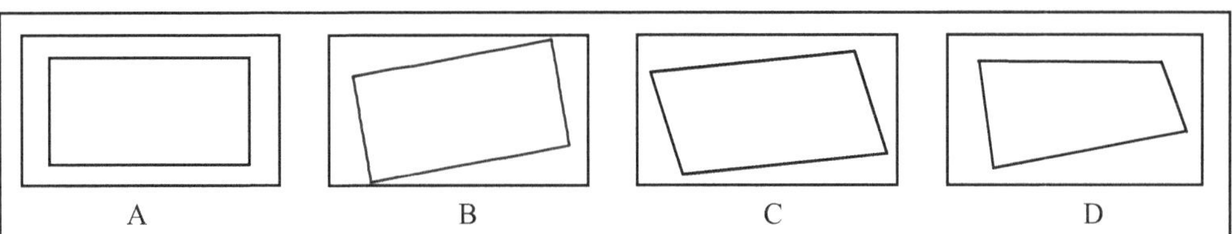

Abb. 4.1: Transformationseigenschaften: Ein Rechteck (A) wird starr (B), affin (C) und perspektivisch (D) transformiert.

Bei einer *affinen Transformation* sind die 9 Einträge der Matrix R und sowie die drei Komponenten des Translationsvektors s zu bestimmen. Somit sind hier unter Berücksichtigung der Nebenbedingung, dass $\det(R) \neq 0$ ist, *12* Parameter festzulegen. Neben Rotationen und Translationen werden durch affine Transformationen Scherungen zwischen den betrachteten Datensätzen berücksichtigt.

Bei *perspektivischen Transformationen*, die durch *15* Parameter eindeutig beschrieben werden, werden darüber hinaus noch perspektivische Verzerrungen zwischen verschiedenen Bilddaten kompensiert (Foley, Dam et al. 1990).

Die Auswahl der Transformation hängt von dem betrachteten Registrierungsproblem ab. Die Wahl der Transformationsklasse determiniert die Anzahl p der zu bestimmenden Parameter.

4.3 Landmarkenbasierte Registrierung

Bei der landmarkenbasierten Registrierung wird eine Anpassung verschiedener Bilddaten anhand ausgewählter Landmarken (engl.: landmarks) durchgeführt. Unter Landmarken versteht man ausgezeichnete anatomische Punkte. Sie können interaktiv durch den Benutzer selektiert oder aufgrund besonderer geometrischer Eigenschaften (wie z.B. Punkte maximaler lokaler Krümmung oder Eckpunkte) algorithmisch bestimmt werden. Die algorithmische Bestimmung der Landmarken hat hierbei den Vorteil, dass sie zu reproduzierbaren Ergebnissen führt. In der Praxis ist jedoch häufig eine interaktive Definition der Punkte durch den Benutzer notwendig. Zur hochgenauen Ausrichtung, wie sie beispielsweise im Bereich der computergestützten Navigation und Operation benötigt wird, werden oftmals externe Marker verwendet. So werden vor der Durchführung robotergestützter Hüftoperationen häufig Schrauben, Pins genannt, in den Knochen eingelassen, um die Anpassung der präoperativ gewonnenen CT-Bilddaten an das Koordinatensystem im Operationssaal vorzunehmen. Hierzu werden die Raumkoordinaten der Pins im Operationssaal mithilfe eines Navigationssystems gemessen und mit ihren Bildkoordinaten im CT-Bilddatensatz abgeglichen.

4.3.1 Methode

Bei der landmarkenbasierten Registrierung werden n Paare $\left(L_i^R, L_i^T\right), i = 1,\ldots,n$ zueinander korrespondierender Landmarken in den beiden auszurichtenden Bilddatensätzen R und T betrachtet, die dieselben anatomischen Strukturen markieren. Für die Anpassung der unterschiedlichen Bildkoordinatensysteme werden die Bilddaten einer parametrischen Transformation t unterworfen, wobei häufig eine starre oder affine Transformation (Kap. 4.2) verwendet wird (Maintz und Viergever 1998).

Optimierungsproblem: Den Kern der landmarkenbasierten Registrierung bildet die Bestimmung einer Koordinatentransformation bzw. der zugehörigen Transformationsparameter innerhalb einer vorgegebenen Transformationsklasse. Hierbei werden die Transformationsparameter so gewählt, dass die beiden betrachteten Datensätze bezogen auf ein Optimierungskriterium optimal zueinander ausgerichtet werden. Als Optimierungskriterium wird in der Regel die mittlere quadratische Euklidische Distanz zwischen den Positionen der transformierten Landmarken im Templatebild T und den korrespondierenden Landmarken im Referenzbild R minimiert:

$$\sum_{i=1}^{n} \left(t(\boldsymbol{L}_i^T) - \boldsymbol{L}_i^R \right)^2 \overset{!}{=} \min \qquad (4.3)$$

Bei der parametrischen landmarkenbasierten Registrierung zweier Bilder R und T werden die Transformationsparameter durch Einsetzen der Punktepaare in die Transformationsgleichung (Gl. 4.1) und Lösung des so erhaltenen Gleichungssystems bestimmt. Bei ausreichender Anzahl von Punktepaaren erhält man ein überbestimmtes Gleichungssystem, das beispielsweise durch die Gauß'sche Methode der kleinsten Fehlerquadrate gelöst werden kann.

4.3.2 Anwendungsbeispiel

In (Roßmanith et al. 1998) wird die landmarkenbasierte Registrierung prä- und postoperativ erzeugter Augenhintergrundbilder, auch Fundusbilder genannt, verwendet, um zu einer verbesserten Darstellung und Bewertung des Operationserfolges bei Patienten mit Macula Pucker zu kommen. Bei diesen Patienten hat sich eine Membran am hinteren Augenpol gebildet, die zu Verziehungen der Netzhaut führt und den Seheindruck stark beeinträchtigen kann. Durch die Operation wird diese Membran entfernt. Die Entspannung der Netzhaut spiegelt sich im Verlauf der Kapillaren wider. Zur landmarkenbasierten Registrierung wurden interaktiv gewählte Punkte an Kapillarverästelungen in beiden Bildern markiert und als korrespondierende Landmarken verwendet. Durch Einsetzen der Punktepaare in die Transformationsgleichung (Gl. 4.1) erhält man ein überbestimmtes Gleichungssystem, das durch die Gauß'sche Methode der kleinsten Fehlerquadrate gelöst wurde. Nach der affinen Registrierung können die extrahierten segmentierten Kapillarkonturen aus dem prä- und postoperativen Bild im postoperativen Bild gemeinsam dargestellt und so besser verglichen werden.

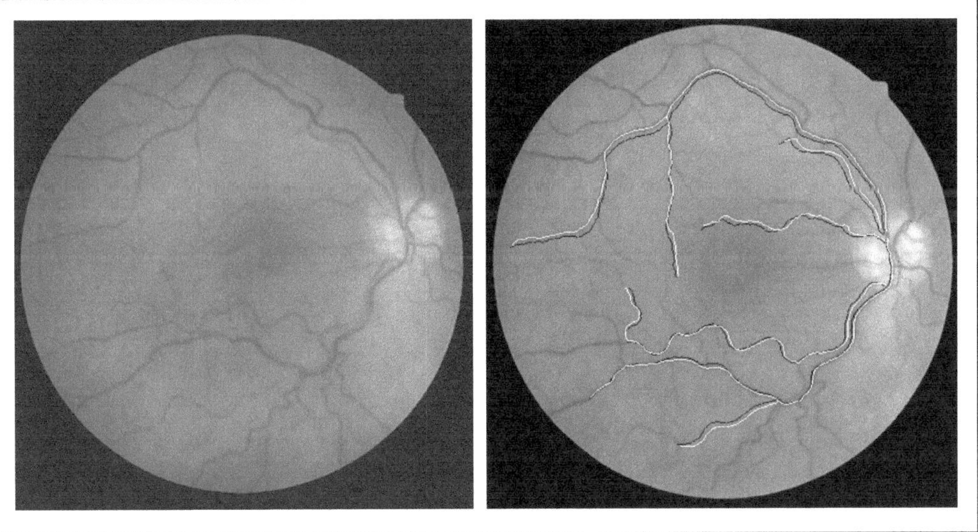

Abb. 4.2: Links: Präoperatives Augenhintergrundbild. Rechts: In dem postoperativen Augenhintergrundbild sind ausgewählte Kapillarkonturen aus dem präoperativen Bild hell und dem postoperativen Bild dunkel markiert, um die Veränderungen der Konturverläufe besser beurteilen zu können (Roßmanith et al. 1998). Die originär farbigen Augenhintergrundbilder wurden aus drucktechnischen Gründen als Grauwertbilder dargestellt.

4.4 Kurven- und oberflächenbasierte Registrierung

Bei der kurven- und oberflächenbasierten Registrierung werden die Randkurven oder Oberflächen segmentierter Bildobjekte in den auszurichtenden Bilddaten betrachtet. In einem Vorverarbeitungsschritt sind hierzu korrespondierende anatomische Strukturen in beiden Bilddaten zu segmentieren, die anschließend die Eingabe für die Registrierung bilden.

Zur Generierung einer oberflächenbasierten 3D-Repräsentation eines segmentierten Bildobjektes können die in Kap. 9.3.4 dargestellten Methoden verwendet werden. Die so erhaltene oberflächenbasierte Objektrepräsentation, Drahtgittermodell genannt, besteht aus räumlich aneinander gereihten Dreiecken.

Grundsätzlich ist bei kurven- und oberflächenbasierten Methoden zu beachten, dass die Registrierungsgenauigkeit von der Genauigkeit der verwendeten Segmentierungsergebnisse abhängig ist.

4.4.1 Iterative-Closest-Point-Algorithmus

Zur Registrierung zweier Objektoberflächen ist der Iterative-Closest-Point-Algorithmus (Besl und McKay 1992) geeignet, kurz ICP-Algorithmus genannt, der nachfolgend näher erläutert wird (Alg. 4.1). Hierbei wird eine Oberfläche durch eine Menge von Oberflächenpunkten repräsentiert, die eine dreidimensionale Punktwolke bildet.

Iterative-Closest-Point-Algorithmus (ICP-Algorithmus)

Input: Oberflächen A und B
Output: Eine an B angepasste Oberfläche A'

1. Initialisiere: $A':=A$;

2. Bestimme für alle Punkte der Oberfläche A' einen korrespondierenden Punkt auf der Oberfläche B;

3. Berechne die optimale Transformation t_{opt} unter Verwendung der Punktkorrespondenzen;

4. Deformiere die Oberfläche A unter Anwendung der berechneten Transformation $t_{opt,}$ so dass $A': = t_{opt}(A')$;

5. Solange das Abbruchkriterium nicht erfüllt ist, gehe zu 2;

Alg. 4.1. Algorithmische Grobstruktur des Iterative-Closest-Point-Algorithmus

Nach der Initialisierung (Schritt 1) werden für die Registrierung zweier Objektoberflächen zueinander korrespondierende Punkte auf den Oberflächen bestimmt (Schritt 2). Hierzu wird häufig eine Nächster-Nachbar-Strategie verwendet, bei der von dem betrachteten Punkt $p_{A'}$ der Oberfläche A' der Punkt auf der Oberfläche B mit der kleinsten Euklidischen Distanz zu $p_{A'}$ bestimmt wird. Die so erhaltenen korrespondierenden Punktepaare werden dann in Schritt 3 dazu verwendet, eine optimale Transformation zur Anpassung der Oberfläche A' an die Oberfläche B zu berechnen. Betrachtet man eine affine Transformation (Kap. 4.2), so entsteht durch Einsetzen der korrespondierenden Punktepaare in Gl. 4.1 ein überbestimmtes lineares Gleichungssystem, das mittels der Gauß'schen Methode der kleinsten Fehlerquadrate gelöst werden kann. Durch diese Vorgehensweise werden die Euklidischen Abstände zwischen den korrespondierenden Oberflächenpunkten minimiert. Nach der Transformation der Oberfläche A' (Schritt 4) werden die Schritte 2-4 iteriert, um eine sukzessiv verbesserte Anpassung der transformierten Oberfläche A' an die Oberfläche B zu erzielen. Das iterative Anpassungsverfahren bricht ab, falls die Summe der Abstandsquadrate der korrespondierenden Oberflächenpunkte oder ihre Veränderung von Iteration zu Iteration kleiner als ein vorgegebener Schwellwert werden oder aber eine vorgegebene Iterationsanzahl erreicht wird.

Oberflächenbasierte Verfahren werden häufig für die starre oder die affine Registrierung einfach zu segmentierender Bildobjekte eingesetzt. So wird beispielsweise in (Levin et al. 1988) eine 3D-3D-Registrierung multimodaler Bilddaten aus dem Kopfbereich (CT, MR und PET) durchgeführt, bei der sich die Ausrichtung an der Hautoberfläche des Kopfes orientiert. Diese kann mithilfe einfacher Schwellwertmethoden in den betrachteten 3D-Bilddaten segmentiert werden.

4.4.2 Anwendungsbeispiel

In (Ehrhardt, Handels et al. 2004) werden oberflächenbasierte Registrierungsverfahren unter Verwendung des ICP-Algorithmus eingesetzt, um bei verschiedenen Patienten eine robuste und reproduzierbare Bestimmung von Oberflächenlandmarken zu ermöglichen, die im Rahmen der computergestützten Hüftoperationsplanung (Kap. 10.4) benötigt werden. Ausgangspunkt ist ein Datensatz (Atlas), in dem alle interessierenden Landmarken auf der Hüftoberfläche markiert sind. Die Landmarken des Atlanten sollen nun durch Anwendung von oberflächenbasierten Registrierungsalgorithmen auf einen Patientendatensatz übertragen werden. Bei der Landmarkenübertragung wird um die betrachtete Landmarke ein kleiner Ausschnitt aus dem 3D-Oberflächenmodell des Hüftknochens betrachtet, der in Abb. 4.3 grau unterlegt dargestellt ist.

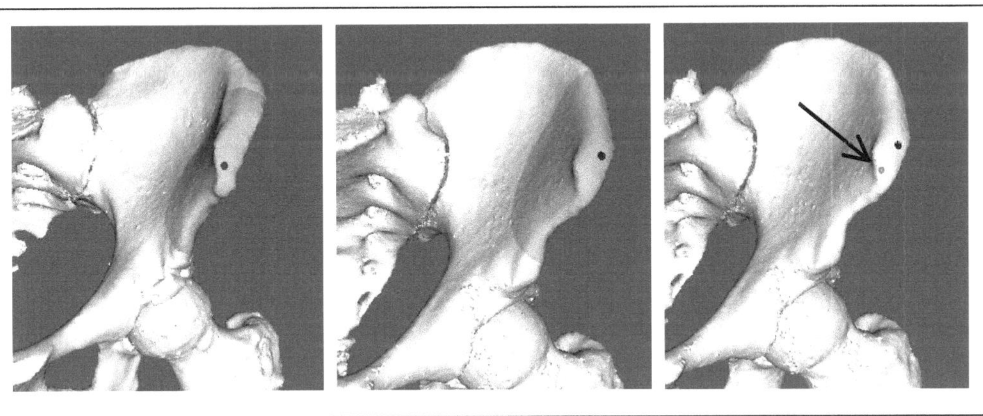

Abb. 4.3: Das Oberflächenmodell des Atlanten mit einer hier definierten Landmarke (links) und das des Patienten mit der vor der oberflächenbasierten Registrierung interaktiv zugeordneten Landmarke (Mitte). Die lokalen Ausschnitte der Hüftoberflächen sind grau unterlegt dargestellt. Rechts ist die nach der Registrierung auf das Patientenmodell übertragene Landmarke mit einem Pfeil markiert (Ehrhardt, Handels et al. 2004).

Nach der affinen ICP-basierten Registrierung des Atlasoberflächenausschnittes mit dem entsprechenden Oberflächenbereich der Patientenhüfte wird die Landmarkenposition vom Atlas mittels Nächster-Nachbar-Strategie auf den Patientendatensatz übertragen. In der Anwendung konnte so eine automatische Landmarkenbestimmung durchgeführt werden, die im Vergleich zur manuellen Landmarkenfestlegung deutlich besser zueinander korrespondierende Landmarken lieferte (Abb. 4.3, rechts).

4.4.3 Registrierung durch atlasbasierte Bildsegmentierung

Durch die atlasbasierte Segmentierung mit aktiven Konturmodellen (engl.: active contour models, snakes), die in Kap. 5.5 ausführlich beschrieben werden, werden implizit korrespondierende Konturpunkte zweier Datensätze aufeinander abgebildet und somit eine *konturbasierte* Registrierung erzielt. Hierbei werden die Außenkonturen des segmentierten Bildobjektes aus dem Referenzdatensatz (Atlas) in die korrespondierende Schicht des zu segmentierenden Templatedatensatzes (Patient) eingeblendet und als Startkontur verwendet. Durch den nachfolgenden Optimierungsprozess wird iterativ eine Anpassung der initialen Konturen an die Objektkonturen in dem Templatedatensatz vorgenommen. Man erhält somit eine Objektkontur im Templatedatensatz, bei der die Konturpunkte zu den Konturpunkten des Referenzdatensatzes korrespondieren. Für die Verallgemeinerung dieses Ansatzes zur *oberflächenbasierten Registrierung* sind deformierbare Oberflächenmodelle (engl.: deformable surface models) geeignet, die sich iterativ an Objektoberflächen in 3D-Bilddaten anpassen können. Die in Kap. 5.5.5.3 vorgestellte Erweiterung des Live-Wire-Verfahrens zur altasbasierten Segmentierung ermöglicht ebenfalls die implizite Registrierung von Atlas- und Patientenkonturen durch die Übertragung segmentierter Altaskonturen auf den Patientendatensatz (Abb. 4.4).

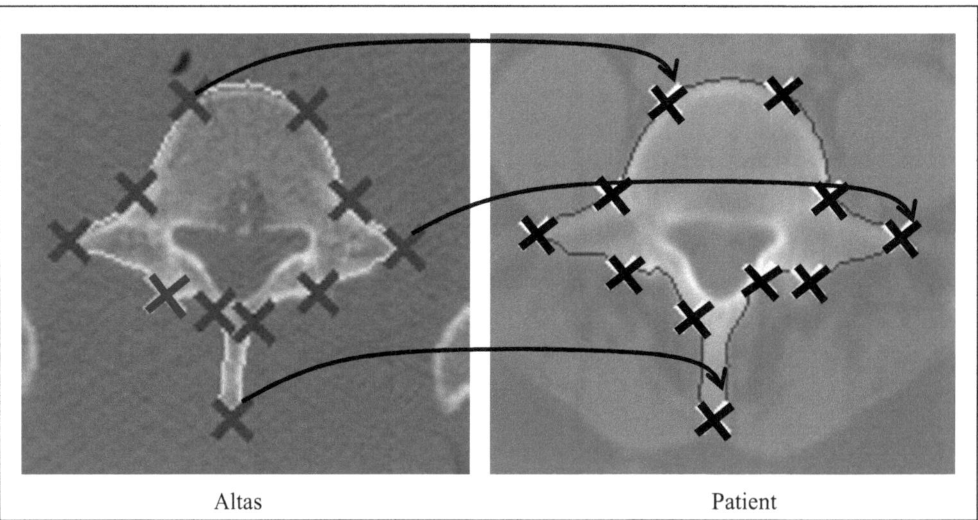

Abb. 4.4: Atlaskontur eines Wirbelkörpers (links) mit Konturpunkten und die korrespondierenden Konturpunkte der Patientenkontur (rechts). Drei ausgewählte korrespondierende Punktepaare sind durch Pfeile beispielhaft hervorgehoben.

4.5 Voxelbasierte Registrierung

Voxelbasierte Registrierungsmethoden sind für die medizinische Anwendung von besonderer Bedeutung, da sie automatisch und ohne vorangehende Vorverarbeitungsschritte direkt auf die in den Bildpunkten bzw. Voxeln repräsentierten Grauwertinformationen angewandt werden können.

Das Problem der voxelbasierten Registrierung zweier Bilddatensätze kann als *Optimierungsproblem* formuliert werden, dessen Lösung ausgehend von einer Startlösung iterativ approximiert wird. Bei der iterativen Optimierung besteht jedoch stets die Gefahr, dass der Optimierungsprozess gegen ein lokales und nicht gegen das globale Optimum konvergiert.

Durch die Verwendung von *Multi-Resolution-Ansätzen*, bei denen zunächst eine Registrierung in einem vergröberten Bilddatensatz durchgeführt wird, der nachfolgend sukzessive verfeinert wird, kann die Robustheit der Registrierung erhöht und eine Beschleunigung erzielt werden (z.B. Studholme et al. 1996).

4.5.1 Ähnlichkeitsmaße

Zur Steuerung des Registrierungsprozesses werden Ähnlichkeitsmaße verwendet, die die durch die aktuelle Transformation t erzielte Ähnlichkeit zwischen dem transformierten Templatebild $T(t(x))$ und dem Referenzbild $R(x)$ beschreiben. Die Auswahl eines geeigneten Ähnlichkeitsmaßes orientiert sich an der Registrierungsaufgabe und den Eigenschaften der zu registrierenden Bilddaten. Nachfolgend werden drei häufig verwendete Optimierungskriterien zur

- Minimierung der *Summe der quadratischen Intensitätsdifferenzen*

- Minimierung der *Varianz der Intensitätsverhältnisse*

- Maximierung der *Mutual Information*

und die hier verwendeten Ähnlichkeitsmaße näher vorgestellt und diskutiert.

4.5.1.1 Summe der quadratischen Intensitätsdifferenzen

Bei der Minimierung der Summe der quadratischen Intensitätsdifferenzen werden voxelweise die Differenzen der Intensitätswerte des Referenzbilddatensatzes $R(x)$ und des transformierten Templatebilddatensatzes $T(t(x))$ gebildet und die Summe aller quadrierten Differenzen als Maßzahl für die Güte der Ausrichtung berechnet.

$$\sum_{i=1}^{n} \left(R(x_i) - T(t(x_i)) \right)^2 \stackrel{!}{=} \min \tag{4.4}$$

n gibt dabei die Anzahl der betrachteten Bildpunkte, x_i die Voxelkoordinaten an.

Die Verwendung dieses Kriteriums ist sinnvoll, wenn die Gewebe in den auszurichtenden Bilddaten ähnliche Intensitätswerte aufweisen. Diese Anforderung ist beispielsweise häufig bei monomodalen Bilddaten erfüllt, die von einem Patienten zu verschiedenen Zeitpunkten mit demselben bildgebenden Gerät aufgenommen wurden.

4.5.1.2 Varianz der Intensitätsverhältnisse

Wird zwischen den Intensitätswerten der Strukturen in den auszurichtenden Bilddatensätzen R und T ein linearer Zusammenhang erwartet, bildet die Varianz σ_{ratio}^2 der Signalverhältnisse $ratio(x) = R(x)/T(t(x))$ ein geeignetes Ähnlichkeitsmaß, das bei optimaler Ausrichtung der beiden Bilder minimal wird.

Mit dem mittleren Signalverhältnis $\overline{ratio}$ erhält man als Optimierungskriterium:

$$\sigma_{ratio}^2 = \frac{1}{n-1} \sum_{i=1}^{n} \left(ratio(x_i) - \overline{ratio} \right)^2 \overset{!}{=} \min \tag{4.5}$$

Hierbei gibt n die Anzahl der betrachteten Bildpunkte, x_i die Voxelkoordinaten an.

4.5.1.3 Mutual Information

Ein Ansatz für eine robuste Ausrichtung von multimodalen Bilddaten (z.B. von CT- und MR-Bilddaten), bei dem kein Vorwissen über die Abhängigkeiten zwischen den Intensitätswerten in beiden Datensätzen benötigt wird, wird in (Collignon et al. 1995, Wells et al. 1996) vorgeschlagen. Hierbei wird ein informationstheoretisches Maß, Mutual Information I genannt, als Gütekriterium verwendet, in das die Entropien der Intensitätsverteilungen in den Bilddatensätzen sowie ihrer gemeinsamen Verteilung eingehen.

Gegeben sei ein Bild mit Intensitäten $a_1,\ldots,a_v$ und ihre Verteilung $p(a_1),\ldots,p(a_v)$, dann ist

$$H_a = -\sum_{i=1}^{v} p(a_i)\ln(p(a_i)) \tag{4.6}$$

die Entropie der Intensitätsverteilung. Die Entropie $H_{a,b}$ der gemeinsamen Verteilung zweier Bilddatensätze ergibt sich in analoger Weise durch Betrachtung der Wahrscheinlichkeiten für das gemeinsame Auftreten der Intensitätswerte $a_1,\ldots,a_v$ und $b_1,\ldots,b_w$ und ist gegeben durch:

$$H_{a,b} = -\sum_{i=1}^{v}\sum_{j=1}^{w} p(a_i,b_j)\ln(p(a_i,b_j)) \tag{4.7}$$

Die *Mutual Information* der Intensitätsverteilung des Referenzdatensatzes $R(x)$ und des transformierten Bilddatensatzes $T(t(x))$ ist dann gegeben durch:

$$I_{R(x),T(t(x))} = H_{R(x)} + H_{T(t(x))} - H_{R(x),T(t(x))} \tag{4.8}$$

Die Berechnung der Entropie kann direkt aus dem zugehörigen Histogramm erfolgen. Hierbei werden die Wahrscheinlichkeiten $p(a_i)$, $p(b_j)$ bzw. $p(a_i,b_j)$ durch die relativen Häufigkeiten des Auftretens der Intensitätswerte a_i, b_j bzw. der Intensitätskombinationen (a_i,b_j) geschätzt. Eine wesentlich effizientere Methode zur Schätzung der Wahrscheinlichkeiten $p(a_i)$, $p(b_j)$ und $p(a_i,b_j)$ bildet die Parzen-Window-Technik (Parzen 1962), die häufig bei der voxelbasierten Registrierung verwendet wird (Wells et al. 1996).

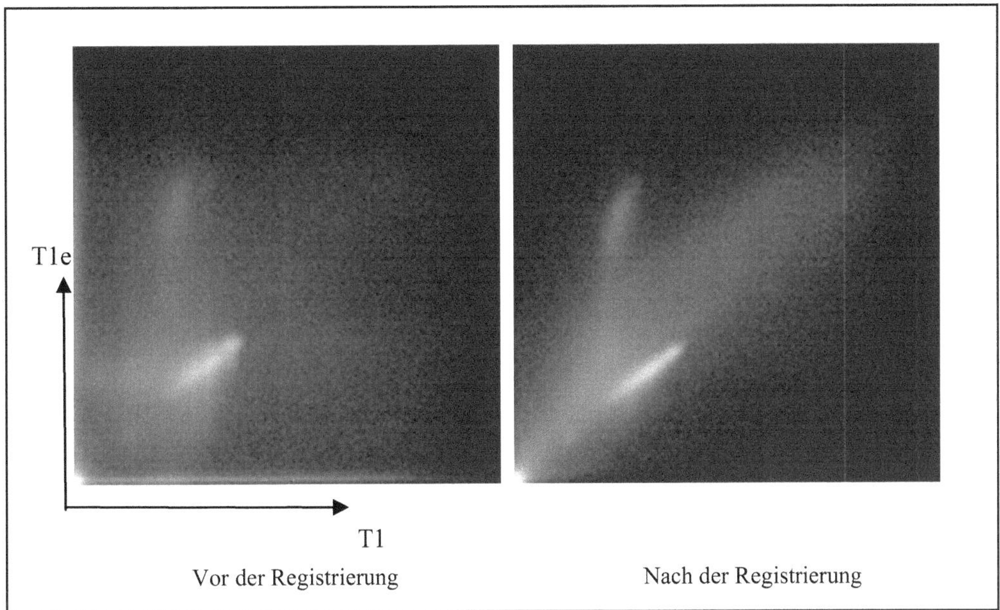

Abb. 4.5: Grauwertdarstellung der gemeinsamen Histogramme T1-gewichteter MR-Aufnahmen mit (T1e) und ohne Kontrastmittel (T1) vor (links) und nach der Registrierung (rechts). Man erkennt die geringere Streuung der Daten im rechten Histogramm und eine stärkere Ausprägung der Histogrammberge nach der Registrierung.

Die Verwendung der *Mutual Information* $I_{R(x),T(t(x))}$ bei der Registrierung zweier Bilddatensätze wird dadurch motiviert, dass die Entropie $H_{R(x),T(t(x))}$ der gemeinsamen Intensitätsverteilung reduziert wird, falls durch die Transformation t vermehrt homogene Bildstrukturen in beiden Bilddatensätzen zueinander korrespondieren. Im zweidimensionalen Histogramm der beiden Bilddatensätze $R(x)$ und $T(t(x))$ bilden sich hierdurch im Laufe des Registrierungsprozesses zunehmend Histogrammberge aus. Durch diese Strukturzunahme im Histogramm (Abb. 4.5) wird die Entropie $H_{R(x),T(t(x))}$ verringert und die Mutual Information erhöht. Bei der Registrierung zweier Bilddatensätze wird somit eine Minimierung der Entropie der gemeinsamen Intensitätsverteilung $H_{R(x),T(t(x))}$ und hierdurch eine Maximierung der Mutual Information angestrebt:

$$I_{R(x),T(t(x))} = H_{R(x)} + H_{T(t(x))} - H_{R(x),T(t(x))} \overset{!}{=} \max \tag{4.9}$$

In dem in Abb. 4.5 dargestellten Histogrammbeispiel steigen darüber hinaus durch die Registrierung die Histogrammwerte im Bereich der Diagonalen der 2D-Histogrammmatrix, da bei den betrachteten monomodalen Bilddaten nun Bildpunkte mit ähnlichen Grauwerten in höherer Anzahl aufeinander abgebildet werden als vor der Registrierung.

Anwendungsbeispiel: In Abb. 4.6 ist das Ergebnis der 3D-3D-Registrierung von Protonen- und T1-gewichteten MR-Bilddaten mit stark unterschiedlichen Bildeigenschaften in einer ausgewählten 2D-Schicht in Schachbrettdarstellung dargestellt. Durch die Schachbrettdarstellung werden bei den nicht-registrierten Bilddaten (links) Sprünge an den Bildübergängen sichtbar, während hier nach der Registrierung (rechts) kontinuierliche Übergänge auftreten.

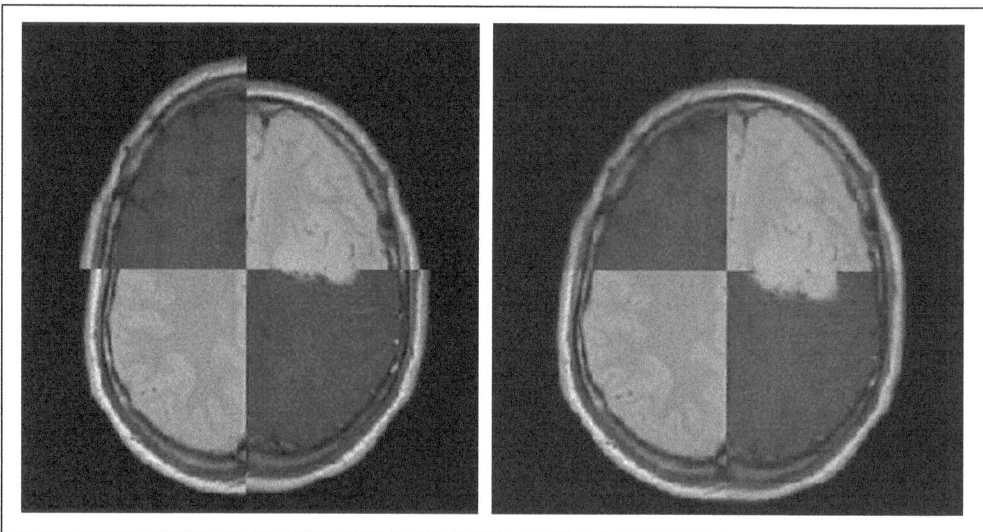

Abb. 4.6.: Schachbrettdarstellung zweier korrespondierender protonen- und *T1*-gewichteter MR-Bilder aus einem 3D-Bilddatensatz vor (links) und nach der Registrierung (rechts) unter Verwendung der Mutual Information. In der Schachbrettdarstellung sind die Protonen- und *T1*-gewichteten MR-Bilder abwechselnd in verschiedenen Ausschnitten dargestellt.

Ein wesentlicher Vorteil der Mutual Information ist es, dass durch ihre Maximierung auch multimodale Bilddaten (z.B. CT-MR-Registrierung) in robuster Weise registriert werden können (Collignon et al. 1995, Wells et al. 1996, Studholme et al. 1996). Als Nachteil kann gesehen werden, dass bei der Verwendung der Mutual Information als Ähnlichkeitsmaß die benötigte Rechenzeit im Vergleich zur Verwendung der Summe der quadratischen Intensitätsdifferenzen sowie der Varianz der Intensitätsverhältnisse deutlich steigt.

4.5.2 Nicht-lineare voxelbasierte Registrierung

Die in diesem Kapitel vorgestellten nicht-linearen, nicht-parametrischen Registrierungsalgorithmen ermöglichen die Berücksichtigung *lokaler* Deformationen in den Bilddaten bei der Registrierung und eröffnen hierdurch im Vergleich zu den in Kap. 4.2 vorgestellten parametrischen Transformationen weitergehende Anwendungsmöglichkeiten für die Registrierung medizinischer Bilddaten. So können beispielsweise mittels nicht-parametrischer Registrierungsalgorithmen atmungsbedingte Bewegungen des Patienten zwischen zwei Bildaufnahmen kompensiert oder präoperative Bilddaten und der darauf abgestimmte Operationsplan an intraoperativ aufgenommene Bilddaten angepasst werden, die lokale Weichteildeformationen beinhalten. Darüber hinaus werden neue Anwendungen wie die strukturerhaltende Interpolation von räumlichen und zeitlichen Bilddaten (Kap. 4.5.3.2), die voxelbezogene Schätzung von Bewegungsfeldern in (2D+t)- und (3D+t)-Bilddaten (Kap. 4.5.3.3) sowie die altasbasierte Segmentierung von Bilddatensätzen (Kap. 5.7) möglich.

4.5.2.1 Mathematische Grundlagen

Das Problem der Registrierung zweier Bilder, dem Referenzbild $R: \mathbb{R}^d \to \mathbb{R}$ und dem Templatebild $T: \mathbb{R}^d \to \mathbb{R}$, kann unter Verwendung nicht-linearer, nicht-parametrischer Transformationen $t: \mathbb{R}^d \to \mathbb{R}^d$ mit $d \in \{2,3\}$ wie folgt als *Optimierungsproblem* formuliert werden:

> Finde eine *optimale* Transformation t so, dass das transformierte Bild $T(t(x))$ *ähnlich* zum Referenzbild $R(x)$ und die Transformation *plausibel* ist.

Hierbei wird die Transformation t üblicherweise durch einen Identitätsanteil $id(x)=x$ und einen Verschiebungsanteil (engl.: displacement) $u: \mathbb{R}^d \to \mathbb{R}^d$ dargestellt:

$$t(x) = id(x)\text{-}u(x) = x\text{-}u(x) \tag{4.10}$$

Durch die Transformation t werden nach erfolgreicher Registrierung korrespondierende anatomische Landmarken und Bildstrukturen des Referenz- und des Templatebildes aufeinander abgebildet. Das so erhaltene Verschiebungsfeld u ist ein d-dimensionalesVektorfeld, das die Transformation t vollständig beschreibt.

Die Ähnlichkeit zweier Bilder kann mit den in Kap. 4.5.1 vorgestellten Ähnlichkeitsmaßen quantitativ beschrieben werden. Zur Lösung des beschriebenen Optimierungsproblems muss noch geklärt werden, was unter einer plausiblen Transformation zu verstehen ist.

Bei dem iterativen Registrierungsprozess soll die Ähnlichkeit der zu registrierenden Bilddaten maximiert bzw. ihre Distanz minimiert werden und eine optimale Transformation in der betrachteten Klasse plausibler bzw. sinnvoller Transformationen gefunden werden. Nachfolgend wird das nicht-parametrische Registrierungsproblem in Anlehnung an (Modersitzki 2004) als Minimierungsaufgabe in einem variationellen Ansatz beschrieben. Das zu minimierende Funktional

$$J(t) = D[R,T \circ t] + \alpha \cdot S[t] \overset{!}{=} \min \tag{4.11}$$

wird durch das verwendete *Distanzmaß D* und den *Regularisierer S* charakterisiert.

Der Distanzterm $D[R,T \circ t]$ wird minimal, wenn die Transformation t so bestimmt wird, dass die Ähnlichkeit zwischen dem Referenzbild R und dem transformierten Templatebild $T(t(x))$ maximal ist. Demgegenüber werden durch den Regularisierer $S[t]$ unrealistische Transformationen bestraft bzw. plausible, sinnvolle Transformationen belohnt. Er hat insbesondere das Ziel, glatte Verschiebungsfelder zu erzeugen, und wird daher auch als *Glätter* bezeichnet. Der Parameter $\alpha \in \mathbb{R}$ wird zur Gewichtung der Anteile verwendet.

Das formulierte Optimierungsproblem ist ein schlecht gestelltes Problem, das erst unter Berücksichtigung von Nebenbedingungen, die die Regularisierer charakterisieren, gelöst werden kann. Hierbei beeinflusst die Wahl der Regularisierer das Registrierungsergebnis. Er muß daher problemspezifisch gewählt werden.

Da es sich hier um ein nicht-lineares Optimierungsproblem handelt, kann die Lösung des Optimierungsproblems nicht geschlossen in einem Schritt erfolgen, sondern nur iterativ in einem Optimierungsprozess angestrebt werden. Zur Lösung des in Gl. 4.11 formulierten nicht-linearen Optimierungsproblems können verschiedene Verfahren der nicht-linearen Optimierung eingesetzt werden. Den Verfahren ist gemeinsam, dass sie sich ausgehend von einem Startpunkt iterativ der gesuchten optimalen Lösung nähern. Zu den bekanntesten nicht-linearen Optimierungsverfahren zählen das Finite-Differenzen-Verfahren, das Gradientenabstiegsverfahren, das Newton-Verfahren, das Quasi-Newton-Verfahren, das Gauß-Newton-Verfahren sowie das Levenberg-Marquardt-Verfahren. Von diesen Verfahren werden das Finite-Differenzen-Verfahren und das Levenberg-Marquardt-Verfahren bevorzugt in der Bildregistrierung eingesetzt. Für weiterführende Darstellungen und Erläuterungen der nicht-linearen Optimierungsverfahren wird auf (Press et al. 1992) verwiesen.

Im Folgenden werden verschiedene nicht-lineare, nicht-parametrische Registrierungsverfahren vorgestellt, die auf physikalisch motivierten Modellen beruhen und die möglichen Transformationen durch Wahl geeigneter Regularisierer sinnvoll einschränken. Diese Regularisierer sind im Rahmen des in Gl. 4.11 beschriebenen variationellen Ansatzes grundsätzlich mit allen in Kap. 4.5.1 vorgestellten Distanzmaßen kombinierbar.

4.5.2.2 Elastische Registrierung

Anschaulich gesprochen geht man bei einer elastischen Registrierung (engl.: elastic registration) davon aus, dass das Templatebild durch eine Verzerrung eines auf Gummi aufgebrachten Referenzbildes entstanden ist. Durch die zu bestimmende Transformation t bzw. das zugehörige Verschiebungsfeld u soll das Templatebild wieder elastisch in das Referenzbild zurück transformiert werden.

Die Transformationsklasse wird nachfolgend durch ein *lineares Elastizitätsmodell* beschrieben (Broit 1981). Hierbei beschreibt der Regularisierer das linearisierte elastische Potenzial des Verschiebungsfeldes u wie folgt:

$$S^{elas}[u] = P[u]$$

$$= \frac{1}{2} \int_{\Omega} \frac{\mu}{2} \sum_{j,k=1}^{d} (\partial_{x_j} u_k + \partial_{x_k} u_j)^2 + \lambda \left(\sum_{j=1}^{d} \partial_{x_j} u_j \right)^2 dx \tag{4.12}$$

Dabei beschreiben die *Lamé-Konstanten* $\lambda \in \mathbb{R}$ und $\mu \in \mathbb{R}$ die Elastizitätseigenschaften und $\partial_{x_j} u_k$ die partiellen Ableitungen der Verschiebungsfunktion $\boldsymbol{u}$. Die von Broit 1981 vorgeschlagene elastische Registrierung benutzt als Distanzmaß die Summe der quadratischen Intensitätsdifferenzen (Kap. 4.5.1.1), jedoch können auch die übrigen in Kap. 4.5.1 vorgestellten Distanzmaße hier verwendet werden.

4.5.2.3 Fluidale Registrierung

Die fluidale Registrierung (engl.: fluid registration), die auch als viskoelastische Registrierung (engl.: visco-elastic registration) bezeichnet wird, zeichnet sich gegenüber der elastischen Registrierung dadurch aus, dass innere Kräfte (bzw. der Einfluss des Regularisierers) wie in einer viskosen Flüssigkeit mit der Zeit verschwinden. Das Templatebild wird als eine viskose bzw. zähe Flüssigkeit (z.B. Honig) modelliert, die ausströmt, um sich sukzessive an das Referenzbild anzupassen. Auf diese Weise sind auch komplexe ausgedehnte Verformungen möglich.

Mathematisch wird zu diesem Zweck ein Zeitparameter t eingeführt, der dafür sorgt, dass der Einfluss des Regularisierers während des iterativen Optimierungsprozesses sukzessive abnimmt. Verallgemeinert kann der Zusammenhang zwischen elastischer und fluidaler Registrierung wie folgt beschrieben werden (vgl. Gl. 4.12):

$$S^{fluid}\left[\boldsymbol{u},t\right] = P\left[\boldsymbol{v}\right] \tag{4.13}$$

wobei das Eulersche Geschwindigkeitsfeld $\boldsymbol{v}$ und das Verschiebungsfeld $\boldsymbol{u}$ wie folgt zusammenhängen:

$$\boldsymbol{v}(\boldsymbol{x},t) = \frac{\partial \boldsymbol{u}(\boldsymbol{x},t)}{\partial t} + \boldsymbol{v}(\boldsymbol{x},t)\cdot\nabla \boldsymbol{u}(\boldsymbol{x},t) \tag{4.14}$$

4.5.2.4 Diffusive Registrierung

Der bei der diffusiven Registrierung (engl.: diffusive registration) verwendete Regularisierer, der erstmals in (Horn und Schunk 1981) beschrieben wird, hat das Ziel, starke Schwankungen im geschätzten Verschiebungsfeld zu verhindern. Hierzu wird in jeder Dimension über den quadratischen Gradientenbetrag des Deformationsfeldes integriert (Fischer und Modersitzki 2002):

$$S^{diff}\left[\boldsymbol{u}\right] = \frac{1}{2}\sum_{j=1}^{d}\int_{\Omega}\left\|\nabla \boldsymbol{u}_j\right\|^2 d\boldsymbol{x} \tag{4.15}$$

Durch diese Regularisierung werden große Differenzen der Komponenten benachbarter Vektoren bei der Registrierung unterdrückt und somit eine komponentenweise Glättung des berechneten Verschiebungsfeldes erzielt. Die Entkopplung der Dimensionen ermöglicht eine effiziente Implementierung des Verfahrens. Der Registrierungsansatz wird als diffusiv bezeichnet, da die Lösung des Registrierungsproblems auf die Euler-Lagrange-Gleichung führt, durch die Diffusionsprozesse beschrieben werden.

4.5.2.5 Dämonenbasierte Registrierung

Die dämonenbasierte Registrierung (engl.: demon based registration) orientiert sich an einer Theorie aus der Thermodynamik, bei der Maxwell den Begriff der Dämonen einführte, um das Verhalten zweier Gase in einem Gefäß zu beschreiben, welches durch eine semipermeable Membran geteilt wird. Die Dämonen sind hierbei auf der Membran positioniert und steuern den Prozess. Dieses physikalische Modell motivierte die Einführung der dämonenbasierten Registrierung (Thirion 1998).

Bei der Bildregistrierung entsprechen die Gasteilchen den zueinander korrespondierenden Bildpunkten der zu registrierenden Bilddaten, die durch die während des Austausch- bzw. des Registrierungsprozesses wirkenden Kräfte vermischt bzw. zueinander ausgerichtet werden. Die Kräfte greifen hierbei an den Dämonenpositionen an den Objektgrenzen (Membran) an, die sich durch erhöhte Gradientenbeträge auszeichnen.

Der Algorithmus der dämonenbasierten Registrierung (Alg. 4.2) weist die folgende Grobstruktur auf:

Schritt 1: Ein Dämon ist ein Punkt $p \in \mathbb{R}^d$ im Bilddatensatz, der durch einen Kraftvektor $K(p) \in \mathbb{R}^d$ charakterisiert ist. In medizinischen Bilddaten werden die Dämonen zumeist an Bildpunkten positioniert, an denen der Gradientenbetrag deutlich größer als *0* ist.

Schritt 2: Die Berechnung der Dämonenkraft an einem Punkt $p \in \mathbb{R}^d$ im Bilddatensatz wird nach (Thirion 1998, Cachier 1999) wie folgt durchgeführt:

$$K(p) = -grad(R(p)) \frac{R(p) - T(p - u_i(p))}{\left\| grad(R(p)) \right\|^2 + \alpha^2 \left(R(p) - T(p - u_i(p)) \right)^2} \tag{4.16}$$

Als wesentliches Element wird die Bildmerkmalsdifferenz zwischen den korrespondierenden Punkten im Referenz- und Templatebild $R(p) - T(p - u_i(p))$ zur Berechnung der Kraftvektoren während der dämonenbasierten Registrierung herangezogen. So führen hohe Differenzen zu großen Kraftvektoren und damit zu relativ starken lokalen Deformationen des Templatebildes. Durch die Einbeziehung des Bildgradienten $grad(R(p))$ wirken die Kräfte in Gradientenrichtung und somit senkrecht zu den Objektgrenzen des Referenzbildes. Die Terme im Nenner dienen der Normierung der Kraftvektoren sowie der Stabilisierung der Berechnung bei Pixeln mit Gradientenbeträgen nahe *0*. Demgegenüber wird der Faktor $\alpha \in \mathbb{R}$ zur Gewichtung eines Iterationsschrittes verwendet.

Schritt 3: Würden die nach Gl. 4.16 berechneten Kraftvektorfelder direkt als Verschiebungsfeld verwendet, so kann dies zu Problemen führen. Zeigen die Kraftvektoren benachbarter Bildpositionen beispielsweise in stark unterschiedliche Richtungen, so kann es zum Zerreißen von Strukturen im registrierten Bild kommen. Daher wird eine Glättung der Kraftvektoren durch einen Gauß-Filter (Kap. 3.1.1.2.2) durchgeführt und das so erhaltene geglättete Kraftvektorfeld als Verschiebungsfeld verwendet. Die Gauß-Glättung übernimmt also in der dämonenbasierten Registrierung die Funktion des Regularisierers. Zugleich wird durch die Glättung eine Verschmierung des Verschiebungsfeldes erzielt, durch die eine Berechnung des Verschiebungsfeldes an Positionen im Bild möglich wird, an denen aufgrund geringer Gradientenbeträge keine Dämonen positioniert wurden.

Dämonenbasierte Registrierung

Input: Referenzbild R: $\mathbb{R}^d \to \mathbb{R}$ und Templatebild T: $\mathbb{R}^d \to \mathbb{R}$
Output: Verschiebungsfeld $\boldsymbol{u}$: $\mathbb{R}^d \to \mathbb{R}^d$

1. Bestimme die Positionen der Dämonen im Referenzbild R und
   initialisiere das Verschiebungsfeld $\boldsymbol{u_0}$ (z.B. $\boldsymbol{u_0(x)=0}$) und setze $i=0$.

2. Berechne für jede Dämonenposition $\boldsymbol{p}$ einen Kraftvektor $\boldsymbol{K_i(p)} \in \mathbb{R}^d$

3. Berechne aus den Kraftvektoren $\boldsymbol{K_i(p)}$ das geglättete aktuelle Verschiebungsfeld $\boldsymbol{u_{akt}(x)}$
   und das Gesamtverschiebungsfeld $\boldsymbol{u_{i+1}(x)} = \boldsymbol{u_i} \circ \boldsymbol{u_{akt}(x)}$.

4. Solange das Abbruchkriterium nicht erfüllt ist, setze $i = i+1$ und gehe zu 2.

Alg. 4.2. Algorithmische Grobstruktur der dämonenbasierten Registrierung

Schritt 4: Die Berechnung bricht ab, falls im letzten Iterationsschritt i keine wesentlichen Änderungen am Gesamtverschiebungsfeld $\boldsymbol{u_{i+1}}$ mehr aufgetreten sind. Um die Terminierung des Algorithmus zu gewährleisten, wird darüber hinaus häufig die Anzahl der maximal durchzuführenden Iterationen festgelegt.

Anwendungsbeispiel: In Abb. 4.7 ist das Ergebnis einer dämonenbasierten Registrierung von CT-Bilddaten der Hüfte zweier Patienten dargestellt. Die Bilddaten wurden im Bereich der Hüftknochen maskiert, um die Registrierung auf die Hüftknochen zu beschränken. Durch die Maskierung wurden die Dämonen nur im Bereich der Hüftknochen positioniert. Neben dem Referenz- und dem Templatebild ist ein Bild eines regelmäßigen Gitters dargestellt, das wie das Templatebild transformiert wurde. Durch die Registrierung wurden korrespondierende Punkte und Bildstrukturen im Hüftknochenbereich aufeinander abgebildet.

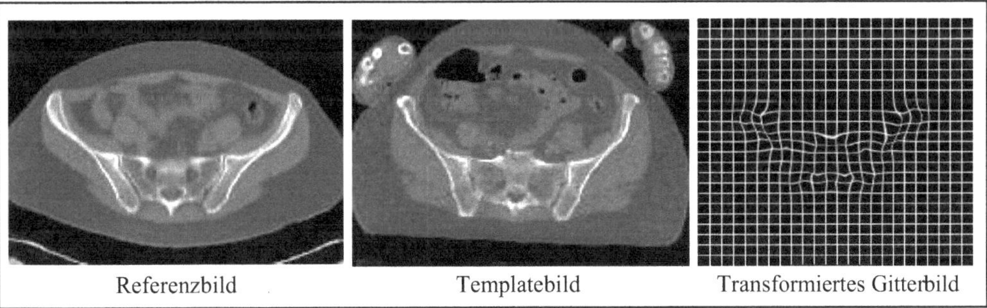

Referenzbild   Templatebild   Transformiertes Gitterbild

Abb. 4.7: Dämonenbasierte Registrierung von Hüftknochen. Rechts ist das durch die Registrierung transformierte regelmäßige Gitter des Templatebildes dargestellt.

4.5.3 Anwendungen voxelbasierter Registrierungsverfahren

In diesem Kapitel werden verschiedene Anwendungsmöglichkeiten der voxelbasierten Registrierung zur Bildfusion, Bewegungskorrektur, strukturerhaltenden Bildinterpolation und Bewegungsfeldschätzung in räumlich-zeitlichen Bildfolgen erläutert und an Beispielen illustriert. In Kap. 5.7 wird ergänzend die Anwendung von nicht-linearen voxelbasierten Registrierungsmethoden für die atlasbasierte Segmentierung vorgestellt.

4.5.3.1 Bildfusion und Bewegungskorrektur

Wesentliche Motivation für die Entwicklung von Registrierungsalgorithmen war der Wunsch nach einer *Bildfusion* von Bilddaten eines Patienten, die mit verschiedenen bildgebenden Geräten (z.B. CT, MRT, PET etc.) aufgenommen wurden. Sie werden durch Registrierungsverfahren zur Überdeckung bzw. in ein gemeinsames Koordinatensystem gebracht, wodurch eine kombinierte Analyse und Visualisierung multimodaler Bilddaten möglich wird.

So wird beispielsweise in Kap. 10.4 im Rahmen der computergestützten Operationsplanung von Hüftoperationen eine starre Registrierung unter Verwendung der Mutual Information (Kap. 4.5.1.3) als Gütemaß angewandt, um räumliche CT- und MR-Bilddaten eines Patienten mit einem Knochentumor im Hüftbereich zu registrieren. Während die Knochen im Computertomogramm kontrastiert dargestellt werden, kann der Knochentumor nur in den MR-Bildern klar abgegrenzt werden. Nach der Segmentierung des Knochens im CT-Bilddatensatz und des Knochentumors im MR-Datensatz ermöglicht die Registrierung die Darstellung des Knochentumors und des Knochens in einem Koordinatensystem sowie deren gemeinsame 3D-Visualisierung im virtuellen Patientenkörper. Vor der Registrierung wurde der Hüftbereich maskiert, wodurch die Registrierung auf den Bereich der Hüftknochen beschränkt wurde, so dass Bildunterschiede im Darmbereich keinen Einfluss auf die Registrierung haben. Das Ergebnis der Registrierung ist in Abb. 4.8 in Schachbrettdarstellung illustriert. Hier sind CT- und MR-Teilbilder abwechselnd dargestellt, um die im Knochenbereich auftretenden Unterschiede zwischen den beiden korrespondierenden CT- und MR-Bildern vor und nach der Registrierung hervorzuheben.

3D-Visualisierung des Registrierungsprozesses: Der iterative 3D-3D-Registrierungsprozess kann anhand der Verformung ausgewählter segmentierter Bildstrukturen des Templatebilddatensatzes illustriert werden. Hierbei werden die 3D-Modelle der segmentierten Bildobjekte in verschiedenen Phasen des Registrierungsprozesses dreidimensional dargestellt. Die so erhaltene Bewegtbildfolge illustriert anhand der ausgewählten 3D-Bildobjekte anschaulich die bei der Registrierung erfolgte Deformation des Templatebildes und der hier dargestellten Bildstrukturen. Die Objektoberflächen werden hier nur zur Illustration des Anpassungsprozesses, nicht jedoch für die dämonenbasierte Registrierung benötigt. Ergänzend kann in ausgewählten Phasen des Registrierungsprozesses ein 3D-Distanzbild berechnet werden, das für jeden Oberflächenpunkt des ausgewählten Bildobjektes im transformierten Templatebild den Euklidischen Abstand zum nächsten Oberflächenpunkt des korrespondierenden Bildobjektes im Referenzbild darstellt. Zur Visualisierung werden diese Distanzen farbkodiert auf die 3D-Objektoberfläche im transformierten Templatebild projiziert. So erhält man eine Bewegtbildfolge, in der die Bereiche großer Distanzen zwischen den korrespondierenden Bildobjekten während des Registrierungsprozesses sukzessive verringert werden. Das am Ende des Registrierungsprozesses erhaltene Distanzbild illustriert insbesondere anschaulich die lokalen Bereiche, in denen noch größere Abweichungen zwischen den korrespondierenden Bildstrukturen auftreten.

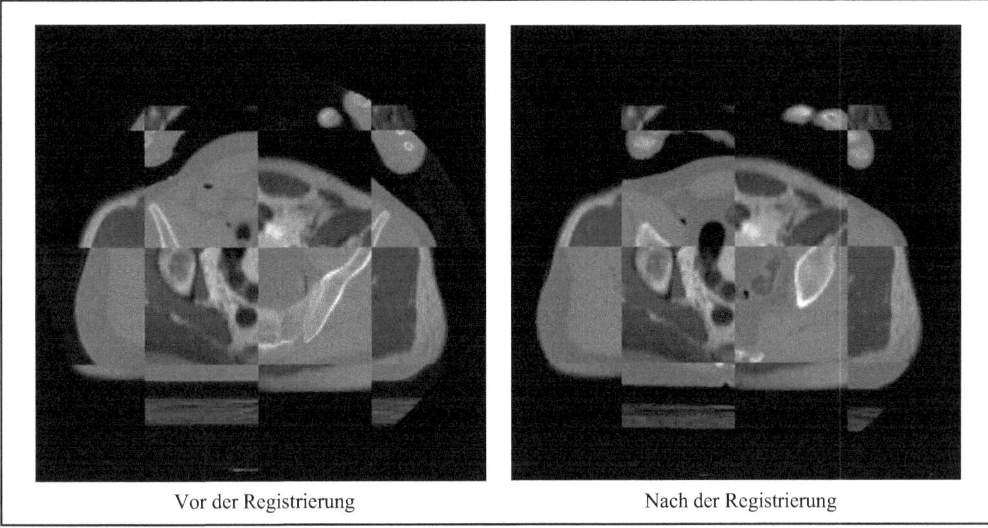

Abb. 4.8: 3D-3D-Registrierung von räumlichen MR- und CT-Bilddaten illustriert anhand einer ausgewählten Bildschicht in der Schachbrettdarstellung. Als Ähnlichkeitsmaß wurde die Mutual Information verwendet.

Eine weitere Anwendung von Registrierungsverfahren zur *Kompensation von Lagerungsunterschieden oder Bewegungen eines Patienten* zwischen den Bildaufnahmen wird in Kap. 10.1 gegeben. Die Registrierung wird hier als Vorverarbeitung verschiedener MR-Bildfolgen durchgeführt, um diese nachfolgend in einem gemeinsamen Koordinatensystem als multispektrale Bilddaten zu repräsentieren und zu analysieren. Auch bei der Berechnung von funktionellen MR-Bildern (vgl. Kap. 2.1.4.6) werden häufig Registrierungsverfahren zur Kompensation von Bewegungen zwischen den zu verschiedenen Zeiten aufgenommenen Bilddaten eingesetzt.

4.5.3.2 Strukturerhaltende Interpolation

Weiterhin ermöglichen voxelbasierte nicht-parametrische Registrierungsalgorithmen räumliche und räumlich-zeitliche Bilddaten strukturerhaltend zu interpolieren (Ehrhardt, Säring, Handels 2007). Die Interpolation von zusätzlichen Zwischenschichten wird durch eine geringe räumliche Auflösung von 3D-Bilddaten in einer Raumrichtung oder durch die beschränkte zeitliche Auflösung von räumlich-zeitlichen Bilddaten motiviert.

Das Grundproblem, das man bei der Bildinterpolation betrachtet, lässt sich darauf reduzieren, dass man zwischen zwei gegebenen Schichtbildern f und h eine oder mehrere Zwischenschichten interpolieren möchte. Bei den klassischen Interpolationsverfahren wie der häufig verwendeten linearen Interpolation, die in Kap. 9.1.4 beschrieben wird, werden die beiden Pixel an der Bildposition (x,y) implizit als korrespondierend aufgefasst. So wird hier zwischen den zugehörigen Grauwerten $f(x,y)$ und $h(x,y)$ unter Verwendung einer Interpolationsfunktion interpoliert, um den Grauwert $g(x,y)$ in einer neu zu generierenden Zwischenschicht zu erzeugen.

Der strukturerhaltenden Interpolation liegt die Annahme zugrunde, dass die korrespondierenden Punkte, zwischen denen interpoliert wird, in den beiden betrachteten Ausgangsschichtbildern relativ zueinander verschoben dargestellt sind. Durch die Verwendung nicht-linearer voxelbasierter Registrierungsalgorithmen wird nun das Verschiebungsvektorfeld $\boldsymbol{u}$ berechnet, durch das jedem Bildpunkt (x,y) im Referenzbild f ein korrespondierender Bildpunkt (x',y') im Templatebild h zugeordnet wird, der im Allgemeinen von (x,y) verschieden ist.

Die *Grundidee der strukturerhaltenden Interpolation* ist, in den Ausgangsbildern korrespondierende Bildpunkte zu betrachten und die Grauwerte $g(x,y)$ der Zwischenschicht entlang des zugehörigen Verschiebungsvektors $\boldsymbol{u}(x,y)$ linear zu interpolieren. Im Vergleich zu klassischen Interpolationstechniken wie der linearen Interpolation werden hier andere Bezugspunkte für die Interpolation gewählt. Diese Interpolationstechnik wird strukturerhaltend genannt, da durch sie Bildstrukturen in den interpolierten Zwischenschichten verbessert erhalten werden Dies wird in Abb. 4.9 illustriert. In der oberen Zeile sind drei zu verschiedenen Zeitpunkten aufgenommene Binärbilder einer sich bewegenden Kreisscheibe dargestellt. Wird das mittlere Bild unter Verwendung der beiden äußeren, zeitlich benachbarten Bilder interpoliert, so erkennt man, dass im linear interpolierten Bild eine Verschmierung der Struktur auftritt, während diese im strukturerhaltend interpolierten Bild erhalten bleibt.

In (Ehrhardt, Säring, Handels 2007) wird gezeigt, dass mittels einer Variante der dämonenbasierten Registrierung (Kap. 4.5.2.5), durch die der Optische Fluss in den Bildern geschätzt wird, deutlich bessere Interpolationsergebnisse erzielt werden können als mit der linearen oder der formbasierten Interpolation (engl.: shape-based interpolation), die in (Grevera und Udupa 1998) näher beschrieben ist.

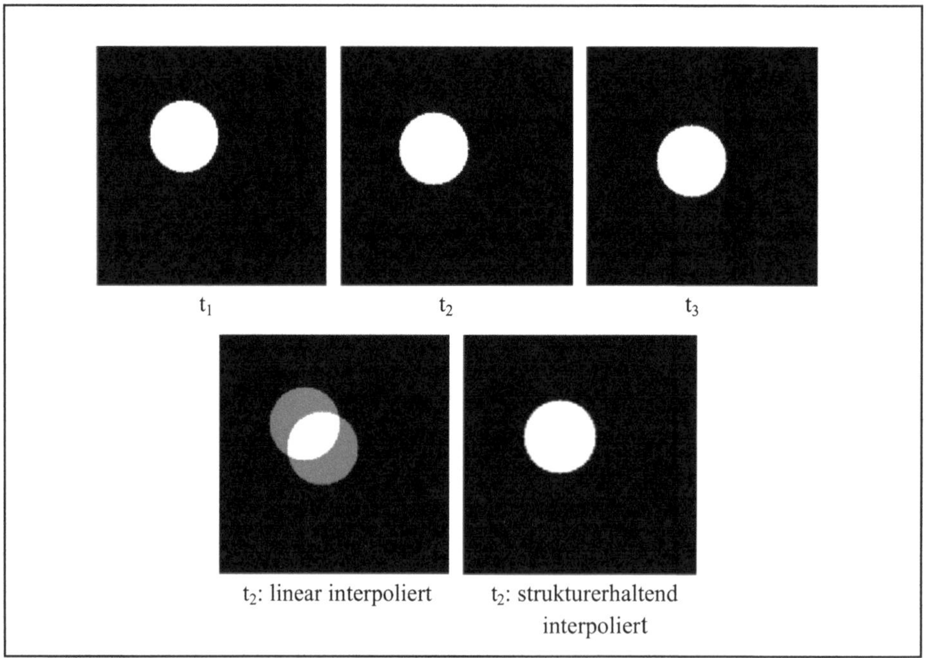

Abb. 4.9: In der oberen Zeile sind drei zu verschiedenen Zeitpunkten aufgenommene Binärbilder einer sich bewegenden Kreisscheibe dargestellt. Die untere Zeile zeigt die Interpolationsergebnisse, die erzielt werden, wenn ausgehend von den Binärbildern der Zeitpunkte t_1 und t_3 die zeitliche Zwischenschicht t_2 linear (links) und strukturerhaltend (rechts) interpoliert wird (Ehrhardt, Säring, Handels 2007).

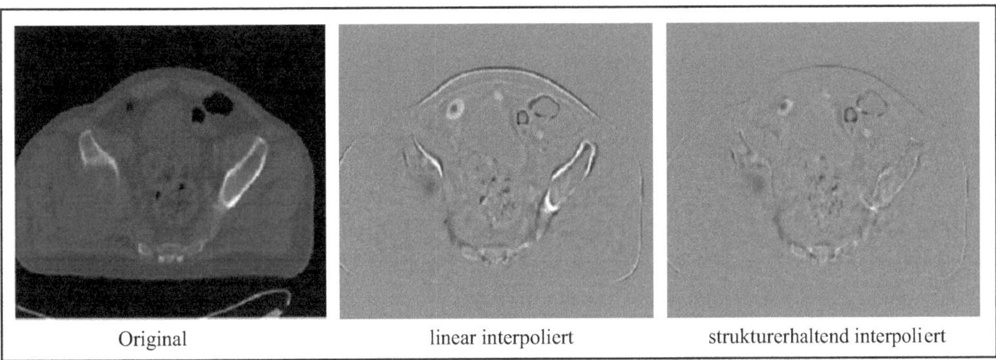

Abb. 4.10: Interpolation räumlicher CT-Bilddaten der Hüfte: Neben dem Originalschichtbild sind die Differenzbilder zwischen dem Original und dem linear (Mitte) sowie dem strukturerhaltend interpolierten Bild (rechts) dargestellt (Ehrhardt, Säring, Handels 2007).

Die Leistungsfähigkeit der strukturerhaltenden Interpolation wird anhand einer räumlichen und einer zeitlichen Sequenz medizinischer Bilder beispielhaft illustriert. In Abb. 4.10 wurde ein CT-Originalbild der Hüfte aus den beiden räumlich benachbarten Bildschichten interpoliert. In den dargestellten Differenzbildern der interpolierten und der originären Bildschicht wird deutlich, dass die strukturerhaltende Interpolation eine deutlich bessere Approximation der Originalschicht liefert als dies durch lineare Interpolation möglich ist.

Demgegenüber ist in Abb. 4.11 ein MR-Schichtbild des Herzens gemeinsam mit den Differenzbildern des Originalbildes und den interpolierten Schichtbildern dargestellt. Auch hier zeigt das strukturerhaltend interpolierte Bild deutlich geringere Abweichungen als das linear interpolierte Bild. In (Ehrhardt, Säring, Handels 2007) wird darüber hinaus gezeigt, dass diese qualitativen Unterschiede auch anhand von Maßzahlen quantitativ belegt werden können.

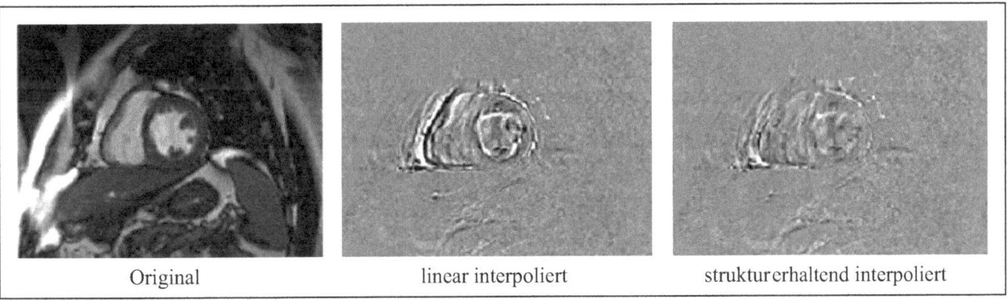

Abb. 4.11: Interpolation in einer zeitlichen MR-Bildfolge des bewegten Herzens: Neben dem Originalschichtbild sind die Differenzbilder zwischen dem Original und dem linear (Mitte) sowie dem strukturerhaltend interpolierten Bild (rechts) dargestellt (Ehrhardt, Säring, Handels 2007).

4.5.3.3 Bewegungsfeldschätzung in 4D-Bilddaten

Eine andere Anwendung nicht-linearer voxelbasierter Registrierungsalgorithmen ist in der Schätzung von 3D-Bewegungsfeldern in räumlich-zeitlichen Bilddaten mit bewegten Objekten zu sehen. Diese (3D+t)- bzw. 4D-MR-Bilddaten werden beispielsweise zur Erfassung der räumlichen Herzbewegung oder 4D-CT-Bilddaten zur Analyse des atmungsbedingten räumlichen Bewegungsmusters von Lungentumoren und inneren Organen generiert (vgl. Kap. 2.3.6). Bei der Bewegungsfeldschätzung werden sukzessive zwei zeitlich aufeinander folgende 3D-Bilddatensätze nicht-linear zueinander registriert, so dass bei n Zeitpunkten n-1 nicht-lineare Registrierungen durchgeführt werden müssen (Abb. 4.12).

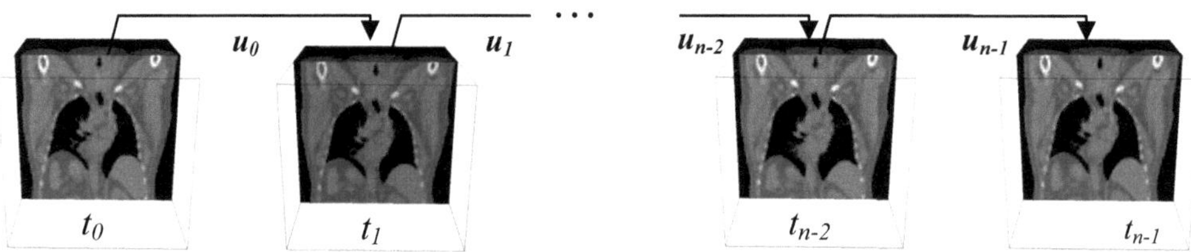

Abb. 4.12: Sukzessive nicht-lineare Registrierung zeitlich benachbarter 3D-Datensätze zur Schätzung des 3D-Bewegungsvektorfeldes (Handels, Werner et al. 2008)

Durch die Registrierung zweier Bilddatensätze werden korrespondierende Punkte in diesen bestimmt, die (im Idealfall) dieselben anatomischen Landmarken markieren. Somit werden durch die Registrierung Abbildungen $t_i(x) = x + u_i(x)$ $(i = 0,\ldots, n$-$1)$ gewonnen, die die dreidimensionalen Bewegungen eines Voxels von der Position x zur Position $t_i(x)$ zwischen zwei aufeinander folgenden Zeitpunkten beschreiben. Die Folge der erhaltenen n Positionen $x, t_0(x)$, $t_1 \circ t_0(x), t_2 \circ t_1 \circ t_0(x)$ usw. beschreibt die *3D*-Trajektorie eines Voxels mit der Startposition x. Durch die berechneten Verschiebungsfelder $u_0,\ldots,u_{n-1}$ erhält man eine modellhafte Beschreibung der komplexen 3D-Voxelbewegungen und somit der Bewegungen der im Bilddatensatz dargestellten Organe und Tumoren. Sie repräsentieren das 3D-Bewegungsfeld.

In Abb. 4.13 ist das 3D-Bewegungsfeld ausgedünnt dargestellt, das die atmungsbedingte Bewegung der Lunge von der maximalen Aus- zur maximalen Einatmung bei dem dargestellten Patienten illustriert. Weiterhin sind in Abb. 4.14 eine 2D- und 3D-Visualisierung der Bewegungsamplituden in verschiedenen Lungenbereichen zu sehen. Die ermittelten 3D-Bewegungsfelder werden insbesondere dazu verwendet, die 3D-Trajektorien von selektierten Punkten und Landmarken zu berechnen. Aus diesen können voxelbezogen die Längen der Verschiebungsvektoren zwischen verschiedenen Atemphasen berechnet und zur Charakterisierung der lokalen Lungenbewegung herangezogen werden. Die Länge der Verschiebungsvektoren zwischen der Phase maximaler und minimaler Einatmung gibt Aufschluss darüber, wie stark sich lokale Lungenregionen während der Atmung bewegen. Zur Visualisierung der räumlichen Verteilung der lokal variierenden Stärke der Bewegungen können diese Parameterinformationen in 2D-Schichtbildern sowie auf das Oberflächenmodell der Lunge projiziert farb- oder grauwertkodiert dargestellt werden. In diesen Bildern können sich stark bewegende Lungenbereiche leicht erkannt werden (Abb. 4.14). In Kap. 10.2 werden die hier beschriebenen Techniken zur Bewegungsfeldschätzung in 4D-CT-Bilddaten der Lunge zur Verbesserung der strahlentherapeutischen Behandlung von Lungentumorpatienten eingesetzt.

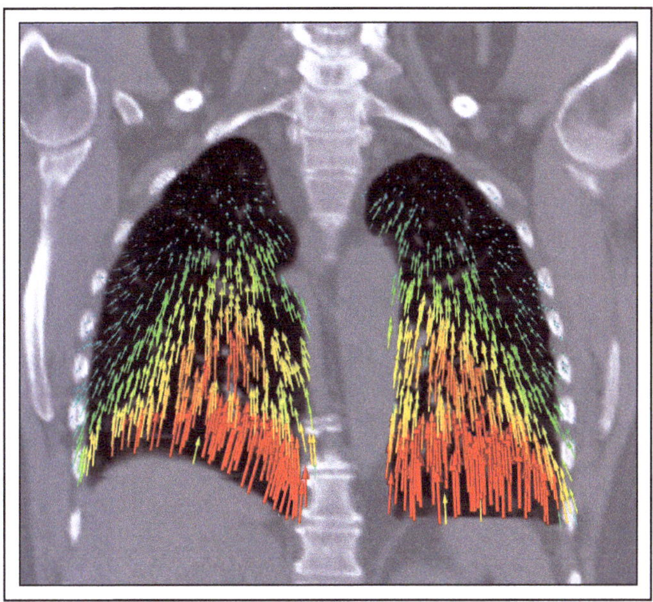

Abb. 4.13: Visualisierung des Bewegungsvektorfeldes, das die atembedingte Bewegung der Lunge zwischen den Phasen maximaler Ein- und maximaler Ausatmung illustriert. Die Bewegungsvektoren sind entsprechend ihrer Länge eingefärbt.

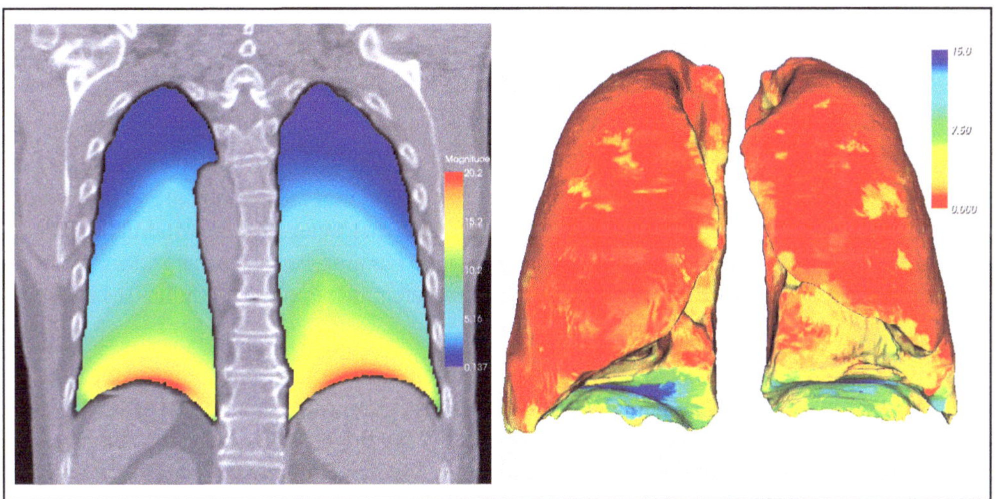

Abb. 4.14: Farbkodierte Visualisierung der Beträge der Verschiebungsvektoren, die die Lungenbewegung zwischen der Phase der maximalen Aus- und der maximalen Einatmung beschreiben. Links: Die Bewegung der inneren Lungenvoxel ist in einer Schicht dargestellt. Rechts: 3D-Visualisierung der Bewegung der Lungenoberfläche durch die Projektion der Amplituden der zugehörigen Verschiebungsvektoren auf die 3D-Oberfläche des Lungenmodells (Handels, Werner et al. 2007).

4.6   Evaluation von Registrierungsverfahren

Die *landmarkenbasierte Evaluation* ist ein Standardverfahren für die Bewertung der Güte der Registrierung zweier Bilddatensätze. Hierbei erfolgt die quantitative Bewertung des erhaltenen Registrierungsergebnisses auf der Basis von durch einen Experten definierten Landmarken, die ausgezeichnete anatomische Punkte bilden (z.B. Gefäßverzweigungen, Extremalpunkte bei Organen etc.). Die in den registrierten Bilddatensätzen R und T markierten Landmarken sind so zu wählen, dass sie zueinander korrespondieren und die gleiche anatomische Position markieren. Grundidee der Evaluation ist, dass ein Landmarkenpaar $\left(L^R, L^T\right)$ bei einer idealen Registrierung der beiden Bilddatensätzen exakt aufeinander abgebildet wird.

Der *Target Registration Error* (Abk.: TRE) quantifiziert die Abweichung zwischen der über die Registrierungstransformation t geschätzten Landmarkenposition $t(L^T)$ und der vom Experten bestimmten Landmarkenpositionen L^R im Referenzdatensatz, die als korrekt angenommen wird. Der Target Registration Error für ein Landmarkenpaar $\left(L^R, L^T\right)$ ist definiert als

$$TRE = \left| t(L^T) - L^R \right|. \tag{4.17}$$

Auf der Grundlage n korrespondierender Punktepaare $\left(L_1^R, L_1^T\right), \ldots, \left(L_n^R, L_n^T\right)$ kann der *mittlere Target Registration Error* (Abk.: TRE) wie folgt berechnet werden:

$$TRE_{Mean} = \frac{1}{n} \sum_{j=1}^{n} \left| t(L_j^T) - L_j^R \right| \tag{4.18}$$

Der mittlere Target Registration Error quantifiziert die durchschnittliche Abweichung der durch die Registrierung geschätzten Landmarkenpositionen $t(L_j^T)$ von den vom Experten bestimmten Landmarkenpositionen L_j^R im Referenzdatensatz. Ein weiteres Gütemaß ist der *maximale Target Registration Error*

$$TRE_{Max} = MAX \left\{ \left| t(L_j^T) - L_j^R \right| \middle| j = 1, \ldots, n \right\}. \tag{4.19}$$

Für die Evaluation ist eine Markierung der Paare korrespondierender Landmarken notwendig, die in der Regel interaktiv durchgeführt wird und daher bei einer großen Landmarkenanzahl zeitintensiv ist. Problematisch bei interaktiv gesetzten Landmarken ist zudem, dass diese im Allgemeinen benutzerabhängig (interindividuell) sowie auch bei wiederholter Markierung durch denselben Benutzer (intraindividuell) variieren.

Diese Probleme haben die Entwicklung von Verfahren zur automatischen oder halbautomatischen Bestimmung korrespondierender Landmarken motiviert, die jedoch in der Regel auf die Bestimmung von Landmarken an Extremalstellen (z.B. Punkte maximaler Krümmung auf einer Knochen- oder Organoberfläche) oder an Gefäßverzweigungen beschränkt sind (z.B. (Färber, Gawenda et al. 2008)).

Neben Evaluationen anhand von klinischen Bilddaten können auch synthetisch erzeugte Bilder für die Evaluation von Registrierungsverfahren herangezogen werden, bei denen die korrespondierenden Punktpaare exakt bekannt sind. Weitere Methoden zur Evaluation von Registrierungsverfahren werden in (Jannin, Fitzpatrick et al. 2002) beschrieben.

5 Segmentierung medizinischer Bilddaten

Die Segmentierung medizinischer Bilddaten ist ein zentrales Problem der medizinischen Bildanalyse. Sie ist für die computergestützte ärztliche Diagnostik und Therapie von besonderer Bedeutung, da sie die Grundlage für eine weitergehende Analyse, Vermessung und 3D-Visualisierung medizinischer Bildobjekte bildet. So muss beispielsweise ein Tumor zunächst segmentiert werden, bevor eine quantitative Analyse seiner Objekteigenschaften wie z.B. des Tumorvolumens oder der Tumorform (vgl. Kap. 6 und Kap. 10.1) durchgeführt oder ein 3D-Modell des Tumors (vgl. Kap. 9.3) generiert werden kann.

Ziel der Segmentierung medizinischer Bilder ist die Abgrenzung verschiedener diagnostisch oder therapeutisch relevanter Bildobjekte wie Gewebe, Tumoren, Gefäßsysteme etc., wobei die Diskriminierung pathologischer Gewebeveränderungen von gesunden anatomischen Strukturen von besonderem Interesse ist. Schwierig ist die Segmentierung medizinischer Bilddaten aufgrund der in Routineuntersuchungen zum Teil stark schwankenden Bildqualität und der messtechnisch unvermeidbaren Rauscheinflüsse und Bildartefakte, die Variationen und Streuungen der Pixelwerte im Bild und somit auch in (homogenen) Bildobjekten hervorrufen. Der Einsatz klassischer Algorithmen zur vollständigen, automatischen Segmentierung medizinischer Bilddaten (Rosenfeld und Kak 1982, Gonzalez und Wintz 1987) ist daher nur eingeschränkt möglich und auf spezielle Bilddaten und Problemstellungen beschränkt.

Bei Segmentierungsalgorithmen können methodisch kanten- und regionenorientierte, clusteranalytische sowie klassifikator-, atlas- und modellbasierte Ansätze unterschieden werden. Während kantenorientierte Verfahren starke lokale Veränderungen von Bildmerkmalen (Grauwerte, Parameterwerte etc.) detektieren (Kap. 5.5 und 5.6), sind die durch regionenorientierte Verfahren extrahierten Segmente durch Homogenitätskriterien charakterisiert (Kap. 5.3). Clusteranalysemethoden (Kap. 5.4) und Klassifikationsverfahren (Kap. 7) werden vor allem zur Analyse multispektraler Bilddaten (vgl. Kap. 2.3.2) eingesetzt. Sie nehmen auf der Basis der durch Merkmalsvektoren $m \in W_M$ beschriebenen Pixelinformationen eine Aufteilung in Pixelgruppen mit ähnlichen Merkmalsvektoren vor. Aus dieser Sicht können die in Kap. 5.1 und 5.2 vorgestellten Verfahren zur schwellwert- und ROI-basierten Segmentierung als einfache clusteranalytische Methoden betrachtet werden. Modell- und atlasbasierte Methoden (Kap. 5.5 - 5.9) nutzen Vorwissen über Bildobjekteigenschaften bei der Segmentierung aus. So werden für die modellbasierte Segmentierung mit statistischen Formmodellen (Kap. 5.8) typische Formeigenschaften einer anatomischen Struktur aus einem Kollektiv bereits segmentierter Bildobjekte in statistischen Formmodellen beschrieben und für die modellbasierte Segmentierung genutzt. Demgegenüber wird bei der atlasbasierten Segmentierung (Kap. 5.9) das Segmentierungsergebnis eines ähnlichen Falles automatisch an den aktuellen Patientendatensatz angepasst.

Das Interesse des Arztes ist in der Regel auf einzelne Gewebestrukturen fokussiert, die in direktem Zusammenhang mit der zu untersuchenden Erkrankung stehen. In der medizinischen Bildanalyse wurden aus dieser Situation heraus verschiedene halbautomatische Verfahren zur datengetriebenen Segmentierung einzelner Bildobjekte (Normalgewebe, Gefäße, Tumoren, Hirninfarktregionen etc.) entwickelt, die im Vordergrund der Betrachtung stehen.

5.1 Schwellwertverfahren

Schwellwertverfahren (engl.: thresholding) gehören zu den Basiswerkzeugen bei der Verarbeitung von 1-kanaligen 2D-Bildern und 3D-Bildfolgen, die häufig innerhalb umfangreicherer Abfolgen von Bildverarbeitungsoperationen verwendet werden. Bei der schwellwertbasierten Segmentierung werden die zu einem Bildobjekt gehörenden Pixel anhand zweier Schwellwerte (engl.: thresholds) t_{unten} und t_{oben} in dem Bild bzw. der 3D-Bildfolge separiert und in einem Binärbild bzw. einer Binärbildfolge markiert. Hierbei ergibt sich die Binärbildfolge B aus der 3D-Bildfolge f wie folgt:

$$B(x,y,z) = \begin{cases} 1, \text{falls} \ \ t_{unten} \leq f(x,y,z) \leq t_{oben} \\ 0, \text{sonst} \end{cases} \tag{5.1}$$

Die Bestimmung der Schwellwerte wird in der Praxis häufig interaktiv durch den Benutzer vorgenommen. Alternativ können auch datengetriebene Methoden unter Verwendung der Informationen aus einer ROI (vgl. Kap. 5.2) oder dem Histogramm (vgl. Kap. 5.4.2) zur Bestimmung geeigneter Schwellwerte t_{unten} und t_{oben} herangezogen werden.

In der Praxis ist die Möglichkeit zur Segmentierung medizinischer Bildobjekte mithilfe von Schwellwertverfahren auf wenige Spezialfälle limitiert. So ist beispielsweise die Abgrenzung des Bildobjektes vom Bildhintergrund, und somit eine Segmentierung der Hautoberfläche, in CT- oder MR-Bildern häufig durch eine Schwellwertoperation möglich (Abb. 5.1). Weiterhin können Knochen in CT-Bildfolgen unter Verwendung eines charakteristischen Hounsfieldintervalles durch Schwellwertverfahren segmentiert werden. Für Anwendungen mit hohen Genauigkeitsanforderungen, wie beispielsweise bei der computergestützten Operationsplanung und intraoperativen bildgestützten Navigation, ist die schwellwertbasierte Segmentierung der Knochen jedoch häufig unzureichend (vgl. Kap. 2.1.3.2).

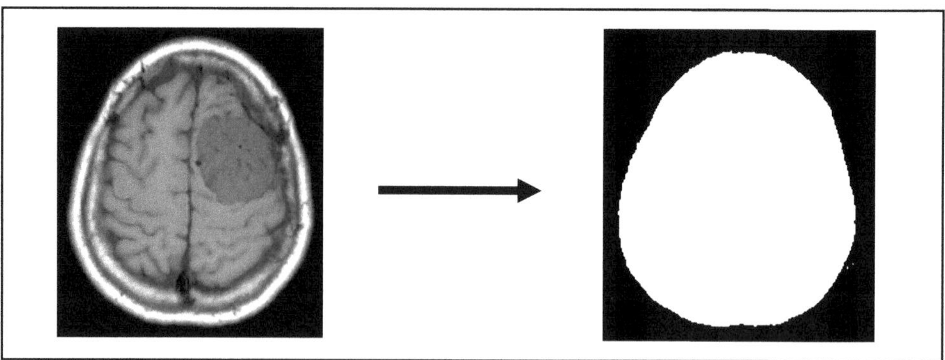

Abb. 5.1: Schwellwertbasierte Segmentierung des Bildobjektes. Links ist das originäre MR-Bild, rechts die Binärmatrix nach der Schwellwertsegmentierung dargestellt.

5.2 ROI-basierte Pixelklassifikation

Die ROI-basierte Pixelklassifikation ist ein effizientes Verfahren für die interaktive Analyse n-kanaliger multispektraler Bilddaten ($n \geq 1$), das mit dem Ziel der Segmentierung einzelner Bildobjekte eingesetzt wird. Unter einer ROI (Abk. für $\underline{R}$egion $\underline{O}$f $\underline{I}$nterest) versteht man eine interaktiv markierte Bildregion, die aus medizinischer Sicht von besonderem Interesse ist. Zur Markierung einer ROI können Kreise, Rechtecke oder Polygone verwendet werden (vgl. Kap. 6.1.4, Abb. 3.14). Die den einzelnen Bildpunkten zugeordneten Vektoren werden hier in Anlehnung an die im Bereich der Mustererkennung verwendeten Bezeichnungen als n-dimensionale Merkmalsvektoren $\boldsymbol{m} \in W_M$ bezeichnet (vgl. Kap. 3.1.5).

Methode: Nach der Kreation einer ROI im Zentrum des Bildobjektes werden die Merkmalsvektoren $\boldsymbol{m}_1^{ROI}, \ldots, \boldsymbol{m}_s^{ROI} \in W_M$ der in der ROI auftretenden Pixel als Stichprobe betrachtet und zur Charakterisierung der klassenspezifischen Verteilungsdichte $p(\boldsymbol{m} \mid \Omega_{Objekt})$ des untersuchten Objektes herangezogen. Zur Selektion der zum Objekt gehörenden Bildpunkte wird der Bilddatensatz vollständig durchlaufen und eines der folgenden Homogenitätskriterien überprüft, durch die unterschiedlich geformte Klassenbereiche $\Re_{Objekt}$ im Merkmalsraum definiert werden. Hierdurch werden anschaulich gesprochen alle Pixel selektiert, deren Merkmalsvektoren ähnlich zu den Merkmalsvektoren der Pixel in der ROI sind. Bei multispektralen 3D-Bilddaten kann bereits nach der Kreation der ROI in einer Schicht der gesamte Volumendatensatz durchlaufen werden, um anhand des Homogenitätskriteriums die Voxel eines 3D-Objektes zu klassifizieren.

5.2.1 Intervallkriterium

Ein Bildvektor $\boldsymbol{m} = (m_1, \ldots, m_n)^T \in W_M$ wird der Objektklasse Ω_{Objekt} genau dann zugeordnet, falls das Homogenitätskriterium H erfüllt ist:

$$H = H_1 \wedge \ldots \wedge H_n, \text{ wobei } H_i \ (i \in \{1, \ldots, n\}) \text{ erfüllt ist, falls}$$

$$m_i \in [Min_{M_i}, Max_{M_i}]. \tag{5.2}$$

Für die bilddatengestützte Bestimmung der Intervallgrenzen Min_{M_i} und Max_{M_i} ($i \in \{1, \ldots, n\}$) werden der Mittelwertvektor $\overline{\boldsymbol{m}} = (\overline{m}_1, \ldots, \overline{m}_n)^T \in W_M$ und der Vektor der empirischen Standardabweichungen $\hat{\boldsymbol{\sigma}} = (\hat{\sigma}_1, \ldots, \hat{\sigma}_n)^T$ als Schätzer für den Erwartungswertvektor $\boldsymbol{\mu}_{Objekt}$ und den Vektor der Standardabweichungen $\boldsymbol{\sigma}_{Objekt}$ auf der Grundlage der Merkmalsvektoren der in der ROI auftretenden Pixel $\boldsymbol{m}_j^{ROI} = (m_{1j}^{ROI}, \ldots, m_{nj}^{ROI})^T \in W_M$, $j = 1, \ldots, s$ berechnet.

$$\overline{m}_i = \frac{1}{s} \sum_{j=1}^{s} m_{ij}^{ROI} \qquad i = 1, \ldots, n \tag{5.3}$$

$$\hat{\sigma}_i = \sqrt{\frac{1}{s-1} \sum_{j=1}^{s} (m_{ij}^{ROI} - \overline{m}_i)^2} \qquad i = 1, \ldots, n \tag{5.4}$$

Die Intervallgrenzen können dann wie folgt festgelegt werden:

$$Min_{M_i} = \overline{m}_i - s \cdot \hat{\sigma}_i \quad \wedge \quad Max_{M_i} = \overline{m}_i + s \cdot \hat{\sigma}_i \tag{5.5}$$

Durch Manipulation des Skalierungsfaktors $s \in \mathbf{R}^{>0}$, der typischerweise zwischen *2* und *6* gewählt wird, kann die Breite des Intervalls interaktiv beeinflusst werden.

Durch dieses Kriterium werden alle Bildpunkte selektiert, deren Merkmalsvektoren in einem n-dimensionalen Intervall, auch *Hyperquader* genannt, mit Mittelpunkt $\overline{m}$ liegen (Abb. 5.2, links). Die Seitenlängen des Hyperquaders $2s\hat{\sigma}_i$ ($i = 1,...,n$) sind proportional zu den in der Umgebung des Saatpunktes auftretenden Standardabweichungen $\hat{\sigma}_i$ ($i = 1,...,n$) der betrachteten Bildmerkmale. Durch diese Konstruktion wird bei variierenden Streuungen der Bildmerkmale in verschiedenen Geweben und Bildkanälen die Größe des zugeordneten Klassenbereiches $\mathfrak{R}_{Objekt}$ automatisch gewebe- und merkmalsabhängig angepasst. In (Handels et al. 1990) wird diese Variante der ROI-basierten Pixelklassifikation zur Analyse und Segmentierung von Geweben in mehrkanaligen MR-Parameterbilddaten aus der Relaxometrie (Kap. 2.1.4.5) verwendet.

5.2.2 Abstandsmaße

Alternativ können Abstandsmaße zur Charakterisierung einer Bildstruktur in n-kanaligen Bilddaten benutzt werden. Bei diesem Ansatz wird durch das Abstandsmaß die Ähnlichkeit zwischen dem in der ROI bestimmten Mittelwertvektor $\overline{m} \in W_M$ und dem Merkmalsvektor $m \in W_M$ eines Bildpunktes beschrieben.

Bei Verwendung der *Euklidischen Distanz* als Ähnlichkeitsmaß werden nach Gl. 5.6 alle Bildpunkte selektiert, deren Merkmalsvektoren in einer n-dimensionalen Hyperkugel mit dem Mittelwertvektor $\overline{m}$ und Radius r liegen (Abb. 5.2, Mitte).

$$d_{Euklid}(m,\overline{m}) = \sqrt{\sum_{i=1}^{n}(m_i - \overline{m}_i)^2} < r \tag{5.6}$$

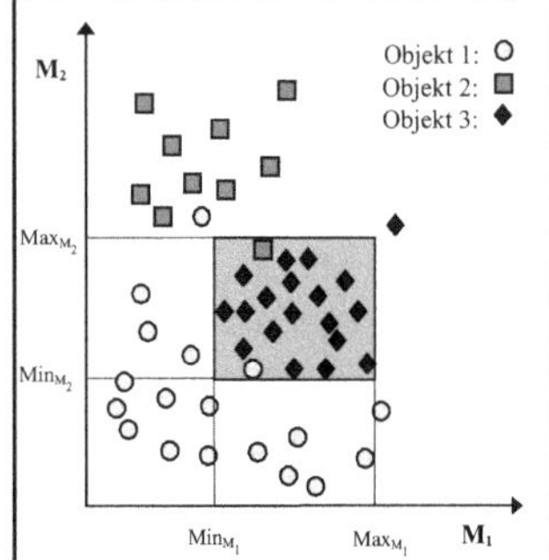
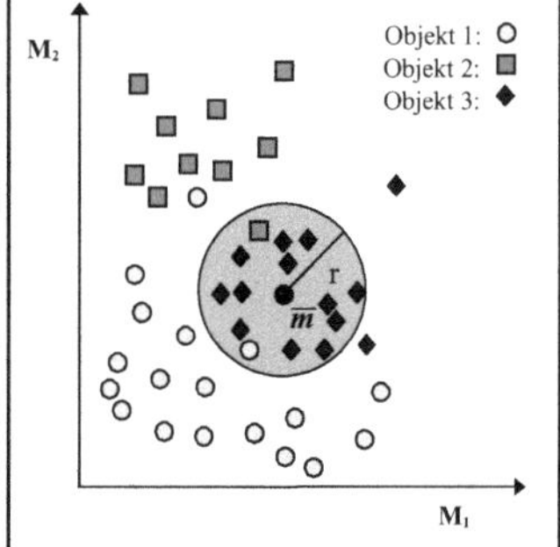
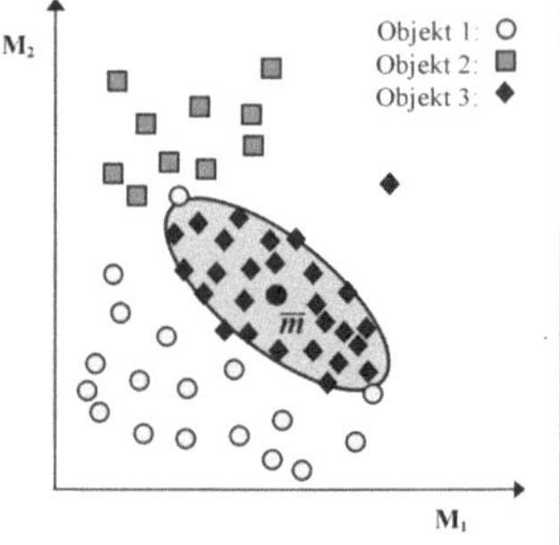

Abb. 5.2: Durch das Intervallkriterium wird ein rechteckiger (links), bei Verwendung der Euklidischen Distanz ein kreisförmiger (Mitte) und durch Einsatz der Mahalanobis-Distanz ein elliptischer Klassenbereich $\mathfrak{R}_{Objekt}$ (rechts) im zweidimensionalen Merkmalsraum zur Klassifikation der Pixelvektoren von Objekt 3 definiert.

Eine Verallgemeinerung dieses Ansatzes, bei der Korrelationen zwischen den Bildmerkmalen implizit bei der Definition des objektspezifischen Klassenbereiches $\Re_{Objekt}$ im Merkmalsraum berücksichtigt werden, wird durch die Verwendung der *Mahalanobis-Distanz* erzielt. Zur Berechnung der Mahalanobis-Distanz wird die empirische Kovarianzmatrix $\hat{\Sigma}$ auf der Basis der in der ROI verfügbaren Merkmalsvektoren $m_1^{ROI},\ldots,m_s^{ROI}$ berechnet (Gl. 5.7) und invertiert.

$$\hat{\Sigma} = \frac{1}{s-1}\sum_{i=1}^{s}(m_i^{ROI} - \overline{m})\cdot(m_i^{ROI} - \overline{m})^T \tag{5.7}$$

Nachfolgend werden nach Gl. 5.8 alle Bildpunkte selektiert, deren zugehöriger Merkmalsvektor $m \in W_M$ ähnlich zu dem in der ROI ermittelten Mittelwertvektor $\overline{m} \in W_M$ ist (Abb. 5.3).

$$d_{Maha}(m,\overline{m}) = \sqrt{(m - \overline{m})^T \hat{\Sigma}^{-1}(m - \overline{m})} \le t \tag{5.8}$$

Der Schwellwert $t \in \mathbb{R}$ wird interaktiv gewählt. Durch die Verwendung der Mahalanobis-Distanz werden im zweidimensionalen Merkmalsraum elliptische Regionen mit Zentrum $\overline{m}$ definiert (Abb. 5.2, rechts), deren Hauptachsen durch die Eigenvektoren von $\hat{\Sigma}$ gegeben sind. Somit kann für unterschiedlich stark streuende und korrelierte Bildmerkmale eine wesentlich spezifischere Abgrenzung im Merkmalsraum vorgenommen werden als dies bei Verwendung der Euklidischen Distanz möglich wäre (vgl. Kap. 7.2.3.1 und 7.2.3.2).

5.2.3 Eigenschaften

Um eine repräsentative Stichprobe zu erhalten, ist es bei großflächig ausgedehnten Bildobjekten sinnvoll, diese auf der Grundlage mehrerer ROIs zu generieren, die in verschiedenen Bildbereichen des Objektes definiert werden. Eine wesentliche Eigenschaft der ROI-basierten Pixelklassifikation ist, dass Bildpunkte mit zur ROI ähnlichen Merkmalsausprägungen unabhängig von ihrer Anordnung im Bild selektiert werden. Dies ist in Anwendungen von Vorteil, wo die zu segmentierenden Strukturen in mehrere Teilregionen zerfallen. Fehlsegmentierungen treten auf, wenn sich die Merkmalsvektoren des zu segmentierenden Bildobjektes im Merkmalsraum nicht exakt durch das Homogenitätskriterium abgrenzen lassen. So werden beispielsweise bei dem in Abb. 5.3 (rechts) dargestellten Hirntumor neben den Tumorpixeln auch noch Bildpunkte anderer Strukturen selektiert.

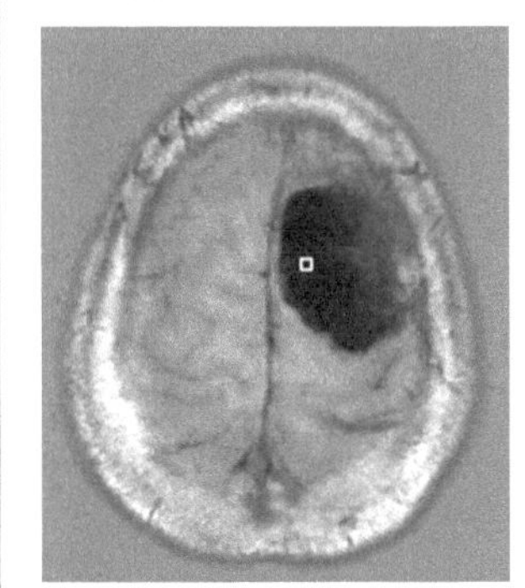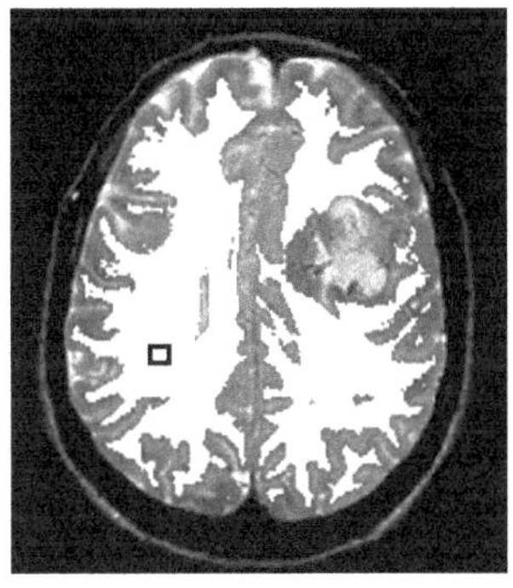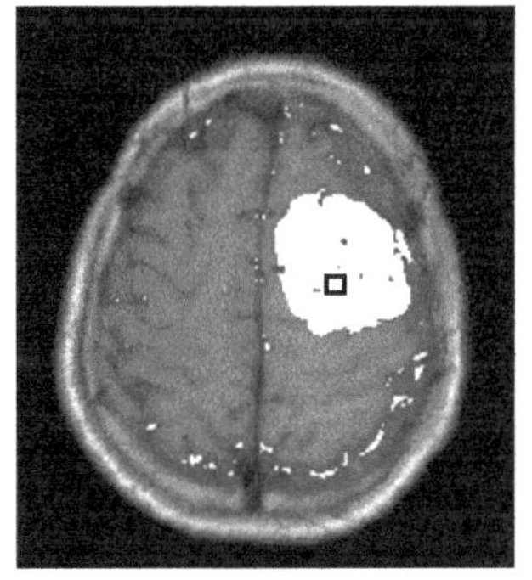

Abb. 5.3: Grauwertdarstellung der pixelweise berechneten Mahalanobis-Distanzen in einem Distanzbild mit ROI (links). Ergebnis der ROI-basierten Segmentierung der weißen Gehirnmasse (Mitte) und eines Hirntumors (rechts) in *4*-kanaligen MR-Bilddaten.

5.3 Bereichs- und Volumenwachstumsverfahren

Das Bereichswachstumsverfahren (engl.: region growing), auch Regionenwachstumsverfahren genannt, ist zur Segmentierung von ein- und mehrkanaligen Bilddaten verwendbar (Gonzalez und Wintz 1987, Pavlidis 1990, Sonka, Hlavac et al. 1993). In der Medizinischen Bildverarbeitung wird es häufig zur halbautomatischen Segmentierung einzelner Gewebe eingesetzt (wie z.B. in (Schiemann, Bomans et al. 1992, Sivewright und Elliot 1994)). Die extrahierten Segmente bilden zusammenhängende Bildregionen, die bzgl. der analysierten Bildmerkmale homogen sind. Für die Segmentierung von 3D-Bildfolgen wird dieses Verfahren zum Volumenwachstumsverfahren (engl.: volume growing) verallgemeinert.

5.3.1 Algorithmus

Nachfolgend wird der grundlegende Algorithmus für Bereichs- und Volumenwachstumsalgorithmen zur Segmentierung einzelner Bildstrukturen in n-kanaligen 2D-Bildern und 3D-Bildfolgen ($n \geq 1$) erläutert und in Pseudocode beschrieben (Alg. 5.1).

Algorithmus: Im ersten Schritt wird ein Pixel des zu segmentierenden Objektes als Saatpunkt (engl.: seed point) selektiert. Ausgehend vom Saatpunkt werden alle Nachbarpixel betrachtet, die die Menge N_S der Nachbarpixel des Segmentes in diesem initialen Zustand bilden. In der Menge N_S sind stets alle Bildpunkte enthalten, an denen das aktuelle Segment noch expandierbar ist. Erfüllt ein Pixel $p \in N_S$ das Homogenitätskriterium H, so wird es mit dem Segmentindex markiert und seine noch nicht segmentierten Nachbarn werden zur Menge N_S hinzugenommen. Wird das Homogenitätskriterium nicht erfüllt, so wird das Pixel p als bearbeitet markiert und mit dem nächsten Nachbarpixel fortgefahren. Der Algorithmus stoppt, wenn kein Pixel der Menge N_S das Homogenitätskriterium mehr erfüllt und somit das Segment nicht mehr erweitert werden kann.

Die *Laufzeit* des Bereichswachstumsalgorithmus ist direkt proportional zur Anzahl der Bildpunkte des segmentierten Objektes.

In der *Implementierung* wird die Menge N_S häufig in einem Kellerspeicher (engl.: stack) verwaltet. Durch die Operationen *push(p, stack)* wird das Pixel p an der obersten Stelle des Kellerspeichers *stack* abgelegt, durch die Operation *pop(p, stack)* wird das oberste im Kellerspeicher gespeicherte Pixel p gelesen und aus dem Kellerspeicher entfernt. Bei rekursiver Programmierung dieses Algorithmus wird der Rekursionsstack zur Verwaltung der Menge N_S verwendet. Da die Größe des Rekursionsstacks systemabhängig limitiert ist, kann es bei der Segmentierung größerer Bildobjekte zu einem Überlauf des Rekursionsstacks kommen. Daher ist eine iterative Version des Bereichswachstumsalgorithmus in der Praxis vorzuziehen. Ein iterativer Algorithmus zum Bereichs- und Volumenwachstumsverfahren, bei dem die Verwaltung des Stacks explizit durch den Programmierer vorgenommen wird, ist in (Alg. 5.1) in Pseudocode beschrieben.

Wahl des Saatpunktes: Die Wahl des Saatpunktes wird zumeist interaktiv durch Positionierung des Mauszeigers innerhalb des interessierenden Gewebes vorgenommen.

Homogenitätskriterien für n-kanalige Bilddaten ($n \geq 1$): Zur Charakterisierung von Bildstrukturen in n-kanaligen Bilddaten können n-dimensionale Intervalle oder Abstandsmaße verwendet werden, die in Kap. 5.2.1 und 5.2.2 im Zusammenhang mit der ROI-basierten Pixelklassifikation ausführlich beschrieben sind.

Region/Volume Growing

Input: Bildkoordinaten des Saatpunktes $p_{Saatpunkt}$ und originäre 2D- oder 3D-Bilddaten

Output: 2D- oder 3D-Segmentindexmatrix S mit markierten Segmentpixeln

(* Die Menge N_S wird in einem Stack verwaltet. *)
>   push($p_{Saatpunkt}$, Stack);
>   **WHILE** (Stack nicht leer) **DO BEGIN**
>   pop (p_{akt} , Stack);
>   **IF** (p_{akt} nicht markiert) **THEN BEGIN**
>   **IF** (H(p_{akt}) erfüllt) **THEN BEGIN**
>   (* p_{akt} wird dem Segment zugeordnet.*)
>   S(p_{akt}):= Segmentindex;
>   **FOR** (alle *Nachbarpixel* (p_{akt})) **DO**
>   **IF** *Nachbarpixel* (p_{akt}) nicht markiert **THEN**
>   push(*Nachbarpixel* (p_{akt}), Stack);
>   **ELSE**
>   (* p_{akt} gehört nicht zum Segment. *)
>   Markiere p_{akt} in S als bearbeitet; (z.B. S(p_{akt}):= 0)
>   **END IF**
>   **END IF**
>   **END WHILE**

Alg. 5.1: Algorithmus zum Bereichs- und Volumenwachstumsverfahren in Pseudocode.

Nachbarschaftsrelation: Beim Bereichswachstumsverfahren werden in jedem Iterationsschritt Bildpunkte in der 4- oder 8-Nachbarschaft betrachtet. Zur Definition der 2D-Nachbarschaftsrelationen wird ein Pixel eines 2D-Bildes, wie in Abb. 5.4 dargestellt, durch ein Rechteck re präsentiert. Zwei Pixel eines 2D-Bildes werden als *direkte Nachbarn* oder *4-Nachbarn* bezeichnet, wenn sie eine gemeinsame Kante haben. Sie sind *Nachbarn* oder *8-Nachbarn*, falls sie über eine Kante oder eine Ecke miteinander verbunden sind.

Die Nachbarschaftsbetrachtung motiviert des Weiteren die folgenden Definitionen: Sei ein *N-Pfad* definiert als eine Folge *N*-benachbarter Pixel. Eine Pixelmenge *R* heißt *N-zusammenhängend*, wenn zu jedem Pixelpaar aus *R* ein *N*-Pfad existiert, der nur Pixel aus *R* enthält. Sie wird als *Zusammenhangskomponente* (engl.: connected component) bezeichnet.

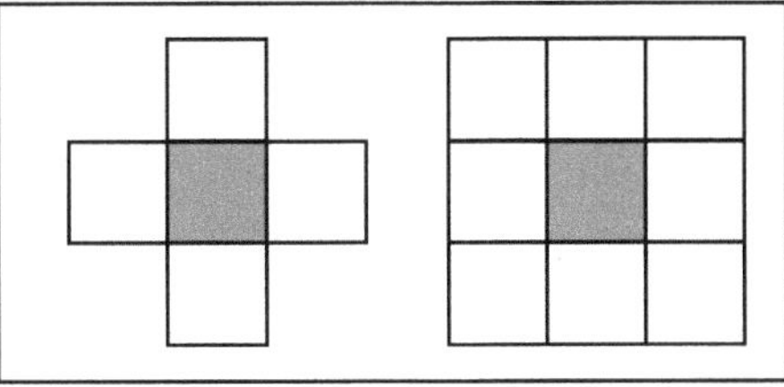

Abb. 5.4: 2D-Nachbarschaften: 4-Nachbarn (links) und 8-Nachbarn (rechts) eines Bildpunktes im 2D-Bild.

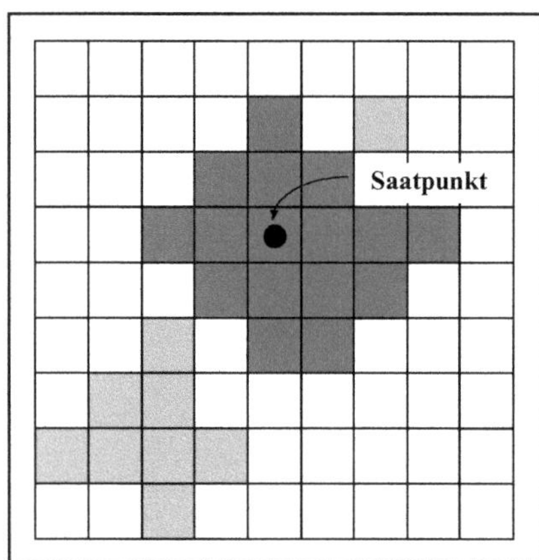

Abb. 5.5: Vergleich der unter Berücksichtigung der 4-Nachbarschaft (dunkelgrau) bzw. der 8-Nachbarschaft (dunkel- oder hellgrau) extrahierten 2D-Segmente. Alle dunkel- oder hellgrau markierten Bildpunkte erfüllen das Homogenitätskriterium.

Wie in Abb. 5.5 illustriert wird, hängt das Segmentierungsergebnis auch von der gewählten Nachbarschaftsrelation ab. Wird nur die Nachbarschaftsrelation variiert, so bildet die bei Wahl der 4-Nachbarschaft segmentierte Pixelmenge immer eine (echte oder unechte) Untermenge der Pixelmenge, die bei Verwendung der 8-Nachbarschaft segmentiert wird. Das erhaltene Segment bildet eine Zusammenhangskomponente, die in Abhängigkeit von der gewählten Nachbarschaftsrelation 4- oder 8-zusammenhängend ist.

5.3.2 Volumenwachstumsverfahren

Die Erweiterung des Algorithmus vom Bereichs- zum Volumenwachstumsverfahren wird durch die Betrachtung räumlicher Nachbarschaften erreicht. Sind die Pixel eines 3D-Bildes, wie in Abb. 5.6 dargestellt, durch einen Quader repräsentiert, so können die 3D-Nachbarschaftsrelationen wie folgt definiert werden: Zwei Pixel einer 3D-Bildfolge sind *Nachbarn* oder *26-Nachbarn*, falls sie über eine Fläche, eine Kante oder eine Ecke des Pixelquaders miteinander verbunden sind (Abb. 5.6, links). Sie werden als *direkte Nachbarn* oder *6-Nachbarn* bezeichnet, wenn beide Pixel über eine Fläche miteinander verbunden sind (Abb. 5.6, rechts).

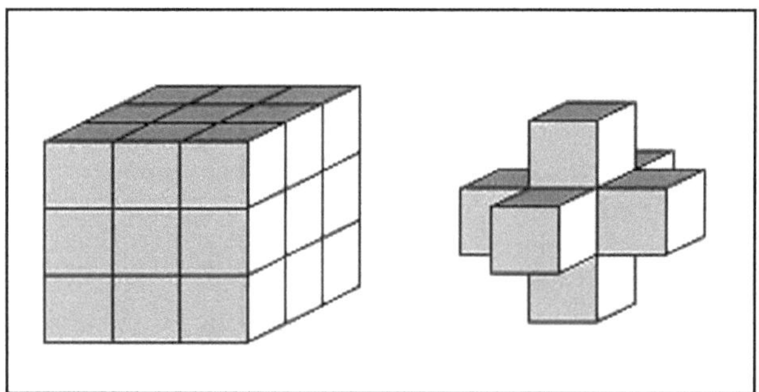

Abb. 5.6: 3D-Nachbarschaften: Dargestellt ist die Menge der *26* Nachbarn (links) sowie die Menge der *6* direkten Nachbarn (rechts) des zentralen Pixels.

Das Volumenwachstumsverfahren wird häufig zur 3D-Segmentierung medizinischer Bildobjekte mit dem Ziel eingesetzt, eine 3D-Darstellung (Kap. 9.3) der segmentierten Bildstrukturen zu generieren oder ihr Volumen zu bestimmen (Kap. 6.1.3). Gegenüber der sukzessiven Analyse der einzelnen 2D-Bilder einer 3D-Bildfolge mit dem Bereichswachstumsverfahren hat die Anwendung des Volumenwachstumsverfahrens zum einen den Vorteil, dass der interaktive Aufwand bei der Segmentierung reduziert wird, da hier (theoretisch) nur *1* Saatpunkt gesetzt werden muss. Zum anderen wird durch das Volumenwachstumsverfahren der schichtübergreifende Zusammenhang der Struktur automatisch analysiert und es werden Strukturen extrahiert, die räumlich zusammenhängend sind (Abb. 5.7).

Die Qualität des Segmentierungsergebnisses hängt in der Praxis stark von der Wahl des Homogenitätskriteriums sowie des Saatpunktes ab. Die Saatpunkte sowie die Parameter für die Definition des stichprobenabhängigen Homogenitätskriteriums werden in der Anwendung bis zur Erzielung eines akzeptablen Segmentierungsergebnisses zumeist mehrfach variiert.

In Abb. 5.7 (oben) sind zwei verschiedene Schichtbilder mit segmentierten Bildobjekten dargestellt, die durch die Anwendung des Volumenwachstumsverfahrens in zweikanaligen 3D-Bilddaten aus der MR-Tomographie extrahiert wurden. Durch die wiederholte Anwendung des Verfahrens mit Saatpunkten in verschiedenen Geweben ist die Segmentierung mehrerer Gewebe in einem Bild möglich (Abb. 5.7, oben rechts). Werden hierbei bereits segmentierte Pixel vor der Durchführung eines weiteren Segmentierungsschrittes markiert und von der nachfolgenden Segmentierung ausgeschlossen, ist zu beachten, dass die Segmentierungsergebnisse bei der Wahl der Saatpunkte in unterschiedlicher Reihenfolge variieren können.

5.3.3 Algorithmische Erweiterungen und Varianten

In diesem Kapitel werden Erweiterungen und algorithmische Varianten des Bereichs- und Volumenwachstumsverfahrens diskutiert.

Barrieren: Die Segmentierung von Teilstrukturen eines homogenen Bildobjektes sowie von unscharf begrenzten Objekten kann durch das Einfügen benutzerdefinierter Barrieren im Bild ermöglicht werden, durch die eine künstliche Begrenzung des Wachstumsprozesses erreicht wird. Die Pixel der Barriere werden algorithmisch so behandelt, als sei hier das Homogenitätskriterium nicht erfüllt. So können beispielsweise durch die Einbringung von Barrieren Knochen in CT-Bildern segmentiert werden, die dicht aneinander grenzen. Bei dem in Abb. 5.8 dargestellten Beispiel wird durch diese Technik die Segmentierung des äußeren Teils der rechten Hüftpfanne möglich. Die Außenkonturen der Hüftpfanne wurden hier in der 3D-Bildfolge mit dem Ziel extrahiert, eine oberflächenorientierte 3D-Visualisierung verschiedener anatomischer Teilstrukturen der Hüfte vorzunehmen (vgl. Kap. 10.4).

Zusammenhangskomponenten: Der Algorithmus zum Bereichs- bzw. Volumenwachstum kann auch zum Auffinden von Zusammenhangskomponenten in vorsegmentierten binären 2D-Bildern bzw. 3D-Bildfolgen verwendet werden. Hierbei wird als Homogenitätskriterium geprüft, ob das betrachtete Pixel im Binärbild markiert ist. Als Ergebnis erhält man die Zusammenhangskomponente, in der der Saatpunkt liegt. Durch wiederholte Anwendung dieser Methode können alle Zusammenhangskomponenten in dem Bild oder der 3D-Bildfolge automatisch bestimmt werden. Hierbei wird der Datensatz vollständig durchlaufen und jeder noch nicht abgearbeitete gesetzte Bildpunkt als Saatpunkt einer neuen Zusammenhangskomponente verwendet.

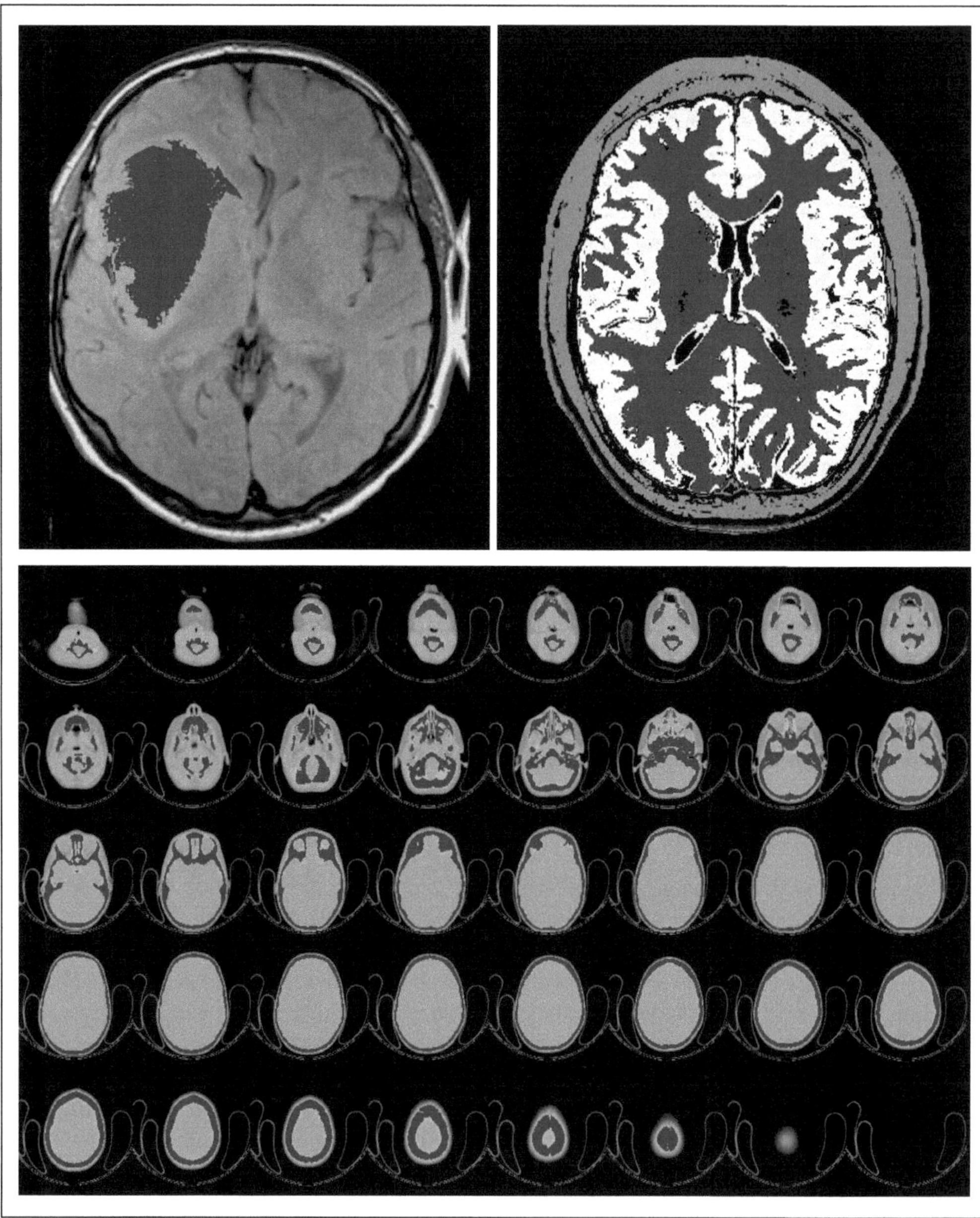

Abb. 5.7: Ergebnisse des Volumenwachstumsverfahrens. Oben sind Segmentierungsergebnisse in zweikanaligen MR-Bilddaten, bestehend aus protonen- und $T2$-gewichteten Bildern (Doppel-Echo-Sequenzen), dargestellt. Oben links ist ein segmentierter Hirntumor markiert, oben rechts das Ergebnis der Segmentierung der weißen und grauen Gehirnmasse sowie der Strukturen im Kopfrandbereich durch mehrfache Ausführung des Verfahrens mit verschiedenen Saatpunkten. Unten sind die segmentierten Knochenstrukturen in einer intrakraniellen 3D-Bildfolge dunkel markiert. Auf eine Farbdarstellung wurde aus drucktechnischen Gründen verzichtet.

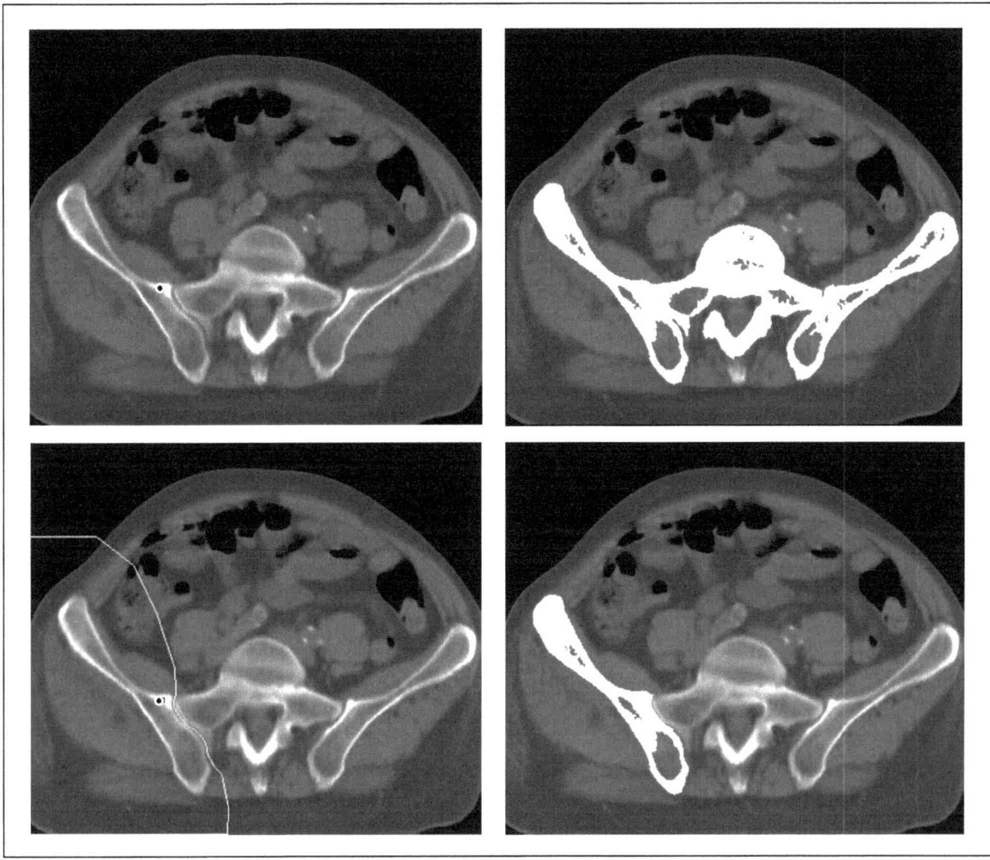

Abb. 5.8: Oben: Ausgehend von dem Saatpunkt (oben links) wird der äußere Teil der Hüftknochen segmentiert, die sich durch hohe Hounsfieldwerte auszeichnen (oben rechts). Unten: Durch Einbringung einer benutzerdefinierten Barriere (unten links) wird die Segmentierung auf die rechte Hüftpfanne beschränkt (unten rechts). Die segmentierten Bereiche sind weiß markiert.

Variante: Als Variante zu dem vorgestellten Bereichswachstumsalgorithmus (Alg. 5.1) kann auch die folgende zweistufige Vorgehensweise durchgeführt werden. Hierzu werden im ersten Schritt mithilfe der ROI-basierten Pixelklassifikation (Kap. 5.2) alle Bildpunkte selektiert, die das Homogenitätskriterium H erfüllen. Anschließend wird dann in der so erhaltenen Binärmatrix die Zusammenhangskomponente bestimmt, in der der Saatpunkt auftritt. Die Ergebnisse beider Varianten sind bei Verwendung desselben Saatpunktes sowie identischer Homogenitätskriterien und Nachbarschaftsrelationen gleich. Die hier vorgestellte Variante ist im Vergleich zu dem Bereichswachstumsalgorithmus rechenintensiver, da hier im ersten Schritt zur Ermittlung der Bildpunkte, die das Homogenitätskriterium erfüllen, stets der gesamte Bilddatensatz durchlaufen werden muss. Vorteilhaft ist jedoch, dass diese Variante leicht erweitert werden kann, um automatisch *alle* Zusammenhangskomponenten bzw. Segmente im Bilddatensatz zu extrahieren, die das Homogenitätskriterium erfüllen.

5.4 Clusteranalyse multispektraler Bilddaten

Clusteranalyseverfahren ermöglichen eine automatische Aufteilung mehrdimensionaler Daten in homogene Teilmengen, die *Cluster* genannt werden. In der Medizinischen Bildverarbeitung werden Clusteranalyseverfahren vor allem zur Analyse und Segmentierung multispektraler 2D- und 3D-Bilddaten (Kap. 2.3.2 und 2.3.5) eingesetzt. Hierbei werden Bildobjekte bzgl. der betrachteten Bildmerkmale als homogene Bildstrukturen betrachtet, deren Pixel ähnliche Merkmalsvektoren aufweisen und somit im Merkmalsraum durch eine Punktwolke repräsentiert sind (vgl. Kap. 3.1.5). Der wesentliche Teil der Bilddatenanalyse wird hierbei aus dem Bildraum in den Merkmalsraum verlegt. Nach der Gruppierung der Pixel im Merkmalsraum wird abschließend eine Rücktransformation des Ergebnisses in den Bildraum vorgenommen.

Notwendige Voraussetzung für die korrekte Differenzierung verschiedener Bildobjekte mithilfe von Clusteranalysealgorithmen ist, dass die Punktwolken bzw. Cluster verschiedener Bildobjekte in disjunkten Bereichen des Merkmalsraumes auftreten. Obwohl die zu einem Cluster korrespondierenden Pixel nicht notwendigerweise im Bildraum zusammenhängende Segmente bilden, werden Clusteranalyseverfahren in der Bildverarbeitung den Segmentierungsverfahren zugeordnet.

Ein allgemeiner Überblick über Clusteranalyseverfahren, die auch als *Verfahren zur unüberwachten Klassifikation* bezeichnet werden, wird in (Bock 1974, Everitt 1974, Hartigan 1975, Jain und Dubes 1988) gegeben. Im Gegensatz zu Verfahren der überwachten Klassifikation (vgl. Kap. 3.2 und 7) werden hier verschiedene Cluster ohne eine vorklassifizierte Stichprobe durch die Analyse der Verteilung der Vektoren im Merkmalsraum separiert.

Man unterscheidet hierarchische und partitionierende Clusteranalyseverfahren, wobei hierarchische Verfahren aufgrund des höheren Rechen- und Speicheraufwandes vorrangig zur Analyse kleinerer Objektmengen verwendet werden. Nachfolgend werden daher partitionierende Clusteranalyseverfahren betrachtet und im Hinblick auf die Segmentierung multispektraler Bilddaten diskutiert.

Durch die Partitionierung der den N Pixeln zugeordneten Menge von Merkmalsvektoren $\{m_1,...,m_N\} \subseteq W_M$ in k nicht-leere, disjunkte Cluster $C_1,...,C_k \subseteq \{m_1,...,m_N\}$ wird das Bild rein datengetrieben in k homogene Pixelgruppen zerlegt. Die den Pixeln zugeordneten Merkmalsvektoren werden auch *Pixelvektoren* genannt.

Ein Gütekriterium zur Bewertung einer Partition $C_1,...,C_k$ ist das *Fehlerquadratkriterium* (engl.: square error criterion), auch *Varianzkriterium* genannt, das wie folgt definiert ist:

$$E = \sum_{i=1}^{k} \sum_{m \in C_i} \left\| m - \overline{m}_i \right\|^2 \overset{!}{=} \min \tag{5.9}$$

Der Mittelwertvektor $\overline{m}_i$ der Merkmalsvektoren im Cluster C_i wird als Clusterzentrum bezeichnet. Eine im Sinne dieses Gütekriteriums optimale Partition der Menge der Merkmalsvektoren in k Cluster weist ein minimales Fehlerquadrat E auf. Fasst man die Clusterzentren als Repräsentanten der Punktwolke auf, die z.B. zur Datenkompression verwendet werden können, so bildet E zugleich ein Maß für den Repräsentationsfehler.

Die Anzahl aller möglichen Partitionen der Pixelvektoren eines Bildes mit N Bildpunkten in k nicht-leere Cluster $C_1,\ldots,C_k$ ist durch die Stirling'schen Zahlen 2. Art $S(N,k)$ gegeben (Fortier und Solomon 1966).

$$S(N,k) = \frac{1}{k!} \sum_{i=0}^{k} (-1)^{k-i} \binom{k}{i} i^N \tag{5.10}$$

Da bei medizinischen Bilddaten die Pixelanzahl $N >> k$ ist, wächst die Zahl der Partitionen näherungsweise wie $k^N / k!$ (Oberschelp und Wille 1976). Ist die Anzahl der auftretenden Cluster k unbekannt, so wird die Anzahl aller möglichen Partitionen der Pixelmenge durch die Bell'schen Zahlen $B(N) = \sum_{k=1}^{N} S(N,k)$ angegeben. Ein 'brutaler' Algorithmus, durch den alle möglichen Partitionen betrachtet werden und die im Sinne des Gütekriteriums optimale Partition ermittelt wird, ist aufgrund dieser Komplexität bei praktisch relevanten Problemstellungen undurchführbar. So müssten beispielsweise schon bei $N = 50$ Bildpunkten mehr als $1{,}8 \cdot 10^{47}$ verschiedene Partitionen betrachtet werden, was praktisch nicht möglich ist. Aufgrund der großen Datenmenge in medizinischen multispektralen Bilddaten sind hier nur sehr effiziente Algorithmen wie die nachfolgend vorgestellten iterativen, partitionierenden und histogrammbasierten Clusteranalysealgorithmen praktisch einsetzbar.

5.4.1 Iterative partitionierende Clusteranalyseverfahren

Iterative partitionierende Clusteranalysealgorithmen wie das *k-means-Verfahren* (MacQueen 1967) sind effiziente Verfahren zur Analyse umfangreicher Datenmengen, die das Auffinden einer im Sinne des Fehlerquadratkriteriums optimalen Partition zum Ziel haben. Die Anzahl k der zu bestimmenden Cluster wird a priori vorgegeben. Die algorithmische Grundstruktur der hier betrachteten iterativen partitionierenden Clusteranalyseverfahren ist in Alg. 5.2 in Pseudocode beschrieben.

Bei den iterativen partitionierenden Verfahren werden verschiedene Varianten unterschieden. So wird beim k-means-Verfahren (MacQueen 1967) die Neuberechnung der Clusterzentren nach jeder Neuzuordnung durchgeführt. Demgegenüber wird in (Forgy 1965) eine Variante vorgeschlagen, bei der die Clusterzentren erst neu berechnet werden, nachdem alle Vektoren des zu untersuchenden Datensatzes im aktuellen Iterationsschritt einem Clusterzentrum zugeordnet worden sind. Die Laufzeitkomplexität zur Durchführung eines Iterationsschrittes ist linear abhängig von der Pixelanzahl N und der Anzahl der gesuchten Cluster k.

Das Fehlerquadratkriterium der durch das k-means-Verfahren erzeugten Partitionen wird von Iteration zu Iteration verbessert oder bleibt konstant (Bock 1974), so dass gilt:

$$E^{(1)} \geq E^{(2)} \geq E^{(3)} \geq \cdots \geq E^{(n)} \tag{5.11}$$

Darüber hinaus gibt es eine Zahl $n \in \mathbb{N}$, für die gilt: $E^{(n)} = E^{(n+r)}$ für alle $r \in \mathbb{N}$.

Bis auf die Ausnahmefälle endlicher, sich zyklisch reproduzierender Folgen von Partitionen entspricht dieser Zustand dem Erreichen einer stationären Partition, die sich in nachfolgenden Iterationen nicht mehr verändert (Bock 1974). Im Allgemeinen konvergiert der k-means-Algorithmus jedoch nicht gegen eine optimale Partition (MacQueen 1967).

Iterative partitionierende Clusteranalysealgorithmen

1. Generiere eine initiale Partition der Menge der Merkmalsvektoren $\{m_1,\ldots,m_N\}$ und berechne die Clusterzentren $\overline{m}_1^{(0)},\ldots,\overline{m}_k^{(0)}$, $i:= 0$;

2. Erzeuge eine neue Partition, indem jeder Merkmalsvektor $m \in \{m_1,\ldots,m_N\}$ betrachtet und einem Cluster C_{select} zugeordnet wird, für das gilt:

$$\left\| m - \overline{m}_{select}^{(i)} \right\|_2^2 = \min_{j=1,\ldots,k} \left\| m - \overline{m}_j^{(i)} \right\|_2^2$$

3. Berechne die Clusterzentren $\overline{m}_1^{(i+1)},\ldots,\overline{m}_k^{(i+1)}$ der neuen Partition, $i := i+1$;

4. Iteriere Schritt 2 und 3 solange, bis das Fehlerquadrat $E^{(i)}$ minimal ist oder die Anzahl von Wiederzuweisungen von Vektoren zu einem Cluster oberhalb eines vorgegebenen Schwellwertes liegt oder eine maximale Anzahl i_{max} an Iterationen durchgeführt wurde.

Alg. 5.2: Grundstruktur iterativer partitionierender Clusteranalysealgorithmen. Alternativ zur quadratischen Euklidischen Distanz bei der Zuordnung der Vektoren zu einem Cluster im 2. Schritt können auch andere Abstandsmaße wie z.B. die Mahalanobis-Distanz verwendet werden.

Anwendungsbeispiel: Bei der praktischen Anwendung des Verfahrens zur Analyse medizinischer Bilddaten hängt die Qualität der Ergebnisse stark von der Wahl der a priori vorgegebenen Anzahl von Clustern k ab. In Abb. 5.9 ist das Ergebnis der Analyse 4-kanaliger MR-Bilddaten einer Kopfschicht mit dem k-means-Verfahren für verschiedene Clusteranzahlen k dargestellt. Wird $k = 2$ gewählt, so erhält man eine Gruppierung der Objekt- und Hintergrundpixel in 2 Clustern. Die Feindifferenzierung verschiedener Bildstrukturen wird mit größer werdender Clusteranzahl k sukzessive erhöht. So kann bei $k = 6$ der Tumor größtenteils vom Gehirn separiert werden. Eine Differenzierung zwischen weißer und grauer Gehirnmasse sowie der Liquorflüssigkeit, von der das Gehirn umgeben ist, wird erst ab der Clusteranzahl $k = 15$ möglich. Die Wahl von $k = 40$ führt zu einer Übersegmentierung, d.h. zur Zersplitterung von Bildstrukturen in verschiedene Cluster.

Anhand des in Abb. 5.9 dargestellten Beispiels wird ein für das k-means-Verfahren *charakteristisches Problem* illustriert: Wird k zu klein gewählt, werden verschiedene Bildstrukturen in einem gemeinsamen Cluster repräsentiert. Wird die Clusteranzahl k zu groß gewählt, so führt dies zu einer Zersplitterung der Gewebe in viele Teilstrukturen. Das Auffinden einer robusten, für verschiedene medizinische Bilddatensätze verwendbaren Justierung des Verfahrens ist häufig problematisch, da die Anzahl der Gewebestrukturen in Abhängigkeit von der betrachteten Körperregion, der ausgewählten Körperschicht und dem Vorhandensein pathologischer Gewebeveränderungen stark variieren kann.

Zur datenabhängigen automatischen Justierung der Clusteranzahl werden Erweiterungen der Clusteranalysealgorithmen vorgenommen, durch die, ausgehend von einer initialen Partition, Aufspaltungen oder Verschmelzungen von Clustern möglich werden.

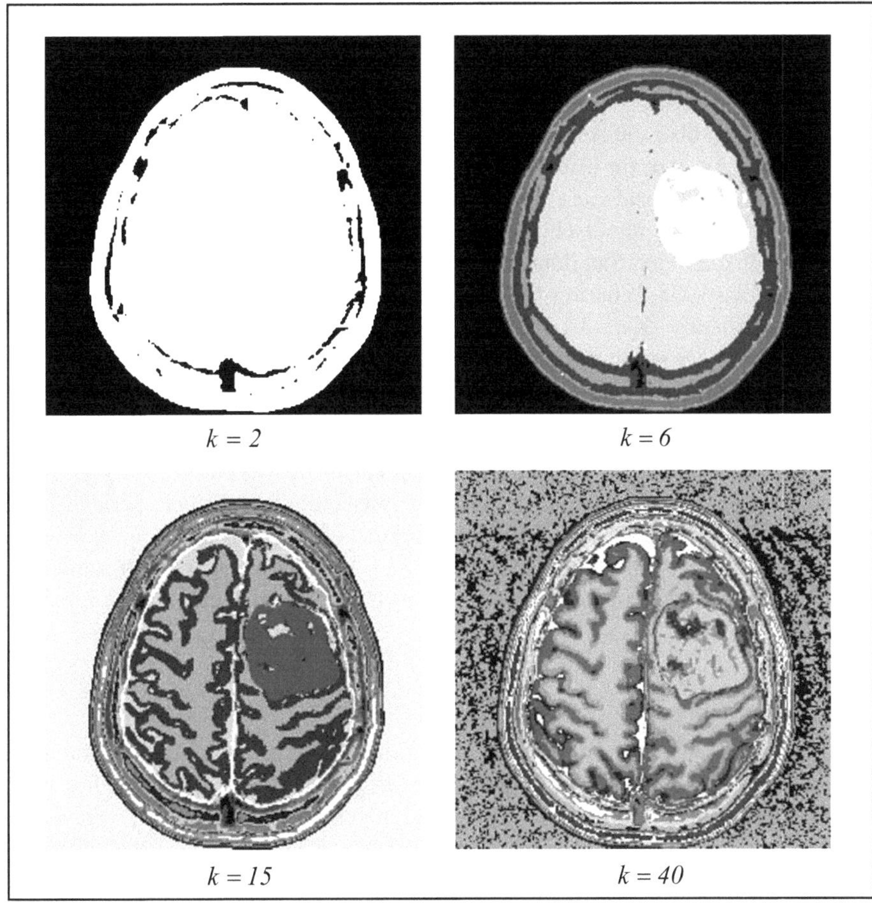

Abb. 5.9: Ergebnisse der Analyse *4*-kanaliger MR-Bilddaten mit dem *k*-means-Verfahren für unterschiedliche Clusteranzahlen *k*. Es wurden registrierte Spindichte- und *T2*-gewichtete sowie *T1*-gewichtete Bilddaten vor und nach Kontrastmittelgabe mit einem relativ homogenen Hirntumor vom Typ Meningeom analysiert. Die Bildpunkte, die zu einem Cluster korrespondieren, sind mit einem spezifischen Grauwert markiert.

Die Kriterien, die zu einer Aufspaltung oder Verschmelzung von Clustern führen, sind in der Regel problem- bzw. datenabhängig zu formulieren. So kann beispielsweise eine große Pixelanzahl in einem Cluster in Kombination mit großen clusterinternen Varianzen der Merkmalsausprägungen zur Aufsplittung des Clusters führen, während eine zu geringe Clustergröße die Verschmelzung des Clusters mit anderen auslöst.

Für den *k*-means-Algorithmus wird von MacQueen vorgeschlagen (MacQueen 1967), zwei Cluster zu verschmelzen, falls deren Zentren eine geringe Euklidische Distanz aufwiesen, die kleiner als ein vorgegebener Schwellwert ist (engl.: coarsening). Ist ein Merkmalsvektor sehr weit vom nächsten Clusterzentrum entfernt, so wird dieser als Ausreißer behandelt und ein neues Cluster generiert (engl.: refinement). In der Anwendung ist die Angabe geeigneter Parameter zur Steuerung des Clusterverschmelzungs- und Aufsplittungsprozesses oftmals schwierig. Eine weitergehende Diskussion dieser Verfahren findet sich in (Jain und Dubes 1988).

5.4.2 Histogrammbasierte Clusteranalyse

Histogrammbasierte Clusteranalyseverfahren (engl.: histogram based cluster analysis, mode seeking) sind sehr effiziente Methoden zur Analyse multispektraler 2D- und 3D-Bilddaten, die ohne A-priori-Wissen über die Anzahl der im Datensatz auftretenden Cluster bzw. Bildstrukturen arbeiten. Frühe Ansätze zur histogrammbasierten Clusteranalyse finden sich in (Sebesteyen und Edie 1966, Mucciardi und Gose 1972). In der Bildverarbeitung wurden histogrammbasierte Clusteranalyseverfahren in verschiedenen Varianten in den 70er und 80er Jahren vorrangig zur Analyse mehrkanaliger Satellitenaufnahmen eingesetzt (Narenda und Goldberg 1977, Goldberg und Shlien 1978, Wharton 1984). Zur Analyse multispektraler MR-Parameterbilddaten aus der Relaxometrie (Kap. 2.1.4.5) wurden diese Verfahren in (Handels, Hiestermann et al. 1991, Handels 1992) problemspezifisch weiterentwickelt. Histogrammbasierte Clusteranalyseverfahren ermöglichen die Detektion beliebig geformter unimodaler Cluster ohne Verwendung einer Verteilungsannahme.

Zur *Generierung eines Histogramms* wird der n-dimensionale Merkmalsraum W_M in n-dimensionale Intervalle I_j, Histogrammzellen genannt, vollständig und disjunkt zerlegt. Die Einteilung des Wertebereiches jedes einzelnen Bildmerkmals wird zumeist äquidistant vorgenommen, wodurch *n*-dimensionale Histogrammzellen $I = \{I_1,...,I_z\}$ gleichen Volumens erzeugt werden. Der Histogrammwert einer Zelle $I_j \in I$ ist durch die Histogrammfunktion $h: I \rightarrow \mathbb{Z}^{\geq 0}$ gegeben:

$$h(I_j) = \left| \{ m \mid m \in I_j \} \right| \tag{5.12}$$

Das mehrdimensionale Histogramm enthält die für die Clusteranalyse wesentlichen Strukturinformationen über die Wahrscheinlichkeitsdichte $p(m)$ der Merkmalsvektoren. Dies wird daran deutlich, dass die Wahrscheinlichkeitsdichte $p(m)$ allgemein wie folgt am Punkt m geschätzt werden kann (Duda und Hart 1973):

$$\hat{p}_N(m) = \frac{h_{\Re(m)}}{N \cdot V_{\Re(m)}} \tag{5.13}$$

Hierbei gibt $h_{\Re(m)}$ die Anzahl der Merkmalsvektoren an, die in eine (kleine) Merkmalsregion $\Re(m)$ mit Zentrum m fallen. $V_{\Re(m)}$ beschreibt das Volumen dieser Region und N die Anzahl der insgesamt im Datensatz auftretenden Merkmalsvektoren.

Bei Verwendung von Histogrammen wird die Wahrscheinlichkeitsdichte der Merkmalsvektoren in den Zentren $m_{I_1},...,m_{I_z}$ der Histogrammzellen $I_1,...,I_z$ geschätzt. Bei konstantem Zellenvolumen sind die Histogrammwerte $h(I_1),...,h(I_z)$ nach Gl. 5.13 direkt proportional zu den Schätzern $\hat{p}_N(m_{I_1}),....,\hat{p}_N(m_{I_z})$ der Wahrscheinlichkeitsdichte.

Cluster korrespondieren im Merkmalsraum zu Bereichen erhöhter Datendichte, die sich durch Bereiche geringer Datendichte abgrenzen. Im Histogramm wird ein Cluster durch einen unimodalen Histogrammberg repräsentiert. Verschiedene Cluster grenzen sich durch Histogrammtäler voneinander ab.

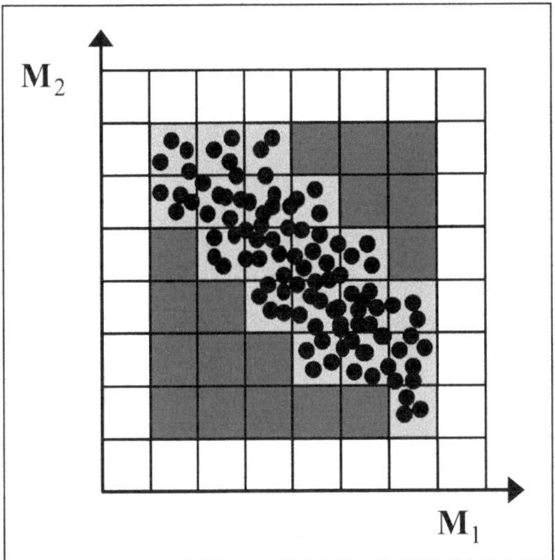

Abb. 5.10: Darstellung eines Clusters im 2D-Histogramm. Die Punkte repräsentieren die Merkmalsvektoren, die hellgrau gefärbte Fläche den Bereich $\mathfrak{R}$ des Clusters, der durch die Analyse des zweidimensionalen Histogramms detektiert wird. Durch sukzessive Analyse eindimensionaler Histogramme erhält man einen wesentlich größeren rechteckigen Merkmalsbereich zur Beschreibung des Clusters, der durch die hell- und dunkelgrau markierten Histogrammzellen beschrieben wird.

Im *1*-dimensionalen Fall wird ein Cluster durch ein Intervall definiert, dessen Grenzen durch das Histogrammtal gegeben sind. Die zu dem Cluster korrespondierenden Bildpunkte können anhand des so definierten Intervalls durch Anwendung des Schwellwertverfahrens (Kap. 5.1) segmentiert werden.

Zur Analyse *n*-kanaliger Bilddaten wird ein *n*-dimensionales Histogramm erstellt. Im Vergleich zur sukzessiven Analyse eindimensionaler Histogramme, durch die ein *n*-dimensionaler Hyperquader zur Beschreibung des Clusters definiert wird, wird durch die Analyse *mehrdimensionaler* Histogramme eine spezifische Abgrenzung beliebig geformter Cluster erzielt (Abb. 5.10).

5.4.2.1 Basisalgorithmus

Die Grundidee des vorgestellten Algorithmus zur histogrammbasierten Clusteranalyse besteht darin, die Cluster ausgehend von einem Histogrammpeak, der als Clusterzentrum bezeichnet wird, bis in die Histogrammtäler abzuarbeiten (top-down-Analyse). Der Bereich eines Clusters im Merkmalsraum wird durch die Vereinigung der Histogrammzellen mit demselben Clusterindex gebildet. Das Ergebnis der Clusteranalyse wird in einer Histogrammindexmatrix verwaltet, einer Datenstruktur, die strukturgleich zum Histogramm ist und in die die den Histogrammzellen zugeordneten Clusterindizes eingetragen werden.

1. *Histogrammgenerierung*: Die Größe des *n*-dimensionalen Histogramms wird so gewählt, dass der betrachtete *n*-dimensionale Merkmalsraum disjunkt und vollständig durch die *n*-dimensionalen Zellen des Histogramms zerlegt wird. Dann wird zur Bestimmung der Histogrammwerte der Bilddatensatz einmal vollständig durchlaufen und gezählt, wie oft *n*-dimensionale Pixelvektoren in die Histogrammzellen fallen.

2. *Initialisierung der Histogrammanalyse:* Erzeuge eine geordnete Liste aller lokalen Histogrammmaxima. Die nachfolgende Clusterabarbeitung erfolgt ausgehend von dem 1. Element der Liste, das auf die Maximumzelle mit dem größten Histogrammwert verweist. Sie bildet den Ausgangspunkt zur Abarbeitung des ersten Clusters.

3. *Clusterabarbeitung:* Im ersten Schritt werden die Maximumzelle und ihre belegten Nachbarzellen, die noch nicht mit einem Clusterindex markiert worden sind, dem aktuell betrachteten Cluster zugeordnet. Ausgehend von den Randzellen des so ermittelten Clusterbereiches werden sukzessive alle Nachbarn mit positiven Histogrammwerten betrachtet. Eine Nachbarzelle wird zum Cluster hinzu genommen, falls ihr Histogrammwert kleiner oder gleich dem Wert der Clusterrandzelle ist. Das Cluster wird solange expandiert, bis keine Nachbarzellen mehr zum aktuellen Cluster hinzugenommen werden können.

4. *Bestimmung des nächsten Clusterzentrums:* Nach der Abarbeitung eines Clusters werden alle lokalen Maxima, die dem abgearbeiteten Cluster zugeordnet sind, aus der Liste der lokalen Histogrammmaxima entfernt. Das Listenelement mit dem aktuell größten Histogrammwert bildet das nächste Clusterzentrum, das, wie in Punkt 3 beschrieben, abgearbeitet wird. Die Schritte 2 und 3 werden solange iteriert, bis alle Maxima abgearbeitet sind.

5. *Rücktransformation in den Bildraum:* Zur Erzeugung eines Indexbildes, in dem die zu den Clustern korrespondierenden Bildstrukturen markiert sind, wird der originäre Bilddatensatz einmal vollständig durchlaufen. Hierbei wird geprüft, in welche Histogrammzelle der Histogrammindexmatrix der zugehörige Pixelvektor fällt, und der Index der Histogrammzelle in das Indexbild übertragen.

Beispiel: In Abb. 5.11 ist ein einzelnes Cluster dargestellt, das durch Anwendung des dargestellten Algorithmus zur histogrammbasierten Clusteranalyse in einem zweidimensionalen $(T1,T2)$-Histogramm extrahiert wurde. Rechts ist die unregelmäßige Form des Cluster in der visualisierten 2D-Histogrammindexmatrix zu erkennen. Links sind die nach der Rücktransformation in den Bildraum selektieren Pixel markiert, deren Merkmalsvektoren in den Histogrammzellen des Clusters auftreten. Das Cluster repräsentiert die graue Gehirnmasse.

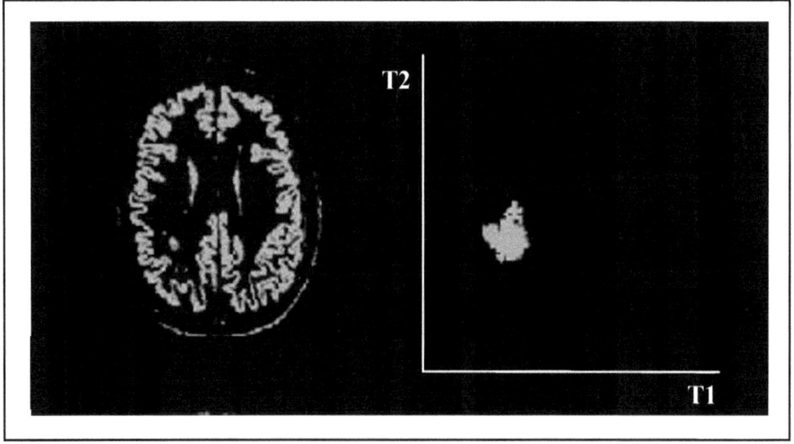

Abb. 5.11: Markierte Pixelmenge (links) und Cluster bzw. markierte Histogrammzellen im *2*-dimensionalen $(T1,T2)$-Histogramm (rechts), die zur grauen Gehirnmasse korrespondieren.

5.4.2.2 Konfliktbehandlung

Während der Histogrammanalyse werden in den Randbereichen der Cluster Zellen detektiert, die mehreren Clustern zugeordnet werden können (Abb. 5.12, links). Diese Zellen werden *Konfliktzellen,* die für eine Zuordnung in Frage kommenden Cluster *Konfliktcluster* genannt. Da in den Randbereichen der Cluster vermehrt Überlappungen der bildobjektspezifischen Verteilungsdichten auftreten, beinhalten Konfliktzellen im Allgemeinen eine Mischung von Merkmalsvektoren unterschiedlicher Bildobjekte. Hierdurch wird die pixelorientierte Nachverarbeitung der den Konfliktzellen zugeordneten *Konfliktpixel* motiviert (Handels, Hiestermann et al. 1991).

Die Zuordnung der Konfliktpixel zu einem der Konfliktcluster kann unter Ausnutzung von Umgebungsinformationen im Bild erfolgen. Hierbei wird die Zuordnung eines Konfliktpixels auf die während der Histogrammanalyse ermittelten Konfliktcluster beschränkt, wodurch eine Vorauswahl der in Frage kommenden Cluster getroffen wird. Dem Konfliktpixel wird derjenige Clusterindex zugeordnet, der in der 3×3-Umgebung des Konfliktpixels im Bild am häufigsten auftritt und zugleich ein Konfliktclusterindex ist (Abb. 5.12, rechts). Durch diese Technik wird für die Zuordnung der Konfliktpixel eine Kombination aus Histogramm- und Bildinformationen ausgenutzt.

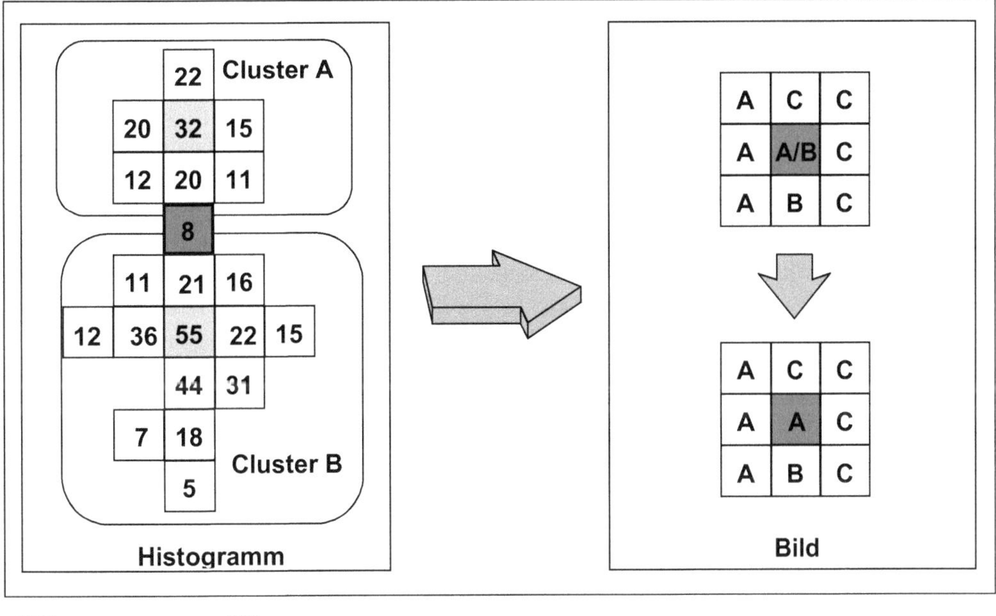

Abb. 5.12: Histogrammanalyse mit Konfliktbehandlung in einem zweidimensionalen Histogramm mit zwei Clustern. Links: Histogramm mit einer dunkelgrau markierten Konfliktzelle mit Histogrammwert *8* und zugehörigen Konfliktclustern A und B. Rechts: Darstellung der 3×3 – Umgebung eines der *8* Konfliktpixel im Bildraum, dessen Merkmalsvektor in der Konfliktzelle auftritt (rechts oben). Das Konfliktpixel wird dem Cluster A zugeordnet, da dieses Cluster in der 3×3 – Umgebung im Bild häufiger vertreten ist als Cluster B (rechts unten).

5.4.2.3 Histogrammpyramiden

Die Histogrammpyramide bildet eine methodische Erweiterung histogrammbasierter Clusteranalysealgorithmen, die eine dynamische Anpassung der Histogrammzellenvolumina an unterschiedliche Datendichten in verschiedenen Bereichen des Merkmalsraumes ermöglicht. Sie wurde zur 3D-Segmentierung von Hirngeweben in dreikanaligen MR-Parameterbilddaten (*T1*-Bilder, *T2*-Bilder, Spindichte-Bilder) entwickelt und in klinischen Studien eingesetzt (Handels 1992, Reul, Handels et al. 1992).

Pyramidale Algorithmen wie z.B. Gauß- und Laplace-Pyramiden, die in (Haberäcker 1995) ausführlich dargestellt sind, werden in der Bildverarbeitung zumeist zur hierarchischen Analyse von Bilddaten in verschiedenen Bildauflösungsstufen eingesetzt (Multiskalenansatz). Histogrammpyramiden bestehen aus stufenweise vergröberten Histogrammen, die mit den dargestellten Histogrammanalysealgorithmen analysiert werden.

Algorithmus: Nach der Erzeugung eines mehrdimensionalen Histogramms werden auf der ersten Pyramidenstufe nur diejenigen Cluster im Histogramm analysiert, deren Histogrammwerte in den Clusterzentren größer als ein vorgegebener Schwellwert S sind. Nach der Analyse und Extraktion dieser Cluster aus dem Histogramm werden die Histogrammklassen vergröbert und ein neues Histogramm auf der Basis der restlich verbliebenen Pixel generiert. Wird eine Verdopplung der Histogrammklassenbreite vorgenommen, so reduziert sich die Rechenzeit für die Neuauszählung des Histogramms, da die Histogrammwerte der Stufe $i+1$ direkt aus den Histogrammwerten der Stufe i berechnet werden können. Durch mehrfache Iteration dieses Prozesses wird eine Histogrammpyramide generiert.

In Anlehnung an die Konvergenzeigenschaften der relativen Histogrammzellendichte an die Wahrscheinlichkeitsdichte (Duda und Hart 1973) wird der Schwellwert S proportional zu $\sqrt{N}$ gewählt, wobei N die Anzahl der aktuell analysierten Bildpunkte angibt (Proportionalitätsfaktor *0,1*). Der Schwellwert S wird auf jeder Stufe der Histogrammpyramide neu berechnet und somit auf die im aktuellen Histogramm vorhandene Datenlage abgestimmt. Die Histogrammpyramide ermöglicht, angepasst an die Dichte der Daten im Merkmalsraum bzw. im Histogramm, die Verwendung unterschiedlicher Histogrammzellenvolumina bei der Abarbeitung verschiedener Cluster in einer Analyse.

Histogrammpyramiden wurden zur Analyse dreikanaliger MR-Relaxationsparameterbilddaten entwickelt, bei denen starke Schwankungen der Datendichte im Merkmalsraum auftreten. Diese sind hier darauf zurückzuführen, dass zum einen verschiedene Gewebe (Cluster) in einem Schnittbild durch eine unterschiedliche Anzahl von Pixeln repräsentiert sind und zum anderen gewebeabhängig stark unterschiedliche Streuungen der MR-Parameterwerte auftreten. Die automatische Bestimmung der Clusteranzahl unterstützt die flexible Anpassung der Analyse an unterschiedliche Datenlagen, die in medizinischen Schichtbilddatensätzen in Abhängigkeit von den auftretenden pathologischen Gewebestrukturen oder der betrachteten Körperregion stark variieren können (Abb. 5.13, rechts).

Anwendungsbeispiel: Zur Analyse der dreikanaligen MR-Parameterbilddaten bestehend aus *T1-* *T2-* und Spindichte-Kanälen werden Histogrammpyramiden mit *4* Pyramidenstufen verwendet (Abb. 5.13, links). Durch die sukzessive Extraktion der auf den ersten Pyramidenstufen analysierten Cluster wird das Histogramm ausgedünnt und die nachfolgende Analyse im vergröberten Resthistogramm stabilisiert. Vorteilhaft ist darüber hinaus, dass ein großer Teil der Ausreißer und Störpixel durch diese Technik automatisch von homogenen Gewebestrukturen separiert wird und auf der letzten Auflösungsstufe verbleibt (Abb. 5.13, links, Stufe 4).

In Abb. 5.13 (rechts) sind verschiedene Ergebnisse der Analyse dreikanaliger MR-Parameterbilddaten beispielhaft dargestellt. Neben einer gesunden Kopfschicht (A) wurden drei Kopfschichten mit Hirntumoren analysiert. Medizinisch ist die erzielte Abgrenzung der Tumoren vom gesunden Gewebe von Bedeutung. Die Cluster bzw. die zugehörigen Bildpunkte sind durch Grauwerte repräsentiert. Die Verwendung von Grauwertskalen zur Darstellung der Segmentierungsergebnisse ist drucktechnisch motiviert. In der Praxis werden Farbbilder zur differenzierten Visualisierung der Segmentierungsergebnisse verwendet.

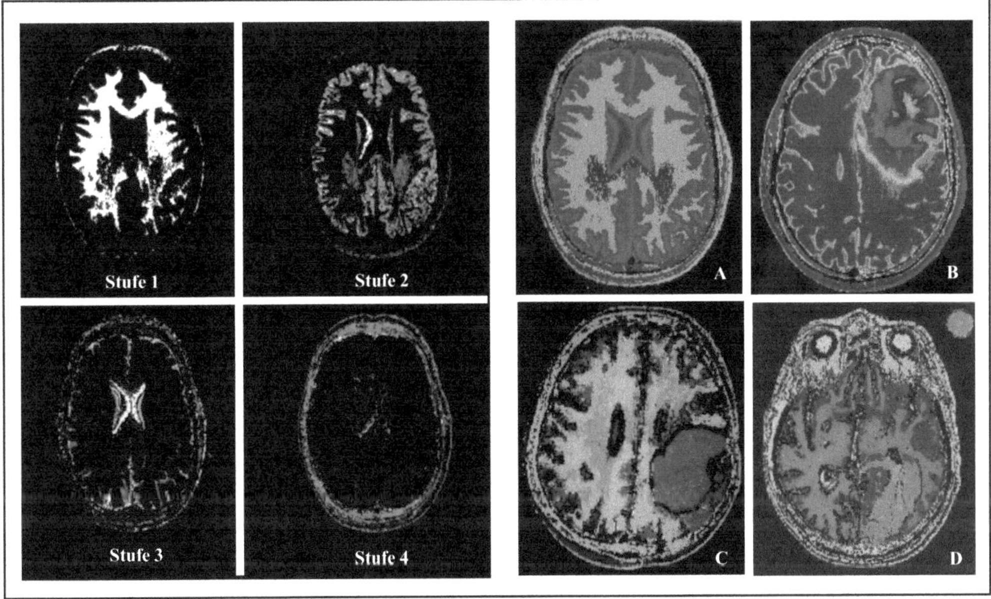

Abb. 5.13: Links: Darstellung der auf verschiedenen Pyramidenstufen extrahierten Strukturen (Cluster). Rechts: Ergebnisse der pyramidalen Histogrammanalyse in Grauwertdarstellung. Neben einem gesunden Kopfschnitt (A) wurden Bilddaten mit heterogenen Hirntumoren vom Typ Glioblastom (B, D) und einem homogenen Tumor vom Typ Astrozytom (C) analysiert (Handels 1992). Aus drucktechnischen Gründen wurde auf eine Farbdarstellung der Segmentierungsergebnisse verzichtet.

5.5 Live-Wire-Segmentierung

Das Live-Wire-Verfahren (Barrett und Mortensen 1996 und 1997) ist ein halbautomatisches Segmentierungsverfahren, das sich in den letzten Jahren als ein wichtiges Standardverfahren zur *kantenorientierten Segmentierung einzelner Bildobjekte* in der Medizinischen Bildverarbeitung herausgebildet hat. Das Verfahren unterstützt den Arzt bei der interaktiven Einzeichnung von Objektkonturen in einem 2D-Bild. Hierbei wird zwischen einem interaktiv markierten Konturpunkt und der aktuellen Mausposition automatisch eine Verbindung entlang der Bildkanten berechnet. Bei Bewegung des Mauszeigers werden die berechneten Verbindungen zu den variierenden Mauspositionen in Echtzeit visualisiert, wodurch der Benutzer eine Unterstützung bei der Auswahl eines geeigneten Endpunktes des Konturabschnittes erhält. Nach Auswahl des Endpunktes der Kontur per Mausklick wird die zugehörige Objektteilkontur eingefroren. Der Teilkonturendpunkt wird als Startpunkt einer neuen Teilkontur verwendet, die analog bestimmt wird. Durch die sukzessive Markierung weniger Punkte auf der Objektkontur, die nachfolgend Saatpunkte (engl.: seed points) genannt werden, und die automatische Bestimmung der Verbindungen zwischen den Saatpunkten wird ein Bildobjekt segmentiert (Abb. 5.14).

Bei der Live-Wire-Segmentierung werden graphentheoretische Methoden und Algorithmen zur Bestimmung der gesuchten Konturabschnitte verwendet. Ähnlich wie bei den in Kap. 5.5 vorgestellten aktiven Konturmodellen wird das Problem der Konturfindung in ein *Optimierungsproblem* transformiert.

Die Bestimmung einer kostenoptimalen Verbindung zwischen zwei Konturpunkten, die entlang der Objektkontur verlaufen soll, bildet die Basisoperation des vorgestellten Verfahrens. Hierzu wird das Bild in einen Graphen transformiert und das Konturfindungsproblem mithilfe graphentheoretischer Methoden gelöst. Durch Lösung dieses Problems zwischen den auf der Objektgrenze gesetzten Saatpunkten und Verbindung der berechneten Kontursegmente erhält man die Objektkontur.

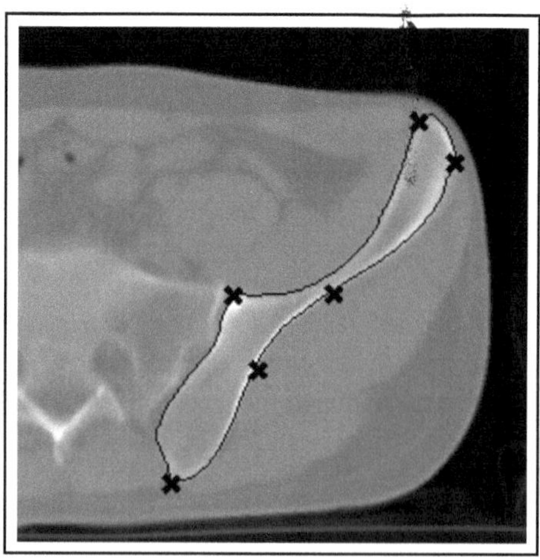

Abb. 5.14: Segmentierung der Außenkontur des Darmbeins. Neben der gefundenen Kontur sind die interaktiv markierten Saatpunkte auf der Kontur dargestellt.

5.5.1 Kontursegmentierung als graphentheoretisches Optimierungsproblem

Ein Graph $G = (V, E, c)$ wird durch die Menge seiner Knoten V (engl.: vertices), die Menge seiner Kanten E (engl.: edges) und einer Kostenfunktion c (engl.: costs) beschrieben. Aus einem 2D-Bild $f(x,y)$ mit $x \in \{0, \ldots, N_x\}$ und $y \in \{0, \ldots, N_y\}$ wird ein Graph $G = (V, E, c)$ generiert, wobei die

<u>Knotenmenge</u> $V = \{p = (x, y)$ mit $x \in \{0, \ldots, N_x\}$ und $y \in \{0, \ldots, N_y\}$ durch die Pixelmenge, die

<u>Kantenmenge</u> $E = \{(p, q) \mid p, q \in V\}$ und die

<u>Kantenkostenfunktion</u> $c\colon E \to \mathbb{R}$

gegeben sind. Hierbei sind zwei Knoten im Graphen G durch eine Kante verbunden, d.h. sie sind adjazent, wenn die zugehörigen Bildpunke im Bild benachbart sind. Als Nachbarschaftsrelation wird in der Regel die 8-Nachbarschaft verwendet. Der so definierte Graph G wird als Kostengraph bezeichnet und repräsentiert das Bild. Eine Kontur im Bild korrespondiert zu einem Pfad im zugehörigen Kostengraphen. Es ergeben sich folgende Entsprechungen:

$$\text{Bildpunkte} \leftrightarrow \text{Knoten}$$

$$\text{Benachbarte Bildpunkte} \leftrightarrow \text{Adjazente Knoten}$$

$$\text{Kontur} \leftrightarrow \text{Pfad}$$

$$\text{Bild} \leftrightarrow \text{Kostengraph}$$

Die Kosten für einen Pfad (eine Kontur) zwischen zwei Knoten (Bildpunkten) im Graphen (Bild) sind gegeben durch die Summe der Kantenkosten entlang des Pfades. Ziel des Verfahrens ist es, einen Pfad (eine Kontur) mit den minimalen Kosten zwischen den beiden Knoten (Bildpunkten) zu finden. Somit ist das Problem der Konturfindung in ein graphentheoretisches Optimierungsproblem überführt worden, das durch den nachfolgend in Kap. 5.5.3 beschriebenen Algorithmus nach Dijkstra gelöst werden kann (Dijkstra 1959).

5.5.2 Kostendefinition

Damit ein kostenoptimaler Pfad im Graphen zu der Objektkontur korrespondiert, muss die Kostenfunktion c so definiert werden, dass Pfade entlang von Objektkanten niedrige Kosten erhalten. Nachfolgend werden verschiedene Kantenmerkmale zur Definition einer geeigneten Kostenfunktion herangezogen.

Zur diskreten Approximation des Bildgradienten wird der in Kap. 3.1.1.3.1 beschriebene Differenzen-Filter eingesetzt. Er besitzt die Eigenschaft, an Kanten hohe und in homogenen Bereichen niedrige Werte aufzuweisen und liefert folgenden Kostenterm:

$$c_{Gradient}(x, y) = 1 - \frac{|grad\, f(x, y)|}{\max\limits_{x \in \{0, \ldots, N_x\}, y \in \{0, \ldots, N_y\}} \{|grad\, f(x, y)|\}} \in [0, 1] \qquad (5.14)$$

Punkte der stärksten Kante erhalten hierdurch den Kostenwert 0, während Punkten in ideal homogenen Bereichen der Kostenwert 1 zugeordnet wird. Somit wird die bezogen auf das Gradientenmerkmal kostenoptimale Verbindungslinie zwischen zwei Konturpunkten bevorzugt entlang der kostengünstigen, starken Kanten im Bild verlaufen.

Als weitere Kanteninformation wird in (Barrett und Mortensen 1997) der Laplace-Operator verwendet, um neben Gradienteneigenschaften auch noch Eigenschaften der zweiten Ableitung der Bildfunktion zu berücksichtigen, die bei einer Kante einen Nulldurchgang hat (vgl. Kap. 3.1.1.3.3). Diese Punkte werden in dem nach Anwendung des Laplace-Operators erhaltenen Bild B_L detektiert und binär markiert. Der Kostenterm $c_{Laplace}$ wird wie folgt gewählt:

$$c_{Laplace}(x,y) = \begin{cases} 0, \text{ falls } B_L(x,y) = 0 \text{ ist oder} \\ \quad \text{in } (x,y) \text{ ein Vorzeichenwechsel stattfindet.} \\ 1, \text{ sonst.} \end{cases} \qquad (5.15)$$

Somit ergibt sich für die Verbindung zwischen zwei durch eine Kante verbundene Knoten bzw. zwischen zwei benachbarten Pixeln p und q folgende Kostenfunktion:

$$c_{lokal_1}(p,q) = \omega_{Gradient} \cdot c_{Gradient}(q) + \omega_{Laplace} \cdot c_{Laplace}(q) \qquad (5.16)$$

wobei $\omega_{Gradient}, \omega_{Laplace} \in [0,1]$ Gewichte sind. Wird der Kostenwert $c_{lokal_1}(p,q)$ der Kante (p,q) dem Knoten (Pixel) q zugeordnet, so kann die Kostenfunktion in einem Kostenbild visualisiert werden, indem das Pixel q durch einen Grauwert proportional zum Kostenwert $c_{lokal_1}(p,q)$ dargestellt wird (Abb. 5.15).

Alternativ oder ergänzend können weitere Kantenfilter wie der Sobel-Filter (Kap. 3.1.1.3.2), der Marr-Hildreth-Filter (Kap. 3.1.1.3.3), der Canny-Filter (Canny 1986) oder der Deriche–Filter (Deriche et al. 1987, Monga et al. 1991) in analoger Form zur Definition von Kostentermen herangezogen werden.

Als drittes Kostenelement wird von Barrett und Mortensen 1997 ein *Richtungsterm* vorgeschlagen, durch den glatte Konturverläufe während des Optimierungsprozesses bevorzugt werden. Hierbei wird die Eigenschaft ausgenutzt, dass die Richtung des Gradienten an einer Kante senkrecht zum Kantenverlauf steht. Dies ist darauf zurückzuführen, dass der Gradientenvektor *grad(f)* stets in Richtung des steilsten Anstiegs der Bildfunktion *f* und damit senkrecht zur Kante zeigt.

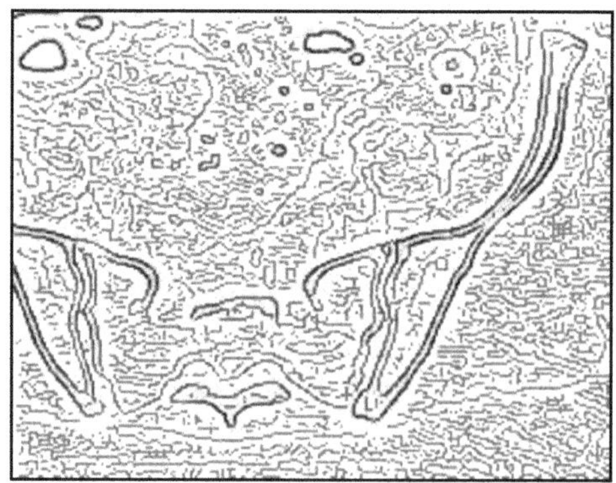

Abb. 5.15: Kostenbild der in Gl. 5.16 beschriebenen lokalen Kosten für ein CT-Bild aus dem Hüftbereich. Niedrige Kosten sind durch dunkle Punkte, hohe Kosten durch helle Punkte repräsentiert.

Betrachte wieder zwei adjazente Knoten bzw. benachbarte Bildpunkte p und q. Sei

$$D(p) = D(x,y) = \frac{1}{|\,grad(f(x,y))\,|}\begin{pmatrix} f_y'(x,y) \\ -f_x'(x,y) \end{pmatrix} \tag{5.17}$$

der Einheitsvektor, der orthogonal zum Gradienten im Bildpunkt p steht, wobei $f_x'(x,y)$ und $f_y'(x,y)$ die partiellen Ableitungen der Bildfunktion f in x- bzw. y-Richtung bilden. $D(p)$ ist in Relation zum Gradienten um $90°$ im Uhrzeigersinn gedreht und weist in Richtung der Kante. Dann wird der richtungsabhängige Kostenterm wie folgt definiert:

$$c_{Richtung}(p,q) = \frac{2}{3\pi}\{\arccos[d_p(p,q)] + \arccos[d_q(p,q)]\} \tag{5.18}$$

wobei $d_p(p,q) = D(p) \cdot L(p,q)$ und $d_q(p,q) = D(q) \cdot L(p,q)$ Skalarprodukte sind und

$$L(p,q) = \begin{cases} \dfrac{q-p}{|q-p|} & \text{falls} \quad D(p)\cdot(q-p) \geq 0 \\[2em] \dfrac{p-q}{|p-q|} & \text{falls} \quad D(p)\cdot(q-p) < 0 \end{cases} \tag{5.19}$$

der normierte Differenzvektor zwischen p und q ist. Da hier die 8-Nachbarschaft betrachtet wird, ist der Vektor $L(p,q)$ entweder horizontal, vertikal oder diagonal gerichtet.

Für den Winkel zwischen den Einheitsvektoren $D(p)$ und $L(p,q)$ gilt: $\arccos(D(p) \cdot L(p,q)) = \arccos(d_p(p,q)) \in [0, \pi/2]$, da $d_p(p,q) \geq 0$ ist. Es ergibt sich:

$$0 \leq c_{Richtung}(p,q) \leq \frac{2}{3\pi}\left(\frac{\pi}{2} + \pi\right) = 1 \tag{5.20}$$

Die Richtungskosten $c_{Richtung}$ zwischen zwei benachbarten Bildpunkten p und q werden gering, wenn beide Summanden in Gl. 5.18 klein werden.

Der Term $d_p(p,q) - D(p) \cdot L(p,q)$ wird klein, wenn der Verbindungsvektor $L(p,q)$ zwischen p und q (beinahe) orthogonal zum Gradienten steht und somit in Kantenrichtung $D(p)$ weist. Der Kostenterm $d_q(p,q) - D(q) \cdot L(p,q)$ wird klein, wenn die Gradientenrichtungen in den Punkten p und q ähnlich sind.

Daher wird zur Minimierung der Richtungskosten bei dem iterativen Kantenfindungsprozess ausgehend von dem bereits gefundenen Kantenpunkt p bevorzugt der Nachbarpunkt q aus den 8 möglichen Nachbarpunkten zur Weiterführung der Kante ausgewählt, der in Richtung der Kantenrichtung von p liegt und zugleich eine ähnliche Gradientenrichtung wie p aufweist.

Somit ergibt sich für die Verbindung zwischen zwei durch eine Kante verbundenen Knoten bzw. zwei benachbarten Pixeln p und q eine zweite, erweiterte Definition einer Kostenfunktion:

$$c_{lokal_2}(p,q) = \omega_{Gradient} \cdot c_{Gradient}(q) + \omega_{Laplace} \cdot c_{Laplace}(q) + \omega_{Richtung} \cdot c_{Richtung}(p,q) \tag{5.21}$$

wobei $\omega_{Gradient}, \omega_{Laplace}, \omega_{Richtung} \in [0,1]$ sind. Im Gegensatz zur lokalen Kostenfunktion $c_{lokal_1}(p,q)$, die in *einem* Kostenbild dargestellt werden kann (Abb. 5.15), werden zur Darstellung der Kostenfunktion $c_{lokal_2}(p,q_i)$ *8* Bilder benötigt, da die Kosten der Kanten zwischen q und p_i im Allgemeinen variieren $(i = 1,...,8)$.

Die Kosten für eine Verbindung zwischen zwei Knoten im Graphen bzw. zwei Pixeln im Bild ergeben sich als Summe der lokalen Kosten entlang des Pfades.

5.5.3 Berechnung des Pfadgraphen nach Dijkstra

Auf der Basis des in Kap. 5.5.1 definierten Kostengraphen G, der das Bild repräsentiert, kann mithilfe des *Dijkstra-Algorithmus* ein *saatpunktspezifischer Pfadgraph* G_S erstellt werden, der von jedem beliebigen Knoten (Bildpunkt) den kostengünstigsten Weg zum Saatpunkt S weist.

In der *Menge E der expandierten Knoten* werden alle Knoten verwaltet, zu denen bereits ein kostenoptimaler Pfad im Graphen G gefunden wurde. Die *Menge R der erreichbaren Knoten* enthält alle Knoten, für die bereits ein Pfad zum Startknoten S bekannt ist, der jedoch nicht notwendigerweise optimal ist. Darüber hinaus werden die kumulativen Gesamtkosten aller Pfade von S zu einem in der Menge R enthaltenen Knoten berechnet und verwaltet. Ausgangspunkt für den Algorithmus ist der Startpunkt S, auch Saatpunkt genannt, der mit den kumulativen Kosten 0 in die Menge R der erreichbaren Knoten eingefügt wird. Der Algorithmus wird nachfolgend in Alg. 5.3 detailliert in Pseudocode beschrieben. Weitergehende Beschreibungen des Dijkstra-Algorithmus und seiner Eigenschaften werden in (Krumke 2005) gegeben.

Der erhaltene *saatpunktspezifische Graph* G_S ist ein *minimal spannender Baum*. Er ist so strukturiert, dass die gerichtete Kante eine Knotens p stets auf den adjazenten Knoten (Nachbarbildpunkt) weist, der auf dem kostenoptimalen Pfad von S nach p der Vorgänger von p ist. Somit beinhaltet der Pfadgraph G_S alle optimalen Pfade von den expandierten Punkten zum Saatpunkt S. Der saatpunktspezifische Pfadgraph G_S kann dadurch visualisiert werden, dass man den *8* verschiedenen Richtungen, in denen ein Konturverlauf zwischen zwei im Bild benachbarten Pixeln möglich ist, *8* verschiedene Grauwerte zuordnet (Abb. 5.16, links).

Der Algorithmus berechnet demnach zu einem Bild mit einem vorgegebenen Saatpunkt S einen vollständigen Pfadgraphen G_S, in dem für jeden Bildpunkt der kostenoptimale Pfad repräsentiert ist.

Zur Reduktion des Berechnungsaufwandes kann man die Berechnung des Pfadgraphen anhalten, wenn der Zielpunkt p expandiert worden ist, da dann der kostenoptimale Pfad zwischen S und p in dem bis dahin aufgebauten Pfadgraphen $G_S{}'$ repräsentiert und bestimmt ist. Der reduzierte Graph $G_S{}'$ ist beispielhaft in Abb. 5.16 (rechts) dargestellt. Die Reduktion des Berechnungsaufwandes ist umso größer, je größer das zu segmentierende Bild ist und je näher der Zielpunkt am Saatpunkt S liegt. Wählt ein Benutzer bei Verwendung des reduzierten Pfadgraphen interaktiv einen neuen Zielpunkt durch Bewegung des Mauszeigers aus, zu dem bislang noch kein Pfad im reduzierten Graph $G_S{}'$ führt, so wird die Berechnung hier „on demand" in Echtzeit fortgeführt (Falcao und Udupa 2000).

Algorithmus zum Aufbau des saatpunktspezifischen Pfadgraphen G_S

BEGIN

$E := \{\}$;

$R := \{S\}$;

$c_S := 0$;

WHILE $(R \neq \{\})$ **DO BEGIN**

Wähle aus R den Knoten p mit den geringsten kumulativen Kosten;

Expandiere p, d.h. betrachte jeden Nachbarknoten q von p und prüfe

IF $(q \notin R \wedge q \notin E)$ **THEN BEGIN**

(* d.h. der Knoten bzw. Bildpunkt wurde bislang noch nicht erreicht.*)

$c_q := c_p + c_{lokal}(p,q)$;

$R := R \cup \{q\}$;

trage eine gerichtete Kante von q nach p im saatpunktspezifischen Graphen G_S ein;

END IF

IF $(q \in R \wedge q \notin E)$ **THEN BEGIN**

(*d.h. es gibt bereits einen Pfad von q zu S in G_S mit Kosten c_q.*)

IF $(c_p + c_{lokal}(p,q) < c_q)$ **THEN BEGIN**

(* d.h. falls der Pfad über p kostengünstiger ist.*)

$c_q := c_p + c_{lokal}(p,q)$;

aktualisiere die von q ausgehende Kante im Graphen G_S so, dass
sie p als Endknoten aufweist.

END IF

END IF

(* Falls $q \in E$ tue nichts, da zu q bereits ein optimaler Pfad gefunden wurde.*)

$R := R / \{p\}$;

$E := E \cup \{p\}$;

END WHILE

END

Alg. 5.3: Algorithmus nach Dijkstra zum Aufbau des saatpunktspezifischen Pfadgraphen.

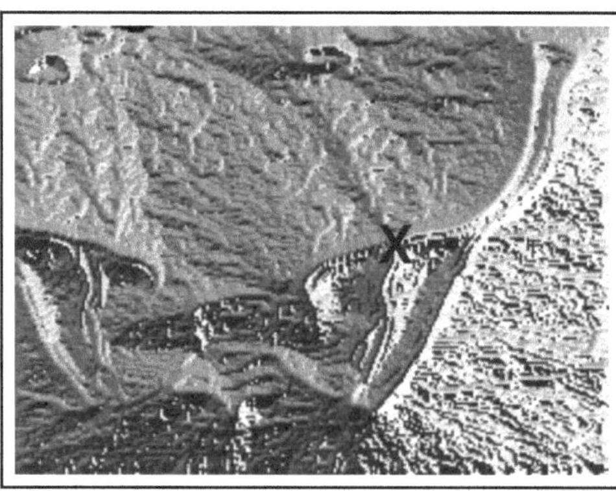 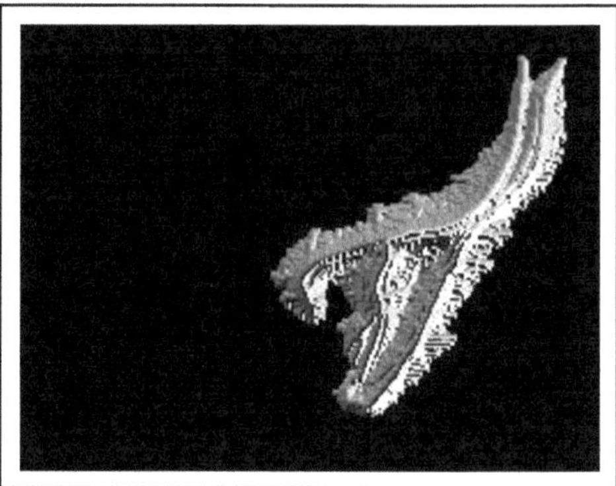

Abb. 5.16: Links: Visualisierung des vollständigen saatpunktspezifischen Pfadgraphen G_S eines CT-Bildes der Hüfte. Die Kantenrichtungen werden durch *8* verschiedene Grauwerte dargestellt. Die Struktur der Hüfte wird dadurch erkennbar, dass in der Umgebung der Hüfte alle Pfade in Richtung der starken Hüftkanten zeigen. Der Saatpunkt ist durch ein Kreuz markiert. Rechts: Darstellung des eingeschränkten Pfadgraphen $G_S{}'$, bei dem nur bis zu den mit der Maus überstrichenen Zielpunkten expandiert wurde.

5.5.4 Anwendung des Live-Wire-Verfahrens

Beim Live-Wire-Verfahren wird implizit das Vorwissen des Benutzers ausgenutzt, durch den einzelne Punkte auf der gesuchten Kontur markiert werden und somit dem Verfahren bekannt sind. Darüber hinaus wird über Kostenterme auch Vorwissen über Kontureigenschaften wie die Gradientenstärke und die Glattheit der zu segmentierenden Kontur eingebracht, so dass glatte Konturverläufe entlang von Punkten mit starken Gradientenbeträgen bevorzugt werden. Zur Bestimmung des optimalen Pfades zwischen einem Punkt p zu dem Saatpunkt S muss man ausgehend von p den im Pfadgraphen G_S gespeicherten optimalen Verbindungen folgen, bis man den Saatpunkt S erreicht. Auf der Grundlage des Pfadgraphen können die optimalen Pfade vom Saatpunkt S zur aktuellen Mausposition in Echtzeit visualisiert werden. So erhält der Benutzer zu jeder Mausposition die Darstellung der kostenoptimalen Verbindung zum Saatpunkt und wird so bei der Auswahl eines geeigneten Konturpunktes unterstützt (Abb. 5.17).

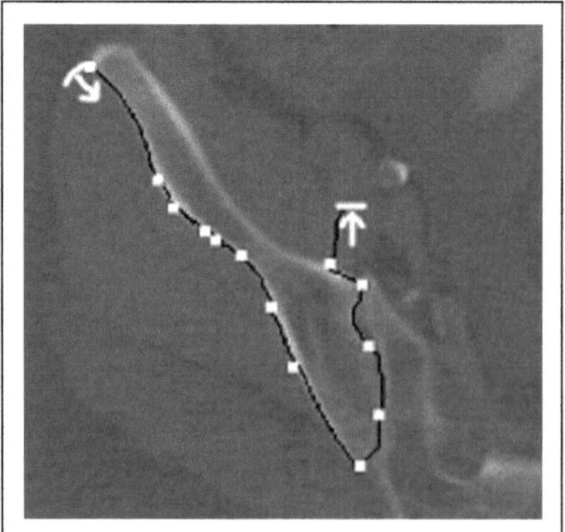

Abb. 5.17: Anwendung des Live-Wire-Verfahrens in einem CT-Bild: Dargestellt wird neben den bereits segmentierten Teilkonturen des Hüftknochens die kostenoptimale Verbindung zwischen dem letzten Saatpunkt und der aktuellen Mausposition.

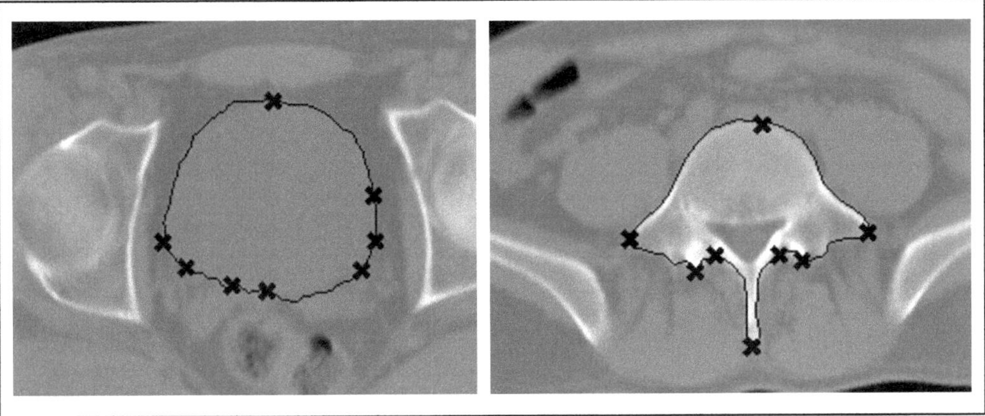

Abb. 5.18: Segmentierung der Blase (links) und eines Wirbels (rechts). Dargestellt sind die Konturen mit den verwendeten Saatpunkten.

Diese Visualisierungstechnik hat dem Live-Wire-Verfahren seinen Namen gegeben, da durch schnelle Bewegungen der Maus die optimale Kontur zwischen dem Saatpunkt und der sich verändernden Mausposition variieren und die dargestellte Folge der verschiedenen kostenoptimalen Konturen wie ein scheinbar *„lebender Draht"* erscheint. Durch einen Mausklick wird der gesuchte Konturpunkt fixiert und die Verbindung zum aktuellen Saatpunkt nicht mehr verändert. Dieser so bestimmte Konturpunkt wird nachfolgend als neuer Saatpunkt verwendet, für den ein neuer saatpunktspezifischer Graph berechnet wird. Auf der Grundlage dieses Pfadgraphen wird nun die Verbindung zum nächsten Konturpunkt bestimmt. Durch mehrfache Wiederholung dieser Vorgehensweise erhält man die Außenkontur des Objektes.

In Abb. 5.18 sind zwei Ergebnisse der Live-Wire-Segmentierung in CT-Bildern dargestellt. Während links die schwach kontrastierte Blase unter Verwendung von *8* Saatpunkten segmentiert werden konnte, ist rechts ein segmentierter Wirbel dargestellt, bei dem die Wahl der Saatpunkte an den Extremalstellen der Wirbelberandung wesentlich für seine exakte Segmentierung war.

5.5.5 Methodische Erweiterungen

5.5.5.1 Vereinfachte Saatpunktselektion auf der Kontur

Bei der Segmentierung muss der Benutzer interaktiv mehrere Saatpunkte auf der Objektkontur auswählen. Durch das *Kontur-Snapping* (Barrett und Mortensen 1997) wird diese interaktive Markierung von Konturpunkten erleichtert. Hierzu wird in der $(d \times d)$-Umgebung des interaktiv gewählten Punktes der Bildpunkt bestimmt, der die niedrigsten lokalen Kosten c_{lokal_i} aufweist, und als Saatpunkt verwendet. Durch das Kontur-Snapping wird gewährleistet, dass ein Kantenpunkt auch dann als Saatpunkt gewählt wird, wenn der Benutzer (fälschlicherweise) einen Punkt $(d/2-1)$ Pixel entfernt von der Kontur markiert hat.

5.5.5.2 Kostentraining

Durch die Definition der Kostenfunktion in Gl. 5.21 werden starke Kanten bei der Konturfindung bevorzugt. Dieser eigentlich gewünschte Effekt kann zu Problemen führen, wenn das zu segmentierende Objekt in der Nähe einer starken Kante liegt, die nicht zum Objekt gehört. In diesem Fall wird die kostenoptimale Kontur von der gesuchten Kante abweichen und entlang der stärkeren Kante verlaufen. Zur Lösung dieses Problems wird in (Barrett und Mortensen 1997) vorgeschlagen, die Kostenfunktion zu trainieren. Grundidee des Trainings ist es, die Ähnlichkeit zu bereits segmentierten Konturteilen bei der Bestimmung des weiteren Konturverlaufs in der Kostenfunktion zu berücksichtigen.

Als Konturmerkmale können hierbei z.B. die Grauwerte und die Gradientenbeträge entlang des segmentierten Konturstücks betrachtet werden. Für jedes Konturmerkmal $m \in M$ (Grauwert, Gradientenbetrag etc.) wird ein Histogramm generiert, bei dem der Wertebereich des Merkmals äquidistant in n (default: $n = 100$) Intervalle $\{I_1,...,I_n\}$ unterteilt wird. Das so erhaltene Histogramm $\hat{p}_m : \{I_1,...,I_n\} \rightarrow [0,1]$ ist ein Schätzer der Wahrscheinlichkeitsdichte des Konturmerkmals (vgl. Kap. 5.4.2). Die invertierte Histogrammfunktion $1 - \hat{p}_m$ liefert einen geeigneten Kostenfunktionsterm, bei dem häufig auftretende Konturmerkmalsausprägungen zu niedrigen Kosten korrespondieren, so dass Bildpunkte mit ähnlichen Konturmerkmalen bei der Kontursuche bevorzugt aufgesucht werden. Merkmalsausprägungen, die nicht im Konturverlauf vorkommen, werden so mit maximalen Kosten belegt.

$$c_{lokal_3}(p,q) = \omega_{Gradient} \cdot c_{Gradient}(q) + \omega_{Laplace} \cdot c_{Laplace}(q)$$
$$+ \omega_{Richtung} \cdot c_{Richtung}(p,q) + \omega_{Training} \cdot c_{Training}(q) \tag{5.22}$$

wobei $c_{Training}(q) = \sum_m (1 - \hat{p}_m(I_j))$ mit $m(q) \in I_j$ und $m \in M$ ist.

5.5.5.3 Erweiterung zur atlasbasierten Segmentierung von Bildfolgen

In (Färber, Ehrhardt, Handels 2007) wird eine Erweiterung des Live-Wire-Verfahrens vorgestellt, bei der Atlasinformationen zur automatischen Segmentierung von anatomischen Strukturen benutzt werden. Bei der atlasbasierten Segmentierung werden Bildstrukturen (Gewebe, Knochen etc.) unter Ausnutzung von Vorinformationen in einem vorsegmentierten Referenzdatensatz, Atlas genannt, segmentiert. Bei der nachfolgend vorgestellten Erweiterung des Live-Wire-Verfahrens soll die Ähnlichkeit des Konturverlaufs bei anatomischen Strukturen verschiedener Individuen ausgenutzt werden (Abb. 5.19), um die bei der graphenbasierten Segmentierung verwendeten Kostenfunktionen strukturspezifisch zu justieren.

Das Verfahren besteht aus zwei wesentlichen Schritten:

1. Übertragung der Saatpunkte vom Referenzdatensatz zum Patientendatensatz

2. Verbindung der übertragenen Saatpunkte unter Ausnutzung von Konturähnlichkeiten zwischen Patienten- und Referenzdatensatz

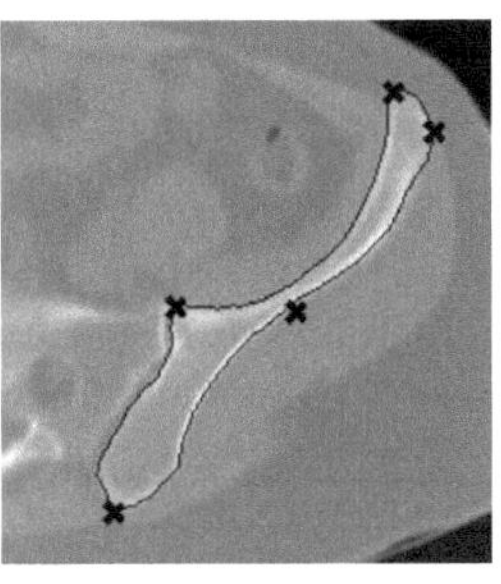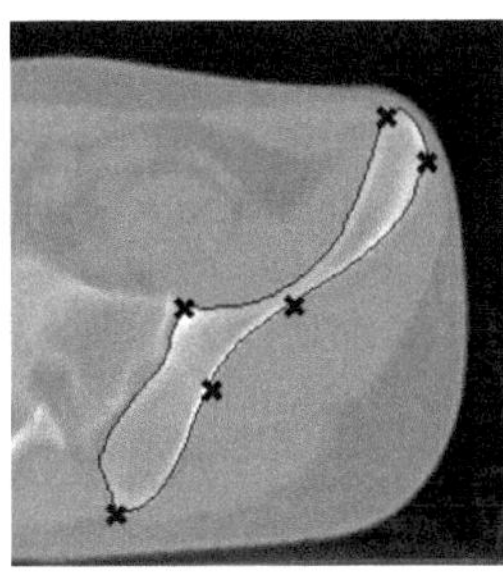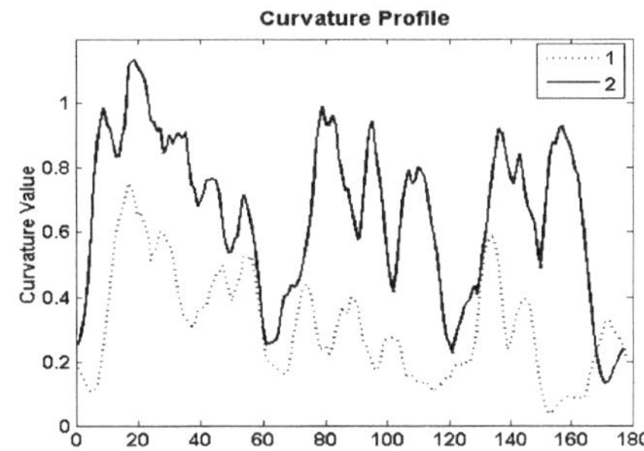

Abb. 5.19: Links sind zwei segmentierte Konturen des Darmbeins zweier Personen zu sehen. Rechts sind die Krümmungsprofile, d.h. die Krümmungswerte entlang der Konturen, dargestellt, deren Verlauf sehr ähnlich ist.

Zur Übertragung eines Saatpunktes vom Atlas auf die Patientenkontur (Schritt 1) wird im Patientendatensatz ein Saatpunkt bestimmt, der in der Nähe des Atlassaatpunktes liegt und der in seiner Umgebung ähnliche Grauwertkombinationen aufweist, wie sie im Atlasdatensatz gefunden werden. Zur Verbindung der übertragenen Saatpunkte wird in Schritt 2 eine Erweiterung der Kostenfunktion vorgenommen, um Ähnlichkeiten verschiedener Konturmerkmale (Grauwerte, Gradientenbeträge, Krümmung etc.) in korrespondierenden Konturteilstücken des Atlanten und Patientenbildes zu berücksichtigen. Hierzu werden die für ein Kontursegment des Atlanten generierten invertierten Histogramme der Konturmerkmale zum Kostentraining (Kap. 5.5.5.2) bei der Segmentierung des korrespondierenden Kontursegmentes im Patientendatensatz verwendet (Abb. 5.19). Eine Beispielsegmentierung ist in Abb. 5.20 dargestellt.

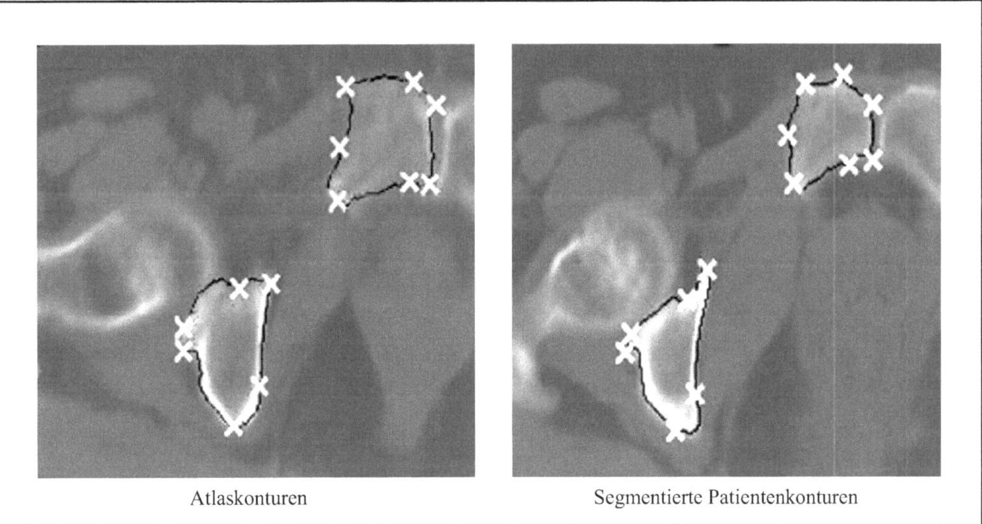

Abb. 5.20: Atlasbasierte Segmentierung zweier Knochenkonturen des Hüftbeins in einem CT-Bild. Ausgehend von segmentierten Atlaskonturen (links) werden die Konturpunkte übertragen und eine automatische Segmentierung des Hüftbeins in dem rechts dargestellten Patientenbild erzielt.

Atlasbasierte Segmentierung von 3D-Schichtbildfolgen: Diese Technik kann direkt zur atlasbasierten Segmentierung von 3D-Schichtbildfolgen verallgemeinert werden. Als Vorverarbeitungsschritt wird hier eine affine voxelbasierte 3D-3D-Registrierung des Atlas- und des Patientendatensatzes (vgl. Kap. 4.5) durchgeführt. Durch die affine Registrierung werden die beiden 3D-Datensätze in einem gemeinsamen Koordinatensystem gleichartig ausgerichtet. Nachfolgend werden jeweils zwei zueinander korrespondierende 2D-Bilder der registrierten Atlas- und Patientendatensätze betrachtet und das dargestellte Verfahren zur atlasbasierten Segmentierung angewendet (Färber, Ehrhardt, Handels 2007).

3D-Segmentierung durch Konturpropagierung: Die entwickelte Technik zur Übertragung und Verbindung von Konturpunkten kann auch zur 3D-Segmentierung von pathologischen Strukturen wie Tumoren in einem räumlichen Bilddatensatzes verwendet werden. Da eine Ähnlichkeit zwischen verschiedenen pathologischen Strukturen zweier Patienten im Allgemeinen nicht gegeben ist, wird hier die Ähnlichkeit des Konturverlaufes in räumlich benachbarten Schichten ausgenutzt. Hierbei wird die zu segmentierende Struktur zunächst in einem Schichtbild mittels des interaktiven Live-Wire-Verfahrens segmentiert, das nachfolgend als Referenzschicht verwendet wird. Die Saatpunkte der Referenzschicht werden nun (analog zu Schritt 1 bei der atlasbasierten Live-Wire-Segmentierung) automatisch in die Nachbarschichten zu den dort korrespondierenden Konturpunkten übertragen und anschließend (wie in Schritt 2) verbunden. Die Rolle des Atlanten wird hier somit von der segmentierten Ausgangsschicht übernommen, von der implizit angenommen wird, dass die Kontur hier ähnlich verläuft wie in der Nachbarschicht. Durch Iteration dieser Konturpropagierung wird eine vollständige 3D-Segmentierung des Objektes erzielt (Abb. 5.21).

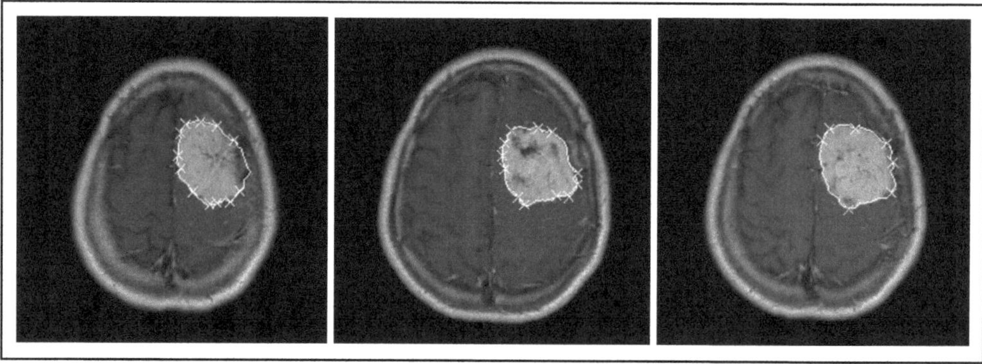

Abb. 5.21: Konturen des interaktiv segmentierten Tumors in der Ausgangsschicht (Mitte) des MR-Volumendatesatzes wurden automatisch in die beiden Nachbarschichten (links und rechts) übertragen.

5.6 Aktive Konturmodelle und deformierbare Modelle

Aktive Konturmodelle (engl.: snakes oder deformable contour models) bilden einen wichtigen Spezialfall *deformierbarer Modelle* (engl.: deformable models). Die Segmentierung von Bildobjekten unter Verwendung aktiver Konturmodelle wurde erstmalig in (Kass, Witkin et al. 1987a, Kass, Witkin et al. 1987b) vorgeschlagen. Sie zählen zu den kantenorientierten Segmentierungsalgorithmen, die die Bestimmung der Außenkontur von Bildobjekten zum Ziel haben. Sie sind insbesondere auch für die Segmentierung von Bildobjekten geeignet, deren Kantenstärke entlang der Außenkontur stark variiert oder deren Kanten von Lücken durchbrochen sind. Aktive Konturen können anschaulich als biegsame planare Gummiringe interpretiert werden, die sich während des Segmentierungsprozesses sukzessive den Objektgrenzen anpassen. Hierbei werden Bildinformationen in Kombination mit Vorwissen über die Struktur und Form der Kontur in den Segmentierungsprozess einbezogen. Die segmentierte Kontur kann als Kompromiss aus den a priori vorgegebenen Eigenschaften des Konturmodells und den aus dem Bild extrahierten Informationen interpretiert werden.

Aktive Konturmodelle sind neben der schichtweisen Segmentierung anatomischer und pathologischer Strukturen in 2D-Bildern und 3D-Bildfolgen (Porill und Ivins 1994, Szekely, Kelemen et al. 1996) insbesondere zur Verfolgung bewegter Objekte in Bewegtbildfolgen (engl.: contour tracking) geeignet. So werden sie beispielsweise in (Singh, von Kurowski et al. 1993) zur Untersuchung der Herzbewegung in MR-Bildfolgen oder in (Scholl, Sovakar et al. 1997) zur Analyse der Stimmlippenbewegung in laryngoskopischen Bildsequenzen eingesetzt. Weitere Anwendungen finden sich im Bereich der Modellierung von Gewebestrukturen in anatomischen Atlanten (Evans, Dai et al. 1991, Gee, Reivich et al. 1993, Declerck, Subsol et al. 1995) sowie im Bereich der Registrierung (Kap. 4) mit dem Ziel einer standardisierten geometrischen Repräsentation anatomischer Bildobjekte (Moshfegi 1991, Lavallee und Szeliski 1995).

Demgegenüber werden *deformierbare 3D-Modelle* zur oberflächenbasierten Segmentierung von 3D-Objekten in räumlichen Bilddaten eingesetzt. Die deformierbaren Oberflächenmodelle bilden eine direkte Verallgemeinerung aktiver Konturmodelle, die verwendet werden, um durch sukzessive Anpassung der aktiven Oberfläche eine 3D-Segmentierung von Bildobjekten in räumlichen Bilddaten zu erzielen. Nachfolgend wird die Segmentierung mit deformierbaren Modellen anhand aktiver Konturmodelle näher erläutert.

5.6.1 Kontursuche als Optimierungsproblem

Zur Bestimmung der Objektkontur wird unter Verwendung eines pseudo-physikalischen Modells das folgende Energiefunktional minimiert:

$$E_{snake}(v) = \int_0^1 E_{innen}(v(s)) + E_{außen}(v(s))\, ds \overset{!}{=} \min \tag{5.23}$$

Ziel des Optimierungsverfahrens ist es, eine Kontur $v = \{v(s) = (x(s), y(s))\}$ mit $s \in [0,1]$ so zu bestimmen, dass die Energie der Kontur $E_{snake}(v)$ minimal wird.

Nachfolgend werden verschiedene Ansätze zur Definition der inneren und der äußeren Konturenergien E_{innen} und $E_{außen}$ vorgestellt, die in der praktischen Anwendung häufig erweitert und problemspezifisch angepasst werden müssen.

5.6.1.1 Innere Energie

Die innere Energie, auch interne Energie genannt, modelliert das Vorwissen über die Kontur und stellt ein implizites Konturmodell dar. Wesentliche Modelleigenschaften, die insbesondere bei Berandungen biologischer Objekte in medizinischen Bilddaten häufig auftreten, sind die Stetigkeit, Geschlossenheit und Glattheit der gesuchten Objektkontur, die wie folgt modelliert werden:

$$E_{innen}(v(s)) = \underbrace{\alpha(s)\left|\frac{dv(s)}{ds}\right|^2}_{\substack{\textit{Stetigkeitsterm} \\ \textit{'Elastizität, Geschlossenheit'}}} + \underbrace{\beta(s)\left|\frac{d^2v(s)}{d^2s}\right|^2}_{\substack{\textit{Glattheitsterm} \\ \textit{'Biegsamkeit, Krümmung'}}} \tag{5.24}$$

Die Gewichtungsfaktoren $\alpha(s), \beta(s) \in \mathbb{R}$ werden in der Regel für die gesamte aktive Kontur konstant gehalten, so dass $\alpha(s) = \alpha$ und $\beta(s) = \beta$ für alle $s \in [0,1]$ ist.

Die innere Energie spiegelt anschaulich gesprochen die Spannung wider, die durch die Krümmung in der Kontur hervorgerufen wird. Je stärker die Kontur gekrümmt ist, desto größer wird die innere Energie. Wird einzig die innere Energie minimiert ($E_{snake} = E_{innen}$), so sind die Konturpunkte im Laufe des Optimierungsprozesses bestrebt, die Abstände zwischen zwei benachbarten Konturpunkten zu reduzieren und sich auf einem Kreis anzuordnen. Durch die im Glattheitsterm implizit codierte Forminformation wird die Extraktion konvexer Konturverläufe bevorzugt.

Diskretisierung: Im digitalen Bild kann eine geschlossene Kontur v durch die Folge benachbarter Konturpunkte $v_0, v_1, v_2, \ldots, v_N$ mit $v_i = v(i \cdot h) = (x_i, y_i)$ und $i \in \{0, \ldots, N\}$ und der Schrittweite $h = 1/N$ definiert werden, wobei $v_0 := v_N$ ist. Die gewählten Punkte bilden bei der iterativen Anpassung der aktiven Kontur an die Objektgrenze Stützstellen, zwischen denen durch Polynome oder Splines interpoliert wird. Die innere Energie kann auf dem digitalen Bildraster wie folgt approximativ berechnet werden:

$$E_{innen}(v_i) \approx \underbrace{\alpha_i \frac{|v_i - v_{i-1}|^2}{h}}_{\textit{Stetigkeitsterm}} + \underbrace{\beta_i \frac{|v_{i-1} - 2v_i + v_{i+1}|^2}{h^2}}_{\textit{Glattheitsterm}} \tag{5.25}$$

Die Gewichtungsfaktoren α_i und β_i werden zumeist konstant gewählt, so dass $\alpha_i = \alpha$ und $\beta_i = \beta$ ist. Bei der Berechnung des Stetigkeitsterms wird bei Verwendung der Euklidischen Distanz zwischen zwei benachbarten Konturpunkten eine energetische Bevorzugung achsenparalleler Konturstücke hervorgerufen. Dieser Effekt kann durch die Verwendung der Maximumdistanz eliminiert werden, wodurch die Rotationsinvarianz des Stetigkeitsterms hergestellt wird (Lai und Chin 1993). Die so definierten Stetigkeits- und Glattheitsterme der inneren Energie einer Kontur sind translations- und rotationsinvariant, jedoch nicht skaleninvariant.

Die bei der Definition der inneren Energie verwendete diskrete Approximation der Ableitungen setzt implizit voraus, dass die Abstände eines Konturpunktes v_i zu seinen beiden Nachbarn v_{i-1} und v_{i+1} gleich sind. Dies ist während des iterativen Optimierungsprozesses, z.B. bei Verwendung des nachfolgend vorgestellten Greedy-Algorithmus (Kap. 5.6.1.3), nicht gesichert, auch wenn die Punkte auf der aktiven Kontur zu Beginn des Verfahrens äquidistant gewählt werden. Um den Einfluss dieses Effektes auf die Energiefunktion klein zu halten, wird in (Williams und Shah 1992) vorgeschlagen, bei der diskreten Approximation der Ableitungen nur die Richtung, nicht jedoch die Länge der Differenzvektoren zweier benachbarter Konturpunkte zu berücksichtigen. Somit ergibt sich für die approximative Berechnung der Krümmung im Glattheitsterm:

$$\frac{d^2 v(s)}{ds^2} \approx \frac{v_{i+1} - v_i}{|v_{i+1} - v_i|} - \frac{v_i - v_{i-1}}{|v_i - v_{i-1}|} \qquad (5.26)$$

Darüber hinaus ist zu berücksichtigen, dass durch die Definition des Stetigkeitskriteriums kurze Konturen energetisch begünstigt werden, wodurch eine Verkürzung der zu segmentierenden Konturen hervorgerufen werden kann (engl.: shrinking effect). Um diesem unerwünschten Effekt entgegenzuwirken, wird der Betrag der ersten Ableitung als zentraler Bestandteil des Stetigkeitskriteriums wie folgt ersetzt:

$$\left| \frac{dv(s)}{ds} \right| \approx \frac{d - |v_i - v_{i-1}|}{|v_i - v_{i-1}|} \qquad (5.27)$$

Hierbei bildet d den mittleren Abstand zwischen zwei benachbarten Punkten auf der aktiven Kontur. Aufgrund der Struktur dieses Energieanteils ist der energetisch günstigste Zustand dadurch gegeben, dass benachbarte Konturpunkte nach der Verschiebung im Abstand d auf der Kontur auftreten.

5.6.1.2 Äußere Energie

Durch die äußere Energie, auch externe Energie genannt, wird der Einfluss der Bildinformation auf den Konturfindungsprozess modelliert. Zur Charakterisierung von Kantenpixeln kann die äußere Energie durch den negativen lokalen Gradientenbetrag beschrieben werden:

$$E_{au\beta en}(v(s)) = -w_{Kante} \, | \, grad(f(v(s))) \, |^2 \qquad (5.28)$$

Hierbei gibt $w_{Kante} \geq 0$ den Gewichtsfaktor an, mit dem dieser Energieanteil in das Optimierungskriterium einfließt. Der Betrag des Gradienten $| \, grad(f(v(s))) \, |$ kann im diskreten Bild durch Kantenoperatoren (Kap. 3.1.1.3) wie den Gradienten- oder Sobel-Operator approximiert werden. Durch diese Modellierung werden Kantenpixel, die sich durch hohe Gradientenbeträge auszeichnen, bevorzugt als Konturpunkte $v(s)$ ausgewählt, da diese aus Sicht des Optimierungskriteriums günstige Lösungen mit geringer externer Energie repräsentieren.

Alternativ können auch binäre Kantenbilder anstelle von Gradientenbildern zur Berechnung der externen Energie herangezogen werden (Kass, Witkin et al. 1987, Cohen 1991). So können Distanzmatrizen, in denen jedem Bildpunkt die Euklidische Distanz zum nächsten Kantenpunkt zugeordnet ist, aus den Kantenbildern berechnet und zur Definition der äußeren Energie verwendet werden. Alternativ können auch durch einen Gauß-Filter (Kap. 3.1.1.2.2) vorverarbeitete Kantenbilder betrachtet werden. Durch die Gauß-Filterung wird die Kanteninformation über einen lokalen Bereich verschmiert, wodurch implizit der Optimierungsprozess in der Nähe der Kante gesteuert wird.

Darüber hinaus können auch andere Eigenschaften der zu segmentierenden Konturen problemspezifisch modelliert werden. Bilden beispielsweise die Objektgrenzen im Bild dunkle Linien mit geringer Intensität, so könnte der externe Energieterm mit $w_{Linie} \geq 0$ wie folgt sinnvoll erweitert werden:

$$E_{außen}(v(s)) = -w_{Kante} \mid grad(f(v(s))) \mid^2 + w_{Linie}\, f(v(s)) \tag{5.29}$$

5.6.1.3 Energieminimierung

Ziel des Optimierungsprozesses ist die Minimierung der Energie der aktiven Kontur, die in diskreter Form gegeben sei durch

$$E_{snake}(v) = \sum_{i=1}^{N} E_{innen}(v_i) + E_{außen}(v_i) \overset{!}{=} \min. \tag{5.30}$$

Die *Komplexität des Optimierungsproblems* wird anhand folgender Vorüberlegung deutlich: Soll das globale Energieminimum für eine aktive Kontur mit N Punkten in einem Bildbereich mit $N_x \times N_y$ Bildpunkten bestimmt werden, so gibt es $(N_x N_y)^N$ mögliche Konturen im betrachteten Suchraum. Der Aufwand zur Bestimmung des globalen Minimums mithilfe eines brutalen Algorithmus steigt somit exponentiell mit der Anzahl der Konturpunkte N. Bei dem vorliegenden nicht-linearen Optimierungsproblem sind als Nebenbedingungen zu beachten, dass während des Optimierungsprozesses die Punkte der Konturen stets innerhalb des Bildbereiches liegen und Punkte der aktiven Kontur nicht zur Überlagerung kommen.

Die nachfolgend vorgestellten Verfahren der diskreten Optimierung arbeiten direkt auf dem digitalen Bildraster. Hierbei wird die Suche nach verbesserten Lösungskandidaten in jedem Iterationsschritt auf lokale Nachbarschaften der aktuellen Konturpunkte oder andere als sinnvoll angesehene Punktmengen eingeschränkt. In den so eingeschränkten Suchräumen werden verschiedene nicht-lineare Optimierungsalgorithmen zur Bestimmung des globalen Optimums verwendet. Den Verfahren ist gemeinsam, dass sie eine iterative Verbesserung der Kontur im Sinne der Energieminimierung durchführen. Die Algorithmen terminieren, wenn in einem Iterationsschritt keine weitere Reduzierung der Konturenergie erzielt werden konnte. Werden in jedem Iterationsschritt die d Nachbarn (z.B. $d = 4$ oder $d = 8$) der aktuellen Konturpunkte betrachtet und wird geprüft, ob durch eine Verlagerung der Konturpunkte zu einem dieser Nachbarpunkte eine Verringerung der Konturenergie erreicht wird, so müssten bei N Konturpunkten in jedem Iterationsschritt d^N Energien berechnet und verglichen werden.

Zur Reduktion der Laufzeitkomplexität wird in (Williams und Shah 1992) ein Greedy-Algorithmus vorgeschlagen. Greedy-Algorithmen sind schnelle Algorithmen zur Bestimmung zumeist suboptimaler Lösungen von Optimierungsproblemen, die vor allem im Bereich der kombinatorischen Optimierung Anwendung finden (Horowitz und Sahni 1978, Papadimitrio und Steiglitz 1982). Typisch für Greedy-Algorithmen ist, dass aufgrund *lokaler* Betrachtungen ein Lösungskandidat aus der Menge der Eingabewerte selektiert wird, wobei das englische Wort 'greedy' (dt.: gierig) die Auswahlstrategie charakterisiert.

Greedy-Algorithmus: Bei dem zur Energieminimierung aktiver Konturen vorgeschlagenen Greedy-Algorithmus werden in jedem Iterationsschritt die d Nachbarn $N(v)$ eines Konturpunktes v betrachtet und ihre Energiebeiträge $E(N(v)) = E_{innen}(N(v)) + E_{außen}(N(v))$ berechnet. Ist die Energie eines der Nachbarpixel kleiner als die des aktuellen Konturpixels, so wird der

Konturpunkt dem d-Nachbarn minimaler Energie zugeordnet. Anderenfalls bleibt die Position des Konturpunktes unverändert, da er sich bereits in Relation zu seiner Nachbarschaft in dem energetisch günstigsten Zustand befindet. Diese auf die lokale Nachbarschaft beschränkte Betrachtung wird sukzessive für alle Punkte der aktiven Kontur durchgeführt. Hierdurch wird bei Betrachtung von N Konturpunkten die Anzahl der Vergleiche in jedem Durchlauf auf $d \cdot N$ reduziert.

Nachteilig ist an diesem effizienten Verfahren, dass durch den Greedy-Algorithmus nicht immer ein Energieminimum der Kontur bestimmt wird. Der wesentliche Grund hierfür ist darin zu sehen, dass bei einer Punktverschiebung nicht nur die Energie des verschobenen Punktes, sondern aufgrund der Struktur der verwendeten Stetigkeits- und Glattheitskriterien auch die innere Energie der Nachbarpunkte verändert wird. Diese Veränderung der Konturenergie wird jedoch bei der durch den Greedy-Algorithmus durchgeführten Optimierung nicht berücksichtigt. Hierin ist auch der Grund zu sehen, weshalb die Energiefunktion bei Verwendung des Greedy-Verfahrens nicht monoton abnimmt. Dennoch liefert der Greedy-Algorithmus in der Praxis häufig gute Ergebnisse in Rechenzeiten, die eine interaktive Benutzung aktiver Konturmodelle für die Segmentierung einzelner Objekte ermöglicht (Williams und Shah 1992, Weiler und Dettmann 1996).

Alternativ können auch Verfahren der dynamischen Optimierung (Amini, Weymoth et al. 1990, Ueda und Suzuki 1993), Simulated-Annealing-Algorithmen (Storvik 1994) oder genetische Algorithmen (vgl. Kap. 8.1.3) eingesetzt werden, deren praktische Anwendung jedoch aufgrund hoher Rechenzeiten eingeschränkt ist. In (Zhu und Yan 1997) werden heuristische Methoden zur Einschränkung des Suchraumes bei der Tumorsegmentierung in MR-Bildern vorgeschlagen. Hierbei werden in jedem Iterationsschritt nur Punkte innerhalb eines Ringes um die aktuelle Kontur betrachtet. Die Anzahl der in Frage kommenden Konturpunkte wird weiter eingeschränkt durch die Strategie der radialen Suche, bei der jeder Konturpunkt nur senkrecht zum aktuellen Konturverlauf verschoben werden darf. Bei N aktiven Konturpunkten und d möglichen Zielpunkten senkrecht zum aktuellen Konturverlauf ergibt sich ein Suchraum der Größe d^N. Die Optimierung der Energiefunktion wird in dem eingeschränkten Suchraum mithilfe von Hopfield-Netzen, einem speziellen neuronalen Netz, durchgeführt.

5.6.2 Aktive Konturmodelle in der Anwendung

Zur Vorbereitung des Bildmaterials für den Optimierungsprozess wird das Bild häufig einer *Gauß-Filterung* (vgl. Kap. 3.1.1.2.2) unterzogen. Hierdurch werden die im zugehörigen Gradientenbild auftretenden lokalen Minima über einen größeren Bildbereich verschmiert und somit das Auffinden des Konturenergieminimums während des iterativen Optimierungsprozesses unterstützt. Alternativ können Gauß-gefilterte Kantenbilder oder aus Kantenbildern berechnete Distanzbilder, in denen jedem Bildpunkt die Euklidische Distanz zum nächsten Kantenpunkt zugeordnet ist, zur Definition der externen Energie verwendet werden.

Die inneren und äußeren Energien sind problemspezifisch so zu wählen, dass die aktive Kontur minimaler Energie mit der gesuchten Objektberandung übereinstimmt. Da dies auch bei geeigneter Energiedefinition zumeist nur in lokal eingeschränkten Bildregionen möglich ist, ist die *Vorgabe einer Startkontur* in der Nähe der gesuchten Kontur notwendig.

Zur Beschleunigung des Optimierungsprozesses kann eine *Beschränkung des Suchraumes* auf Teilbilder sowie die gezielte Vorauswahl der während des Optimierungsprozesses in Frage kommenden Konturpunkte vorgenommen werden. Bei der Anwendung aktiver Konturmodelle zur Segmentierung medizinischer Bilder ist das Auffinden geeigneter Parameter und Gewichtsfaktoren, die in Abhängigkeit vom Bildmaterial und den Formeigenschaften der zu segmentierenden Bildobjekte stark variieren können, das wesentliche Problem.

3D-Segmentierung: Das mithilfe aktiver Konturmodelle erhaltene Segmentierungsergebnis hängt zudem stark von der Wahl der Initialkontur ab, die häufig interaktiv durch den Benutzer vorgegeben wird. Bei der Analyse von 3D-Bildfolgen kann der interaktive Aufwand für den Benutzer dadurch reduziert werden, dass die in einem Schichtbild gefundene Kontur als Startkontur in den Nachbarschichten verwendet wird. Diese Vorgehensweise wird als *Konturpropagierung* bezeichnet. Zur 3D-Segmentierung können wie in (Terzopoulos und Fleischer 1988) oder (Miller, Breen et al. 1991) alternativ auch *deformierbare 3D-Modelle* eingesetzt werden, die als direkte Erweiterung aktiver Konturmodelle betrachtet werden können. Sie werden z.B. in (McInerney und Terzopoulos 1995) zur 3D-Segmentierung des Herzens in zeitlichen MR-Bildsequenzen eingesetzt.

Für die *Verfolgung von Bildobjekten in Bewegtbildfolgen* (engl.: tracking) mithilfe aktiver Konturmodelle wird nach einer interaktiven Initialisierung im ersten Bild der Bildfolge durch *Konturpropagierung* die im i-ten Bild gefundene Kontur als Startkontur für das $(i + 1)$-te Bild verwendet, wodurch eine weitgehend automatisierte Segmentierung des Bildobjektes erreicht werden kann. Die Aufgabe des Bildverarbeiters besteht bei der Verwendung aktiver Kontur- und Oberflächenmodelle neben der Durchführung geeigneter Vorverarbeitungsschritte zur Aufbereitung der Bilddaten vor allem in der Wahl problemspezifischer Parametrisierungen und geeigneter Energiedefinitionen für die Konturmodelle zur weitgehend automatischen Segmentierung von Objekten in Bildern und Bildfolgen.

Anwendungsbeispiel: In Abb. 5.22 ist der Segmentierungsprozess in einem kontrastverstärkten MR-Bild mit einem Hirntumor dargestellt. Während die äußere Konturenergie anhand des Gradientenbetrages des MR-Bildes nach einer Gauß-Filterung definiert wurde, wurde die innere Energie nach Gl. 5.26 und 5.27 determiniert. Ausgehend von einer interaktiv vorgegebenen Initialkontur wurde zur Optimierung der Konturenergie der Greedy-Algorithmus gewählt, durch den nach *13* Iterationen eine Approximation der aktiven Kontur an die Tumorbegrenzung erzielt werden konnte.

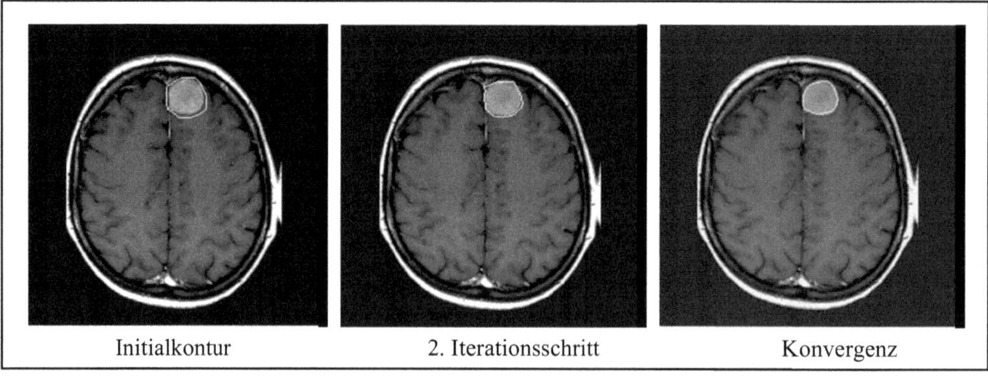

Abb. 5.22: Phasen des Segmentierungsprozesses eines Hirntumors vom Typ Meningeom in einem *T1*-gewichteten MR-Bild nach Kontrastmittelgabe. Dargestellt sind die Initialkontur sowie die aktive Kontur nach dem 2. und dem 13. Iterationsschritt (Konvergenz).

5.7 Level-Set-Segmentierung

In der Medizinischen Bildverarbeitung werden Level-Sets (Osher und Sethian 1988) für die Segmentierung von Bildobjekten in 2D- und 3D-Bilddaten eingesetzt. Ein *Level-Set* einer Funktion $\Phi : \mathbb{R}^{n+1} \to \mathbb{R}$ ist allgemein definiert ist als

$$\{(x_1,\ldots,x_{n+1}) \mid \Phi(x_1,\ldots,x_{n+1}) = c\}, \tag{5.31}$$

wobei $c \in \mathbb{R}$ eine Konstante ist. Wird $c = 0$ gewählt, so erhält man das *Zero-Level-Set* der Funktion.

Im Gegensatz zu den in Kap. 5.5 explizit beschriebenen deformierbaren Modellen werden die bei der Level-Set-Segmentierung verwendeten deformierbaren Modelle *implizit* durch die Null-stellen bzw. das Zero-Level-Set der Level-Set-Funktion Φ beschrieben. Bei der Segmentie-rung eines 2D-Bildes repräsentiert das Zero-Level-Set eine Kontur, bei der 3D-Segmentierung eine Oberfläche. Die implizit repräsentierten Konturen bzw. Oberflächen passen sich während des Optimierungsprozesses sukzessive an die Objektgrenzen an. Gegenüber der expliziten Kon-tur- oder Oberflächenrepräsentation bei aktiven Konturmodellen und deformierbaren Modellen (Kap. 5.5) hat die bei der Level-Set-Segmentierung verwendete implizite Repräsentation den Vorteil, dass Topologieänderungen während des Anpassungsprozesses möglich sind. Weiter-hin ist es vorteilhaft, dass die Level-Set-Methode einfach zur Segmentierung höherdimensio-naler Bilddaten verallgemeinert werden kann.

Level-Sets ermöglichen eine mathematisch geschlossene Formulierung des Segmentierungs-problems als Optimierungsproblem, das iterativ gelöst wird. Die Steuerung des Anpassungs-prozesses erfolgt über eine *Speed-Funktion*, die die Richtung und Geschwindigkeit des Anpas-sungsprozesses beeinflusst (Osher und Sethian 1988).

Nachfolgend wird die Level-Set-Methode anhand der *2*-dimensionalen Problemstellung erläu-tert. Zur Segmentierung von *3*- und höherdimensionaler Bilddaten kann die beschriebene Me-thodik direkt verallgemeinert werden.

5.7.1 Level-Set-Modellierung

Bei der iterativen Approximation der gesuchten Objektgrenze im 2D-Bild *f* wird die approxi-mierende Kontur ($n = 2$) zu einem Iterationszeitpunkt *t* als Zero-Level-Set bzw. als Null-durchgang der Level-Set-Funktion $\Phi : \mathbb{R}^{n+1} \to \mathbb{R}$ beschrieben.

In der *Level-Set-Funktion*

$$\Phi(\boldsymbol{x},t) = \begin{cases} 0, & \text{falls} \quad \boldsymbol{x} \in \boldsymbol{K}(t) \\ + d(\boldsymbol{x}, \boldsymbol{K}(t)), & \text{falls} \quad \boldsymbol{x} \notin \boldsymbol{R}(t) \\ - d(\boldsymbol{x}, \boldsymbol{K}(t)), & \text{falls} \quad \boldsymbol{x} \in \boldsymbol{R}(t) \end{cases} \tag{5.32}$$

gibt $\boldsymbol{R}(t)$ die von der Kurve $\boldsymbol{K}(t)$ zum Zeitpunkt *t* umschlossene Bildregion und $d(\boldsymbol{x}, \boldsymbol{K}(t))$ den Abstand von Bildpunkt $\boldsymbol{x} \in \mathbb{R}^{n}$ ($n = 2$) zur Kurve $\boldsymbol{K}(t)$ an. Der Abstand ist für Bildpunkte au-ßerhalb der von der Kurve umschlossenen Region $\boldsymbol{R}(t)$ positiv, innerhalb der Region negativ.

Die Kontur $\boldsymbol{K}(t)$ ist dann als *Zero-Level-Set* der Level-Set-Funktion gegeben durch

$$\boldsymbol{K}(t) = \{\boldsymbol{x} \mid \Phi((\boldsymbol{x},t) = 0\}. \tag{5.33}$$

Die implizite, in Φ eingebettete Kurvenrepräsentation hat den Vorteil, dass Topologieänderungen während des Anpassungsprozesses möglich werden. Dies ist beispielsweise von Bedeutung, wenn ausgehend von einer einzigen Kontur eine Struktur segmentiert werden soll, die durch mehrere Konturen begrenzt wird (Abb. 5.23).

5.7.2 Anpassungsprozess und Speed-Funktion

Durch die Speed-Funktion (dt.: Geschwindigkeitsfunktion) wird der Prozess der Anpassung der Kontur an die Bilddaten gekoppelt. Sie hat somit eine ähnliche Funktion wie die externe Energie der in Kap. 5.5 vorgestellten aktiven Konturmodelle. Grundidee des iterativ durchgeführten Anpassungsprozesses ist es, die Kurve stets in Normalenrichtung zu deformieren bzw. zu bewegen.

Nachfolgend wird die beim Anpassungsprozeß zu lösende Differentialgleichung hergeleitet. Da die Kurve $K(t)$ als Zero-Level-Set der Level-Set-Funktion Φ definiert ist, gilt für jeden Kurvenpunkt $x(t)$:

$$\Phi(x(t),t) = 0 \tag{5.34}$$

Nach Differenzierung dieser Gleichung nach t unter Anwendung der Kettenregel ergibt sich:

$$\frac{\partial \Phi}{\partial t} + \nabla \Phi \cdot \frac{\partial x(t)}{\partial t} = 0 \tag{5.35}$$

Die Level-Set-Funktion Φ ist innen negativ und außen positiv, so dass der nach innen gerichtete normierte Normalenvektor der Level-Set-Kurve durch

$$N = \frac{\nabla \Phi}{|\nabla \Phi|} \tag{5.36}$$

gegeben ist. Da die Kurve während der Anpassung stets in Normalenrichtung N bewegt wird, ergibt sich nach der Theorie der Kurvenentwicklung für den Weg $x(t), t \in [0,\infty]$, den ein Kurvenpunkt während der Deformation zurücklegt:

$$\frac{\partial x(t)}{\partial t} = V(\kappa)N, \tag{5.37}$$

wobei die Speed-Funktion $V(\kappa)$ die Geschwindigkeit angibt, mit der sich ein Punkt der Kurve bewegt, und κ die Krümmung der Level-Set-Kurve bezeichnet.

Eingesetzt in Gl. 5.35 erhält man die folgende partielle Differentialgleichung, die in jedem Iterationsschritt zu lösen ist:

$$\frac{\partial \Phi}{\partial t} + V(\kappa)|\nabla \Phi| = 0 \tag{5.38}$$

Zur numerischen Lösung der Differentialgleichung können Standardverfahren wie das Finite-Differenzenverfahren oder das numerisch stabilere Upwind-Schema eingesetzt werden (Sethian und Osher 2002).

Eigenschaften: Die *Wahl der Speed-Funktion* beeinflusst das Anpassungsverhalten der Level-Set-Kontur. Im einfachsten Fall wird die Speed-Funktion $V(\kappa) = V_0$ und somit konstant gewählt. Wenn $V_0 > 0$ ist, dehnt sich die Kurve aus, während sie sich zusammenzieht, wenn $V_0 < 0$ ist. Für die Lösung der Differentialgleichung (Gl. 5.38) wird vorausgesetzt, dass die Level-Set-Funktion Φ differenzierbar ist. Dies kann bei Wahl einer konstanten Speed-Funktion nicht während des Optimierungsprozesses garantiert werden (Osher und Sethian 1988). Um zu gewährleisten, dass die initial differenzierbare Level-Set-Funktion Φ auch im Laufe der Iterationen differenzierbar bleibt, wird die Speed-Funktion in Abhängigkeit von der Krümmung der Level-Set-Kontur gewählt. In (Malladi et al. 1995) wird hierzu folgende Speed-Funktion vorgeschlagen:

$$\frac{\partial \Phi}{\partial t} - k(V_0 + \kappa)|\nabla \Phi| = 0 \quad \text{mit} \tag{5.39}$$

$$k = \frac{1}{1 + |\nabla(G_\sigma * I(\boldsymbol{x})|}. \tag{5.40}$$

Die Differenzierbarkeit der Level-Set-Funktion wird durch die Verwendung des Terms $V_0 + \kappa$ in der Speed-Funktion erreicht. Durch den Stopp-Term $k \in [0,1]$ wird die Kurvenentwicklung darüber hinaus an die Bilddaten gekoppelt. Bei starken Kanten, die beim Zielobjekt erwartet werden, nimmt der Stopp-Term k Werte nahe bei 0 an, so dass die Deformierung stoppt. Demgegenüber nimmt er in homogenen Bildbereichen deutlich höhere Werte nahe bei 1 an. Diese Speed-Funktion liefert gute Ergebnisse, falls das zu segmentierende Objekt starke Kanten aufweist.

Die Level-Set-Methode hat den Vorteil, dass Kurven und Oberflächen in einem festen Koordinatensystem berechnet werden können, ohne dass eine Parametrisierung dieser Objekte benötigt wird. Ein Vorteil gegenüber parametrischen Modellen ist in der medizinischen Anwendung, dass beliebige Objekttopologien und komplexe anatomische Formen abgebildet werden können.

Fast-Marching-Methoden sind den Level-Set-Methoden sehr ähnlich. Sie unterscheiden sich jedoch dadurch, dass sich die Kontur während des Optimierungsprozesses stets ausdehnt oder zusammenzieht und sich somit immer in die gleiche Richtung bewegt. Hierdurch wird in Relation zur Level-Set-Segmentierung eine Beschleunigung erzielt.

Anwendung: Für die Initialisierung der Level-Set-Methode ist es hilfreich, wenn die Startkontur möglichst nahe an der zu segmentierenden Kontur positioniert wird. Es kann beispielsweise ein Kreis in das zu segmentierende 2D-Objekt gesetzt werden, der sich im Laufe der Optimierung sukzessive den gesuchten Objektgrenzen anpasst. Nach Abschluss eines erfolgreichen Optimierungsprozesses beschreibt die final erhaltene Level-Set-Kontur die Objektkontur (Abb. 5.23). Beachtenswert ist hierbei, dass sich, wie im Anwendungsbeispiel illustriert, die Topologie der Objektkontur während des Optimierungsprozesses ändern kann. Ausgehend von einem geschlossenen Kreis (Abb. 5.23, oben links) besteht das Segmentierungsergebnis aus mehreren Konturen, die das Lungengewebe nach außen zur Umgebung und nach innen zu den Lungengefäßen hin abgrenzen (Abb. 5.23, unten rechts).

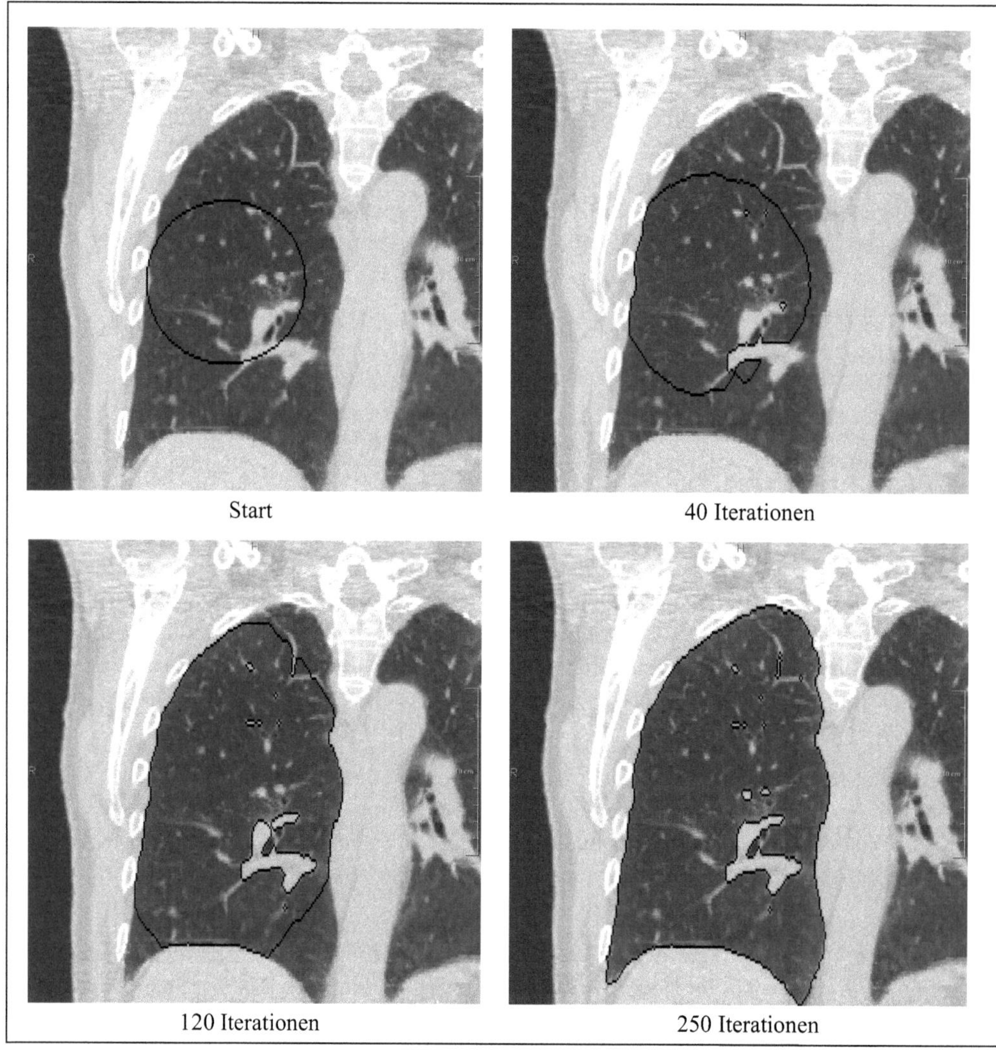

Abb. 5.23: Level-Segmentierung eines Lungenflügels. Dargestellt sind die Level-Set-Konturen in *4* verschiedenen Phasen des iterativen Segmentierungsprozesses, in denen sich die Level-Set-Kontur sukzessive den Begrenzungen des Lungenflügels annähert. Nach der kreisförmigen Initialisierung werden *250* Iterationen benötigt, um den Lungenflügel zu segmentieren. Während des Optimierungsprozesses erfolgt eine Topologieänderung. Während im Ausgangsbild (oben links) nur eine geschlossene Kontur modelliert wird, sind im Ergebnisbild (unten rechts) mehrere Konturen zu sehen, die das Lungengewebe nach außen zur Umgebung und nach innen zu den Lungengefäßen hin abgrenzen.

5.8 Modellbasierte Segmentierung mit statistischen Formmodellen

Im Gegensatz zu den rein bilddatenbasierten Segmentierungsmethoden wird in modellbasierten Ansätzen objektspezifisches A-priori-Wissen über die Eigenschaften der zu segmentierenden Bildobjekte integriert. Sie eröffnen die Möglichkeit zu einer robusten Bildobjektsegmentierung in Situationen, in denen dies mit rein datengetriebenen Segmentierungsverfahren nicht bzw. nur mit hoher Ungenauigkeit möglich ist.

Zu den wichtigsten Modellen im Bereich der modellbasierten Segmentierung gehören die statistischen Formmodelle (engl.: statistical shape models), die für Bildobjekte mit typischer Form (z.B. Organe, Knochen etc.) generiert werden können. Sie werden in der Regel zur 3D-Segmentierung einzelner modellierten Bildstrukturen in Volumendatensätzen eingesetzt.

Grundidee bei der Verwendung von statistischen Formmodellen in der Segmentierung ist es, Vorwissen über die für ein Bildobjekt typische Form und ihre natürlichen Variationen bei der Segmentierung auszunutzen, um die Segmentierungsmöglichkeiten gezielt auf zulässige Formen einzuschränken. Die Anwendung dieser Verfahren ist daher auf Bildobjekte beschränkt, die eine charakteristische Form aufweisen.

Neben der formbasierten Segmentierung sind die nachfolgend vorgestellten Formmodelle auch zur *quantitativen Analyse und Visualisierung von Formvariationen von Bildobjekten* geeignet. Neben der quantitativen Beschreibung von lokalen Variationen der 3D-Form einzelner Bildobjekte können sie zur Analyse struktureller Formunterschiede in Patientenkollektiven eingesetzt werden. Hier ermöglichen sie eine Beschreibung der mittleren Objektform und ihrer typischen Formvariationen im betrachteten Patientenkollektiv. Weitere Verfahren der morphologischen Bildanalyse werden in Kap. 6.4 vorgestellt.

5.8.1 Formrepräsentationen und -modelle

Den Ausgangspunkt zur Erzeugung eines statistischen Formmodells einer Bildobjektklasse (Organ, Knochen etc.) bildet ein Kollektiv bzw. eine Stichprobe von 3D-Bilddaten, in denen das betrachtete Objekt segmentiert vorliegt. Die Modelle unterscheiden sich nach der Art der verwendeten Formrepräsentation. Neben dem häufig verwendeten Point Distribution Model (Abk.: PDM) (Cootes, Taylor et al. 1984), bei dem die Form durch Punkte auf der Objektoberfläche modelliert wird, können auch M-reps (Abk. f. medial representations) (Pizer, Fritsch et al. 1999) oder parametrische Repräsentationen wie durch Kugeloberflächen (engl.: spherical harmonics) (Styner und Gerig 2000) oder Fourier-Deskriptoren (Kap. 6.4.3) verwendet werden.

Nach einer Erläuterung der M-rep-Modellierung werden in den nachfolgenden Kapiteln die PDM-basierten statistischen Modelle und ihre Verwendung bei der Segmentierung näher erläutert.

5.8.1.1 M-reps

Bei der M-rep-Modellierung wird eine Repräsentation der Form durch eine Anordnung diskreter Punkte auf den Mittelachsen des Objektes, *mediale Atome* genannt, erzielt, von denen Vektoren zur Objektoberfläche ausgehen (Pizer, Fritsch et al. 1999). Durch räumliche Anordnung der medialen Atome als eine Kette oder ein Gitter erhält man eine *M-rep-Figur.*

Die Positionen der medialen Atome sind so gewählt, dass sie die Zentren von in das Objekt eingeschriebenen Kugeln mit Radius r bilden. Zur Beschreibung der lokalen Form der Oberfläche werden ausgehend vom medialen Atom zwei gleich lange Vektoren mit Radius r zur Objektoberfläche, auch Segel genannt, verwendet, die senkrecht zur Objektoberfläche stehen (Abb. 5.24, links). Bei Endatomen wird ein zusätzlicher Vektor zur Beschreibung der lokalen Elongiertheit und Oberflächenkrümmung generiert (Abb. 5.24, rechts). Ein mediales Atom wird formal beschrieben durch ein Tupel (x, r, F, θ), wobei $x \in \mathbb{R}^3$ die Position des Atoms und $r \in \mathbb{R}^+$ die Segellänge, d.h. den Abstand des Atoms zu den beiden von seinen Segeln berührten Oberflächenpunkten, angibt. $F \in \mathbb{R}^4$ und der Objektwinkel $\theta \in [0, \pi/2]$ beschreiben die lokale Orientierung des Objektes, wobei F durch das Tupel $(b, b^\perp, n)$ charakterisiert wird. Hierbei ist der mediale Vektor $b \in \mathbb{R}^3$ tangential zur Mittelachse der M-rep-Figur gerichtet, während $b^\perp \in \mathbb{R}^3$ senkrecht dazu steht. Der Normalenvektor $n \in \mathbb{R}^3$ steht senkrecht zur der durch b und $b^\perp$ aufgespannten Ebene (Abb. 5.24, links). Die einem medialen Atom zugeordneten M-rep-Parameter beschreiben die Atomposition und die lokale Form des Objektes.

Die gesamte Objektform wird durch die M-rep-Parameter aller medialen Atome einer M-rep-Figur beschrieben, die in einem *M-rep-Formvektor* repräsentiert werden können. Die durch M-reps erhaltene Formrepräsentation bildet eine Approximation der originären Form, die im Vergleich zum originären 3D-Objekt geglättet ist (Abb. 5.25).

Durch die M-rep-Parameter wird zugleich ein objektbezogenes Koordinatensystem definiert, in dem jeder Punkt des modellierten Organs eindeutig adressiert werden kann. Da dieses Koordinatensystem auf der M-rep-Figur basiert, wird es auch *figurenbezogenes Koordinatensystem* genannt. Zur Beschreibung werden die relative Position des Atoms auf dem Gitter (u, v), die Figurenseite $t \in [-1, 1]$ und die relative Figurendistanz $\tau \in [-1, 0]$ entlang des medialen Segels der betrachteten Figurenseite verwendet. So können jeder Position auf der Objektoberfläche und in dem Objektvolumen objektbezogene M-rep-Koordinaten (u, v, t, τ) zugeordnet werden.

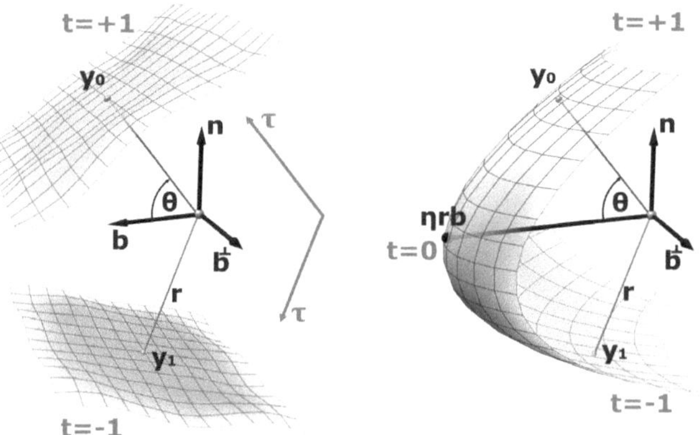

Abb. 5.24: Ein mediales Atom (links) wird beschrieben durch das Tupel (x, r, F, θ), wobei x die Position des Atoms und r den Abstand des Atoms zu den beiden Oberflächenpunkten y_0 und y_1 angibt. $F \in \mathbb{R}^4$ und der Objektwinkel $\theta \in [0, \pi/2]$ beschreiben die lokale Orientierung des Objektes, wobei F durch die Parameter $(b, b^\perp, n)$ charakterisiert wird. Bei einem Atom mit einer Gitterrandlage (rechts), Endatom genannt, beschreibt ein zusätzlichen Parameter $\eta > 0$ die lokale Länglichkeit des Objektes am Objektrand (Hacker und Handels 2009).

Um verschieden geformte Varianten eines Organs miteinander in Bezug bringen und Formunterschiede anhand von M-rep-Parametern quantifizieren zu können, ist es erforderlich, eine *geometrische Korrespondenz* zwischen den Formvarianten zu definieren. Bei den M-reps geschieht dieses auf der Grundlage eines figurenbezogenen Koordinatensystems, das auf dem medialen Gitter basiert. Somit wird implizit angenommen, dass korrespondierende Punkte zweier Organe in dem durch die M-rep-Figur definierten objektbezogenen Koordinatensystem dieselben M-rep-Koordinaten (u, v, t, τ) aufweisen. Jedoch ist eine solche Korrespondenz nur zwischen M-rep-modellierten Objekten definiert, wenn die M-reps dieselbe mediale Topologie, d.h. dieselbe Anzahl an medialen Atomen und dieselbe geometrische Anordnung bzw. Gitterstruktur haben. In Abb. 5.25 sind M-rep-Gitter der Niere und der Lungenflügel gemeinsam mit den durch die M-reps approximierten Organoberflächen dargestellt, die zur Visualisierung von 3D-Formvariationen der Organe in einem interaktiven Lehrsystem generiert wurden (Hacker und Handels 2009).

Die Organformen eines Kollektivs werden nach der M-rep-Modellierung durch hochdimensionale M-rep-Formvektoren beschrieben. Für die statistische Analyse der Formvarianten eines Kollektivs bzw. der zugehörigen Formvektoren wird bei M-reps eine erweiterte Form der klassischen Hauptkomponentenanalyse (Kap. 8.2.1), die *Principal Geodesic Analysis* (Fletcher et al. 2003), eingesetzt, da die in den M-rep-Formvektoren unterschiedlich skalierte Parameterinformation wie Koordinaten und Winkel beinhalten. Die speziell für M-reps entwickelte Methode ermöglicht die statistische Analyse der wesentlichen Formvariationen in einem Kollektiv von Organen (Abb. 5.26).

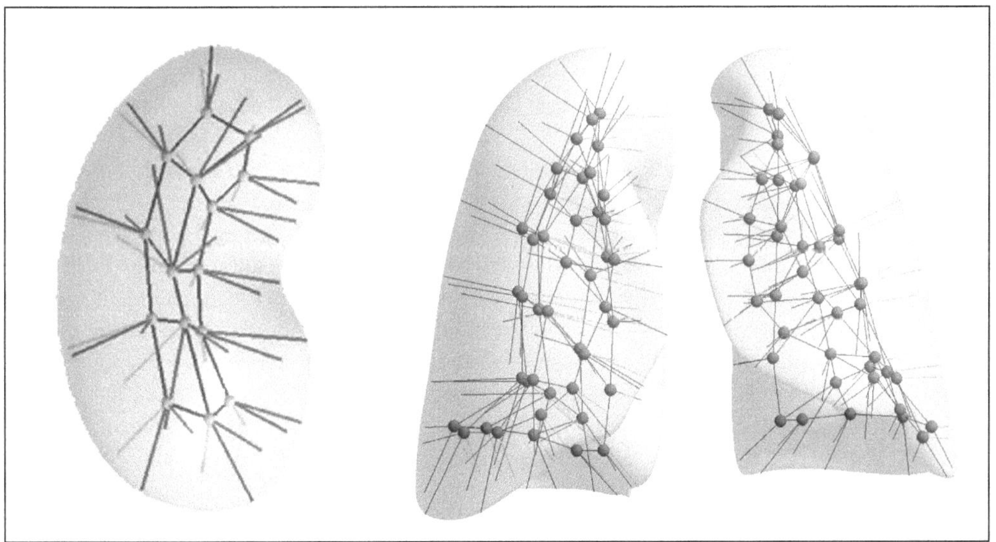

Abb. 5.25: M-rep-Modelle:. Links: M-rep-Gitter der Niere mit 3×5 medialen Atomen. Rechts: M-rep-Gitter mit 6×7 medialen Atomen und Oberflächendarstellung der Lungenflügel (Hacker und Handels 2009).

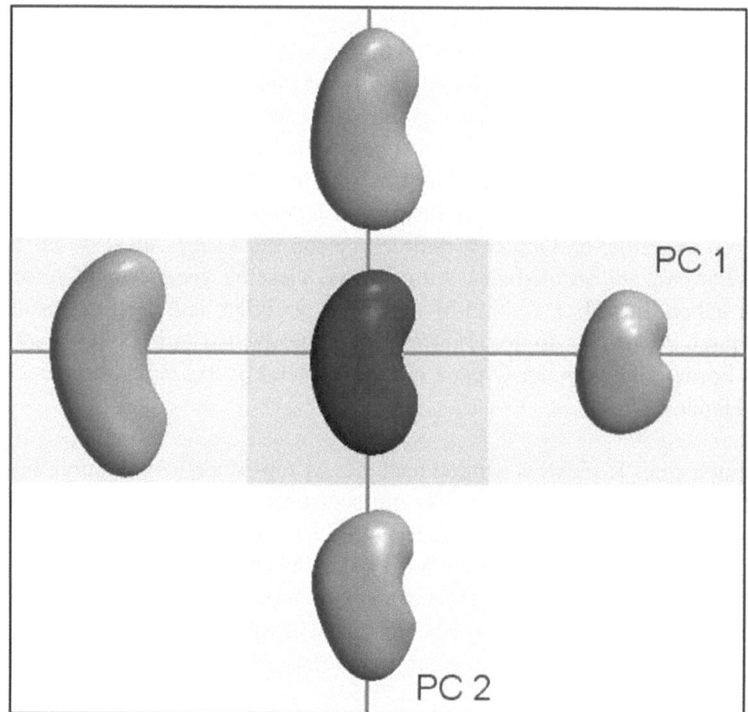

Abb. 5.26: M-rep-basierte Modellierung der Formvariationen der Niere in einem Kollektiv von 48 Nieren. Dargestellt sind die mittlere Nierenform (Mitte) und die Variationen der Form in den ersten beiden Komponenten PC 1 (Zeile) und PC 2 (Spalte), die durch die Principal Geodesic Analysis berechnet wurden und die wesentlichen Formvariationen in dem Kollektiv widerspiegeln (Hacker und Handels 2009).

Vorteilhaft an der Verwendung von M-rep-Modellen ist, dass eine Formbeschreibung durch eine relativ geringe Anzahl von Parametern möglich wird. Die erhaltene Formbeschreibung ist jedoch im Vergleich zur originären, nach der Segmentierung erhaltenen Objektform in der Regel stark geglättet, wodurch lokale Variationen der Objektformen durch M-reps nur eingeschränkt beschrieben werden. In der Praxis ist zudem das Design einer geeigneten M-rep-Figur für eine Objektklasse (z.B. für ein Organ) oftmals schwierig und ein zeitintensiver Prozess. In der Designphase sind die Anzahl medialer Atome und ihre geometrische Anordnung so zu wählen, dass alle patientenindividuell unterschiedlichen Organformen des Kollektivs adäquat beschrieben werden. Darüber hinaus ist die Modellierung komplexer nicht-konvexer 3D-Formen (z.B. Leber) oftmals mit einzelnen M-rep-Figuren nicht möglich, so dass eine Kombination mehrerer M-rep-Figuren notwendig wird. Durch die wechselseitigen Abhängigkeiten der kombinierten M-rep-Figuren wird jedoch die Komplexität des Designs geeigneter M-rep-Figuren deutlich erhöht. In der Praxis ist es oftmals nur mit umfangreichem Hintergrundwissen und Erfahrungen mit der M-rep-Modellerstellung möglich, den zeitintensiven Design- und Modellierungsprozess mit M-reps erfolgreich durchzuführen, wodurch ihre praktischen Einsatzmöglichkeiten eingeschränkt werden.

5.8.1.2 Point Distribution Model

Im Point Distribution Model (dt.: Punktverteilungsmodell, Abk.: PDM) werden die Oberflächen der segmentierten Bildobjekte durch Punkte in einem gemeinsamen standardisierten Koordinatensystem repräsentiert, die Pseudo-Landmarken oder kurz *Landmarken* genannt werden. Ein Bildobjekt wird durch einen hochdimensionalen Formvektor $F \in \mathbb{R}^n$ beschrieben, dessen n Komponenten aus den Pixelkoordinaten der zugehörigen $n/3$ Landmarken bestehen, so dass $F = (x_1, y_1, z_1, x_2, y_2, z_2, \ldots, x_{n/3}, y_{n/3}, z_{n/3})^T$ ist. Für alle Objekte der Stichprobe wird die gleiche Anzahl von Landmarken verwendet. In dieser Repräsentation wird jede in der Stichprobe auftretende Organform durch einen Punkt im n-dimensionalen Raum $\mathbb{R}^n$ und damit die Stichprobe bzw. das Kollektiv durch eine n-dimensionale Punktwolke repräsentiert.

Aus einem segmentierten 3D-Objekt kann ein Point Distribution Model gewonnen werden, indem beispielsweise unter Anwendung des Marching-Cubes-Algorithmus und nachfolgender Ausdünnungsverfahren, die in Kap. 9.3.4.2 beschrieben sind, ein Dreiecksoberflächenmodell des Objektes erzeugt wird. Die so erhaltenen Eckpunkte der Dreiecke des Oberflächenmodells werden als Landmarken betrachtet. Durch das Ausdünnungsverfahren wird hierbei erreicht, dass in Bereichen der Oberfläche starker Krümmungen und Formveränderungen eine große Zahl von Punkten im Point Distribution Model generiert wird, während in glatten Oberflächenbereichen eine geringe Zahl von Landmarken betrachtet wird (Abb. 5.27).

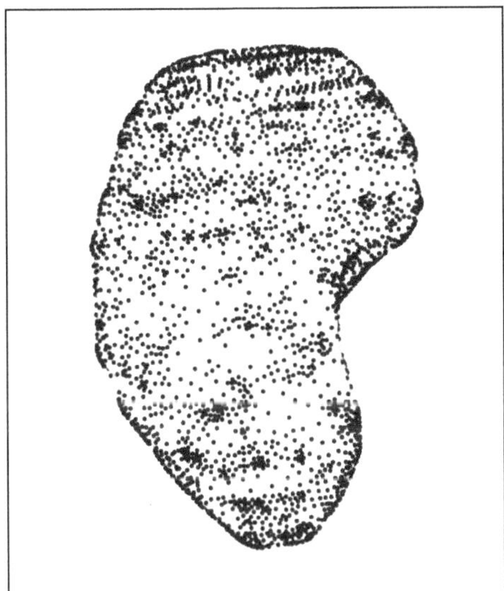

Abb. 5.27: Formrepräsentation einer Niere im Point Distribution Model: Die Form wird durch Oberflächenpunkte (Landmarken) repräsentiert.

5.8.2 Generierung statistischer Formmodelle mit dem Point Distribution Model

Ausgangspunkte für die Generierung statistischer Formmodelle bilden Segmentierungen der zu modellierenden 3D-Objekte einer Objektklasse (z.B. Niere, Knochen etc.) in einem Patientenkollektiv, deren Formen durch das *Point Distribution Model* als *3*-dimensionale Punktewolken ihrer Oberflächenpunkte bzw. Landmarken repräsentiert sind. Diese (zufällige) Auswahl modellierter Formen wird als *Stichprobe* bezeichnet. Bei der Generierung statistischer Formmodelle ist zu beachten, dass die Zahl der Landmarken $n/3$ bei jeder modellierten Form des betrachteten Kollektivs gleich zu wählen ist. Darüber hinaus wird in der Regel davon ausgegangen, dass die bei den verschiedenen Patientenorganen gewählten Landmarken zueinander korrespondieren und den gleichen anatomischen Ort markieren.

Vorverarbeitung: Um diesen Anforderungen weitgehend zu genügen, werden die Objekte der Stichprobe in einem Vorverarbeitungsschritt in einem gemeinsamen standardisierten Koordinatensystem repräsentiert, in dem die Landmarken möglichst gut zueinander korrespondieren. Hierzu werden die Objekte durch Anwendung von Translationen, Rotationen und Skalierungen zueinander so ausgerichtet, dass die Abstände zwischen den korrespondierenden Landmarken minimiert werden. Eine Ausrichtung mit nicht-linearen Registrierungsverfahren ist nicht sinnvoll, da hierdurch Formunterschiede zwischen den registrierten 3D-Objekten nivelliert werden würden. Die Ausrichtung der durch Oberflächenpunkte (Landmarken) repräsentierten Objekte der Stichprobe kann z.B. durch die Anwendung des Iterative-Closest-Point-Algorithmus' (Kap. 4.4) erreicht werden. Hierbei werden zugleich die zueinander korrespondierenden Landmarken in den registrierten Point Distribution Models der beiden Objekte bestimmt.

Der *mittlere Formvektor* $\overline{F} \in \mathbb{R}^n$ repräsentiert die Durchschnittsform der modellierten Struktur in der s-elementigen Stichprobe. Er ergibt sich durch Mittelung der Koordinatenvektoren der zueinander korrespondierenden Landmarken aller Stichprobenelemente $F_1,...,F_s \in \mathbb{R}^n$ durch

$$\overline{F} = \frac{1}{s}\sum_{j=1}^{s} F_j.$$
(5.41)

Bei der *Hauptkomponentenanalyse* (Kap. 8.2.1) wird jede in der Stichprobe auftretende Organform als ein Punkt im n-dimensionalen Raum und die Stichprobe als eine n-dimensionale Punktwolke betrachtet. Durch die Hauptkomponentenanalyse wird eine Transformation des Koordinatensystems der Punktwolke durchgeführt, so dass der Nullpunkt im Schwerpunkt der Punktwolke liegt und die größten Formvariationen in der Stichprobe in den ersten Komponenten $u_i \in \mathbb{R}^n$ auftreten, die zu den größten Eigenwerten $\lambda_i \in \mathbb{R}$ korrespondieren.

Nach Durchführung der Hauptkomponentenanalyse kann jede Stichprobenform

$$F_j = \overline{F} + \sum_{i=1}^{n} a_i u_i \qquad j = 1,...,s$$
(5.42)

als Linearkombination der orthonormalen Eigenvektoren $u_i \in \mathbb{R}^n$ der empirischen Kovarianzmatrix der Formvektoren der Stichprobe dargestellt werden.

Ein *statistisches Formmodell* wird durch den mittleren Formvektor $\overline{F}$ und die ersten $m < n$ Hauptkomponenten $u_1,...,u_m$ mit den m größten Eigenwerten $\lambda_1 > \lambda_2 > ... > \lambda_m$ gebildet, die den Raum der modellierten Formen (engl.: shape space) beschreiben. Durch das statistische Formmodell werden die stärksten in dem betrachteten Kollektiv auftretenden Formvariationen der anatomischen Struktur modelliert. In dem so definierten Formenraum kann eine zulässige Objektform F wie folgt beschrieben werden:

$$F = \overline{F} + \sum_{i=1}^{m} c_i u_i$$
(5.43)

Während die originären Formen F_j der Stichprobe nach Gl. 5.42 bei Wahl geeigneter Koeffizienten $a_i \in \mathbb{R}$ wieder exakt generiert werden können, werden die originären Formen der Stichprobe in dem statistischen Formmodell bzw. durch die Anwendung der Gl. 5.43 auch bei Wahl optimaler Formkoeffizienten $c_i \in \mathbb{R}$ nur approximiert. Durch diese Vorgehensweise wird zum einen eine *dimensionsreduzierte Repräsentation* der Formen gewonnnen. Zum anderen wird durch das Weglassen der Komponenten, die zu kleinen Eigenwerten korrespondieren, das Ziel verfolgt, von rauschbedingten Schwankungen der Objektoberflächen unabhängigere und *geglättete Objektformen F* zu erhalten.

Aus dem statistischen Formmodell können durch die Variation der Formkoeffizienten $c_i \in \mathbb{R}$ in Gl. 5.43 neue modellkonforme Organformen generiert werden. Es bildet aus dieser Sicht eine *parametrisierte Beschreibung typischer Objektformen und ihrer Variationen.* Häufig werden nur Formkoeffizienten c_i mit $-3\sqrt{\lambda_i} \le c_i \le 3\sqrt{\lambda_i}$ ($i = 1,\ldots,m$) betrachtet, um das Formmodell sinnvoll auf die Modellierung von Strukturen mit typischer Objektform zu beschränken (Cootes, Taylor et al. 1994). In Abb. 5.28 wird die Variabilität der Nierenform in einem Trainingskollektiv mit *30* Nieren durch ein statistisches Formmodell beschrieben. Durch die Anwendung des Iterative-Closest-Point-Algorithmus' (Kap. 4.4) wurden die durch *16000* Landmarken repräsentierten Formen des Kollektivs zueinander ausgerichtet. Die aus Punkten bestehenden Formen wurden hier zur 3D-Visualisierung durch Oberflächenmodelle repräsentiert.

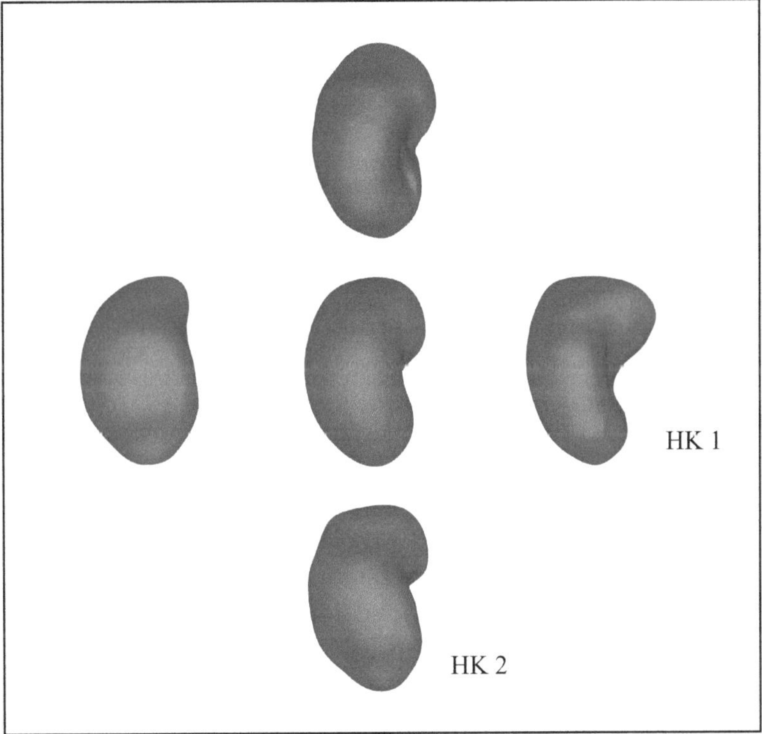

Abb. 5.28: Statistisches Formmodell der Niere. In der Mitte ist die mittlere Nierenform $\overline{F}$ dargestellt. In der Horizontalen sind die in der ersten Hauptkomponente (HK 1) auftretenden Formvariabilitäten an den Positionen $\overline{F} \pm 3\sqrt{\lambda_1}\,u_1$, in der Vertikalen die in der zweiten Hauptkomponente (HK 2) an den Positionen $\overline{F} \pm 3\sqrt{\lambda_2}\,u_2$ auftretenden Formen zu sehen.

Landmarkenkorrespondenz: Bei der Modellerstellung ist es wesentlich, dass die Landmarken auf den Objektoberflächen der Stichprobe zueinander korrespondieren. Werden anatomisch nicht zueinander korrespondierende Punkte bei der Modellerstellung einander zugeordnet, so werden Ungenauigkeiten in dem statistischen Formmodell verursacht. Zur Bestimmung korrespondierender Landmarken werden automatische Verfahren benötigt, da eine interaktive Markierung aufgrund der großen Zahl benötigter korrespondierender Punkte in der Praxis nicht durchführbar ist. Des Weiteren sollten die Landmarken möglichst gleichmäßig über die Oberfläche verteilt sein.

Zur Generierung punktweise korrespondierender Formrepräsentationen kann eine Form der Stichprobe als Referenz ausgewählt und alle übrigen Formen der Stichprobe mithilfe des ICP-Algorithmus (Kap. 4.4) zur Referenz registriert werden (Methode I). Zu jedem Oberflächenpunkt der Referenzform wird der nächstliegende Punkt der Stichprobenform bestimmt und als korrespondierend betrachtet. Alternativ kann ein deformierbares Modell (vgl. Kap. 5.5) eines Referenzobjektes an die segmentierten Objekte der Stichprobe angepasst werden, wobei die Punkte des deformierbaren Modells als Oberflächenlandmarken des Objektes betrachtet werden (Methode II). Die Anpassung der deformierbaren Modelle dient hier einzig der Bestimmung der zueinander korrespondierenden Landmarken.

Je mehr Punkte die Oberfläche modellieren, desto geringer ist bei diesen Vorgehensweisen tendenziell die Zahl der als korrespondierend zugeordneten Punktepaare, die aus anatomischer Sicht unterschiedliche Strukturen in den beiden Modellen markieren. Die Zahl der Oberflächenpunkte kann jedoch nicht beliebig hoch gewählt werden, da die Zahl der benötigten Stichprobenelemente zur validen Schätzung des mittleren Formvektors $\overline{F}$ und der Kovarianzmatrix bzw. der hieraus abgeleiteten Hauptkomponenten $u_1, \ldots, u_m$ sowie die Laufzeit der Verfahren mit Zahl der verwendeten Oberflächenpunkte ansteigt. In der Praxis wird daher angestrebt, eine möglichst geringe, jedoch für die Formrepräsentation ausreichende Zahl von Oberflächenpunkten bei der Modellierung zu verwenden.

In (Davis, Twining et al. 2002) wird daher zur Optimierung der Punktkorrespondenzen der *Minimum Description Length Approach* vorgeschlagen. Hierbei werden die Landmarken gezielt zur Verbesserung der Korrespondenzeigenschaften ausgewählt. Es werden geeignete Positionen auf den Objektoberflächen bestimmt, so dass möglichst geringe Streuungen der Landmarkenpositionen im Kollektiv auftreten. In (Heimann et al. 2007) wird dieses Verfahren mit dem Ziel erweitert, die Landmarken so auf den Objektoberflächen zu verteilen, dass zugleich gewährleistet wird, dass die Form in verschiedenen lokalen Bereichen mit einer ausreichenden Anzahl von Landmarken repräsentiert wird.

Zur Vermeidung fehlerhafter Punktkorrespondenzen wird in (Hufnagel, Pennec et al. 2007) ein alternativer Ansatz unter Verwendung probabilistischer Punktkorrespondenzen vorgeschlagen. Hierbei wird anstelle einer binären Korrespondenzaussage die Korrespondenzwahrscheinlichkeit für die Landmarken zweier Objektformen berechnet und für die Erstellung optimierter statistischer Formmodelle genutzt. Die probabilistische Modellierung der Punktkorrespondenzen führt zu einem veränderten Kalkül bei der Berechnung der statistischen Formmodelle, da die klassische Hauptkomponentenanalyse hier nicht mehr angewendet werden kann. Das aufwendigere Verfahren ermöglicht die Erstellung von optimierten statistischen Formmodellen, die dem klassischen Modellierungsansatz unter Verwendung des ICP-Algorithmus (Methode I) in Bezug auf ihre Generalisierungsfähigkeit und Spezifität (Kap. 5.8.3) überlegen sind (Hufnagel, Pennec et al. 2008).

5.8.3 Evaluation von statistischen Formmodellen

Die nachfolgend vorgestellten Gütemaße haben das Ziel, die Qualität und Güte der Formrepräsentation durch statistische Formmodelle zu quantifizieren (Styner et al. 2003). Bei ihrer Berechnung ist die Ähnlichkeit zweier Formen zu quantifizieren. Liegt für die Objektform eine Oberfläche vor, so können der mittlere Oberflächenabstand (Kap. 5.10.1) und die Hausdorff-Distanz (Kap. 5.10.2) zwischen diesen als Ähnlichkeitsmaße verwendet werden. Sind die zu vergleichenden Formen nur als Punktmengen repräsentiert, so wird bei der Berechnung der mittleren Oberflächen- und der Hausdorff-Distanzen eine Beschränkung auf die gegebenen Punktmengen vorgenommen. Hierdurch werden anstelle der Abstände zwischen Punkten und Oberfläche die Abstände zwischen zueinander korrespondierenden Punktepaaren betrachtet.

Generalisierungsfähigkeit: Die Generalisierungsfähigkeit (engl.: generalization ability) quantifiziert die Fähigkeit statistischer Formmodelle, neue, im Modellierungsprozess nicht verwendete Formen des modellierten Objekttyps nach Gl. 5.43 zu approximieren. Bei der Berechnung der Generalisierungsfähigkeit wird häufig die Hold-out-Methode eingesetzt, bei der die Stichprobe der verfügbaren Objektformen disjunkt und vollständig in eine Trainings- und eine Teststichprobe zerlegt wird (vgl. Kap. 7.5.1). Auf der Basis der Trainingsstichprobe wird ein statistisches Formmodell generiert. Nachfolgend werden die nicht bei dem Aufbau verwendeten Objektformen der Teststichprobe betrachtet, um zu überprüfen, wie gut die Formen der Teststichprobe durch das statistische Formmodell approximiert werden können. Hierbei werden zunächst die optimalen Koeffizienten c_i bestimmt, mit denen das Formmodell die Form aus der Teststichprobe nach Gl. 5.43 am besten approximiert. Nachfolgend wird die mittlere Oberflächen- oder die Hausdorff-Distanz zwischen der so erhaltenen Approximation durch das Formmodell und der Form der Teststichprobe berechnet. Als Maßzahl zur Beschreibung der Generalisierungsfähigkeit wird der Mittelwert der so erhaltenen Distanzen zwischen den Elementen der Teststichprobe und den Formmodellapproximationen verwendet. Alternativ kann anstelle der Hold-out-Methode auch die Leaving-one-out-Methode angewendet werden (vgl. Kap. 7.5.2), die jedoch zu deutlich höheren Berechnungszeiten führt.

Spezifität: Demgegenüber wird durch die Spezifität (engl.: specificity) statistischer Formmodelle beschrieben, inwieweit Formen, die aus dem Formmodell durch zufällige Wahl der (mit Erwartungswert 0 und Varianz λ_i) normalverteilten Koeffizienten $c_i \in \mathbb{R}$ und Anwendung der Gl. 5.43 generiert werden, Ähnlichkeiten zu wahren Objektformen der modellierten Struktur aufweisen. Zu jeder aus dem statistischen Formmodell generierten Form wird die ähnlichste Form der Stichprobe bestimmt. Zur quantitativen Beschreibung der Spezifität des Formmodells wird der Mittelwert der Distanzen zwischen den modellgenerierten Formen und der jeweils ähnlichsten Form der Stichprobe verwendet.

5.8.4 Segmentierung mit aktiven Formmodellen

Aktive Formmodelle (engl.: active shape models, Abk.: ASMs) nutzen die im statistischen Formmodell enthaltenen Forminformationen zur Segmentierung der modellierten Struktur in einem Bilddatensatz (Cootes und Taylor 1994 und 1995). Mit aktiven Formmodellen sind nur Objekte segmentierbar, deren Form im statistischen Formmodell darstellbar ist.

Bei der Segmentierung geht man in der Regel von der mittleren Objektform $\overline{F}$ aus, die in der Nähe des zu segmentierenden Objektes positioniert wird. Während der Segmentierung werden geeignete Koeffizienten $c_i \in \mathbb{R}$ des statistischen Formmodells gesucht, durch die das Formmodell optimal an die Zielstruktur im betrachteten Volumendatensatz angepasst werden kann. Aus dieser Sicht entspricht die Segmentierung dem Auffinden derjenigen Form des statistischen Modells, die am besten zu der Zielstruktur im aktuell zu segmentierenden Datensatz passt. Hierbei wird der Bereich der durch das Formmodell zulässigen Formen (engl.: allowable shape domain) in der Regel weiter eingeschränkt, um die Segmentierung von Strukturen mit untypischer Objektform (bzw. extrem seltener Form) zu verhindern. Die Variation der Formkoeffizienten c_i wird wie folgt sinnvoll eingeschränkt (Cootes, Taylor et al. 1994):

$$-3\sqrt{\lambda_i} \le c_i \le 3\sqrt{\lambda_i} \qquad i = 1,\dots,m \tag{5.44}$$

Unter der Annahme, dass die Variation der Formvektoren der Trainingsstichprobe einer multivariaten Normalverteilung folgt, liegen mehr als *99 %* aller Formen der Trainingsstichprobe in dem so eingeschränkten Formenraum.

Algorithmus: Bei der Segmentierung wird die mittlere Objektform $\overline{F}$ in der Nähe des zu segmentierenden Objektes positioniert und iterativ zu nahe gelegenen Kanten im Bild verschoben. In jedem Iterationsschritt wird zunächst zu jeder Landmarke des aktuellen aktiven Formmodells in der lokalen Landmarkenumgebung oder senkrecht zur Oberfläche des aktuellen aktiven Formmodells ein möglicher Objektoberflächenpunkt, z.B. ein Punkt mit hohem Gradientenbetrag, bestimmt. Anschließend werden geeignete Formkoeffizienten c_i berechnet, die eine zulässige Modellform nach Gl. 5.43 und 5.44 beschreiben und zugleich die Oberflächenpunkte möglichst gut approximieren. Hierzu werden die quadratischen Abstände zwischen den möglichen Oberflächenpunkten und den korrespondierenden Landmarken des Formmodells unter Berücksichtigung der in Gl. 5.44 formulierten Randbedingungen minimiert. Die so erhaltenen Formkoeffizienten c_i beschreiben eine Objektform, die die möglichen Objektoberflächenpunkte in dem zulässigen Formenraum möglichst gut approximiert. Dieses Vorgehen wird mehrfach iteriert, so dass sich die Landmarken des aktiven Formmodells sukzessive in die Nähe der gesuchten Objektoberfläche bewegen (Abb. 5.29).

Nachverarbeitungsmöglichkeit: Zur Feinjustierung der durch aktive Formmodelle erhaltenen Segmentierung können in einem Nachverarbeitungsschritt deformierbare Modelle (Kap. 5.5) eingesetzt werden, die sich ausgehend von der mit dem aktiven Formmodell erzielten Approximation des Objektes iterativ den Objektoberflächen anpassen. Diese arbeiten umso robuster, je stärker die Kanten der zu segmentierenden Objekte ausgeprägt sind.

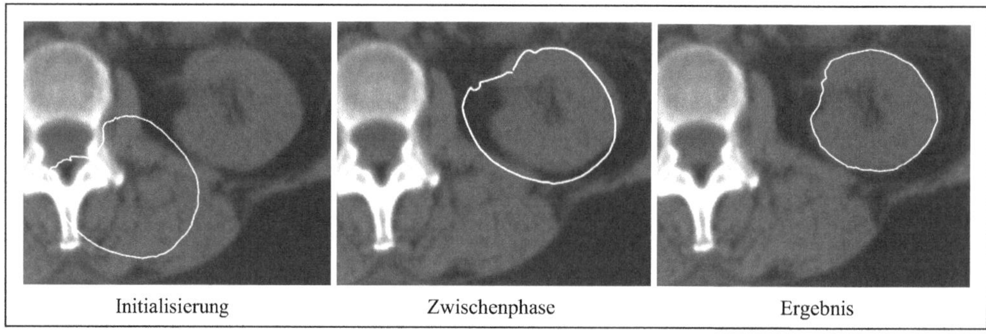

Abb. 5.29: Phasen der Nierensegmentierung mit einem aktiven Formmodell illustriert in einem 2D-Bild.

Anwendung: Bei der Anwendung von aktiven Formmodellen für die Bildobjektsegmentierung wird implizit erwartet, dass die Formvariationen des modellierten Organs in der Trainingsstichprobe typisch für das Organ sind und auch die Formvariationen der zu segmentierenden Strukturen beschreiben. Statistische Formmodelle sind daher nur sinnvoll einsetzbar, wenn diese Voraussetzung erfüllt ist. Hauptanwendung statistischer Formmodelle bildet daher die Segmentierung gesunder anatomischer Strukturen (Organe, Knochen etc.), die beispielsweise in der computergestützten Operationsplanung oder der Strahlentherapieplanung benötigt werden. Demgegenüber sind sie nicht geeignet für Bildstrukturen, die eine starke interindividuelle Variabilität aufweisen. So ist beispielsweise eine Segmentierung von Tumoren, die chaotisch wachsen und sich daher durch stark unterschiedliche Formen auszeichnen, mithilfe statistischer Formmodelle nicht sinnvoll.

5.8.5 Segmentierung mit aktiven Erscheinungsmodellen

Aktive Erscheinungsmodelle (engl.: active appearance models, Abk. AAMs) bilden eine Erweiterung von aktiven Formmodellen, die bei der Segmentierung nicht nur die Form der Umrisse eines Objekts, sondern auch die charakteristische Anordnung der Grauwerte im Objekt und seiner Umgebung berücksichtigen (Cootes und Taylor 1993, Cootes, Edwards et al. 1998).

5.8.5.1 Lokale statistische Erscheinungsmodelle

Erweiternd werden in (Cootes und Taylor 1993) *charakteristische Grauwertprofile* der Originalbilddaten senkrecht zur Objektoberfläche zur Steuerung des Segmentierungsprozesses vorgeschlagen. Ein Grauwertprofil wird durch die Folge von Grauwerten gebildet, die an einer Landmarkenposition senkrecht zur Oberfläche auftreten. Die Grundidee dieser Erweiterung ist, dass die lokalen Grauwertprofile der Objekte der modellierten Klasse und des zu segmentierenden Objektes einander ähnlich sind.

Für alle in der Stichprobe enthaltenen Objekte werden an ausgewählten Landmarken Grauwertprofile der Länge p senkrecht zur Objektoberfläche bestimmt, die in p-dimensionalen Merkmalsvektoren $m_i \in \mathbb{R}^p$ repräsentiert werden. Aus diesen werden der Profilmittelwertvektor $\overline{m}$ und die zugehörige $(p \times p)$-Kovarianzmatix Σ (Def. siehe Gl. 7.22) berechnet, die das charakteristische mittlere Grauwertprofil und die in der Stichprobe auftretenden Profilvariationen an der betrachteten Landmarkenposition beschreiben.

Bei der *Segmentierung* werden nun die Grauwertprofile entlang der aktuellen Oberfläche des aktiven Formmodells mit dem statistischen Modell der Grauwertprofile der Stichprobe verglichen. Unter der Normalverteilungsannahme kann ein direkter Vergleich des mittleren Grauwertprofils der Stichprobe und des aktuellen Grauwertprofils des aktiven Formmodells an den ausgewählten Landmarken unter Verwendung der *Mahalanobis-Distanz* (Kap. 5.2.2) durchgeführt werden. Hierzu werden die an den betrachteten Landmarken berechneten Mittelwertvektoren und die Kovarianzmatrizen der Grauwertprofile verwendet. Unter Einsatz der Hauptkomponentenanalyse (Kap. 8.2.1) wird eine dimensionsreduzierte Repräsentation der Mittelwertvektoren und der Kovarianzmatrizen der Grauwertprofile gewonnen, und zugleich eine Fokussierung auf die wesentlichen Grauwertprofiländerungen in der Repräsentation erreicht. Da bei diesem Ansatz die typischen Erscheinungen der Objekte in der Umgebung der ausgewählten Landmarkenpositionen berücksichtigt werden, werden die so erhaltenen Modelle *lokale statistische Erscheinungsmodelle* genannt (Wolf, Heimann et al. 2008).

5.8.5.2 Regionenbasierte statistische Erscheinungsmodelle

Regionenbasierte statistische Erscheinungsmodelle modellieren die typische Erscheinung bzw. die Grauwertanordnung in der gesamten Objektregion (Cootes und Taylor 2001). Grundidee ist hier, dass die mittlere Grauwertanordnung der modellierten Klasse im Objekt und seiner Umgebung ähnlich zu der Grauwertanordnung des zu segmentierenden Objektes ist.

Modellgenerierung: Bei der Erzeugung eines statistischen Erscheinungsmodells werden die Grauwerte der modellierten Bildregion mit p Pixeln in einem p-dimensionalen Merkmalsvektor $\boldsymbol{m}$ repräsentiert, so dass sich in diesem die geometrische Anordnung der Grauwerte in der Bildregion widerspiegelt. In Erweiterung des Ansatzes können hier auch zusätzliche abgeleitete Bildmerkmale in dem Merkmalsvektor repräsentiert werden. Um die Unterschiede in den Grauwertverteilungen des Objektes bei verschiedenen Individuen vergleichen und modellieren zu können, werden die Organe der Stichprobe mithilfe von Registrierungsverfahren (Kap. 4) auf eine Referenzform, in der Regel durch die mittlere Form $\overline{\boldsymbol{F}}$ gegeben, abgebildet. Hierbei können in dem neuen Koordinatensystem neue Bildpositionen entstehen, deren Grauwerte aus den originären Bilddaten linear interpoliert (Kap. 9.1.4) werden. So erhält man ein standardisiertes Referenzsystem, in dem die Stichprobenobjekte und ihre Grauwertanordnungen einheitlich repräsentiert und durch p-dimensionale Merkmalsvektoren $\boldsymbol{m} \in \mathbb{R}^p$ beschrieben werden können. Zur Erzeugung eines statistischen Erscheinungsmodells werden die Merkmalsvektoren $\boldsymbol{m}_1,\ldots,\boldsymbol{m}_s \in \mathbb{R}^p$ der s-elementigen Stichprobe der Hauptkomponentenanalyse (Kap. 8.2.1) unterworfen, wodurch eine mittlere Grauwertverteilung und eine Beschreibung der charakteristischen lokalen Grauwertvariationen in dem modellierten Objekt generiert werden.

Segmentierung: Während der Segmentierung werden nun Form- und Merkmalsvektoren gemeinsam betrachtet. Analog zu den statistischen Formmodellen wird eine im statistischen Erscheinungsmodell zulässige Grauwertanordnung $\boldsymbol{m}$ wie folgt aus den durch die Hauptkomponentenanalyse bestimmten Hauptkomponenten $\boldsymbol{u}_1,\ldots,\boldsymbol{u}_p$

$$m = \overline{m} + \sum_{i=1}^{p} k_i \boldsymbol{u}_i \qquad (5.45)$$

mit $k_i \in \mathbb{R}$ linear kombiniert. Ein Vektor $\boldsymbol{m}$ beschreibt ein aus dem statistischen Erscheinungsmodell generiertes künstliches Bild. Während des Segmentierungsprozesses werden aus dem statistischen Erscheinungsmodell durch Variation der Koeffizienten k Grauwertanordnungen erzeugt, die mit dem zu segmentierenden Bildausschnitt $\boldsymbol{b}$ (in der Referenzform) verglichen werden. Als Gütemaß für die Ähnlichkeit kann der Euklidische Abstand zwischen $\boldsymbol{m}$ und $\boldsymbol{b}$ berechnet werden, der der summierten pixelweisen quadratischen Differenz der beiden Bildregionen entspricht

Eigenschaften: Durch die zusätzliche Modellierung typischer Grauwertverteilungen der Bildobjekte sind die aktiven Erscheinungsmodelle spezifischer als aktive Formmodelle. Im Vergleich zu aktiven Konturmodellen und deformierbaren Modellen (Kap. 5.5) zeichnen sich aktive Form- und Erscheinungsmodelle dadurch aus, dass sie globale Informationen über die möglichen Formen des Objektes bei der Segmentierung ausnutzen, während bei aktiven Konturmodellen und deformierbaren Modellen lediglich Vorwissen über lokale Objekteigenschaften wie die Glattheit der gesuchten Objektkontur bzw. Oberfläche verwendet wird.

5.9 Atlasbasierte Segmentierung durch nicht-lineare Registrierung

Bei der atlasbasierten Segmentierung und Bildobjekterkennung werden Bildobjekte eines segmentierten Bilddatensatzes $A(x)$, *Atlas* genannt, automatisch auf den zu segmentierenden Patientenbilddatensatz $P(x)$ übertragen. So wird implizit fallbasiertes Vorwissen aus dem segmentierten Atlasdatensatz für die Segmentierung ähnlicher Patientenbilddaten genutzt. Die im Atlasdatensatz $A(x)$ segmentierten Bildstrukturen werden in einem separaten Labelbild $L_A(x)$ repräsentiert, in dem jedem segmentierten Pixel ein Label, d.h. ein Segmentindex, zugeordnet ist.

5.9.1 Methode

Bei der altasbasierten Segmentierung mittels nicht-linearer, nicht-parametrischer Registrierung (Kap. 4.5.2) wird durch die Registrierung eine Anpassung der originären Atlasbilddaten $A(x)$ an die Patientenbilddaten $P(x)$ durchgeführt. Durch die so bestimmte Transformation t werden in den Atlas- und Patientenbilddaten ähnliche Bildstrukturen aufeinander abgebildet, so dass der transformierte Atlas $A(t(x))$ dem Patientendatensatz $P(x)$ möglichst ähnlich ist. Hierdurch werden implizit Korrespondenzen zwischen den Bildstrukturen der beiden Bilddatensätze erkannt. Anschließend wird das dem Atlas zugeordnete Labelbild $L_A(x)$ ebenfalls der Transformation t unterworfen und man erhält $L_A(t(x))$. Abschließend werden die im transformierten Atlasdatensatz $L_A(t(x))$ repräsentierten Labels zur Markierung der Segmente auf den Patientendatensatz unter Verwendung der Nächster-Nachbar-Strategie übertragen. Hierdurch erhält man ein Labelbild des Patientendatensatzes $L_P(x)$ und somit eine Segmentierung und Erkennung der einzelnen Strukturen im Patientendatensatz. Dieses Vorgehen wird in Abb. 5.30 grafisch dargestellt.

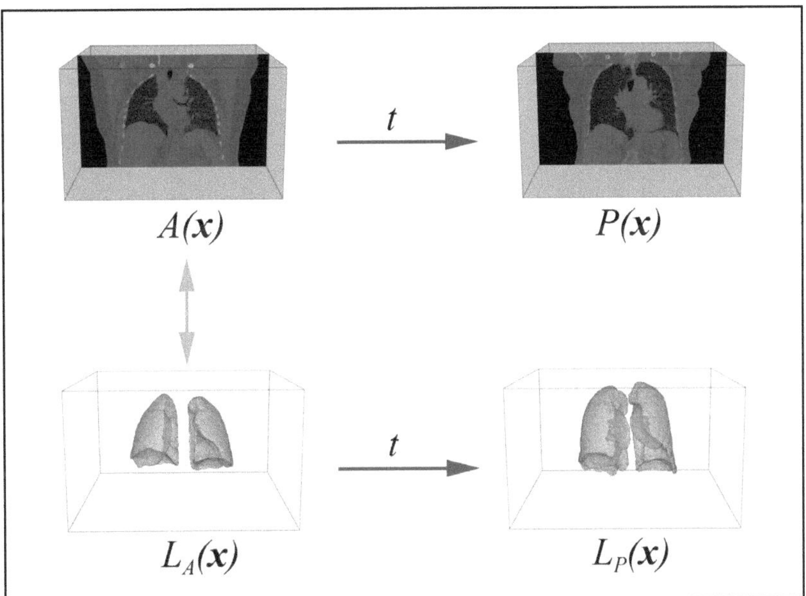

Abb. 5.30: Bei der atlasbasierten Segmentierung der Lunge in einem räumlichen CT-Bilddatensatz wird nach der Registrierung der CT-Bilddaten des Atlanten und des Patienten die so bestimmte Transformation t zur Übertragung der Atlaslabeldaten auf den Patientendatensatz verwendet.

Eigenschaften: Die Methode nutzt anatomisches *Vorwissen über Lage und objektbezogene Grauwertverteilungen*, das implizit in dem bereits segmentierten Datensatz enthalten ist. Dem Ansatz liegt die Annahme zugrunde, dass die interessierenden Bildstrukturen in dem segmentierten und dem unsegmentierten Datensatz durch ähnliche Grauwertverteilungen und an einer ähnlichen Position repräsentiert sind. Atlas- und Patientenbilddaten sollten daher mit demselben bildgebenden Verfahren und in ähnlichen Körperregionen generiert werden.

Schwierig wird die atlasbasierte Segmentierung, wenn durch krankhafte Veränderungen, wie sie z.B. bei einer Tumorerkrankung auftreten, Bildstrukturen (Tumoren etc.) im Patientenbilddatensatz auftreten, die nicht im Atlasdatensatz enthalten sind. Daher ist die Anwendung der atlasbasierten Segmentierung und Bildobjekterkennung im Allgemeinen auf die Segmentierung gesunder anatomischer Strukturen in ausgewählten Anwendungsbereichen beschränkt.

Die *Güte und Genauigkeit* der atlasbasierten Segmentierung und Bildstrukturerkennung ist stark von der Ähnlichkeit der Atlas- und Patientenbilddaten abhängig. Hat man ein segmentiertes Bilddatenkollektiv mit ähnlichen Patientenfällen verfügbar, in denen vergleichbare Körperregionen und Bildobjekte mit demselben bildgebenden Verfahren dargestellt sind, ist es sinnvoll, den ähnlichsten Atlasdatensatz für die atlasbasierte Segmentierung auszuwählen. Diese Selektion kann vorab beispielsweise anhand von extrahierten Bildmerkmalen oder eines Histogrammvergleichs zwischen den Atlanten und dem Patientendatensatz erfolgen. Alternativ kann das Verfahren der atlasbasierten Segmentierung auch wie folgt erweitert werden.

Erweiterung: Verschiedene Altanten werden mit dem zu segmentierenden Patientendatensatz registriert. Der Atlas, der bezogen auf das bei der Registrierung verwendete Ähnlichkeitsmaß dem Patientendatensatz am ähnlichsten ist, wird nachfolgend für die Übertragung der Labels auf den Patientendatensatz und somit für die Segmentierung verwendet. Alternativ kann auch eine Übertragung der Labels aller Atlanten auf den Patientendatensatz durchgeführt werden und nachfolgend die Häufigkeit, mit der dasselbe Label einem Voxel zugeordnet wurde, als Kriterium für die finale Labelzuordnung im Patientendatensatz benutzt werden.

5.9.2 Anwendungsbeispiel

In (Ehrhardt, Handels et al. 2003) wurde die Methode der atlasbasierten Segmentierung verwendet, um verschiedene für die computergestützte Planung komplexer Hüftoperationen benötigte Knochenstrukturen (linkes und rechtes Hüftbein, linker und rechter Oberschenkelknochen etc.) automatisch zu segmentieren und zu erkennen. In Abb. 5.31 ist der Ablauf der hier verwendeten Methode dargestellt. Neben den originären 3D-CT-Atlasbilddaten $A(x)$ und den zugehörigen Labelbilddaten $L_A(x)$ sind die originären 3D-CT-Patientenbilddaten $P(x)$ gegeben. Darüber hinaus kann in den CT-Bilddaten durch ein Schwellwertverfahren eine automatische Extraktion der Knochenstrukturen vorgenommen werden, die in einem Binärbildsatz gespeichert werden. Hierdurch wird die Menge der segmentierbaren Pixel sinnvoll eingeschränkt. Nach der schwellwertbasierten Segmentierung kann jedoch nicht entschieden werden, wo aneinander angrenzende Knochenstrukturen wie der Oberschenkelkopf und die Hüftpfanne voneinander abzugrenzen sind und um welche Knochen es sich im Einzelnen handelt. Zu diesem Zweck wird das in einem Hüftaltas verfügbare Wissen genutzt und unter Verwendung von Registrierungsverfahren auf den Patientendatensatz übertragen.

Zur groben Ausrichtung der räumlichen Atlas- und Patientenbilddaten wird zunächst eine voxelbasierte affine 3D-3D-Registrierung (Kap. 4.2 und 4.5) der beiden Datensätze durchgeführt. Zur Kompensation der verbliebenen lokalen Unterschiede wird nachfolgend eine nicht-lineare dämonenbasierte 3D-3D-Registrierung (Kap. 4.5.2.5) eingesetzt. Abschließend werden die Labels des Atlanten auf den Patientendatensatz unter Verwendung der Nächster-Nachbar-Strategie übertragen. Hierbei wird jedem Knochenvoxel des Patientendatensatzes das Label des räumlich nächsten Atlasvoxels zugeordnet. So erhält man einen segmentierten Patientendatensatz, in dem die einzelnen Knochenstrukturen unterschiedlich gelabelt sind.

Die Genauigkeit der Segmentierung hängt von der Güte der Registrierung ab. In den Randbereichen der Objekte kann es bei eng benachbarten Strukturen zu Fehlsegmentierungen kommen. Ein Beispiel für eine Fehlsegmentierung ist bei genauerem Hinsehen in Abb. 5.31 im Randbereich des rechten Oberschenkelknochens zu erkennen. Die übrigen Knochenstrukturen werden korrekt segmentiert und erkannt.

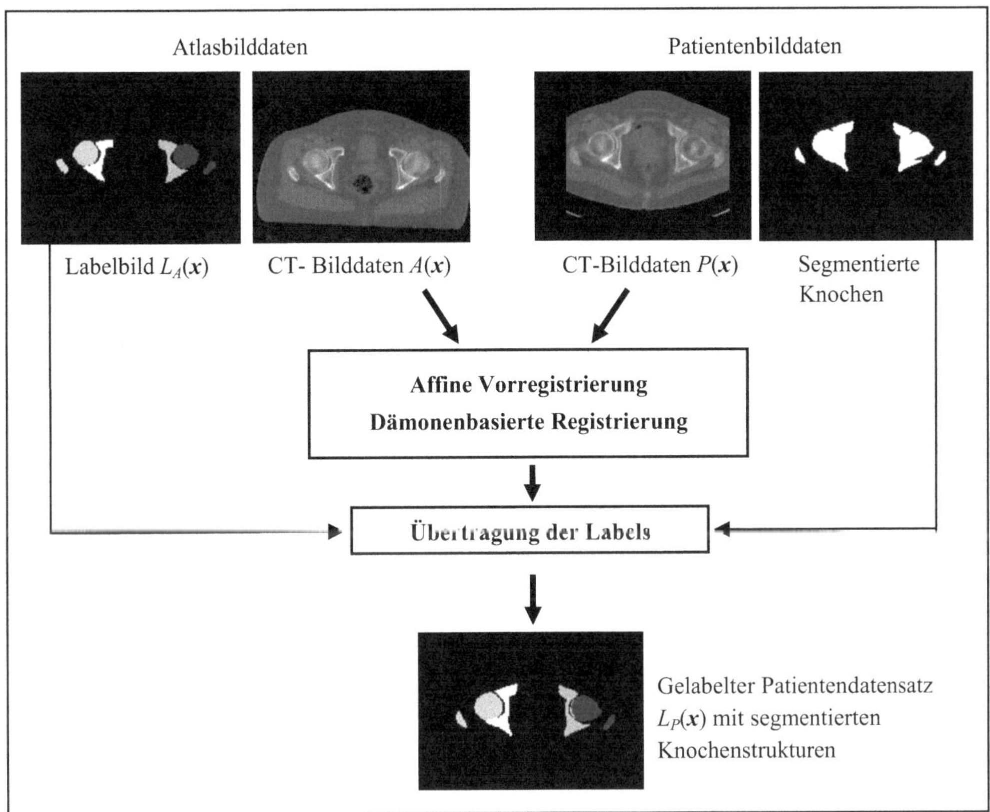

Abb. 5.31: Ablauf der atlasbasierten Segmentierung und Bildobjekterkennung. Dargestellt sind ausgewählte 2D-CT-Schichtbilder aus 3D-CT-Bildfolgen im Bereich der Hüfte.

5.10 Evaluation von Segmentierungsergebnissen

In diesem Kapitel werden verschiedene Methoden und Kenngrößen zur quantitativen Bewertung und Evaluation von Segmentierungsverfahren und ihrer Ergebnisse vorgestellt.

Verschiedene Segmentierungsmethoden führen im Allgemeinen zu unterschiedlichen Segmentierungsergebnissen. Ein objektiver Vergleich der Güte verschiedener Segmentierungsergebnisse setzt die Kenntnis der korrekten Segmentierung voraus. Bei der Segmentierung von Bildobjekten in Patientenbilddaten wird als Goldstandard (engl.: ground truth) in der Praxis häufig das Ergebnis einer manuellen Segmentierung der Bildobjekte durch erfahrene Experten verwendet. In der Praxis ist die Generierung einer korrekten Referenzsegmentierung oftmals schwierig und durch die hier notwendige Benutzerinteraktion zeitaufwendig.

Wird eine wiederholte manuelle Segmentierung eines Bildobjektes durch einen oder mehrere erfahrene Experten durchgeführt, so ist man zusätzlich mit dem Problem konfrontiert, dass verschiedene Segmentierungsprozesse in der Regel zu unterschiedlichen Ergebnissen führen. Die Differenzen mehrerer Segmentierungen eines Datensatzes durch denselben Benutzer werden durch die *Intraobserver-Variabilität* beschrieben. Demgegenüber quantifiziert die *Interobserver-Variabilität* die Unterschiede zwischen den Segmentierungen eines Datensatzes durch unterschiedliche Benutzer.

Die nachfolgend vorgestellten Gütemaße zum Vergleich zweier Segmentierungen können auch zur Charakterisierung der Stärke der Intra- und Interobserver-Variabilität genutzt werden. Hierbei werden die mehrfach wiederholten Segmentierungen eines Bildobjektes durch Anwendung der Gütemaße quantitativ verglichen und z.B. die Mittelwerte und Standardabweichungen der Gütemaße betrachtet. Bei der Interpretation der so erhaltenen Ergebnisse ist zu beachten, dass eine geringe Variabilität und Varianz der Gütemaße zwar zeigt, dass die Benutzung des verwendeten Segmentierungsverfahrens reproduzierbar immer zu ähnlichen Ergebnissen führt, jedoch erhält man hierdurch keine Aussage zur Korrektheit der Ergebnisse.

Zur quantitativen Beschreibung der Unterschiede zwischen zwei Segmentierungen sind der mittlere Kontur- bzw. Oberflächenabstand, die Hausdorff-Distanzen von Konturen und Oberflächen sowie die Flächenüberdeckung und die Dice- und Jaccard-Koeffizienten als Gütemaße geeignet, die nachfolgend näher erläutert werden.

5.10.1 Mittlerer Kontur- und Oberflächenabstand

Zum Vergleich und zur quantitativen Beschreibung der Unterschiede zweier Segmentierungen sind die mittleren Kontur- oder Oberflächenabstände von 2D- bzw. 3D-Segmentierungen geeignet.

Seien K und L die Punktmengen der beiden betrachteten Konturen bzw. Oberflächen, dann ist der *Kontur- bzw. Oberflächenabstand* wie folgt definiert:

$$d(\boldsymbol{K}, \boldsymbol{L}) = \sum_{l=1}^{n} \min_{k=1,...,m} \left\| \boldsymbol{K}(k) - \boldsymbol{L}(l) \right\| \tag{5.46}$$

Hierbei repräsentieren $L(l)$ und $\boldsymbol{K}(k)$ jeweils den Koordinatenvektor des l-ten bzw. k-ten Kontur- bzw. Oberflächenpunktes. Bei der Abstandsberechnung wird für jeden Punkt der Kontur bzw. Oberfläche K der im Sinne des verwendeten Distanzmaßes nächste Punkt der Kontur bzw. Oberfläche L bestimmt. Hierbei wird in der Regel die Euklidische Distanz als Distanzmaß verwendet. Die erhaltenen Punktdistanzen werden aufaddiert. Große Kontur- oder Oberflächenabstände spiegeln somit große Differenzen in den Segmentierungen wider.

Die Größe des berechneten Kontur- bzw. Oberflächenabstandes hängt jedoch auch von der Anzahl n der Punkte der Kontur bzw. Oberfläche L ab. Diese Abhängigkeit kann durch Verwendung des *mittleren Kontur- bzw. Oberflächenabstandes*

$$\bar{d}(K,L) = \frac{1}{n} \sum_{l=1}^{n} \min_{k=1,\dots,m} \|K(k) - L(l)\| \tag{5.47}$$

vermieden werden.

Zu beachten ist des Weiteren, dass der Kontur- und Oberflächenabstand sowie der mittlere Kontur- und Oberflächenabstand nicht symmetrisch sind, so dass im Allgemeinen gilt: $d(K,L) \neq d(L,K)$ und $\bar{d}(K,L) \neq \bar{d}(L,K)$. Sie erfüllen somit nicht die Eigenschaften einer Metrik.

Durch folgende Erweiterung erhält man die symmetrische mittlere Kontur- bzw. Oberflächendistanz:

$$\bar{d}_{KL} = \frac{\bar{d}(K,L) + \bar{d}(L,K)}{2} \tag{5.48}$$

Zu beachten ist, dass sich der Aufwand bei der Berechnung der symmetrischen mittleren Kontur- bzw. Oberflächendistanz im Vergleich zur mittleren Kontur- bzw. Oberflächendistanz verdoppelt.

5.10.2 Hausdorff-Distanzen

Zum Vergleich von 2D- oder 3D-Segmentierungen ist die Hausdorff-Distanz von Konturen bzw. Oberflächen segmentierter Bildobjekte geeignet, die den *maximalen Abstand* zwischen den Segmentkonturen bzw. -oberflächen quantifiziert.

Seien S und T die Punktmengen der beiden betrachteten Konturen bzw. Oberflächen, dann ist ihre Hausdorff-Distanz wie folgt definiert:

$$H(S,T) = \max\{d_{\max}(S,T), d_{\max}(T,S)\}, \text{ wobei}$$

$$\tag{5.49}$$

$$d_{\max}(S,T) = \max_{s \in S} \min_{t \in T} \|s - t\|$$

Zur Berechnung der *maximalen Kontur- bzw. Oberflächendistanz* $d_{max}(S,T)$ wird zunächst für jeden Punkt s der Kontur/Oberfläche S die Distanz zu allen Punkten $t \in T$ berechnet und die minimal auftretende Distanz bestimmt. Hierzu wird häufig die Euklidische Distanz verwendet. Anschließend wird das Maximum der so bestimmten minimalen Distanzen für alle Kontur- bzw. Oberflächenpunkte $s \in S$ berechnet. Die so erhaltene maximale Kontur- bzw. Oberflächendistanz ist nicht symmetrisch, so dass im Allgemeinen gilt: $d_{\max}(S,T) \neq d_{\max}(T,S)$. Um eine symmetrische Maßzahl zu erhalten, wird die Hausdorff-Distanz als Maximum der beiden Distanzen $d_{max}(S,T)$ und $d_{max}(T,S)$ berechnet.

5.10.3 Dice- und Jaccard-Koeffizienten

Eine häufig verwendete Kenngröße zum Vergleich zweier 2D- oder 3D-Segmentierungen ist der *Dice-Koeffizient* (Dice 1945). Seien P und Q die Pixelmengen der beiden betrachteten Segmentierungen, dann ist der Dice-Koeffizient wie folgt definiert:

$$C_{Dice} = \frac{2|P \cap Q|}{|P| + |Q|} \tag{5.50}$$

Hohe Übereinstimmungen der beiden Segmentierungen werden an Werten des Dice-Koeffizienten nahe bei *1* erkannt.

Ein dem Dice-Koeffizienten ähnliches Gütemaß zum Vergleich zweier Segmentierungen ist der *Jaccard-Koeffizient* (Jaccard 1901), der gegeben ist durch:

$$C_{Jaccard} = \frac{|P \cap Q|}{|P \cup Q|} \tag{5.51}$$

Dem Dice- und Jaccard-Koeffizienten ist gemeinsam, dass sie die Größe des Überlappungsbereiches der Segmentierungen $|P \cap Q|$ als wesentliche Kenngröße verwenden. Sie unterscheiden sich bei der Art der Normierung, die durchgeführt wird, um absolut vergleichbare Maßzahlen zu erreichen. Wie beim Dice-Koeffizienten liegen hohe Übereinstimmungen der beiden Segmentierungen P und Q vor, wenn der Jaccard-Koeffizient nahe bei *1* ist.

5.10.4 Flächenüberdeckung

Im Gegensatz zum Dice- und Jaccard-Koeffizienten werden bei der Flächenüberdeckung neben den Übereinstimmungen der Segmentierungen auch die Übereinstimmungen im Bereich des Bildhintergrundes berücksichtigt. Hierzu wird das Segmentierungsproblem als ein Zweiklassenproblem betrachtet, bei dem das Bild bzw. der ausgewählte Bildausschnitt vollständig und disjunkt in zwei Klassen, das segmentierte Objekt (Klasse 1) sowie den Bildhintergrund (Klasse 2), zerlegt wird. Zur Berechnung der Flächenüberdeckung wird eine Vierfelder-Tafel (Abb. 5.32) aufgestellt, in der festgehalten wird, in wie vielen Bildpunkten sich die beiden mit verschiedenen Verfahren segmentierten Bildobjekte sowie die Bildhintergründe überdecken bzw. nicht überdecken.

VERFAHREN 1 → ↓**VERFAHREN 2**	Segmentiertes Bildobjekt 1	Bildhintergrund 1
Segmentiertes Bildobjekt 2	A	B
Bildhintergrund 2	C	D

Abb. 5.32: Vierfeldertafel zur Berechnung der Flächenüberdeckung

Die Kenngröße A gibt an, wie viele Bildpunkte übereinstimmend von beiden Verfahren segmentiert wurden, während D die Anzahl der Übereinstimmungen im Bildhintergrund angibt. Demgegenüber beschreiben die Kenngrößen B und C die Abweichungen der beiden Segmentierungen.

Der *Grad der Flächenüberdeckung* kann nun mithilfe der Parameter R^+ und R^- charakterisiert werden:

$$R^+ = \frac{A}{A+C} \quad \text{und} \quad R^- = \frac{D}{D+B} \tag{5.52}$$

Bei dem Vergleich und der Interpretation dieser Kenngrößen ist zu beachten, dass diese von der Größe des Hintergrundes bzw. der segmentierten Struktur abhängen.

Unter der Annahme, dass die Segmentierung 1 die korrekte Segmentierung (ground truth) bildet, gibt die Kenngröße R^+ den prozentualen Anteil der Bildpunkte an, die mittels Verfahren 2 korrekt segmentiert werden konnten, während R^- den Anteil der korrekt segmentierten Hintergrundbildpunkte beschreibt.

5.10.5 Phantome

Zur Evaluation neuer Segmentierungsmethoden in der Medizin werden häufig auch künstliche Bilddaten verwendet, für die das korrekte Ergebnis a priori bekannt ist (Abb. 5.33). Künstlich generierte synthetische Bilddaten können relativ leicht generiert werden und dienen oftmals als Testbilder für die Evaluation neuer Bildverarbeitungsalgorithmen.

Die hier erhaltenen Ergebnisse sind umso aussagekräftiger, je realitätsnäher die verwendeten synthetischen Bilddaten sind. Werden synthetische Bilder unter Berücksichtigung simulierter physikalischer Eigenschaften im Computer mit hoher Realitätsnähe generiert, so bezeichnet man diese auch als *Software-Phantome*.

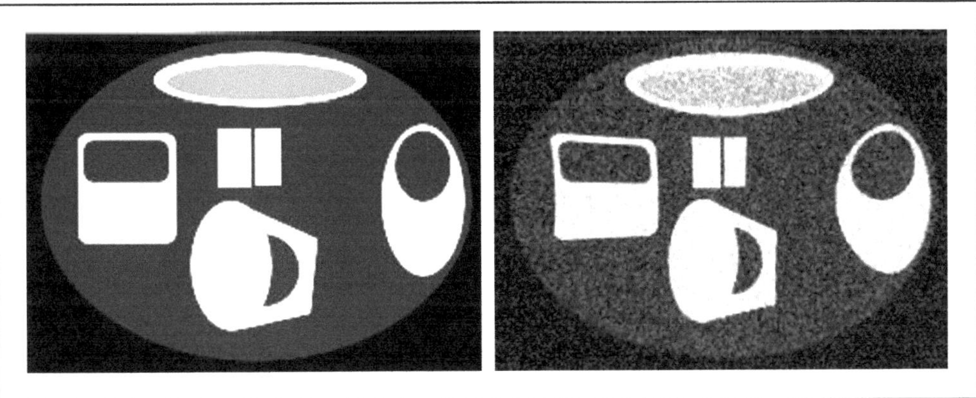

Abb. 5.33: Synthetische Bilddaten. Das rechte Bild entstand durch Verrauschen und Verzerren des linken Bildes.

Bekannte Beispiele für Software-Phantome sind das BrainWeb-Phantom (Kwan, Evans et al. 1996), für das auf der Basis eines künstlichen Modells von Hirnstrukturen synthetische MR-Bilddaten erzeugt wurden, sowie das 4D NURBS-based Cardiac-Torso Phantom, kurz NCAT-Phantom genannt (Segars 2001), das 4D-Bilddaten eines Oberkörpers mit realistisch simulierten Herz- und Atembewegungen zur Verfügung stellt. Bei beiden sind die Geometrien, Abgrenzungen, Abmessungen und Volumina der einzelnen Strukturen a priori bekannt und können daher zur Evaluation von Segmentierungsalgorithmen verwendet werden.

Zur Evaluation von Segmentierungs- und Bildanalyseverfahren sind auch *Bilder von Hardware-Phantomen* geeignet. Hardware-Phantome sind einfache geometrische Modelle, bei denen die verwendeten Substanzen so gewählt sind, dass sie sich biophysikalisch in dem bildgebenden Gerät (z.B. MR-Tomograph oder Computertomograph) ähnlich wie menschliches Gewebe verhalten. Zur Erzeugung der Testbilder wird das Hardware-Phantom im bildgebenden Gerät untersucht. Da die Abmessungen, Flächen und Volumina der verschiedenen Teile des Hardware-Phantoms vorab vermessen wurden, können diese als Referenz für die Evaluation der Segmentierungsverfahren verwendet werden.

Für einen methodischen Verfahrensvergleich sind Phantomdaten oftmals hilfreich, jedoch handelt es sich hierbei immer um idealisierte Testdaten, so dass eine Evaluation anhand von Patientendaten, die in der klinischen Routine gewonnen wurden, hierdurch nicht ersetzt werden kann.

6 Quantitative Bildanalyse

In diesem Kapitel werden elementare und fortgeschrittene Bildanalyseverfahren vorgestellt, durch die eine Vermessung und quantitative Beschreibung medizinischer Bildobjekte (Tumoren, Organe etc.) möglich wird.

Elementare Bildanalysetechniken zur interaktiven Vermessung von Bildobjekten liefern quantitative Kenngrößen wie beispielsweise den Durchmesser oder das Volumen eines Tumors und dienen zur Unterstützung des Arztes bei der Diagnostik und Verlaufskontrolle. Sie werden routinemäßig in der modernen bildgestützten Diagnostik eingesetzt. Winkel, Abstände und andere elementare Kenngrößen werden auch in der computerunterstützten Chirurgie in Bilddaten berechnet, wo sie insbesondere bei der computergestützten Planung von Operationen wichtige Orientierungshilfen bilden.

Darüber hinaus ermöglichen fortgeschrittene Bildanalyseverfahren, dass in der Diagnostik qualitativ beschriebene Charakteristika anatomischer und pathologischer Bildstrukturen quantifiziert werden können. So können die Inhomogenitäten im Innern einer Läsion mithilfe von Texturanalyseverfahren vermessen oder Unregelmäßigkeiten einer Tumorberandung durch fraktale und morphologische Analyseverfahren quantitativ beschrieben werden. Hierbei eröffnen insbesondere fraktale Analysemethoden Möglichkeiten zur Charakterisierung chaotischer Bildmuster, wie sie in malignen Tumoren häufig beobachtet werden. Über die Information des Arztes hinaus können diese Bildmerkmale für die computergestützte Erkennung von Objekten in medizinischen Bildern herangezogen werden.

Nach einer Vorstellung elementarer Bildanalysefunktionen (Kap. 6.1) werden verschiedene Texturanalyseverfahren (Kap. 6.2), fraktale Bildanalyseverfahren (Kap. 6.3) sowie Methoden zur Extraktion morphologischer Merkmale von Bildobjekten (Kap. 6.4) erläutert. Beispielhafte Anwendungen dieser Methoden in medizinischen Bildanalyse- und Erkennungssystemen, die zur Unterstützung der Tumordiagnostik entwickelt wurden, werden in Kap. 10.1 und 10.3 vorgestellt.

6.1 Elementare Bildanalysefunktionen

Elementare Funktionen zur interaktiven computergestützten Analyse medizinischer Bilder, die routinemäßig in der radiologischen Diagnostik eingesetzt werden, sind die Messung von Abständen und Winkeln, die Flächen- und Volumenbestimmung von segmentierten Bildobjekten sowie die Berechnung des mittleren Signalwertes in interaktiv markierten oder segmentierten Bildregionen.

6.1.1 Abstandsmessung

Zur interaktiven Messung von Abständen werden durch den Benutzer zwei Bildpunkte $p_1 = (x_1, y_1)$ und $p_2 = (x_2, y_2)$ markiert. Auf dem Bildschirm wird hierbei zur Unterstützung des Benutzers bei der Festlegung des zweiten Abstandspunktes die Verbindungslinie zwischen diesen beiden Punkten dargestellt und der Punktabstand d wie folgt berechnet:

$$d = \sqrt{d_x^2 + d_y^2} \tag{6.1}$$

mit $d_x = |x_2 - x_1| \cdot p_x$ und $d_y = |y_2 - y_1| \cdot p_y$.

Die Pixelgröße in x- und y-Richtung p_x und p_y wird aus der Bildbeschreibung des DICOM-Headers (Kap. 2.2.1) ausgelesen, damit der Abstand wie in Abb. 6.1 (links) in einer Längen-maßeinheit angegeben werden kann. Die Abstandsmessung wird insbesondere zur Messung der Dicke von Bildobjekten eingesetzt.

Eine *automatische Abstandsberechung* ist möglich, falls die Punkte zwischen denen der Abstand berechnet werden soll, algorithmisch bestimmt werden können. Sie ist insbesondere sinnvoll, wenn man die lokale Dicke eines Bildobjektes an vielen Punkten bestimmen möchte. So wird beispielsweise in Abb. 6.1 (rechts) die Messung der lokalen Dicke des Herzmuskels im linken Ventrikel an *100* Punkten illustriert. Die äußeren und inneren Herzmuskelkonturen, Epi- und Endokard genannt, werden hierzu segmentiert und automatisch in 100 Segmente zerlegt. Für jedes Segment wird anschließend der Abstand zwischen dem Epi- und dem Endokard an den Segmentgrenzen bestimmt. Durch Verbindung der Punkte, die in der Mitte zwischen Epi- und Endokard liegen, kann anschließend eine mittlere Kontur generiert werden (Säring, Ehrhardt et al. 2006).

In Erweiterung der hier vorgestellten Punktabstände werden in Kap. 5.10.1 und 5.10.2 Definitionen von Abständen zwischen Konturen und Oberflächen gegeben.

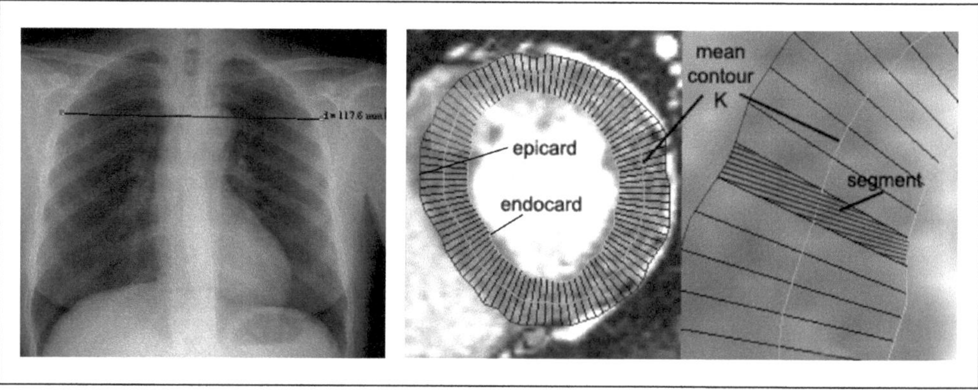

Abb. 6.1: Distanzmessung in einem digitalen Röntgenbild (links). Lokale Messung der Dicke des Herz-muskels des linken Ventrikels in einer ausgewählten MR-Schicht durch segmentweise Berechnung der Distanz zwischen den Segmentpunkten der äußeren Begrenzung (Epikard) und der inneren Begrenzung des Herzmuskels (Endokard) (rechts). Zudem ist rechts die mittlere Kontur zu sehen, die durch Verbindung der Mittelpunkte zwischen Epi- und Endokard generiert wurde.

6.1.2 Winkelmessung

Zur Bestimmung von Winkeln in einem 2D-Bild werden die Koordinaten von drei Punkten $p_1 = (x_1, y_1)$, $p_2 = (x_2, y_2)$ und $p_3 = (x_3, y_3)$ benötigt. Der Winkel α zwischen den Strecken $\overline{p_1 p_2}$ und $\overline{p_2 p_3}$ ist dann durch

$$\cos(\alpha) = \frac{v_{12} v_{23}}{|v_{12}| \cdot |v_{23}|} \tag{6.2}$$

gegeben, wobei

$$v_{12} = \begin{pmatrix} (x_2 - x_1) \cdot p_x \\ (y_2 - y_1) \cdot p_y \end{pmatrix} \text{ und } v_{23} = \begin{pmatrix} (x_3 - x_2) \cdot p_x \\ (y_3 - y_2) \cdot p_y \end{pmatrix} \text{ ist.}$$

Die Pixelgröße in x- und y-Richtung p_x und p_y wird aus der Bildbeschreibung des DICOM-Headers (Kap. 2.2.1) ausgelesen.

Anwendungsbeispiel: Wie in Abb. 6.2 illustriert, werden in der Orthopädie im Rahmen der Planung von Hüftoperationen verschiedene Winkel wie der CCD- und der CE-Winkel in Röntgenbildern bestimmt.

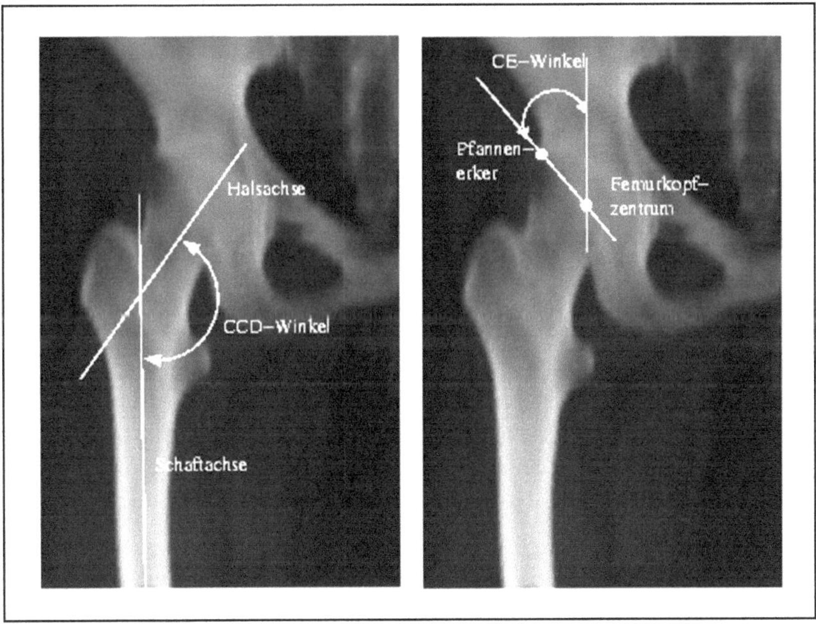

Abb. 6.2: Winkelbestimmung im Röntgenbild im Rahmen einer Hüftoperationsplanung (Ehrhardt 2005).

6.1.3 Flächenmessung und Volumetrie

Aufbauend auf Segmentierungsergebnissen können objektbezogene Kenngrößen wie die Objektflächen und -volumina berechnet und zur Objektivierung diagnostischer Aussagen genutzt werden.

Die *Fläche eines Bildobjektes* F_{Obj} (z.B. Tumor, Läsion, Blutung, Organ etc.) kann dadurch approximiert werden, dass die Anzahl der segmentierten Bildobjektpunkte n_{Obj} mit der Pixelfläche F_{Pixel} multipliziert wird, die dem DICOM-Header entnommen werden kann, so dass gilt:

$$F_{Obj} = n_{Obj} \cdot F_{Pixel} \tag{6.3}$$

Von besonderem Interesse ist die Bestimmung des Volumens von 3D-Bildobjekten, die als *Volumetrie* bezeichnet wird. So liefert beispielsweise die Tumorvolumetrie in der Therapieverlaufskontrolle wichtige Hinweise über die Entwicklung des Tumors während der Therapie. Zur *Volumenbestimmung* muss das zu vermessende Bildobjekt vollständig in der 3D-Bildfolge segmentiert sein. Das (approximierte) Objektvolumen V_{Obj} ergibt sich dann als

$$V_{Obj} = n_{Obj} \cdot V_{Voxel}, \tag{6.4}$$

wobei V_{Voxel} das Volumen eines Voxels angibt.

Die *Genauigkeit* der erhaltenen Flächen- und Volumenwerte hängt zum einen von der Güte der Segmentierung ab. Zum anderen kann insbesondere bei relativ kleinen Bildobjekten der *Partialvolumeneffekt* einen starken Einfluss auf die Flächen- und Volumenmessung in digitalen medizinischen Bildern haben. Der Partialvolumeneffekt resultiert daraus, dass im Randbereich der Bildobjekte Mischungen verschiedener Objekte in einem Voxel auftreten, deren Signal- und Grauwerte proportional zum Mischungsverhältnis der Substanzen in dem Voxel zum Voxelsignalwert beitragen. Das Schlüsselproblem bei der Flächenmessung und der Volumetrie in der Praxis ist die Segmentierung (vgl. Kap. 5) des zu vermessenden Bildobjekts.

6.1.4 Quantitative Analyse in Regions of Interest

Eine Region of Interest, kurz ROI genannt, beschreibt eine ausgewählte Bildregion, die von medizinischem Interesse ist (vgl. Kap. 5.2). Die Kreation von ROIs ermöglicht die Extraktion gewebespezifischer quantitativer Kenngrößen in ausgewählten Bildregionen und gehört zu den Basisfunktionen radiologischer Arbeitsplatzstationen. Sie können insbesondere eingesetzt werden, um Informationen über die Signalwerte in pathologischen Gewebeveränderungen wie Tumoren zu extrahieren.

In Abhängigkeit von der zu untersuchenden Bildstruktur werden unterschiedlich geformte ROIs kreiert. So können rechteckige und kreisförmige ROIs sowie beliebig geformte, von einem Polygonzug begrenzte ROIs kreiert werden. Die Begrenzungen der ROI werden grafisch auf dem Bildschirm dargestellt (Abb. 6.3) und können mit den Bildern gemeinsam abgespeichert werden, falls diese diagnostisch relevante Informationen beinhalten.

Eine *rechteckige ROI* ist eindeutig durch die Angabe zweier gegenüberliegender Eckpunkte des Rechteckes (x_{min}, y_{min}) und (x_{max}, y_{max}) beschrieben, die interaktiv selektiert werden. Nach der Auswahl des ersten Eckpunktes wird zur Unterstützung des Benutzers stets das Rechteck in Echtzeit visualisiert, das sich ergibt, wenn die aktuelle Mausposition den zweiten Eckpunkt des Rechteckes bildet.

Bei der *Kreation einer kreisförmigen ROI* werden zunächst per Mausklick der Kreismittelpunkt und anschließend der Radius des Kreises festgelegt. Hierbei wird bei interaktiver Veränderung des Kreisradius, die beispielsweise durch die Bewegung der Maus gesteuert werden kann, der manipulierte Kreis in Echtzeit auf dem Bildschirm dargestellt.

Bei der interaktiven *Kreation einer polygonbegrenzten ROI* wird zunächst per Mausklick der Startpunkt gewählt und die Gerade zwischen dem Startpunkt und der aktuellen Mausposition visualisiert. Bei einem zweiten Mausklick wird die Gerade eingefroren und nun die Verbindung vom zweiten Punkt zur aktuellen Mausposition visualisiert, um die Auswahl eines geeigneten dritten Punktes des Polygons zu selektieren. Dies wird solange iteriert, bis im letzten Schritt das Polygon geschlossen wird, indem die Verbindung vom letzten ausgewählten Punkt zum Startpunkt generiert wird.

Aus den ROIs werden *Kenngrößen* wie der Mittelwert $\hat{\mu}$ und die empirische Varianz $\hat{\sigma}^2$ der Bildsignal- oder Grauwerte extrahiert, die Schätzer für den Erwartungswert μ die Varianz σ^2 der Verteilung der Pixelwerte in der ROI bilden (Abb. 6.3). Innerhalb einer rechteckigen ROI mit n_x Spalten und n_y Zeilen können diese wie folgt berechnet werden:

$$\hat{\mu} = \frac{1}{n_x \cdot n_y} \sum_{x=x_{min}}^{x_{max}} \sum_{y=y_{min}}^{y_{max}} f(x,y) \tag{6.5}$$

$$\hat{\sigma}^2 = \frac{1}{n_x \cdot n_y} \sum_{x=x_{min}}^{x_{max}} \sum_{y=y_{min}}^{y_{max}} (f(x,y) - \hat{\mu})^2$$

$$= \frac{1}{n_x \cdot n_y} \sum_{x=x_{min}}^{x_{max}} \sum_{y=y_{min}}^{y_{max}} f(x,y)^2 - \hat{\mu}^2 \tag{6.6}$$

$\hat{\mu} = 14.3, \hat{\sigma} = 9.2$

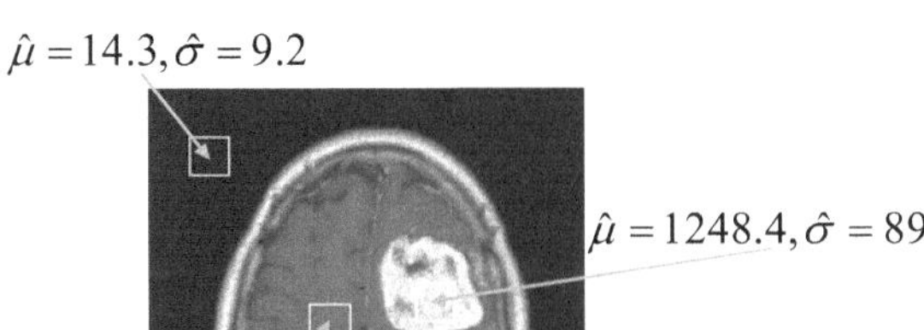

$\hat{\mu} = 1248.4, \hat{\sigma} = 89.9$

$\hat{\mu} = 528.1, \hat{\sigma} = 18.2$

Abb. 6.3: Rechteckige ROIs mit den Mittelwerten und empirischen Standardabweichungen der hier auftretenden Signalwerte.

6.2 Texturanalyse

Der Begriff der *Textur* bezeichnet eine Struktureigenschaft eines Musters oder Bildbereiches. Typische Texturen sind durch periodisch wiederkehrende Variationen von Grauwerten bzw. Mustern gekennzeichnet. Werden die Grauwerte eines Bildes als Höhenwerte aufgefasst, so können Texturen als Oberflächeneigenschaften von Bildobjekten interpretiert werden. Abb. 6.4 zeigt Beispiele von Texturen aus dem alltäglichen und dem medizinischen Bereich.

Die *menschliche Wahrnehmung von Texturen* wurde systematisch von Rao und Lohse in Experimenten untersucht (Rao und Lohse 1993). Aufgrund ihrer Untersuchungen konnten drei wesentliche Eigenschaften bestimmt werden, an denen sich die menschliche Perzeption und Diskriminierung von Texturen orientiert: Gerichtetheit, Periodizität und Komplexität der Textur. In früheren Experimenten konnte Julesz zeigen, dass für die menschliche Perzeption die Statistik zweiter Ordnung von Texturen wesentlich für ihre Unterscheidung ist (Julesz 1962, Julesz 1975).

In der Bildanalyse werden Texturanalyseverfahren zur quantitativen Beschreibung von Textureigenschaften verwendet. Obwohl bei der Entwicklung der Texturanalyseverfahren Ergebnisse aus der Perzeptionsforschung Einfluss genommen haben, beschreiben die rechnergestützt extrahierten Texturmerkmale Teilaspekte und Eigenschaften einer Textur, die im Allgemeinen nicht direkt zu einer durch den Menschen wahrnehmbaren Texturcharakteristik korrespondieren.

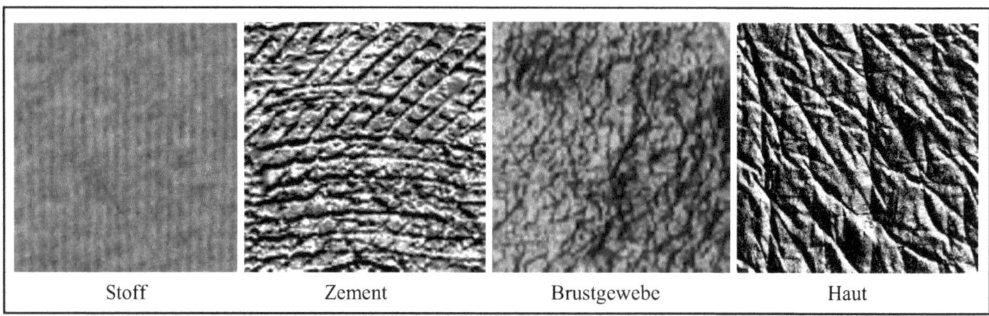

Abb. 6.4: Texturbeispiele: Fotografien eines Stoffes und der Oberflächentextur von Zement (links). Beleuchtete Höhendarstellungen von Brustgewebe aus einer Mammographie und der Hautoberfläche (rechts).

In der Bildverarbeitung können Texturanalyseverfahren sowohl für die Klassifikation und Segmentierung als auch für die Modellierung und Synthese von Texturen eingesetzt werden. Methodisch unterscheidet man statistische und syntaktische bzw. strukturelle Texturanalyseverfahren.

Durch *statistische Texturanalyseverfahren* werden die in Bildern auftretenden statistisch variierenden Texturmuster analysiert und ausgewählte Texturcharakteristika durch einen Satz von Texturmerkmalen beschrieben. Die so erhaltene Beschreibung ist nicht vollständig, sondern selektiv und abstrahierend.

Die *strukturelle Texturanalyse* impliziert die Existenz von wiederholt auftretenden Texturprimitiven und ist daher auf die Analyse stark ausgeprägter regelmäßiger Texturen beschränkt.

Hierbei werden Texturen durch eine Komposition von Texeln beschrieben. Ein *Texel* ist ein Bildprimitiv mit speziellen invarianten Bildeigenschaften (z.B. typische Form, konstanter Grauwert etc.), das wiederholt in unterschiedlichen Positionen und Orientierungen sowie auch deformiert im Bild auftreten kann. Bei der syntaktischen Texturanalyse wird das Texturmodell durch eine Grammatik, eine Texturklasse durch eine Sprache und eine Textur durch ein Wort der Sprache repräsentiert (Fu 1974). Während die Symbole der Grammatik zu den Texeln korrespondieren, wird die Struktur der Texelkomposition durch Grammatikregeln modelliert. Anwendungen solcher Texturmodelle werden in (Fu 1974, Pavlidis 1980, Ballard und Brown 1982, Fu 1982, Sonka, Hlavac et al. 1993) dargestellt.

Wichtige Werkzeuge der *Texturmodellierung* sind Graphgrammatiken. Im Bereich der Computergrafik werden Verfahren der strukturellen Texturmodellierung zur Beschreibung von synthetischen Texturen eingesetzt, die zur Generierung realistischer Szenen benötigt werden. In (Mandelbrot 1982, Pentland 1984, Keller, Chen et al. 1989) werden Fraktale zur *Textursynthese* und -analyse in natürlichen Szenen verwendet, die in Kap. 6.3 näher vorgestellt werden.

Die in medizinischen Bildern dargestellten Objekte und Muster (Gewebe, Blutgefäße, pathologische Veränderungen etc.) weisen meist schwach ausgeprägte, zufällig variierende Texturmuster auf. Obwohl auch strukturelle Texturanalyseverfahren zur Beschreibung natürlicher Texturen in Bildern durch stochastische Modelle erweitert werden können (z.B. stochastische Grammatiken), ermöglichen statistische Texturanalyseverfahren hier einen direkteren analytischen Zugang mit geringem A-priori-Wissen über die Art der zu untersuchenden Textur. Ein weiterer Vorteil der statistischen Texturanalyseverfahren ist, dass sie auf beliebige Bildmuster anwendbar sind und somit allgemein zur quantitativen Beschreibung medizinischer Bildstrukturen genutzt werden können. Daher stehen in der Medizinischen Bildverarbeitung *statistische Texturanalyseverfahren* im Vordergrund, die vor allem bei der *Gewebeklassifikation* und *-segmentierung* eingesetzt werden (Katsuragawa, Doi et al. 1990, Wu, Chen et al. 1992, Lerski, Straughan et al. 1993, Schad, Blüml et al. 1993, Bergener, Busch und Schmerer 1995, Handels, Roßmanith et al. 1995, Pelikan 1995, Kadah, Farag et al. 1996, Busch 1997, Handels, Roß et al. 1999b).

Bei der *Segmentierung verschiedener Texturen* werden Texturmerkmale in lokalen Umgebungen $U_{d \times d}(x, y)$ für jeden Punkt (x, y) der zu segmentierenden Bildregion ermittelt. Die Umgebung $U_{d \times d}(x, y)$, die auch als *Texturfenster* bezeichnet wird, ist zumeist als $d \times d$-Quadrat ($d \in \{3,5,7,9,...\}$) gegeben, wobei (x, y) die Position des zentralen Punktes des Fensters angibt. Die n Texturmerkmale werden dem Bildpunkt (x, y) als n-dimensionaler Merkmalsvektor zugeordnet, wodurch aus dem Originalbild multispektrale Texturparameterbilddaten mit n Kanälen generiert werden. Zur Bestimmung homogen texturierter Bildbereiche können die in Kap. 5 vorgestellten Segmentierungs- und Clusteranalysealgorithmen sowie pixelorientierte Klassifikationsverfahren (Kap. 7) verwendet werden.

Bei der Textursegmentierung treten häufig Ungenauigkeiten in den Gewebegrenzbereichen auf, in denen unterschiedliche Texturen zusammenstoßen. Die wesentliche Ursache für diesen Effekt ist darin zu sehen, dass hier in den Texturfenstern unterschiedliche Texturen gemeinsam analysiert werden, wodurch atypische und somit zur Trennung der verschiedenen Texturen ungeeignete Texturparameter abgeleitet werden. Die Größe des Unsicherheitsbereiches bei den extrahierten Segmenten korrespondiert direkt zur Größe d des gewählten $d \times d$-Texturfensters. Werden Texturanalyseverfahren demgegenüber, wie in Kap. 10.1.2.3 und 10.3.3.1, zur Charakterisierung segmentierter oder einzelner, vorab separierter, biologischer Muster in medizinischen Bildern eingesetzt, kann diese Problematik vermieden werden, indem die Analyse auf innere Bildbereiche des untersuchten Bildobjektes beschränkt wird.

Texturmerkmale der Statistik erster Ordnung: Eine erste Charakterisierung einer Textur liefern Kenngrößen der Statistik erster Ordnung für das betrachtete Bildmerkmal, das häufig als Grauwert gegeben ist. Beispiele solcher Kenngrößen sind durch Mittelwert, Standardabweichung, zentrierte Momente, Schiefe, Exzess, Entropie oder verschiedene Quantile der Grauwertverteilung gegeben. Sie beschreiben die in der Grauwertverteilung bzw. dem Histogramm enthaltene Information über die betrachtete Textur. Da die Merkmale der Statistik erster Ordnung keine Information über die geometrische Anordnung der Bildpunkte innerhalb der Textur ausnutzen, ist eine Texturbeschreibung auf der Basis dieser Merkmale meist unzureichend. Um eine spezifischere Texturcharakterisierung zu erzielen, müssen die Grauwertvariationen im Zusammenhang mit ihrer geometrischen Anordnung im Bild bei der Texturanalyse betrachtet werden.

Nachfolgend werden Texturanalyseverfahren nach Haralick (Haralick, Shanmugam et al. 1973) (Kap. 6.2.1) und Laws (Laws 1980, Laws 1985) (Kap. 6.2.2) sowie eine auf dem Powerspektrum basierende Texturanalysemethode (Kap. 6.2.3) näher erläutert. Darüber hinaus gibt es noch eine Vielzahl alternativer Ansätze und Methoden für die Analyse von Texturen, auf die hier nur kurz verwiesen werden kann: Ein *einfacher Ansatz zur Texturanalyse* verwendet die in einem Texturfenster $U_{d\times d}(x, y)$ auftretende Anordnung von Grauwerten zur Texturbeschreibung. Hierbei werden dem zentralen Pixel (x, y) die Grauwerte aus der lokalen Nachbarschaft $U_{d\times d}(x, y)$ als Texturvektor mit d^2 Komponenten zugeordnet.

Beim *Autokorrelationsverfahren*, das in (Haralick und Shapiro 1992, Haberäcker 1995) näher beschrieben wird, wird die Korrelation der Grauwerte in einem Bildausschnitt $U_{d\times d}(x, y)$ um den Punkt (x, y) mit den Grauwerten in einem um den Vektor $\delta = (\Delta x, \Delta y)$ verschobenen Bildausschnitt $U_{d\times d}(x + \Delta x, y + \Delta y)$ berechnet und dem Punkt (x, y) zugeordnet. Stochastische modellbasierte Texturanalysemethoden beschreiben Texturen unter Verwendung von *Markov- und Gibbs-Random-Fields* als Resultat eines stochastischen Prozesses, bei dem die Wahrscheinlichkeit des Auftretens eines Grauwertes durch die Grauwerte seiner Nachbarbildpunkte determiniert wird. Detaillierte Darstellungen der Verfahren finden sich in (Cross und Jain 1983, Derin und Cole 1986, Acuna 1992).

Die in (Burt und Adelson 1983) vorgestellten *Gauß- und Laplace-Pyramiden*, die ausführlich in (Haberäcker 1995) beschrieben werden, weisen den Vorteil auf, dass Texturen auf unterschiedlichen Auflösungsstufen und Abstraktionsniveaus analysiert werden können (Multi-Resolution-Ansatz). Die *waveletbasierte Texturanalyse* kann als Erweiterung fourierbasierter Ansätze verstanden werden, die wie die Fensterfouriertransformation (engl.: window Fourier transformation) oder *Gabor-Transformation* eine lokale Frequenzanalyse der Signale in Bildausschnitten ermöglicht (Daubechies 1988, Mallat und Zong 1989). Durch die Wavelet-Transformation wird das Bild in verschiedene Frequenzbänder zerlegt und implizit eine Multi-Resolution-Analyse der Textur auf verschiedenen Auflösungsstufen durchgeführt. Weitergehende Darstellungen und Beispiele zur Anwendung der Wavelet-Transformation in der Texturanalyse finden sich in (Groß 1994), (Busch 1997) und (Lehmann, Oberschelp et al. 1997).

Verwandt mit dem nachfolgend in Kap. 6.2.1 vorgestellten Ansatz nach Haralick sind Texturanalyseverfahren, die die Verteilung der Grauwertdifferenzen zwischen Pixeln in einer festen geometrischen Anordnung (engl.: grey level difference method) oder die *Grauwertlauflängen-*

verteilungen (engl.: grey level run length method) betrachten und nachfolgend Texturparameter aus diesen Verteilungen berechnen (Galloway 1975, Weszka, Dyer et al. 1976). In (Conners und Harlow 1980) konnte durch theoretische Betrachtungen nachgewiesen werden, dass das von Haralick vorgeschlagene Texturanalyseverfahren (Kap. 6.2.1) im Vergleich zu diesen verwandten Methoden das mächtigste Verfahren zur Texturdiskriminierung darstellt und auch der in Kap. 6.2.3 vorgestellten Extraktion von Texturmerkmalen aus dem Powerspektrum zumeist überlegen ist. Insbesondere bildet die Menge der durch die Grauwertdifferenzstatistik erkennbaren Texturen eine echte Teilmenge der Texturen, die auf der Basis der Haralick'schen Texturparameter diskriminiert werden können. Diese theoretischen Betrachtungen wurden in (Weszka, Dyer et al. 1976) durch praktische Untersuchungen anhand von Luftaufnahmen bestätigt.

6.2.1 Haralick'sche Texturmerkmale

Der in (Haralick, Shanmugam et al. 1973) vorgeschlagene Ansatz zur Texturanalyse nimmt eine Charakterisierung von Texturen durch die statistische Analyse der Auftrittshäufigkeiten von Grauwertübergängen in definierten geometrischen Anordnungen vor. Die relativen Häufigkeiten des Auftretens zweier Grauwerte in einer festen geometrischen Anordnung werden in Cooccurrence-Matrizen, auch Grauwertübergangsmatrizen (engl.: spatial gray-level dependence matrices (SGLD)) genannt, gespeichert, aus denen nachfolgend die Haralick'schen Texturmerkmale berechnet werden. Anstelle von Grauwerten können auch andere Bildmerkmale wie z.B. Parameterwerte mit diskretem Wertebereich bei der Texturanalyse betrachtet werden. Über die Arbeit von (Haralick, Shanmugam et al. 1973) hinaus wurde die Leistungsfähigkeit dieses Ansatzes für die Charakterisierung und Diskriminierung einer Vielzahl von Bildtexturen in (Weszka, Dyer et al. 1976, Gotlieb und Kreyszig 1990) systematisch untersucht und eindrucksvoll bestätigt.

Die geometrische Anordnung der betrachteten Pixelpaare (p_i, q_i) ist durch den Displacementvektor $\delta = (\Delta x, \Delta y)$ festgelegt (Abb. 6.5), für den gilt:

$$p_i + \delta = q_i \tag{6.7}$$

Häufig wird der *Displacementvektor* $\delta = (d, \alpha)$ in Polarkoordinaten angegeben, wobei $d \in \mathbb{N}$ und $\alpha \in \{0°, 45°, 90°, 135°, 180°, 225°, 270°, 315°\}$ ist. So beschreibt beispielsweise $\delta = (1, 180°)$ Grauwertübergänge vom zentralen Pixel p_i zum linken Nachbarn q_i, $\delta = (2, 45°)$ die Grauwertübergänge vom zentralen Pixel zum rechts-diagonal benachbarten Pixel, das durch ein Pixel vom zentralen Pixel getrennt ist (Abb. 6.5).

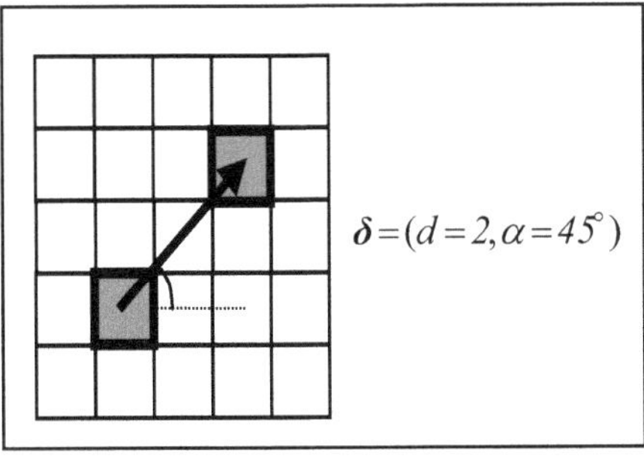

Abb. 6.5: Geometrische Anordnung, definiert durch den Displacementvektor δ.

Bei den nachfolgenden Betrachtungen bleibt die Richtung des Grauwertüberganges unberücksichtigt, so dass in der Cooccurrence-Matrix die relativen Häufigkeiten des Auftretens von *Grauwertkombinationen* repräsentiert werden. Durch diese häufig verwendete Vereinfachung sind die generierten Cooccurrence-Matrizen stets symmetrisch. Zur Erstellung der Cooccurrence-Matrix wird der Bilddatensatz bzw. die betrachtete Bildregion vollständig durchlaufen und die auftretenden Häufigkeiten der Grauwertkombinationen werden in der betrachteten geometrischen Anordnung δ ermittelt.

Die so berechneten Häufigkeiten werden in einer *nicht-normalisierten Cooccurrence-Matrix* C_δ gespeichert, die für ein Grauwertbild $f : [0,...,N_x] \times [0,...,N_y] \rightarrow \{0,...,g-1\}$ gegeben ist als

$$C_\delta = \begin{pmatrix} C_\delta(0,0) & \cdot & \cdot & \cdot & C_\delta(0,g-1) \\ \cdot & \cdot & & & \cdot \\ \cdot & & \cdot & & \cdot \\ \cdot & & & \cdot & \cdot \\ C_\delta(g-1,0) & \cdot & \cdot & \cdot & C_\delta(g-1,g-1) \end{pmatrix} \tag{6.8}$$

Hierbei gibt der Matrixeintrag $C_\delta(k,l)$ die Häufigkeit des Auftretens der Pixelpaare (p,q) in der durch δ definierten geometrischen Anordnung an, für die gilt:

$$(f(p)=k \;\wedge\; f(q)=l) \quad \vee \quad (f(p)=l \;\wedge\; f(q)=k) \tag{6.9}$$

Die zu untersuchenden Winkel können auf die Werte $\alpha \in \{0°, 45°, 90°, 135°\}$ beschränkt werden, da gilt:

$$C_{(d,\alpha)} = C_{(d,\alpha+180°)}^T \tag{6.10}$$

In Abb. 6.6 wird die Cooccurrence-Matrix $C_{(1,0°)}$ eines Bildes als Grauwertbild visualisiert. Die hohen Matrixwerte entlang der Diagonalen erklären sich durch das häufige Auftreten kleiner Grauwertänderungen zwischen benachbarten Bildpunkten in homogenen Bildregionen.

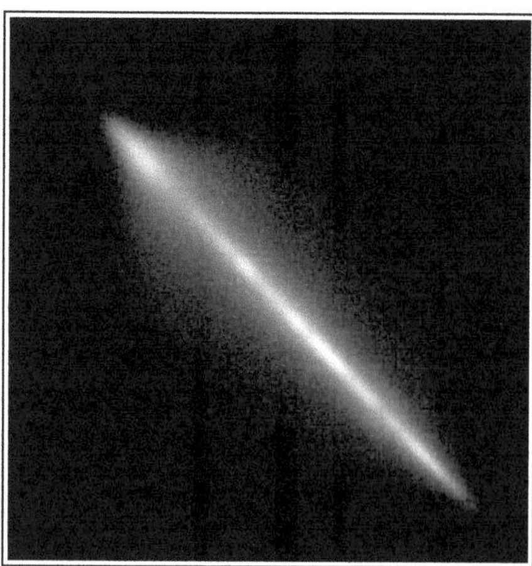

Abb. 6.6: Cooccurrence-Matrix C_δ eines realen Bildes mit $\delta = (1,0°)$ dargestellt als Grauwertbild. Die Helligkeit des Bildpunktes (k,l) korrespondiert zur Häufigkeit des Auftretens der Kombinationen von Grauwerten k und l. Die Häufigkeitswerte wurden vor der Grauwertdarstellung logarithmiert.

Die Summe der Einträge in C_δ ist abhängig von der Größe der untersuchten Bildregion, so dass für unterschiedlich große Bildregionen, die dieselbe Textur beinhalten, stark unterschiedliche Cooccurrence-Matrizen C_δ generiert werden. Zur Kompensation dieses Effekts wird die Cooccurrence-Matrix normalisiert. Man erhält die *normalisierte Cooccurrence-Matrix* P_δ, die nachfolgend kurz als Cooccurrence-Matrix bezeichnet wird, wie folgt:

$$P_\delta = \frac{1}{\displaystyle\sum_{k=0}^{g-1}\sum_{l=0}^{k} C_\delta(k,l)} \cdot C_\delta \tag{6.11}$$

Hierbei gibt $\displaystyle\sum_{k=0}^{g-1}\sum_{l=0}^{k} C_\delta(k,l)$ die Anzahl aller betrachteten Grauwertkombinationen an.

Die Normalisierung wird so durchgeführt, dass

$$\sum_{k=0}^{g-1}\sum_{l=0}^{k} P_\delta(k,l) = 1 \tag{6.12}$$

ist. Der Eintrag $P_\delta(k,l)$ der Cooccurrence-Matrix kann als Schätzer für die Wahrscheinlichkeit interpretiert werden, dass ein Pixelpaar in räumlicher Anordnung δ mit der Grauwertkombination (k,l) innerhalb des betrachteten Bildbereiches R auftritt. Somit kann die Cooccurrence-Matrix als approximative Beschreibung der Verteilung der Grauwertkombinationen in vordefinierten geometrischen Anordnungen aufgefasst werden. Die aus ihr extrahierten Texturparameter werden daher als *Texturmerkmale der Statistik zweiter Ordnung* bezeichnet.

Die Cooccurrence-Matrix bildet die Basis für die Bestimmung der *14* von (Haralick, Shanmugam et al. 1973) vorgeschlagenen Texturparameter, die nachfolgend kurz Haralick'sche Texturparameter genannt werden. Durch diese Merkmale wird eine starke Reduktion und Verdichtung der in der Cooccurrence-Matrix enthaltenen Texturinformation erzielt.

Zu den wichtigsten Haralick'schen Texturparametern gehören die nachfolgend definierten Merkmale:

Der *Kontrast*

$$CON_\delta = \sum_{i=0}^{g-1}\sum_{j=0}^{g-1} (i-j)^2 P_\delta(i,j) \tag{6.13}$$

ist ein Maß für die mittlere Größe der Grauwertvariationen in der betrachteten geometrischen Anordnung δ. Bildregionen mit hohem Kontrast weisen zwischen Bildpunkten in der Anordnung δ häufig starke Grauwertsprünge auf.

Die *Entropie*

$$ENT_\delta = -\sum_{i=0}^{g-1}\sum_{j=0}^{g-1} P_\delta(i,j)\log(P_\delta(i,j)) \tag{6.14}$$

wird maximal, falls alle Grauwertkombinationen in der geometrischen Anordnung δ mit gleicher Wahrscheinlichkeit auftreten, so dass $P_\delta(i,j)$ für alle $i,j \in \{0,\ldots,g-1\}$ konstant ist. Sie nimmt den minimalen Wert 0 an, falls nur eine Grauwertkombination in der betrachteten geometrischen Anordnung δ auftritt. Dies ist insbesondere bei ideal homogenen Bildregionen der Fall. Anschaulich gesprochen beschreibt die Entropie, wie stark die Verteilung der Grauwertkombinationen einer 2D-Gleichverteilung ähnelt.

Der Texturparameter *Inverse Difference Moment*

$$IDM_\delta = \sum_{i=0}^{g-1} \sum_{j=0}^{g-1} \frac{P_\delta(i,j)}{1+(i-j)^2} \qquad (6.15)$$

nimmt große Werte an, falls in der untersuchten Bildregion häufig geringe Grauwertübergänge zwischen den Bildpunkten in der betrachteten geometrischen Anordnung δ auftreten. Dieser Texturparameter wird auch *Local Homogeneity* genannt, da er aufgrund dieser Eigenschaft zur Charakterisierung lokal homogener Bildbereiche benutzt werden kann. Die Texturparameter IDM_δ und CON_δ sind per Definition stark negativ miteinander korreliert.

Der Texturparameter *Second Angular Moment* (auch *Energy* genannt)

$$SAM_\delta = \sum_{i=0}^{g-1} \sum_{j=0}^{g-1} (P_\delta(i,j))^2 \qquad (6.16)$$

nimmt bei einer Gleichverteilung der Grauwertkombinationen, die das Vorliegen eines extrem inhomogenen Bildbereichs anzeigt, seinen minimalen Wert $1/g^2$ an. Er nimmt hohe Werte an, falls nur wenige unterschiedliche Grauwertveränderungen zwischen Bildpunkten in der betrachteten geometrischen Anordnung δ auftreten. Für eine ideale homogene Textur, in der alle Pixel denselben Grauwert aufweisen, nimmt SAM_δ den maximalen Wert 1 an. Der Texturparameter SAM_δ ist stark negativ mit der Entropie ENT_δ korreliert.

Die Definitionen aller Haralick'schen Texturparameter *Contrast, Correlation, Difference Variance, Difference Entropy, Entropy, Inverse Difference Moment, Information Measures of Correlation I und II, Maximal Correlation Coefficient, Second Angular Moment, Sum Average, Sum Variance, Sum Entropy* und *Variance* werden im Anhang gegeben.

Eine einfache, häufig angewandte *Methode zur beschleunigten Berechnung der Texturparameter* besteht in der Reduktion der Anzahl der betrachteten Grauwerte g. Hierdurch wird die Größe der Cooccurrence-Matrix $P_\delta \in \mathbb{R}^{g \times g}$ reduziert und somit die Anzahl der zu berechnenden Matrixeinträge quadratisch vermindert. Da die Anzahl von Ausprägungen bzw. Pixeln in dem untersuchten Bildbereich konstant bleibt, wird durch diese Technik zugleich die Wahrscheinlichkeitsschätzung für das Auftreten von Grauwertkombinationen in der Cooccurrence-Matrix stabilisiert. Weitere Optimierungstechniken zur Beschleunigung der Berechnung von Cooccurrence-Matrizen und der aus ihnen ermittelten Texturparameter werden in (Argenti, Alparone et al. 1990, Lee und Lee 1992) diskutiert.

Eigenschaften: In (Gotlieb und Kreyszig 1990) wird gezeigt, dass Texturparameter, generiert auf der Basis von Cooccurrence-Matrizen, zur Charakterisierung und Unterscheidung einer Vielzahl von Texturen geeignet sind und aufgrund der starken Korrelation der Haralick'schen Texturmerkmale eine Teilmenge der Texturmerkmale zur Charakterisierung der Texturen häufig ausreicht. Interessant ist zu bemerken, dass eine Interpretation einzelner Haralick'scher Texturmaße durch Begriffe der menschlichen Wahrnehmung in von (Tamura, Mori et al. 1978) durchgeführten Experimenten nicht möglich war.

In dem Ansatz von Lohmann (Lohmann 1993 und 1995) werden Cooccurrence-Matrizen selbst für die Charakterisierung und Klassifikation von Texturen benutzt. Sie werden als polynomialverteilte Zufallsvariablen aufgefasst, die direkt zur Texturerkennung verwendet werden. Diese Methode wurde in obigen Arbeiten beispielhaft zur Textursegmentierung in Satellitenaufnahmen eingesetzt.

Einen wichtigen Aspekt beim Einsatz von Texturanalyseverfahren zur Charakterisierung medizinischer Bildobjekte bilden die *Invarianzeigenschaften* des Verfahrens. Aufgrund der betrachteten räumlichen Relation, beschrieben durch den Displacementvektor $\delta = (d, \alpha)$, sind die aus P_δ extrahierten Texturmerkmale stets von der Richtung der Textur im Bild abhängig und nicht rotationsinvariant. Zur Berechnung einer (näherungsweise) rotationsinvarianten Cooccurrence-Matrix werden die relativen Häufigkeiten des Auftretens der Grauwertkombinationen für $w = 8$ Winkelwerte mit $\alpha_k = k\pi / 4, k = 0, \ldots, 7$ betrachtet. Aufgrund der Symmetrieeigenschaften von $P_{(d,\alpha)}$ lässt sich die Berechnung rotationsinvarianter Cooccurrence-Matrizen P_d auf die Analyse von $w = 4$ Richtungen $\alpha_k = k\pi / 4$, $k = 0, \ldots, 3$ beschränken (Gotlieb und Kreyszig 1990):

$$P_d(i, j) = \frac{1}{w} \sum_{k=0}^{w} P_{(d, \alpha = \frac{\pi}{4} k)}(i, j) \tag{6.17}$$

6.2.2 Texturenergien nach Laws

Der von Laws (Laws 1980, Laws 1985) vorgeschlagene Ansatz zur Texturcharakterisierung beschreibt statistische Eigenschaften des Auftretens lokaler Texturcharakteristika unter Verwendung des Begriffes der Texturenergie. Bei dem zweistufigen Texturanalyseverfahren werden zunächst lokale Operatoren (vgl. Kap. 3.1.1.1) angewendet, um lokale Textureigenschaften im Bild hervorzuheben. Hierbei werden verschiedene Operatormasken t_i $(i = 1, \ldots, n)$ der Größe $(2m + 1) \times (2m + 1)$ mit $m = 1, 2, 3, \ldots$ mit dem Originalbild f gefaltet, wodurch man gefilterte Bildmatrizen $F_i = f * t_i$ mit

$$F_i(x, y) = \sum_{k=-m}^{m} \sum_{l=-m}^{m} f(x + k, y + l) \cdot t_i(k, l) \tag{6.18}$$

erhält.

Anschließend wird für jeden Bildpunkt (x, y) die Texturenergie E_i in der $(2d + 1) \times (2d + 1)$-Umgebung $(d = 1, 2, 3, \ldots)$ berechnet:

$$E_i(x, y) = \frac{1}{(2d + 1)^2} \sum_{k=-d}^{d} \sum_{l=-d}^{d} |F_i(x + k, y + l)| \tag{6.19}$$

Hierbei wird die $(2d+1) \times (2d+1)$-Umgebung so gewählt, dass sie größer gleich der größten verwendeten Texturfiltermaske ist $(d \geq m_{max})$. Daher wird die bei der Texturenergiebestimmung verwendete $(2d+1) \times (2d+1)$-Umgebung auch als Makrofenster bezeichnet, während die Texturfiltermasken Mikrofenster genannt werden. Alternativ zu der angegebenen Texturenergiefunktion (Gl. 6.19) kann auch die im Makrofenster auftretende Standardabweichung der Werte der Bildmatrix F_i zur Definition eines Texturenergiemaßes herangezogen werden. Als Ergebnis der Texturanalyse erhält man multispektrale Bilddaten, bei denen jedem Bildpunkt ein Texturenergievektor $(E_1(x,y),...,E_n(x,y))^T \in \mathbb{R}^n$ zugeordnet ist.

Laws beschränkte sich bei seinen in (Laws 1980, Laws 1985) publizierten Untersuchungen auf Filtermasken t_i der Größe 3×3, 5×5 und 7×7, deren Struktur nach heuristischen Kriterien gewählt wurde. Die gewählten Texturfiltermasken werden durch das *äußere Produkt* der nachfolgend angegebenen Vektoren gebildet. Sie zielen auf die Filterung spezieller Eigenschaften der untersuchten Bildtextur, nach denen die eindimensionalen Vektoren benannt sind: Level, Edge, Spot, Wave, Ripple, Oscillation.

Texturfiltermasken der Größe 3×3 werden als äußere Produkte der Vektoren L_3, E_3 und S_3 beschrieben. Durch die drei Vektoren sind die 9 Texturfiltermasken L_3L_3, L_3E_3, L_3S_3, E_3L_3, E_3E_3, E_3S_3, S_3L_3, S_3E_3 und S_3S_3 definiert. Beispielhaft ist die Texturfiltermaske L_3L_3 angegeben.

$$L_3 = (\; 1 \quad 2 \quad 1 \;)$$
$$E_3 = (\; 1 \quad 0 \quad 1 \;)$$
$$S_3 = (\; 1 \quad 2 \quad -2 \;)$$

$$L_3L_3 = \begin{array}{|c|c|c|} \hline 1 & 2 & 1 \\ \hline 2 & 4 & 2 \\ \hline 1 & 2 & 1 \\ \hline \end{array}$$

Die Laws'schen Texturfiltermasken der Größe 5×5 sind definiert durch die Vektoren:

$$L_5 = (\; 1 \quad 4 \quad 6 \quad 4 \quad 1 \;)$$
$$E_5 = (\; -1 \quad -2 \quad 0 \quad 2 \quad 1 \;)$$
$$S_5 = (\; -1 \quad 0 \quad 2 \quad 0 \quad -1 \;)$$
$$W_5 = (\; -1 \quad 2 \quad 0 \quad -2 \quad 1 \;)$$
$$R_5 = (\; 1 \quad -4 \quad 6 \quad -4 \quad 1 \;)$$

Die Laws'schen Texturfiltermasken der Größe 7×7 werden generiert durch die Vektoren:

$$L_7 = (\; 1 \quad 6 \quad 15 \quad 20 \quad 15 \quad 6 \quad 1 \;)$$
$$E_7 = (\; -1 \quad -4 \quad -5 \quad 0 \quad 5 \quad 4 \quad 1 \;)$$
$$S_7 = (\; -1 \quad -2 \quad 1 \quad 4 \quad 1 \quad -2 \quad -1 \;)$$
$$W_7 = (\; -1 \quad 0 \quad 3 \quad 0 \quad -3 \quad 0 \quad 1 \;)$$
$$R_7 = (\; 1 \quad -2 \quad -1 \quad 4 \quad -1 \quad -2 \quad 1 \;)$$
$$O_7 = (\; -1 \quad 6 \quad -15 \quad 20 \quad -15 \quad 6 \quad -1 \;)$$

Eigenschaften: Während die Texturfiltermasken fest vorgegebene Größen bilden, ist die Wahl einer geeigneten Größe für das Makrofenster von der untersuchten Textur abhängig. Für jede gewählte Größe des Makrofensters können pro Bildpunkt n Merkmale extrahiert werden, wobei n die Anzahl der gewählten Texturfiltermasken angibt. Um eine von der Größe des Makrofensters unabhängige Extraktion von Texturenergien zu erzielen, wurde in (Unser und Eden 1989) ein Multiskalenansatz als Verallgemeinerung des Laws'schen Ansatzes vorgeschlagen und für die Textursegmentierung eingesetzt.

Werden alle durch die obigen *14* Basisvektoren erzeugbaren $3^2 + 5^2 + 6^2 = 70$ Texturfiltermasken verwendet, so erhält man pro Makrofenster einen *70*-dimensionalen Bilddatensatz. Bei der Bearbeitung praktischer Probleme ist eine Auswahl texturcharakteristischer Energiemerkmale zumeist unumgänglich. Laws evaluierte seine Verfahren anhand der in (Brodatz 1966) gegebenen Texturbeispiele, bei denen die Texturenergiebilder, die unter Verwendung der Filtermaske E_5L_5, E_5S_5, L_5S_5 und R_5R_5 generiert wurden, besonders zur Texturdiskriminierung geeignet waren (Abb. 6.7).

Da die Laws'schen Texturenergiemaße pixelbezogen berechnet werden, können die erhaltenen Parameterbilddaten direkt zur Textursegmentierung verwendet werden. Probleme bei der Verwendung des Laws'schen Ansatzes treten in den Texturrandbereichen auf, wo durch Mischungen von Texturinformationen verschiedener Strukturen im Makrofenster Segmentierungsfehler hervorgerufen werden können. Um diesen Effekten entgegenzuwirken, wurde in (Hsiao und Sawchuk 1989) eine Erweiterung des Laws'schen Ansatzes vorgeschlagen, bei der für jeden Bildpunkt der Mittelwert und die Standardabweichung der Texturenergiewerte in vier 15×15-Fenster betrachtet werden, deren Zentren durch die indirekt benachbarten Bildpunkte des betrachteten Bildpunktes gegeben sind. Anschließend wird dem betrachteten Bildpunkt der Texturenergiemittelwert aus dem 15×15-Fenster zugeordnet, das die kleinste Standardabweichung in den Energiewerten aufweist, und somit ein geglättetes Texturenergiebild generiert.

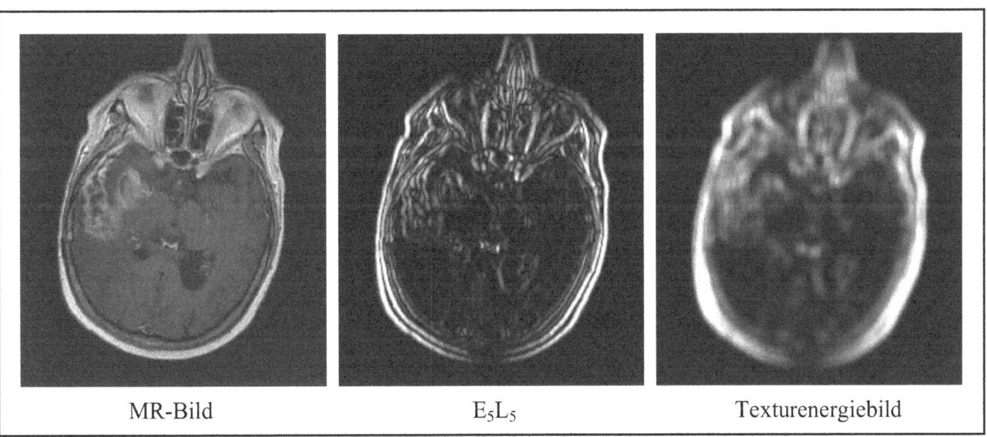

Abb. 6.7: Laws Texturenergie. Links ist ein MR-Bild mit einem Hirntumor, in der Mitte der Absolutbetrag des Bildes dargestellt, das man nach der Faltung des MR-Bildes mit dem Texturfilterkern E_5L_5 erhält. Rechts ist das zugehörige Texturenergiebild zu sehen, das unter Verwendung eines Makrofensters der Größe $m = 7$ erzeugt wurde.

6.2.3 Texturmerkmale aus dem Powerspektrum

Die modellhafte Beschreibung von Texturen als periodische Grauwertänderungen motiviert die Betrachtung des Fourier-Powerspektrums eines Bildes zur Extraktion von Texturmerkmalen. Grundlage dieses Ansatzes bildet die auf den französischen Mathematiker C. de Fourier (1768-1830) zurückgehende *Fouriertransformation*, durch die eine zweidimensionale kontinuierliche Funktion $f : \mathbb{R} \times \mathbb{R} \rightarrow \mathbb{R}$ in ihre *Fouriertransformierte F* transformiert wird.

$$F(u,v) = \frac{1}{(2\pi)^2} \int\limits_{-\infty}^{\infty} \int\limits_{-\infty}^{\infty} f(x,y) \cdot \exp(-2\pi i(ux+vy)) \, dx dy \qquad (6.20)$$

Durch die *inverse Fouriertransformation* wird die ursprüngliche Funktion f wieder aus der Fouriertransformierten F zurück gewonnen und es gilt:

$$f(x,y) = \int\limits_{-\infty}^{\infty} \int\limits_{-\infty}^{\infty} F(u,v) \cdot \exp(2\pi i(xu+yv)) \, du dv \qquad (6.21)$$

In der Bildverarbeitung wird die diskrete Fouriertransformation verwendet, bei der das Bild $f : \{0,\ldots,M-1\} \times \{0,\ldots,N-1\} \rightarrow \mathbb{R}$ als Resultat der Überlagerung von Sinus- und Kosinusschwingungen aufgefasst wird.

Die *diskrete Fouriertransformierte F* von f ist wie folgt definiert:

$$F(u,v) = \frac{1}{M \cdot N} \sum_{x=0}^{M-1} \sum_{y=0}^{N-1} f(x,y) \cdot \exp\left(-2\pi i\left(\frac{ux}{M} + \frac{vy}{N}\right)\right) \qquad (6.22)$$

Die *diskrete inverse Fouriertransformation* ergibt sich analog als:

$$f(x,y) = \sum_{u=0}^{M-1} \sum_{v=0}^{N-1} F(u,v) \cdot \exp\left(2\pi i\left(\frac{xu}{M} + \frac{yv}{N}\right)\right) \qquad (6.23)$$

$F(u,v)$ ist eine komplexe Zahl mit Realteil $Re(F(u,v))$ und Imaginärteil $Im(F(u,v))$, für die gilt:

$$\begin{aligned} F(u,v) &= Re(F(u,v)) + i \cdot Im(F(u,v)) \\ &= |F(u,v)| \cdot \exp(-i \cdot \Phi(u,v)) \end{aligned} \qquad (6.24)$$

Die Amplitude $|F(u,v)|$ und die Phase $\Phi(u,v)$ der Kosinus- und Sinusschwingungen mit den Frequenzen u und v können wie folgt berechnet werden:

$$|F(u,v)| = \sqrt{Re^2(F(u,v)) + Im^2(F(u,v))} \qquad (6.25)$$

$$\Phi(u,v) = \tan^{-1}\left(\frac{Im(F(u,v))}{Re(F(u,v))}\right) \qquad (6.26)$$

Die Werte der Amplitudenfunktion $|F(u,v)|$ bilden das *Fourierspektrum* (engl.: Fourier spectrum) von f. Das Quadrat des Fourierspektrums $|F(u,v)|^2$ wird als *Powerspektrum*, Leistungsspektrum, Leistungsdichtespektrum oder Energiespektrum (engl.: power spectrum, spectral density) bezeichnet (Abb. 6.9, B). Während das Powerspektrum eines Bildes oder einer Bildregion texturelle Eigenschaften widerspiegelt, ist die in der Phase eines Spektrums enthaltene Information nach Untersuchungen von (Eklundh 1979) für die Unterscheidung verschiedener Texturen von untergeordneter Bedeutung. Weitergehende Ausführungen zu Eigenschaften und Anwendungen der diskreten Fouriertransformation in der Bildverarbeitung finden sich in (Gonzalez und Wintz 1987, Jähne 1989, Lehmann, Oberschelp et al. 1997).

Für eine quadratische Bildfunktion $(N = M)$ wächst die Anzahl der Operationen bei der Durchführung der diskreten Fouriertransformation quadratisch mit der Anzahl der Bildzeilen und -spalten N, wodurch sich eine *Laufzeitkomplexität* von $O(N^2)$ ergibt. Mit der schnellen Fouriertransformation (engl.: fast fourier transformation, Abk.: FFT) steht ein beschleunigtes Verfahren zur Durchführung einer diskreten Fouriertransformation digitaler Bilder zur Verfügung (Nussbaumer 1982), das beispielsweise routinemäßig in der MR-Tomographie zur Berechnung von MR-Bildern aus den gemessenen Rohdaten verwendet wird. Die Laufzeitkomplexität der FFT einer $(N \times N)$-Bildmatrix beträgt $O(N \log(N))$, wobei N eine Zweierpotenz sein muss.

Die nachfolgenden Betrachtungen beziehen sich auf das zentrierte Powerspektrum, bei dem der Nullpunkt des (u,v)-Koordinatensystems in der Mitte des Spektrums liegt. Bei der diskreten Fouriertransformation digitaler Bilder entstehen *Artefakte*, durch die sich zentrierte Fadenkreuze erhöhter Werte im Fourierspektrum ausbilden (Abb. 6.9, B). Sie sind darauf zurückzuführen, dass durch implizite, periodische Fortsetzung des zu transformierenden Bildes bei der Fouriertransformation abrupte Grauwertübergänge an den Bildrändern auftreten. Durch die Vorverarbeitung des zu transformierenden Bildes mittels eines in der Bildmitte zentrierten, zweidimensionalen Gauß-Filters (vgl. Kap. 3.1.1.2.2) können diese Artefakte vermieden werden. Hierbei ist jedoch zu berücksichtigen, dass durch die Anwendung des Gauß-Filters vor allem in den Bildrandbereichen eine Veränderung der originären Texturinformation vorgenommen wird.

Eigenschaften. Räumlich periodische oder richtungsabhängige Änderungen im Bild führen zu Peaks korrespondierender Frequenzen im Powerspektrum der Fouriertransformierten: Hierbei spiegelt sich in verschiedenen Regionen des Powerspektrums die Stärke der im Bild auftretenden Grauwertveränderungen (Schwingungen) in verschiedenen Frequenzbereichen wider. Allmähliche Grauwertänderungen, wie sie in grobkörnigen Texturen auftreten, führen zu großen Amplitudenwerten nahe des Zentrums des Powerspektrums (Abb. 6.9, C-D). Demgegenüber treten für feinkörnige Texturen mit hochfrequenten Grauwertänderungen erhöhte Amplitudenwerte in den Randbereichen weiter vom Zentrum entfernt auf (Abb. 6.9, E-F). Durch eine selektive Betrachtung verschiedener Bereiche des Powerspektrums können somit verschiedene Maße zur Texturcharakterisierung ermittelt werden.

Radiale Fourier-Merkmale werden durch Summation der Werte innerhalb eines Ringes des (zentrierten) diskreten Fourierpowerspektrums gewonnen, der durch zwei zentrierte, konzentrische Kreise mit den Radien r_i und r_{i+1} mit $r_i < r_{i+1}$ definiert ist (Abb. 6.8, links).

$$c_{r_i, r_{i+1}} = \sum_u \sum_v |F(u,v)|^2 \qquad\qquad (6.27)$$
$$r_i^2 \le u^2 + v^2 \le r_{i+1}^2$$

Oft werden die Radien der Kreisringe bei der Texturcharakterisierung gleichmäßig um einen konstanten Wert $r_0 > 0$ vergrößert ($r_i = (i-1)\cdot r_0$, $i = 1,\dots,k$) und die Merkmale $\rho_i = c_{r_i,r_{i+1}}$ extrahiert.

Die selektive Betrachtung des Powerspektrums in ringförmigen Ausschnitten entspricht einer Bandpassfilterung der untersuchten Bilder (Abb. 6.9, C-F). Werden hohe Frequenzen aus dem Powerspektrum selektiert, so erhält man einen Kantenfilter (vgl. Kap. 3.1.1.3).

Richtungsabhängige Fourier-Merkmale lassen sich wie folgt aus dem Powerspektrum berechnen:

$$d_{\theta_i,\theta_{i+1}} = \sum_u \sum_v |F(u,v)|^2 \qquad (6.28)$$
$$\theta_i \le \tan^{-1}\frac{u}{v} \le \theta_{i+1}$$

In diesem Fall wird durch $\theta_i,\theta_{i+1} \in [0,2\pi]$ ein keilförmiger Ausschnitt (Tortenstück) im Powerspektrum definiert, der durch zwei im Winkel θ_i und θ_{i+1} durch das Zentrum verlaufende Geraden gebildet wird (Abb. 6.8, rechts). Hohe Werte werden für $d_{\theta_i,\theta_{i+1}}$ angenommen, wenn im Bild eine Textur dazu senkrecht, d.h. mit der Orientierung $\theta_i + \pi/2$ und $\theta_{i+1} + \pi/2$ verläuft (Abb. 6.9, G-H). Für die Texturcharakterisierung werden häufig k gleich große Ausschnitte betrachtet und die Fourier-Merkmale $\varphi_i = d_{\theta_i,\theta_{i+1}}$ ($\theta_i = i \cdot 2\pi / l$, $i = 0,\dots,l-1$) berechnet.

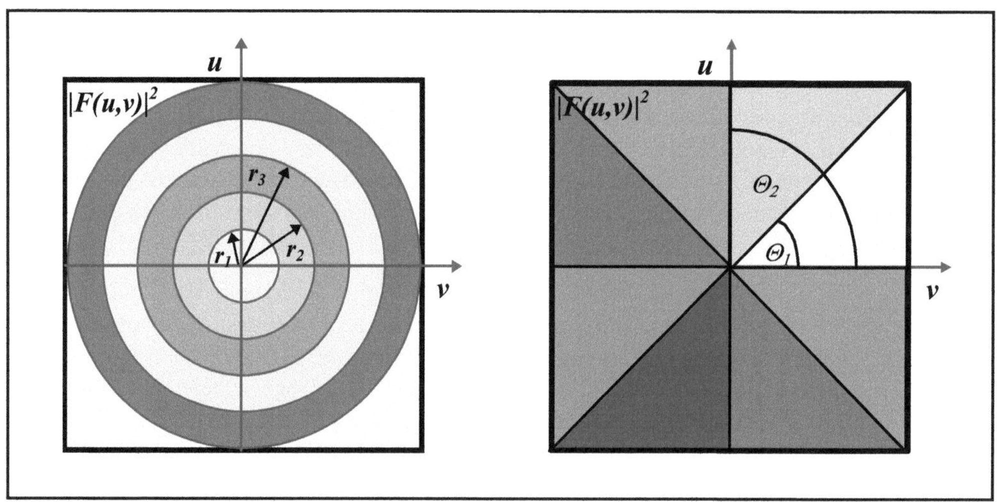

Abb. 6.8: Links: Ringförmige Bereiche im Fourier-Powerspektrum $|F(u,v)|^2$ zur Extraktion radialer Fourier-Merkmale. Rechts: Keilförmige Ausschnitte im Fourier-Powerspektrum $|F(u,v)|^2$ zur Berechnung richtungsabhängiger Fourier-Merkmale.

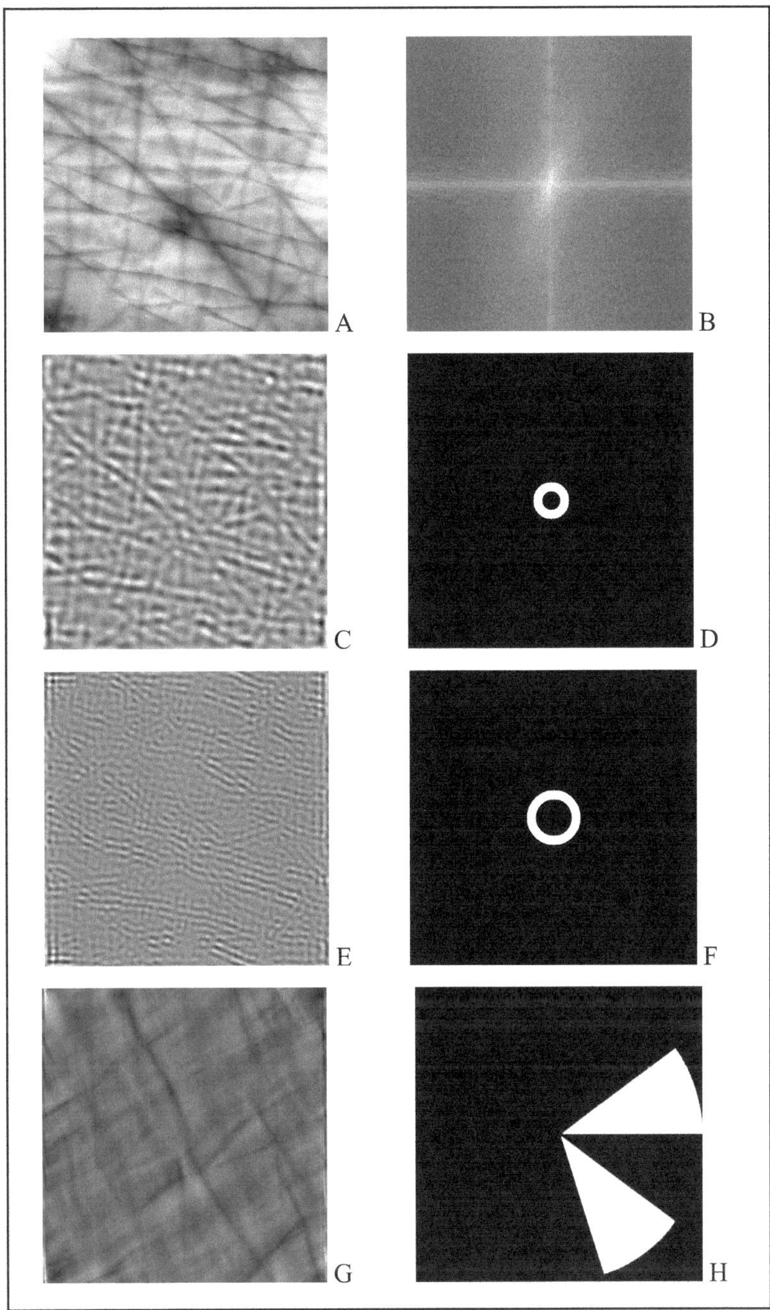

Abb. 6.9: Hautprofilbild (A) und Darstellung des zugehörigen (zentrierten) Powerspektrums $|F(u,v)|^2$ (B). Die Bilder (C-H) illustrieren den Informationsgehalt verschiedener Sektoren im Powerspektrum. Links (C, E, G) sind die Ergebnisse der inversen Fouriertransformation des Hautprofilbildes dargestellt, in dessen Powerspektrum vor der Rücktransformation die rechts in (D,F,H) dargestellten Bereiche maskiert wurden, so dass nur Werte aus diesen Bereichen des Powerspektrums berücksichtigt wurden (Handels, Roß et al. 1999b).

6.3 Fraktale Bildanalyse

Der Einsatz fraktaler Analysemethoden in der Bildverarbeitung wird dadurch motiviert, dass die Darstellungen fraktaler Mengen, kurz Fraktale (engl.: fractals) genannt, häufig starke Ähnlichkeiten mit natürlichen Objekten und biologischen Mustern aufweisen. Eine Fülle von Beispielen fraktaler Strukturen aus dem alltäglichen Leben (Wolkenränder, Küstenlinien, Bäume, Farne etc.) wird in (McGuire 1991) gegeben. In der medizinischen Bildanalyse eröffnet die Verwendung fraktaler Verfahren neue Möglichkeiten zur Charakterisierung fein strukturierter biologischer Objekte und unregelmäßiger chaotischer Muster wie sie bei pathologisch veränderten Geweben und Tumoren häufig beobachtet werden (Abb. 6.10).

Methoden zur fraktalen Beschreibung und Analyse irregulärer Strukturen in medizinischen Bilddaten werden z.B. in (Smith, Marks et al. 1989, Paulus, Niemann et al. 1993, Verhoeven und Thijssen 1993, Zahlten, Evertsz et al. 1993, Bullmore, Brammer et al. 1994, Handels, Roßmanith et al. 1995, Kido, Ikezzoe et al. 1995, Roß, Handels et al. 1995, Roßmanith, Handels et al. 1995) eingesetzt. Insbesondere können Fraktale auch zur Modellierung komplizierter Vaskularisierungsmuster herangezogen werden, wie sie z.B. in der menschlichen Lunge auftreten (Kriete 1996). Verschiedene Ansätze zur Texturanalyse mithilfe von Fraktalen werden in (Pentland 1984, Keller, Chen et al. 1989, Müssigmann 1991) beschrieben. Fraktale werden über den Bereich der Bildanalyse hinaus in der Computergrafik (Voss 1985, Peitgen und Saupe 1988) zur Erzeugung natürlicher Szenen (z.B. zur Wolkendarstellung) sowie im Bereich der Bildkompression (Fischer 1995) eingesetzt.

Fraktale Bildanalyseverfahren zielen auf eine *quantitative Beschreibung der (statistischen) Selbstähnlichkeit und Unregelmäßigkeit* einer Bildstruktur.

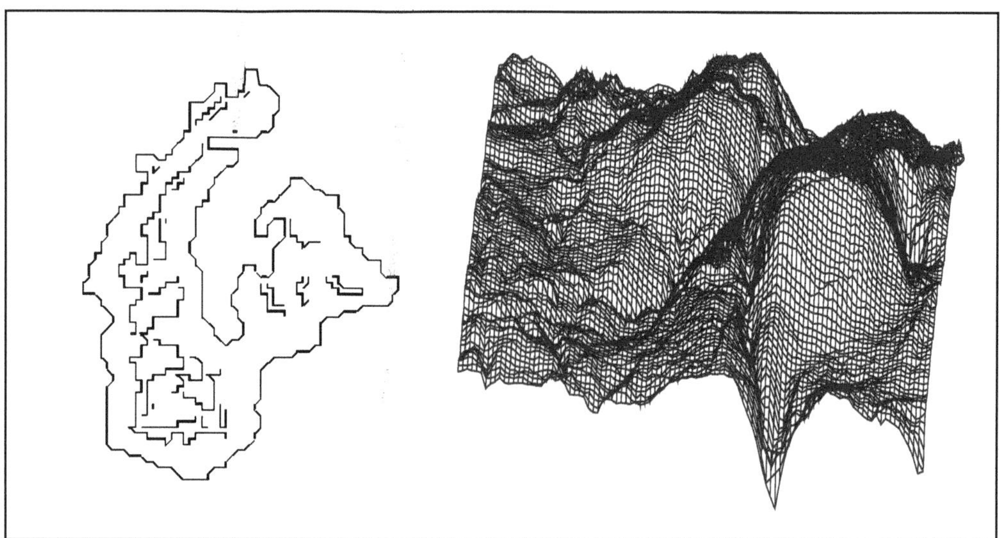

Abb. 6.10: Darstellung der inneren und äußeren Konturen in einem malignen Hirntumor (links). Darstellung eines Hautoberflächenprofils als Höhenplot, das einem Hauttumor (Melanom) entnommen wurde (rechts) (Handels, Roß et al. 1998).

Zum einen kann die Form eines Bildobjektes analysiert werden. Das Bildobjekt wird hierbei in einem Binärbild f durch die Pixelmenge $\{(x,y): f(x,y) = 1\} \subset \mathbb{R}^2$ mit $x \in \{0,\dots,N_x\}$ und $y \in \{0,\dots,N_y\}$ beschrieben (Abb. 6.10, links). Zum anderen kann auch die Grauwertverteilung von Mustern und Bildobjekten im Sinne einer Texturanalyse quantitativ beschrieben werden. Hierbei wird anschaulich gesprochen der Grauwert $g(x,y)$ an jedem Bildpunkt (x,y) in der Höhe über dem Pixelraster aufgetragen, wodurch sich ein Grauwertgebirge, beschrieben durch die Punktmenge $\{(x,y,g(x,y))\} \subset \mathbb{R}^3$, ausbildet (Abb. 6.10, rechts). Anwendungen beider Ansätze zur Charakterisierung pathologischer Gewebeveränderungen finden sich in Kap. 10.1.2.2 und 10.3.3.2.

Die *Selbstähnlichkeit* (engl.: self-similarity) ist einer der zentralen Begriffe in der Theorie der Fraktale (Mandelbrot 1982, Peitgen und Saupe 1988, Voss 1988, Falconer 1993). Eine *streng selbstähnliche Menge* $F \subseteq \mathbb{R}^n$ ist als eine Vereinigung von disjunkten Teilmengen definiert, die kongruent zu Verkleinerungen von F sind. Hierbei sind zwei Mengen kongruent, falls sie durch Rotation und Translation ineinander überführt werden können. Es ist charakteristisch für streng selbstähnliche fraktale Mengen, dass sie nicht mathematisch geschlossen beschrieben werden können, sondern durch einen zumeist rekursiven Algorithmus definiert werden.

Ein *Beispiel* für eine streng selbstähnliche fraktale Menge ist die *Kochkurve*, deren Bildungsprozess in Abb. 6.11 illustriert wird. Mit zunehmender Vergrößerung werden mehr Feinstrukturen der Kochkurve erkennbar. Makroskopisch betrachtet stellt sich die Feinstruktur idealer fraktaler Kurven als visuell wahrnehmbare Unregelmäßigkeit dar. Diese Eigenschaft motiviert die Verwendung fraktaler Analyseverfahren zur Charakterisierung unregelmäßiger und fein strukturierter biologischer Muster in der Medizinischen Bildverarbeitung.

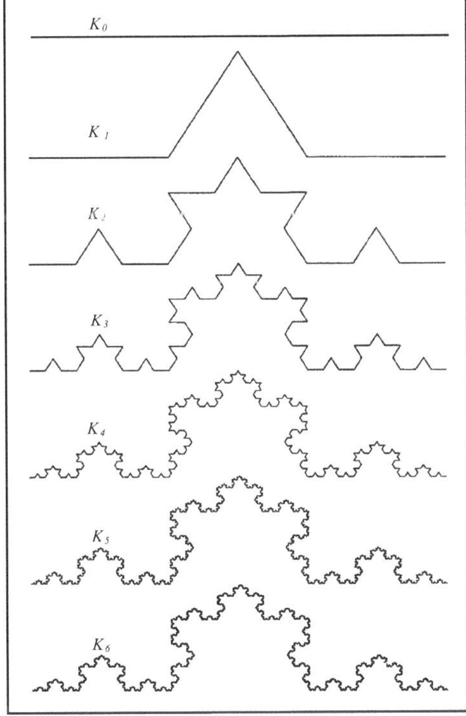

Abb. 6.11: Illustration der Erzeugung der Kochkurve, die durch folgenden rekursiven Algorithmus definiert wird:

1. K_0 sei eine Strecke der Länge *1*.

2. K_1 wird aus K_0 generiert, indem das mittlere Drittel der Strecke entfernt und durch die beiden Seiten des gleichseitigen Dreieckes ersetzt wird, dessen Grundlinic durch die weggenommene Teilstrecke gebildet wird.

3. K_n wird aus K_{n-1} konstruiert, indem die unter 2. beschriebene Ersetzung für jedes Teilstück von K_{n-1} durchgeführt wird.

Hierbei ist zu beachten, dass biologische Strukturen nur näherungsweise als selbstähnlich betrachtet werden können. Zentrale Kenngröße einer fraktalen Menge ist die fraktale Dimension, die nachfolgend in Anlehnung an die in (Falconer 1993) gegebene Darstellung beschrieben und auf verschiedene Arten definiert wird.

6.3.1 Ähnlichkeitsdimension

Eine Charakterisierung der Selbstähnlichkeit streng selbstähnlicher Mengen erhält man durch die fraktale *Ähnlichkeitsdimension D*, die wie folgt definiert wird:

Sei die fraktale Menge $F \subseteq \mathbb{R}^n$ rekursiv aus $N \in \mathbb{N}$ Kopien ihrer selbst generiert, die um den Faktor $r \in \mathbb{R}$ verkleinert wurden, dann hat die Menge F die Dimension

$$D = \frac{\log(N)}{\log(r)}. \tag{6.29}$$

Die fraktale Ähnlichkeitsdimension D kann als eine Verallgemeinerung der topologischen Dimension interpretiert werden. Hierbei sind streng selbstähnliche fraktale Mengen durch die Angabe einer nicht ganzzahligen Dimension charakterisiert. So ist beispielsweise die Ähnlichkeitsdimension der Kochkurve durch $D = \log(4)\,/\log(3) \approx 1{,}262$ gegeben (Abb. 6.11). Jedoch auch regelmäßig strukturierte Punktmengen wie Linien oder Quadrate können als streng selbstähnliche Mengen aufgefasst werden, wobei ihre Ähnlichkeitsdimensionen ihren topologischen Dimensionen entsprechen (z.B. $D(Quadrat) = \log(4)\,/\log(2) = 2$).

Da die Ähnlichkeitsdimension nur für streng selbstähnliche Mengen definiert ist, ist ihre Anwendbarkeit auf eine kleine Klasse von Mengen beschränkt. Insbesondere bei natürlichen und biologischen Strukturen ist eine strenge Selbstähnlichkeit nur selten zu beobachten. Dies motiviert die Betrachtung anderer Definitionen der fraktalen Dimension, die auf beliebige Mengen anwendbar sind. Nachfolgend werden die Hausdorff-Dimension sowie die fraktale Kästchendimension vorgestellt und ihre Eigenschaften im Hinblick auf die Verwendbarkeit in der Bildanalyse diskutiert.

6.3.2 Hausdorff-Dimension

Die Hausdorff-Dimension, eine der ältesten Definitionen der fraktalen Dimension, ist für beliebige n-dimensionale Mengen des Euklidischen Raumes $\mathbb{R}^n$ definiert (Hausdorff 1919). Zunächst werden einige für die Definition der Hausdorff-Dimension benötigte Begriffe eingeführt (vgl. Kap. 5.10.2).

Der *Durchmesser* $|U|$ einer nicht-leeren Menge $U \subseteq \mathbb{R}^n$ wird definiert als

$$|U| = \sup\{|x - y| : x, y \in U\}. \tag{6.30}$$

Einen wichtigen Begriff bildet die δ-Überdeckung einer Menge F, die wie folgt definiert ist: Sei $F \subseteq \mathbb{R}^n$ und $\delta > 0$, dann ist eine abzählbare Auswahl von Mengen $\{U_i\}$ mit $0 < |U_i| \le \delta$ eine δ-Überdeckung von F, falls gilt:

$$F \subset \bigcup_{i=1}^{\infty} U_i \tag{6.31}$$

Mit $s \in \mathbb{R}^{>0}$ sei für jedes $\delta > 0$ definiert:

$$H_\delta^s(F) = \inf\left\{ \sum_{i=1}^{\infty} |U_i|^s : \{U_i\} \text{ ist eine } \delta - \text{Überdeckung von } F \right\} \qquad (6.32)$$

Das *s-dimensionale Hausdorff-Maß* von F ergibt sich dann als Grenzwert

$$H^s(F) = \lim_{\delta \to 0} H_\delta^s(F) \in [0, \infty) \qquad (6.33)$$

und existiert für jede Teilmenge F von $\mathbb{R}^n$. Hausdorff-Maße sind rotations- und translationsinvariant.

Die *Hausdorff-Dimension* $D_H(F)$ ist dann definiert als

$$\begin{aligned}
D_H(F) &= \inf\{s : H^s(F) = 0)\} \\
&= \sup\{s : H^s(F) = \infty\}.
\end{aligned} \qquad (6.34)$$

Somit kann die Hausdorff-Dimension der Menge F als der kritische Wert interpretiert werden, bei dem $H^s(F)$ vom Wert ∞ auf 0 springt, so dass gilt:

$$H^s(F) = \begin{cases} \infty, & \text{falls} \quad s < D_H(F) \\ 0, & \text{falls} \quad s > D_H(F) \end{cases} \qquad (6.35)$$

Die Hausdorff-Dimension beschreibt, wie stark die Zahl der zur δ-Überdeckung benötigten Mengen beim Grenzübergang $\delta \to 0$ ansteigt, und bietet so ein Maß für die Feinstruktur der Menge. Die Hausdorff-Dimension besitzt folgende Eigenschaften:

Sie ist definiert für beliebige Mengen $F \subset \mathbb{R}^n$.

- Monotonie: Falls $E \subset F \subset \mathbb{R}^n$ ist, so gilt: $D_H(E) \leq D_H(F)$.

- Für offene Mengen $F \subset \mathbb{R}^n$ gilt: $D_H(F) = n$.

- Für abzählbare Mengen $F \subset \mathbb{R}^n$ gilt: $D_H(F) = 0$.

Für konkrete Punktmengen ist die Hausdorff-Dimension häufig nur sehr schwierig und aufwendig zu berechnen oder abzuschätzen (Falconer 1993). Nachfolgend wird daher die fraktale Kästchendimension betrachtet, die insbesondere die Möglichkeit zur Untersuchung fraktaler Eigenschaften von Bildobjekten bietet, die aufgrund der beschränkten Auflösung stets als endliche Mengen auf dem digitalen Bildgitter repräsentiert sind.

6.3.3 Fraktale Kästchendimension

Die *fraktale Kästchendimension* ist die wohl am häufigsten benutzte Definition der fraktalen Dimension und ist wie folgt gegeben: Sei F eine nicht-leere beschränkte Teilmenge von $\mathbb{R}^n$ und N_δ die kleinste Anzahl von Mengen U_i mit einem Durchmesser kleiner gleich δ, die F überdecken. Dann ist die *fraktale Kästchendimension* D_k von F wie folgt definiert:

$$D_k = \lim_{\delta \to 0} \frac{\log(N_\delta)}{-\log(\delta)}, \tag{6.36}$$

falls der Grenzwert existiert. Näherungsweise gilt für kleine δ folgender Zusammenhang zwischen N_δ und δ:

$$N_\delta \cong \frac{1}{\delta^{D_k}} \tag{6.37}$$

Für die Definition der fraktalen Kästchendimension gibt es verschiedene äquivalente Varianten, die sich primär in der Art der überdeckenden Mengen unterscheiden (Falconer 1993). So kann N_δ definiert sein als die

1. Anzahl der n-dimensionalen δ - Gitterwürfel, die F schneiden.

2. kleinste Anzahl von n-dimensionalen Würfeln mit der Seitenlänge δ, die F überdecken.

3. kleinste Anzahl n-dimensionaler Mengen mit dem Durchmesser kleiner gleich δ, die F überdecken.

Definition 1 und 2 geben der Kästchendimension den Namen, da hier im Falle $n = 2$ Kästchen zur Überdeckung der Menge F verwendet werden. In der englischsprachigen Fachliteratur wird die unter 1 gegebene Definition auch als *grid dimension*, Definition 2 als *box dimension* bezeichnet. Definition 3 macht deutlich, dass die fraktale Kästchendimension unabhängig von der Form der Mengen ist, die zur Überdeckung der Menge F verwendet werden. So können bei der Bestimmung der fraktalen Kästchendimension z.B. auch abgeschlossene n-dimensionale Kugeln zur Überdeckung der Menge F herangezogen werden.

In der Bildverarbeitung sind die in der Definition 1 verwendeten δ - Gitterwürfel besonders zur Berechnung der fraktalen Kästchendimension von digitalen Bildobjekten geeignet, da diese direkt und einfach auf das orthogonale Pixelraster abgebildet werden können (Abb. 6.12). Die Größe der Gitterwürfel bildet hierbei ein ganzzahliges Vielfaches der Pixelgröße. Für eine Menge F mit der fraktalen Dimension D_k gilt (Falconer 1993):

$$\lim_{\delta \to 0} N_\delta \cdot \delta^s = \begin{cases} \infty, & \text{falls} \quad s < D_k \\ 0, & \text{falls} \quad s > D_k \end{cases} \tag{6.38}$$

und

$$N_\delta \cdot \delta^s = \inf\left\{ \sum_{i=1}^{\infty} \delta^s : \{U_i\} \text{ ist eine } \delta \text{ - Überdeckung von } F \right\} \tag{6.39}$$

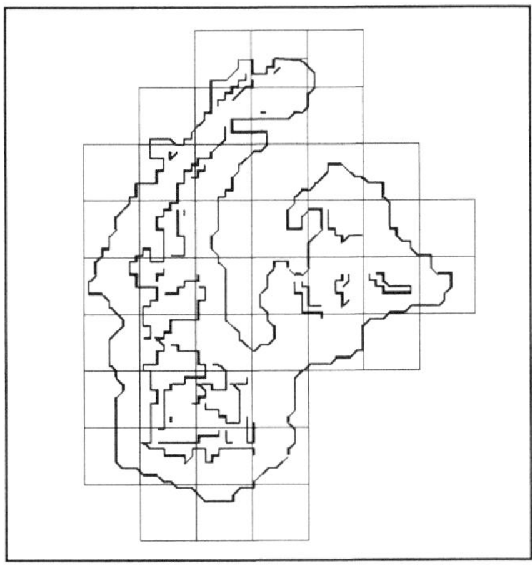

Abb. 6.12: Überdeckung der Hirntumorkonturen durch δ – Gitterwürfel.

Diese Gleichungen illustrieren den Zusammenhang zwischen der Kästchendimension und der Hausdorff-Dimension. Bei der Berechnung der Kästchendimension wird jede überdeckende Menge durch δ^s gewichtet. Demgegenüber werden bei der Berechnung der Hausdorff-Dimension den überdeckenden Mengen U_i verschiedene Gewichte $|U_i|^s$ zugeordnet. Die Bestimmung der fraktalen Kästchendimension wird insbesondere dadurch erleichtert, dass sie auf der Basis von Überdeckungen mit Mengen gleichen Durchmessers ermittelt werden kann.

6.3.4 Bestimmung der fraktalen Kästchendimension digitaler Bildmuster

Im Unterschied zu idealen Fraktalen besteht bei fraktalen Bildmustern a priori die Einschränkung, dass diese nicht auf allen Skalen neue Details aufweisen, da die Möglichkeit zur Vergrößerung der Feinstrukturen durch die Bildauflösung bzw. das Pixelraster beschränkt ist. Bei der Bestimmung der fraktalen Kästchendimension kann ein binäres Bildobjekt grundsätzlich auf zwei verschiedene Arten interpretiert werden:

- Jedes Objektpixel wird als Punkt (x, y) repräsentiert.

- Jedes Objektpixel wird durch ein Rechteck der Fläche $\Delta x \Delta y$ repräsentiert, in dessen Mittelpunkt der Koordinatenvektor (x, y) des Objektpixels liegt. Die so gegebene Punktmenge umfasst unendlich viele Elemente.

Beide Interpretationsformen führen bei Berechnung der fraktalen Dimension eines Bildobjektes im Grenzübergangsprozess für $\delta \rightarrow 0$ nach Gl. 6.36 zu trivialen Ergebnissen, auf deren Basis keine Unterscheidung verschiedener Bildstrukturen möglich ist: So wird im ersten Fall *jeder* Menge von Objektpunkten eines Bildes aufgrund ihrer Endlichkeit die fraktale Kästchendimension *0* zugeordnet. Bei Anwendung der zweiten Interpretation ergibt sich demgegenüber für alle Bildobjekte die fraktale Kästchendimension *2*. Diese spiegelt jedoch nicht fraktale Eigenschaften der Bildstruktur wider, sondern vielmehr Eigenschaften der homogenen Struktur der Subpixelebene bzw. der Rechtecke, die zur Repräsentation gesetzter Bildpunkte verwendet wurden.

Da fraktale Eigenschaften von Mustern in digitalen Bildern nur in eingeschränkten Skalenbereichen beobachtet werden können, wird bei der fraktalen Analyse der in Gl. 6.36 beschriebene Grenzübergangsprozess durch eine Regressionsanalyse ersetzt. Hierbei wird die fraktale Kästchendimension durch die Steigung der Regressionsgeraden im ($\log(N_\delta),-\log(\delta)$)-Graphen geschätzt. Dies impliziert die Annahme, dass der in Gl. 6.37 beschriebene Zusammenhang $N_\delta \cong \delta^{-D_k}$ auf den betrachteten Auflösungsstufen Gültigkeit besitzt, so dass gilt:

$$\log(N_\delta) \cong -D_k \log(\delta) \tag{6.40}$$

Um D_k praktisch zu bestimmen, wird für Gitter mit verschiedenen Kantenlängen δ_i die Zahl der Kästchen N_{δ_i} bestimmt, die zur Überdeckung des Objektes benötigt werden. Hierbei sei p die Anzahl der betrachteten Überdeckungen (Abb. 6.13). Die Approximation $\hat{D}_k$ für die fraktale Dimension D_k wird mithilfe der Gauß'schen Methode der kleinsten Fehlerquadrate bestimmt. Hierbei wird auf der Basis der Punkte $P_i = (x_i, y_i) = (-\log(\delta_i), \log(N_{\delta_i}))$, $i = 1, \dots, p$ die Fehlerquadratsumme E in Abhängigkeit von den Geradenparametern $a, b \in \mathbb{R}$ minimiert.

$$E(a,b) = \sum_{i=1}^{p} \left[y_i - (a + bx_i) \right]^2 \overset{!}{=} \min \tag{6.41}$$

Der Schätzer für die fraktale Kästchendimension $\hat{D}_k$ ist gleich der Steigung $\hat{b}$ der Regressionsgeraden, die wie folgt anhand der Koordinaten der p Regressionspunkte $P_i = (x_i, y_i)$ mit ($i = 1, \dots, p$) berechnet werden kann:

$$\hat{D}_k = \hat{b} = \frac{\sum_{i=1}^{p} (x_i - \bar{x})(y_i - \bar{y})}{\sum_{i=1}^{p} (x_i - \bar{x})^2} \tag{6.42}$$

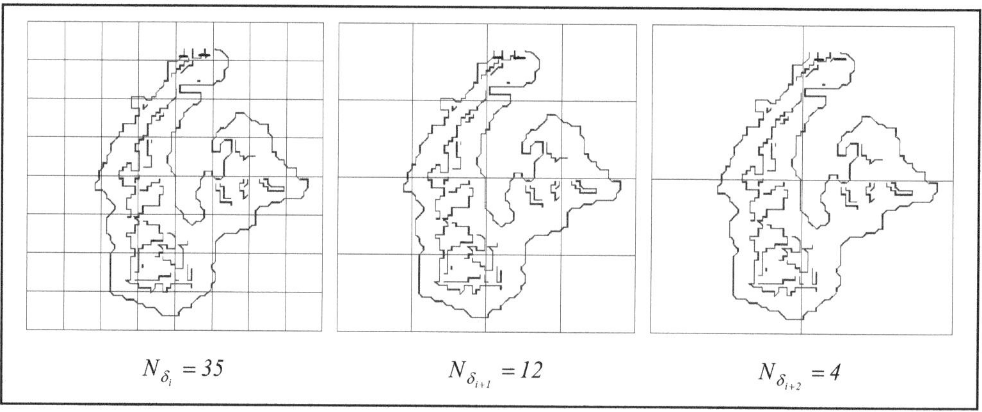

Abb. 6.13: Illustration des Verfahrens zur Schätzung der fraktalen Kästchendimension in digitalen Bildern anhand einer Tumorkontur. Für verschiedene Gitter mit Kästchengrößen δ_i werden die Anzahlen N_{δ_i} der Kästchen bestimmt, die für eine Überdeckung der Bildstruktur benötigt werden.

Wahl der δ-Überdeckungen: Bei der Approximation der fraktalen Kästchendimension eines Bildmusters unter Verwendung der Regressionsanalysetechnik werden zur Berechnung der Regressionspunkte $P_i = (-\log(\delta_i), \log(N_{\delta_i}))$ verschiedene δ_i- Überdeckungen des Musters auf dem Bildraster durchgeführt. Betrachtet werde hierbei o.B.d.A. ein in einer $(N \times N)$ – Matrix dargestelltes binäres Muster, in der jedes Pixel die Kantenlänge $k = 1$ habe. Nach Konstruktion ist die Gittergröße δ einer Überdeckung stets ein ganzzahliges Vielfaches der Kantenlänge eines Pixels, so dass die Bildpunkte eindeutig einer Gitterzelle der Fläche $\delta \times \delta$ zugeordnet werden können (vgl. Abb. 6.13).

Bei der Darstellung fraktaler Mengen auf dem diskreten Pixelgitter ist zu beachten, dass diese nur näherungsweise repräsentiert werden können. Die Abweichung zwischen einem originären Punkt der untersuchten fraktalen Menge und ihrer Gitterdarstellung ist beschränkt durch $\sqrt{2}$. Nach (Falconer 1993) sollten daher zur approximativen Bestimmung der Kästchendimension nur Kästchen der Größe δ verwendet werden, die, verglichen mit der Genauigkeit der Näherung auf dem digitalen Raster, groß sind. Aufgrund dieser Betrachtung kann der Fall $\delta = 1$ bei der Bestimmung der Kästchendimension mittels Regressionsanalyse ausgeschlossen werden, bei dem N_δ gleich der Anzahl der Pixel des binarisierten Bildobjektes ist.

Darüber hinaus ist zu berücksichtigen, dass die zu analysierenden Bildstrukturen eine beschränkte Größe aufweisen und häufig nur Bildausschnitte überdecken. Bei der Betrachtung verschiedener Überdeckungen mit wachsender Kästchenlänge δ gibt es stets ein δ_{max}, bei dem die gesamte zu analysierende Bildstruktur zum ersten Mal durch ein Kästchen vollständig überdeckt wird. Da für alle nachfolgenden Überdeckungen mit Durchmessern $\delta_i \geq \delta_{max}$ gilt, dass $N_{\delta_{max}} = N_{\delta_i} = 1$ ist, kann aus diesen Überdeckungen keinerlei Information über fraktale Eigenschaften des Objektes abgeleitet werden. Daher werden für die Regressionsanalyse nur δ - Gitter der Größe $2 \leq \delta \leq \delta_{max}$ betrachtet.

Über diese Betrachtungen hinaus sind fraktale Eigenschaften realer Bildstrukturen häufig nur auf einem eingeschränkten Skalenbereich $[\delta_a, \delta_e] \subseteq [2, \delta_{max}]$ beobachtbar. Dieser Skalenbereich kann dadurch charakterisiert werden, dass zwischen den x- und y-Ausprägungen der Regressionspunkte $P_i = (-\log(\delta_i), \log(N_{\delta_i}))$ ein starker linearer Zusammenhang besteht. Ein Maß für den linearen Zusammenhang zwischen den x- und y-Ausprägungen der Regressionspunkte liefert der Pearson'sche Korrelationskoeffizient r.

$$r = \frac{\sum_{i=1}^{p}(x_i - \overline{x})(y_i - \overline{y})}{\sqrt{\sum_{i=1}^{p}(x_i - \overline{x})^2 \ \sum_{i=1}^{p}(y_i - \overline{y})^2}} \ \in \ [-1, 1] \tag{6.43}$$

Hierbei geben $\overline{x}$ und $\overline{y}$ die Mittelwerte der x- und y-Komponenten der Punkte P_i an. Für $|r| = 1$ liegt eine maximale lineare Korrelation vor, wobei alle Punkte P_i auf einer Geraden liegen, die gleich der Regressionsgeraden ist. Für $r = 0$ liegen unkorrelierte Merkmale vor.

Ziel des nachfolgend dargestellten Verfahrens ist die Selektion eines Skalenbereiches $[\delta_a, \delta_e]$, in dem die Punkte $P_i = (-\log(\delta_i), \log(N_{\delta_i}))$ einen starken linearen Zusammenhang aufweisen, so dass die lineare Regressionsanalyse zur Bestimmung der fraktalen Kästchendimension sinnvoll durchgeführt werden kann. Hierzu wird beginnend mit dem maximalen Skalenbereich $[2, \delta_{max}]$ überprüft, ob die Punkte einen Korrelationskoeffizienten $r < r_{min}$ aufweisen. Falls dies nicht der Fall ist, wird der betrachtete Skalenbereich unter Eliminierung der Randpunkte solange verkleinert, bis entweder die Bedingung erfüllt oder eine minimale Anzahl von Punkten p_{min} erreicht wird. Hierbei wird stets derjenige der beiden Randpunkte aus dem Skalenbereich entfernt, durch dessen Eliminierung eine größere Erhöhung des Korrelationskoeffizienten im eingeengten Skalenbereich hervorgerufen wird. Bei der fraktalen Analyse von Bildstrukturen in medizinischen Bilddaten hat sich die Wahl von $p_{min} = 3$ und $r_{min} = 0,99$ als geeignet erwiesen (Roßmanith, Handels et al. 1994). Falls auch bei Erreichen der minimalen Punkteanzahl p_{min} der Schwellwert r_{min} nicht überschritten wird, kann eine Schätzung der fraktalen Kästchendimension nicht sinnvoll durchgeführt werden.

Anwendungsbeispiel: Das Ergebnis der Analyse einer digitalisierten Kochflocke, die in einer (512×512)-Bildmatrix repräsentiert ist, ist in Abb. 6.14 dargestellt. Die Regressionsanalyse wurde auf der Basis der Punkte im Skalenbereich $[\delta_a, \delta_e] = [2,128]$ durchgeführt, für die sich der empirische Korrelationskoeffizient $r = 0,9994$ ergab. Die berechnete fraktale Kästchendimension beträgt $\hat{D}_k = 1,25$, während zum Vergleich die Kästchendimension für eine ideale Kochflocke durch $D_k = D \approx 1,26$ gegeben ist.

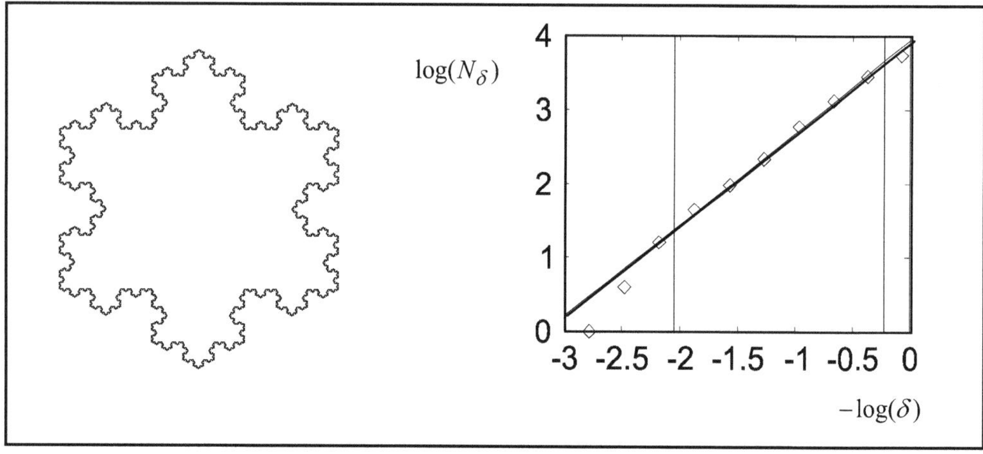

Abb. 6.14: Digitalisierte Kochflocke (links), dargestellt in einer (512×512) – Bildmatrix, und der zugehörige $(\log(N_\delta), -\log(\delta))$-Graph (rechts). Die Steigung der Ausgleichsgeraden $\hat{D}_k = 1,25$, die auf der Basis der Regressionspunkte im Intervall $[-\log(128), -\log(2)]$ ermittelt wurde, bildet eine Approximation für die Kästchendimension der Kochkurve $D = \log(4)/\log(3) \approx 1,262$.

Analyse dreidimensionaler Objekte: Die vorgestellten Techniken zur Schätzung der fraktalen Kästchendimension können für die Analyse dreidimensionaler Binärobjekte in 3D-Bilddaten verallgemeinert werden. In Erweiterung des zweidimensionalen Ansatzes werden hierzu dreidimensionale Gitter generiert und die Anzahlen N_{δ_i} der zur Überdeckung des Objektes benötigten δ_i-Quader ermittelt. Nachfolgend kann auf der Basis der so bestimmten Regressionspunkte $P_i = (-\log(\delta_i), \log(N_{\delta_i}))$ mit den schon für zweidimensionale Objekte verwendeten Regressionsanalysetechniken die fraktale Dimension des 3D-Objektes geschätzt werden.

Laufzeitkomplexität: Bei der Berechnung eines Schätzwertes für die fraktale Kästchendimension eines Bildobjektes F, das binär in einer $N \times N$-Matrix repräsentiert sei, bildet die Ermittlung der Anzahlen N_{δ_i}, für verschiedene Gitter mit der Kästchenlänge δ_i den rechenzeitintensivsten Teil. Dieser weist eine Laufzeitkomplexität von $O(N^{m+1})$ auf, wobei m die Dimension des analysierten Bildobjektes bezeichnet. Die Zahl der möglichen Überdeckungen ist durch die Anzahl der Bildzeilen/-spalten N beschränkt. Bei der Laufzeitabschätzung wird angenommen, dass für jede Bestimmung einer Überdeckungszahl N_δ die Bildmatrix einmal durchlaufen wird.

Durch die Wahl spezieller Folgen von δ-Gittern kann der Rechenaufwand wesentlich reduziert werden, falls die Zahl der betrachteten Bildzeilen N eine Potenz von 2 ist. Durch Betrachtung einer Folge von δ-Gittern mit $\delta_1 = 2$ und $\delta_i = 2\delta_{i-1}$ $(i = 2, \ldots, p)$ kann die Anzahl der Gitterkästchen N_{δ_i}, die für die Überdeckung mit dem δ_i-Gitter benötigt werden, auf der Basis des im δ_{i-1}-Gitters repräsentierten Bildobjektes ermittelt werden, so dass ein Rückgriff auf die originäre Bildmatrix für $i > 1$ nicht mehr notwendig ist. Hierdurch bildet sich eine *Gitterpyramide* der Höhe $u = \log(N) - 1$ aus, bei der von Pyramidenebene zu Pyramidenebene die Anzahl der Gitterkästchen um den Faktor 2^m abnimmt und die Bestimmung von N_{δ_i} somit beschleunigt wird. Vorteilhaft ist darüber hinaus, dass durch diese Wahl der δ-Gitter eine äquidistante Verteilung der Regressionspunkte auf der $\log(\delta)$-Skala erzielt wird.

Anwendungsbeispiel: Diese Technik wird nachfolgend beispielhaft zur fraktalen Analyse von Mustern in Hautoberflächenprofilen eingesetzt. Hierzu werden in jedem Profil unter Verwendung des Sobel-Operators (Kap. 3.1.1.3.2) die Kanten verstärkt und anschließend durch Schwellwertbildung (Kap. 5.1) ein binäres Kantenbild B_t erzeugt (Abb. 6.15), wobei t den Schwellwert bezeichnet. Die in dem Binärbild dargestellten Kantenpunkte bilden die Ausgangsbasis für die fraktale Analyse, bei der durch lineare Regression im $(\log(N_\delta), -\log(\delta))$-Graphen die fraktale Kästchendimension bestimmt wird. Die Möglichkeit zur Diskriminierung von Melanomen und Nävuszellnävi anhand der fraktalen Dimension kann stark vom gewählten Schwellwert t abhängen, da hierdurch die Repräsentation charakteristischer Profilstrukturen im Kantenbild direkt beeinflusst wird. Dies motiviert die Betrachtung verschiedener Binärbilder B_{t_i} für die fraktale Analyse der betrachteten Profilklassen mit Schwellwerten $t_i = s_i \cdot g_{max}$, wobei g_{max} den größten auftretenden Wert im Sobelbild angibt. In Abb. 6.15 sind exemplarisch die Kantenbilder eines Melanoms und eines Nävi dargestellt, die unter Verwendung der Schwellwerte $t_i = s_i \cdot g_{max}$ mit $s_1 = 0{,}12$ und $s_2 = 0{,}2$ erzeugt wurden. Während die fraktalen Dimensionen der beiden Profilkantenbilder für den Schwellwert $t_1 = 0{,}12 g_{max}$ sehr ähnlich sind, treten starke Unterschiede zwischen den fraktalen Dimensionen der Profilkantenbilder auf, die mit dem Schwellwert $t_2 = 0{,}2 g_{max}$ erzeugt wurden.

In Kap. 10.3.3.2 wird die fraktale Analyse von Hautoberflächenprofilen in einem diagnoseunterstützenden System mit dem Ziel durchgeführt, Profile von Melanomen und Nävuszellnävi (Muttermalen) anhand ihrer Kantenstruktur zu charakterisieren zu erkennen.

6.3.5 Fraktale Dimension gebrochener Brownscher Flächen

Der Begriff der gebrochenen Brownschen Bewegung (engl.: fractional Brownian motion) wurde 1968 von Mandelbrot und van Ness eingeführt und ist eine mathematisch verallgemeinerte Beschreibung der aus der Physik bekannten Brownschen Bewegung, auch Brownsche Molekularbewegung genannt (Mandelbrot und van Ness 1968). Für die Anwendung in der Computergrafik und Bildanalyse sind gebrochene Brownsche Flächen von Bedeutung (Pentland 1984, Voss 1985, Peitgen und Saupe 1988, Keller, Chen et al. 1989, Müssigmann 1991). Sie werden in Anlehnung an die bei Brownschen Bewegungen auftretenden statistischen Eigenschaften definiert und nachfolgend orientiert an der in (Falconer 1993) gegebenen Darstellung näher beschrieben.

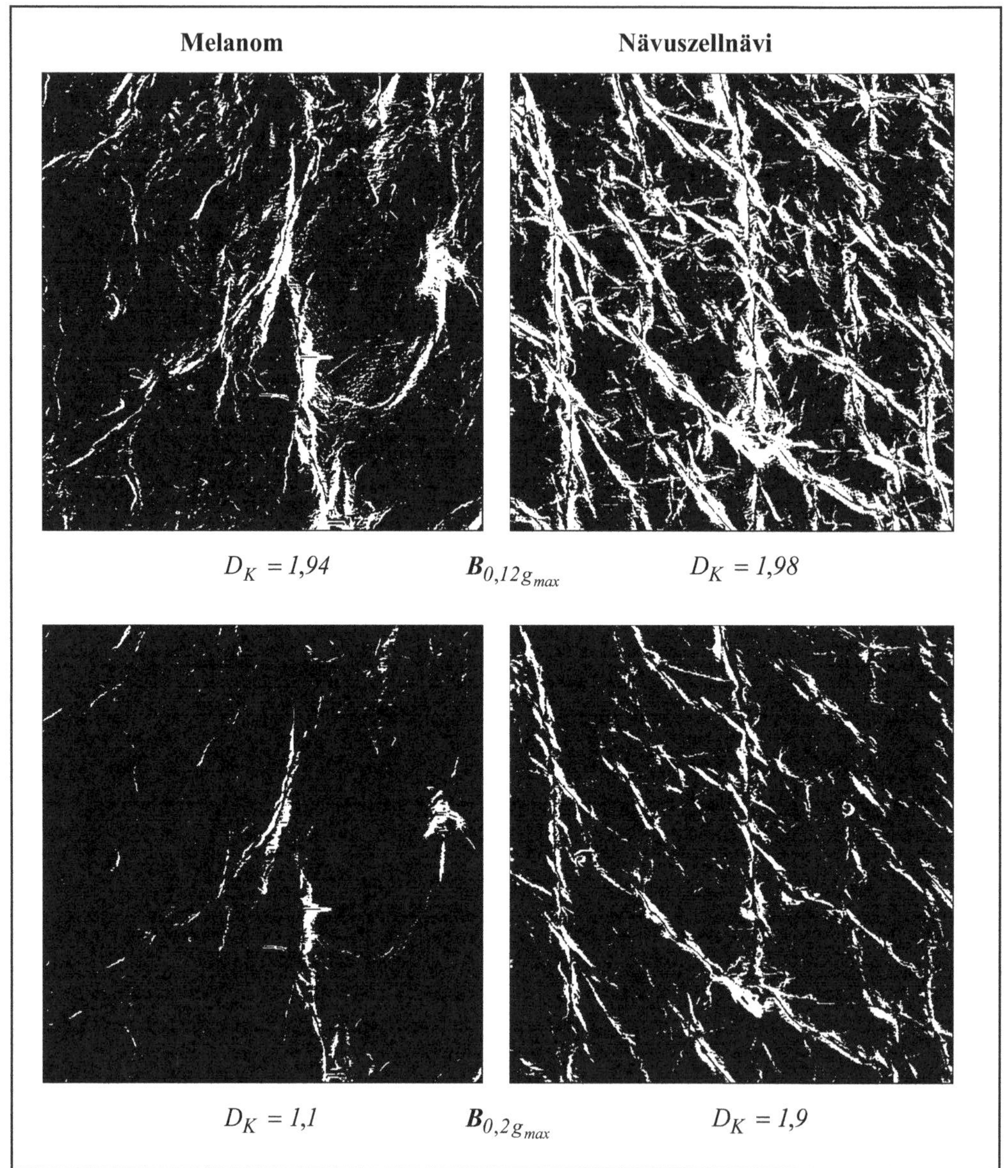

Abb. 6.15: Kantenbilder von Melanom- und Nävuszellnäviprofilen, die unter Verwendung unterschiedlicher Schwellwerte $t_1 = 0,12 g_{max}$ (oben) und $t_2 = 0,2 g_{max}$ (unten) generiert wurden. Unter den Bildbeispielen ist die zugehörige fraktale Kästchendimension D_K angegeben.

6.3.5.1 Gebrochene Brownsche Bewegung

Die Brownsche Bewegung, die erstmals 1827 von dem englischen Botaniker R. Brown (1773-1858) beobachtet wurde, beschreibt die Zufallsbewegung mikroskopischer Teilchen in einer Flüssigkeit oder einem Gas. Diese zitternde, d.h. mit starken Richtungs- und Geschwindigkeitsänderungen durchgeführte Bewegung wird hervorgerufen durch zufällige Zusammenstöße der Teilchen mit den Molekülen des umgebenden Mediums. In der kinetischen Theorie wird der Weg, den ein Teilchen hier zurücklegt, als zufälliger Pfad (engl.: random walk), auch Brownscher Pfad genannt, im *3*-dimensionalen Raum interpretiert.

Da sich eine Brownsche Bewegung im n-dimensionalen Raum durch Überlagerung unabhängig durchgeführter *1*-dimensionaler Brownscher Bewegungen beschreiben lässt, wird zunächst der *1*-dimensionale Fall betrachtet. Hierzu simuliert man in Analogie zum physikalischen Effekt die zufällige Bewegung eines Teilchens auf der reellen Achse, das sich in einem (kleinen) Zeitintervall τ um Δx mit der Wahrscheinlichkeit *0,5* nach links oder rechts bewegt.

Sei $X(t)$ für jedes $t \in [0,\infty)$ eine Zufallsvariable, die die x-Position des Teilchens zu einem gegebenen Zeitpunkt t beschreibt, dann kann $X(t):[0,\infty) \to \mathbb{R}$ definiert werden als $X(t) = \Delta x(x_1 + \cdots + x_n)$, wobei $x_1,\ldots,x_n$ stochastisch unabhängige Zufallsvariablen sind, die mit Wahrscheinlichkeit *0,5* den Wert *1* oder *-1* annehmen. Da der Fortschritt der mittleren Teilchenbewegung vom betrachteten Zeitintervall τ abhängt, wird die Schrittlänge $\Delta x = \sqrt{\tau}$ gewählt. Die Brownsche Bewegung ergibt sich als Grenzwert der Zufallsbewegung $X(t)$ mit $\tau \to 0$.

Aufgrund des zentralen Grenzwertsatzes gilt (approximativ), dass die Zufallsvariable $X(t)$ $N(0,1)$-verteilt ist, falls t fest und das Zeitintervall τ hinreichend klein gewählt ist. Darüber hinaus gilt für ein festes t und ein hinreichend kleines Zeitintervall τ approximativ, dass die Differenz $X(t + \Delta t) - X(t)$ $N(0, \Delta t)$-verteilt ist, wobei $\Delta t > 0$ ist. Diese Eigenschaft kann zur Definition der durch die Zufallsfunktion X modellierten Brownschen Bewegung herangezogen werden (Falconer 1993).

Sei $X(0) = 0$ (mit Wahrscheinlichkeit *1*) und $X(t)$ stetig, dann wird der stochastische Prozess X als *1-dimensionale Brownsche Bewegung* bezeichnet, falls

$$P(X(t + \Delta t) - X(t) \leq x) = \frac{1}{\sqrt{2\pi \cdot \Delta t}} \int_{-\infty}^{x} e^{-\frac{u^2}{2\Delta t}} du \tag{6.44}$$

ist. Die n-dimensionale Brownsche Bewegung kann nun wie folgt definiert werden: Seien $X_1,\ldots,X_n$ eindimensionale Brownsche Bewegungen mit $X_i(t):[0,\infty) \to \mathbb{R}$ und $X_1(t_1),\ldots,X_n(t)$ für alle Zeitpunkte $t_1,\ldots,t_n$ stochastisch unabhängig. Dann ist durch $X(t):[0,\infty) \to \mathbb{R}^n$ mit $X(t) = X_1(t),\ldots,X_n(t)$ eine *n-dimensionale Brownsche Bewegung* beschrieben, die auch als *n-dimensionaler Brownscher Pfad* bezeichnet wird.

Brownsche Pfade im $\mathbb{R}^n$ $(n \geq 2)$ besitzen fraktale Eigenschaften, da sie statistische Selbstähnlichkeit aufweisen. Ihre Hausdorff- und Kästchendimension ist gleich *2*, die Hausdorff- und Kästchendimension der zugehörigen Graphen $\{t, X(t)\}$ ist gleich *1,5*. Neben Beweisen für diese Aussagen finden sich weiterführende Erläuterungen zur Theorie der Brownschen Bewegung in (Falconer 1993). Für die nachfolgenden Betrachtungen sind höherdimensionale Brownsche Bewegungen nur von untergeordneter Bedeutung.

Die in der fraktalen Bildanalyse verwendeten gebrochenen Brownschen Flächen basieren auf einer Erweiterung der Definition der Brownschen Bewegung zur *gebrochenen Brownschen Bewegung*, die wie folgt durchgeführt wird: Sei $X(0) = 0$ (mit Wahrscheinlichkeit *1*), $X(t)$ stetig und

$$P(X(t+\Delta t) - X(t) \le x) = \frac{1}{\sqrt{2\pi \cdot \Delta t^{2H}}} \int_{-\infty}^{x} e^{-\frac{u^2}{2\Delta t^{2H}}}\, du, \tag{6.45}$$

dann ist X eine gebrochene Brownsche Bewegung mit $0 < H < 1$. Die Brownsche Bewegung ergibt sich als Spezialfall der gebrochenen Brownschen Bewegung mit $H = 0{,}5$.

6.3.5.2 Gebrochene Brownsche Flächen

Gebrochene Brownsche Flächen sind in der Bildverarbeitung und Computergrafik von besonderem Interesse, da sie sowohl zur synthetischen Erzeugung von Texturen als auch zur Bildanalyse eingesetzt werden können (Abb. 6.16). Eine gebrochene Brownsche Flächenfunktion $X_H : \mathbb{R}^2 \to \mathbb{R}$ ist wie folgt als Zufallsfunktion definiert:

Es sei $0 < H < 1$ und $X_H(0,0) = 0$ (mit Wahrscheinlichkeit 1). $X_H(x,y)$ sei stetig und die Höhenänderungen $X_H(x+\Delta x, y+\Delta y) - X_H(x,y)$ seien normalverteilt mit Mittelwert *0* und Varianz $(\Delta x^2 + \Delta y^2)^H$, so dass gilt:

$$P(X_H(x+\Delta x, y+\Delta y) - X_H(x,y) \le z) = \frac{1}{\sqrt{2\pi}(\Delta x^2 + \Delta y^2)^{H/2}} \int_{-\infty}^{z} e^{-\frac{u^2}{2(\Delta x^2 + \Delta y^2)^H}}\, du$$

$$\tag{6.46}$$

Anschaulich gesprochen erhält man die Definition der gebrochenen Brownschen Flächenfunktion aus der Definition der gebrochenen *1*-dimensionalen Brownschen Bewegung, indem man die Zeitvariable t durch die Ortskoordinaten x und y und die Zeitdifferenz Δt durch die Euklidische Distanz $(\Delta x^2 + \Delta y^2)^{0,5}$ substituiert.

Eine *gebrochene Brownsche Fläche* wird durch die Menge $\{x, y, X_H(x,y) : x, y \in \mathbb{R}\}$ beschrieben, die als 2D-Höhenplot oder 2D-Grauwertbild visualisiert werden kann. Brownsche Flächen ergeben sich als Spezialfall dieser Definition für $H = 0{,}5$. In Abb. 6.16 sind verschiedene Brownsche Flächen als 2D-Grauwertbilder ausschnittsweise dargestellt, die durch unterschiedliche Parameterwerte H charakterisiert sind. Verschiedene Algorithmen zur Generierung gebrochener Brownscher Flächen sind in (Peitgen und Saupe 1988) und (Voss 1985) angegeben.

Anhand der dargestellten Bildbeispiele wird zum einen deutlich, dass gebrochene Brownsche Flächen in Abhängigkeit vom Parameter H stark unterschiedliche Feinheiten und Rauhigkeiten in ihrer Oberflächenstruktur aufweisen. Diese Beobachtung ist wesentliche Motivation für den Einsatz der nachfolgend dargestellten fraktalen Analysemethoden in der Textur- und Bildanalyse. Zum anderen wird illustriert, wie stark der Einfluss unterschiedlicher Visualisierungstechniken auf die Darstellung fraktaler Strukturen ist. Während durch die Grauwertdarstellung gebrochener Brownscher Flächen wolkenartige Strukturen generiert werden (Abb. 6.16, oben), erhält man fraktale Gebirgslandschaften, falls $X_H(x,y)$ als Höhenwert über dem Punkt (x,y)

dargestellt wird. Die in Abb. 6.16 (unten) dargestellten fraktalen Gebirgslandschaften wurden unter Verwendung der Lambert-Schattierung (Kap. 10.3.2) generiert.

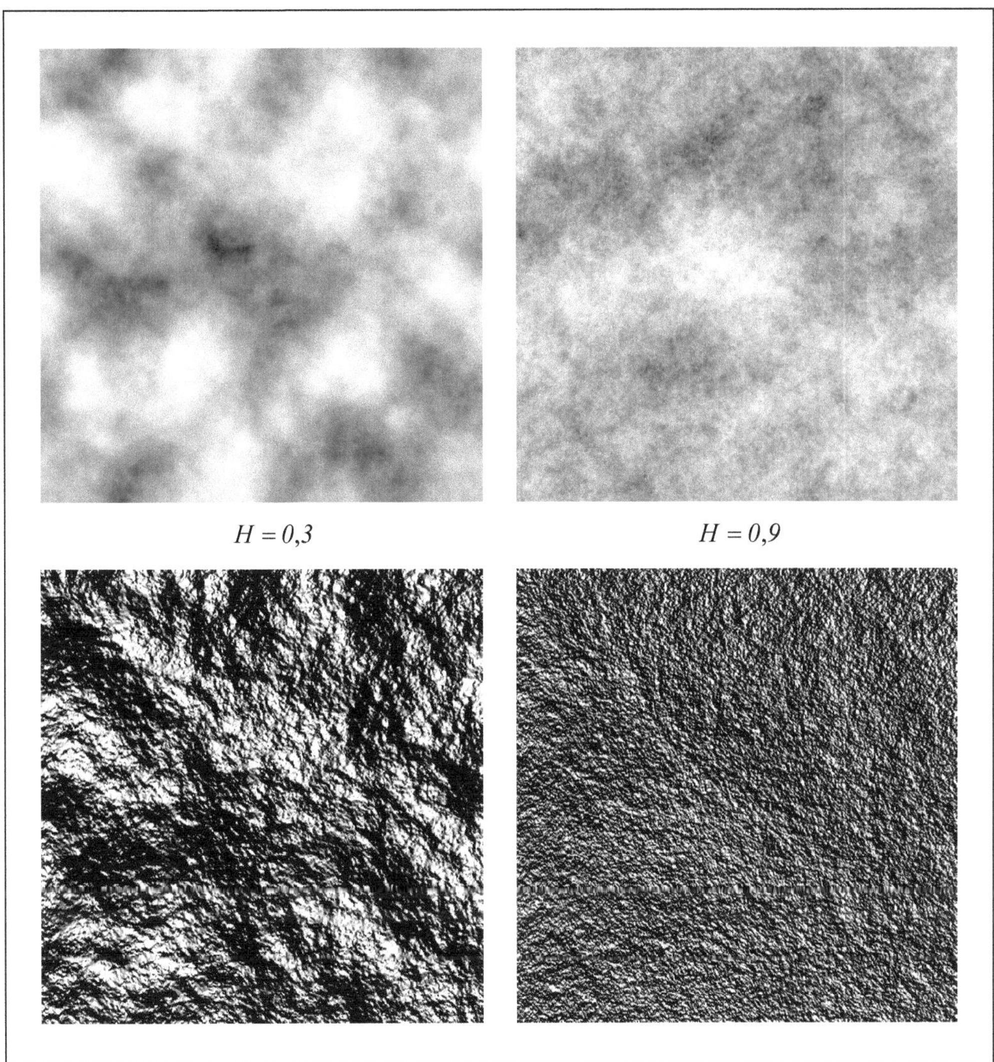

Abb. 6.16: Vier Ausschnitte gebrochener Brownscher Flächen mit Parametern $H = 0,3$ und $H = 0,9$ visualisiert durch Grauwerte (oben) sowie als beleuchteter Höhenplot unter Verwendung der Lambert-Schattierung (unten).

Gebrochene Brownsche Flächen sind statistisch selbstähnlich und haben (mit Wahrscheinlichkeit *1*) die fraktale Hausdorff- und Kästchendimension $3 - H$, d.h.

$$D_K(\{x, y, X_H(x, y)\}) = 3 - H. \tag{6.47}$$

Jede Zeile oder Spalte einer Brownschen Fläche hat (mit Wahrscheinlichkeit *1*) die fraktale Kästchendimension $2 - H$, so dass für eine feste x- bzw. y-Koordinate gilt:

$$D_K(\{x_0, y, X_H(x, y)\}) = D_K(\{x, y_0, X_H(x, y)\}) = 2 - H \tag{6.48}$$

Darüber hinaus weist auch ein senkrecht zu den Höhenlinien durchgeführter Schnitt durch eine Brownsche Fläche, der durch die Menge $\{(x, y, X_H(x, y) \mid X_H(x, y) = s\}$ beschrieben wird, im Allgemeinen die fraktale Kästchendimension $2\text{-}H$ auf (Falconer 1993), so dass gilt:

$$D_K(\{(x, y, X_H(x, y)) \mid X_H(x, y) = s\}) = 2 - H \tag{6.49}$$

6.3.5.3 Bestimmung der fraktalen Dimension und des Parameters H

Bei den nachfolgend vorgestellten fraktalen Bildanalyseverfahren wird ein Bild bzw. das in einem Bild untersuchte Muster als gebrochene Brownsche Fläche mit unbekanntem Parameter H interpretiert. Aufgrund der im vorangegangenen Kapitel dargestellten Zusammenhänge wird über eine Schätzung der fraktalen Kästchendimension mit den in Kap. 6.3.4 dargestellten Methoden eine Schätzung von H möglich. Hierbei werden die Grau- oder Signalwerte eines Bildes als Höhenwert interpretiert und das zu analysierende Bildmuster als 3-dimensionales binäres Gebirge aufgefasst. Bei der fraktalen Analyse werden dreidimensionale Gitter verwendet und die Anzahlen N_{δ_i} der zur Überdeckung des Objektes benötigten δ_i-Quader ermittelt. Durch die nachfolgende Bestimmung der fraktalen Dimension und des Parameters H nach Gl. 6.47 wird eine Beschreibung der Textur des untersuchten Musters möglich.

Alternativ kann der Parameter H einer Brownschen Fläche nach Gl. 6.49 auch aus dem Schnittbild $\{(x, y) \mid X_H(x, y) = s\}$ einer gebrochenen Brownschen Fläche (approximativ) bestimmt werden, das als Binärbild aus der Brownschen Fläche gewonnen wird (Abb. 6.17). Hierdurch vereinfacht sich die Berechnung der fraktalen Dimension, da im zweidimensionalen Schnittbild nur 2D-Überdeckungen betrachtet werden müssen.

Bei der fraktalen Analyse diskreter synthetischer Brownscher Flächen können in Abhängigkeit von der gewählten Schnitthöhe $s \in [0, \max\{X_H(x, y)\}]$ unterschiedlich starke Abweichungen zwischen dem theoretisch erwarteten und dem ermittelten Wert für die fraktale Dimension auftreten. In (Roß 1997) durchgeführte empirische Untersuchungen an über *1000* digitalen gebrochenen Brownschen Flächen mit *512 × 512* Bildpunkten ergaben, dass eine gute Übereinstimmung zwischen dem theoretisch zu erwartenden Wert und der geschätzten fraktalen Dimension bei Wahl des Schnittniveaus in der Nähe des Histogrammmaximums der untersuchten Brownschen Fläche erzielt wird. Die im Mittel beste Übereinstimmung ergab sich bei der Selektion aller Bildpunkte, die den maximal auftretenden Grauwert g_{max} im betrachteten Bildbereich aufweisen. Dies wird beispielhaft in Abb. 6.18 illustriert, wo die fraktalen Dimensionen der binären Schnittbilder einer diskret, durch *512 × 512* Bildpunkte repräsentierten Brownschen Fläche in Abhängigkeit vom gewählten Schwellwert s dargestellt sind.

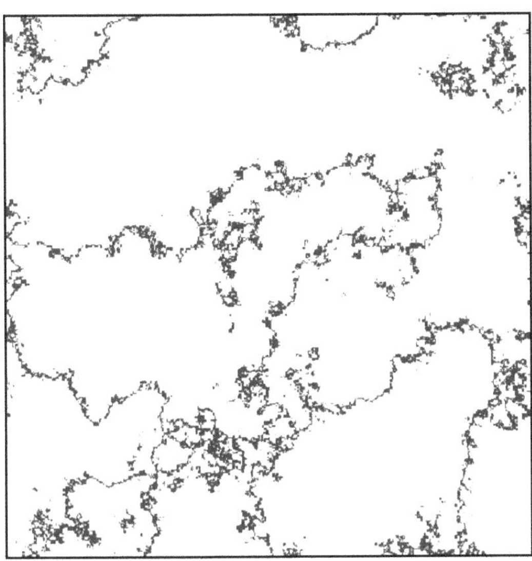

Abb. 6.17: Ein Höhenschnitt mit Punkten $\{(x,y) \mid X_H(x,y) = s\}$ durch eine digitale gebrochene Brownsche Fläche (Roß 1997).

Die fraktalen Kästchendimensionen wurden nach der in Kap. 6.3.4 dargestellten Methode mittels Regressionsanalyse im $(\log(N_\delta), -\log(\delta))$ -Graphen geschätzt. Ergänzend ist das skalierte Histogramm der untersuchten gebrochenen Brownschen Fläche eingeblendet. Ursachen für die teilweise starken Abweichungen zwischen dem erwarteten und dem ermittelten Wert können in der Begrenzung des gewählten Bildausschnittes und der damit verbundenen Begrenztheit des Wertebereiches sowie in der diskreten Abtastung der Brownschen Fläche und der Höhenwerte X_H gesehen werden.

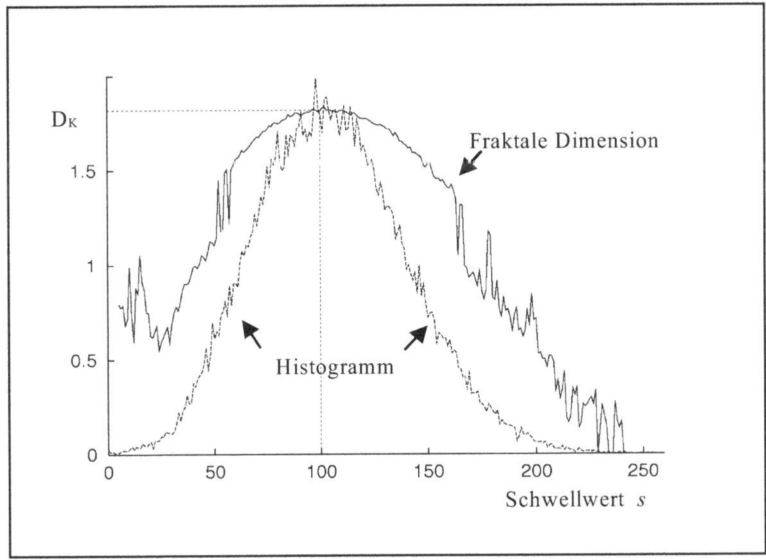

Abb. 6.18: Berechnete fraktale Dimensionen der binären Schnittbilder einer Brownschen Fläche mit fraktaler Dimension *1,8* versus Schwellwert *s*. Zusätzlich ist das skalierte Histogramm der untersuchten Brownschen Fläche eingeblendet (Roß 1997).

6.4 Morphologische Bildanalyse

In der medizinischen Diagnostik bildet die Beschreibung morphologischer Eigenschaften von Bildobjekten einen integralen Bestandteil, wobei die Formbeschreibung pathologischer Veränderungen wie Läsionen, Tumoren etc. von besonderer Bedeutung ist. Bei der Bildbefundung werden diagnostisch relevante Bildstrukturen häufig in einer bildhaften Sprache durch Vergleiche mit allgemein bekannten Objektformen beschrieben. Beispiele bilden hier Wortwendungen wie eine 'kreisrunde, kirschkerngroße Läsion' oder 'girlandenförmiges Kontrastenhancement im Tumorrandbereich'.

Der Einsatz von Bildanalyseverfahren eröffnet die Möglichkeit zu einer quantitativen Beschreibung morphologischer Objekteigenschaften (Gonzalez und Wintz 1987, Haralick und Shapiro 1992, Reiss 1993, Sonka, Hlavac et al. 1993). Analog zu der in der medizinischen Diagnostik verwendeten Beschreibungstechnik werden auch in der Bildanalyse Formmerkmale von Objekten häufig auf der Basis von Vergleichen zu bekannten Formen ermittelt, wobei hier primär mathematisch einfach zu handhabende geometrische Formen wie Kreise, Ellipsen oder Rechtecke benutzt werden. Über die quantitative Beschreibung von Formeigenschaften hinaus können die Formmerkmale zur Erkennung verschiedener Bildstrukturen verwendet werden.

Für eine Charakterisierung morphologischer Eigenschaften von Bildobjekten ist es wesentlich, dass die extrahierten Merkmale unabhängig von der Position und Ausrichtung des analysierten Objektes im Bild sowie von seiner Größe sind. Mathematisch formuliert bedeutet dies, dass Formmerkmale invariant gegenüber Translationen, Rotationen und Skalierungen des untersuchten Bildobjektes sein sollen, die im 2D-Bild wie folgt beschrieben werden können:

$$\begin{pmatrix} x' \\ y' \end{pmatrix} = s \cdot \begin{pmatrix} \cos\alpha & -\sin\alpha \\ \sin\alpha & \cos\alpha \end{pmatrix} \cdot \begin{pmatrix} x \\ y \end{pmatrix} + \begin{pmatrix} t_x \\ t_y \end{pmatrix} \qquad (6.50)$$

Hierbei wird der Bildpunkt (x,y) durch eine Skalierung mit dem Faktor s, einer Rotation um den Winkel α sowie einer Translation um den Vektor $(t_x, t_y)^T$ transformiert. Bei der Durchführung dieser Transformation auf dem digitalen Pixelraster werden Approximationen notwendig, wodurch die geforderten Invarianzeigenschaften nur näherungsweise erfüllt werden können. Dennoch spricht man in der Bildverarbeitung von invarianten Bildmerkmalen, falls die Invarianzeigenschaften unter Vernachlässigung dieser Digitalisierungseffekte erfüllt sind. Nachfolgend werden verschiedene Ansätze zur morphologischen Bildanalyse vorgestellt.

Ferret-Box und minimal umschreibendes Rechteck: Eine grobe Beschreibung eines Bildobjektes wird durch Approximationen der Objektkontur durch die Ferret-Box (engl.: bounding box) sowie das minimal umschreibende Rechteck (engl.: minimal bounding rectangle) gegeben (Abb. 6.19). Die Ferret-Box ist ein Rechteck minimaler Fläche mit parallel zu den Achsen des Bildkoordinatensystems verlaufenden Seiten, welches das Objekt umschreibt. Demgegenüber entfällt bei der Definition des minimal umschreibenden Rechteckes die Bedingung achsenparalleler Rechteckseiten, so dass hierdurch eine rotationsinvariante Rechteckapproximation gegeben ist. Auf der Basis der Rechteckapproximation können folgende Formmerkmale abgeleitet werden: Das *Seitenlängenverhältnis S,* auch *Aspect ratio* genannt,

$$S = \frac{h}{b} \qquad (6.51)$$

gibt das Verhältnis der Höhe h zur Breite b des Rechteckes an. Demgegenüber wird der *Füllungsgrad* $G \in [0,1]$ durch das Verhältnis von der Objektfläche F zur Fläche des Rechteckes gegeben, so dass gilt:

$$G = \frac{F}{h \cdot b}$$

(6.52)

Zur Formcharakterisierung ist die Berechnung des Seitenlängenverhältnisses und des Füllungsgrades auf der Basis des minimal umschreibenden Rechteckes vorzuziehen, da nur hier neben der Translations- und Skalierungsinvarianz auch die Rotationsinvarianz gegeben ist. Bei Verwendung minimal umschreibender Rechtecke wird der Füllungsgrad auch *Rechteckigkeit* (engl.: rectangularity) genannt (Sonka, Hlavac et al. 1993). Die Ferret-Box wird in der Medizinischen Bildverarbeitung häufig zur Eingrenzung des Bildbereiches auf das interessierende Objekt eingesetzt, um so eine Reduktion des Speicherbedarfs und eine beschleunigte Verarbeitung zu erreichen. Bei der Verarbeitung von 3D-Bildfolgen wird die Ferret-Box verallgemeinert zu einem Objektquader (engl.: bounding cube), der das dreidimensionale Objekt umschließt. *Bounding cubes* werden sowohl in der 3D-Bildanalyse als auch in der 3D-Visualisierung eingesetzt, wo sie zur Einschränkung des Objektraumes und beschleunigten Generierung von 3D-Darstellungen medizinischer Objekte verwendet werden.

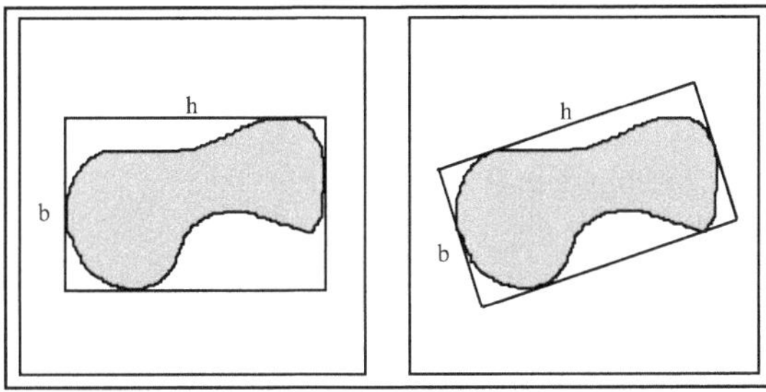

Abb. 6.19: Ferret-Box (links) und minimal umschreibendes Rechteck (rechts) eines Bildobjektes.

6.4.1 Momente einer Kontur

Für eine diskrete zweidimensionale Bildfunktion $f : [0,\ldots,N_x] \times [0,\ldots,N_y] \to \{0,\ldots,g-1\}$ ist das Moment der Ordnung $p + q \in \mathbb{N}$ wie folgt definiert:

$$m_{pq} = \sum_{i=0}^{N_x} \sum_{j=0}^{N_y} i^p j^q f(i,j)$$

(6.53)

Zur Formbeschreibung eines 2D-Bildobjektes liegt es nahe, die Punkte seiner Außenkontur $p_1,\ldots,p_N$ in der Bildmatrix f binär zu markieren und die Momente m_{pq} nach Gl. 6.53 zu ermitteln. Die so berechneten Konturmomente sind jedoch nicht invariant gegenüber Translationen, Rotationen und Skalierungen und somit als Formmerkmal unbrauchbar. Zur Erzeugung einer rotations- und translationsinvarianten Repräsentation der Kontur kann anstelle des binarisierten Konturbildes die Folge der Euklidischen Abstände $d(S,p_1),\ldots,d(S,p_N)$ zwischen den Konturpunkten $p_1,\ldots,p_N$ und dem Objektschwerpunkt S verwendet werden, die auch als radiale Distanzen oder radiale Längen (engl.: radial length) bezeichnet werden (Abb. 6.20).

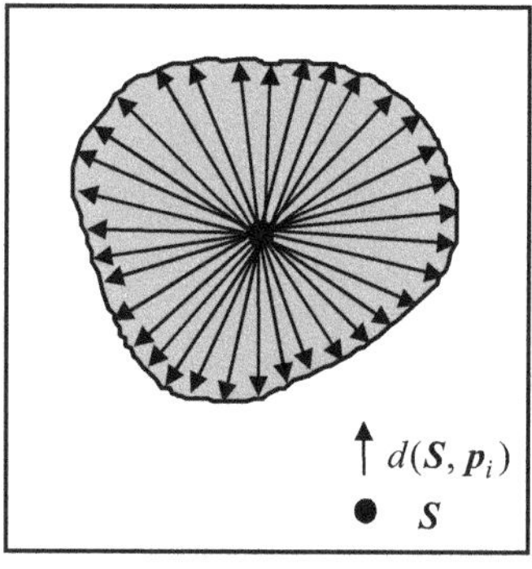

Abb. 6.20: Repräsentation der Kontur durch eine Folge radialer Distanzen.

Der bei dieser Konturrepräsentation verwendete *Schwerpunkt S* eines Bildobjektes mit Pixeln $(x_i, y_i), i = 1,...,M$, der auch *Massenschwerpunkt, Zentrum* oder *Zentroid* (engl.: centroid) genannt wird, ist gegeben durch:

$$S = (\overline{x}, \overline{y}) = \left(\frac{1}{M} \sum_{i=1}^{M} x_i, \frac{1}{M} \sum_{i=1}^{M} y_i \right) \tag{6.54}$$

Formeigenschaften einer Kontur spiegeln sich in der Verteilung der radialen Distanzen $d(S, p_1),...,d(S, p_N)$ wider.

Der Mittelwert der radialen Distanzen entspricht hierbei dem Radius

$$r = \frac{1}{N} \sum_{i=1}^{N} d(S, p_i) \tag{6.55}$$

eines die Objektkontur approximierenden Kreises mit Mittelpunkt *S*. Bereits 1974 untersuchte Haralick in (Haralick 1974) die Verteilung radialer Distanzen und wies nach, dass das Merkmal

$$\tilde{m}_1 = \frac{r}{\sigma_r} \tag{6.56}$$

eine translations-, rotations- und skalierungsinvariante Formbeschreibung von 2D-Objekten ermöglicht. Hierbei gibt σ_r die Standardabweichung der Distanzen $d(S, p_1),...,d(S, p_N)$ an. Die von (Gupta und Srinath 1987) untersuchten *Konturmomente* können als Verallgemeinerung dieses Ansatzes betrachtet werden.

Das Konturmoment der Ordnung k, auch *k-tes Konturmoment* genannt, ist hier gegeben durch

$$m_k = \frac{1}{N} \sum_{i=1}^{N} [d(S, p_i)]^k \tag{6.57}$$

Das *zentrale Konturmoment der Ordnung k* ist definiert als

$$M_k = \frac{1}{N} \sum_{i=1}^{N} [d(S, p_i) - m_1]^k . \tag{6.58}$$

Das für die nachfolgenden Definitionen bedeutsame zweite zentrale Moment M_2 ist gleich der Varianz σ_r^2 der Distanzen, die zugleich als mittlere quadratische Abweichung zwischen dem approximierenden Kreis (mit Radius $r = m_1$ und Schwerpunkt S) und der Kontur interpretiert werden kann. Die k-ten zentralen Konturmomente können somit auch als Maße für die Güte der Approximation der Konturpunkte durch einen Kreis interpretiert werden, wobei kreisförmige Strukturen kleine Konturmomente M_k (nahe bei 0) aufweisen.

Aus den Konturmomenten werden die *normalisierten Konturmomente* $\tilde{m}_k$ und $\tilde{M}_k$ abgeleitet, die, wie in (Gupta und Srinath 1987) nachgewiesen, translations-, rotations- und skalierungsinvariante Formmerkmale bilden.

$$\tilde{m}_k = \frac{m_k}{\sqrt{M_2^k}} = \frac{\dfrac{1}{N}\sum_{i=1}^{N}[d(S,p_i)]^k}{\sqrt{\left[\dfrac{1}{N}\sum_{i=1}^{N}[d(S,p_i)-m_1]^2\right]^k}} \tag{6.59}$$

$$\tilde{M}_k = \frac{M_k}{\sqrt{M_2^k}} = \frac{\dfrac{1}{N}\sum_{i=1}^{N}[d(S,p_i)-m_1]^k}{\sqrt{\left[\dfrac{1}{N}\sum_{i=1}^{N}[d(S,p_i)-m_1]^2\right]^k}} \tag{6.60}$$

Eigenschaften: Die Formmerkmale $1/\tilde{m}_1$, $\tilde{M}_3$, $\tilde{M}_4$ und $\tilde{M}_5$ zeichnen sich durch geringe Rauschempfindlichkeit aus (Gupta und Srinath 1987), so dass man auch bei leichten, rauschbedingten Variationen der Randkontur ähnliche Werte für diese Formmerkmale erhält. Sie werden in Abb. 6.21 zur Beschreibung der Tumorkontur eines Meningeoms verwendet. Das Formmerkmal $1/\tilde{m}_1$ gibt den Variationskoeffizienten der Distanzverteilung an, während $\tilde{M}_3$ der Schiefe und $\tilde{M}_4$ dem Exzess der Verteilung der radialen Distanzen entspricht. Im Vergleich zu regionenbasierten Momenten konnten auf der Basis von Konturmomenten wesentlich bessere Erkennungsleistungen bei Unterscheidung verschiedener Objektformen nachgewiesen werden (Sonka, Hlavac et al. 1993).

Zur *Beschreibung der 3D-Form* von Bildobjekten in räumlichen medizinischen Bildfolgen können die Konturmomente durch Betrachtung der Distanzen zwischen dem Schwerpunkt des 3D-Objektes und Punkten auf der Objektoberfläche verallgemeinert werden. Hierbei kann die Vereinigung aller in den einzelnen Schichtbildern eines 3D-Bilddatensatzes bestimmten Außenkonturpunkte als Repräsentation der Objektoberfläche verwendet werden. Die aus dieser Distanzverteilung extrahierten Konturmomente sind insbesondere zur Charakterisierung kugeliger 3D-Objekte geeignet, die sich durch relativ kleine Werte der k-ten zentralen Momente M_k der 3D-Distanzverteilung auszeichnen.

In Kap. 10.1.2.2 wird eine Verallgemeinerung der hier vorgestellten Konturmomente zur *Charakterisierung ellipsoider Objektformen* gegeben. Hierbei werden die Distanzen zwischen dem Objektrand und einer approximierenden Ellipse bei der Berechnung der Konturmomente betrachtet und in der Anwendung für die Charakterisierung ellipsoider Hirntumorformen genutzt.

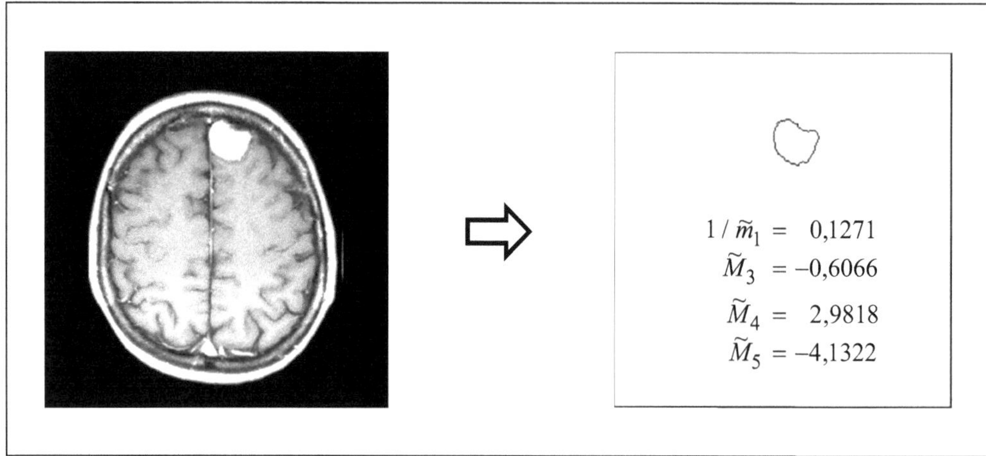

Abb. 6.21: Kontrastverstärktes *T1*-gewichtetes MR-Bild (links) mit normalisierten Konturmomenten der segmentierten Außenkontur eines Meningeoms (rechts)

6.4.2 Normalisierte radiale Distanzen und Rauhigkeit

In (Kilday, Palmieri et al. 1993) werden Formmerkmale basierend auf normalisierten radialen Distanzen zur Beschreibung medizinischer Bildobjekte vorgeschlagen und zur Charakterisierung von Läsionen in Mammographien eingesetzt. Die normalisierte radiale Distanz r_i des Konturpunktes p_i ist hierbei definiert als die Euklidische Distanz zwischen dem Objektschwerpunkt S und dem Konturpunkt p_i dividiert durch das Maximum der auftretenden radialen Distanzen der Kontur, so dass gilt:

$$r_i = \frac{d(S,p_i)}{\max\{d(S,p_1),...,d(S,p_N)\}} \in [0,1]$$
(6.61)

Als formbeschreibende Merkmale werden der Mittelwert $\bar{r}$ und die Standardabweichung σ_r der normalisierten radialen Distanzen verwendet. Diese Merkmale spiegeln sowohl grobe Formveränderungen als auch leichte Abweichungen der Kontur von dem Kreis mit Mittelpunkt S und Radius $\bar{r} \cdot \max\{d(S,p_1),...,d(S,p_N)\}$ wider. Während die Translations- und Rotationsinvarianz der Formmerkmale auf die Repräsentation der Kontur als Folge radialer Längen zurückgeht, sichert die Normalisierung der radialen Distanzen ihre Skalierungsinvarianz.

Die *Rauhigkeit R* zielt auf die Charakterisierung der Konturunregelmäßigkeit sowie der Quantifizierung lokaler Konturschwankungen (Kilday, Palmieri et al. 1993). Zur Berechnung der Rauhigkeit wird die Kontur $p_1,...,p_N$ in S kleine Kontursegmente mit jeweils $P = \lfloor N/S \rfloor$ Punkten zerlegt. Dann wird in jedem Kontursegment mit Index $s \in \{0,...,S-1\}$ der lokale Rauhigkeitsindex $R(s)$ berechnet, indem die absoluten Differenzen der radialen Distanzen zwischen benachbarten Konturpunkten innerhalb eines Teilsegmentes summiert werden:

$$R(s) = \sum_{k=sP+1}^{(s+1)P} |r_k - r_{k+1}|$$
(6.62)

Die *Rauhigkeit R* der Objektkontur wird definiert als mittlerer Rauhigkeitsindex der Kontur:

$$R = \frac{1}{S} \sum_{s=0}^{S-1} R(s) \tag{6.63}$$

6.4.3 Fourier-Deskriptoren

Fourier-Deskriptoren können, wie in den grundlegenden Veröffentlichungen von (Zahn und Roskies 1972) und (Granlund 1972) dargestellt, in verschiedenen Varianten zur Kurvenbeschreibung in 2D-Bildern eingesetzt werden. In der Medizinischen Bildverarbeitung können Fourier-Deskriptoren zur Formbeschreibung einzelner Bildobjekte sowie zur prototypischen Repräsentation der Morphologie von Bildobjekten wie Knochenstrukturen, Geweben etc. verwendet werden, die wie die in Kap. 5.8 beschriebenen statistischen Formmodelle zur formbasierten Segmentierung und Erkennung von Bildobjekten genutzt werden können.

Bei dem nachfolgend vorgestellten Ansatz zur Berechnung der Fourier-Deskriptoren (Granlund 1972) wird die als kontinuierlich betrachtete Kontur zunächst umfahren und zu jedem Zeitpunkt $t \in [0, 2\pi]$ ein Konturpunkt abgetastet. Die so erhaltenen Konturpunktkoordinaten $(x(t), y(t))$ werden als komplexe Zahlen

$$z(t) = x(t) + i \cdot y(t) \tag{6.64}$$

interpretiert.

Man erhält eine periodische Funktion $z: \mathbb{R} \rightarrow \mathbb{C}$ mit Periode 2π, die wie folgt in eine Fourier-Reihe entwickelt werden kann:

$$z(t) = \sum_n T_n e^{int} \tag{6.65}$$

Die *Fourier-Deskriptoren* $T_n \in \mathbb{C}$ der untersuchten Kontur werden durch Fouriertransformation der Funktion z berechnet und sind mit $t = 2\pi s / L$ gegeben durch

$$T_n = \frac{1}{L} \int_0^L z(s) \cdot e^{-i\left(\frac{2\pi s}{L}\right)n} \, ds. \tag{6.66}$$

Hierbei beschreibt s den Abstand zum Startpunkt auf der Kurve in Bogenmaß, während L die Konturlänge angibt.

In der digitalen Bildverarbeitung werden diskrete Konturen betrachtet (Abb. 6.22). Gegeben sei eine geschlossene Kontur mit Punkten $(x_0, y_0), \ldots, (x_N, y_N)$, wobei Anfangs- und Endpunkt der Kontur zusammenfallen.

Durch Anwendung der diskreten Fouriertransformation auf die komplexe, diskrete Konturrepräsentation $z_1, \ldots, z_N$ ergeben sich mit $z_m = x_m + i \cdot y_m$, $m \in \{1, \ldots, N\}$ die diskreten Fourier-Deskriptoren r_n wie folgt:

$$r_n = \sqrt{|a_n|^2 + |b_n|^2} \tag{6.67}$$

mit

$$a_n = \frac{1}{N}\sum_{m=1}^{N} x_m e^{-i\left(\frac{2\pi n}{N}\right)n} \quad \text{und} \quad b_n = \frac{1}{N}\sum_{m=1}^{N} y_m e^{-i\left(\frac{2\pi n}{N}\right)n}. \tag{6.68}$$

Die so erhaltenen Fourier-Deskriptoren r_n sind translations- und rotationsinvariant, jedoch nicht invariant gegenüber Skalierung. Um eine Skalierungsinvarianz zu erreichen, werden normierte Deskriptoren w_n betrachtet, die gegeben sind durch:

$$w_n = \frac{r_n}{r_1} \tag{6.69}$$

Bei der Durchführung der diskreten Fouriertransformation mit der schnellen Fouriertransformation (FFT) ist zu beachten, dass als Anzahl der verwendeten Konturpunkte eine Potenz von 2 erwartet wird (Nussbaumer 1982). Darüber hinaus müssen die Abtastpunkte äquidistant auf der Kontur gewählt werden, um ein konstantes Abtastintervall zu erhalten. Die zweite Bedingung ist beispielsweise durch die Wahl der Punkte einer 4-zusammenhängenden Kontur erfüllt (Abb. 6.22).

Anwendung: Grundidee bei der Anwendung von Fourier-Deskriptoren zur Diskriminierung verschieden geformter Konturen ist es, dass die wesentliche Forminformation von wenigen Koeffizienten bzw. den zugehörigen Frequenzen getragen wird (Persoon und Fu 1977). Da die wesentliche Forminformation in niederfrequenten Koeffizienten enthalten ist, erhält man durch Berücksichtigung der ersten Fourier-Deskriptoren $w_1, \ldots, w_n$ ($n < N$) eine komprimierte, von Rauscheffekten bereinigte Repräsentation der Objektform. Die so erhaltene geschlossene Kontur repräsentiert eine Approximation der originären Kontur. Diese Technik wird in der Mustererkennung zur Generierung von Formprototypen verwendet. Die zur Formrepräsentation verwendeten Deskriptoren $w_1, \ldots, w_n$ können als n-dimensionale Merkmalsvektoren interpretiert werden, die zur Unterscheidung verschiedener Objektformen mittels Klassifikationsverfahren einer von k Formklassen zugeordnet werden. Diese Methode wurde z.B. zur Erkennung handgeschriebener Buchstaben erfolgreich eingesetzt (Granlund 1972, Shridar und Badrelin 1984).

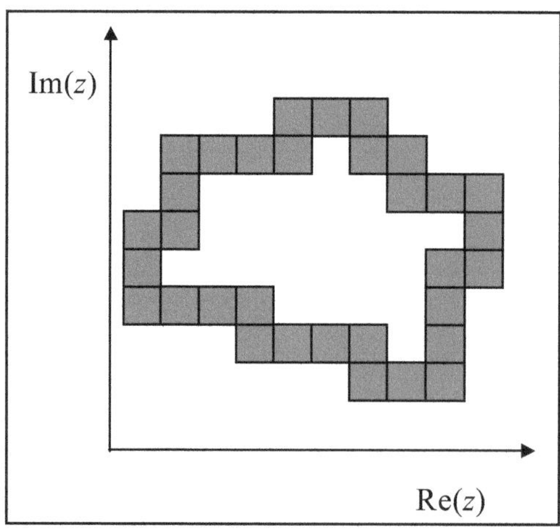

Abb. 6.22: Geschlossene 4-zusammenhängende Kontur im digitalen Bild.

6.4.4 Kompaktheit und Rundheit

Die Kompaktheit (engl.: compactness), auch *Kreisförmigkeit* (engl.: circularity) genannt, ist ein häufig verwendetes Maß zur Beschreibung der Objektform. Hierbei deutet die Bezeichnung Kreisförmigkeit an, dass dieses Merkmal insbesondere zur Erkennung kreisförmiger Bildstrukturen geeignet ist. Die Kompaktheit K ist definiert als das Verhältnis des quadratischen Konturumfangs U^2 zur Objektfläche F.

$$K = \frac{U^2}{F} \tag{6.70}$$

Die Kompaktheit ist ein translations-, rotations- und skalierungsinvariantes Merkmal. Bei kontinuierlichen Kreisen nimmt die Kompaktheit mit dem Wert 4π ein Minimum an und liefert somit ein Kriterium für die Ähnlichkeit der untersuchten Objektform zu einem Kreis.

Kreis (kontinuierlich):
$$K = \frac{(2 \cdot \pi \cdot r)^2}{\pi \cdot r^2} = 4\pi \approx 12{,}57$$

Quadrat (kontinuierlich):
$$K = \frac{(4b)^2}{b^2} = 16$$

Auf dem digitalen Pixelraster kann der Umfang U auf verschiedene Arten ermittelt werden: Eine einfache Approximation des Umfangs ergibt sich, wenn man die Anzahl der Punkte auf der durch die 4-Nachbarschaft definierten Objektkontur berechnet. Eine genauere Approximation des Objektumfangs lässt sich nach (Freeman 1974) erzielen, indem man bei der Umfangsberechnung die Euklidischen Abstände zwischen den benachbarten Konturpunkten aufsummiert. Die Fläche F ergibt sich aus der Anzahl der Objektpunkte multipliziert mit der Pixelfläche (vgl. Kap. 6.1.3).

Eigenschaften: Die Kompaktheit beinhaltet Information über die grobe Form des Objektes, liefert jedoch nicht immer aussagekräftige Formcharakterisierungen. Zum einen können stark unterschiedlich geformte Objekte gleiche oder ähnliche Kompaktheitswerte aufweisen (Abb. 6.23, A, B), zum anderen ist es problematisch bei der Definition der Kompaktheit, dass sie vom Objektumfang abhängt, der rauschbedingt stark variieren kann. So können makroskopisch sehr ähnliche Formen stark unterschiedliche Kompaktheitswerte aufweisen (Abb. 6.23, C, D).

Die *Rundheit*

$$R = \frac{4F}{\pi D^2} \in [0,1] \tag{6.71}$$

ist ein weiteres Maß zur Beschreibung der Kreisförmigkeit eines Bildobjektes. Hierbei gibt D den maximalen Objektdurchmesser und F die Fläche des Objektes an. Durch die Rundheit wird die Objektfläche F in Relation zur Fläche eines Kreises mit Durchmesser D gesetzt. Sie nimmt daher für einen Kreis den maximalen Wert 1 an.

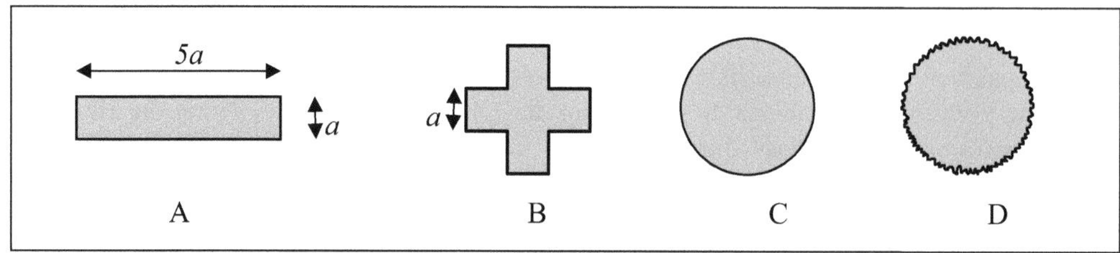

Abb. 6.23: Problemfälle. Die Objekte A und B weisen trotz ihrer unterschiedlichen Form dieselbe Kompaktheit auf ($K_A = K_B = 28{,}8$). Demgegenüber stellen die Objekte C und D zwei kreisförmige Objekte ähnlicher Form dar, die jedoch eine stark unterschiedliche Kompaktheit aufweisen ($K_C < K_D$). Dies ist auf die verschiedenen Randstrukturen und die hiermit verbundenen stark unterschiedlichen Objektumfänge zurückzuführen.

6.4.5 Elongiertheit

Die Elongiertheit quantifiziert die Länglichkeit von Objekten im 2D-Bild. Ihre Berechnung basiert auf der Hauptkomponentenanalyse und Hauptachsentransformation (Kap. 8.2.1) der Objektkoordinatenvektoren.

Durch die Hauptachsentransformation wird eine Koordinatentransformation durchgeführt, durch die der Nullpunkt des zweidimensionalen Koordinatensystems in den Schwerpunkt S des Objektes verschoben und eine Rotation der Koordinatenachsen durchgeführt wird. Die Richtungen der neuen Koordinatenachsen, die als Hauptachsen bezeichnet werden, sind gegeben durch die Richtungen der beiden normierten Eigenvektoren u_1, $u_2 \in \mathbb{R}^2$ der empirischen (2×2)-Kovarianzmatrix $\hat{\Sigma}$ der Koordinatenvektoren. Die Varianz der Koordinatenvektoren in Richtung des i-ten Eigenvektors wird durch den zugehörigen Eigenwert λ_i beschrieben. Der Eigenvektor u_1, der zum größten Eigenwert λ_1 korrespondiert, weist somit in die Richtung maximaler Varianz der (x, y)-Werte des Objektes. Der Eigenvektor u_2, der zum zweiten Eigenwert λ_2 korrespondiert, steht senkrecht zu u_1 (vgl. Abb. 7.13).

Die *Elongiertheit* η ist dann wie folgt definiert:

$$\eta = 1 - \frac{\sqrt{\lambda_2}}{\sqrt{\lambda_1}} \in [0,1] \tag{6.72}$$

Beispiele: $\eta(\bigcirc) = 0$, $\eta(\ovoid) = 0{,}5$

Zur Analyse der räumlichen Struktur von Objekten in 3D-Bildfolgen wird dieser Ansatz in Kap. 10.1.2.1 verallgemeinert und zur Charakterisierung der 3D-Form von Hirntumoren eingesetzt.

7 Klassifikation und Bilderkennung

In diesem Kapitel stehen *Klassifikatoren mit überwachtem Lernverfahren* im Vordergrund der Betrachtung (Duda und Hart 1973, Niemann 1983, Fukunaga 1990, Schürmann 1996). Sie sind von unüberwachten Klassifikatoren, auch Clusteranalyseverfahren genannt, zu unterscheiden, die vorwiegend zur Bildsegmentierung eingesetzt werden (vgl. Kap. 5.4). Überwachte Klassifikationsverfahren werden in der Mustererkennungs-Pipline (Kap. 3.1, Abb. 3.1) in der letzten Phase des Verarbeitungsprozesses eingesetzt, um Bildstrukturen anhand ihrer Merkmalsvektoren automatisch zu klassifizieren und zu erkennen.

Die wesentlichen Schritte zur *Generierung eines problemspezifisch optimierten Klassifikators* werden in Kap. 3.2 beschrieben. Nach Aufbau einer Lernstichprobe $S = \{(m, \omega) \in W_M \times \Omega\}$ mit korrekt klassifizierten Bildstrukturen bzw. Merkmalsvektoren m (Abb. 3.15) werden in einem überwachten Lernprozess (Abb. 3.17) die Grenzen der Klassenbereiche im Merkmalsraum unter Verwendung der Stichprobe automatisch justiert (Abb. 3.16). Mit dem so trainierten Klassifikator wird nachfolgend eine Klassifikation der Bildstrukturen anhand ihrer Merkmalsvektoren vorgenommen (Abb. 3.17).

Klassifikatoren zeichnen sich durch ihre *datengetriebene Lern- und Generalisierungsfähigkeit* aus, durch die sie sich an verschiedene Problemstellungen adaptieren können. Sie nutzen hierbei implizit das in der vorklassifizierten Lernstichprobe S enthaltene Wissen zur Interpretation der extrahierten Bildmerkmale.

In medizinischen Bildanalyse- und Erkennungssystemen werden Klassifikatoren sowohl zur *Segmentierung* als auch zur computergestützten *Erkennung* von Bildstrukturen (Tumoren, Läsionen etc.) eingesetzt (z.B. in (Busch und Groß 1993, Handels 1993, Schad et al. 1993, Pelikan et al. 1995, Handels et al. 1999a)). Ihr Einsatz wird in diagnoseunterstützenden Bildanalysesystemen insbesondere durch die Notwendigkeit zur *Interpretation einer hohen Anzahl bildobjektspezifischer Merkmale und ihrer Kombinationen* motiviert, die durch quantitative Bildanalyseverfahren (Kap. 6) aus medizinischen Bilddaten extrahiert werden können.

Nach einer Einführung (Kap. 7.1) werden in Kap. 7.2 -7.3 klassische Verfahren der numerischen Klassifikation erläutert. Nachfolgend werden in Kap. 7.4 neuronale Netzwerke vorgestellt und ihre Eigenschaften im Hinblick auf das Klassifikationsproblem diskutiert. Hierbei liegt der Schwerpunkt der Betrachtung auf Multilayer-Perzeptrons und topologischen Merkmalskarten, die zu den wichtigsten neuronalen Netzwerktypen im Bereich der medizinischen Mustererkennung zählen. In Kap. 7.5 werden Methoden zur Bewertung der Erkennungsleistung von Mustererkennungssystemen in der Anwendung vorgestellt. Ergänzend wird in Kap. 10.1 und 10.3 das komplexe Zusammenspiel von Verfahren der Bildanalyse, Visualisierung und überwachten Klassifikation in medizinischen Bildanalyse- und Erkennungssystemen beispielhaft anhand verschiedener medizinischer Anwendungen beschrieben.

7.1 Mathematische Grundlagen

Der Klassifikationsprozess kann mathematisch durch eine Entscheidungsregel $e : W_M \rightarrow \Omega$ beschrieben werden, durch die jeder Merkmalsvektor $m \in W_M$ einer Klasse $\omega \in \Omega$ zugeordnet wird. Hierbei wird angenommen, dass alle in dem Problemkreis in Frage kommenden Klassen $\Omega_1, \ldots, \Omega_k$ vor Durchführung der Klassifikation bekannt sind (engl.: closed world assumption). Ergänzend zu den durch die Problemstellung definierten Klassen kann eine *Rückweisungsklasse* Ω_0 eingeführt werden, zu der alle in einem noch zu konkretisierenden Sinne unsicher klassifizierbaren Merkmalsvektoren zugeordnet werden, so dass die Ereignismenge $\Omega = \{\Omega_0, \Omega_1, \ldots, \Omega_k\}$ ist.

7.1.1 Klassifikation als Optimierungsproblem

Eine wichtige Gruppe von Klassifikationsverfahren lässt sich deduzieren, falls das Klassifikationsproblem als entscheidungstheoretisches stochastisches Optimierungsproblem aufgefasst wird (Duda und Hart 1973, Niemann 1983, Schürmann 1996).

Sei ω die wahre Klasse des Merkmalsvektors m und $e(m) = \hat{\omega} \in \Omega$, die durch die Entscheidungsregel ermittelte Klasse. Dann ordne die Kostenfunktion $c : \Omega \times \Omega \rightarrow \mathbb{R}$ jedem Tupel $(\omega, e(m)) \in \Omega \times \Omega$ einen Kostenwert wie folgt zu:

$$c(\omega, e(m)) = \begin{cases} 0, & \text{falls } e(m) = \omega & \text{(Richtig)} \\ c_{\omega, e(m)}, & \text{falls } e(m) \neq \omega \wedge e(m) \neq \Omega_0 & \text{(Falsch)} \\ c_0, & \text{falls } e(m) = \Omega_0 & \text{(Rückweisung)} \end{cases} \tag{7.1}$$

Hierbei können die Fehlklassifikationskosten $c_{\omega, e(m)} > 0$ für verschiedene Verwechslungen unterschiedlich gewählt werden. Die Kosten für eine Rückweisung sind durch $c_0 > 0$ gegeben.

Optimierungsproblem: Für eine gegebene Kostenfunktion c ist eine Entscheidungsregel e so zu finden, dass der Erwartungswert der Fehlklassifikationskosten, der auch als *Risiko R* bezeichnet wird, minimiert wird, so dass gilt:

$$R(e(m)) = \int_{W_M} \left(\sum_{\omega \in \Omega} c(\omega, e(m)) \cdot p(m, \omega) \right) dm \overset{!}{=} \min \tag{7.2}$$

Hierbei beschreibt die (unbekannte) gemeinsame Verteilungsdichte $p(m, \omega)$, die durch die beiden Zufallsvariablen m und ω induziert wird, den mustererzeugenden Prozess.

Nach dem *Gesetz von Bayes* gilt:

$$p(m, \omega) = p(m \mid \omega) \cdot p(\omega) = p(\omega \mid m) \cdot p(m) \tag{7.3}$$

Hierbei gibt die *A-priori-Wahrscheinlichkeit* $p(\omega) = \int_{m \in W_M} p(m, \omega)\, dm$ die Wahrscheinlichkeit für das Auftreten von Merkmalsvektoren einer Klasse $\omega \in \Omega$ an.

Die *A-posteriori-Wahrscheinlichkeit* $p(\omega \mid m)$, auch Rückschlusswahrscheinlichkeit genannt, bezeichnet die Wahrscheinlichkeit, mit der ein beobachteter Merkmalsvektor m der Klasse $\omega \in \Omega$ zugeordnet wird. Die Wahrscheinlichkeit $p(m \mid \omega)$ wird die *klassenbedingte Wahrscheinlichkeit* und $p(m) = \sum_{\omega \in \Omega} p(m, \omega)$ die *unbedingte Wahrscheinlichkeit* genannt.

Unter Anwendung des Gesetzes von Bayes folgt aus Gl. 7.2:

$$R(e(m)) = \int_{W_M} \underbrace{\left(\sum_{\omega \in \Omega} c(\omega, e(m)) \cdot p(\omega \mid m) \right)}_{R_m(e(m))} p(m)\, dm \tag{7.4}$$

Das Problem der Minimierung des Risikos einer Fehlklassifikation ist somit äquivalent zur Minimierung des *lokalen Risikos* $R_m(e(m))$:

$$R_m(e(m)) = \sum_{\omega \in \Omega} c(\omega, e(m)) \cdot p(\omega \mid m) \overset{!}{=} \min \tag{7.5}$$

7.1.2 Bayes-Strategie

Werden die bei Fehlklassifikationen entstehenden Kosten für alle Klassen konstant gehalten, so dass

$$c(\omega, e(m)) = \begin{cases} 0, & \text{falls } e(m) = \omega & \text{(Richtig)} \\ c_f, & \text{falls } e(m) \neq \omega \wedge e(m) \neq \Omega_0 & \text{(Falsch)} \\ c_0, & \text{falls } e(m) = \Omega_0 & \text{(Rückweisung)} \end{cases} \tag{7.6}$$

ist, so ist das lokale Risiko gegeben durch

$$\begin{aligned} R_m(e(m)) &= \sum_{\substack{e(m) \neq \omega \\ e(m) \neq \Omega_0}} c_f \cdot p(\omega \mid m) + c_0 \cdot p(\Omega_0 \mid m) \\ &= c_f (1 - p(e(m) \mid m)) + c_0 \cdot p(\Omega_0 \mid m). \end{aligned} \tag{7.7}$$

Hierbei werden die Kosten einer Fehlentscheidung c_f höher angesetzt als die Kosten einer Rückweisung c_0, so dass gilt: $c_f > c_0 > 0$. Das lokale Risiko einer Fehlentscheidung $R(e(m))$ wird durch die *ideale Bayes-Regel* minimiert, die wie folgt gegeben ist:

$$e^{Bayes}(m) = \begin{cases} \Omega_{max}, \text{ für } p(\Omega_{max} \mid m) = \max_{i=1,\dots,k} p(\Omega_i \mid m) \\ \qquad \wedge\; p(\Omega_{max} \mid m) > \dfrac{c_f - c_0}{c_f} \\ \Omega_0, \quad sonst \end{cases} \tag{7.8}$$

Somit wird das in Gl. 7.2 beschriebene Problem der Minimierung des Erwartungswertes der Fehlklassifikationskosten für die in Gl. 7.6 gegebene Kostenfunktion durch die Anwendung der idealen Bayes-Regel gelöst.

Eine weitere Variante des Bayes-Klassifikators lässt sich durch Anwendung des *Gesetzes von Bayes*

$$p(\omega \mid \boldsymbol{m}) = \frac{p(\boldsymbol{m} \mid \omega) \cdot p(\omega)}{p(\boldsymbol{m})} \tag{7.9}$$

deduzieren. Da $p(\boldsymbol{m})$ für ein gegebenes Klassifikationsproblem unabhängig von der betrachteten Klasse ist, folgt:

$$e^{Bayes}(\boldsymbol{m}) = \begin{cases} \Omega_{max}, \text{falls } p(\boldsymbol{m} \mid \Omega_{max}) \, p(\Omega_{max}) = \max_{i=1,\dots,k} p(\boldsymbol{m} \mid \Omega_i) \, p(\Omega_i) \\ \qquad \wedge p(\boldsymbol{m} \mid \Omega_{max}) \, p(\Omega_{max}) > \frac{c_f - c_0}{c_f} \sum_{i=1}^{k} p(\boldsymbol{m} \mid \Omega_i) \, p(\Omega_i) \\ \Omega_0, \text{ sonst} \end{cases} \tag{7.10}$$

Zur Durchführung der Bayes-Klassifikation ist nun die Kenntnis der klassenspezifischen Verteilungsdichten $p(\boldsymbol{m} \mid \omega)$ und A-priori-Wahrscheinlichkeiten $p(\omega)$ erforderlich. Über die Wahl des Parameters $\beta = (c_f - c_0)/c_f$ wird die Rückweisungswahrscheinlichkeit justiert.

Die Durchführung einer Bayes-Klassifikation eines Merkmalsvektors $\boldsymbol{m}$ wird in Abb. 7.1 durch ein Blockschaltbild illustriert. Hierbei werden zunächst die Produkte $p(\boldsymbol{m} \mid \Omega_i) p(\Omega_i)$ für alle Klassen $\Omega_1, \dots, \Omega_k$ bestimmt. Dann wird das Maximum der Produkte $p(\boldsymbol{m} \mid \Omega_i) p(\Omega_i)$, $i = 1, \dots, k$ und des Rückweisungsterms $\beta \sum_i p(\Omega_i) p(\boldsymbol{m} \mid \Omega_i)$ ermittelt und eine Zuordnung des Merkmalsvektors $\boldsymbol{m}$ zu der zum Maximum korrespondierenden Klasse Ω_{max} oder Ω_0 durchgeführt. Beschränkt man diese Betrachtung auf den Fall ohne Rückweisung, bei dem jedem Merkmalsvektor eine der k Klassen $\Omega_1, \dots, \Omega_k$ zugeordnet wird, so ergibt sich aus Gl. 7.6 mit $c_f > 0$ die vereinfachte Kostenfunktion

$$c(\omega \mid e(\boldsymbol{m})) = \begin{cases} c_f, & \text{falls } \omega \neq e(\boldsymbol{m}) \\ 0, & \text{falls } \omega = e(\boldsymbol{m}). \end{cases} \tag{7.11}$$

Das Problem der Bestimmung einer im Sinne dieser Kostenfunktion optimalen Entscheidungsregel, die das bedingte Risiko

$$R_{\boldsymbol{m}}(e(\boldsymbol{m})) = c_f(1 - p(e(\boldsymbol{m}) \mid \boldsymbol{m})) \tag{7.12}$$

minimiert, wird nachfolgend als *Klassifikationsproblem* bezeichnet. Das Klassifikationsproblem wird durch den idealen Bayes-Klassifikator mit der Entscheidungsregel

$$e^{Bayes}(\boldsymbol{m}) = \Omega_{max} \quad \text{mit} \quad p(\Omega_{max} \mid \boldsymbol{m}) = \max_{i=1,\dots,k} p(\Omega_i \mid \boldsymbol{m}) \tag{7.13}$$

gelöst. Durch den Bayes-Klassifikator wird somit für einen gegebenen Merkmalsvektor $\boldsymbol{m}$ stets die Klasse mit maximaler A-posteriori-Wahrscheinlichkeit gewählt. Das Klassifikationsproblem wird hierdurch auf das Problem der Bestimmung der A-posteriori-Wahrscheinlichkeiten $p(\Omega_1 \mid \boldsymbol{m}), \dots, p(\Omega_k \mid \boldsymbol{m})$ zurückgeführt.

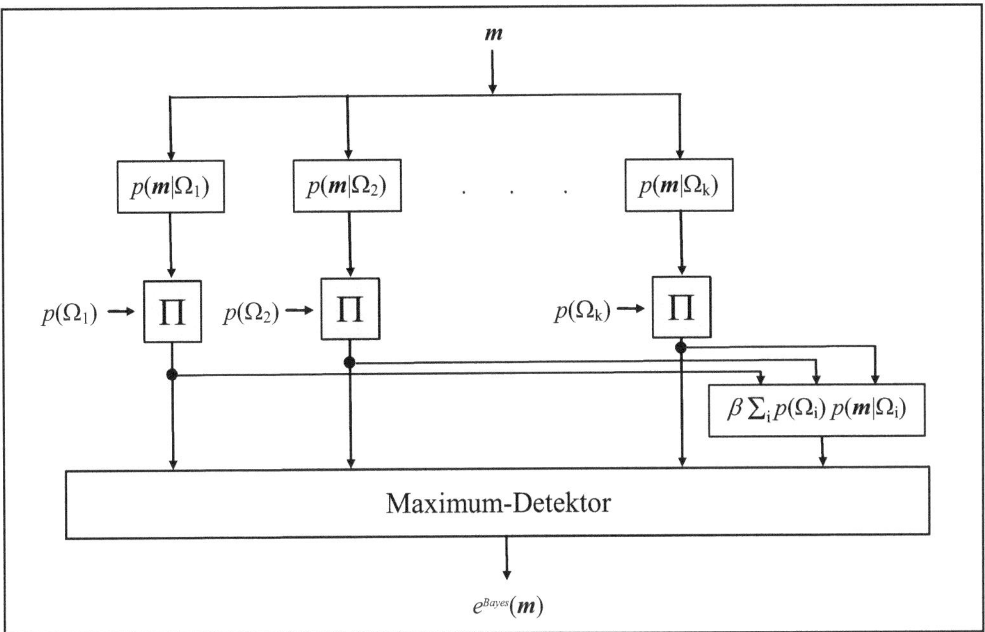

Abb. 7.1: Schematische Darstellung eines optimalen Bayes-Klassifikators angelehnt an (Pöppl 1973). Hierbei wird durch $\beta := (c_f - c_0)/c_f$ die Rückweisungswahrscheinlichkeit justiert.

Nach Anwendung des Gesetzes von Bayes (Gl. 7.9) ergibt sich für den Bayes-Klassifikator ohne Rückweisung, dass bei gegebenem Merkmalsvektor m für die selektierte Klasse Ω_{max} gilt:

$$p(m \mid \Omega_{max}) \cdot p(\Omega_{max}) = \max_{\omega \in \Omega}\{p(m \mid \omega) \cdot p(\omega)\} \tag{7.14}$$

Die Fehlklassifikationswahrscheinlichkeit e_{Klass} eines Klassifikators mit Klassenbereichen $\Re_1, \ldots, \Re_k$ ist gegeben durch

$$e_{Klass} = 1 - \sum_{i=1}^{k} \int_{\Re_i} p(m \mid \Omega_i) p(\Omega_i) \, dm. \tag{7.15}$$

Durch die bei der Bayes-Klassifikation verwendete Strategie wird die Wahrscheinlichkeit einer Fehlklassifikation im Vergleich zu allen anderen möglichen Klassifikatoren minimiert. Obwohl das Klassifikationsproblem durch den idealen Bayes-Klassifikator theoretisch gelöst wird, ist die Lösung des Klassifikationsproblems in der praktischen Anwendung nicht trivial, da die beim idealen Bayes-Klassifikator als bekannt vorausgesetzten stochastischen Eigenschaften, beschrieben durch $p(m, \omega)$ bzw. $p(m \mid \omega)$, $p(\omega)$ und $p(\omega \mid m)$, hier a priori unbekannt sind. Die in den nachfolgenden Kapiteln (Kap. 7.2 - 7.4) vorgestellten Klassifikatoren zeichnen sich durch unterschiedliche Ansätze zur approximativen Lösung des Klassifikationsproblems aus.

7.1.3 Minimax- und Neyman-Pearson-Strategie

Neben der dargestellten Bayes'schen Klassifikationsstrategie sei an dieser Stelle auf die Minimax- sowie die Neyman-Pearson-Klassifikationsstrategie (Neyman und Pearson 1928) hingewiesen. Die unterschiedlichen Ansätze werden kurz anhand des Zweiklassenfalles erläutert, in dem die Fehlklassifikationswahrscheinlichkeit eines Klassifikators e_{Klass} gegeben ist durch:

$$
\begin{aligned}
e_{Klass} &= 1 - \left(\int_{\Re_1} p(\boldsymbol{m} \mid \Omega_1) p(\Omega_1)\, d\boldsymbol{m} + \int_{\Re_2} p(\boldsymbol{m} \mid \Omega_2) p(\Omega_2)\, d\boldsymbol{m} \right) \\
&= \underbrace{\int_{\Re_1} p(\boldsymbol{m} \mid \Omega_2) p(\Omega_2)\, d\boldsymbol{m}}_{\alpha\, =\, \text{Fehler 1. Art}} + \underbrace{\int_{\Re_2} p(\boldsymbol{m} \mid \Omega_1) p(\Omega_1)\, d\boldsymbol{m}}_{\beta\, =\, \text{Fehler 2. Art}}
\end{aligned}
\tag{7.16}
$$

Je nach Klassifikationsstrategie werden bei der Wahl des Klassifikators verschiedene Optimierungskriterien berücksichtigt (Pöppl 1980): Während bei Verwendung der Bayes-Strategie die Fehlklassifikationswahrscheinlichkeit e_{Klass} minimiert wird, wird durch die Minimax-Strategie die Minimierung von $\max\{\alpha, \beta\}$ angestrebt. Die Neyman-Pearson-Strategie, bei der das Klassifikationsproblem auf ein Testproblem zurückgeführt wird, hat demgegenüber die Minimierung des Fehlers β bei vorgegebenem α zum Ziel. Die Minimax- und Neyman-Pearson-Strategien werden nachfolgend nicht näher betrachtet. Detaillierte Darstellungen dieser Klassifikationsstrategien und ihrer Eigenschaften werden in (Pöppl 1980) gegeben.

7.2 Statistische Klassifikatoren

Die in diesem Kapitel vorgestellten statistischen Klassifikationsverfahren, auch Diskriminanzanalyseverfahren oder parametrische Klassifikationsverfahren genannt, sind dadurch charakterisiert, dass sie unter Verwendung einer Verteilungsannahme eine Schätzung der klassenbedingten Verteilungsdichten $p(\boldsymbol{m} \mid \Omega_1), \ldots,\ p(\boldsymbol{m} \mid \Omega_k)$ vornehmen. Hierdurch wird das Problem der Bestimmung der klassenbedingten Wahrscheinlichkeitsdichten auf die Schätzung der Verteilungsparameter reduziert, die auf der Basis der Stichprobe bestimmt werden. Der Klassifikationserfolg ist in der Anwendung nicht nur von der Güte der Parameterschätzung abhängig, sondern auch davon, inwieweit die Modell- und Verteilungsannahmen erfüllt sind. Weitergehende Darstellungen statistischer Klassifikationsverfahren finden sich in (Duda und Hart 1973, Fahrmeir und Hamerle 1984, Fukunaga 1990).

7.2.1 Bayes-Klassifikator unter Normalverteilungsannahme

Die Bayes-Klassifikation unter Normalverteilungsannahme, die auch Bayes-Normalverteilungsklassifikation genannt wird, basiert auf der Annahme, dass die klassenbedingten Wahrscheinlichkeitsdichten $p(\boldsymbol{m} \mid \Omega_1), \ldots, p(\boldsymbol{m} \mid \Omega_k)$ durch multivariate Normalverteilungen beschrieben werden können (Abb. 7.2). Nachfolgend wird das Klassifikationsproblem ohne Rückweisungsklasse betrachtet, dass durch den idealen Bayes-Klassifikator gelöst wird, indem stets die Klasse Ω_{max} selektiert wird, für die gilt:

$$
p(\boldsymbol{m} \mid \Omega_{max}) \cdot p(\Omega_{max}) = \max_{\omega \in \Omega} \{ p(\boldsymbol{m} \mid \omega) \cdot p(\omega) \}
\tag{7.17}
$$

Die klassenspezifischen Diskriminanzfunktionen $d_i : W_M \to \mathbb{R}$ $(i \in \{1,\dots,k\})$ sind als

$$d_i(\boldsymbol{m}) = p(\boldsymbol{m} \mid \Omega_i) \cdot p(\Omega_i) \tag{7.18}$$

definiert. Die Diskriminanzfunktion d_{max} der im Bayes'schen Sinne optimalen Klasse Ω_{max} nimmt an der Stelle $\boldsymbol{m}$ im Vergleich zu den übrigen Diskriminanzfunktionen einen maximalen Funktionswert an, so dass gilt:

$$d_{max}(\boldsymbol{m}) = \max_{i \in \{1,\dots,k\}} \{d_i(\boldsymbol{m})\} \tag{7.19}$$

Unter der Annahme, dass die klassenbedingten Wahrscheinlichkeitsdichten multivariat normalverteilt sind, ergeben sich die Diskriminanzfunktionen $d_i : W_M \to \mathbb{R}$ $(i \in \{1,\dots,k\})$ als

$$d_i(\boldsymbol{m}) = \underbrace{\frac{1}{\sqrt{(2\pi)^n \cdot \det(\Sigma_i)}} \exp\left(-\frac{1}{2}(\boldsymbol{m} - \boldsymbol{\mu}_i)^T \cdot \Sigma_i^{-1} \cdot (\boldsymbol{m} - \boldsymbol{\mu}_i)\right)}_{p(\boldsymbol{m}|\Omega_i)} p(\Omega_i), \tag{7.20}$$

wobei $\boldsymbol{\mu}_i \in \mathbb{R}^n$ den Erwartungswertvektor, Σ_i^{-1} die Inverse der $n \times n$-Kovarianzmatrix der Klasse Ω_i und n die Dimension des Merkmalsraumes W_M angeben.

Aufgrund der Monotonieeigenschaft der Logarithmusfunktion bleibt die Bayes-Entscheidung unbeeinflusst, falls die Diskriminanzfunktionen logarithmiert werden. Somit erhält man nach der Multiplikation mit $\sqrt{(2\pi)^n}$ und Logarithmierung die folgenden vereinfachten Diskriminanzfunktionen $(i \in \{1,\dots,k\})$:

$$d_i(\boldsymbol{m}) = -\frac{1}{2}(\boldsymbol{m} - \boldsymbol{\mu}_i)^T \cdot \Sigma_i^{-1} \cdot (\boldsymbol{m} - \boldsymbol{\mu}_i) - \frac{1}{2}\ln(\det(\Sigma_i)) + \ln(p(\Omega_i)) \tag{7.21}$$

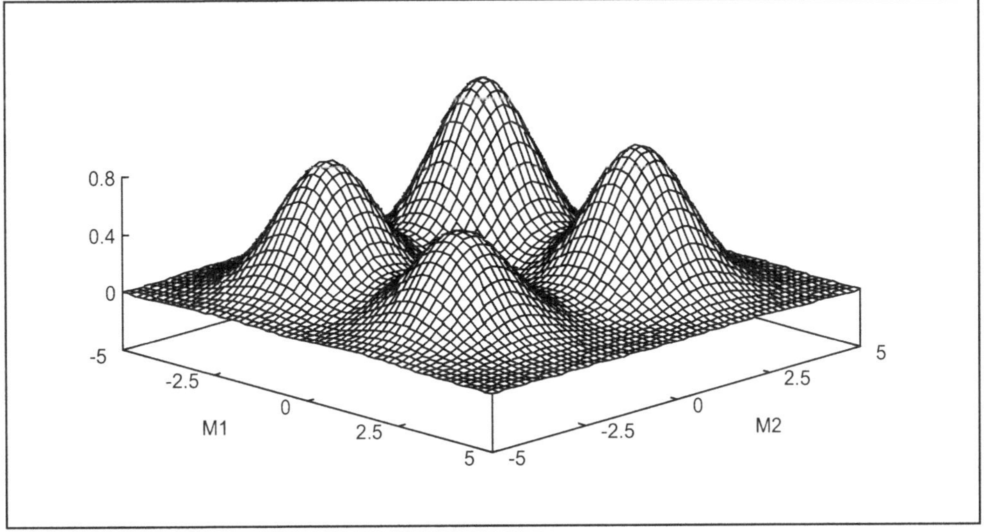

Abb. 7.2: Vier Verteilungen $p(\boldsymbol{m} \mid \Omega_i)p(\Omega_i)$, $i \in \{1,\dots,4\}$ mit klassenbedingten Normalverteilungsdichten im zweidimensionalen Merkmalsraum.

Da die Diskriminanzfunktionen quadratisch vom Eingabevektor $\boldsymbol{m}$ abhängen, wird der Bayes-Klassifikator unter Normalverteilungsannahme auch als quadratischer Klassifikator bezeichnet.

Lernprozess: Der Lernprozess besteht hier in der Schätzung der klassenspezifischen Erwartungswertvektoren $\boldsymbol{\mu}_1,\ldots,\boldsymbol{\mu}_k \in \mathbb{R}^n$, der symmetrischen Kovarianzmatrizen $\Sigma_1,\ldots,\Sigma_k \in \mathbb{R}^{n\times n}$ sowie der klassenbezogenen A-priori-Wahrscheinlichkeiten $p(\Omega_1),\ldots,p(\Omega_k)$ auf der Grundlage der Stichprobe S. Somit sind insgesamt $kn + kn(n+1)/2 + k$ Verteilungsparameter zu bestimmen.

Sei die s-elementige Stichprobe S vollständig und disjunkt zerlegt in k klassenbezogene Stichproben $S_i = \{(\boldsymbol{m}_1,\Omega_i),\ldots,(\boldsymbol{m}_{s_i},\Omega_i)\} \in W_M \times \{\Omega_i\}$ mit $i \in \{1,\ldots,k\}$, so dass $S = S_1 \cup \ldots \cup S_k$ ist. Der Erwartungswertvektor $\boldsymbol{\mu}_i$ und die Kovarianzmatrix Σ_i einer Klasse $i \in \{1,\ldots,k\}$ können auf der Basis der klassenbezogenen Stichprobe S_i durch den Mittelwertvektor $\overline{\boldsymbol{m}}_i \in W_M$ und die empirische Kovarianzmatrix $\hat{\Sigma}_i \in \mathbb{R}^{n\times n}$ geschätzt werden, die wie folgt definiert sind:

$$\overline{\boldsymbol{m}}_i = \frac{1}{s_i} \sum_{i=1}^{s_i} \boldsymbol{m}_i \quad \text{und} \quad \hat{\Sigma}_i = \frac{1}{s_i - 1} \sum_{j=1}^{s_i} (\boldsymbol{m}_j - \overline{\boldsymbol{m}}_i) \cdot (\boldsymbol{m}_j - \overline{\boldsymbol{m}}_i)^T \tag{7.22}$$

Die A-priori-Wahrscheinlichkeiten $p(\Omega_1),\ldots,p(\Omega_k)$ können, falls die Stichprobe umfangreich und nicht nach Klassenzugehörigkeit geschichtet ist, durch die relativen Häufigkeiten $h_i = s_i / s$ des Auftretens von Merkmalsvektoren der Klasse Ω_i approximiert werden.

Nach Berechnung der Inversen und der Determinanten der empirischen klassenspezifischen Kovarianzmatrizen erhält man durch Einsetzen die geschätzten klassenspezifischen Diskriminanzfunktionen (Plug-in-Technik):

$$\hat{d}_i(\boldsymbol{m}) = -\frac{1}{2}(\boldsymbol{m} - \overline{\boldsymbol{m}}_i)^T \cdot \hat{\Sigma}_i^{-1} \cdot (\boldsymbol{m} - \overline{\boldsymbol{m}}_i) - \frac{1}{2}\ln(\det(\hat{\Sigma}_i)) + \ln(h_i) \tag{7.23}$$

Inkrementelles Lernen: Bei der Bearbeitung medizinischer Mustererkennungsprobleme ist man häufig mit der Situation konfrontiert, dass die Stichprobe dynamisch über große Zeiträume hinweg expandiert und somit oftmals eine Aktualisierung und Anpassung der Parameter des Klassifikators notwendig wird. Der Aufwand zur Schätzung der Parameter kann in dieser Situation reduziert werden, wenn rekursive Schätzmethoden verwendet werden, die ein inkrementelles Lernen und Verbessern der Parameter möglich machen. Die Mittelwertvektoren und die invertierten empirischen Kovarianzmatrizen können wie folgt rekursiv berechnet werden (Schürmann 1996):

Sei $\overline{\boldsymbol{m}}_i^{(j-1)}$ der Mittelwertvektor, der auf der Basis von $j-1$ Merkmalsvektoren der klassenspezifischen Stichprobe S_i berechnet wurde, und $\boldsymbol{m}_j$ der aktuell betrachtete Merkmalsvektor aus S_i:

$$\overline{\boldsymbol{m}}_i^{(j)} = \overline{\boldsymbol{m}}_i^{(j-1)} + \frac{1}{j}\left(\boldsymbol{m}_j - \overline{\boldsymbol{m}}_i^{(j-1)}\right) \tag{7.24}$$

Die Struktur der Gleichung erinnert an die Fehlerkorrekturregeln, die bei neuronalen Lernalgorithmen (Kap. 7.4) verwendet werden. Der Schätzwert wird in jeder Iteration in Richtung des Differenzvektors $\boldsymbol{m}_j - \overline{\boldsymbol{m}}_i^{(j-1)}$ verschoben, wobei die Gewichtung der Adaption mit $1/j$ abnimmt.

Die inversen Kovarianzmatrizen $\hat{\Sigma}_i^{-1}$ $(i = 1,\ldots,k)$ ergeben sich rekursiv als:

$$\hat{\Sigma}_i^{-1(j)} = \frac{1}{1-\alpha}\left(\hat{\Sigma}_i^{-1(j-1)} - \alpha\frac{ww^T}{1+\alpha w^T(m-\overline{m}^{(j-1)})}\right), \tag{7.25}$$

wobei $w = \hat{\Sigma}_i^{-1(j-1)}(m-\overline{m}^{(j-1)})$ und $\alpha = 1/j$ ist.

Für die Invertierung und Bestimmung der Determinanten der empirischen Kovarianzmatrix muss die Anzahl der Ausprägungen s_i der betrachteten Klasse Ω_i größer als die Dimension n des betrachteten Merkmalsraumes sein. Diese untere Grenze sollte bei praktisch eingesetzten Klassifikatoren wesentlich überschritten werden, da die Verteilungsparameter sonst nur unsicher, d.h. mit großen Schwankungsbreiten (Konfidenzintervallen) geschätzt und somit die durch den Klassifikator ermittelten Klassenbereiche in Abhängigkeit von der zufälligen Zusammensetzung der Stichprobe stark variieren können. Durch dieses Problem wird bei geringen Stichprobenumfängen eine Merkmalsreduktion (vgl. Kap. 8) sowie eine Vereinfachung der verwendeten mathematischen Modelle zur Reduktion der Anzahl der zu schätzenden Parameter motiviert.

Klassifikation: Zur Klassifikation eines Merkmalsvektors m werden die in der Lernphase bestimmten klassenspezifischen Diskriminanzfunktionen $\hat{d}_1,\ldots,\hat{d}_k$ an der Stelle m ausgewertet und die Klasse Ω_{max} ausgewählt, für die gilt:

$$\hat{d}_{max}(m) = \max_{i\in\{1,\ldots,k\}}\hat{d}_i(m) \tag{7.26}$$

Die nachfolgenden Verfahren der Maximum-Likelihood- und Minimum-Distanz-Klassifikation können als Spezialfälle der Bayes-Klassifikation unter Normalverteilungsannahme betrachtet werden, bei denen durch vereinfachende Modellannahmen die Zahl der zu bestimmenden Parameter reduziert wird.

7.2.2 Maximum-Likelihood-Klassifikator

Bei der Maximum-Likelihood-Klassifikation, kurz ML-Klassifikation genannt, wird eine Zuordnung der Merkmalsvektoren unabhängig von den klassenspezifischen A-priori-Wahrscheinlichkeiten durchgeführt. Sie ist daher insbesondere in Anwendungen von Bedeutung, bei denen die A-priori-Wahrscheinlichkeiten unbekannt sind bzw. nicht sinnvoll geschätzt werden können. In der Medizinischen Bildverarbeitung wurde sie beispielsweise in (Jungke, Bielke et al. 1990) und (Handels 1993) zur Erkennung intrakranieller Gewebe in MR-Bildfolgen auf der Basis der Relaxationsparameter $T1$, $T2$ und ρ (vgl. Kap. 2.1.4.5) eingesetzt.

Der Übergang von der Bayes- zur ML-Klassifikation entspricht einer Änderung der Kostenfunktion des in den Gl. 7.2 und 7.5 definierten Bayes'schen Optimierungsproblems, die nun gegeben ist durch (Schürmann 1996):

$$c(\omega, e(m)) = \begin{cases} 0, & \text{falls } e(m) = \omega & \text{(Richtig)} \\ \dfrac{c_f}{p(\omega)}, & \text{falls } e(m) \neq \omega \wedge e(m) \neq \Omega_0 & \text{(Falsch)} \\ c_0, & \text{falls } e(m) = \Omega_0 & \text{(Rückweisung)} \end{cases} \tag{7.27}$$

An der Kostenfunktion wird deutlich, dass bei der ML-Klassifikation die Fehlklassifikation von Merkmalsvektoren selten auftretender Klassen (mit kleinen Werten für $p(\omega)$) hohe Kosten erzeugt und somit stärker gewichtet wird als bei der Bayes-Klassifikation. Die ML-Klassifikationsregel ist gegeben durch:

$$e^{ML}(\boldsymbol{m}) = \begin{cases} \Omega_{max}, & \text{falls } p(\boldsymbol{m}\,|\,\Omega_{max}) = \max_{i=1,\dots,k} p(\boldsymbol{m}\,|\,\Omega_i) \\[2mm] & \wedge\ p(\boldsymbol{m}\,|\,\Omega_{max}) > \sum_i p(\boldsymbol{m}\,|\,\Omega_i)\left[1 - \dfrac{c_0\,p(\Omega_i)}{c_f}\right] \\[2mm] \Omega_0, & \text{sonst} \end{cases} \qquad (7.28)$$

Ein Objekt mit Merkmalsvektor $\boldsymbol{m}$ wird somit der Klasse zugeordnet, die die größte Wahrscheinlichkeit $p(\boldsymbol{m}\,|\,\Omega_{max})$ besitzt, oder zurückgewiesen. Mit $p(\boldsymbol{m}\,|\,\Omega_{max})$ als *Likelihood* folgt die ML-Klassifikation dem Maximum-Likelihood-Prinzip der Parameterschätzung, wobei die Klassenzugehörigkeit als Parameter aufgefasst wird (Fahrmeir und Hamerle 1984).

Die ML-Klassifikation kann als Spezialfall der Bayes-Klassifikation aufgefasst werden, in dem identische klassenspezifische A-priori-Wahrscheinlichkeiten angenommen werden, so dass

$$p(\Omega_1) = p(\Omega_2) = \cdots = p(\Omega_k) \qquad (7.29)$$

ist. Für das Klassifikationsproblem ohne Rückweisung vereinfachen sich die unter Normalverteilungsannahme in Gl. 7.21 gegebenen Diskriminanzfunktionen $d_i(\boldsymbol{m})$ mit $i \in \{1,\dots,k\}$ in diesem Spezialfall zu:

$$d_i(\boldsymbol{m}) = -\frac{1}{2}\Big[(\boldsymbol{m} - \boldsymbol{\mu}_i)^T \cdot \Sigma_i^{-1} \cdot (\boldsymbol{m} - \boldsymbol{\mu}_i) + \ln(\det(\Sigma_i))\Big] \qquad (7.30)$$

Die Schätzung der $k \cdot n \cdot (n+3)/2$ Parameter der klassenbezogenen Erwartungswertvektoren und Kovarianzmatrizen kann direkt nach Gl. 7.22 oder rekursiv nach Gl. 7.24 und 7.25 erfolgen. Somit erhält man die geschätzten klassenspezifischen Diskriminanzfunktionen:

$$\hat{d}_i(\boldsymbol{m}) = -\frac{1}{2}\Big[(\boldsymbol{m} - \overline{\boldsymbol{m}}_i)^T \cdot \hat{\Sigma}_i^{-1} \cdot (\boldsymbol{m} - \overline{\boldsymbol{m}}_i) - \ln(\det(\hat{\Sigma}_i))\Big] \qquad (7.31)$$

Die Klassifikation eines Merkmalsvektors $\boldsymbol{m}$ erfolgt analog zur Bayes-Klassifikation unter Normalverteilungsannahme nach Gl. 7.26.

Zur weiteren Reduktion der Anzahl der zu bestimmenden Parameter können weitere vereinfachende Modellannahmen bezüglich der klassenspezifischen Verteilungsdichten $p(\boldsymbol{m}\,|\,\Omega_1),\dots,$ $p(\boldsymbol{m}\,|\,\Omega_k)$ gemacht werden, die zu verschiedenen Varianten der Minimum-Distanz-Klassifikation (engl.: minimum distance classification) führen (Kap. 7.2.3).

7.2.3 Minimum-Distanz-Klassifikatoren

Minimum-Distanz-Klassifikatoren (engl.: minimum distance classifier) sind dadurch charakterisiert, dass sie zu einem gegebenen Merkmalsvektor m jeweils die Klasse selektieren, deren Zentrum bzgl. des betrachteten Abstandsmaßes eine minimale Distanz zu m aufweist. Nachfolgend werden der Mahalanobis-Klassifikator und der Euklidische Klassifikator vorgestellt, die als Spezialfälle des Bayes-Klassifikators betrachtet werden können.

7.2.3.1 Mahalanobis-Klassifikator

Wird bei der ML-Klassifikation unter Normalverteilungsannahme die Gleichheit der Kovarianzmatrizen $\Sigma_1 = \cdots = \Sigma_k = \Sigma$ der klassenspezifischen Normalverteilungsdichten postuliert, vereinfachen sich die Diskriminanzfunktionen aus Gl. 7.30 zu:

$$
\begin{aligned}
d_i(m) &= -\frac{1}{2}(m - \mu_i)^T \cdot \Sigma^{-1} \cdot (m - \mu_i) \\
&= -\frac{1}{2} dist^2_{Maha}(m, \mu_i)
\end{aligned}
\tag{7.32}
$$

Die Bestimmung des Maximums der so erhaltenen Diskriminanzfunktionswerte $d_1(m), \ldots, d_k(m)$ entspricht somit der Minimierung der quadratischen Mahalanobis-Distanz zwischen dem Merkmalsvektor m und den Erwartungswertvektoren $\mu_1, \ldots, \mu_k$. Daher wird dieser Klassifikator auch Mahalanobis-Klassifikator genannt. Der *Mahalanobis-Klassifikator* ist ein linearer Klassifikator, da die Diskriminanzfunktionen wie folgt transformiert werden können:

$$
\begin{aligned}
d_i(m) &= -\frac{1}{2}(m - \mu_i)^T \cdot \Sigma^{-1} \cdot (m - \mu_i) \\
&= \underbrace{-\frac{1}{2}\mu_i^T \Sigma^{-1} \mu_i}_{a_{0_i}} + \underbrace{\mu_i^T \Sigma^{-1} m}_{a_i} + \underbrace{\frac{1}{2} m^T \Sigma^{-1} m}_{c}
\end{aligned}
\tag{7.33}
$$

Da der Term c für alle Diskriminanzfunktionswerte $d_1(m), \ldots, d_k(m)$ konstant ist, beeinflusst er ihre Rangfolge nicht und kann daher bei der Maximumbestimmung vernachlässigt werden. Somit können die Diskriminanzfunktionen als lineare Funktionen von m dargestellt werden:

$$
d_i(m) = a_{0_i} + a_i m
\tag{7.34}
$$

In der *Lernphase* wird eine Schätzung der $n(n+1)/2 + kn$ Parameter der symmetrischen Kovarianzmatrix Σ und der k klassenspezifischen Erwartungswertvektoren $\mu_1, \ldots, \mu_k$ (Gl. 7.22, 7.24 und 7.25) vorgenommen. Hierbei können zur Schätzung der Kovarianzmatrix Σ alle Merkmalsvektoren der Stichprobe S verwendet werden. Die Erwartungswertvektoren bilden Klassenzentren, die durch die klassenspezifischen Mittelwertvektoren $\overline{m}_1, \ldots, \overline{m}_k$ approximiert werden.

Bei der *Klassifikation* wird der Merkmalsvektor m der Klasse Ω_{min} mit $min \in \{1, \ldots, k\}$ zugeordnet, deren Klassenzentrum $\overline{m}_{min}$ dem Merkmalsvektor m bzgl. der Mahalanobis-Distanz am nächsten ist, so dass gilt:

$$
dist^2_{Maha}(m, \overline{m}_{min}) = \min_{j \in \{1, \ldots, k\}} dist^2_{Maha}(m, \overline{m}_j)
\tag{7.35}
$$

7.2.3.2 Euklidischer Klassifikator

Der Euklidische Klassifikator ergibt sich als Spezialfall des Mahalanobis-Klassifikators, falls die Kovarianzmatrix $\Sigma = \sigma^2 I$ gewählt wird. Dies entspricht der Annahme, dass die betrachteten Merkmale stochastisch unabhängig sind und identische Varianzen σ^2 aufweisen. Da $\Sigma^{-1} = (1/\sigma^2)\,I$ ist, ergeben sich die Diskriminanzfunktionen $d_i(m)$ ($i \in \{1,\ldots,k\}$) aus Gl. 7.32 wie folgt:

$$d_i(m) = -\frac{1}{2\sigma^2}(m - \mu_i)^T \cdot (m - \mu_i)$$

$$= -\frac{1}{2\sigma^2}\left\|m - \mu_i\right\|_2^2 \tag{7.36}$$

Der Diskriminanzfunktionswert $d_i(m)$ wird für $i \in \{1,\ldots,k\}$ genau dann maximal, falls die (quadratische) Euklidische Distanz zwischen dem zu klassifizierenden Merkmalsvektor m und den Klassenzentren μ_i ein Minimum annimmt (Abb. 7.3). Daher wird der so erhaltene lineare Klassifikator als Euklidischer Klassifikator bezeichnet.

Der *Lernprozess* besteht nun in der Berechnung von lediglich $k \cdot n$ Schätzern für die Komponenten der Erwartungswertvektoren $\mu_1,\ldots,\mu_k$, die durch die klassenbezogenen Mittelwertvektoren $\overline{m}_1,\ldots,\overline{m}_k$ aus der Lernstichprobe geschätzt werden.

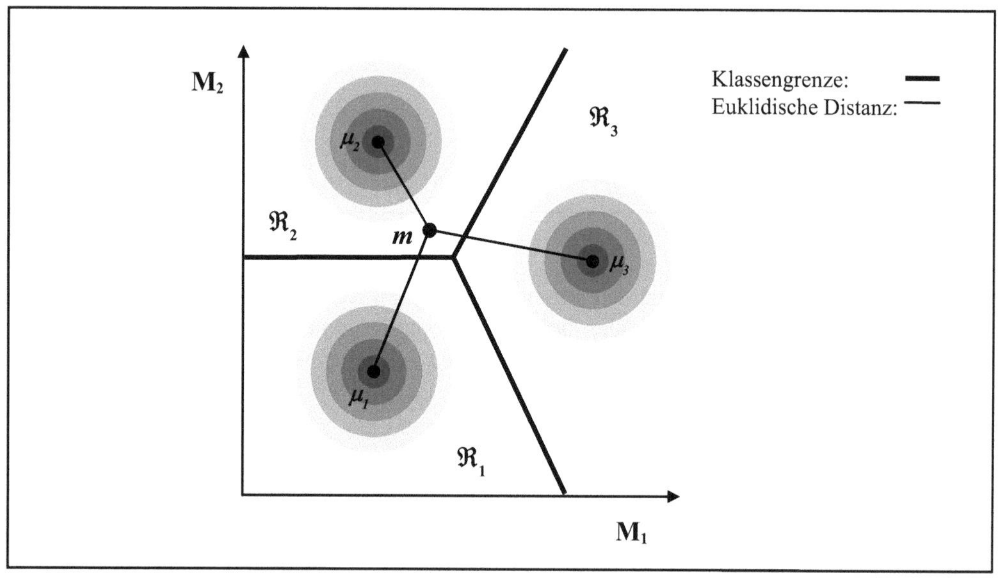

Abb. 7.3: Darstellung der Klassengrenzen des Euklidischen Klassifikators im zweidimensionalen Merkmalsraum. Der Merkmalsvektor *m* wird der Klasse zugeordnet, zu dessen Zentrum er die geringste Euklidische Distanz aufweist.

Bei der *Klassifikation* eines Merkmalsvektors m wird dann die Klasse Ω_{min} selektiert, für deren Mittelwertvektor $\overline{m}_{min}$ gilt:

$$\left\| m - \overline{m}_{min} \right\|_2^2 = \min_{j \in \{1,\ldots,k\}} \left\| m - \overline{m}_j \right\|_2^2 \tag{7.37}$$

7.2.4 Segmentierung multispektraler Bilddaten mit statistischen Klassifikatoren

Die Segmentierung multispektraler Bilddaten mit statistischen Klassifikatoren wird exemplarisch anhand eines dermatologischen Farbbildes mit einem Hauttumor illustriert (Abb. 7.4). Farbbilder sind multispektrale Bilddaten, die aus der additiven Überlagerung eines Rot-, Grün- und Blaukanals entstehen (Kap. 2.1.6 und 2.3.2.2). Die dreikanaligen Farbbilddaten werden mithilfe des Maximum-Likelihood-Klassifikators (Kap. 7.2.2) segmentiert. Hierzu werden zunächst interaktiv ROIs in den drei Gewebeklassen Ω_1 = Haut, Ω_2 = Tumorrandzone und Ω_3 = Tumorkernbereich definiert (Abb. 7.4, links). Die in den ROIs auftretenden (R,G,B)-Farbvektoren werden den einzelnen Klassen interaktiv zugeordnet. Die so erhaltene Lernstichprobe S wird zum Training des Klassifikators, d.h. zur Berechnung der klassenspezifischen Mittelwertvektoren $\overline{m}_i$ ($i = 1,2,3$) und der empirischen Kovarianzmatrizen $\hat{\Sigma}_i$ (Gl. 7.22) sowie der geschätzten Diskriminanzfunktionen $\hat{d}_i$ nach Gl. 7.31, verwendet. Bei der klassifikatorbasierten Segmentierung wird dann das gesamte Bild durchlaufen und jedes Pixel mit Farbvektor $m = (R, G, B)^T$ einer Klasse $\Omega_{max} \in \{\Omega_1, \Omega_2, \Omega_3\}$ zugeordnet, für die gilt:

$$\hat{d}_{max}(m) = \max_{i \in \{1,2,3\}} \hat{d}_i(m) \tag{7.38}$$

In Abb. 7.4 (rechts) ist das Ergebnis der ML-Klassifikation als Grauwertbild dargestellt, indem die erkannten Hautpixel weiß, Pixel der Tumorrandzone grau und Bildpunkte des Tumorkernbereiches schwarz markiert sind.

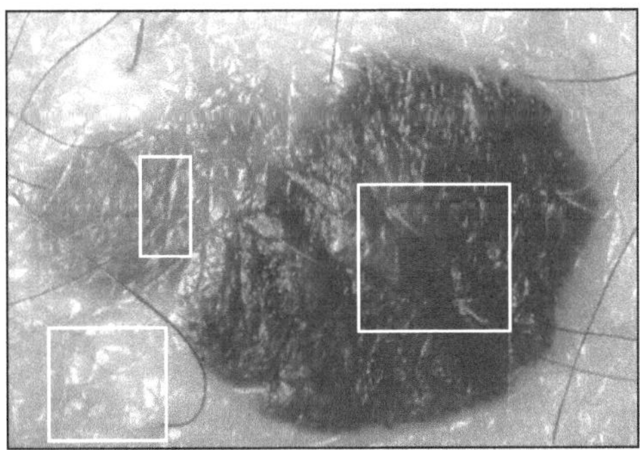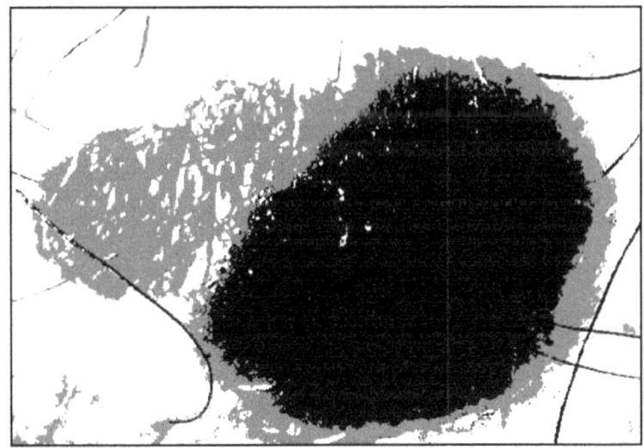

Abb. 7.4: Links: Grünkanal des Farbbildes eines Hauttumors vom Typ Melanom mit drei ROIs aus den Klassen Haut (1), Tumorrandzone (2) und Tumorkernbereich (3). Eine Darstellung aller RGB-Kanäle des analysierten Farbbildes ist in Abb. 9.7 gegeben. Rechts: Ergebnis der ML-Klassifikation visualisiert als Grauwertbild. Jedem klassifizierten Bildpunkt ist einer von drei Grauwerten (weiß: Haut, grau: Tumorrandzone, schwarz: Tumorkernbereich) zugeordnet.

7.3 Nicht-parametrische Klassifikationsverfahren

Nicht-parametrische Klassifikationsverfahren zeichnen sich in Abgrenzung zu den in Kap. 7.2 vorgestellten statistischen Klassifikationsverfahren dadurch aus, dass ihnen keine Verteilungsannahmen zugrunde liegen und somit keine Schätzung von Verteilungsparametern notwendig ist.

Neben den nachfolgend vorgestellten Nächster-Nachbar-Klassifikationsstrategien sei hier noch kurz auf weitere wichtige nicht-parametrische Klassifikationsverfahren verwiesen. So wird in (Parzen 1962) eine Methode zur Dichteschätzung mit Potentialfunktionen bzw. Kernen vorgestellt, die zur nicht-parametrischen Schätzung der klassenspezifischen Verteilungsdichten $p(m \mid \omega)$ und der A-posteriori-Wahrscheinlichkeiten $p(\omega \mid m)$ eingesetzt werden kann (Duda und Hart 1973). Die in Kap. 5.4.2 vorgestellte Möglichkeit zur Schätzung von Verteilungsdichten mithilfe von Histogrammen kann als vereinfachte Variante dieses Ansatzes angesehen werden. Ebenfalls zur Klasse der nicht-parametrischen Klassifikationsverfahren können die stückweise linearen Klassifikatoren (Nilsson 1965) gerechnet werden, bei denen die Klassengrenzen stückweise durch Hyperebenen gebildet werden (Niemann 1983).

Nachfolgend werden der K-Nächste-Nachbarn-Klassifikator (Goldstein 1974) sowie der Nächster-Nachbar-Klassifikator (Cover und Hart 1967) detailliert erläutert, die aufgrund der verwendeten Klassifikationstechnik zu den Multireferenz-Klassifikatoren gezählt werden (Dasarathy 1990). Sie können als fallorientierte Klassifikatoren interpretiert werden. Der Nächster-Nachbar-Klassifikator bildet zudem einen wesentlichen Baustein der in Kap. 8 vorgestellten Methoden zur Bewertung und Auswahl von Merkmalen. In Ergänzung zu diesen klassischen Multireferenz-Klassifikatoren werden in Kap. 7.4.4 und 7.4.5 mit der topologischen Merkmalskarte und dem Restricted-Coulomb-Energy-Klassifikator zwei neuronale Netze vorgestellt, die bezogen auf ihr Klassifikationsverhalten den neuronalen Multireferenz-Klassifikatoren zugeordnet werden können.

7.3.1 K-Nächste-Nachbarn-Klassifikator

Der K-Nächste-Nachbarn-Klassifikator (Goldstein 1974), kurz K-NN-Klassifikator genannt, ist ein Multireferenz-Klassifikator, der die in der Stichprobe gespeicherten Merkmalsvektoren als Referenzvektoren benutzt. Bei der Klassifikation wird ein Muster der Klasse $\Omega_{max} \in \Omega$ zugeordnet, zu der die Mehrzahl seiner K nächsten Nachbarn aus der Stichprobe gehören (Alg. 7.1).

Bei der Abschätzung der *Laufzeitkomplexität* des Verfahrens ist zu beachten, dass die Anzahl K der betrachteten nächsten Nachbarn in der Anwendung wesentlich kleiner ist als der Stichprobenumfang s. Daher bildet bei der Klassifikation eines Musters die Selektion der K nächsten Nachbarn von m aus der s-elementigen Stichprobe (Schritt 1 in Alg. 7.1) den rechenintensivsten Schritt.

Für die effiziente Selektion ist in Abhängigkeit vom Verhältnis der Anzahl der zu selektierenden Stichprobenelemente K und dem Stichprobenumfang s der Einsatz zweier verschiedener Algorithmen sinnvoll.

K-NN-Klassifikation des Merkmalsvektors *m*:

1. Bestimme in der Stichprobe S die K Merkmalsvektoren mit den geringsten Distanzen zu *m*.

2. Ermittle die zugehörigen Klassen der K selektierten Merkmalsvektoren und berechne deren Auftrittshäufigkeiten K_i.

3. Der Merkmalsvektor *m* wird der Klasse Ω_{max} mit maximaler Auftrittshäufigkeit unter seinen K nächsten Nachbarn zugeordnet, so dass gilt:

$$K_{max} = \max_{i \in \{1,\ldots,k\}} K_i$$

Alg. 7.1: Algorithmische Grobstruktur bei der K-Nächste-Nachbarn-Klassifikation.

Falls $K > \log(s)$ ist, wird zur Bestimmung der K nächsten Nachbarvektoren eine Sortierung nach den berechneten Distanzen vorgenommen, die z.B. mithilfe des Quicksort-Sortieralgorithmus mit einer Laufzeitkomplexität von $O(s \cdot \log(s))$ durchgeführt werden kann (Wirth 1979).

Falls $K < \log(s)$ ist, ist eine K-malige lineare Maximumsuche effizienter, bei der nach jedem Suchvorgang das selektierte maximale Element aus der betrachteten Menge der Merkmalsvektoren gelöscht wird. Dies erfordert eine Laufzeitkomplexität von $O(K \cdot s)$. Mit einer wachsenden Anzahl von Stichprobenelementen ist ein linearer Anstieg der mittleren Laufzeit des Klassifikationsalgorithmus verbunden.

Als Abstands- bzw. Ähnlichkeitsmaß kann eine beliebige Metrik verwendet werden. Die durch den Einsatz verschiedener Abstandsmaße hervorgerufenen Unterschiede in den Klassifikationsergebnissen nehmen mit größer werdender Stichprobe ab. In der Regel wird die Euklidische Distanz als Ähnlichkeitsmaß zwischen den Merkmalsvektoren $m = (m_1,\ldots,m_n)^T \in W_M$ und dem Referenzvektor $ref = (ref_1,\ldots,ref_n)^T \in W_M$ aus der Stichprobe bei der K-Nächste-Nachbarn-Klassifikation verwendet. Zur effizienten Berechnung des ähnlichsten Merkmalsvektors kann das Quadrat der Euklidischen Distanz betrachtet werden, wodurch auf die Wurzelberechnung verzichtet werden kann.

$$\|m - ref\|_2^2 = \sum_{i=1}^{n}(m_i - ref_i)^2 \tag{7.39}$$

Das so erhaltene Ergebnis ist äquivalent zur Benutzung der Euklidischen Distanz. Da die Euklidische Distanz *nicht skaleninvariant* ist, ist vor der Distanzberechnung eine Normierung der Daten durch die *z-Transformation* sinnvoll. Hierbei wird anstelle des Merkmalsvektors $m = (m_1,\ldots,m_n)^T \in W_M$ der zugehörige normierte Merkmalsvektor $m' = (m_1',\ldots,m_n')^T \in W_M$ betrachtet, für den gilt:

$$m_i' = \left(\frac{m_i - \overline{m_i}}{\sigma_i}\right) \tag{7.40}$$

Hierbei gibt $\overline{m_i}$ den Mittelwert und σ_i die empirische Standardabweichung der Ausprägungen der i-ten Komponente der Merkmalsvektoren an. Neben der Normierung der Daten wird hierdurch eine Gewichtung der Merkmale M_i mit Gewichten $w_i = 1/\sigma_i$ vorgenommen, durch die der Einfluss stark streuender Merkmale auf das Distanzmaß verringert wird. Alternativ können auch andere Gewichtungen der Merkmale vorgenommen werden.

Die beim K-NN-Klassifikator verwendete Strategie führt für große K und s zur Selektion der Klasse mit maximaler A-posteriori-Wahrscheinlichkeit (Niemann 1983). Zur lokalen Schätzung der klassenspezifischen A-posteriori-Wahrscheinlichkeiten $p(\Omega_1| \boldsymbol{m}),\ldots,p(\Omega_k| \boldsymbol{m})$ wird bei Verwendung des Euklidischen Abstandsquadrats eine n-dimensionale Hyperkugel um den Merkmalsvektor $\boldsymbol{m}$ betrachtet (Abb. 7.5). Die klassenspezifischen A-posteriori-Wahrscheinlichkeiten $p(\Omega_i|\boldsymbol{m})$ werden für alle $i \in \{1,\ldots,k\}$ durch die relativen Häufigkeiten des Auftretens von Merkmalsvektoren der Klasse Ω_i in der n-dimensionalen Kugel geschätzt:

$$\hat{p}(\Omega_i \mid \boldsymbol{m}) = \frac{K_i}{K} \tag{7.41}$$

Die Fehlerwahrscheinlichkeit des K-NN-Klassifikators approximiert für große Stichprobenumfänge s und große K die minimale Fehlklassifikationswahrscheinlichkeit e_{Bayes} des optimalen Bayes-Klassifikators (Niemann 1983).

Der Radius r der betrachteten n-dimensionalen Hyperkugel variiert bei jedem Schätzvorgang in Abhängigkeit von der Dichte der Merkmalsausprägungen in der betrachteten Region des Merkmalsraumes (Abb. 7.5). Nach Festlegung der Anzahl K der betrachteten nächsten Nachbarn wird somit eine dynamische Anpassung der Größe der betrachteten n-dimensionalen Hyperkugel an die Datendichte im Merkmalsraum durchgeführt. Hier ergibt sich eine Analogie zur Schätzung multivariater Wahrscheinlichkeitsdichten durch n-dimensionale Histogrammpyramiden, die in Kap. 5.4.2.3 beschrieben sind. Bei praktischen Problemstellungen können die A-posteriori-Wahrscheinlichkeiten auf der Basis beschränkter Stichprobenumfänge in hochdimensionalen Merkmalsräumen häufig nicht zuverlässig geschätzt werden, wodurch bei diesem Verfahren eine Merkmalsreduktion (vgl. Kap. 8) im Rahmen einer Vorverarbeitung motiviert wird.

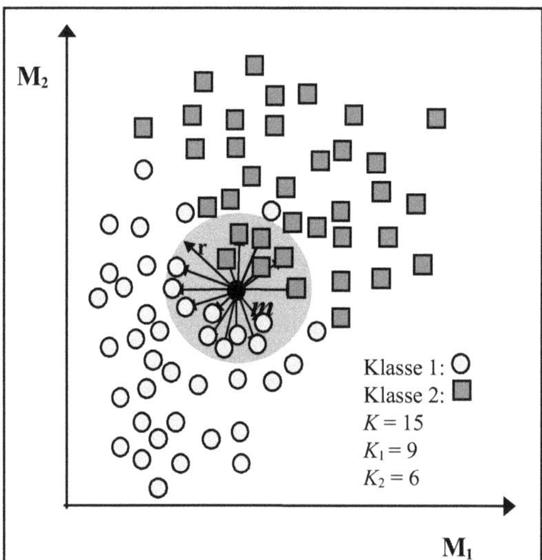

Abb. 7.5: Zweidimensionale Punktwolke mit $k = 2$ Klassen. Die Grafik illustriert die Schätzung der A-posteriori-Wahrscheinlichkeiten $\hat{p}(\Omega_1 | \boldsymbol{m})$ und $\hat{p}(\Omega_2 | \boldsymbol{m})$ bei der K-NN-Klassifikation in der lokalen Umgebung von $\boldsymbol{m}$. Der Merkmalsvektor $\boldsymbol{m}$ wird Klasse 1 zugeordnet, da $\hat{p}(\Omega_1 | \boldsymbol{m}) = 9/15 > 6/15 = \hat{p}(\Omega_2 | \boldsymbol{m})$ ist.

Der einzige frei wählbare Parameter des K-NN-Verfahrens ist die Anzahl K der betrachteten nächsten Nachbarn, die in der Anwendung bei vorgegebener Anzahl s von Stichprobenelementen zur Optimierung der Erkennungsleistung eines Mustererkennungssystems systematisch variiert werden kann. Ein sinnvolles Optimierungskriterium bildet hier die Fehlerrate des K-Nächste-Nachbarn-Klassifikators $e_{K\text{-}NN}$ geschätzt mit der Leaving-one-out-Methode (vgl. Kap. 7.5.2). Zur Optimierung des Klassifikators in der konkreten Anwendungssituation kann die Anzahl K der betrachteten nächsten Nachbarn so gewählt werden, dass die Fehlerrate e_{K-NN} minimal wird. Diese Technik wurde beispielsweise in (Handels 1992) für die Optimierung eines Systems zur Erkennung intrakranieller Gewebe in MR-Bildern anhand von Relaxationsparametern eingesetzt.

Gegenüber statistischen und neuronalen Klassifikatoren zeichnet sich der K-NN-Klassifikator durch seine Einfachheit aus. Insbesondere muss ein expliziter Lernprozess hier nicht durchgeführt werden, da (bei gegebenem K) bereits durch die Speicherung der Stichprobe der K-NN-Klassifikator vollständig determiniert ist. Dies ist auch die wesentliche Ursache dafür, dass Erweiterungen und Veränderungen der Stichprobe leicht durchgeführt werden können, da im Gegensatz zu anderen Klassifikatoren eine erneute Anpassung des K-NN-Klassifikators in einem zusätzlichen Lernzyklus nicht notwendig ist.

Vorteilhaft ist darüber hinaus, dass der K-NN-Klassifikator bei jeder Ausbaustufe der Lernstichprobe, und somit auch für kleine Stichprobenumfänge, einsetzbar ist. Dies ist insbesondere bei Klassifikationsproblemen interessant, in denen Klassen mit einer geringen Anzahl von Merkmalsausprägungen in der Lernstichprobe berücksichtigt werden sollen. In der medizinischen Anwendung wird somit beispielsweise auch eine frühzeitige Berücksichtigung selten auftretender Erkrankungen in einem diagnoseunterstützenden Erkennungssystem möglich.

7.3.2 Nächster-Nachbar-Klassifikator

Der Nächster-Nachbar-Klassifikator (Cover und Hart 1967), nachfolgend kurz als NN-Klassifikator bezeichnet, bildet einen Spezialfall des K-NN-Klassifikators für $K = 1$. Bei der Klassifikation des Merkmalsvektors $\boldsymbol{m}$ wird aus der Stichprobe S das Element $(\boldsymbol{ref}_i, \Omega_{min})$ mit minimalem quadratischen Abstand $\|\boldsymbol{m} - \boldsymbol{ref}_i\|^2$ selektiert und eine Zuordnung des Musters zur Klasse Ω_{min} durchgeführt. Somit wird durch den NN-Klassifikator eine sehr intuitive Klassifikationsmethode realisiert, bei der ein neues Muster aufgrund der Ähnlichkeit zu bekannten Mustern erkannt wird (Abb. 7.6).

Im Bereich der *Künstlichen Intelligenz* wird die NN-Methode häufig als *fallbasierter Ansatz* bezeichnet (engl.: case based reasoning), der als maschinelles Lernverfahren vor allem in Expertensystemen eingesetzt wird. Die Laufzeitkomplexität für die Durchführung einer NN-Klassifikation beträgt $O(s)$, wobei s die Anzahl der Referenzvektoren in der Stichprobe angibt.

Wie beim K-NN-Klassifikator können verschiedene Metriken (z.B. die Euklidische Distanz oder die Mahalanobis-Distanz) zur Definition der Ähnlichkeit zweier Muster verwendet werden. Je dichter der für das Klassifikationsproblem interessierende Bereich im Merkmalsraum mit Stichprobenelementen bedeckt ist, desto geringer werden die durch die Wahl unterschiedlicher Abstandsmaße hervorgerufenen Unterschiede in den definierten Klassenbereichen. In der Regel wird die Euklidische Distanz als Ähnlichkeitsmaß verwendet (Abb. 7.6).

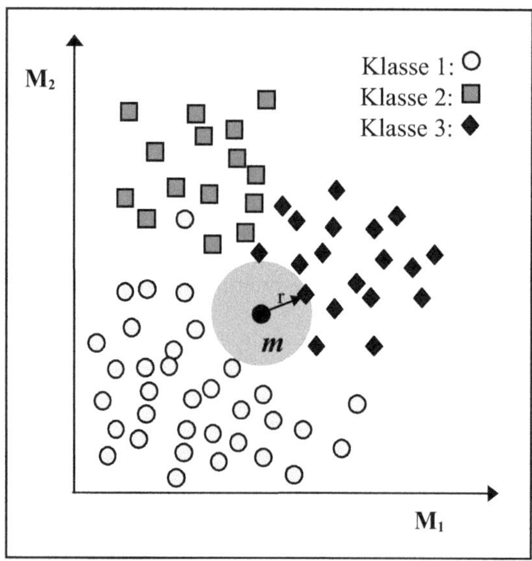

Abb. 7.6: Illustration der Zuordnungsstrategie beim Nächster-Nachbar-Klassifikator unter Verwendung der Euklidischen Distanz. Der Merkmalsvektor *m* wird der Klasse *3* zugeordnet.

Der Nächster-Nachbar-Klassifikator teilt den n-dimensionalen Merkmalsraum W_M vollständig in s Parzellen, in deren Zentrum jeweils genau ein Merkmalsvektor der Lernstichprobe als Referenzvektor steht. Eine Parzelle repräsentiert den Einflussbereich des zentralen Referenzvektors. Fällt ein Merkmalsvektor in die Parzelle, so wird er der Klasse des Referenzvektors zugeordnet. Die sich ausbildenden Klassengrenzen werden bei Verwendung der Euklidischen Distanz als Abstandsmaß stückweise durch (n-1)-dimensionale Hyperebenen beschrieben, die aus Teilabschnitten der Mittelebenen benachbarter Referenzvektoren gebildet werden. In Abb. 7.7 ist die Situation im zweidimensionalen Merkmalsraum dargestellt. Die Verbindungslinien zwischen benachbarten Merkmalsvektoren spannen ein *Delauny-Netz* auf, die Mittelsenkrechten vereinigen sich zu einem *Voronoi-Diagramm*. Die Klassengrenzen verlaufen entlang des Voronoi-Netzes. Die Vereinigung aller Parzellen mit vorklassifizierten Referenzvektoren der Klasse Ω_i bildet den Klassenbereich $\Re_i$ (Abb. 7.8).

Der Grenzverlauf zwischen den Klassen wird ausschließlich durch die Merkmalsvektoren im Randbereich der Klassen bestimmt. Für die Klassifikation wäre es somit ausreichend, die im Randbereich der Klassen liegenden Merkmalsvektoren in der Lernstichprobe zu repräsentieren, wodurch sowohl der Speicheraufwand für die Stichprobe reduziert als auch die Klassifikation beschleunigt wird. Strategien zur Verdichtung der Stichprobe durch Elimination unwichtiger Muster wurden von (Hart 1968) vorgestellt. Die praktische Bedeutung dieser Ansätze ist jedoch durch die Steigerung der Rechnerleistung und der kostengünstigen Verfügbarkeit von Speicherressourcen wesentlich reduziert worden.

Die Fehlklassifikationswahrscheinlichkeit des Nächster-Nachbar-Klassifikators e_{1-NN} kann wie folgt abgeschätzt werden: Sei e_{Bayes} die Fehlerwahrscheinlichkeit des idealen, kostenoptimalen Bayes-Klassifikators, dann gilt für große Stichprobenumfänge ($s \to \infty$) und k Klassen (Duda und Hart 1973):

$$e_{Bayes} \le e_{1-NN} \le e_{Bayes}\left(2 - \frac{k}{k-1}e_{Bayes}\right) \le 2\,e_{Bayes} \tag{7.42}$$

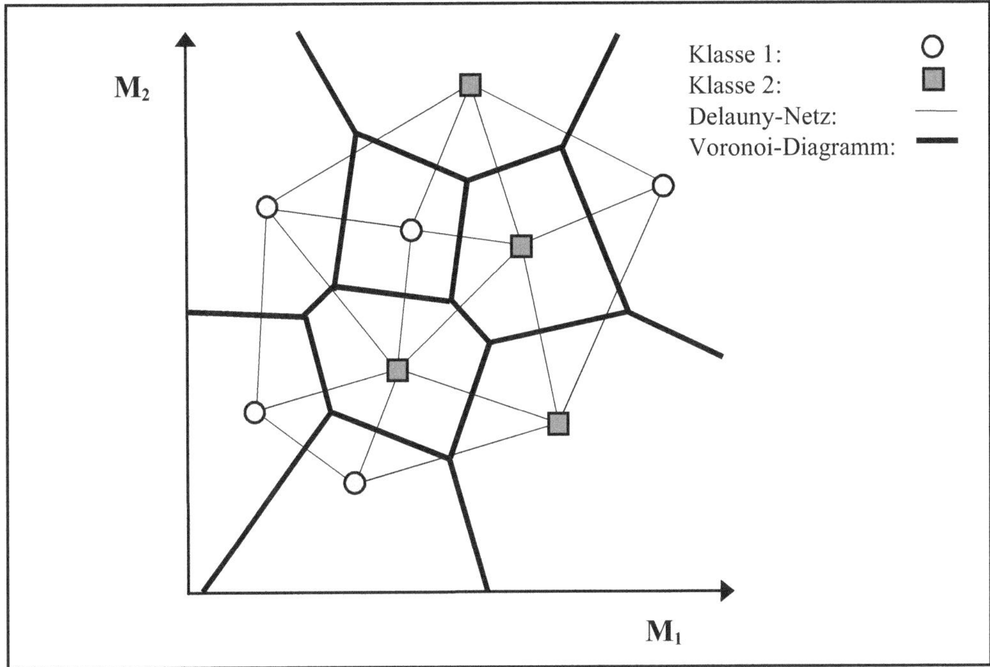

Abb. 7.7: Konstruktion der Klassengrenzen eines Nächster-Nachbar-Klassifikators, die im zweidimensionalen Merkmalsraum stückweise durch *1*-dimensionale Hyperebenen, d.h. Geraden, gebildet werden.

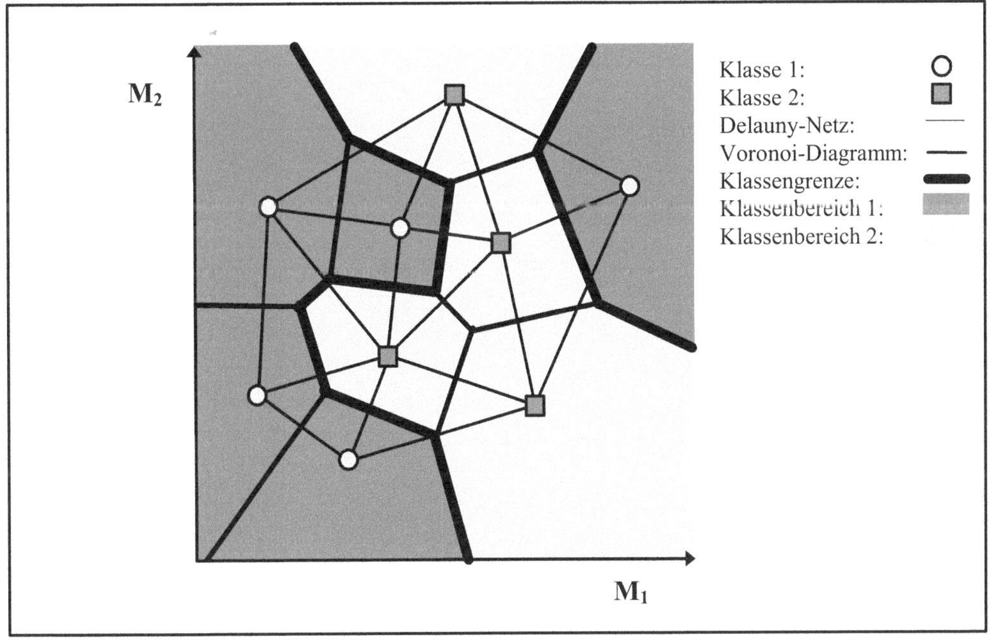

Abb. 7.8: Beispielhafte Darstellung der Klassenbereiche eines Nächster-Nachbar-Klassifikators im Zweiklassenfall. Der Klassenbereich der Klasse *1* ist nicht zusammenhängend.

7.4 Neuronale Netze

Künstliche neuronale Netze sind biologisch inspirierte mathematische Modelle, die zur Mustererkennung, Segmentierung und Klassifikation von Bildobjekten, Bildfilterung, Funktionenapproximation, Lösung von Optimierungsproblemen sowie zur Realisierung von Assoziativspeichern oder Simulation biologischer Prozesse eingesetzt werden können. Die Entwicklung künstlicher neuronaler Netze wurde motiviert durch die hohe Leistungsfähigkeit des menschlichen Gehirns, die wesentlich auf die kortikale Organisationsstruktur, die Verfügbarkeit adaptiver Lernmechanismen sowie den hohen Grad an Parallelisierung bei der Informationsverarbeitung zurückzuführen ist.

Für die verschiedenen Problemfelder haben sich im Laufe der Zeit verschiedene Typen künstlicher neuronaler Netzwerke herausgebildet. Allen gemeinsam ist, dass sie aus einfachen Basisbausteinen, Units oder Neuronen genannt, bestehen, die durch ein komplexes Netzwerk miteinander verbunden sind. Im menschlichen Gehirn finden sich *10* bis *100* Milliarden Nervenzellen (Neuronen), von denen jede mit bis zu *10000* anderen Neuronen direkt verbunden ist. Sie bilden die wesentlichen Bausteine des zentralen Nervensystems des Menschen. Zur Bewältigung spezieller Aufgaben haben sich verschiedene Typen von Nervenzellen herausgebildet, die sich in Form und Größe zum Teil stark unterscheiden. Die Grundstruktur eines biologischen Neurons wird in Abb. 7.9 illustriert.

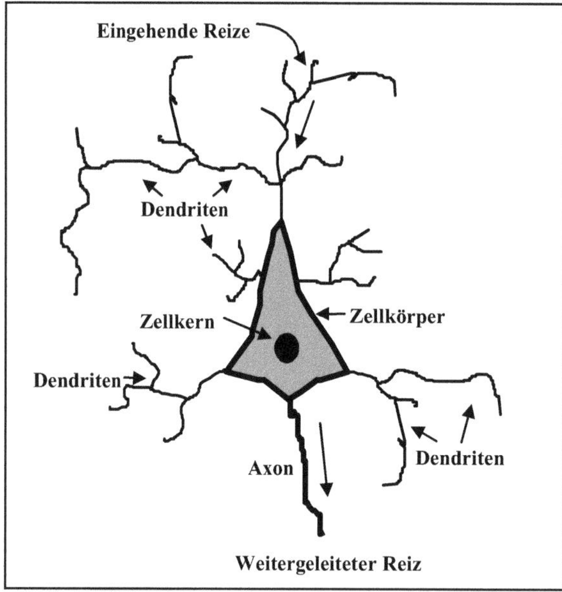

Abb. 7.9: Schematische Darstellung der Grobstruktur eines biologischen Neurons (Pyramidenzelle).

Die wesentlichen Bestandteile einer Nervenzelle bilden der Zellkörper, die Dendriten und das Axon. Bei der neuronalen Reizübermittlung stellen die Dendriten die Eingänge und das Axon den Ausgang dar. An den Ausläufern des Axons finden sich die synaptischen Endköpfe, die die Kontaktstellen zu den Dendriten anderer Neuronen sind. An den Dendriten eingehende Reize versetzen das Neuron in einen inneren Aktivierungszustand, der durch die Stärke der synaptischen Verbindungen beeinflusst wird. Die synaptischen Verbindungen können sowohl anregende (exzitatorische) als auch hemmende (inhibitorische) Wirkung haben. Übersteigt die

Summe der eingehenden Reize einen Schwellwert, so löst das Neuron ein Signal aus, das über das Axon an andere Neuronen weitergeleitet wird.

Erste Ansätze mathematischer Modellierungen neuronaler Netze wurden in (McCulloch und Pitts 1943) vorgestellt und zur Realisierung einfacher arithmetischer und logischer Funktionen eingesetzt. Eine weitere grundlegende Arbeit, in der neuronale Lernverfahren mathematisch abstrahiert beschrieben werden, bildet die Veröffentlichung von (Hebb 1949). Mit der Einführung des Perzeptrons (Rosenblatt 1958) wurde ein erstes, für Mustererkennungsaufgaben geeignetes neuronales Netzwerk verfügbar, dessen Limitierungen und Erkennungsgrenzen erst elf Jahre später in der Arbeit von (Minsky und Papert 1969) detailliert aufgezeigt werden konnten. Minsky konnte nachweisen, dass das Perzeptron lediglich linear separable Klassen korrekt erkennen kann.

Eine wesentliche Erweiterung dieses Ansatzes zu mehrstufigen Netzwerken, den Multilayer-Perzeptrons, wurde von Werbos und Rumelhart et al. in den Arbeiten (Werbos 1982, Rumelhart, Hinton et al. 1986a, Rumelhart, Hinton et al. 1986b) gegeben. Zentrales Element bildet hier der Back-Propagation-Lernalgorithmus, der zum Training von Multilayer-Perzeptrons entwickelt wurde. Im Vergleich zum einfachen Perzeptron ist die Erkennungsleistung des Multilayer-Perzeptrons wesentlich erweitert. In (Hornik, Stinchcombe et al. 1989) wird gezeigt, dass das Multilayer-Perzeptron zur Klasse der universellen Funktionenapproximatoren gerechnet werden kann.

Ein weiterer für den Bereich der Mustererkennung und Datenanalyse wichtiger neuronaler Netzwerktyp ist die topologische Merkmalskarte, die auf Arbeiten von (Kohonen 1982a, Kohonen 1982b) zurückgeht und auch Kohonen-Karte genannt wird (engl: self-organizing map, topology preserving map). Darüber hinaus können auch andere neuronale Netzwerke wie die Hopfield-Netze (Hopfield und Tank 1985, Hopfield und Tank 1986), Neocognitrons (Fukushima 1980), Boltzmann-Maschinen (Ackley, Hinton et al. 1985, Hinton und Sejnowski 1986) oder die von (Reilly, Cooper et al. 1982, Cooper, Elbaum et al. 1987) entwickelten Restricted-Coulomb-Energy-Netzwerke (vgl. Kap. 7.4.5) zur Mustererkennung eingesetzt werden. In Neuro-Fuzzy-Systemen können neuronale Lernmechanismen mit Fuzzy-Operatoren zur adaptiven Analyse und Erkennung von Mustern kombiniert werden (Nauck, Klawonn et al. 1994).

In den nachfolgenden Kapiteln stehen Multilayer-Perzeptrons (Kap. 7.4.3) und topologische Merkmalskarten (Kap. 7.4.4) im Vordergrund der Betrachtung, die im Bereich der medizinischen Mustererkennung und Bilddatenanalyse zu den wichtigsten neuronalen Netzwerktypen zählen. Exemplarische Anwendungen von Multilayer-Perzeptrons und topologischen Merkmalskarten zur Segmentierung multispektraler MR-Bilddaten sind in Kap. 7.4.3.4 zu finden. In Kap. 10.3 wird der Einsatz von Multilayer-Perzeptrons bei der Erkennung von Hauttumoren beschrieben.

7.4.1 Neuronenmodell

Künstliche neuronale Netze sind sowohl in ihrer Architektur als auch in ihren Funktionsprinzipien am biologischen Vorbild orientiert. Elementare Einheiten eines künstlichen neuronalen Netzes bilden die Neuronen, auch Units oder Verarbeitungseinheiten genannt. Ihr Input-Output-Verhalten wird angelehnt an das biologische Vorbild der Nervenzelle modelliert. Ausgehend von n Eingabewerten, die die Stimulationen einer biologischen Nervenzelle an ihren n

Dendriten repräsentieren, wird nach einer internen Verarbeitung ein Ausgabewert erzeugt, der zu der über das Axon weitergeleiteten Erregung korrespondiert. Eine schematische Darstellung eines Neuronenmodells wird in Abb. 7.10 gegeben.

Jedem Eingabevektor $m = (m_1,\ldots,m_n)^T \in \mathbb{R}^n$ wird in Abhängigkeit vom Gewichtsvektor w mit $w_i = (w_{i1},\ldots,w_{in})^T \in \mathbb{R}^n$ des betrachteten i-ten Neurons ein Ausgabewert $o_i \in \mathbb{R}$ zugeordnet. Der durch die Stimuli hervorgerufene innere Aktivierungszustand des i-ten Neurons wird durch den Netzinput $net_i \in \mathbb{R}$ beschrieben, der häufig als

$$net_i = m^T \cdot w_i = \sum_{j=1}^{n} m_j \cdot w_{ij} \tag{7.43}$$

definiert wird. Die nicht-lineare Ausgabefunktion Θ, auch Transfer- oder Übertragungsfunktion genannt, kann als Schwellwertfunktion

$$\Theta(net_i) = \begin{cases} 1, & \text{falls } net_i \geq \tau \\ 0, & \text{falls } net_i < \tau \end{cases} \tag{7.44}$$

oder sigmoide Fermi-Funktion

$$\Theta_\lambda(net_i) = \frac{1}{1 + \exp(-\lambda \cdot net_i)} \tag{7.45}$$

modelliert werden. Die Fermi-Funktion approximiert für große Parameterwerte $\lambda \to \infty$ die Schwellwertfunktion (Abb. 7.11). Fermi-Funktionen sind vor allem im Zusammenhang mit Back-Propagation-Netzwerken von Bedeutung.

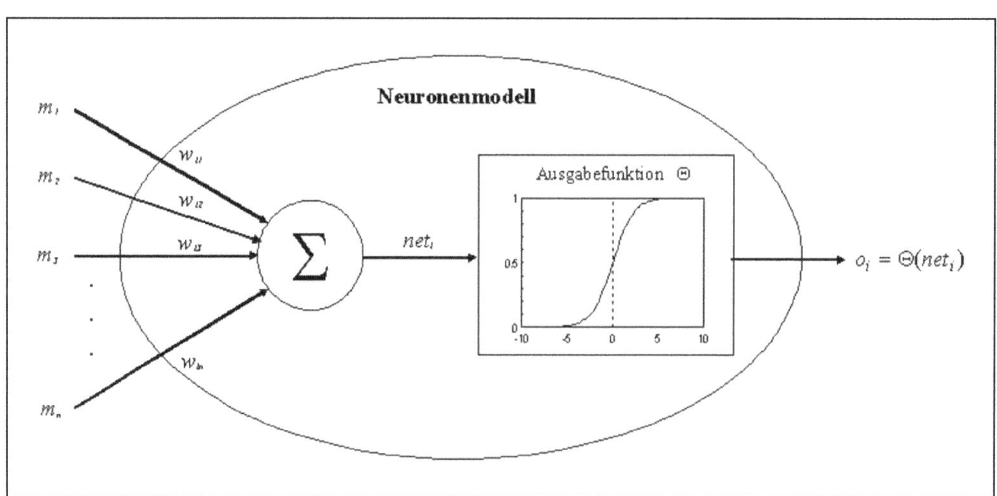

Abb. 7.10: Schematische Darstellung eines mathematisch modellierten Neurons.

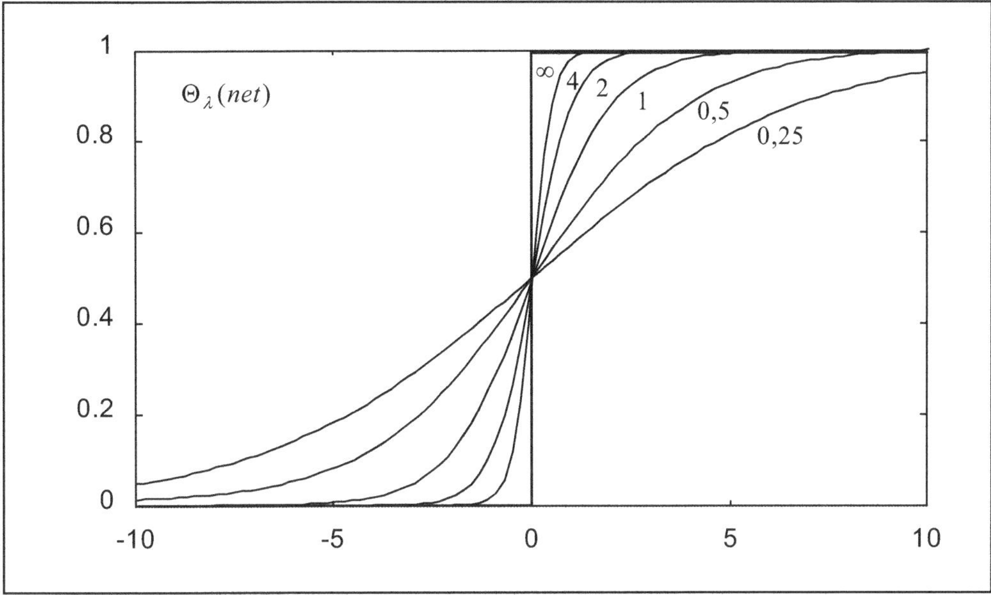

Abb. 7.11: Fermi-Funktionen mit verschiedenen Parametern $\lambda = 0.25$, 0.5, 1, 2 und 4. Für $\lambda \to \infty$ approximiert die Fermi-Funktion die Schwellwertfunktion.

Im Gegensatz zu Schwellwertfunktionen weisen Fermi-Funktionen die wichtige Eigenschaft der Differenzierbarkeit auf. Alternativ können auch andere differenzierbare, sigmoide nichtlineare Funktionen wie z.B. $\Theta(x) = \tanh(x)$ als Ausgabefunktionen verwendet werden. Das in Abb. 7.10 dargestellte Neuronenmodell wird nachfolgend in verschiedenen Varianten beim Perzeptron (Kap. 7.4.2) und dem Multilayer-Perzeptron (Kap. 7.4.3) verwendet.

Das einzelne Neuron weist als elementarer Baustein neuronaler Netze eine einfache Grundstruktur auf. Obwohl das Transformationsverhalten der einzelnen Neuronen formal exakt beschrieben ist, kann das makroskopische Verhalten komplexer künstlicher neuronaler Netze während des stochastischen Lernprozesses häufig nur in Spezialfällen mathematisch erfasst werden (Ritter, Martinez et al. 1991). Die strukturelle Gleichheit der Units und der elementaren Transformationen während des Lernprozesses, die in Abhängigkeit vom Netzwerktyp zumindest für Gruppen von Units unabhängig voneinander und somit parallel durchgeführt werden können, bilden die Grundlage für die Parallelisierung neuronaler (Lern-) Algorithmen.

Eine wesentliche Eigenschaft neuronaler Netze bildet die Möglichkeit zur Adaption und problemspezifischen Selbstorganisation in einem Lernprozess (Pao 1989). Algorithmisch wird während des Lernvorganges durch iterative Veränderungen der Gewichte die Optimierung eines Gütekriteriums angestrebt. Neben den verwendeten Lernmechanismen sind künstliche neuronale Netzwerke vor allem durch die Netzwerktopologie charakterisiert, durch die die Anzahl der Gewichte und somit die Dimensionierung neuronaler Klassifikatoren festgelegt wird. Die zentrale Bedeutung der Vernetzungsstruktur spiegelt sich in den Begriffen *Konnektionismus* und *konnektionistische Modelle* wider, die alternativ zur Bezeichnung künstlicher neuronaler Netzwerke verwendet werden.

7.4.2 Perzeptrons

Ein einfacher neuronaler Klassifikator ist das Perzeptron (Rosenblatt 1958), ein zweilagiges Feed-forward-Netzwerk, bei dem jedes Neuron des Input-Layers mit allen Neuronen des Output-Layers verbunden ist, während innerhalb eines Layers keine Verbindungen auftreten.

In Abb. 7.12 ist ein typisches Beispiel eines Perzeptrons für den Mehrklassenfall $(k > 2)$ schematisch dargestellt. Die Anzahl der Input-Neuronen n korrespondiert hier zur Anzahl der Merkmale, während die Anzahl der Output-Neuronen k durch die Anzahl der möglichen Klassen festgelegt ist. Jede Verbindung zwischen dem Input- und dem Output-Layer ist mit einem Gewicht $w_{ij} \in \mathbb{R}$ $(i \in \{1,...,n\},\ j \in \{1,...,k\})$ gewichtet. Die Zahl der Verbindungen zwischen Input- und Output-Layer bzw. die Anzahl der Gewichte des Perzeptrons ist durch $k \cdot n$ gegeben. Die Verarbeitung der Eingaben erfolgt in den Neuronen des Output-Layers, die auch Perzeptron-Units genannt werden. Zur Berechnung der Erregungen $o_1,...,o_k \in \{0,1\}$ wird in jedem Output-Neuron das Skalarprodukt zwischen dem zugehörigen Gewichtsvektor w_i und dem Merkmalsvektor m gebildet und eine Schwellwertfunktion angewandt. Hierbei geben die Komponenten des Gewichtsvektors $w_i = (w_{1i},...,w_{ni})^T$ die Gewichte der Netzwerkkanten an, die mit dem i-ten Output-Neuron verbunden sind. Der Ausgabewert o_i des i-ten Output-Neurons mit $i \in \{1,...,k\}$ und Schwellwert $\tau \in \mathbb{R}$ ergibt sich somit als

$$o_i = \begin{cases} 1, & \text{falls} \quad m^T w_i \geq \tau \\ 0, & \text{falls} \quad m^T w_i < \tau \end{cases} \tag{7.46}$$

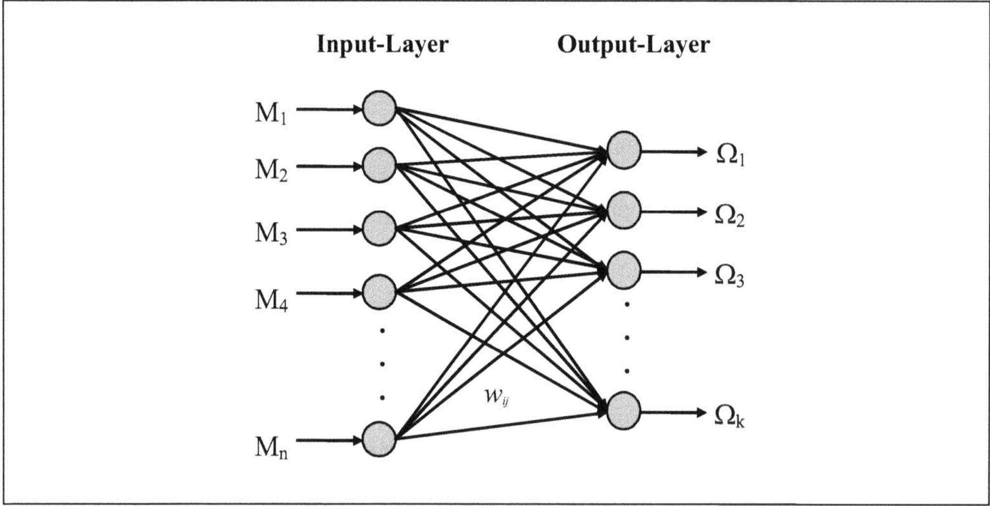

Abb. 7.12: Perzeptron-Netzwerk als Klassifikator im Mehrklassenfall $(k > 2)$: Die Neuronenzahl im Input-Layer ist gleich der Anzahl der Merkmale M_i, die Anzahl der Output-Neuronen entspricht der Anzahl der zu unterscheidenden Klassen $\Omega_1,...,\Omega_k$. Die Topologie des Perzeptron-Netzwerkes ist durch das Klassifikationsproblem vollständig determiniert. Jede Verbindung zwischen dem Input- und dem Output-Layer ist mit einem Gewicht $w_{ij} \in \mathbb{R}, i \in \{1,...,n\}, j \in \{1,...,k\}$ belegt.

Lernphase: Die Lernphase hat die Adaption geeigneter Gewichte $w_{11},\ldots,w_{nk}$ zum Ziel, durch die die Klassenbereiche $\Re_1,\ldots,\Re_k$ festgelegt werden. Das Netzwerk wird mit (vorklassifizierten) Merkmalsvektoren $m \in W_M$ der Lernstichprobe trainiert, wobei die Klassenvektoren $y_1,\ldots,y_k$ als Codierung für die Klassenzugehörigkeit verwendet werden, für die gilt:

$$y_i = \begin{pmatrix} 0 \\ \cdot \\ \cdot \\ 1 \\ \cdot \\ \cdot \\ 0 \end{pmatrix} \leftarrow i \qquad (7.47)$$

In der Lernphase werden die Gewichte ausgehend von einer zufälligen Initialisierung iterativ mit dem Ziel korrigiert, die Summe der Abstandsquadrate zwischen den (korrekten) Soll- und den aktuellen Ist-Werten zu verkleinern. In jedem Lernschritt werden hierbei alle Gewichte w_{ij} mit $i \in \{1,\ldots,n\}$, $j \in \{1,\ldots,k\}$ des Netzwerkes um

$$\Delta w_{ij} = \varepsilon \, (o_j^{(soll)} - o_j^{(ist)}) \, m_i \qquad (7.48)$$

verändert, wobei $\varepsilon \in \mathbb{R}$ die Lernrate angibt. Diese Lernregel wird *Delta-Regel* genannt. Da $o_j^{(soll)}, o_j^{(ist)} \in \{0,1\}$ sind, wird das Gewicht w_{ij} im Falle auftretender Abweichungen der Soll- und Ist-Werte um den Wert $\Delta w_{ij} = \pm\, \varepsilon \, m_i$ verändert. Falls sich vor Ausführung des Lernschrittes bereits das gewünschte Ergebnis eingestellt hat, so dass $o_j^{(soll)} = o_j^{(ist)}$ ist, bleibt das Gewicht w_{ij} unverändert. Der Zusammenhang zwischen den im Lernprozess adaptierten Gewichten des Perzeptrons und den Klassenbereichen wird in Abb. 7.13 anhand eines Zweiklassenproblems im *2*-dimensionalen Merkmalsraum illustriert.

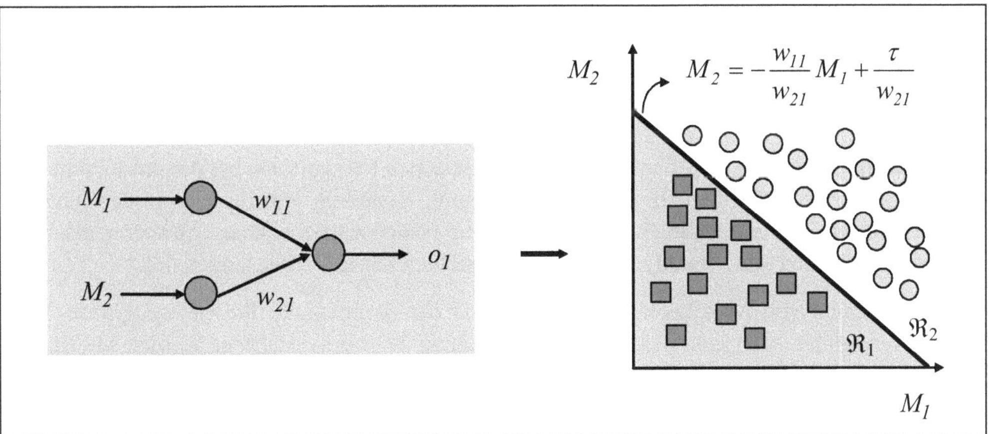

Abb. 7.13: Perzeptron im Zweiklassenfall: Das Perzeptron ordnet jedem Merkmalsvektor $m = (m_1,m_2)^T$ $\in W_{M_1} \times W_{M_2}$ eine Erregung o_1 zu, die entweder gleich *1* (Zuordnung zu Klasse Ω_1) oder gleich *0* (Zuordnung zu Klasse Ω_2) ist (links). Im zweidimensionalen Merkmalsraum wird durch die adaptierten Gewichte eine lineare Funktion (rechts) definiert, die die dargestellten Merkmalsvektoren der beiden linear separablen Klassen korrekt abgrenzt.

Hierbei wird ein Perzeptron bestehend aus n Input-Neuronen und 1 Output-Neuron verwendet. Durch die Gewichte des Netzwerkes wird die Gerade

$$M_2 = -\frac{w_{11}}{w_{21}} M_1 + \frac{\tau}{w_{21}} \tag{7.49}$$

definiert, durch die die Merkmalsausprägungen der beiden Klassen korrekt separiert werden.

Klassifikation: Eine vollständige Zerlegung des Merkmalsraums in k Klassenbereiche $\Re_1,...,\Re_k$ wird erzielt, falls die Output-Neuronen miteinander in Wettbewerb treten und k Ausgabewerte $o_1,...,o_k$ unter Verwendung der *Winner-takes-all-Strategie* mit $i, j \in \{1,...,k\}$ wie folgt definiert werden:

$$o_i = \begin{cases} 1, & \text{falls} \quad \boldsymbol{m}^T \boldsymbol{w}_i + \tau_i \geq \boldsymbol{m}^T \boldsymbol{w}_j + \tau_j \quad \text{für alle } i \neq j \\ 0, & \text{sonst.} \end{cases} \tag{7.50}$$

Diese Variante wird bei Klassifikationsproblemen eingesetzt. Bei der (korrekten) Erkennung eines Musters mit Merkmalsvektor $\boldsymbol{m} \in W_M$ wird der binäre Outputvektor $\boldsymbol{o} = (o_1,...,o_k)^T$, des Perzeptrons als Klassenvektor $\boldsymbol{y}_i \in \mathbb{B}^k$ interpretiert.

Nach dem Perzeptron-Konvergenz-Theorem (Minsky und Papert 1969) gilt, dass durch den Perzeptron-Lernalgorithmus unter Verwendung der Delta-Regel (6.48) nach einer endlichen Anzahl von Iterationsschritten lineare Diskriminanzfunktionen gefunden werden, die eine korrekte Klassifikation der n-dimensionalen Merkmalsvektoren der Lernstichprobe erlauben, falls diese linear separabel, d.h. durch $(n-1)$-dimensionale Hyperebenen diskriminierbar, sind. Die Beschränkung der Erkennungsleistung des Perzeptrons auf linear separable Klassen motivierte die Erweiterung des Modells zum Multilayer-Perzeptron, das nachfolgend in Kap. 7.4.3 vorgestellt wird.

7.4.3 Multilayer-Perzeptrons

Multilayer-Perzeptrons (Werbos 1982, Rumelhart, Hinton et al. 1986a, Rumelhart, Hinton et al. 1986b) sind neuronale *Feed-forward-Netzwerke*, die sowohl zur Klassifikation von Mustern als auch allgemein für die Approximation von Funktionen verwendet werden können. Multilayer-Perzeptrons bilden eine Erweiterung des klassischen Perzeptrons, bei der zusätzliche verborgene Neuronen-Schichten, *Hidden-Layer* genannt, zwischen dem Input- und dem Output-Layer eingeführt werden (Abb. 7.14). Während die Neuronen benachbarter Layer vollständig miteinander vernetzt sind, treten innerhalb der Schichten keine Verbindungen auf.

Für das Training von Multilayer-Perzeptrons wird der so genannte *Back-Propagation-Algorithmus* verwendet. Aufgrund der zentralen Bedeutung des Lernverfahrens werden Multilayer-Perzeptrons häufig auch als Back-Propagation-Netzwerke bezeichnet. Als Ausgabefunktion eines Neurons wird zumeist die Fermi-Funktion verwendet, jedoch können alternativ auch andere differenzierbare, sigmoide nicht-lineare Funktionen (wie z.B. $\Theta(x) = \tanh(x)$) eingesetzt werden.

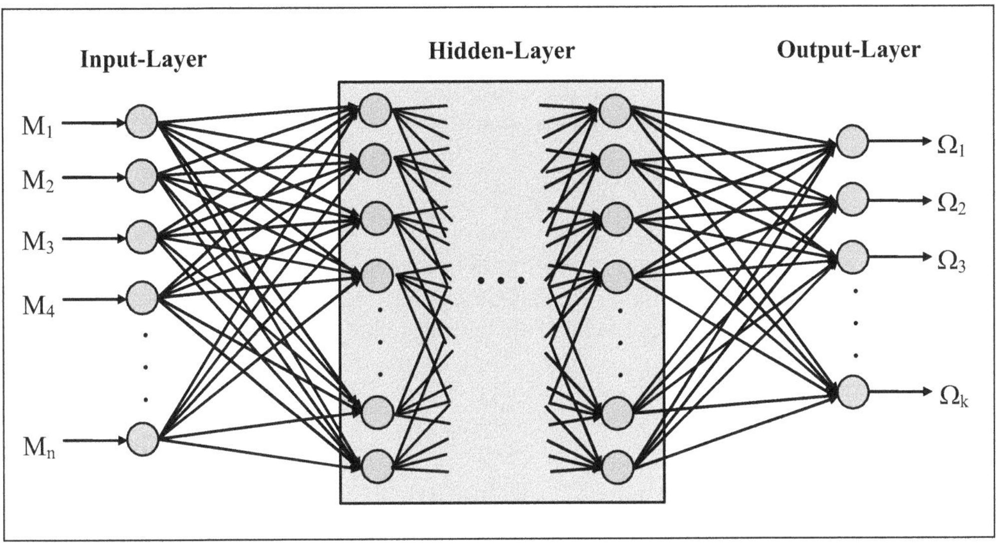

Abb. 7.14: Multilayer-Perzeptron mit einem Input-Layer, mehreren Hidden-Layern und einem Output-Layer als neuronaler Klassifikator im Mehrklassenfall.

Das Input-Output-Verhalten eines Multilayer-Perzeptrons wird bei vorgegebener Netzwerktopologie ausschließlich durch die den Neuronenverbindungen zugeordneten Gewichte $w_{ij} \in \mathbb{R}$ beeinflusst, die während des Lernprozesses datengetrieben justiert werden. Werden Multilayer-Perzeptrons als Klassifikatoren verwendet, so ergibt sich zumeist die in Abb. 7.14 dargestellte Grundstruktur. Die Anzahl der Input-Neuronen ist hier durch die Merkmalsanzahl n, die Zahl der Output-Neuronen durch die Klassenanzahl k festgelegt. Demgegenüber ist die Anzahl der Hidden-Layer und der in den Hidden-Layern verwendeten Neuronen problemspezifisch zu bestimmen.

7.4.3.1 Lernen durch Back-Propagation

Ansätze zum Training von Multilayer-Perzeptrons wurden bereits 1982 von Werbos vorgeschlagen (Werbos 1982). Jedoch erst durch die 1986 publizierten Veröffentlichungen (Rumelhart, Hinton et al. 1986a, Rumelhart, Hinton et al. 1986b) wurde das als Back-Propagation bezeichnete Lernverfahren für Multilayer-Perzeptrons allgemein bekannt. Das Back-Propagation-Verfahren kann als stochastisches Optimierungsverfahren aufgefasst werden, das die Minimierung des Erwartungswertes des Abstandsquadrates zwischen den Soll- und Ist-Ausgaben des Netzes zum Ziel hat (Least-Mean-Square-Kriterium):

$$E\left(\left| o^{(soll)} - f^{W}(i) \right|^{2} \right) \overset{!}{=} \min_{f^{W}(i)} \tag{7.51}$$

Hierbei beschreibt die Funktion $f^{W} : \mathbb{R}^{n} \to \mathbb{R}^{k}$ das Input-Output-Verhalten des Multilayer-Perzeptrons in Abhängigkeit von der Gewichtsmatrix $W = [w_{ij}]$, in der die Gewichte $w_{ij} \in \mathbb{R}$ der Kanten zwischen den Neuronen repräsentiert sind. Ziel des Optimierungsprozesses ist die Bestimmung einer geeigneten Gewichtsmatrix W, durch die das Least-Mean-Square-Kriterium erfüllt wird.

Bei gegebener Lernstichprobe $S = \{(i_1, o_1), \ldots, (i_s, o_s)\}$ bildet der Outputvektor o_j den Soll-Output $o_j^{(soll)}$ des Netzes für den Inputvektor i_j, während $f^W(i_j) = o_j^{(ist)}$ den tatsächlich erhaltenen Output angibt. Schätzt man den Erwartungswert durch den arithmetischen Mittelwert über der Lernstichprobe S, so erhält man mit $i \in \{i_1, \ldots, i_s\}$:

$$F = \frac{1}{s} \sum_{l=1}^{s} (o_l^{(soll)} - f^W(i_l))^2 \stackrel{!}{=} \min_{f^W(i)} \tag{7.52}$$

Der Back-Propagation-Algorithmus ist ein parallel organisiertes Gradientenabstiegsverfahren (engl.: gradient descent) zur Lösung dieses Optimierungsproblems, das in jedem Iterationsschritt bei der Verarbeitung eines Stichprobenelementes eine Veränderung der Gewichte wie folgt vornimmt:

$$\Delta w_{ij} = -\varepsilon \frac{\partial F_l}{\partial w_{ij}} \tag{7.53}$$

Hierbei gibt

$$F_l = (o_l^{(soll)} - o_l^{(ist)})^2 \tag{7.54}$$

mit $o_i^{(ist)} = f^W(i_l)$ die Fehlerfunktion an, die bei der Verarbeitung des l-ten Merkmalsvektors i_l der Stichprobe durch das Multilayer-Perzeptron minimiert wird. Der Parameter $\varepsilon > 0$ wird als Lernschrittweite bezeichnet. In jedem Iterationsschritt bewegt sich das Verfahren (für eine hinreichend klein gewählte Schrittweite ε) durch diese Strategie in Richtung des steilsten Abstiegs der Fehlerfunktion F_l, wobei sich der Fehler F_l näherungsweise um

$$\Delta F_l = \sum_{i,j} \frac{\partial F_l}{\partial w_{ij}} \Delta w_{ij} = -\varepsilon \sum_{i,j} \left(\frac{\partial F_l}{\partial w_{ij}} \right)^2 \tag{7.55}$$

verringert. Das Back-Propagation-Verfahren weist wie klassische Gradientenverfahren den Nachteil auf, dass der Optimierungsprozess nicht stets das globale Fehlerminimum findet, sondern gegen ein lokales Minimum konvergieren kann. Es ist zu beachten, dass die Fehlerfunktion beeinflusst wird von der zufälligen Reihenfolge, mit der die Stichprobenelemente während des Lernprozesses ausgewählt werden. Hierdurch wird ein zusätzlicher Zufallseinfluss in den Lernprozess eingebracht, der hilft, lokale Minima zu vermeiden (Schürmann, Kreßel 1992).

Lernalgorithmus: Während des Lernprozesses wird nach einer zumeist zufälligen Initialisierung des Netzes in jeder Iteration zufällig ein Lernstichprobenelement herausgegriffen und wie folgt verarbeitet:

- Der Inputvektor i wird dem Netz präsentiert und der Outputvektor $o^{(ist)} = f^W(i)$ berechnet.

- Falls eine Abweichung zwischen Ist- und Soll-Output des Netzes auftritt, wird eine Korrektur der Gewichte wie folgt vorgenommen:

$$\Delta w_{ij} = \varepsilon \, \delta_j o_i \qquad \text{mit} \tag{7.56}$$

$$\delta_j = \begin{cases} \Theta'(net_j) \cdot (o_j^{(soll)} - o_j^{(ist)}) & \text{falls } j \text{ Output - Unit ist.} \\ \Theta'(net_j) \sum_k \delta_k w_{jk} & \text{falls } j \text{ Hidden - Unit ist.} \end{cases} \qquad (7.57)$$

Hierbei bezeichnet Θ' die erste Ableitung der Ausgabefunktion Θ, die in der Regel durch die Fermi-Funktion (Abb. 7.11) gegeben ist. In jedem Lernschritt wird das Fehlersignal $o^{(soll)} - o^{(ist)}$ ausgehend von den Output-Units zurückpropagiert und nach den Gleichungen 7.56 und 7.57 werden globale, d.h. nicht auf bestimmte Netzbereiche beschränkte Veränderungen der Gewichte durchgeführt. Zur Terminierung der Lernphase können verschiedene Kriterien verwendet werden wie z.B. die Unterschreitung einer vorgegebenen Schwelle F_{min} für den quadratischen Fehler F oder die Änderung des quadratischen Fehlers in aufeinander folgenden Iterationen um einen Betrag $\Delta F < \Delta F_{min}$. Alternativ kann auch die Anzahl der in einem Lernprozess durchzuführenden Iterationen a priori beschränkt werden.

7.4.3.2 Multilayer-Perzeptrons als Klassifikatoren

Wird das Multilayer-Perzeptron (Abk.: MLP) zur Lösung von Klassifikationsproblemen verwendet, so werden während des überwachten Lernprozesses die Merkmalsvektoren $m \in W_M$ der Lernstichprobe S dem Netz als Input-Vektoren präsentiert, während die zugehörigen Klassenvektoren $y \in \mathbb{B}^k$ als Soll-Outputvektoren verwendet werden. Während des Lernprozesses wird durch die iterative Minimierung des Fehlers F implizit eine Minimierung der Anzahl der Fehlklassifikationen der in der Lernstichprobe enthaltenen Merkmalsvektoren vorgenommen.

Klassifikation: Bei der Klassifikation eines Merkmalsvektors m wird dieser dem trainierten Netzwerk präsentiert und der Outputvektor $o^{(ist)} \in \mathbb{R}^k$ berechnet. Nach der häufig verwendeten *Winner-takes-all-Strategie* wird der Merkmalsvektor m derjenigen Klasse Ω_{max} zugeordnet, bei der das zugeordnete Output-Neuron den größten Ausgabewert o_{max} aufweist, so dass gilt:

$$MLP(m) = \Omega_{max}, \quad \text{falls} \quad o_{max} = \max_{i \in \{1,...,k\}} o_i \qquad (7.58)$$

Die Outputwerte $o_1,...,o_k$ liegen aufgrund der sigmoiden Struktur der Fermi-Funktion stets im Intervall $[0,1]$. In (Richard und Lippmann 1992) wird gezeigt, dass die bei der Klassifikation eines Merkmalsvektors m erzeugten Output-Werte $o_1,...,o_k$ eines Multilayer-Perzeptrons die A-posteriori-Wahrscheinlichkeit $p(\Omega_1 | m),...,p(\Omega_k | m)$ approximieren, falls die Lernstichprobe ausreichend groß ist und der Lernprozess nicht in einem lokalen Minimum konvergiert. In diesem Fall wird bei der Anwendung der Winner-takes-all-Strategie approximativ die Klasse mit maximaler A-posteriori-Wahrscheinlichkeit durch das Multilayer-Perzeptron ausgewählt, wodurch die Anzahl der Fehlklassifikationen der in der Lernstichprobe enthaltenen Merkmalsvektoren minimiert wird.

Eine *Klassifikation mit Rückweisung* kann dadurch realisiert werden, dass zusätzliche Nebenbedingungen an die Ausgabewerte geknüpft werden. Hierbei wird zusätzlich verlangt, dass der Ausgabewert des maximal erregten Output-Neurons oberhalb eines Schwellwertes T_1 liegt (z.B. $o_{max} > T_1 = 0,6$) und/oder die Ausgabewerte der übrigen Neuronen kleiner als ein vorgegebener Schwellwert T_2 sind (z.B. $o_i < T_2 = 0,4, i \neq max$). Sind die Nebenbedingungen erfüllt, so wird klassifiziert, anderenfalls wird der betrachtete Merkmalsvektor zurück gewiesen.

Beispiel: In Abb. 7.15 wird anhand eines Beispiels illustriert, wie die Begrenzungen der Klassenbereiche bei MLP-Netzwerken auf der Grundlage der Linearkombination elementarer Funktionen, die als Perzeptron-Basisfunktionen bezeichnet werden, stufenweise generiert werden (Schürmann 1996). Betrachtet wird ein Netzwerk mit *2* Input-Neuronen, *2* Hidden-Neuronen und *1* Output-Neuron, das zur Lösung eines Zweiklassenproblems im zweidimensionalen Merkmalsraum eingesetzt wird. Dargestellt sind die Verläufe der Ausgabewerte der Neuronen im Hidden- und im Output-Layer bei Eingabe eines zweidimensionalen Eingabevektors $m \in W_{M_1} \times W_{M_2}$. Die Ausgabefunktionen der Hidden-Neuronen $o(H1)$ und $o(H2)$ werden *Perzeptron-Basisfunktionen* genannt (Abb. 7.15, A). Durch die Transformation im Output-Neuron O1 werden die Perzeptron-Basisfunktionen der beiden Hidden-Neuronen zunächst linear kombiniert (Abb. 7.15, B) und anschließend durch Anwendung der Fermi-Funktion einer nichtlinearen Abbildung (Abb. 7.15, C) unterworfen. Durch eine nachfolgende Schwellwertoperation (z.B. mit Schwellwert $T = 0,6$) angewandt auf den Ausgabewert des Output-Neurons kann der Merkmalsraum in zwei Klassenbereiche unterteilt werden. Durch das Beispiel wird zugleich veranschaulicht, wie durch Überlagerung mehrerer Perzeptron-Basisfunktionen komplizierte Funktionsverläufe approximiert werden können.

Eigenschaften: Durch den Back-Propagation-Lernalgorithmus wird zur *Funktionenapproximation* eine Fehlerquadratminimierung (Least-Mean-Square-Approximation) durchgeführt (vgl. Gl. 7.52), bei der die Stichprobenelemente als Stützstellen interpretiert werden, an denen der durch das Netz zu approximierende Funktionsverlauf exakt bekannt ist (Schürmann 1996). In (Hornik, Stinchcombe et al. 1989) wird gezeigt, dass bereits mit einem dreilagigen Multilayer-Perzeptron (*1* Hidden-Layer) Funktionen beliebig genau approximiert werden können, falls die Anzahl der Neuronen im Hidden-Layer nicht beschränkt und die zur Verfügung stehende Lernstichprobe ausreichend groß ist. In diesem Sinne sind Multilayer-Perzeptrons als universelle Approximatoren einzustufen.

Bei der Verwendung von Multilayer-Perzeptrons als Klassifikatoren ist zu berücksichtigen, dass ihre *Generalisierungsleistung* durch die während des Lernprozesses durchgeführte Optimierung nur indirekt beeinflusst wird, da das minimierte Fehlerquadrat F nur die Erkennungsleistung für die in der Lernstichprobe verfügbaren Merkmalsvektoren widerspiegelt. Wie bei anderen Klassifikatoren hängt die Generalisierungsleistung eines Multilayer-Perzeptrons davon ab, inwieweit die Lernstichprobe für das betrachtete Klassifikationsproblem repräsentativ ist.

Darüber hinaus wird die Generalisierungsleistung durch das Verhältnis der Anzahl der Gewichte zur Anzahl der in der Lernstichprobe verfügbaren Elemente beeinflusst. In Untersuchungen der Klassifikationsleistung von Multilayer-Perzeptrons (Raudys und Jain 1991) konnte gezeigt werden, dass bei fest vorgegebener Lernstichprobe die Fehlerrate (Kap. 7.5) bei der Klassifikation von unbekannten, d.h. nicht in der Lernstichprobe enthaltenen Merkmalsvektoren, ab einer bestimmten Zahl von Neuronen bzw. Verbindungsgewichten ansteigt. Somit ist bei der Wahl der Netzwerktopologie eines Multilayer-Perzeptrons, durch die die Anzahl der Gewichte determiniert wird, die Größe der Stichprobe zu beachten. Ein Ansatz zur datengetriebenen, problemspezifischen Anpassung der Netzwerktopologie durch systematisches Ausdünnen von Netzwerkverbindungen wird im nachfolgenden Kapitel 7.4.3.3 vorgestellt.

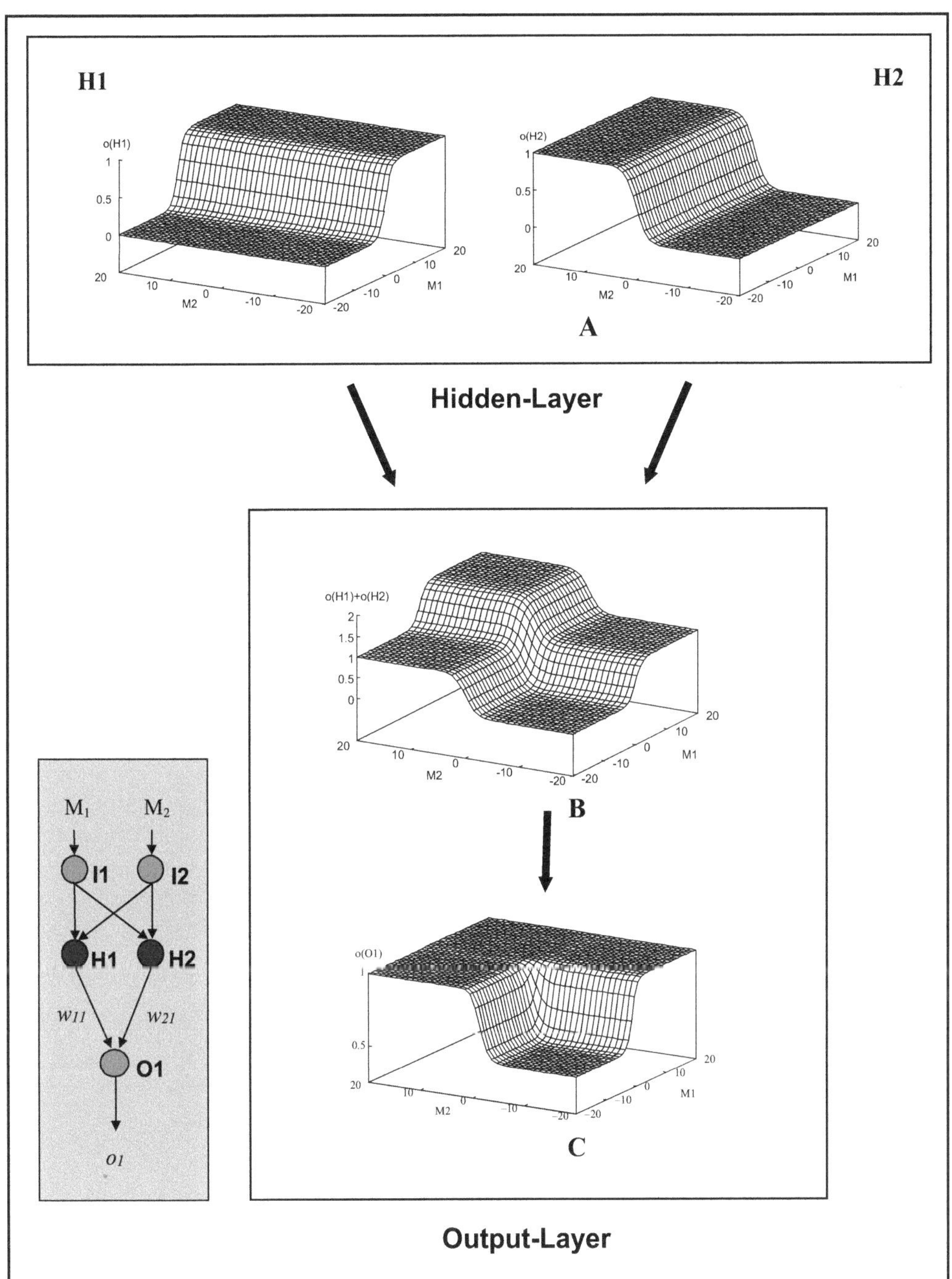

Abb. 7.15: Darstellung der Perzeptron-Basisfunktionen der beiden Hidden-Neuronen H1 und H2 (A), ihrer Linearkombination (B) sowie der Ausgabefunktion (C) des Output-Neurons O1 eines neuronalen $2 \times 2 \times 1$ – Netzwerks (unten links).

7.4.3.3 Topologieoptimierung durch Ausdünnung

Bei der Bestimmung problemspezifisch optimierter Netzwerktopologien für Multilayer-Perzeptrons können Pruning-Verfahren, auch Ausdünnungsverfahren genannt, eingesetzt werden. Sie haben eine sinnvolle Reduktion der Anzahl der Netzwerkverbindungen in einem MLP-Netzwerk zum Ziel. Ein Überblick über verschiedene Strategien zum Ausdünnen neuronaler Netze findet sich in (Reed 1993).

Das häufig verwendete *Magnitude Based Pruning* geht von einem MLP-Netzwerk aus, das in Relation zur Größe der Stichprobe eine relativ große Anzahl von Gewichten aufweist. Die Grundidee des Verfahrens ist, dass nach Durchführung eines Lernprozesses dasjenige Gewicht mit dem betragsmäßig kleinsten Wert gelöscht bzw. auf den Wert *0* gesetzt wird. Diese Strategie basiert auf der Annahme, dass Netzwerkverbindungen mit geringem Gewicht nur geringen Einfluss auf das Gesamtverhalten des Netzwerkes haben. Nach der Eliminierung der Verbindung wird ein erneutes Training des so verkleinerten Netzes vorgenommen, bis die vorgegebene Fehlerschwelle F_{min} wieder erreicht ist. Die sukzessive Löschung der Kanten mit den betragsmäßig kleinsten Gewichten wird solange iteriert, bis die Fehlerschwelle F_{min} in einem Lernprozess nicht wieder erreicht werden kann.

Durch die Eliminierung von Verbindungen können isolierte Knoten entstehen, die keine Verbindung zu anderen Neuronen mehr aufweisen und daher ebenfalls gelöscht werden können (Abb. 7.16). Somit kann durch das Magnitude Based Pruning auch eine Verringerung der Neuronenanzahl im Netzwerk erreicht werden. Dies motiviert insbesondere den Einsatz von Pruning-Algorithmen zur Merkmalsbewertung und -auswahl. Hierbei werden alle Merkmale eliminiert, deren zugehörige Eingabeneuronen durch den Pruning-Algorithmus vom Netzwerk isoliert werden (z.B. Merkmal M_3 in Abb. 7.16).

Darüber hinaus können auch Neuronen im Hidden-Layer sowie alle mit ihnen verbundenen Kanten eliminiert werden, wenn sie keine Verbindung mehr zum Input- oder Output-Layer aufweisen (z.B. *4.* Neuron des Hidden-Layers in Abb. 7.16). Pruning-Algorithmen werden beispielhaft in Kap. 10.3 zur Topologieoptimierung von Back-Propagation-Netzwerken bei der Hauttumorerkennung eingesetzt.

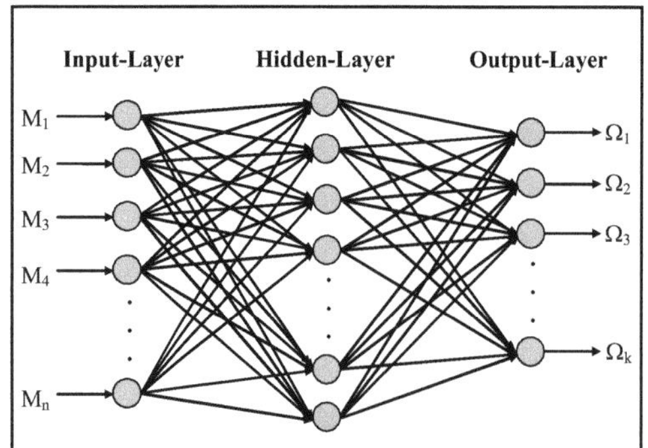

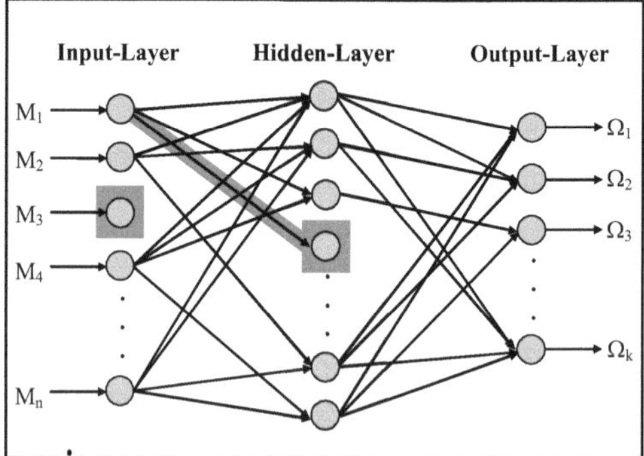

Abb. 7.16: Pruning: Multilayer-Perzeptron mit einem Hidden-Layer vor (links) und während des Ausdünnungsprozesses (rechts). Entstehen durch die Löschung von Kanten Neuronen, über die kein Pfad mehr vom Input- zum Output-Layer existiert, so können diese und die zugehörigen Kanten ebenfalls gelöscht werden (graue Markierung rechts).

7.4.3.4 Segmentierung multispektraler Bilddaten mit Multilayer-Perzeptrons

Das Problem der Segmentierung multispektraler Bilddaten kann als Klassifikationsproblem aufgefasst werden, bei dem die den Pixeln zugeordneten n-dimensionalen Merkmalsvektoren jeweils einer von k vorgegebenen Klassen zugeordnet werden. Die Verwendung von Multilayer-Perzeptrons zur klassifikatorbasierten Segmentierung multispektraler Bilddaten wird nachfolgend anhand eines Anwendungsbeispiels illustriert (Abb. 7.17). Die analysierten Bilddaten bestehen aus Spindichte- und $T2$-gewichteten Bildern sowie $T1$-gewichteten Bildern vor und nach Kontrastmittelgabe, die nach der Aufnahme durch voxelbasierte Registrierungsalgorithmen (Kap. 4.5) in einem gemeinsamen Koordinatensystem ausgerichtet wurden und somit als multispektrale Bilddaten mit 4 Kanälen aufgefasst werden können. Ziel der klassifikatorbasierten Segmentierung ist es, $k = 5$ Bildobjekte bzw. Klassen vom Typ Tumor, Gehirnmasse, Liquor, Kopfrandbereich (Knochenmark, Haut etc.) und Bildhintergrund voneinander im Bild abzugrenzen und zu erkennen. Die Klassifikation wird ohne Rückweisung durchgeführt, so dass für jeden Bildpunkt eine Zuordnung in eine der 5 Klassen erzwungen wird.

Für das *Training* des neuronalen Netzes wird eine Stichprobe S mit vorklassifizierten Merkmalsvektoren aus den verschiedenen Bildobjekten bzw. Klassen benötigt. Hierzu werden in den verschiedenen Bildstrukturen ROIs definiert (Abb. 7.17, A) und die zugehörigen Merkmalsvektoren manuell einer der 5 Klassen zugeordnet. Auf der Basis dieser Stichprobe wurde ein Multilayer-Perzeptron $MLP_{4\times5\times7\times8\times5}$ mit drei Hidden-Layern trainiert. Diese Netzwerktopologie wurde auf der Grundlage von Erfahrungswerten gewählt. Nach *1083* Lernzyklen konnten alle Merkmalsvektoren der Lernstichprobe korrekt erkannt werden (Reklassifikationsrate = *100%*).

Bei der nachfolgenden *Klassifikation ohne Rückweisung* mit der Winner-takes-all-Strategie (Gl. 7.58) wird eine Zuordnung aller Merkmalsvektoren zu einer der 5 Klassen durchgeführt. Die zugehörigen Bildpunkte werden in Abhängigkeit vom Klassifikationsergebnis mit Klassenindizes markiert. Die so segmentierten Bildobjekte können nachfolgend gemeinsam (Abb. 7.17, B) oder einzeln (Abb. 7.17, C-F) unter Verwendung von Grauwert- oder Farbskalen (vgl. Kap. 9.2.3) visualisiert werden. Darüber hinaus können bei der Klassifikation auch die klassenbezogenen Ausgabewerte bzw. Aktivierungen o_i für eine Klasse Ω_i, $i \in \{1,...k\}$ für jeden Bildpunkt betrachtet und pixelbezogen in neuronalen Aktivierungskarten gespeichert werden.

Die Aktivierungen o_i bilden nach erfolgreich durchgeführtem Lernprozess Schätzer für die klassenspezifische A-posteriori-Wahrscheinlichkeit $p(\boldsymbol{m} \mid \Omega_i)$. In (Abb. 7.17, G-H) sind die neuronalen Aktivierungskarten für die Klassen Liquor (G) und Gehirnmasse (H) unter Verwendung einer Grauwertskala dargestellt, wobei helle Bildpunkte zu hohen Aktivierungen korrespondieren.

Werden die Aktivierungskarten zweier Klassen Ω_i und Ω_j punktweise miteinander multipliziert, so erhält man in jedem Bildpunkt einen Schätzer für die A-posteriori-Wahrscheinlichkeit, dass der zugehörige Merkmalsvektor $\boldsymbol{m}$ sowohl der Klasse Ω_i als auch der Klasse Ω_j angehört. In Abb. 7.17 (I) ist eine Grauwertdarstellung der miteinander multiplizierten Aktivierungskarten der Klassen Gehirnmasse und Liquor dargestellt. Hell dargestellte Punkte, die zu hohen Aktivierungsprodukten $o_i \cdot o_j$ korrespondieren, treten in den Randbereichen der Segmente auf, in denen aufgrund des Partialvolumeneffektes kontinuierliche Übergänge zwischen den in der Gehirnmasse und dem Liquor gemessenen Signalintensitäten hervorgerufen werden.

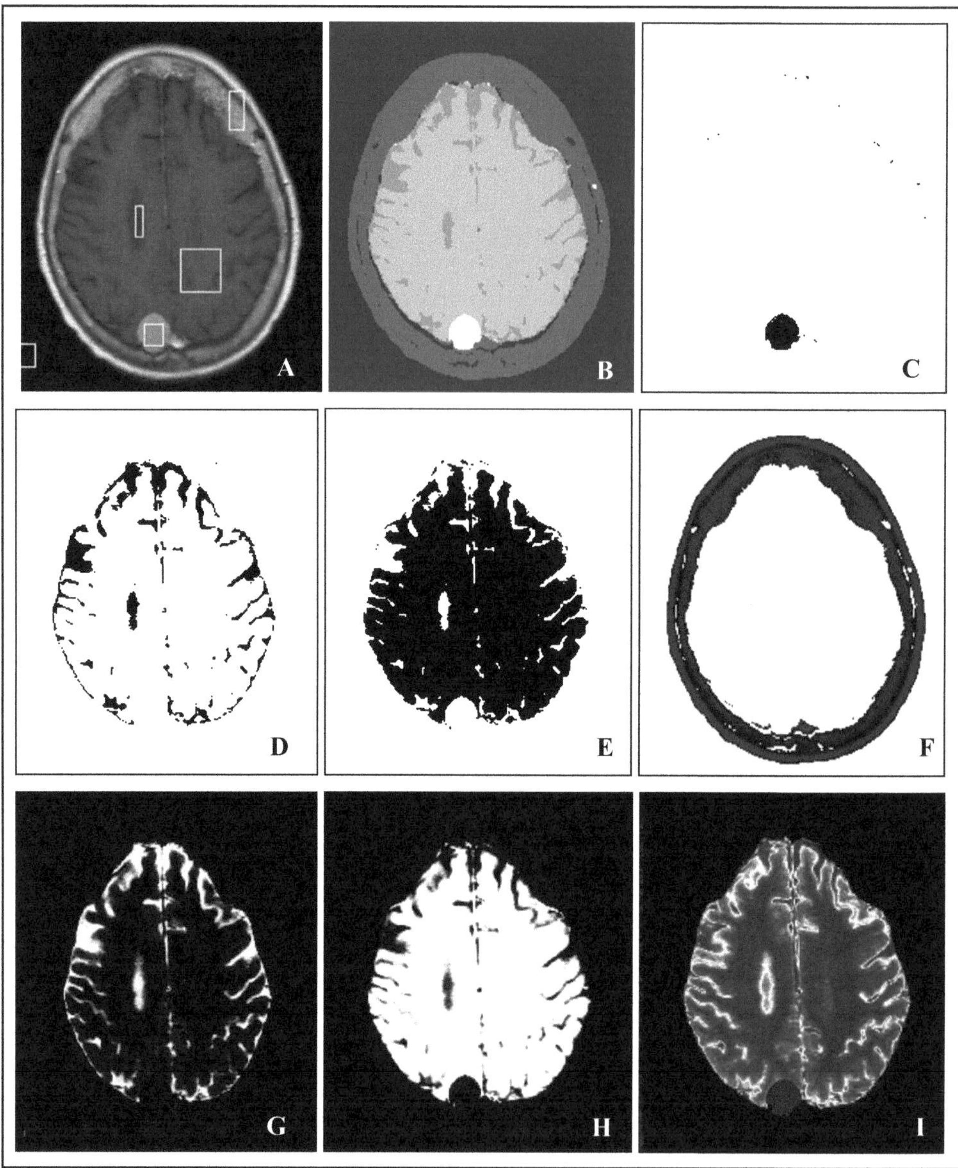

Abb. 7.17: Segmentierung *4*-kanaliger MR-Bilddaten mit einem Multilayer-Perzeptron. A: Darstellung der zum Training des MLP's verwendeten ROIs im *T1*-gewichteten Bild. B: Grauwertdarstellung der *5* segmentierten Bildobjekte vom Typ Tumor, Gehirnmasse, Liquor, Kopfrandbereich (Knochenmark, Haut etc.) und Hintergrund. C-D: Binärdarstellung der zu den Klassen Tumor (C), Liquor (D), Gehirnmasse (E) und Kopfrandbereich (F) klassifizierten Bildpunkte. G-H: Pixelbezogene, grauwertkodierte Darstellung der Aktivierungen für die Klassen Liquor (G) und Gehirnmasse (H). I: Grauwertdarstellung der miteinander multiplizierten Aktivierungskarten der Klassen Gehirnmasse und Liquor, in der sich Partialvolumeneffekte widerspiegeln.

7.4.4 Topologische Merkmalskarten

Topologische Merkmalskarten (engl.: topological maps), auch selbstorganisierende Karten (engl.: self-organizing maps) genannt, sind neuronale Netzwerke, die zur Datenanalyse und Mustererkennung sowie zur Simulation selbstorganisierender biologischer Prozesse eingesetzt werden können. Sie wurden 1982 von T. Kohonen entwickelt und werden daher auch oft als Kohonen-Karten bezeichnet (Kohonen 1982a, Kohonen 1982b). Weitere wichtige Veröffentlichungen zur topologischen Karte und ihrer Anwendung finden sich in (Kohonen 1984, Kohonen 1990, Ritter, Martinez et al. 1991, Kohonen 1995). In der Medizinischen Bildverarbeitung werden topologische Merkmalskarten zur Segmentierung und automatischen Erkennung von Bildstrukturen verwendet (z.B. in (Springub et al. 1991, Franzke und Handels 1992, Busch und Groß 1993, Pelikan 1995, Busch 1997)). Motivierend bei der Entwicklung topologischer Merkmalskarten waren Erkenntnisse über neuronale Strukturen und Organisationsprinzipien der menschlichen Großhirnrinde, auch Kortex genannt (Abb. 7.18).

Anatomisch bildet die Großhirnrinde eine *2-3 mm* dicke äußere Schicht des Großhirns, die als graue Gehirnmasse bezeichnet wird. Der Kortex kann aus funktioneller Sicht in Regionen zerlegt werden, die auf die Verarbeitung spezieller Reize ausgerichtet sind und als Rindenfelder bezeichnet werden.

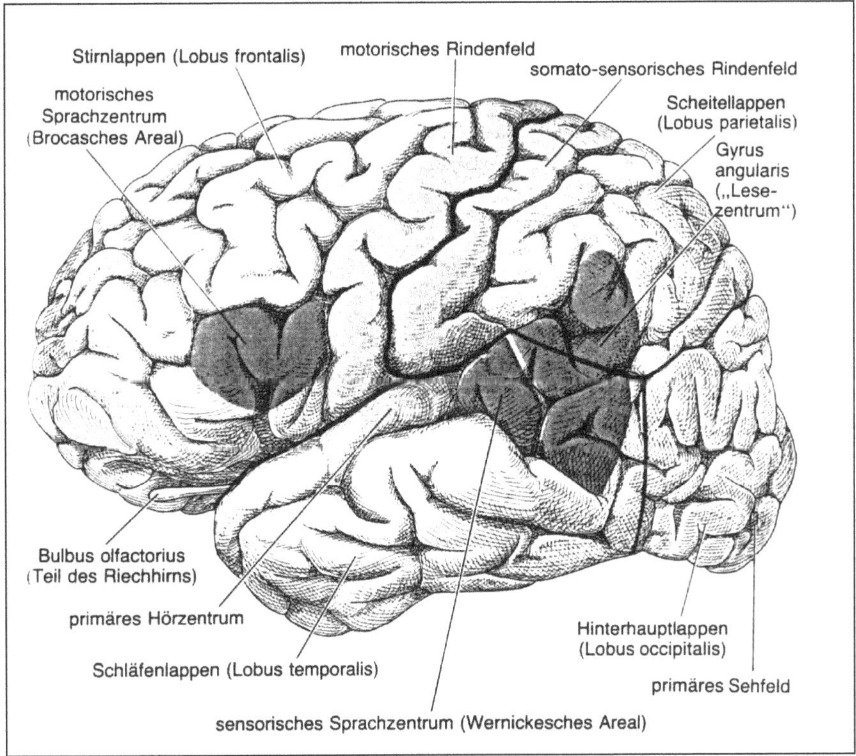

Abb. 7.18: Schematische Darstellung der funktionellen Einteilung des menschlichen Kortex in verschiedene Rindenfelder (Geschwind 1987).

So zeigen sich beispielsweise bei Reizung der Hautoberfläche lokale Anregungen von Neuronen im somatosensorischen Rindenfeld. Diese können mit modernen bildgebenden Verfahren wie der Positronen-Emissions-Tomographie (Kap. 2.1.5.2) oder der funktionellen MR-Tomographie (Kap. 2.1.4.6) nicht-invasiv untersucht und sichtbar gemacht werden.

Innerhalb der motorischen und somatosensorischen Rindenfelder kann eine Feinunterteilung bezüglich der stimulierten Körperregionen nachgewiesen werden, die eine 'Landkarte' des Körpers repräsentiert (Abb. 7.19). Hierbei werden Eingangsreize aus benachbarten Körperregionen weitgehend auf benachbarte Neuronen abgebildet. Die Größe der kortikalen Areale, die bei externer Stimulation verschiedener Körperbereiche angesprochen werden, spiegelt die Differenziertheit ihrer neuronalen Repräsentation wider. So ist beispielsweise zur Repräsentation der Lippen oder Finger im somatosensorischen Kortex ein wesentlich größeres Areal vorhanden als für den flächenmäßig wesentlich größeren Körperrumpf. Die Größe des kortikalen Areals korrespondiert zur Häufigkeit und Komplexität der Eingangsreize aus der zugehörigen Körperregion, die in Fingern und Lippen wesentlich ausgeprägter sind als im Rumpfbereich. Diese im Laufe der Evolution durch adaptive Prozesse hervorgerufenen Strukturen sind bei der Verwendung topologischer Merkmalskarten von zentraler Bedeutung.

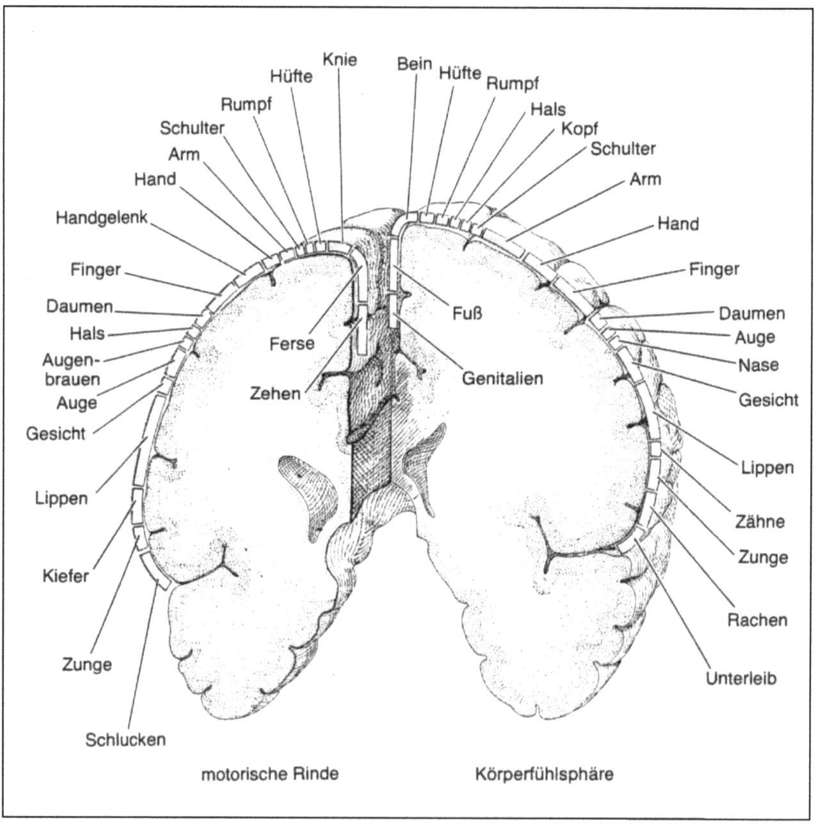

Abb. 7.19: Kortikale Repräsentation einzelner Körperteile in der motorischen Rinde (links) und der somatosensorischen Rinde (rechts), auch Körperfühlsphäre genannt (Geschwind 1987).

7.4.4.1 Netzwerktopologie

Die topologische Merkmalskarte ist ein zweischichtiges neuronales Netzwerk. Die erste Schicht besteht aus den Input-Neuronen, die vollständig mit den Neuronen der zweiten Schicht, den Output-Neuronen, verbunden sind. Die Anzahl der Input-Neuronen n ist gleich der Dimension der untersuchten Eingangsvektoren $m \in W_M \subset \mathbb{R}^n$, so dass jedes Input-Neuron zu einer Vektorkomponente korrespondiert. Die Eingangsreize, repräsentiert durch n-dimensionale Vektoren, werden von den Input-Neuronen an alle Neuronen des Output-Layers weitergeleitet, in denen die eigentliche Informationsverarbeitung stattfindet.

Charakteristisch für Kohonen-Karten ist, dass sich die Neuronen des Output-Layers in einer festen geometrischen Anordnung auf einem m-dimensionalen Gitter G ($m \leq n$) befinden (Abb. 7.20). Jedem Output-Neuron ist ein n-dimensionaler Gewichtsvektor $w \in \mathbb{R}^n$ zugeordnet, der auch *Kartenvektor* genannt wird. Die Komponenten eines Kartenvektors w repräsentieren die Gewichte der Verbindungen zwischen dem Output-Neuron und den n Input-Neuronen.

In der Anwendung wird die Dimension m des Gitters je nach Problemstellung zumeist gleich *2* oder *1* gewählt, wobei das *1*-dimensionale Gitter als Neuronenkette zu interpretieren ist (Kohonen 1982a, Kohonen 1982b, Ritter, Martinez et al. 1991). Für die Analyse und Visualisierung multispektraler Bilddaten wurden in (Groß und Seibert 1993) auch *3*-dimensionale Kohonen-Gitter eingesetzt.

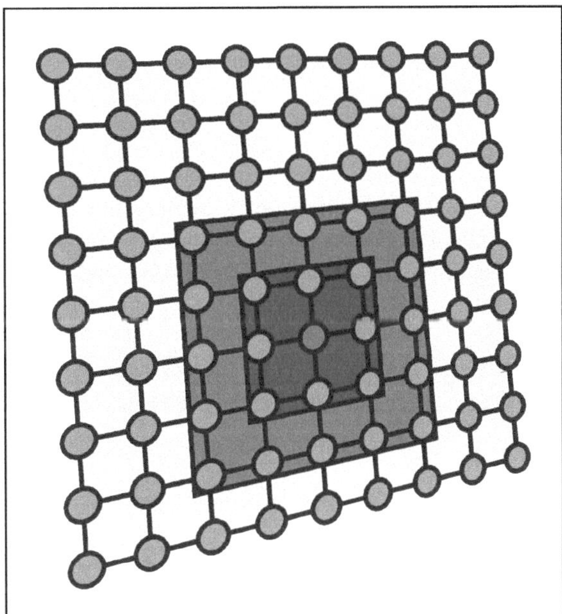

Abb. 7.20: Topologische Merkmalskarte: Das dargestellte zweidimensionale Kohonen-Gitter ($m = 2$) wird durch die Output Neuronen gebildet, die vollständig mit den Neuronen des Input-Layers vernetzt sind. Das bei einem Adaptionsschritt selektierte Erregungszentrum ist dunkelgrau markiert. Die Stärke der Adaption nimmt in Abhängigkeit vom Abstand zum Erregungszentrum ab. Die lokale Umgebung $U_{d \times d}$, in der relativ starke Adaptionen der Kartenvektoren erfolgen, sind dunkelgrau hinterlegt.

7.4.4.2 Lernprozess

Im Gegensatz zum Back-Propagation-Lernverfahren (Kap. 7.4.3.1) verläuft der adaptive Lernprozess bei topologischen Karten unüberwacht, so dass keine vorklassifizierte Trainingsmenge benötigt wird. Ziel des Lernprozesses ist die Generierung einer topologischen Karte, durch die die Ähnlichkeitsrelationen der (hochdimensionalen) Eingangsvektoren weitgehend in Lagerelationen der zugeordneten Kartenvektoren umgesetzt werden. Den Nachbarschaftsbeziehungen zwischen den Output-Neuronen kommt während des Lernprozesses besondere Bedeutung zu.

Der *Standardlernalgorithmus* für die topologische Merkmalskarte gliedert sich in vier Schritte (Kohonen 1982a, Kohonen 1982b) und wird nachfolgend für zweidimensionale Gitter formuliert. Betrachtet wird eine topologische Karte mit n Input-Neuronen sowie $N = g_x \times g_y$ Output-Neuronen, die äquidistant auf einem zweidimensionalen Gitter $G = \{(x, y)^T \mid x \in \{1,...,g_x\} \wedge y \in \{1,...,g_y\}\}$ angeordnet sind.

1. *Initialisierung*: Die Initialisierung der Gewichtsvektoren $w_1,...,w_N \in \mathbb{R}^n$ wird entweder zufällig (im Sinne einer Gleichverteilung) oder unter Ausnutzung von A-priori-Informationen vorgenommen. Der Wertebereich der Gewichtsvektoren ist hierbei durch den Wertebereich der zu analysierenden Merkmalsvektoren W_M eingeschränkt.

2. *Stimuluswahl*: Zur Anregung des Netzes wird der Merkmalsvektor $m \in W_M$ entsprechend der Wahrscheinlichkeitsdichte $p(m)$ zufällig ausgewählt.

3. *Response*: Dem Merkmalsvektor m wird das Output-Neuron $z \in G$ zugeordnet, dessen zugehöriger Kartenvektor w_z dem betrachteten Merkmalsvektor m am ähnlichsten ist (Similarity-Matching), so dass gilt:

$$\|m - w_z\|^2 \leq \|m - w_g\|^2 \quad \forall\, g \in G \tag{7.59}$$

Das so mittels Nächster-Nachbar-Strategie selektierte Neuron mit Kartenposition z bildet das Erregungszentrum (Abb. 7.20). Als Ähnlichkeitsmaß kann ein beliebiges Distanzmaß verwendet werden. Standardmäßig wird das Erregungszentrum z unter Verwendung der quadratischen Euklidischen Distanz bestimmt.

4. *Adaption*: Bei der Adaption im Lernschritt $t + 1$ werden die Gewichtsvektoren der Karte oder der aktuellen Lernumgebung in Richtung des Eingangsvektors m wie folgt verändert:

$$w_g^{t+1} = w_g^t + \varepsilon^{t+1} \cdot h_{zg}^{t+1} \cdot (m - w_g^t) \tag{7.60}$$

Nach dem Adaptionsschritt wird mit der Stimuluswahl (Schritt 2) fortgefahren.

Unter einem *Lernschritt* wird die einmalige Durchführung des Lernalgorithmus für den gesamten zu analysierenden Datensatz, der gleich der Menge der Input-Vektoren ist, verstanden. Die Laufzeitkomplexität des Lernverfahrens wächst linear mit der Anzahl der Trainingsvektoren, der Zahl der durchgeführten Lernschritte sowie der Anzahl der Kartenvektoren N.

Die (globale) Stärke der Gewichtsveränderung im Adaptionsschritt wird von der im Lernschritt t gewählten Lernschrittweite $\varepsilon^t \in \mathbb{R}^{>0}$ beeinflusst, während durch die unimodale Funktion h_{zg}^t eine lokale Gewichtung der Adaption auf der Karte vorgenommen wird. Analog zu kortikalen Erregungsmustern im menschlichen Gehirn wird hierdurch eine lokale Erregung auf der Karte hervorgerufen, die ihr Maximum in $z \in G$ hat und mit zunehmendem Abstand gegen 0 abfällt. Häufig wird die lokale Erregungsausbreitung durch eine Gauß-Funktion (Abb. 7.21) modelliert:

$$h^t_{zg} = \exp\left(-\frac{(g-z)^2}{2(\sigma^t_z)^2}\right) \tag{7.61}$$

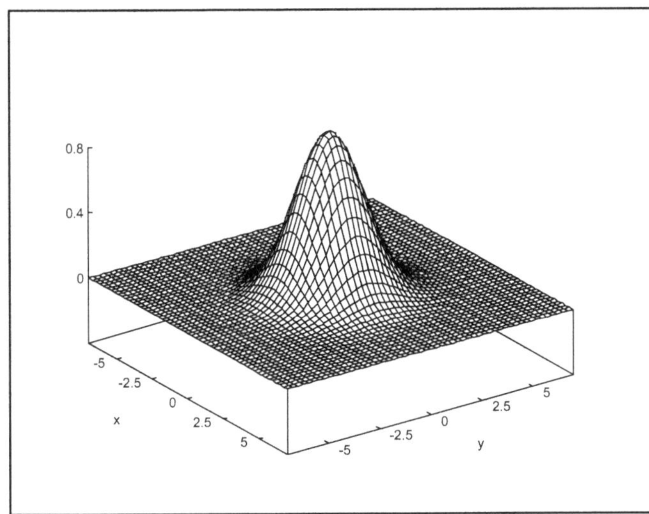

Abb. 7.21: 2D-Gauß-Glocke mit dem Zentrum $z = (0,0)$.

Die Größe der lokal erregten Umgebung im Lernschritt t wird durch den Parameter $\sigma^t_z \in \mathbb{R}$ festgelegt. Da in weit vom Erregungszentrum entfernten Kartenpositionen durch die Gewichtung nur geringe Veränderungen der Gewichtsvektoren hervorgerufen werden, wird zur Beschleunigung des rechenintensiven Lernverfahrens die Adaption häufig auf eine lokale Umgebung $U_{d \times d}$ um das Erregungszentrum z beschränkt (vgl. Abb. 7.20).

Die Menge der Kartenvektoren $W = \{w_1, \ldots, w_N\}$ beschreibt den Zustand der Karte. Der Lernprozess kann als Markov-Prozess beschrieben werden, da es sich hier um einen stochastischen Prozess handelt, bei dem eine Zustandsänderung der Karte lediglich vom aktuellen und nicht von vorhergehenden Kartenzuständen abhängig ist. Um einen stabilen konvergenten Zustand der Karte zu erhalten, werden die Lernschrittweite ε^t sowie die Reichweite σ^t_z eines Adaptionsschrittes während des Lernprozesses sukzessive gegen 0 abgesenkt. Die Lernparameter können hierzu beispielsweise wie folgt gewählt werden:

$$\varepsilon^t = \varepsilon^0 \cdot \left(1 - \frac{t}{t_{max}}\right) \qquad \text{oder} \qquad \varepsilon^t = \varepsilon^0 \cdot \frac{1}{1-t} \tag{7.62}$$

Hierbei gibt t_{max} die maximale Anzahl der Lernschritte und $\varepsilon^0 > 0$ die initiale Lernschrittweite an. Eine flexible Steuerung der Reichweite der Adaption wird durch die parametrisierte Funktion

$$\sigma^t_z = a \cdot b^{-c \cdot t} \tag{7.63}$$

mit den Parametern $a,b,c \in \mathbb{R}^+$ erzielt. Wird der Adaptionsschritt auf die Umgebung des Erregungszentrums $U_{d\times d}(z)$ beschränkt, kann die Größe der Umgebung d wie folgt während des Lernprozesses reduziert werden:

$$d^t = d^0\left(1 - \frac{t}{t_{\max}}\right) \tag{7.64}$$

Innerhalb des Lernprozesses können zwei Phasen unterschieden werden: die Initialphase und die Konvergenzphase. In der initialen Phase wird der Karte durch relativ starke Adaptionen die grobe Struktur der Verteilung der Input-Vektoren $p(m)$ aufgeprägt. Die Konvergenzphase ist demgegenüber durch wesentlich geringere Veränderungen der Kartenvektoren in den Adaptionsschritten gekennzeichnet, die jedoch die Qualität der Ergebnisse wesentlich beeinflussen können. Die Übergänge zwischen beiden Phasen sind fließend. Die Anzahl der Lernschritte, die zur Erreichung eines konvergenten Lernzustandes erforderlich ist, ist sowohl von dem analysierten Datensatz als auch von der Netzwerkgröße und den gewählten Lernparametern abhängig. Eine Vielzahl von Beispielen zur Illustration des Lernprozesses in verschiedenen Anwendungen finden sich in (Kohonen 1982a) und (Ritter, Martinez et al. 1991).

Im konvergenten Zustand korrespondiert die Dichte der Kartenvektoren zur Datendichte $p(m)$ der Input-Vektoren (Ritter, Martinez et al. 1991). Analog zum biologischen Vorbild werden somit Regionen des Merkmalsraumes, aus denen viele Reize (Input-Vektoren) während des Lernprozesses auf die Karte einwirken, durch eine relativ hohe Zahl von Neuronen bzw. Kartenpositionen repräsentiert.

Nach Abschluss des Lernprozesses werden die Input-Vektoren $m \in W_M$ unter Verwendung der Nächster-Nachbar-Strategie den jeweils ähnlichsten Kartenvektoren zugeordnet. Dies entspricht einer vollständigen Zerlegung des Merkmalsraumes in N Parzellen, in deren Zentrum jeweils ein Kartenvektor $w \in W$ steht. In Anlehnung an das biologische Vorbild werden diese Parzellen $F(w)$ *rezeptive Felder* genannt, die beschrieben sind durch:

$$F(w) = \left\{ m \,\Big|\, \|m - w\|^2 = \min_{g \in G} \|m - w_g\|^2 \right\} \tag{7.65}$$

Eigenschaften: Die durch den Lernprozess generierte Karte realisiert eine nicht-lineare, weitgehend topologieerhaltende Abbildung der n-dimensionalen Merkmalsvektoren auf ein m-dimensionales Gitter, die ähnliche Merkmalsvektoren auf benachbarte Kartenpositionen abbildet. Bei der nicht-linearen Abbildung hochdimensionaler Merkmalsvektoren auf das niedrigdimensionale Gitter der topologischen Karte ($m < n$) werden Merkmale mit großer Varianz verstärkt berücksichtigt. Die topologieerhaltenden Karten werden aus diesem Grund auch als eine *Verallgemeinerung der linearen Hauptkomponentenanalyse* (Kap. 8.2.1) interpretiert (Ritter, Martinez et al. 1991).

In der Bildverarbeitung kann diese Eigenschaft der topologischen Karte zur *Visualisierung hochdimensionaler Bilddaten* genutzt werden, wobei die Anzahl der zur Verfügung stehenden Grau- oder Farbwerte gleich der Anzahl der Kartenvektoren gewählt wird. Nach Abschluss des Lernprozesses werden die Vektoren eines rezeptiven Feldes durch den zugehörigen Grau- oder Farbwert dargestellt. Zur Generierung einer Grauwertdarstellung sind *1*-dimensionale Kohonen-Karten, sog. Neuronenketten, geeignet, durch die die lineare Ordnung zwischen den Grauwerten repräsentiert und benachbarten Kartenpositionen ähnliche Grauwerte zugeordnet werden können. In Erweiterung dieses Ansatzes können zur Farbdarstellung hochdimensionaler Bilddaten dreidimensionale Kohonen-Karten verwendet werden, indem jeder (x, y, z)-Kartenposition ein (R, G, B)-Farbvektor derart zugeordnet wird, dass benachbarte Neuronen ähnliche Farbvektoren erhalten. Dies kann dadurch erreicht werden, dass die (x, y, z)-Positionsvektoren der Neuronen im Gitter linear in (R, G, B)-Farbvektoren transformiert werden, wobei jede Koordinate des Positionsvektors zu einem Farbkanal korrespondiert. Diese Technik wurde beispielsweise in (Groß und Seibert 1993) zur Analyse und Farbdarstellung multispektraler Satellitenaufnahmen eingesetzt.

7.4.4.3 Kontrolle des Lernprozesses

Für den praktischen Einsatz topologischer Merkmalskarten werden quantitative Maße benötigt, die eine Bewertung des aktuellen Lernzustandes im Hinblick auf den angestrebten konvergenten Kartenzustand und eine sinnvolle, automatisch gesteuerte Terminierung des Lernprozesses ermöglichen.

Zur Beurteilung des Lernprozesses wird in (Bertsch und Dengler 1987) die *Wiederzuweisungsrate WZR* vorgeschlagen. Sie ist definiert als der relative Anteil der Eingangsvektoren, die im aktuellen Lernschritt dem gleichen Erregungszentrum wie im vorangegangenen Lernschritt zugewiesen werden.

In (Franzke und Handels 1992) wird ergänzend der *relative quadratische Repräsentationsfehler* ρ_{rel} zur Beurteilung eines Netzwerkzustandes herangezogen. Sei der *quadratische Repräsentationsfehler* ρ einer Karte nach t Lernschritten definiert als die Summe der quadratischen Abstände zwischen den N Kartenvektoren und den Vektoren der zugehörigen rezeptiven Felder:

$$\rho(t) = \sum_{i=1}^{N} \sum_{m \in F(w_i^t)} \left\| m - w_i^t \right\|^2 \tag{7.66}$$

Der *relative quadratische Repräsentationsfehler* ρ_{rel} nach dem t-ten Iterationsschritt ist dann definiert als:

$$\rho_{rel}(t) = \frac{\rho(t)}{\rho(1)} \tag{7.67}$$

$\rho(t)$ ist ein Maß für die Güte der Repräsentation der Eingabedaten durch die Kartenvektoren nach t Lernschritten. Bei der Definition des relativen Repräsentationsfehlers $\rho_{rel}(t)$ wird durch die Division durch den quadratischen Fehler nach dem ersten Lernschritt $\rho(1)$ eine Normierung erzielt, die den Vergleich unterschiedlich großer Netze ermöglicht, vorausgesetzt die Netze wurden unter Verwendung derselben Initialisierungsstrategie vorbesetzt.

In Abb. 7.22 wird anhand eines Beispiels illustriert, dass die alleinige Betrachtung der Änderungen der Wiederzuweisungsrate als Abbruchkriterium für den Lernprozess im Allgemeinen nicht ausreichend ist. Die Bedeutung der letzten Lernschritte wird dadurch erkennbar, dass sie wesentlich zur Reduktion des relativen quadratischen Repräsentationsfehlers ρ_{rel} beitragen.

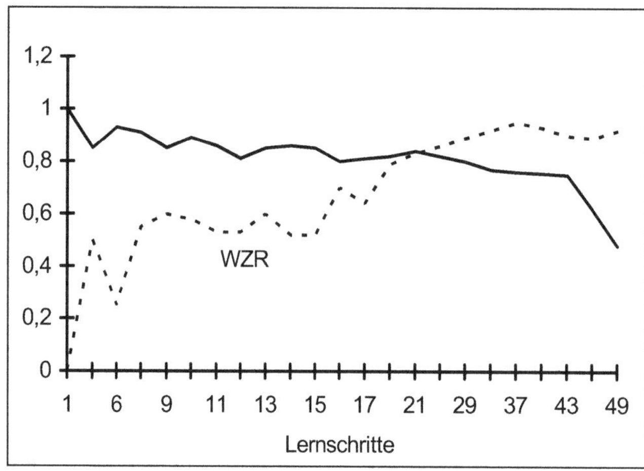

Abb. 7.22: Grafische Darstellung der Veränderung des relativen Repräsentationsfehlers ρ_{rel} und der Wiederzuweisungsrate WZR während eines Lernprozesses in Abhängigkeit der Schrittzahl t bei der Analyse *4*-kanaliger MR-Bilddaten (Franzke und Handels 1992).

Der nach Abschluss des Lernprozesses erhaltene relative Repräsentationsfehler kann über die Bewertung des Lernzustandes einer Karte hinaus zum Vergleich der mit verschiedenen Lernparametereinstellungen trainierten topologischen Karten herangezogen werden.

7.4.4.4 Clusteranalyse und Segmentierung mit topologischen Merkmalskarten

Bei Verwendung der topologischen Merkmalskarte zur Clusteranalyse kann jedes rezeptive Feld $F(w_i)$ eines Kartenvektors w_i als ein Cluster C_i interpretiert werden ($i = 1, ..., N$), in dem zum Kartenvektor w_i ähnliche Merkmalsvektoren zusammengefasst sind. Der Grenzverlauf der rezeptiven Felder wird durch das verwendete Abstandsmaß d beeinflusst. Bei Verwendung der Euklidischen Distanz für das Similarity-Matching werden die Grenzen der rezeptiven Felder durch ein Voronoi-Diagramm beschrieben, wobei ein Kartenvektor das Zentrum einer Voronoi-Parzelle bildet (Abb. 7.23). Die maximale Clusteranzahl $N = g_x \cdot g_y$ ist hierbei durch die Netzwerktopologie bzw. die Anzahl der Kartenneuronen a priori festgelegt.

Die erhaltenen Kartenvektoren $w_1, ..., w_N$ können als diskrete Repräsentanten der Verteilungsdichte $p(m)$ der Vektoren im Merkmalsraum interpretiert werden. Das Kohonen-Verfahren bildet aus dieser Sicht einen verallgemeinerten Ansatz zur Vektorquantisierung, die die Generierung eines Codebuches unter Minimierung des Erwartungswertes des quadratischen Rekonstruktionsfehlers

$$E = \int \|m - w_z\|^2 p(m)\, dm \tag{7.68}$$

zum Ziel hat. Hierbei gibt z die Position des Kartenvektors an, der dem Merkmalsvektor m durch die Nächster-Nachbar-Strategie zugeordnet wird.

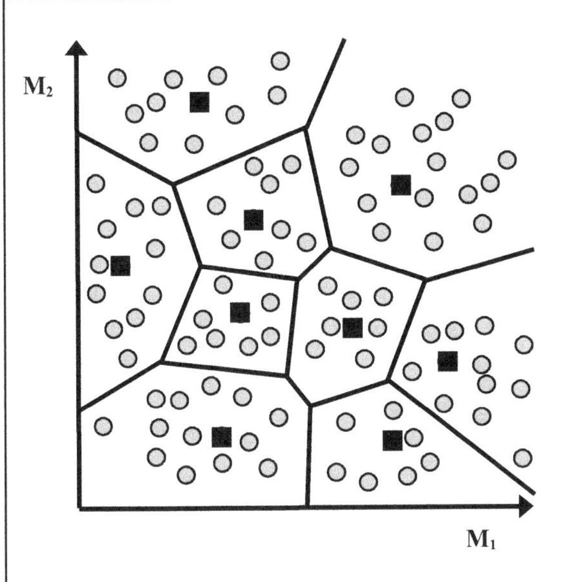

Abb. 7.23: Beispielhafte Darstellung der rezeptiven Felder $F(w)$ der Kartenvektoren einer Kohonen-Karte im zweidimensionalen Merkmalsraum, der disjunkt in Voronoi-Parzellen zerlegt wird.

Das Kohonen-Verfahren geht im Grenzwert verschwindender Nachbarschaftskooperation mit

$$h_{zg} = \begin{cases} 1, & \text{falls } z = g \\ 0, & \text{falls } z \neq g \end{cases} \qquad (7.69)$$

in das *Vektorquantisierungsverfahren* über (Ritter, Martinez et al. 1991). Im Adaptionsschritt wird hierbei somit lediglich der Gewichtsvektor w_z mit maximalem Response verändert:

$$w_z^{t+1} = w_z^t + \varepsilon^{t+1} \cdot (m - w_z^t) \qquad (7.70)$$

Die so ermittelten Kartenvektoren w_z können zur verlustbehafteten Codierung der Vektoren des zugehörigen rezeptiven Feldes $F(w_z)$ verwendet werden.

Bei der Clusteranalyse multispektraler Bilddaten durch eine topologische Merkmalskarte werden die den einzelnen Bildpunkten zugeordneten Vektoren als Trainingsvektoren verwendet. Während die Anzahl der Input-Neuronen durch die Dimension der Bildvektoren determiniert ist, wird die Zahl der auf dem Gitter repräsentierten Output-Neuronen N problemspezifisch gewählt. Ein Lernzyklus besteht in der Verarbeitung aller Vektoren des Bilddatensatzes. Durch die nach Abschluss des Lernprozesses erhaltene Partitionierung des Merkmalsraumes wird eine Segmentierung des Bildes in bis zu N Pixelmengen bzw. Cluster induziert. Das mit Clusterindizes gelabelte Bild wird Clustermatrix genannt.

Anwendungsbeispiel: In Abb. 7.24 sind die Clustermatrizen zweier Kopfschichten mit Hirntumoren vom Typ Glioblastom (links) und Meningeom (rechts) dargestellt, die aus der Analyse 4-kanaliger $(T1, T2, M_0, \rho)$-Parameterbilddaten aus der Relaxometrie (Kap. 2.1.4.5) resultieren. Für die Clusteranalyse wurde eine zweidimensionale topologische Karte mit 11×11 Neuronen verwendet.

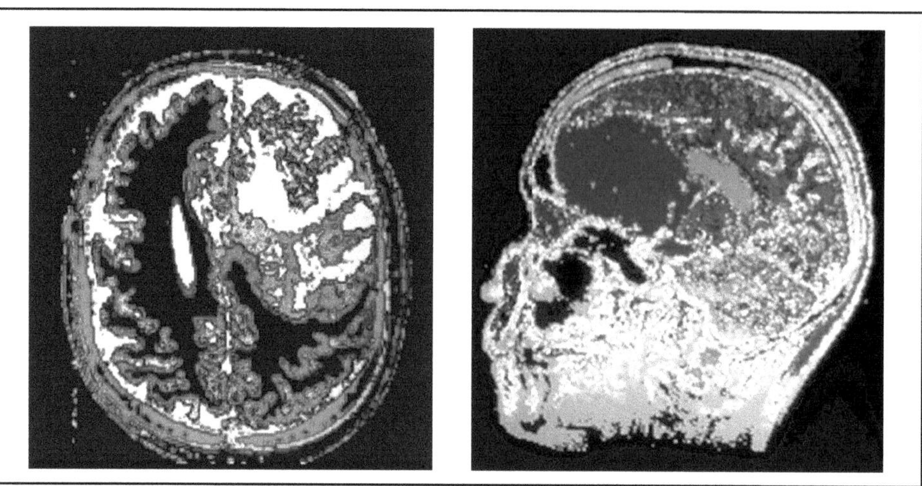

Abb. 7.24: Ergebnisse der Clusteranalyse mit einer (11×11)-Kohonen-Karte. Analysiert wurden *4*-kanalige MR-Bilddaten von Kopfschichten mit Hirntumoren vom Typ Glioblastom (links) und Meningeom (rechts). Bei der Grauwertvisualisierung der Clustermatrix wird jedes der *121* Cluster durch einen Grauwert dargestellt (Franzke und Handels 1992).

Bei der Analyse medizinischer Schichtbilddaten ist von Interesse, inwieweit die erhaltenen Cluster verschiedene Gewebe repräsentieren. Bei Verwendung topologischer Merkmalskarten sind hier zwei *Problemsituationen* zu unterscheiden: Zum einen kommt es zu einer Übersegmentierung und Zersplitterung von Geweben, falls Pixelvektoren eines Gewebes auf der Karte durch mehrere Kartenvektoren bzw. mehrere rezeptive Felder repräsentiert werden. Zum anderen treten Segmentierungsfehler auf, wenn Merkmalsvektoren verschiedener Gewebe einem rezeptiven Feld zugeordnet werden. Dies motiviert die Nachverarbeitung der nach Abschluss des Lernprozesses erhaltenen topologischen Karten und der zugehörigen Clustermatrizen.

Nachverarbeitung: In den Arbeiten von (Bertsch 1988) und (Ultsch 1992) werden Nachverarbeitungstechniken vorgeschlagen, deren Grundidee darin besteht, auf der Karte benachbarte rezeptive Felder zusammenzufassen, falls deren Kartenvektoren ähnlich sind und geringe Euklidische Distanzen aufweisen. Durch diese Technik wird der Übersegmentierung entgegengewirkt und die Zusammenfassung der Vektoren eines Segmentes in einem rezeptiven Feld angestrebt. Schwierig ist hierbei in der Praxis die Wahl geeigneter Schwellwerte, durch die die Übersegmentierung reduziert, jedoch die Verschmelzung rezeptiver Felder verschiedener Bildsegmente verhindert werden soll. Nachbarschaftsinformationen im gelabelten Bild werden in (Busch und Eberle 1995) ausgenutzt, um lokale Inhomogenitäten unter Berücksichtigung der Segmentmorphologie zu eliminieren und so die Zersplitterung der mittels Kohonen-Karten erhaltenen Segmente zu reduzieren. Hierbei werden durch die Anwendung verallgemeinerter morphologischer Bildoperationen auf Clustermatrizen Pixel in Abhängigkeit von der Verteilung der Clusterindizes in ihrer lokalen Umgebung neu zugeordnet, so dass größere Bildsegmente entstehen.

Demgegenüber stellt die *topologieorientierte Filterung* (Franzke und Handels 1992) eine Methode zur Nachverarbeitung der Segmentierungsergebnisse dar, bei der lokale Nachbarschaftsinformationen im Bild in Kombination mit topologischen Eigenschaften der Kartenvektoren auf der Merkmalskarte berücksichtigt werden (Abb. 7.25).

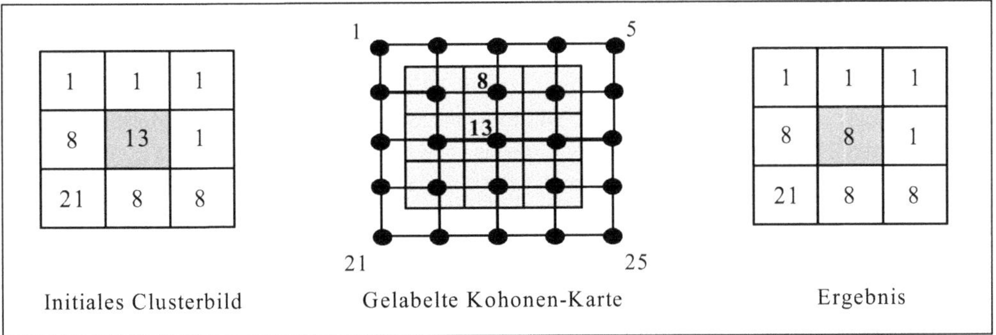

Abb. 7.25: Topologieorientierte Bildfilterung. Links ist die (3×3)-Umgebung eines Pixels mit Cluster-index *13* im gelabelten Bild dargestellt, in der Mitte die gelabelte Kohonen-Karte, in der die (3×3)-Kartenumgebung des zugehörigen Neurons mit Clusterindex *13* grau unterlegt wurde. Das zentrale Pixel wird dem Cluster *8* zugeordnet, da dieses von den Clustern aus der Kartenumgebung des zugeordneten Neurons mit höchster Häufigkeit in der Bildumgebung auftritt (rechts).

Hierbei wird nach der Bestimmung der rezeptiven Felder der Kartenvektoren um jeden Bild-punkt der Clustermatrix eine (3×3)-Umgebung betrachtet und die Häufigkeiten der vertrete-nen Clusterindizes werden ermittelt. Das aktuell betrachtete Pixel wird mit dem Clusterindex markiert, der in seiner (3×3)-Umgebung im Bild am häufigsten und zugleich in der (3×3)-Umgebung seines Zentrums auf der Karte auftritt. Treten mehrere Clusterindizes in der Pixel-umgebung gleich häufig auf, so wird das Pixel dem Cluster zugeordnet, dessen zugehöriger Kartenvektor eine geringere Euklidische Distanz zum Merkmalsvektor des betrachteten Pixels aufweist. Der Clusterindex i eines Pixels wird somit angepasst, wenn ein Clusterindex $j \neq i$ in seiner Bildumgebung häufiger vertreten ist als i und j zugleich in der Kartenumgebung des zu-geordneten Erregungszentrums auftritt. Ein Ergebnis der topologieorientierten Bildfilterung auf einen multispektralen MR-Schichtbilddatensatz aus der Relaxometrie (Kap. 2.1.4.5) mit *4* Kanälen zeigt Abb. 7.26.

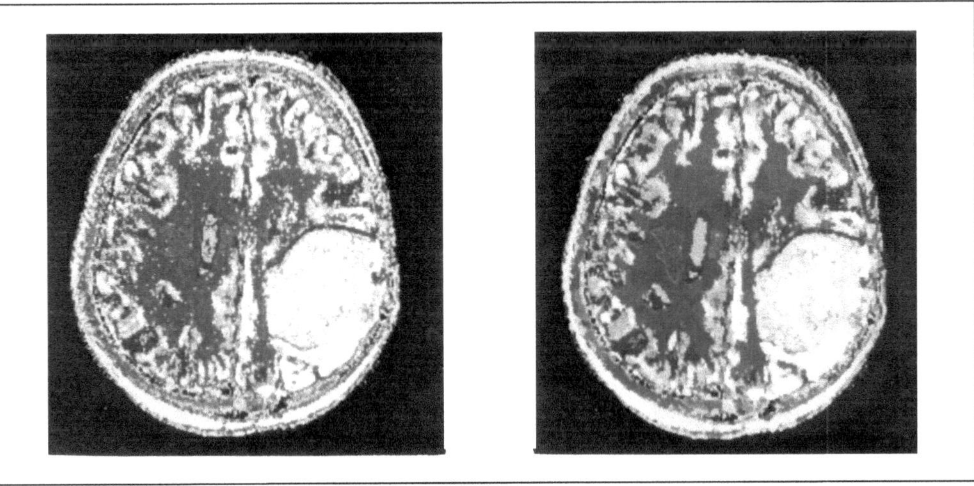

Abb. 7.26: Segmentierungsergebnis vor (links) und nach (rechts) Anwendung der topologieorientierten Filterung in einem Kopfschnitt mit einem Hirntumor vom Typ Astrozytom.

7.4.4.5 Topologische Karten als Klassifikatoren

Nach Abschluss des unüberwachten Lernprozesses ist der Merkmalsraum W_M in N rezeptive Felder zerlegt. Zur Klassifikation von Bildmustern mithilfe topologischer Merkmalskarten wird nach dem Lernprozess eine Lernstichprobe $S = \{(m, \Omega_i) \mid m \in W_M, \Omega_i \in \Omega\}$ verwendet, um jedem Kartenneuron und den Merkmalsvektoren des zugehörigen rezeptiven Feldes einen Klassenindex $\kappa(\Omega_i) = i \in \{1, \dots, k\}$ zuzuordnen. Hierbei können zwei grundlegende Strategien unterschieden werden (Kohonen 1982a):

1. Strategie: Die Kartenvektoren $w_1, \dots, w_N$ werden sukzessive durchlaufen und mittels Similarity Matching dem ähnlichsten Merkmalsvektor m der Lernstichprobe S zugeordnet. Der zugehörige Klassenindex $\kappa(\Omega_i)$ des selektierten Merkmalsvektors m wird nachfolgend zur Markierung aller Vektoren verwendet, die in dem rezeptiven Feld des Kartenvektors liegen.

2. Strategie: Jeder Vektor m der Lernstichprobe S wird einmal betrachtet und mittels Similarity Matching dem ähnlichsten Kartenvektor zugeordnet. Der so selektierte Kartenvektor wird mit dem zugehörigen Klassenindex $\kappa(\Omega_i)$ des Merkmalsvektors markiert. Treffen mehrere Input-Vektoren auf denselben Kartenvektor, so werden das Kartenneuron und die Vektoren des zugehörigen rezeptiven Feldes derjenigen Klasse zugeordnet, die den größten Anteil an Merkmalsvektoren in dem rezeptiven Feld des Kartenneurons aufweist. Durch diese Strategie wird die Anzahl der Fehlzuordnungen der Merkmalsvektoren aus der Lernstichprobe minimiert.

Beide Varianten führen zu demselben Klassifikationsergebnis, falls in den rezeptiven Feldern der Kartenneuronen jeweils nur Merkmalsvektoren einer Klasse und zugleich keine leeren rezeptiven Felder auftreten. Treten Vektoren der Lernstichprobe aus verschiedenen Klassen gemischt in einem rezeptiven Feld auf, so hat Strategie *2* den Vorteil, dass durch ihre Anwendung die Anzahl der Fehlklassifikationen von Vektoren der Lernstichprobe minimiert wird. Somit ist Strategie *2* der Strategie *1* im Allgemeinen vorzuziehen. Es ist jedoch zu beachten, dass man bei Verwendung von Strategie *2* Kartenvektoren mit undefinierten Klassenzugehörigkeiten erhält, wenn in den zugehörigen rezeptiven Feldern keine Merkmalsvektoren aus der Lernstichprobe auftreten.

Bei Anwendungen, in denen eine vollständige Klassifikation aller zu analysierenden Merkmalsvektoren garantiert werden soll, ist eine Mischung beider Strategien sinnvoll. Hierbei werden zunächst alle Kartenvektoren und die zugehörigen rezeptiven Felder nach Strategie *2* markiert. Die anschließend verbleibenden nicht gelabelten Kartenvektoren, deren rezeptive Felder keine Vektoren der Lernstichprobe enthalten, werden dann unter Verwendung der Strategie *1* mit dem Klassenindex des nächsten Merkmalsvektors markiert, der aus einem nahe gelegenen anderen rezeptiven Feld stammt. Nach der Zuordnung der Kartenvektoren zu einer Klasse wird das Klassengebiet durch die Vereinigung der rezeptiven Felder der Kartenvektoren mit gleichem Klassenindex definiert (Abb. 7.27).

Aufgrund der beim Similarity Matching verwendeten Nächster-Nachbar-Strategie ergeben sich in Bezug auf die erzielte Partitionierung des Merkmalsraumes Analogien zum Nächster-Nachbar-Klassifikator (Kap. 7.3.2). Die Grenzen der Klassen bzw. der rezeptiven Felder werden in beiden Fällen durch ein Voronoi-Diagramm beschrieben. Während jedoch die Zentren der Voronoi-Parzellen bei Verwendung des Nächster-Nachbar-Klassifikators von den Stichprobenelementen gebildet werden, sind die Zentren der rezeptiven Felder der topologischen Karte durch die Kartenvektoren gegeben.

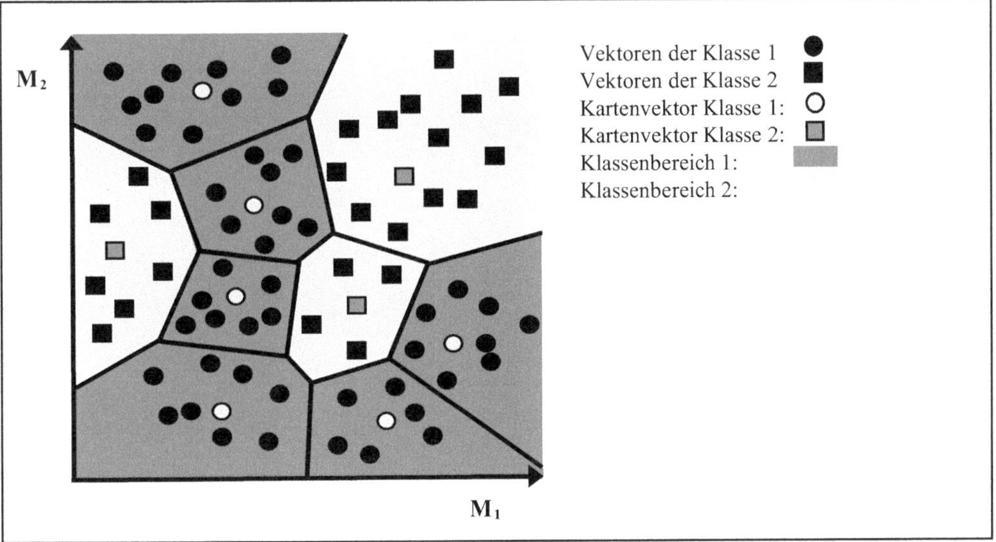

Abb. 7.27: Die Vereinigung der rezeptiven Felder mit gleichem Klassenindex bildet den zugehörigen Klassenbereich. Der Grenzverlauf wird durch ein Voronoi-Diagramm beschrieben.

7.4.5 Restricted-Coulomb-Energy-Klassifikator

Der Restricted-Coulomb-Energy-Klassifikator (RCE) ist ein neuronaler Multireferenz-Klassifikator, der als Erweiterung des Nächster-Nachbar-Klassifikators (Kap. 7.3.2) aufgefasst werden kann. Grundlage des von (Cooper, Elbaum et al. 1987) entworfenen RCE-Klassifikators bildet die Menge der Referenzvektoren, die auch als Prototypen bezeichnet werden. Jedem Referenzvektor ist als Einflussbereich eine n-dimensionale Kugel zugeordnet, in deren Zentrum der Referenzvektor liegt.

In der neuronalen Terminologie werden die Referenzvektoren als Neuronen oder Units und die zugehörigen Einflussbereiche als rezeptive Felder bezeichnet. Die *Lernphase* des RCE-Klassifikators besteht in der Bestimmung der Referenzvektoren, die so ausgewählt werden, dass bei vorgegebenem Radius der n-dimensionalen Kugeln eine vollständige Überdeckung der Merkmalsvektoren der Stichprobe erzielt wird (Abb. 7.28, links).

Eine einfache *Lernstrategie* besteht darin, die Merkmalsvektoren der Stichprobe vollständig zu durchlaufen und den aktuell betrachteten Merkmalsvektor genau dann als Referenzvektor zu markieren, falls er noch nicht von rezeptiven Feldern bereits bestimmter Referenzvektoren überdeckt wird. Bei dieser einfachen und effizienten Lernmethode ist zu beachten, dass die erhaltenen Klassenbereiche in Abhängigkeit von der Reihenfolge des Durchlaufens der Stichprobenelemente in den Klassenrandbereichen sowie von der Größe der Einflussbereiche variieren können.

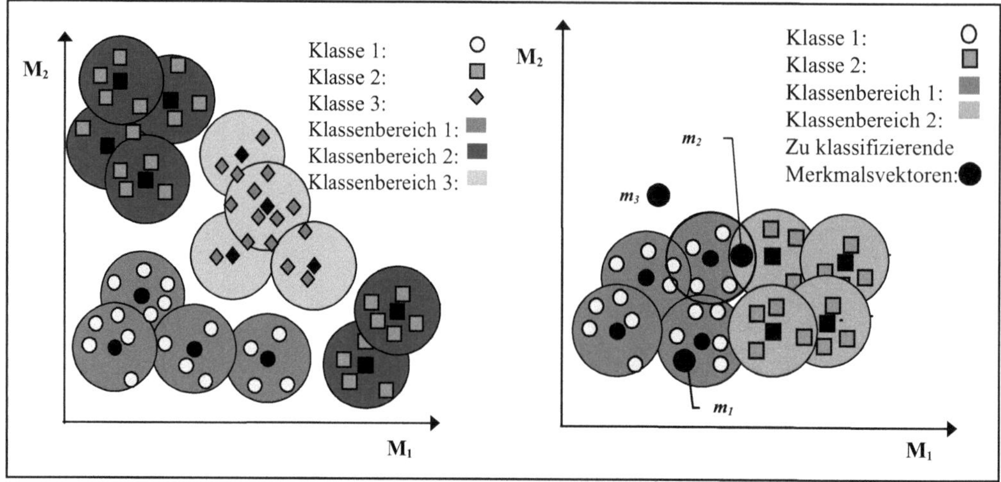

Abb. 7.28: Links: RCE-Klassengebiete dreier Klassen im zweidimensionalen Merkmalsraum nach dem Lernprozess. Rechts: Illustration der drei bei der Klassifikation zu unterscheidenden Fälle: Fall 1: Merkmalsvektor m_1, Fall 2: Merkmalsvektor m_2, Fall 3: Merkmalsvektor m_3. Die schwarzen Merkmalsvektoren im Zentrum der Kreise repräsentieren die Referenzvektoren.

Bei der *RCE-Klassifikation* werden drei Fälle unterschieden (Abb. 7.28):

Fall 1:   Der zu klassifizierende Merkmalsvektor fällt in das rezeptive Feld eines oder mehrerer Referenzvektoren mit Klassenlabel i, so dass er eindeutig der Klasse Ω_i zugeordnet werden kann (Bsp.: Merkmalsvektor m_1).

Fall 2:   Der zu klassifizierende Merkmalsvektor fällt in mehrere, sich überlappende rezeptive Felder von Referenzvektoren mit unterschiedlichem Klassenlabel, so dass eine Mehrdeutigkeit vorliegt (Bsp.: Merkmalsvektor m_2). Bei erzwungener Klassifikation kann eine sinnvolle Zuordnungsstrategie darin bestehen, den Merkmalsvektor der Klasse des nächsten Referenzvektors zuzuordnen.

Fall 3:   Der zu klassifizierende Merkmalsvektor fällt in eine Region des Merkmalsraumes, die nicht von einem rezeptiven Feld eines Referenzvektors überdeckt wird, so dass keine direkte Klassifikation möglich ist (Bsp.: Merkmalsvektor m_3). Bei erzwungener Klassifikation kann der Merkmalsvektor der Klasse des nächsten Referenzvektors zugeordnet werden.

In der Lernphase können *Konflikte* bzw. Mehrdeutigkeiten auftreten, falls ein Merkmalsvektor m der Stichprobe der Klasse ω in das rezeptive Feld eines Referenzvektors der Klasse $\omega' \neq \omega$ fällt. Diese rezeptiven Felder beschreiben somit Regionen im Merkmalsraum, in denen Überlappungen verschiedener klassenspezifischer Verteilungsdichten zu erwarten sind. Die Konflikte können durch eine Erweiterung des Lernverfahrens reduziert werden. Hierbei wird der Radius des rezeptiven Feldes verringert, so dass der betrachtete Merkmalsvektor m außerhalb der rezeptiven Felder benachbarter Referenzvektoren liegt. Dieses Vorgehen muss bei mehrfach überlappenden rezeptiven Feldern eventuell iteriert werden. Hierbei können sich neue rezeptive Felder ausbilden, falls durch die Verkleinerung des rezeptiven Feldes bislang überdeckte Merkmalsvektoren der Stichprobe nun nicht mehr überdeckt werden. Diese bilden dann Referenzvektoren neu zu generierender rezeptiver Felder.

Die RCE-Methode weist Ähnlichkeiten zum Nächster-Nachbar-Klassifikator (Kap. 7.3.2) auf, da auch hier die Berechnung des Euklidischen Abstandsquadrats zwischen dem aktuellen Merkmalsvektor und den Referenzvektoren die zentrale Operation ist. Im Gegensatz zum Nächster-Nachbar-Klassifikator sind die Klassenbereiche einzelner Referenzvektoren auf Bereiche im Merkmalsraum beschränkt, in denen Stichprobenelemente auftreten.

Die Berechnung des Euklidischen Abstandsquadrates kann auf die Berechnung des Skalarproduktes zwischen dem zu klassifizierenden Merkmalsvektor und den Referenzvektoren zurückgeführt werden, da gilt:

$$\|\boldsymbol{m} - \boldsymbol{ref}\|_2^2 = |\boldsymbol{m}|^2 + |\boldsymbol{ref}|^2 - 2\,\boldsymbol{ref}^T\boldsymbol{m} \tag{7.71}$$

Für die Durchführung der Klassifikation eines Merkmalsvektors $\boldsymbol{m}$ wird für jeden Referenzvektor $\boldsymbol{ref}_i$ überprüft, ob $\boldsymbol{m}$ im rezeptiven Feld von $\boldsymbol{ref}_i$ liegt und es gilt:

$$\|\boldsymbol{m} - \boldsymbol{ref}_i\|_2^2 \leq r \tag{7.72}$$

Die *Laufzeitkomplexität* für die Klassifikation eines Merkmalsvektors ist somit linear abhängig von der Anzahl der Referenzvektoren.

Der *Name* Restricted-Coulomb-Energy dieses Klassifikators ist angelehnt an die in der Physik bekannte Coulomb-Kraft. Diese beschreibt die Kraft zwischen zwei elektrisch geladenen punktförmigen Teilchen, die quadratisch mit dem Euklidischen Abstand zwischen den Ladungsträgern abnimmt. Analog zu diesem physikalischen Modell wird ein Merkmalsvektor, der in das rezeptive Feld eines Referenzvektors fällt, von diesem angezogen und erhält das Klassenlabel des Referenzvektors. Das Attribut 'restricted' deutet an, dass die Kraftwirkung auf einen lokalen Bereich in der Nähe der Ladung beschränkt ist und außerhalb dieses Bereiches gleich null ist.

Bei der Interpretation des RCE-Klassifikators als *Neuronales Netz* wird jedem Referenzvektor eine neuronale Verarbeitungseinheit (Neuron, Unit) zugeordnet. Der Referenzvektor $\boldsymbol{ref}$ repräsentiert den Gewichtsvektor des Neurons. Zur Durchführung einer Klassifikation wird in jedem Neuron zunächst das Euklidische Abstandsquadrat zwischen dem Referenzvektor $\boldsymbol{ref}$ und dem Merkmalsvektor $\boldsymbol{m}$ bzw. das Skalarprodukt $\boldsymbol{ref}^T\boldsymbol{m}$ berechnet (Gl. 7.71) und anschließend eine Schwellwertoperation durchgeführt, um zu überprüfen, ob der Merkmalsvektor $\boldsymbol{m}$ in der n-dimensionalen Kugel mit Radius r um den Referenzvektor $\boldsymbol{ref}$ liegt (Gl. 7.72). Die pro Neuron durchzuführende Bildung eines Skalarproduktes in Kombination mit einer nachfolgenden nicht-linearen Operation (Schwellwertoperation) begründet die Einordnung des RCE-Klassifikators in die Gruppe der Neuronalen Netze.

7.5 Evaluation von Mustererkennungssystemen

In der medizinischen Anwendung ist die Bewertung und Evaluation von Mustererkennungssystemen von besonderer Bedeutung, da hierdurch objektive Kenngrößen gewonnen werden, durch die die Güte und Sicherheit einer Erkennung quantifiziert werden kann. Darüber hinaus werden insbesondere in der Designphase eines Mustererkennungssystems quantitative Maßzahlen zur Bewertung verschiedener Varianten benötigt. Sie können zum Vergleich verschiedener Klassifikationsverfahren, zur Bewertung der Güte der beim Klassifikationsprozess verwendeten Merkmale (vgl. Kap. 8.1) oder alternativ zur Bewertung durchgeführter Vorverarbeitungsschritte innerhalb des Analyseprozesses herangezogen werden.

Die mit verschiedenen Klassifikatoren erzielten Klassifikationsergebnisse hängen stark von der konkreten Problemstellung und den gegebenen Randbedingungen (Anzahl der Klassen, Anzahl der Stichprobenelemente, Lage der Daten im Merkmalsraum etc.) ab, wodurch die Bedeutung der Evaluierung und Optimierung von Mustererkennungssystemen in der konkreten Anwendungssituation unterstrichen wird. Insbesondere kann nicht von einer grundsätzlichen Überlegenheit neuronaler Klassifikationstechniken ausgegangen werden wie der in (Soriano Lopez 1996) anhand von simulierten und realen Daten durchgeführte Vergleich verschiedener statistischer und neuronaler Klassifikatoren bestätigt.

Die Erkennungsleistung eines Mustererkennungssystems wird durch die *Gesamtfehlerrate* (engl.: error rate) charakterisiert, die einen Schätzer für die *Gesamtfehlklassifikationswahrscheinlichkeit* bildet (Duda und Hart 1973, Niemann 1983, Fukunaga 1990). Die Gesamtfehlklassifikationswahrscheinlichkeit, auch Fehlklassifikationswahrscheinlichkeit genannt, ist in Abhängigkeit vom verwendeten Klassifikator *Klass* definiert durch

$$e_{Klass} = 1 - \sum_{i=1}^{k} \int_{\Re_i} p(\boldsymbol{m} \mid \Omega_i) p(\Omega_i)\, d\boldsymbol{m} \tag{7.73}$$

Hierbei geben k die Anzahl der Klassen, $p(\Omega_i)$ die A-priori-Wahrscheinlichkeit, $p(\boldsymbol{m} \mid \Omega_i)$ die klassenbedingte Wahrscheinlichkeitsdichte für die Klasse Ω_i und $\Re_i \subseteq W_M$ ($i \in \{1,...,k\}$) den durch den Klassifikator ermittelten Klassenbereich der Klasse Ω_i im Merkmalsraum W_M an. Es ist zu beachten, dass die Fehlklassifikationswahrscheinlichkeiten verschiedener Klassifikatoren unterschiedlich sind, da durch Sie im Allgemeinen verschiedene Klassenbereiche $\Re_i$ im Merkmalsraum abgegrenzt werden.

Eine *untere Grenze für die Fehlklassifikationswahrscheinlichkeit* eines Klassifikators bildet die Fehlklassifikationswahrscheinlichkeit e_{Bayes} des idealen Bayes-Klassifikators (vgl. Kap. 7.1.2). Für den in Abb. 7.29 dargestellten Zweiklassenfall ist diese gegeben durch:

$$
\begin{aligned}
e_{Bayes} &= 1 - \left(\int_{\Re_1} p(\boldsymbol{m} \mid \Omega_1) p(\Omega_1)\, d\boldsymbol{m} + \int_{\Re_2} p(\boldsymbol{m} \mid \Omega_2) p(\Omega_2)\, d\boldsymbol{m} \right) \\
&= \int_{\Re_1} p(\boldsymbol{m} \mid \Omega_2) p(\Omega_2)\, d\boldsymbol{m} + \int_{\Re_2} p(\boldsymbol{m} \mid \Omega_1) p(\Omega_1)\, d\boldsymbol{m}
\end{aligned}
\tag{7.74}
$$

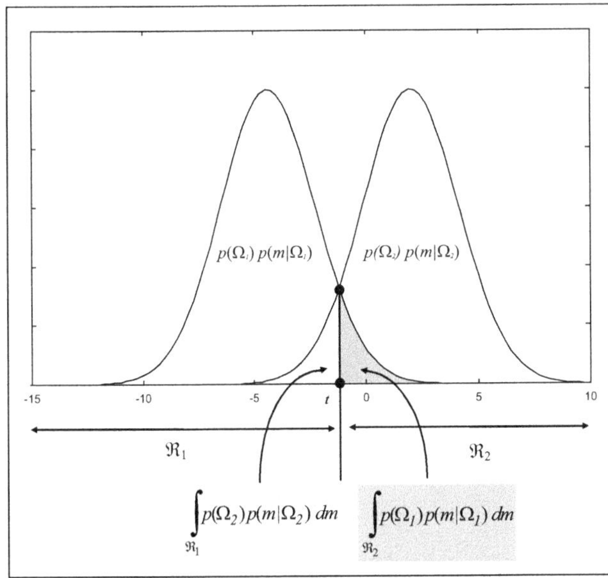

Abb. 7.29: Zweiklassenfall im *1*-dimensionalen Merkmalsraum mit Verteilungen gleicher Varianz: Die Fehlklassifikationswahrscheinlichkeit wird durch die grau markierte Fläche repräsentiert. Im dargestellten Beispiel ist die Schwelle *t* eingezeichnet, die mit dem optimalen Bayes-Klassifikator ermittelt wird.

Als komplementäre Maßzahl zur Fehlklassifikationswahrscheinlichkeit e_{Klass} kann die Trefferwahrscheinlichkeit T_{Klass}, auch Klassifikationsleistung (engl.: classification performance) genannt, verwendet werden:

$$T_{Klass} = \sum_{i=1}^{k} \int_{\Re_i} p(\boldsymbol{m} \mid \Omega_i) p(\Omega_i)\, d\boldsymbol{m} = 1 - e_{klass} \tag{7.75}$$

Ein Ansatz zur Schätzung der Fehlklassifikationswahrscheinlichkeit besteht darin, die unbekannten A-priori-Wahrscheinlichkeiten $p(\Omega_1), \ldots, p(\Omega_k)$ und klassenbedingten Verteilungsdichten $p(\boldsymbol{m} \mid \Omega_1), \ldots, p(\boldsymbol{m} \mid \Omega_k)$ unter Verwendung von Verteilungsannahmen (z.B. multivariate Normalverteilungen) zu schätzen und in Gl. 7.73 einzusetzen (Plug-in-Technik).

Wesentliche Nachteile dieses Ansatzes sind darin zu sehen, dass eine solche Schätzung von e_{Klass} überoptimistisch und ihre Anwendung aufgrund der postulierten Verteilungsannahmen eingeschränkt ist (Duda und Hart 1973). Dies motiviert die Verwendung empirischer Methoden zur Schätzung der Fehlklassifikationswahrscheinlichkeit, bei denen die Erkennungsleistung des Mustererkennungssystems experimentell anhand der Stichprobe überprüft wird. Diese Methoden, die in den Kap. 7.5.1 und 7.5.2 näher beschrieben werden, basieren auf den nachfolgend erläuterten Überlegungen (Duda und Hart 1973).

Werden die Elemente einer s-elementigen Stichprobe $S = \{(\boldsymbol{m}_i, \omega) \mid \boldsymbol{m}_i \in W_M,\ i = 1, \ldots, s,\ \omega \in \Omega\}$ klassifiziert, so kann unter der Annahme, dass die Merkmalsvektoren stochastisch unabhängig voneinander sind, die Wahrscheinlichkeit für das Auftreten von s_f Fehlklassifikationen durch die Binomialverteilung beschrieben werden:

$$p_e(s_f) = \binom{s}{s_f} e_{Klass}^{s_f} (1 - e_{Klass})^{s - s_f} \tag{7.76}$$

Der relative Anteil falsch klassifizierter Stichprobenelemente ist Maximum-Likelihood-Schätzer der Fehlklassifikationswahrscheinlichkeit und wird als Gesamtfehlerrate $\hat{e}_{Klass}$ bezeichnet.

$$\hat{e}_{Klass} = \frac{s_f}{s} \tag{7.77}$$

Die im Mittel zu erwartende Anzahl von Fehlklassifikationen des Systems ist dann durch $E_{s_f} = s \cdot \hat{e}_{Klass}$ gegeben, während $\sigma_{s_f}^2 = s \cdot \hat{e}_{Klass}(1 - \hat{e}_{Klass})$ die empirische Varianz der Anzahl der Fehlklassifikationen angibt.

Neben der Gesamtfehlerrate $\hat{e}_{Klass}$ sind die *individuellen* und die *klassenbezogenen Fehlerraten* von Bedeutung, die wie folgt definiert sind: Sei $S_j = \{(m_i, \Omega_j) \mid i = 1,\dots,s_j\} \subseteq S$ die Teilmenge der Stichprobe, die alle Merkmalsvektoren der Klasse Ω_j beinhaltet und f_{jl} die Anzahl der Fehlklassifikationen von Objekten aus Ω_j, die durch den Klassifikator vom Typ *Klass* zur Klasse Ω_l zugeordnet wurden ($j \neq l$). Dann ist die *individuelle Fehlerrate*, die auch Verwechslungsrate genannt wird, gegeben durch:

$$\hat{e}_{Klass}^{jl} = \frac{f_{jl}}{s_j} \tag{7.78}$$

Sie ist ein Maximum-Likelihood-Schätzer für die Wahrscheinlichkeit, ein Objekt der Klasse Ω_j fälschlicherweise der Klasse Ω_l zuzuordnen.

Sei f_j die Anzahl der Objekte der Klasse Ω_j, die falsch klassifiziert wurden, dann ist die *klassenbezogene Fehlerrate*, auch klassenbedingte Fehlerrate genannt,

$$\hat{e}_{Klass}^{j} = \frac{f_j}{s_j} = \sum_{\substack{l=1 \\ l \neq j}}^{k} \frac{f_{jl}}{s_j} = \sum_{\substack{l=1 \\ l \neq j}}^{k} \hat{e}_{Klass}^{jl} \tag{7.79}$$

Maximum-Likelihood-Schätzer der klassenbezogenen Fehlklassifikationswahrscheinlichkeit. Individuelle und klassenbezogene Fehlerraten geben Aufschluss über die Verwechslungsgefahr zwischen zwei Musterklassen sowie über die Sicherheit der Erkennung von Mustern einzelner Klassen.

Bei Auftreten einer dominanten Klasse mit großer A-priori-Wahrscheinlichkeit lassen sich Beispiele konstruieren, in denen die Gesamtfehlklassifikationswahrscheinlichkeit nur bedingt zur Bewertung der Erkennungsleistung eines Klassifikators geeignet ist (Ben-Bassat 1980). Dies kann in medizinischen Anwendungen z.B. bei Stichproben auftreten, die durch Screening-Untersuchungen zur Krebsfrüherkennung (Hautkrebs, Brustkrebs etc.) erhoben wurden. Hier kann alternativ zur Gesamttrefferrate das Maximum der klassenbedingten Trefferraten als Gütemaß verwendet werden (Weiss und Kulikowski 1991). Bei dieser Fehleroptimierung wird unter Verwendung der Minimax-Strategie (vgl. Kap. 7.1.3) das Minimum der maximalen klassenbedingten Fehlklassifikationswahrscheinlichkeit angestrebt.

Ein Überblick über verschiedene Ansätze zur Schätzung von Fehlklassifikationswahrscheinlichkeiten wird in (Touissant 1974) gegeben. Nachfolgend werden zwei Methoden zur Schätzung der Fehlklassifikationswahrscheinlichkeiten auf der Basis einer Stichprobe vorgestellt, die die Bewertung der *Generalisierungsleistung* eines Mustererkennungssystems ermöglichen.

7.5.1 Hold-out-Methode

Bei der Hold-out-Methode wird die Schätzung der Fehlklassifikationswahrscheinlichkeit auf der Basis einer *Teststichprobe* $T = \{(\boldsymbol{m}_i, \omega) \in W_M \times \Omega \mid i = 1,\ldots,t\}$ mit t Mustern vorgenommen, die zur Lernstichprobe L, mit der der Klassifikator trainiert wird, disjunkt ist (Lachenbruch und Mickey 1968). Hierzu wird die Stichprobe S vollständig in eine Lern- und eine Teststichprobe zerlegt, so dass $T \cap L = \varnothing$ und $T \cup L = S$ ist. Durch die Verwendung der Teststichprobe bei der Fehlerratenschätzung wird anschaulich gesprochen überprüft, ob der Klassifikator aus der Lernstichprobe die Zusammenhänge zwischen Merkmalsvektoren und Klassenzugehörigkeit generalisieren konnte und somit in der Lage ist, neue, für den Klassifikator unbekannte Muster zu erkennen.

Resubstitutionsmethode: Im Gegensatz zu dieser Vorgehensweise werden bei der Resubstitutionsmethode, auch *Reklassifikation* genannt, Elemente der Stichprobe klassifiziert, die bereits zum Training des Klassifikators verwendet wurden (engl.: testing on the training data). Hierdurch gewinnt man Informationen, inwieweit der Lernprozess erfolgreich war und die Stichprobenelemente durch den trainierten Klassifikator separierbar sind. Jedoch ist die durch Reklassifikation ermittelte Fehlerrate kein geeignetes Maß für die Bewertung der Leistung eines Klassifikators in realen Situationen, da sie oft zu überoptimistischen Fehlerschätzungen führt, bei denen die Fehlklassifikationswahrscheinlichkeiten zu klein geschätzt werden (Foley 1972).

Kreuzvalidierung: Um bei kleinen Stichprobenumfängen die Fehlerratenschätzung zu stabilisieren und zufallsbedingte Einflüsse auf die Schätzung zu reduzieren, wird die Fehlerratenbestimmung mittels der Hold-out-Methode mehrfach unter Verwendung verschiedener, zufällig bestimmter Test- und Lernstichproben wiederholt (Kanal 1974). Hierbei ergibt sich die resultierende Fehlerrate aus dem Mittelwert der geschätzten Fehlerraten (*k-fache Kreuzvalidierung*, engl.: k-fold crossover). Die Anzahl möglicher Partitionen der Stichprobe in nicht-leere Lern- und Teststichproben wächst exponentiell mit der Anzahl der Stichprobenelemente s.

7.5.2 Leaving-one-out-Methode

Einen wichtigen Spezialfall der wiederholt angewandten Hold-out-Methode bildet die Leaving-one-out-Methode (Lachenbruch und Mickey 1968), die auch als Leave one out Methode bezeichnet wird. Hierbei besteht die Teststichprobe stets aus $t = 1$ und die Lernstichprobe aus $l - s - 1$ Elementen. Das Teststichprobenelement wird solange variiert, bis alle Elemente der Stichprobe genau einmal als Teststichprobenelement selektiert wurden. Die Anzahl der zur Fehlerratenschätzung zu trainierenden Klassifikatoren ist daher gleich der Anzahl der Stichprobenelemente s. Die Fehlerrate ergibt sich als der relative Anteil der in s Durchläufen falsch klassifizierten Merkmalsvektoren. In analoger Weise können die individuellen und klassenbezogenen Fehlerraten ermittelt werden.

Vorteilhaft an der Leaving-one-out-Methode ist, dass sie eine robuste und nahezu unverzerrte Schätzung der Fehlklassifikationswahrscheinlichkeiten liefert (Lachenbruch und Mickey 1968, Niemann 1983). Sie ist sowohl für statistische und nicht-parametrische als auch für neuronale Klassifikatoren anwendbar und erlaubt somit die Bewertung und den Vergleich der Erkennungsleistung unterschiedlichster Klassifikatoren. In der Praxis ist zu beachten, dass das notwendige Training von s Klassifikatoren bei großen Stichprobenumfängen s und rechenintensiven iterativen Lernprozessen, wie sie beim Training neuronaler Klassifikatoren oft auftreten, die Verwendung der Leaving-one-out-Methode limitieren kann.

8 Auswahl und Transformation von Merkmalen

Durch die Anwendung verschiedener Bildanalyseverfahren kann, insbesondere bei Verwendung variierender Parametrisierungen, eine Vielzahl von Merkmalen aus medizinischen Bilddaten extrahiert werden. Darüber hinaus können aus den so erhaltenen Primärmerkmalen weitere, linear unabhängige Merkmale, Sekundärmerkmale genannt, durch nachgeschaltete nichtlineare Merkmalstransformationen abgeleitet werden.

Eine Reduzierung der Merkmalsanzahl ist häufig notwendig, um durch den auf der Basis beschränkter Lernstichproben durchgeführten Trainingsprozess generalisierende Klassifikatoren erzeugen zu können (vgl. Kap. 7). In der Praxis wird oft schon bei der Extraktion von Merkmalen durch empirisches Vorwissen über die Struktur der zu unterscheidenden Muster eine Vorauswahl der Verfahren und somit eine erste heuristische Merkmalsauswahl getroffen. Beim Design eines Mustererkennungssystems ist das Finden geeigneter Merkmale ein wesentlicher Schritt (Fu 1968), der starken Einfluss auf die Effizienz und Erkennungsleistung des Systems hat.

Im Hinblick auf die Effizienz eines Mustererkennungssystems hat die Aussonderung von Merkmalen, die bei der Klassifikation der untersuchten Muster keinen oder nur sehr geringen Einfluss haben, zwei wesentliche Effekte: Zum einen kann bereits in der Merkmalsextraktionsphase auf die Berechnung dieser Merkmale verzichtet werden, zum anderen werden das Training der Klassifikatoren und die Klassifikation der Muster in Merkmalsräumen reduzierter Dimension wesentlich effizienter durchführbar.

Die Leistungsfähigkeit eines Erkennungssystems kann anhand der (Gesamt-)Fehlklassifikationswahrscheinlichkeit e_{Klass} gemessen werden, die auf der Basis einer Stichprobe durch die (Gesamt-)Fehlerrate $\hat{e}_{Klass}$ geschätzt werden kann (vgl. Kap. 7.5). Während die Fehlklassifikationswahrscheinlichkeit des idealen Bayes-Klassifikators bei Hinzunahme weiterer Merkmale monoton fällt, tritt in der Anwendung bei den auf der Basis endlicher Stichprobenumfänge konzipierten Klassifikatoren häufig ein *Peaking-Phänomen* (engl.: peaking phenomenon) auf (Kanal und Chandrasekaran 1971, Campenhout 1978, Jain und Waller 1978, Raudys und Jain 1991). Hierbei steigt zunächst die Trefferrate $\hat{T}_{Klass} = 1 - \hat{e}_{Klass}$ bei sukzessiver Erweiterung der betrachteten Merkmalsmenge, nimmt dann jedoch ab einer bestimmten Merkmalsanzahl wieder ab (Abb. 8.1). Eine Ursache für das Peaking-Phänomen ist darin zu sehen, dass durch Hinzunahme weiterer Merkmale die Anzahl der zu bestimmenden Parameter des Klassifikators erhöht wird, die auf der Basis der konstant bleibenden, beschränkten Stichprobe im Mittel immer ungenauer bzw. mit größeren Schwankungsbreiten (Konfidenzintervallen) geschätzt werden können.

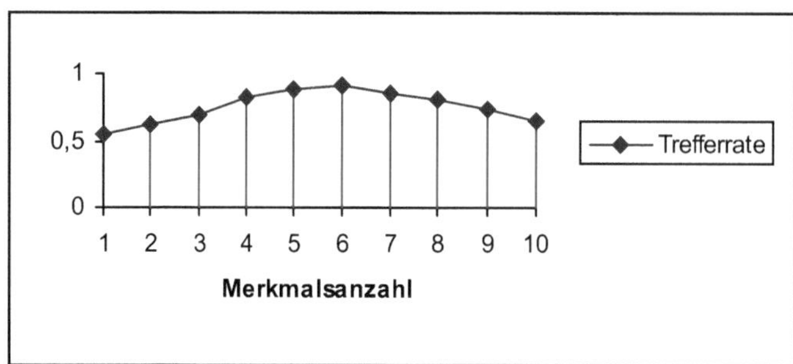

Abb. 8.1: Peaking-Phänomen: Durch sukzessive Hinzunahme von Merkmalen wird die Trefferrate zunächst gesteigert, fällt anschließend jedoch wieder ab.

Für die Reduktion der bei der Klassifikation verwendeten Merkmalsanzahl sind grundsätzlich Verfahren zur Auswahl (Kap. 8.1) und zur Transformation (Kap. 8.2) von Merkmalen zu unterscheiden. Die Merkmalsauswahl basiert auf der Bewertung von Merkmalsmengen bzw. Merkmalskombinationen im Hinblick auf das betrachtete Erkennungsproblem (Kap. 8.1.1) und zielt auf die Selektion einer für den Klassifikationsprozess optimalen Merkmalsteilmenge (Kap. 8.1.2 und 8.1.3). Werden Kombinationen von Merkmalen untersucht, die mithilfe von Bildanalysemethoden (Kap. 6) extrahiert wurden, so lässt die Zusammensetzung der selektierten Merkmalsteilmengen Rückschlüsse auf die Bedeutung der eingesetzten Bildanalyseverfahren für die Lösung der Problemstellung zu. Merkmalsauswahlverfahren können somit auch für die problemspezifische Bewertung verschiedener Bildanalysemethoden herangezogen werden, die vor allem in der Entwicklungs- und Designphase medizinischer Bildanalyse- und Erkennungssysteme von Bedeutung ist.

Ziel der in Kap. 8.2 vorgestellten Verfahren zur Merkmalstransformation ist es demgegenüber, die Anzahl der Merkmale dadurch zu reduzieren, dass aus einem Satz von Primärmerkmalen ein reduzierter Satz geeigneter Sekundärmerkmale generiert wird. Neben der Hauptkomponentenanalyse (Kap. 8.2.1) wird in Kap. 8.2.2 ein Ansatz zur Merkmalstransformation beschrieben, bei dem das in der Stichprobe vorhandene Vorwissen über die Verteilung der Merkmalsvektoren in den verschiedenen Klassen berücksichtigt wird.

8.1 Auswahl von Merkmalen

Das Problem der Merkmalsauswahl kann wie folgt als Optimierungsproblem formuliert werden:

Merkmalsauswahlproblem: Gegeben sei eine Stichprobe $S = \{(\boldsymbol{m}, \omega) \mid \boldsymbol{m} \in W_M \wedge \omega \in \Omega\}$. Die Komponenten der Merkmalsvektoren $\boldsymbol{m} = (m_1, \ldots, m_n)^T$ bilden Ausprägungen der Merkmale $M_1, \ldots, M_n$. Sei $M = \{M_1, \ldots, M_n\}$ die Merkmalsmenge und $G_S : \wp(M) \to \mathbb{R}$ eine Gütefunktion, durch die jeder Merkmalsteilmenge $M' \subseteq M$ eine Güte- oder Bewertungszahl zugeordnet wird. Bestimme eine Merkmalsteilmenge $M_{opt} \subseteq M$, für die gilt:

$$G_S(M_{opt}) = \max\{G_S(M') \mid M' \in \wp(M)\} \tag{8.1}$$

Hierbei wird berücksichtigt, dass die durch Bildanalyseverfahren extrahierten Merkmale häufig nicht stochastisch unabhängig sind, so dass anstelle einer relativ einfach durchzuführenden Bewertung einzelner Merkmale Merkmalskombinationen im Hinblick auf ihre Diskriminierungsfähigkeit analysiert werden müssen.

Die Lösung des Merkmalsauswahlproblems ist im Allgemeinen nicht eindeutig. Gibt es mehrere bzgl. des verwendeten Gütekriteriums optimale Merkmalsmengen, so ist die Menge mit der kleinsten Anzahl von Merkmalen im Hinblick auf die Effizienz des Mustererkennungssystems vorzuziehen.

Ein *brutaler Algorithmus* (engl.: brute force algorithm) zur Lösung des Merkmalsauswahlproblems betrachtet alle möglichen Merkmalsteilmengen $M' \subseteq M$, berechnet das Gütemaß $G_S(M')$ und bestimmt schließlich eine oder mehrere Merkmalsteilmengen maximaler Güte. Wird die Anzahl der zu selektierenden Merkmale m als bekannt angenommen oder vorgegeben, so sind hierbei

$$\binom{n}{m} = \frac{n!}{m!(n-m)!} \tag{8.2}$$

mögliche Merkmalsteilmengen zu betrachten.

Ist die Anzahl m der zu selektierenden Merkmale unbekannt, so erhöht sich die Zahl der möglichen Merkmalsteilmengen auf

$$M(n) = \sum_{m=1}^{n} \binom{n}{m} = 2^n - 1 \tag{8.3}$$

und wächst exponentiell mit der Anzahl der betrachteten Merkmale n. Der skizzierte brutale Algorithmus ist daher nur bei kleinen Anzahlen n von Merkmalen praktisch durchführbar. In Abhängigkeit vom verwendeten Klassifikator und dem verfügbaren Stichprobenumfang kann die Anzahl der für die Klassifikation verwendeten Merkmale häufig a priori auf eine maximale Anzahl m beschränkt werden. In diesem Falle, der nachfolgend bei den dargestellten Merkmalsauswahlalgorithmen näher betrachtet wird, sind

$$T(n,m) = \sum_{i=1}^{m} \binom{n}{i} \tag{8.4}$$

Teilmengen zu untersuchen. Bei den im Bereich der medizinischen Bildanalyse und Mustererkennung häufig auftretenden großen Merkmalsanzahlen n ist eine exakte Lösung des Problems der optimalen Merkmalsauswahl mittels des brutalen Algorithmus aufgrund der hohen Laufzeiten oft nicht möglich. Daher werden unter Verwendung heuristischer Strategien schnelle Algorithmen eingesetzt, die eine gute, jedoch nicht notwendigerweise optimale Merkmalsteilmenge M' aus einer gegebenen Merkmalsmenge M selektieren.

Die bei der Merkmalsauswahl notwendigen algorithmischen Schritte und die nachfolgend dargestellten Verfahren werden durch Abb. 8.2 illustriert. Im ersten Schritt wird die Selektion einer Merkmalsteilmenge M' aus M vorgenommen. Da die Anzahl der möglichen Teilmengen exponentiell mit der Anzahl der betrachteten Merkmale steigt, werden nachfolgend verschiedene Strategien und Algorithmen zur Merkmalsauswahl vorgestellt, durch die eine Vorauswahl günstiger bzw. geeigneter Merkmalsteilmengen getroffen wird. Das Ergebnis des Merkmalsauswahlprozesses bildet die Merkmalsteilmenge $M'_{best} \subseteq M$, die von allen betrachteten Merkmalsteilmengen eine maximale Bewertungszahl aufweist.

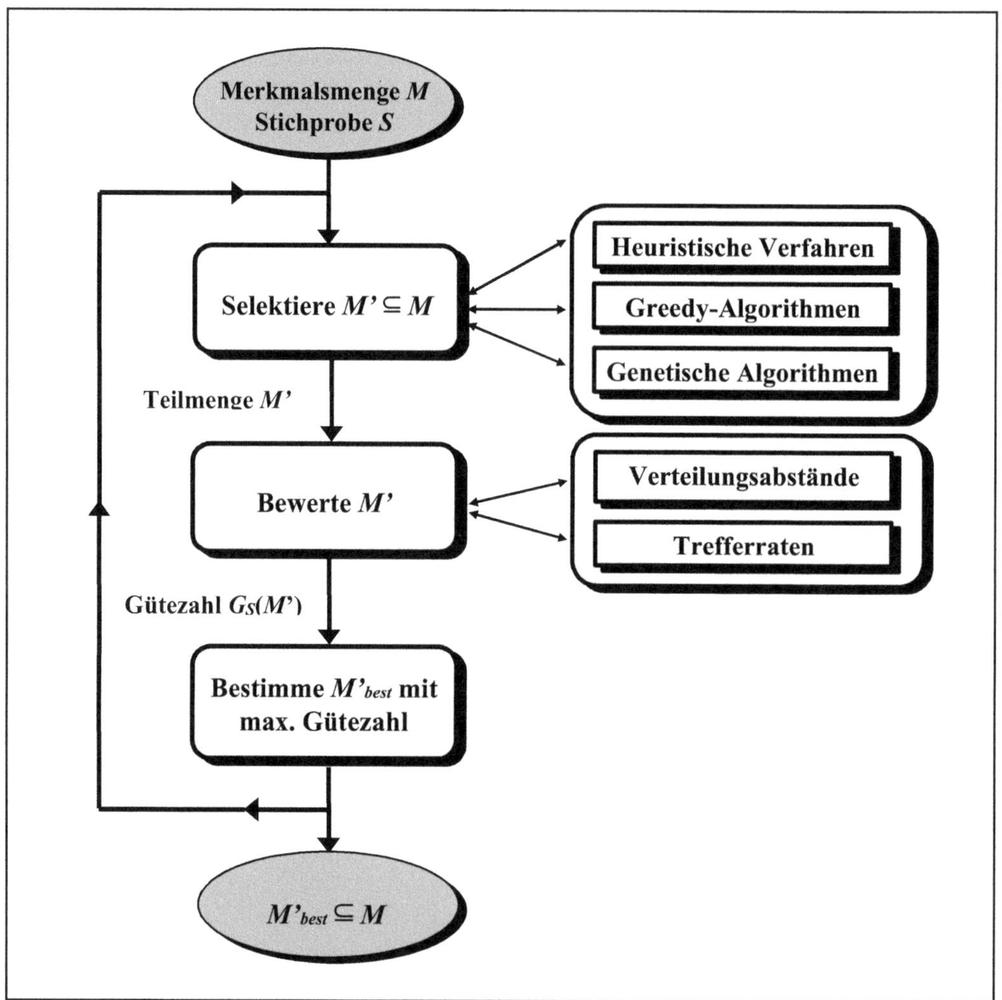

Abb. 8.2: Algorithmische Grobstruktur der Merkmalsauswahl (links) unter Angabe der nachfolgend vorgestellten Gütemaße und Auswahlmethoden (rechts). Durch die Selektionsalgorithmen werden geeignete Merkmalsteilmengen ausgewählt, die nachfolgend bewertet werden. Aus den so generierten Kandidaten wird die Merkmalsteilmenge M'_{best} mit der aktuell höchsten Gütezahl bestimmt.

Die selektierte Merkmalsteilmenge M'_{best} ist im Allgemeinen nicht gleich der optimalen Merkmalsteilmenge M'_{opt}, liefert jedoch eine gute approximative Lösung des Problems. Neben heuristischen Strategien und Greedy-Algorithmen (Kap. 8.1.2) werden genetische Algorithmen (Kap. 8.1.3) vorgestellt, die im Hinblick auf das Merkmalsauswahlproblem optimiert (Kap. 8.1.3.6) und in Kap. 10.3 exemplarisch zur Auswahl geeigneter Merkmale für die Hauttumorerkennung eingesetzt werden.

8.1.1 Bewertung von Merkmalen

Einen direkten Ansatz zur Bewertung der Diskriminierungseigenschaften einer Merkmalsmenge in einem Mustererkennungssystem bildet die Schätzung der Fehlklassifikationswahrscheinlichkeit durch *Fehlerraten* (vgl. Kap. 7.5). Alternativ können im Zweiklassenfall Bewertungen von Merkmalskombinationen anhand von *Verteilungsabständen* vorgenommen werden, durch die für eine Merkmalsteilmenge $M' \subseteq \{M_1,\dots,M_n\}$ und $m \in W_{M'}$ die Unterschiede zwischen den klassenspezifischen Verteilungsdichten $p(m \mid \Omega_A)$ und $p(m \mid \Omega_B)$ der Klassen Ω_A und Ω_B quantifiziert werden. Hierbei werden Merkmalskombinationen daraufhin bewertet, inwieweit sie zu einer Trennung verschiedener Klassen (engl.: inter-class separation) bei geringer Streuung der Merkmalsausprägungen innerhalb der Klassen (engl.: intra-class spread) beitragen (Abb. 8.3).

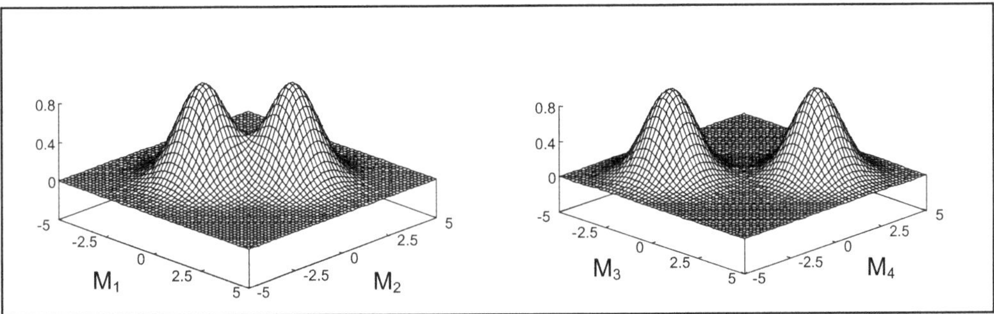

Abb. 8.3: Zwei Beispiele von Verteilungsdichten zweier Klassen im zweidimensionalen Merkmalsraum. Die Diskriminierungsfähigkeit der Merkmale sowie die Verteilungsabstände nehmen von links nach rechts zu, so dass gilt: $G(\{M_1,M_2\}) < G(\{M_3,M_4\})$.

Verteilungsabstände: Nachfolgend werden einige ausgewählte Verteilungsabstände in Anlehnung an (Pöppl 1980, Niemann 1983) vorgestellt.

Der *Matusita-Abstand* (Matusita 1966) ist definiert als

$$G^{Mat} = \sqrt{\int_{W_{M'}}\left(\sqrt{p(m \mid \Omega_A)} - \sqrt{p(m \mid \Omega_B)}\right)^2 dm}. \tag{8.5}$$

Der *Bhattacharyya-Abstand* (Kailath 1967) ist gegeben durch

$$G^{Bhat} = -\ln\left(\int_{W_{M'}}\sqrt{(p(m \mid \Omega_A)} \cdot \sqrt{(p(m \mid \Omega_B)} \, dm\right). \tag{8.6}$$

Die *Divergenz* (Vajda 1970) ist wie folgt definiert:

$$G^{Div} = \int_{W_{M'}}[\ln(p(m \mid \Omega_A)) - \ln(p(m \mid \Omega_B))] \cdot [p(m \mid \Omega_A) - p(m \mid \Omega_B)] \, dm \tag{8.7}$$

Der quadratische *Mahalanobis-Abstand* kann als Spezialfall der Divergenz interpretiert werden, bei dem klassenweise normalverteilte Merkmalsvektoren mit gleicher Kovarianzmatrix $\Sigma_A = \Sigma_B = \Sigma$ vorausgesetzt werden. Er ist beschrieben durch:

$$G^{Maha} = (\boldsymbol{\mu}_A - \boldsymbol{\mu}_B)^t \cdot \Sigma^{-1} \cdot (\boldsymbol{\mu}_A - \boldsymbol{\mu}_B) \tag{8.8}$$

Darüber hinaus gilt unter der Annahme klassenweiser Normalverteilungen mit $\Sigma_A = \Sigma_B = \Sigma$:

$$G^{Maha} = G^{Div} = 8 \cdot G^{Bhat} = -8 \cdot \ln\left(1 - \frac{G^{Mat\,2}}{2}\right) \tag{8.9}$$

Aussagen für den allgemeinen k-Klassenfall ($k > 2$) sind durch die Angabe des mittleren Verteilungsabstandes G_k bezogen auf alle auftretenden 2-Klassenprobleme möglich, der gegeben ist durch:

$$G_k = \frac{2}{k(k-1)} \sum_{A=2}^{k} \sum_{\substack{B=1 \\ A \neq B}}^{k} G_{AB} \tag{8.10}$$

Der Aufwand für die Berechnung des mittleren Verteilungsabstandes steigt in Abhängigkeit von der Klassenanzahl k quadratisch an.

Abschätzungen der Bayes'schen Fehlklassifikationswahrscheinlichkeit durch die Verteilungsabstände im Zweiklassenfall führen im allgemeinen Mehrklassenfall ($k > 2$) zu relativ groben Abschätzungen der minimalen Fehlklassifikationswahrscheinlichkeit durch das Gütemaß (Niemann 1983). Gelte für den Verteilungsabstand im Zweiklassenfall mit den Klassen Ω_A und Ω_B die Abschätzung

$$e_{Bayes_{AB}} \leq f(G_{AB}), \tag{8.11}$$

dann erhält man unter Berücksichtigung von k Klassen die relativ grobe Abschätzung

$$e_{Bayes} \leq \sum_{A=2}^{k} \sum_{\substack{B=1 \\ A \neq B}}^{k} f(G_{AB}). \tag{8.12}$$

Für die Bewertung von Merkmalsteilmengen im Hinblick auf ein Klassifikationsproblem ist die Fehlklassifikationswahrscheinlichkeit bzw. die Trefferwahrscheinlichkeit das geeignetste Kriterium (Niemann 1983). Die Verwendung von Verteilungsabständen hat den Nachteil, dass hier vor allem im Mehrklassenfall durch Angabe oberer und unterer Grenzen nur grobe Rückschlüsse auf die Klassifikationsfehlerwahrscheinlichkeiten möglich sind. Vorteilhaft demgegenüber ist an den Verteilungsabständen, dass sie insbesondere bei großen Stichprobenumfängen mit geringerem Aufwand und unabhängig vom Klassifikator ermittelt werden können.

8.1.2 Heuristische Strategien und Greedy-Algorithmen

Heuristische Strategien: Eine nahe liegende heuristische Strategie zur Selektion einer Merkmalsteilmenge mit maximal m Elementen besteht darin, sukzessive die Merkmale mit der höchsten Einzelbewertung bzw. Gütezahl zu betrachten (Niemann 1983). Das Merkmal mit der aktuell höchsten Einzelbewertung wird dann in die Zielmenge aufgenommen, falls durch die Hinzunahme eine Verbesserung der Gütezahl der aktuellen Zielmenge erreicht wird (Alg. 8.1).

Heuristischer Algorithmus

$G_{max}:= 0$; $M':= \varnothing$;

FOR i:= 1 **TO** n **DO** Berechne die Gütezahlen $G(\{M_i\})$ **END DO**

Sortiere die Merkmale, so dass gilt: $G(\{M_{\pi_{(1)}}\}) \geq \cdots \geq G(\{M_{\pi_{(n)}}\})$;

FOR i:= 1 **TO** m **DO**

    $M':= M' \cup \{M_{\pi_{(i)}}\}$;

    IF $G(M') > G_{max}$ **THEN** $M'_{best}:= M'$, $G_{max}:= G(M'_{best})$ **END IF**

END DO

Alg. 8.1: Heuristischer Algorithmus in Pseudocode. Eingabe: $M:=\{M_1,\ldots,M_n\}$: Menge der Merkmale; S: Stichprobe, die zur Berechnung der Gütezahl benötigt wird; m: Maximale Anzahl der zu selektierenden Merkmale. Ausgabe: M'_{best}: Selektierte Merkmalsteilmenge mit Gütezahl G_{max}; $\pi: M \to M$ ist eine bijektive Abbildung, die die Sortierung der Merkmale beschreibt.

Sind die Merkmale $M_1,\ldots,M_n$ stochastisch unabhängig, so ist die für die vorgegebene Merkmalsanzahl m selektierte Merkmalsmenge M'_{best} im Hinblick auf das Gütekriterium optimal, d.h. $M'_{best} = M'_{opt}$. Die Voraussetzung der stochastischen Unabhängigkeit der Merkmale ist jedoch bei praxisrelevanten Problemstellungen häufig nicht erfüllt. Das Verfahren kann erweitert werden, indem im ersten Schritt nicht nur die Gütemaße einzelner Merkmale, sondern von Merkmalsteilmengen einer fest vorgegebenen Zahl k von Elementen berechnet werden ($k \ll m$). Werden z.B. 2-elementige Merkmalsteilmengen betrachtet, so werden stets 2-elementige Merkmalsteilmengen mit den höchsten Gütezahlen zu Merkmalsteilmengen verschmolzen, aus denen nachfolgend die beste Merkmalsteilmenge mit weniger als m Elementen selektiert wird.

Der Vorteil dieser Erweiterung ist, dass nun stochastische Abhängigkeiten zwischen k Merkmalen bei der Berechnung der Gütezahlen berücksichtigt werden können, jedoch steigt der Berechnungsaufwand beträchtlich, da statt n nun $\binom{n}{k}$ Merkmalsteilmengen generiert, bewertet und sortiert werden müssen. Effiziente Methoden, die auch eine eingeschränkte Berücksichtigung der Abhängigkeiten zwischen den Merkmalen ermöglichen, sind die nachfolgend vorgestellten Greedy-Algorithmen.

Greedy-Algorithmen: Greedy-Algorithmen sind polynomiale Algorithmen zur Bestimmung zumeist suboptimaler Lösungen von Optimierungsproblemen, die vor allem im Bereich der kombinatorischen Optimierung eingesetzt werden (Horowitz und Sahni 1981, Papadimitrio und Steiglitz 1982). Die Greedy-Methode kann allgemein bei Problemen verwendet werden, bei denen aus einer gegebenen Menge von Eingabewerten eine Teilmenge ermittelt wird, die vorgegebenen Optimierungskriterien und Bedingungen genügen muss. Das englische Wort 'greedy' (dt.: gierig) charakterisiert die Strategie, mit der der Algorithmus aufgrund lokaler Betrachtungen geeignete Eingabewerte selektiert.

Die Greedy-Methode kann auf das Merkmalsauswahlproblem, bei dem maximal m Merkmale aus einer n-elementigen Merkmalsmenge selektiert werden sollen, in zwei Varianten angewandt werden, die nachfolgend in Pseudocode beschrieben sind (Alg. 8.2). In der ersten Variante wird iterativ ein Eingabewert nach dem anderen betrachtet und derjenige ausgewählt, durch dessen Hinzunahme das Gütemaß für die neu konstruierte Teilmenge maximiert wird (Alg. 8.2, oben).

Greedy-Algorithmus I

$M' := \varnothing$; $G_{max} := 0$;
WHILE $(|M| > n{-}m)$ **DO**
    Selektiere das Merkmal M_i aus M so, dass $G(M' \cup \{M_i\})$ maximal wird.
    $M' := M' \cup \{M_i\}$;
    $M := M \setminus \{M_i\}$;
    IF $(G(M') > G_{max})$ **THEN** $G_{max} := G(M')$; $M'_{best} := M'$ **END IF**
END WHILE

Greedy-Algorithmus II

$G_{max} := 0$;
WHILE $(|M| \geq 1)$ **DO**
    Selektiere das Merkmal M_i aus M so, dass $G(M \setminus \{M_i\})$ maximal wird.
    $M := M \setminus \{M_i\}$;
    IF $(G(M) > G_{max})$ **AND** $(|M| \leq m)$ **THEN**
        $G_{max} := G(M)$; $M'_{best} := M$
    END IF
END WHILE

Alg. 8.2: Greedy-Algorithmen in Pseudocode. Eingabe: $M := \{M_1,...,M_n\}$: Menge der Merkmale, S: Stichprobe, die zur Berechnung der Gütezahl benötigt wird, m: Maximale Anzahl der zu selektierenden Merkmale. Ausgabe: M'_{best}: Selektierte Merkmalsteilmenge mit Gütezahl G_{max}.

Ein Merkmal wird nur dann zur aktuellen Merkmalsmenge hinzugenommen, wenn hierdurch eine Verbesserung des Gütekriteriums erzielt wird. Gibt es innerhalb eines Iterationsschrittes mehrere Merkmalsteilmengen gleicher maximaler Güte, so kann in Erweiterung des im Pseudocode angegebenen Grundalgorithmus jede dieser Merkmalsmengen mittels der Greedy-Strategie in den nachfolgenden Iterationen erweitert werden. Diese Merkmalsauswahlstrategie wird auch als *Vorwärtssuche* (engl.: forward search) bezeichnet.

Eine weitere Greedy-Variante zur Bestimmung einer geeigneten Merkmalsteilmenge mit maximal *m* Elementen, die auch als *Rückwärtssuche* (engl.: backward search) bezeichnet wird, erhält man durch die Invertierung dieser Vorgehensweise (Alg. 8.2, unten). Hierbei werden ausgehend von der Menge aller Merkmale sukzessive diejenigen eliminiert, deren Ausschluss die Gütezahl der resultierenden Menge maximiert. Die Anwendung der beiden dargestellten Greedy-Algorithmen führt im Allgemeinen zu unterschiedlichen Ergebnissen. Dies wird beispielhaft in Kap. 10.3.4 illustriert, wo Greedy-Algorithmen zur Auswahl geeigneter Merkmale für die Hauttumorerkennung eingesetzt werden.

8.1.3 Genetische Algorithmen

Genetische Algorithmen, auch evolutionäre Algorithmen genannt, gehören zur *Klasse der stochastischen Optimierungsalgorithmen*, bei denen Prinzipien und Strategien der biologischen Evolution zur Lösung von Optimierungsproblemen verwendet werden (Holland 1975, Goldberg 1989, Davis 1991). Genetische Optimierungsalgorithmen sind vielseitig einsetzbar und können sowohl zur Bildsegmentierung (Andrey und Tarroux 1994) und Klassifikation von Mustern (Bandyopadhyay, Murthy et al. 1995, Srikanth, George et al. 1995) als auch zur Bestimmung fast-optimaler Lösungen NP-vollständiger Probleme (Davis 1987, Goldberg 1989, Whitley, Starkweather et al. 1991) benutzt werden. Im Zusammenhang mit dem Einsatz neuronaler Netze (vgl. Kap. 7.4) wurden sie in (Harp und Samad 1991, Schiffmann, Joost et al. 1993, Maniezzo 1994) darüber hinaus zur Topologieoptimierung und Berechnung geeigneter Gewichte während des neuronalen Lernprozesses eingesetzt.

Innerhalb dieses Kapitels werden verschiedene Varianten genetischer Algorithmen vorgestellt und im Hinblick auf das Merkmalsauswahlproblem diskutiert. Nachfolgend werden zunächst einige Begriffe eingeführt und die Grundstruktur genetischer Algorithmen beschrieben.

8.1.3.1 Grundlagen

Die bei genetischen Algorithmen verwendeten Operationen und Strategien werden in Anlehnung an ihre biologischen Vorbilder benannt. Eine *Population P* ist als Menge von Lösungskandidaten eines Optimierungsproblems zu interpretieren. Die Lösungskandidaten werden in Analogie zum biologischen Vorbild *Chromosomen* oder *Individuen* genannt. Ein Individuum bzw. ein Chromosom mit n Genen wird als n-dimensionaler Vektor $I = (i_1,\ldots,i_n)^T \in U$ mit $i_j \in \mathbb{R}$ beschrieben. Die Menge möglicher Lösungen des Optimierungsproblems $U \subseteq \mathbb{R}^n$ wird als Suchraum bezeichnet.

Beim *Merkmalsauswahlproblem* wird eine Merkmalsteilmenge $M' \subseteq M$ durch ein Individuum $I = (i_1,\ldots,i_n)^T \in \mathbb{B}^n$ wie folgt repräsentiert:

$$i_k = \begin{cases} 1 \Leftrightarrow M_k \in M' \\ 0 \Leftrightarrow M_k \notin M' \end{cases} \tag{8.13}$$

Die *Fitnessfunktion* $fit : U \to \mathbb{R}$ ordnet jedem Individuum I_k eine Maßzahl fit_k zu, die die Eignung des Individuums im Hinblick auf die Lösung des Optimierungsproblems beschreibt. Bei der Problemmodellierung wird die Fitnessfunktion so gewählt, dass günstige Lösungskandidaten hohe Fitnesswerte erhalten und das globale Maximum der Fitnessfunktion zur Lösung des Optimierungsproblems korrespondiert. Beim Merkmalsauswahlproblem kann die Fitness eines Individuums im einfachsten Fall gleich der Gütezahl der codierten Merkmalsteilmenge (z.B. Trefferrate) gesetzt werden. Definitionen weiterer Fitnessfunktionen, die die Berücksichtigung von Nebenbedingungen ermöglichen, werden in Kap. 8.1.3.6 gegeben. Ziel des genetischen Optimierungsprozesses ist es, ein Individuum mit maximaler Fitness zu generieren und somit das globale Maximum der Fitnessfunktion zu bestimmen. Die Grobstruktur genetischer Algorithmen ist in Abb. 8.4 dargestellt.

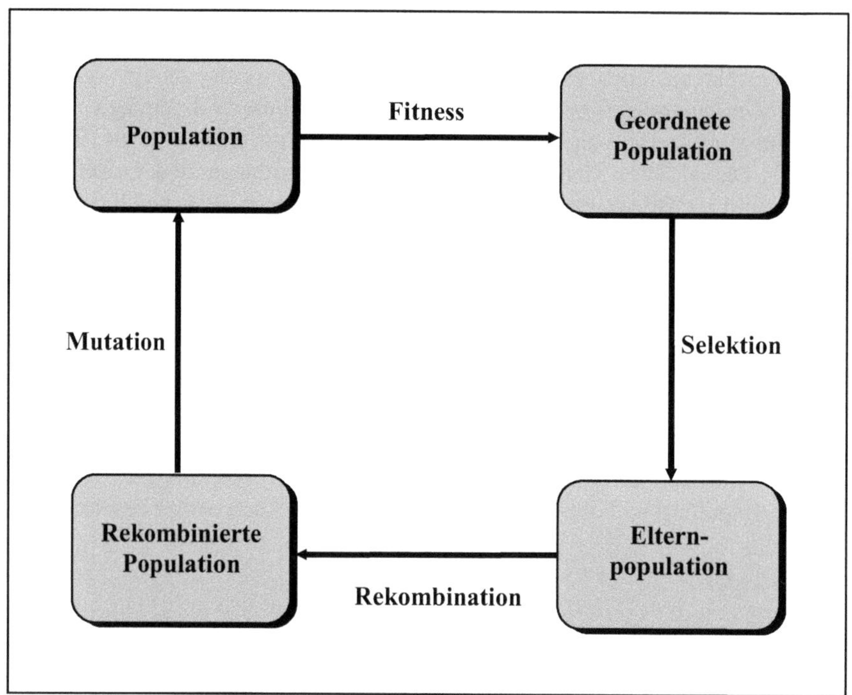

Abb. 8.4: Schematische Darstellung der Grundstruktur genetischer Algorithmen.

Ausgehend von einer zumeist zufällig generierten Startpopulation $P(0)$ wird durch die *Fitnessfunktion* eine Bewertung der Individuen vorgenommen und eine Ordnung in der Population erzeugt.

Im nächsten Schritt werden die Individuen der *Elternpopulation* in einem Zufallsexperiment anhand ihrer Fitness selektiert, die im Bild des biologischen Vorbildes als zeugungsfähige Mitglieder interpretiert werden können. Aus den Mitgliedern der Elternpopulation werden durch die Transformation der *Rekombination* Nachkommen erzeugt und durch Mutationen zufällige Genmanipulationen an den Individuen durchgeführt. Lösungskandidaten hoher Fitness werden bevorzugt rekombiniert. Hierdurch werden vermehrt Nachkommen in günstigen, lokal begrenzten Regionen des Suchraumes generiert. Durch die *Mutation* können demgegenüber zufällig ausgewählte Lösungskandidaten in stark unterschiedlichen Bereichen des Suchraumes erzeugt werden, wodurch der Konvergenz des Optimierungsprozesses in lokalen Maxima der Fitnessfunktion entgegengewirkt wird.

Die Menge der Individuen, die durch Selektion, Rekombination und Mutation aus der Population $P(t)$ erzeugt wurden, bildet die Nachfolgegeneration $P(t + 1)$. Zur Erzeugung geeigneter Problemlösungskandidaten wird dieser Prozess mehrfach iteriert, wobei die Anzahl der Individuen in verschiedenen Generationen in der Regel konstant gehalten wird. Nachfolgend werden verschiedene Selektions- und Rekombinationsmechanismen sowie Strategien zur Steuerung der Populationsentwicklung erläutert.

8.1.3.2 Selektionsverfahren

Im Rahmen des Optimierungsprozesses hat die Selektion die Aufgabe, bevorzugt günstige Lösungskandidaten für die nachfolgende Rekombination und Mutation aus der aktuellen Population $P(t)$ zu selektieren und zugleich einer vorzeitigen Konvergenz des Prozesses (engl.: premature convergence) in lokalen Maxima entgegenzuwirken. Die Selektion erfolgt in Analogie zum biologischen Vorbild durch ein Zufallsexperiment. Numeriert man die Individuen einer Population von 1 bis p, so wird die Fitness des k-ten Individuums der Population durch fit_k beschrieben ($k \in \{1,...,p\}$).

Ausgehend von der Fitness der Individuen können verschiedene Definitionen der Selektionswahrscheinlichkeit verwendet werden, die zu unterschiedlichen Selektionsstrategien führen. Nachfolgend werden in Anlehnung an (Goldberg 1989) die häufig verwendeten Strategien Roulette-Wheel-Selection, Stochastic-Universal-Sampling und Ranking beschrieben.

Roulette-Wheel-Selection und Stochastic-Universal-Sampling: Bei der Roulette-Wheel-Selection und dem Stochastic-Universal-Sampling wird die Wahrscheinlichkeit p_{select_k} für die Selektion eines Individuums I_k direkt proportional zu seiner Fitness fit_k wie folgt gewählt:

$$p_{select_k} = \frac{fit_k}{\sum_{i=1}^{p} fit_i} \tag{8.14}$$

Die Selektion der Individuen der Elternpopulation erfolgt bei beiden Strategien durch ein Zufallsexperiment unter Verwendung eines Glücksrades (engl.: roulette wheel). Der Randbereich des Glücksrades ist vollständig und disjunkt in p Anteile zerlegt, wobei jeder Bereich eindeutig einem der p Individuen der Population zugeordnet ist. Die Länge des dem Individuum I_k zugeordneten Randbereiches auf dem Glücksrad wird direkt proportional zu p_{select_k} gewählt. Die betrachteten Verfahren unterscheiden sich lediglich in der Umsetzung, mit der eine Selektion der Individuen gemäß den vorgegebenen Wahrscheinlichkeiten $p_{select_1},...,p_{select_p}$ angestrebt wird. So werden bei der Roulette-Wheel-Selection die p Individuen der Elternpopulation durch p-malige Wiederholung eines Glücksradexperimentes ermittelt. Demgegenüber werden beim Stochastic-Universal-Sampling alle Individuen der Elternpopulation in einem Experiment, d.h. bei einer Drehung des Glücksrades selektiert. Hierzu werden anschaulich gesprochen an dem Glücksrad so viele Zeiger äquidistant angebracht wie Individuen selektiert werden sollen.

Unterschiede zwischen diesen beiden Methoden ergeben sich vor allem bei kleinen Populationen. Im Vergleich zur Roulette-Wheel-Selection weist die Methode des Stochastic-Universal-Samplings hier den Vorteil auf, dass die relativen Häufigkeiten, mit denen Individuen selektiert werden, im Mittel geringere Abweichungen von den vorgegebenen Wahrscheinlichkeiten p_{select_k} der Individuen zeigen. Beide Verfahren können in Populationen, in denen einige wenige Individuen mit großer Fitness auftreten, dazu führen, dass diese Individuen sehr häufig ausgewählt werden und somit der Optimierungsprozess schon sehr früh stark gerichtet abläuft. Um der in solchen Situationen häufig auftretenden vorzeitigen Konvergenz des Prozesses in einem lokalen Maximum zu begegnen, kann alternativ die Ranking-Methode zur Selektion eingesetzt werden.

Ranking: Hier erfolgt die Selektion auf der Basis der Rangfolge der Individuen, die durch ihre Fitness definiert wird. Der Rang $rg(I_k)$ des Individuums I_k ist definiert als die Stelle, an der das Individuum in einer nach seiner Fitness absteigend sortierten Abfolge auftritt. Sei $rg(I_k)$ $\in \{1,...,p\}$, dann ist die Wahrscheinlichkeit p_{select_k}, mit der das Individuum I_k ausgewählt wird, gegeben durch

$$p_{select_k} = \frac{1}{p}\left(s - 2(s-1)\frac{rg(I_k)-1}{p-1}\right), \tag{8.15}$$

wobei $s \in [1, 2]$ ein frei wählbarer Skalierungsparameter ist. Damit ergibt sich für $s = 1$ die Gleichverteilung, während für $s = 2$ die Selektionswahrscheinlichkeit für das Individuum von erstem Rang $2/p$ beträgt und dann linear mit dem Rang des Individuums auf 0 abfällt.

Nach der Selektion der Elternpopulation werden Operationen zur Simulation der bei der Vererbung auftretenden Veränderung genetischer Information eingeführt. Hierbei bilden die Crossover- und Mutationsoperation die wichtigsten Transformationen, die nachfolgend näher beschrieben werden. Weitere genetische Operationen, die bei speziellen Problemstellungen zur Ausnutzung problemspezifischen Wissens eingesetzt werden, finden sich in (Goldberg 1989).

8.1.3.3 Rekombination

Bei der Fortpflanzung natürlicher Organismen ist die Rekombination durch Crossover, auch crossing-over genannt, ein zentraler Mechanismus zur Vermischung genetischer Informationen. Hierbei werden durch Austausch genetischer Teilketten zweier Chromosomen bzw. Individuen (Eltern) neue Individuen (Nachkommen) rekombiniert. Bei der mathematischen Modellierung der Rekombination können verschiedene Varianten des Crossovers unterschieden werden:

m-Punkt-Crossover: Beim m-Punkt-Crossover (engl.: multiple-point-cross-over) werden *m* Punkte zufällig selektiert, zwischen denen die Teilstrings der Eltern so ausgetauscht werden, dass die Teilstrings der Elternindividuen bei den beiden Kinderindividuen alternierend auftreten. Bei der zufälligen Selektion der Crossover-Position sind alle Positionen gleich wahrscheinlich (Abb. 8.5, rechts).

Wichtiger Spezialfall ist das *1-Punkt-Crossover* (engl.: single-point-cross-over), das auch kurz Crossover genannt wird. Hierbei wird eine Position der Genfolge zufällig ausgewählt und zwei neue Ketten werden durch den Austausch aller Gene zwischen der gewählten Position und dem Ende der Genfolge gebildet (Abb. 8.5, links).

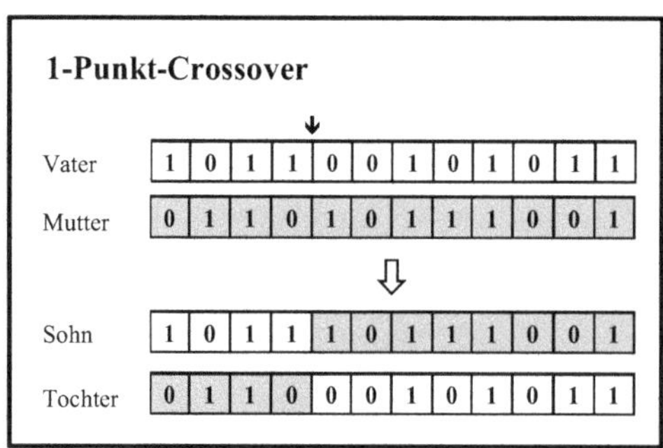
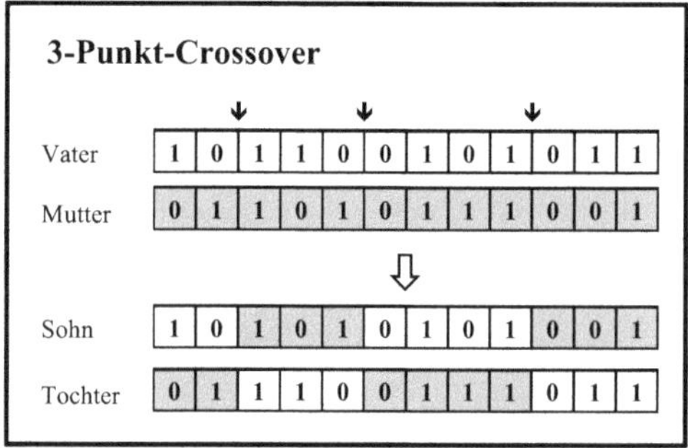

Abb. 8.5: Rekombinationen binärer Individuen durch 1-Punkt-Crossover (links) und 3-Punkt-Crossover (rechts). Die Crossover-Positionen sind durch Pfeile markiert.

Uniform-Crossover: Beim Uniform-Crossover wird eine binäre Maske zufällig generiert, durch die festgelegt wird, an welcher Position von welchem Elternteil die genetische Information übernommen wird (Abb. 8.6). Bei der Generierung der Bitmaske wird jeder Eintrag durch ein Zufallsexperiment determiniert, bei dem die Einträge *0* und *1* jeweils mit der Wahrscheinlichkeit *0,5* gewählt werden. In Erweiterung des *m*-Punkt-Crossovers können hier somit nicht nur die Crossover-Positionen, sondern auch deren Anzahl bei jeder Durchführung eines Crossovers variieren.

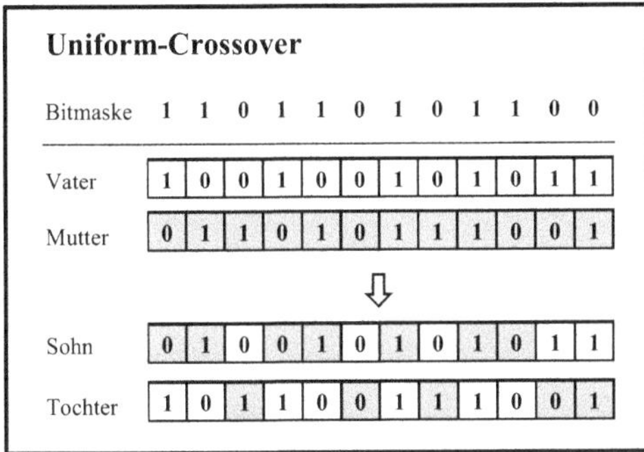

Abb. 8.6: Rekombinationen binärer Individuen durch Uniform-Crossover. Die Bitmaske gibt an, wie die Gene der Eltern kombiniert werden.

Während des Optimierungsprozesses wird eine Rekombination zweier Individuen der Elternpopulation nicht deterministisch, sondern zufällig mit der Wahrscheinlichkeit $p_{cross} \in [0,1]$ durchgeführt. Durch Crossover-Operationen werden aus der Elternpopulation neue Lösungskandidaten in lokalen Bereichen des Suchraumes generiert. Somit wird eine lokale Tiefensuche durchgeführt. Im Zusammenspiel mit der verwendeten Strategie bei der Selektion der zu rekombinierenden Individuen führt dies zu einer vermehrten Generierung von Lösungskandidaten in Regionen erhöhter Fitnesswerte.

8.1.3.4 Mutation

Die Mutation operiert auf den Genen der Individuen und führt zu einer zufälligen Veränderung der Geninformation. In Anlehnung an das biologische Vorbild wird die Mutation eines Gens meist nur mit geringer Wahrscheinlichkeit $p_{mut} \in [0,1]$ durchgeführt. In der beim Merkmalsauswahlproblem gewählten Codierung nach Gl. 8.13 entspricht die Mutation einer Invertierung der Geninformation (Abb. 8.7).

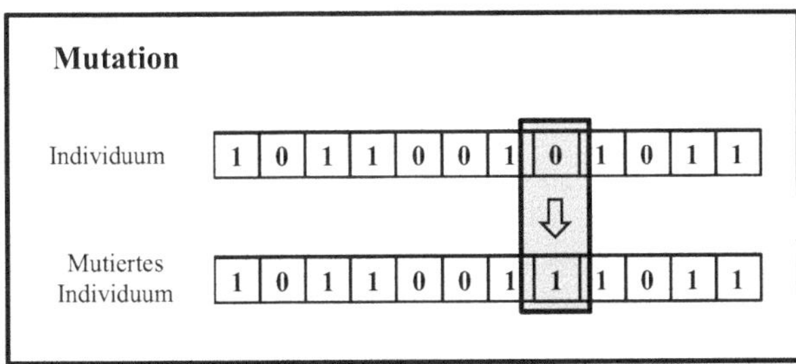

Abb. 8.7: Mutation eines binären Individuums.

Der Einsatz von Mutationen führt zu ungerichteten, zufälligen Veränderungen der Individuen und ermöglicht hierdurch die Erzeugung von Lösungskandidaten in unterschiedlichen Bereichen des Suchraumes. Die Mutation wirkt hierdurch der Konvergenz des Optimierungsprozesses in lokalen Maxima der Fitnessfunktion entgegen.

8.1.3.5 Steuerung der Populationsentwicklung

Die Selektion, Rekombination und Mutation bilden Basisoperationen, durch die die Entwicklung der Population von Generation zu Generation so beeinflusst werden soll, so dass in der finalen Population optimale oder zumindest fast-optimale Lösungen des Problems enthalten sind. Beim einfachen generationellen Modell werden bei Anwendung von Crossover-Operationen und Mutationen die Elternindividuen durch rekombinierte und mutierte Nachkommen in der Population ersetzt, so dass durch diese Operationen auch gute oder gar optimale Lösungen in nachfolgenden Generationen wieder verloren gehen können. Diesem Effekt kann durch das Elitenmodell und die Steady-State-Reproduktionsmethode entgegengewirkt werden (Goldberg 1989).

- *Elitenmodell*: Durch Verwendung des Elitenmodells (engl.: elitist model) wird sichergestellt, dass stets das Individuum mit der besten Fitness in die nachfolgende Generation ohne Veränderung übernommen wird.

- *Steady-State-Reproduktion*: Durch die Steady-State-Reproduktionsmethode wird diese Philosophie konsequent verallgemeinert. Hierbei werden $p - k$ Individuen ($k \leq p$) aus der p-elementigen Population $P(t)$ selektiert und den probabilistischen Rekombinations- und Mutationsoperationen unterworfen. Die k Individuen mit der größten Fitness aus der Population $P(t)$ werden unverändert in die Population $P(t+1)$ übernommen. Dieser Ansatz umfasst als Spezialfälle mit $k = 0$ das einfache generationelle Modell, das dem genetischen Basisalgorithmus zugrunde liegt, sowie mit $k = 1$ das Elitenmodell.

In Abhängigkeit von der gewählten Reproduktionsmethode empfiehlt sich eine angepasste Wahl der Crossover-Wahrscheinlichkeit p_{cross} und der Mutationswahrscheinlichkeit p_{mut}. Um zu verhindern, dass bereits in der aktuellen Population vorhandene gute Lösungen mit hoher Wahrscheinlichkeit durch die Reproduktion verloren gehen, werden die Wahrscheinlichkeiten bei dem einfachen generationellen Modell ($k = 0$) oft wesentlich niedriger gewählt als bei Verwendung der Steady-State-Reproduktionsmethode.

Die *Skalierung der Fitnesswerte* (engl.: scaling) bildet eine weitere Möglichkeit, die Selektion und damit den Entwicklungsprozess in der Population zu beeinflussen. Ihr Einsatz wird bei Verwendung der Roulette-Wheel-Selection oder des Stochastic-Universal-Samplings durch folgendes Problem motiviert: Treten in der initialen Phase in den Populationen einige wenige Individuen mit in Relation zu den anderen Individuen sehr hoher Fitness auf, so werden diese Individuen bevorzugt selektiert und somit nur beschränkte Bereiche des Suchraumes weiter untersucht. Schon nach wenigen Generationen kann hier vorzeitig ein konvergenter Zustand eintreten, bei dem ein Großteil der Population Problemlösungen repräsentiert, die zu einem lokalen Maximum korrespondieren. Die Skalierung wird hier verwendet, um die Unterschiede zwischen den Fitnesswerten einer Population $P(t)$ zu verringern und dadurch einer frühzeitigen Einschränkung des Suchraumes bzw. der Menge der für eine Problemlösung interessanten Lösungskandidaten entgegenzuwirken. Darüber hinaus kann man durch die Skalierung der Fitnesswerte dem in relativ spät generierten Populationen $P(t)$ auftretenden Problem begegnen, dass hier häufig nur eine geringe Differenz zwischen der mittleren und der größten Fitness auftritt. Hierdurch werden bei Verwendung obiger Selektionsmechanismen die Individuen für den Reproduktionsprozess mit sehr ähnlicher Wahrscheinlichkeit ausgewählt, wodurch die weitere Suche nach der optimalen Lösung stark zufällig und wenig gerichtet abläuft. Die Skalierung hat das Ziel, die Fitnessunterschiede in der Population zu vergrößern und somit eine zielgerichtetere Suche nach der optimalen Lösung zu ermöglichen.

Eine häufig angewandte Skalierungstechnik ist die *lineare Skalierung* (engl.: linear scaling) (Goldberg 1989), bei der die Fitnesswerte vor der Selektion linear transformiert werden, so dass mit $a,\ b \in \mathbb{R}$ gilt:

$$lin\_scal(fit) = a \cdot fit + b \tag{8.16}$$

Je nach Parametrisierung wird durch die lineare Skalierung eine Spreizung $(a > 1)$ oder eine Stauchung $(0 < a < 1)$ der Fitnesswerte erzielt. Probleme bei der Verwendung der linearen Skalierung treten auf, wenn negative Fitnesswerte durch die Transformation entstehen. Dieses Problem tritt häufig zu einem späten Zeitpunkt t auf, wenn sehr viele Individuen bereits eine hohe und nur einige wenige Individuen eine geringe Fitness aufweisen.

Dies motiviert die vorherige Anwendung des Sigma-Ausschlusses (engl.: sigma-truncation), durch den Individuen mit sehr geringer Fitness von den übrigen separiert werden. Die Fitnesstransformation des Sigma-Ausschlusses wird wie folgt beschrieben:

$$sig\_trunc(fit) = \begin{cases} fit - T, \text{falls } fit \geq T \\ \quad 0, \quad \text{falls } fit < T \end{cases} \tag{8.17}$$

Hierbei gibt $T = \overline{fit} - k\sigma_{fit} \in \mathbb{R}^{>0}$ einen Schwellwert an, $\overline{fit}$ bezeichnet den Mittelwert und σ_{fit} die Standardabweichung der Fitnesswerte in der aktuell betrachteten Population. Typische Werte für den Parameter $k \in \mathbb{R}$ liegen zwischen 1 und 3.

Durch den Sigma-Ausschluss erhalten Individuen mit einer in Relation zur Gesamtpopulation sehr schlechten Fitness unterhalb des Schwellwertes T die Fitness 0 und werden auf diese Weise bei Verwendung der Roulette-Wheel-Selection oder des Stochastic-Universal-Samplings von der Reproduktion ausgeschlossen. Die Fitness der übrigen Individuen wird lediglich um einen konstanten Faktor reduziert. Der Sigma-Ausschluss wird häufig zu späten Zeitpunkten t als Vorverarbeitungsschritt vor der Anwendung einer Spreizung der Fitnesswerte durch lineare Skalierung eingesetzt und vermeidet das Auftreten negativer transformierter Fitnesswerte.

8.1.3.6 Optimierung genetischer Algorithmen für die Merkmalsauswahl

Für das Design genetischer Algorithmen stehen mit den im vorangegangenen Kapitel vorgestellten Strategien und Algorithmen eine Vielzahl möglicher Varianten zur Verfügung, deren Eigenschaften nachfolgend im Hinblick auf das Merkmalsauswahlproblem diskutiert werden. Eine Merkmalsteilmenge $\{M_1, ..., M_n\}$ wird durch ein nach Gl. 8.13 definiertes Individuum $I = (i_1, ..., i_n)^T \in \mathbb{B}^n$ repräsentiert, der Suchraum U ist durch $\mathbb{B}^n$ gegeben. Wird die leere Merkmalsmenge als eine mögliche Lösung des Merkmalsauswahlproblems interpretiert, so ist die Codierung *vollständig* und *geschlossen*, da für jede mögliche Lösung des Merkmalsauswahlproblems ein Individuum $I \in \mathbb{B}^n$ existiert und alle während der genetischen Optimierung erzeugten Individuen eine mögliche Lösung des Problems repräsentieren.

Die *Initialisierung* der Population *P(0)* kann zufällig oder problemorientiert vorgenommen werden. Bei der zufälligen Initialisierung, durch die jedes Gen eines Individuums zufällig mit der Wahrscheinlichkeit $p_{init} = 0{,}5$ mit *1* oder *0* besetzt wird, erhält man eine Population, deren Individuen im Mittel Merkmalsteilmengen mit $n/2$ Merkmalen repräsentieren. Dies ist beim Merkmalsauswahlproblem mit der Nebenbedingung, dass die selektierte Merkmalsteilmenge möglichst wenige Merkmale beinhalten sollte, eine ungünstige Ausgangsposition, da viele Individuen weit von der angestrebten Lösung entfernt sind.

Vorteilhafter ist hier eine Initialisierung, die gewährleistet, dass Merkmalsteilmengen mit einer geringen Anzahl von Merkmalen in der Anfangspopulation bevorzugt enthalten sind. Dies kann dadurch realisiert werden, dass die Wahrscheinlichkeit p_{init} abgesenkt wird (z.B. $p_{init} = 1/n$). Darüber hinaus ist auch die deterministische Vorgabe der initialen Population oder einiger Individuen der initialen Population möglich. Für die Bestimmung von Merkmalsteilmengen mit relativ geringer Merkmalsanzahl hat sich die Repräsentation aller 1-elementigen Merkmalsmengen in der Population *P(0)* in Kombination mit zufällig generierten Individuen als geeignet erwiesen (Roß 1997).

Als *Fitness* für das die Merkmalsteilmenge *M'* repräsentierende Individuum $I_{M'}$ kann eines der in Kap. 8.1.1 vorgestellten Gütemaße verwendet werden, so dass $fit(I_{M'}) = G(M')$ ist.

Die diskrete Struktur der auf der Basis einer klassifizierten Stichprobe berechneten Gütezahlen eröffnet darüber hinaus die Möglichkeit, Nebenbedingungen für die zu selektierenden Teilmengen zu berücksichtigen, durch die Merkmalsteilmengen mit wenigen Merkmalen bevorzugt selektiert werden können. Bezeichne ΔG_{min} die minimale Differenz der Gütezahlen zwischen zwei Merkmalsteilmengen. Dann wähle zur Berücksichtigung der Nebenbedingung, dass Teilmengen mit wenigen Elementen bei gleicher Bewertungszahl präferiert werden, die Fitness des Individuums $I_{M'}$ mit $M' \subseteq M = \{M_1, \ldots, M_n\}$ wie folgt:

$$fit(I_{M'}) = G(M') + \frac{n - |M'|}{n} \cdot \Delta G_{min} \tag{8.18}$$

Bei Verwendung der Klassifikationstrefferrate als Gütekriterium beträgt die minimale Differenz ΔG_{min} zwischen zwei Merkmalsteilmengen bei einer *s*-elementigen Stichprobe $\Delta G_{min} = 1/s$ und kann somit direkt aus der Größe der Stichprobe *S* bestimmt werden.

Darüber hinaus kann auch der unterschiedliche Berechnungsaufwand einzelner Merkmale bei der Merkmalsextraktion als Nebenbedingung des Optimierungsprozesses berücksichtigt werden. Hierzu werden den Merkmalen Gewichte $w_i \in \mathbb{R}$ mit $\sum w_i = 1$ zugeordnet, die den Berechnungsaufwand widerspiegeln.

Seien $\alpha, \beta \in [0,1]$ mit $\alpha + \beta = 1$ und $I_{M'} = (i_1, \ldots, i_n)^T \in \mathbb{B}^n$ das der Menge *M'* eindeutig zugeordnete Individuum, dann wird die Fitnessfunktion wie folgt definiert:

$$fit(I_{M'}) = G(M') + \left(\alpha \frac{n - |M'|}{n} + \beta \sum_{k=1}^{n} w_k i_k \right) \cdot \Delta G_{min} \tag{8.19}$$

Als *Abbruchkriterium* für den genetischen Optimierungsprozess kann der relative Anteil der Bitpositionen h_{ident} verwendet werden, die bei allen Individuen einer Population den gleichen Wert aufweisen und somit nur noch durch Mutation, nicht jedoch mehr durch Crossover verändert werden können. Dieser beschreibt die Stabilität des Entwicklungszustandes der Population, der sich bei hohen Werten von h_{ident} nur noch geringfügig von Generation zu Generation ändert. Alternativ können auch problemspezifische Abbruchkriterien verwendet werden, bei denen die maximale Fitness in einer Population über einem vorgegebenen Schwellwert liegen muss. Diese Zielvorgabe kann beim Merkmalsauswahlproblem noch um die Nebenbedingung erweitert werden, dass die so erhaltene Lösungsmenge maximal m Merkmale aufweisen soll. Da nicht garantiert ist, dass die Zielvorgaben innerhalb des genetischen Prozesses erreicht werden, ist es zur sicheren Terminierung des Verfahrens sinnvoll, diese Kriterien mit einer Zusatzbedingung über die maximale Anzahl der betrachteten Generationen oder der während des Optimierungsprozesses generierten Individuen zu verknüpfen.

Anwendungsbeispiel: Die Eignung verschiedener Varianten genetischer Algorithmen für die Auswahl von Bildmerkmalen wurde für das in Kap. 10.3 vorgestellte Bildanalyse- und Mustererkennungssystem zur automatischen Erkennung von Melanomen (Hauttumoren) und Nävuszellnävi (Muttermalen) anhand von Hautoberflächenprofilen untersucht (Handels, Roß et al. 1998, Roß 1998, Handels, Roß et al. 1999a). Grundlage der Untersuchung bilden die Ergebnisse der Analyse von *704* Profilen bekannten Typs, bei denen jeweils *94* Merkmale extrahiert wurden. Als Fitness wurde einem Individuum die Trefferrate zugeordnet, die unter Berücksichtigung der zugehörigen Merkmalsteilmenge mit dem Nächster-Nachbar-Klassifikator (Kap. 7.3.2) und der in Kap. 7.5.2 beschriebenen Leaving-one-out-Methode berechnet wurde. Bei Verwendung des Stochastic-Universal-Samplings als Selektionsmethode wurde die Fitness linear skaliert. Bei allen Varianten wurde das Elitenmodell eingesetzt, wodurch der Erhalt des aktuell besten Individuums während des Optimierungsprozesses garantiert wird.

In Abb. 8.8 wird die Entwicklung der mittleren Fitness in vier Populationen mit jeweils *100* Individuen in Abhängigkeit von der Gesamtzahl der während der iterativen Optimierung betrachteten Individuen bzw. Merkmalsteilmengen dargestellt, die unter Verwendung unterschiedlicher Selektions- und Rekombinationsverfahren generiert wurden. Es wird deutlich, dass das Konvergenzverhalten der Optimierungsprozesse wesentlich durch das gewählte Selektionsverfahren beeinflusst wird. Bei Verwendung des Stochastic-Universal-Samplings konvergiert die mittlere Fitness gegen *0,96*, so dass am Ende der Optimierung nach der Betrachtung von *40000* Individuen mehrheitlich Chromosomen in der Population auftreten, die eine hohe Fitness nahe dem Maximalwert von *1* aufweisen. Demgegenüber wird durch die Ranking-Strategie kein konvergenter Zustand erreicht; die mittlere Fitness sinkt nach Erreichen eines lokalen Maximums wieder ab.

Wesentlich für die Bewertung verschiedener Varianten genetischer Algorithmen ist die während des Optimierungsprozesses erzielte maximale Fitness, die hier zu einem Individuum bzw. der so repräsentierten Merkmalsteilmenge mit maximaler Trefferrate korrespondiert. Die im Laufe aller Generationen erreichte höchste Trefferrate beträgt bei Anwendung des Stochastic-Universal-Samplings *97,7%*, bei Verwendung der Ranking-Methode *95,5 %* (Tab. 8.1). Diese Maxima werden bei Benutzung des Stochastic-Universal-Samplings bereits nach *8921* bzw. *12112* Iterationen erreicht, während zur Auffindung einer Merkmalsteilmenge mit der Trefferrate *95,5 %* mit der Ranking-Methode *35494* Iterationsschritte notwendig waren. Die Methode des Stochastic-Universal-Samplings stellt somit unabhängig von der verwendeten Rekombinationsmethode sowohl bezogen auf die Qualität der Ergebnisse als auch auf das Konvergenzverhalten der Optimierungsprozesse in der untersuchten Anwendung das geeignetere Selektionsverfahren dar.

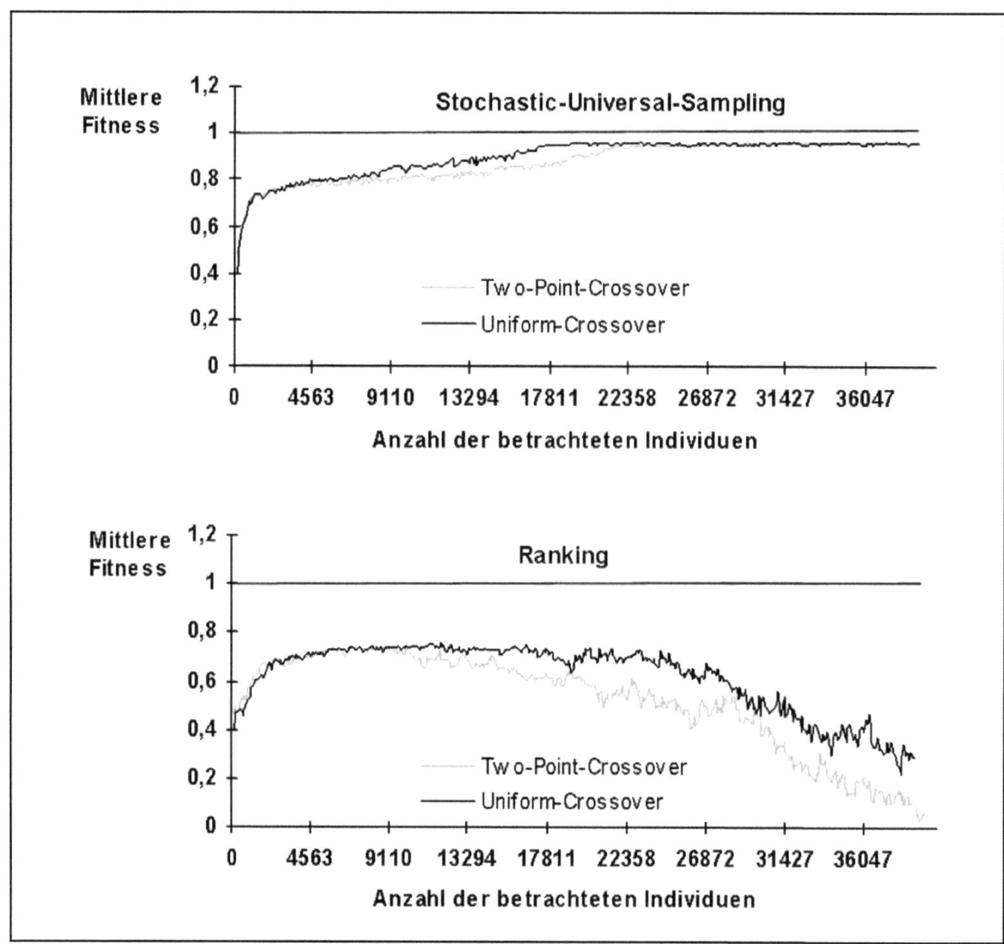

Abb. 8.8: Verlauf der mittleren Fitness in vier Populationen unter Verwendung des Stochastic-Universal-Samplings (oben) und des Rankings als Selektionsverfahren (unten), die in Abhängigkeit von der Anzahl der während der genetischen Optimierungsprozesse generierten Individuen bzw. Merkmalsteilmengen dargestellt sind. Die Populationen bestehen jeweils aus *100* Individuen.

	RANKING/TPC	RANKING/UC	SUS/TPC	SUS/UC
Maximale Trefferrate	93,1 %	95,5 %	97,7 %	97,7 %
Anzahl der erzeugten Individuen	34 768	35 494	12 112	8 921

Tab. 8.1: Maximale Trefferrate und Anzahl der bis zur erstmaligen Erzeugung des zugehörigen Individuums betrachteten Individuen bei Verwendung verschiedener Selektions- und Rekombinationsstrategien. TPC: Two-Point-Crossover, UC: Uniform-Crossover, SUS: Stochastic-Universal-Sampling und Ranking (Handels, Roß et al. 1999a).

Bei der Wahl der Rekombinationsmethode ist zu beachten, dass beim Merkmalsauswahlproblem den lokalen Nachbarschaftsbeziehungen zwischen den Genen eines Chromosoms keine Bedeutung zukommt, da die Anordnung der Merkmale auf dem Chromosom rein zufällig ist. Während durch m-Punkt-Crossover bevorzugt Nachkommen mit übereinstimmenden Teilketten erzeugt werden, spielt diese Kopplung bei der Verwendung des Uniform-Crossovers keine Rolle.

Theoretisch ist demnach zu erwarten, dass das Uniform-Crossover für das Merkmalsauswahlproblem geeigneter ist. Die in Abb. 8.8 dargestellten Ergebnisse bestätigen diese Überlegung. Unabhängig vom gewählten Selektionsmechanismus werden bei Verwendung des Uniform-Crossovers im Mittel höhere Fitnesswerte in der Population generiert als bei Einsatz des Two-Point-Crossovers. Darüber hinaus wird deutlich, dass unter Verwendung des Uniform-Crossovers als Rekombinationsverfahren eine verbesserte Konvergenz und ein beschleunigtes Auffinden von Individuen mit hoher Fitness erzielt werden.

8.2 Transformation von Merkmalen

Ziel der nachfolgend erläuterten Merkmalstransformationsverfahren ist es, die Merkmalsanzahl zu reduzieren, indem aus einem Satz von Primärmerkmalen ein reduzierter Satz geeigneter Sekundärmerkmale generiert wird. Die so erhaltenen Sekundärmerkmale beschreiben charakteristische Eigenschaften der untersuchten Bildmuster in komprimierter Form und können nachfolgend zur Charakterisierung und Klassifikation der Muster in niedrigdimensionalen Merkmalsräumen genutzt werden.

In Kap. 8.2.1 wird die Hauptkomponentenanalyse vorgestellt und Eigenschaften der erhaltenen Sekundärmerkmale im Hinblick auf die Erkennung verschiedener Muster werden diskutiert. Darüber hinaus werden verschiedene Einsatzmöglichkeiten der Hauptkomponentenanalyse in der Medizinischen Bildverarbeitung aufgezeigt. In Kap. 8.2.2 wird ein alternativer Ansatz zur Merkmalstransformation beschrieben, bei dem das in einer Stichprobe vorhandene Vorwissen über die Verteilung der Merkmalsvektoren verschiedener Klassen in Form der Interklassen- und gepoolten Intraklassen-Streuungsmatrix berücksichtigt wird.

8.2.1 Hauptkomponentenanalyse

Die *Hauptkomponentenanalyse* (engl.: principal component analysis), auch *Karhunen-Loève-Transformation* (engl.: Karhunen-Loève expansion) genannt, ist ein Verfahren zur Merkmalsreduktion, das die Redundanz bzw. Korrelation hochdimensionaler Daten ausnutzt, um zu einer informationsverdichteten und dimensionsreduzierten Datenrepräsentation zu gelangen. Als grundlegende Arbeiten zur Hauptkomponentenanalyse sind (Pearson 1901, Hotelling 1933, Hotelling 1936, Karhunen 1947, Loève 1948, Rao 1964) zu nennen. In der Medizinischen Bildverarbeitung und Mustererkennung bildet sie eine grundlegende Methode, die im Rahmen dieses Kapitels im Hinblick auf das Problem der Merkmalsreduktion in Mustererkennungssystemen diskutiert wird. Weiterhin werden Möglichkeiten des Einsatzes der Hauptkomponentenanalyse zur Vorverarbeitung multispektraler Bilddaten sowie für die Formanalyse und –repräsentation von Bildobjekten vorgestellt.

8.2.1.1 Mathematische Grundlagen

Die Hauptkomponentenanalyse, nachfolgend kurz als HKA bezeichnet, realisiert eine lineare Abbildung n-dimensionaler Merkmalsvektoren auf eine m-dimensionale Hyperebene ($m \leq n$). Hierbei wird die Hyperebene so gewählt, dass die Varianz der projizierten Daten im Sinne des nachfolgend definierten Varianzkriteriums (komponentenweise) maximiert wird. Dies kann wie folgt präzisiert werden:

Bezeichne $S \in \mathbb{R}^n$ den Schwerpunkt der durch die Merkmalsvektoren $m_1, \ldots, m_s \in \mathbb{R}^n$ erzeugten Punktwolke mit

$$S = \frac{1}{s} \sum_{i=1}^{s} m_i = \overline{m}. \tag{8.20}$$

Dann sind die Differenzvektoren $d_1, \ldots, d_s$, die die zentrierten Daten beschreiben, definiert durch

$$d_i = m_i - S. \tag{8.21}$$

Seien $u_1,\ldots,u_m \in \mathbb{R}^n$ orthonormale Vektoren, die die gesuchte m-dimensionale Hyperebene aufspannen mit

$$u_i^T \cdot u_j = \begin{cases} 1, & \text{falls } i = j \\ 0, & \text{falls } i \neq j. \end{cases} \tag{8.22}$$

Varianzkriterium: Die Basisvektoren $u_1,\ldots,u_m$ der Hyperebene sind so zu bestimmen, dass die auf u_1 projizierten Daten eine maximale Varianz aufweisen, die auf u_2 projizierten Daten von allen zu u_1 orthogonalen Vektoren maximale Varianz zeigen usw., so dass mit $k \in \{1,\ldots,m\}$ gilt:

$$\frac{1}{s-1} \sum_{i=1}^{s} (u_k^T \cdot d_i)^2 \overset{!}{=} \max \tag{8.23}$$

Hierbei gibt $u_k^T \cdot d_i$ die k-te Koordinate des Merkmalsvektors m_i in dem neuen, nach der HKA erhaltenen Koordinatensystem an, das durch die Vektoren $u_1,\ldots,u_m$ aufgespannt wird.

Für den in Abb. 8.9 dargestellten Fall der Projektion 2-dimensionaler Merkmalsvektoren auf eine Gerade $(m = 1)$ ist das Kriterium der Varianzmaximierung in der ersten Hauptkomponente äquivalent zur Minimierung der Summe der Abstandsquadrate zwischen den originären und den auf die Hyperebene projizierten Vektoren, so dass dann gilt:

$$\sum_{i=1}^{s} (m_i - m_i')^T (m_i - m_i') \overset{!}{=} \min, \tag{8.24}$$

wobei $m_i \in \mathbb{R}^2$ die originären und $m_i' \in \mathbb{R}^2$ die auf die Gerade projizierten Merkmalsvektoren bezeichnen.

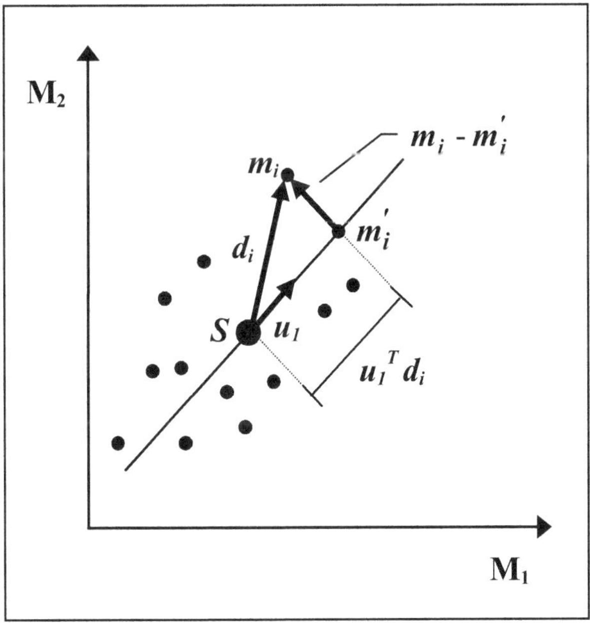

Abb. 8.9: Illustration der verwendeten Bezeichnungen anhand einer zweidimensionalen Punktwolke. Die eingezeichnete Gerade ist die durch die HKA bestimmte 1-dimensionale Hyperebene.

Dieser Zusammenhang lässt sich für eine vorgegebene Punktwolke mit Differenzvektoren $d_1,\ldots,d_s$ durch Anwendung des Satzes von Pythagoras herleiten:

$$\sum_{i=1}^{s}(u_1{}^T d_i)^2 + \sum_{i=1}^{s}(m_i - m_i')^T \cdot (m_i - m_i') = \sum_{i=1}^{s} d_i{}^T d_i = \text{const.} \tag{8.25}$$

Aufgrund dieser Eigenschaft kann die HKA hier als äquivalent zur orthogonalen linearen Regression betrachtet werden.

Die gesuchten Basisvektoren $u_1,\ldots,u_m \in \mathbb{R}^n$ der bzgl. des Varianzkriteriums optimalen Hyperebene werden durch die normierten Eigenvektoren der (empirischen) Kovarianzmatrix $\hat{\Sigma} = (\sigma_{ij}^2)_{i,j=1,\ldots,n}$ gegeben, für die gilt:

$$\hat{\Sigma} = \frac{1}{s-1}\sum_{l=1}^{s} d_l d_l{}^T \tag{8.26}$$

$$\sigma_{ij}^2 = \frac{1}{s-1}\sum_{l=1}^{s} d_{li} \cdot d_{lj} = \frac{1}{s-1}\sum_{l=1}^{s}(m_{li} - \overline{m}_i) \cdot (m_{lj} - \overline{m}_j) \tag{8.27}$$

Somit wird das Problem der Bestimmung einer bzgl. des Varianzkriteriums optimalen Hyperebene auf die *Berechnung der Eigenwerte* $\lambda_i \in \mathbb{R}$ und Eigenvektoren $v_i \in \mathbb{R}^n$ der Kovarianzmatrix ($i \in \{1,\ldots,n\}$) zurückgeführt, für die gilt:

$$\hat{\Sigma}\, v_i = \lambda_i\, v_i \tag{8.28}$$

Eine ausführliche Herleitung dieses Zusammenhangs, der mithilfe der Lagrange-Methode direkt aus der Bedingung der Varianzmaximierung abgeleitet werden kann, wird in (Lehmann, Oberschelp et al. 1997) gegeben.

Die normierten Eigenvektoren $u_1,\ldots,u_m$ der Kovarianzmatrix werden *Hauptkomponenten* genannt. Die zugehörigen Eigenwerte $\lambda_1,\ldots,\lambda_m$ geben die in den einzelnen Koordinaten auftretenden Varianzen an, so dass gilt:

$$\lambda_i = \frac{1}{s-1}\sum_{j=1}^{s}(u_i{}^T \cdot d_j)^2 \tag{8.29}$$

Die i-te Koordinate $a_i \in \mathbb{R}$ eines Merkmalsvektors m ($i \in \{1,\ldots,m\}$) in dem von den Eigenvektoren $u_1,\ldots,u_m \in \mathbb{R}^n$ aufgespannten Koordinatensystem ist mit

$$d = m - S \tag{8.30}$$

gegeben durch

$$a_i = u_i{}^T \cdot d. \tag{8.31}$$

Darüber hinaus gilt:

$$m = S + \sum_{i=1}^{n} a_i u_i \tag{8.32}$$

Anstelle der (empirischen) Kovarianzmatrix $\hat{\Sigma}$ kann auch die (empirische) Korrelationsmatrix $R = (r_{ij})_{i,j=1,\ldots,n}$ mit

$$r_{ij} = \frac{\sigma_{ij}^2}{\sigma_i \cdot \sigma_j} \in [-1,1] \qquad (8.33)$$

für die HKA herangezogen werden. Dies entspricht einer implizit durchgeführten Normierung der Daten. Da die HKA nicht skaleninvariant ist, wird diese Variante bevorzugt bei Merkmalen mit Ausprägungen in unterschiedlichen Skalenbereichen verwendet.

8.2.1.2 Reduktion der Merkmalsanzahl

Zur Reduktion der Merkmalsanzahl werden n-dimensionale Merkmalsvektoren durch die HKA derart in eine m-dimensionale Hyperebene $(m < n)$ projiziert, dass das Varianzkriterium erfüllt wird. Ist die Anzahl der Merkmale vor und nach der Transformation gleich $(m = n)$, so entspricht die Durchführung der HKA der Hauptachsentransformation. Die bzgl. des Varianzkriteriums optimale Hyperebene wird von den Eigenvektoren mit den m größten Eigenwerten aufgespannt.

Ein Maß für die *Güte der Repräsentation* der Daten ist der relative Anteil V_{rel} der in den einzelnen Komponenten der projizierten Daten repräsentierten Varianz an der Gesamtvarianz. Für die der Größe nach geordneten Eigenwerte der Korrelationsmatrix $(\lambda_1 \geq \lambda_2 \geq \cdots \geq \lambda_n)$ kann V_{rel} als Funktion der berücksichtigten Anzahl m der Hauptkomponenten wie folgt definiert werden:

$$V_{rel}(m) = \frac{\lambda_1 + \cdots + \lambda_m}{\lambda_1 + \cdots + \lambda_n} \qquad (8.34)$$

Durch die HKA wird aus n (korrelierten) Primärmerkmalen ein Satz m statistisch unabhängiger Sekundärmerkmale generiert, wobei Primärmerkmale mit großer Varianz besonders stark gewichtet werden. Hierbei ist zu beachten, dass die durch die HKA generierten Merkmale zwar linear unkorreliert sind, jedoch nicht-lineare Abhängigkeiten zwischen diesen immer noch vorhanden sein können. Im Gegensatz zu der in Kap. 8.2.2 vorgestellten Methode, die Vorwissen über die klassenspezifischen Verteilungen anhand der Intra- und Interklassen-Streuungsmatrizen ausnutzt, wird die Merkmalsreduktion durch die HKA unabhängig von klassenspezifischen Informationen durchgeführt.

Wie Abb. 8.10 illustriert ist sie daher zur Generierung von Merkmalen mit hoher Diskriminierungsfähigkeit nur eingeschränkt geeignet. In Abb. 8.10 sind zwei bezüglich ihrer Diskriminierungsfähigkeit stark unterschiedliche Merkmalspaare $\{M_1, M_2\}$ und $\{M_3, M_4\}$ dargestellt, die eine identische Verteilung von Merkmalsvektoren mit variierender Klassenzugehörigkeit aufweisen. Die Anwendung der HKA führt hier zu identischen Transformationsergebnissen und Merkmalen M_1' und M_2'. Obwohl in dem in Abb. 8.10 (links) dargestellten Fall das Merkmal M_1' wesentlich besser zur Diskriminierung der Klassen geeignet ist als in der rechts dargestellten Situation, spiegelt sich dies nicht in den auf die gesamte Punktwolke bezogenen Varianzen λ_1 und λ_2 der Merkmale wider.

Anhand des in Abb. 8.11 dargestellten Beispiels wird illustriert, dass auch Merkmale, die zu Eigenvektoren mit kleinen zugehörigen Eigenwerten korrespondieren, wesentlich zur Diskriminierung unterschiedlicher Klassen beitragen können. Die Unterscheidung der beiden dargestellten Klassen wird ausschließlich durch das zum zweiten Eigenvektor korrespondierende Merkmal M_2' mit kleiner Varianz $\lambda_2 < \lambda_1$ möglich. Das Problem der Auswahl für die Diskriminierung verschiedener Klassen optimaler Merkmale wird somit von den originären Merkmalen auf die durch die HKA generierten Merkmale verlagert. Spezielle Betrachtungen zum Problem der Auswahl der für ein Klassifikationsproblem geeigneten Hauptkomponenten werden in (Prakash und Narasimha Murty 1995) diskutiert.

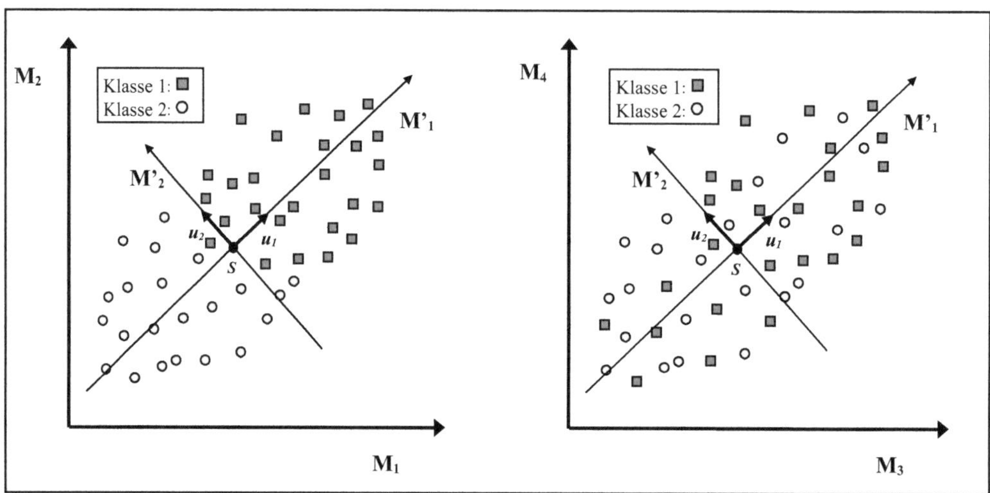

Abb. 8.10: Die beiden Grafiken zeigen zwei identische Verteilungen von Merkmalsvektoren der Merkmalskombination $\{M_1, M_2\}$ und $\{M_3, M_4\}$ mit unterschiedlicher Klassenzugehörigkeit. Durch die HKA erhält man in beiden Fällen das gleiche Transformationsergebnis, obwohl Merkmal M_1' in dem links dargestellten Fall wesentlich besser als in der rechts dargestellten Situation zur Diskriminierung der Klassen geeignet ist.

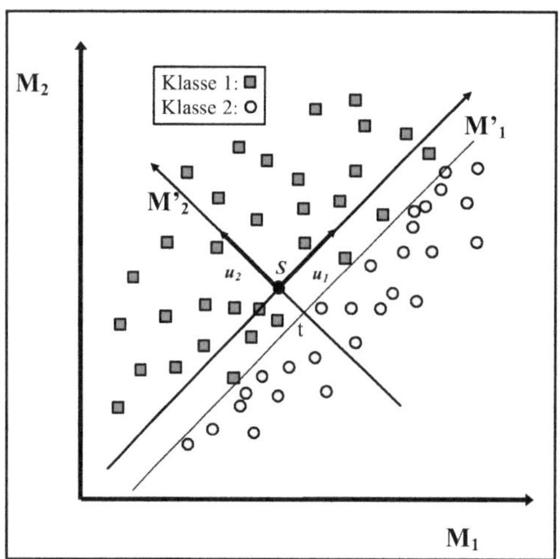

Abb. 8.11: Das durch die HKA erzeugte Merkmal M_2' beinhaltet die wesentliche Information zur Diskriminierung der beiden dargestellten Klassen, obwohl $\lambda_2 < \lambda_1$ ist. Die beiden Klassen können durch den Schwellwert t bezogen auf das Merkmal M_2' diskriminiert werden.

8.2.1.3 Anwendungen in der Medizinischen Bildverarbeitung

In der Medizinischen Bildverarbeitung kann die HKA zur *Dimensionsreduzierung multispektraler Bilddaten* mit n Kanälen eingesetzt werden. Hierbei werden die n einem Bildpunkt (x,y) zugeordneten Bildfunktionswerte als n-dimensionaler Vektor $(f_1(x,y),...,f_n(x,y))^T$ beschrieben. Die Anzahl der zu analysierenden n-dimensionalen Merkmalsvektoren s ist gleich der Anzahl der Bildpunkte. Durch die HKA werden s n-dimensionale Merkmalsvektoren auf m-dimensionale Vektoren linear abgebildet, die jeweils genau einem Bildpunkt zugeordnet sind. Da die HKA hier ausschließlich pixelbezogene Merkmalsinformationen losgelöst vom räumlichen Kontext der Bildpunkte analysiert, kann sie auf multispektrale 2D- und 3D-Bilddaten angewendet werden.

Als wichtiger *Spezialfall* sei hier die *Transformation dreikanaliger Farbbilder* (Fotografien) erwähnt, die häufig hohe Korrelationen zwischen den Farbkanälen aufweisen. Durch die HKA werden die dreidimensionalen Farbvektoren (RGB) in den von den Eigenvektoren aufgespannten Raum projiziert, wodurch sich die in den drei Farbkanälen enthaltene Information auf die Komponenten mit hoher Varianz fokussiert (wie z.B. in Ohta, Kanade et al. 1980, Tominaga 1990, Umbaugh, Moss et al. 1993 und Schindewolf, Albert et al. 1993). Während in (Tominaga 1990) die im transformierten Koordinatensystem erhaltene Darstellung Grundlage für die sich anschließende Analyse bildet, wird in (Schindewolf, Albert et al. 1993) der nachfolgende Segmentierungsprozess auf das Hauptkomponentenbild maximaler Varianz beschränkt.

Analog können *multispektrale MR-Bilder* durch die HKA auf ein Hauptkomponentenbild reduziert werden. Das Hauptkomponentenbild maximaler Varianz kann hier als dimensionsreduzierter Repräsentant der zu analysierenden Bilddaten betrachtet werden, auf den nun Standardbildverarbeitungsoperationen angewendet werden können. Visualisiert man die Werte eines neu generierten Merkmals M'_i in den einzelnen Bildpunkten unter Verwendung einer Grauwertskala, so erhält man ein Hauptkomponentenbild (Abb. 8.12).

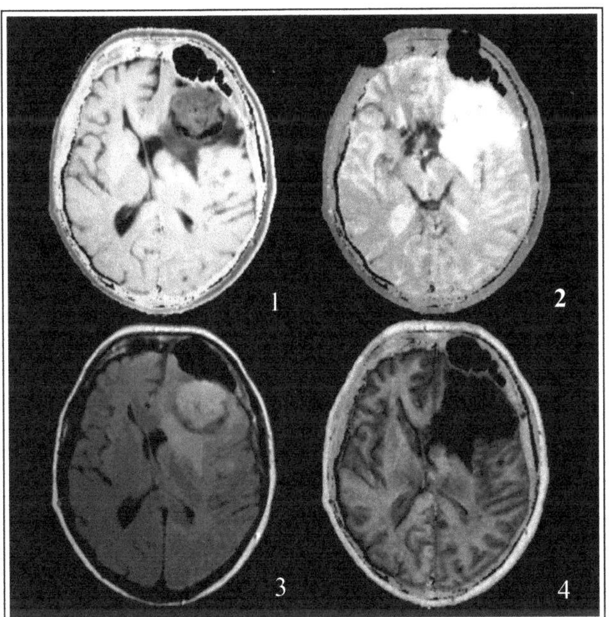

Abb. 8.12: Die ersten vier Hauptkomponentenbilder größter Varianz, die durch die HKA *32*-kanaliger MR-Bilddaten einer axialen Kopfschicht mit einem Hirntumor und Ödem generiert wurden (Handels 1992).

Ein *Hauptkomponentenbild* entsteht aus einer pixelweise durchgeführten, gewichteten Linearkombination der Originalbilder, deren Linearkoeffizienten durch die HKA gegeben sind. Sind die Hauptkomponentenbilder nach dem zugehörigen Eigenwert λ_i geordnet, so tritt im ersten Hauptkomponentenbild eine maximale Varianz auf. Eine starke Konzentration der Datenvarianz auf das erste Hauptkomponentenbild wird erreicht, wenn die in verschiedenen Bildkanälen dargestellten Signalwerte stark korreliert sind. Die in Abb. 8.12 dargestellten Hauptkomponentenbilder wurden auf der Basis *32*-kanaliger Bilddaten einer Kopfschicht (vgl. Abb. 2.15) generiert, die mittels der in Kap. 2.1.4.5 erläuterten erweiterten Multi-Echo-Sequenz gemessen wurden. Das erste Hauptkomponentenbild trägt *78* %, die ersten drei zusammen *98* % der Gesamtvarianz der analysierten Bilddaten.

Darüber hinaus findet die HKA im Sinne einer Hauptachsentransformation Anwendung in der morphologischen Analyse von Bildobjekten. Sie wird zum einen, wie in Kap. 6.4.5 beschrieben, zur quantitativen Beschreibung der *Elongiertheit* von Bildobjekten eingesetzt.

Zum anderen kann sie zur *Anpassung einer Ellipse* an ein Bildobjekt (engl.: best fit ellipse) verwendet werden (vgl. Kap. 10.1.2.1). Hierbei werden die Koordinatenvektoren der Objektpixel einer HKA unterzogen und nachfolgend der Skalierungsfaktor $s \in \mathbb{R}$ bestimmt, der die Halbachsenlängen der approximierenden Ellipse $|\boldsymbol{a}| = s \cdot \sqrt{\lambda_1}$ und $|\boldsymbol{b}| = s \cdot \sqrt{\lambda_2}$ definiert (Abb. 8.13). Der Skalierungsfaktor s wird als mittlerer Euklidischer Abstand der transformierten Konturpunkte zum Schwerpunkt S bestimmt, der als Radius eines die transformierten Konturpunkte approximierenden Kreises interpretiert werden kann. Diese Technik wird in Kap. 10.1.2.1 zur Ellipsoidapproximation von Hirntumoren in 3D-MR-Bilddaten dreidimensional erweitert und für die quantitative 3D-Formanalyse der Hirntumoren genutzt.

Bei *statistischen Formmodellen* und Atlanten wird die HKA für die Generierung von Formprototypen und die statistische Repräsentation anatomischer Strukturen eingesetzt, bei der interindividuelle Variationen berücksichtigt werden (Cootes, Taylor et al. 1994). Diese Methode wird in Kap. 5.8 zur modellbasierten Segmentierung eingesetzt und ist dort detailliert beschrieben.

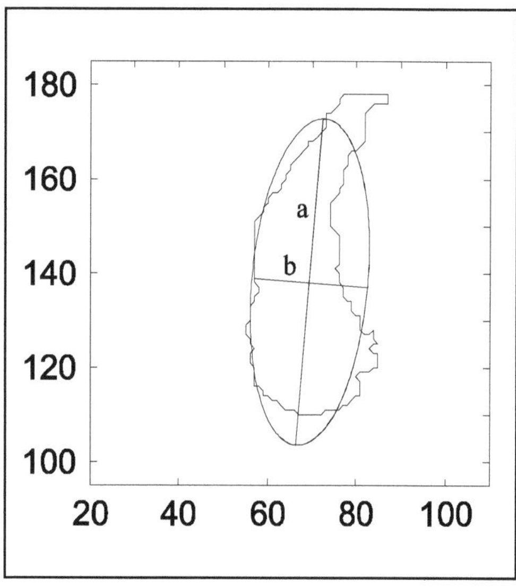

Abb. 8.13: Ellipsenapproximation an die Außenkontur eines Hirntumors. Die Hauptachse *a* weist in Richtung der maximalen, *b* in Richtung der minimalen Varianz der (x, y)-Koordinaten des Objektes.

Weiterhin kann die HKA im Bereich der *Registrierung* (Kap. 4) eingesetzt werden (Alpert et al. 1990). Hierbei werden die dreidimensionalen Koordinatenvektoren der Objektpixel in das durch die HKA generierte Koordinatensystem abgebildet und somit eine erste Kompensation von Translationen und Rotationen zwischen den Bilddatensätzen verschiedener Untersuchungen erzielt. Die Objektsegmentierung, d.h. die Trennung des Objektes vom Bildhintergrund, ist hier oftmals durch einfache Schwellwertbildung möglich. Diese Methode kann sowohl zur Grobausrichtung multimodaler Bilddaten eines Patienten (z.B. CT, MR, PET) als auch beim Aufbau statistischer Atlanten eingesetzt werden.

8.2.2 Merkmalstransformation unter Berücksichtigung der Interklassen- und der gepoolten Intraklassen-Streuungsmatrix

Bei dem hier vorgestellten Verfahren zur Merkmalsreduktion, das in Anlehnung an die in (Pöppl 1974) gegebene Darstellung beschrieben ist, werden im Gegensatz zur Hauptkomponentenanalyse (Kap. 8.2.1) die in der Lernstichprobe verfügbaren Informationen über die Streuungen der Merkmale zwischen und innerhalb der Klassen berücksichtigt (Wilks 1963). Diese werden durch die gepoolte Intraklassen-Streuungsmatrix T_W und die Interklassen-Streuungsmatrix T_B beschrieben, die wie folgt definiert sind:

Seien s_i die Anzahl der Merkmalsvektoren der Klasse Ω_i mit $i \in \{1,...,k\}$ in der betrachteten s-elementigen Stichprobe S, wobei $s = s_1 + \cdots + s_k$ ist. Dann sind die *Intraklassen-Streuungsmatrizen* T_i gegeben durch

$$T_i = \sum_{j=1}^{s_i} (m_j - \overline{m}_i) \cdot (m_j - \overline{m}_i)^T \; , \tag{8.35}$$

wobei $\overline{m}_i = 1/s_i \sum_{i=1}^{s_i} m_i$ ist. Hieraus ergibt sich die *gepoolte Intraklassen-Streuungsmatrix* T_W (<u>w</u>ithin groups), auch als Inner-Gruppen-SSP-Matrix bezeichnet:

$$T_W = \sum_{i=1}^{k} T_i \tag{8.36}$$

Die *Interklassen-Streuungsmatrix* T_B (<u>b</u>etween groups)

$$T_B = \sum_{j=1}^{k} s_j (\overline{m}_j - \overline{m}) \cdot (\overline{m}_j - \overline{m})^T \tag{8.37}$$

beschreibt die Streuung der Daten zwischen den Klassen. Hierbei gibt $\overline{m} = 1/s \sum_{i=1}^{s} m_i$ den Gesamtmittelwertvektor an. Die Matrix T_B, die auch Zwischen-Gruppen-SSP-Matrix genannt wird, hat den Rang $\min(n, k-1)$ (mit Wahrscheinlichkeit 1) und ist, wenn $k-1 < n$ ist, positiv semidefinit.

Methode: Nach der Berechnung der Intra- und die Interklassenstreuungsmatrix T_W und T_B wird das allgemeine symmetrische Eigenwertproblem mit den Eigenwerten $\lambda_i \in \mathbb{R}$ und den Eigenvektoren $v_i \in \mathbb{R}^n$ ($i = 1,...,k-1$)

$$(T_B - \lambda_i \cdot T_W) \cdot v_i = 0 \tag{8.38}$$

wie folgt auf ein einfaches symmetrisches Eigenwertproblem zurückgeführt: Da die Intraklassen-Streuungsmatrix T_W symmetrisch und positiv definit ist, kann sie nach Cholesky in ein Produkt zweier zueinander transponierter regulärer Dreiecksmatrizen R und R^T zerlegt werden, so dass gilt:

$$T_W = R^T \cdot R \qquad (8.39)$$

Eingesetzt in Gl. 8.38 folgt somit:

$$(T_B \cdot R^{-1} - \lambda_i \cdot R^T) \cdot R \cdot v_i = 0 \qquad (8.40)$$

Durch Multiplikation von links mit $R^{T^{-1}}$ ergibt sich:

$$(\underbrace{R^{T^{-1}} T_B \cdot R^{-1}}_{P} - \lambda_i \cdot I) \cdot \underbrace{R \cdot v_i}_{Z_i} = 0 \qquad (8.41)$$

$$\Rightarrow \ (P - \lambda_i \cdot I) \cdot Z_i = 0 \qquad (8.42)$$

Hierbei ist die Matrix P symmetrisch. Somit wurde das allgemeine Eigenwertproblem auf das in Gl. 8.42 gegebene einfache Eigenwertproblem zurückgeführt, das mit Standardverfahren gelöst werden kann. Während die Eigenwerte λ_i bei beiden Problemen identisch sind, sind die zugehörigen Eigenvektoren v_i $(i = 1,...,k-1)$ für das allgemeine Eigenwertproblem gegeben durch

$$v_i = R^{-1} Z_i. \qquad (8.43)$$

Aus den Eigenvektoren $v_1,...,v_{k-1}$ der nach Größe sortierten Eigenwerten $\lambda_1 \geq \lambda_2 \geq \cdots \geq \lambda_{k-1}$ wird die $(k-1) \times n$-Transformationsmatrix A gebildet, die nachfolgend zur Transformation der Merkmalsvektoren in einem $(k-1)$-dimensionalen Unterraum verwendet wird. Hierbei sind die Eigenvektoren nicht mehr im Euklidischen Sinne orthogonal, jedoch gilt (Wilks 1963):

$$v_i^T \cdot T_B \cdot v_i = 0, \ \text{falls} \ i \neq j$$
$$v_i^T \cdot T_W \cdot v_i = 0, \ \text{falls} \ i \neq j \qquad (8.44)$$

Wesentliche Eigenschaft im Hinblick auf die nachfolgende Klassifikation ist, dass durch die so erhaltene lineare Transformation der Interklassenabstand, d.h. der mittlere Abstand der Merkmalsvektoren einer Klasse zu allen Vektoren anderer Klassen, maximiert wird.

In (Pöppl 1974) wird dieses Verfahren zur Merkmalsreduzierung mit dem Ziel der Klassifikation von Schlaf-Elektroenzephalogrammen in verschiedenen Schlafstadien mit Erfolg eingesetzt. In dieser Anwendung zeigte sich, dass im Vergleich zu anderen Merkmalsreduktionsverfahren (wie z.B. der Hauptkomponentenanalyse) durch Einsatz der hier beschriebenen Transformation höhere Trefferraten und damit eine Verbesserung der Erkennungsleistung des Mustererkennungssystems erzielt werden konnte.

9 Visualisierung medizinischer Bilddaten

Die Visualisierung medizinischer Bilder ist eine wichtige Komponente der Mensch-Maschine-Schnittstelle in diagnose- und therapieunterstützenden Bildverarbeitungssystemen, die die benutzerorientierte Darstellung und Präsentation von Bilddaten und der aus ihnen extrahierten Analyseergebnisse ermöglicht.

In der Radiologie generierte Bilder (z.B. Röntgenbilder, CT-Bilder, MR-Bilder etc.) werden in der Regel als *Grauwertbilder* dargestellt. Wesentlicher Vorteil bei der Verwendung von Grauwertskalen bei der Bilddarstellung ist, dass diese intrinsisch geordnet sind (von schwarz nach weiß), wodurch eine intuitive Interpretation und Bewertung der gemessenen Signalintensitäten anhand der visualisierten Grauwerte möglich wird. Methoden zur Visualisierung und Transformation von Grauwertbildern werden in Kap. 9.1 vorgestellt.

Farbbilder werden in der medizinischen Anwendung vorwiegend eingesetzt, um Parameterverteilungen in Bildern zu visualisieren. So werden beispielsweise die mittels Doppler-Ultraschall gemessenen Geschwindigkeiten (Kap. 2.1.1.3) oder auch die in der funktionellen MR-Tomographie (Kap. 2.1.4.6) bestimmten lokalen Hirnaktivierungen farbig dargestellt (Abb. 2.17). Auch die in der Positronen-Emissions-Tomographie (Kap. 2.1.5.2) gemessen Verteilungsdichten des Tracers im Gewebe werden in Farbbildern visualisiert. Neben messtechnisch gewonnenen Parametern werden auch die mithilfe von Bildanalyseverfahren aus den Primärbilddaten extrahierten Parameter häufig farbkodiert dargestellt. So sind Farbdarstellungen beispielsweise für die Visualisierung von Segmentierungsergebnissen (Kap. 5) oder der quantitativen Ergebnisse einer pixelorientierten Bildanalyse (Kap. 6) sehr geeignet. Dies ist in der Physiologie des menschlichen Auges begründet, das eine große Zahl in Farbton, Farbsättigung und Helligkeit verschiedener Farben unterscheiden kann, während nur wenige Graustufen differenziert werden können (Pizer und Zimmermann 1983). In Kap. 9.2 werden Techniken zur Visualisierung und Transformation von medizinischen Farbbildern näher beschrieben.

Durch die tomographische 3D-Bildgebung sind dreidimensionale Bildfolgen (Kap. 2.3.4) verfügbar geworden, in denen Informationen über die räumliche Struktur der untersuchten Körperregion enthalten sind. Diese Bildfolgen werden in der radiologischen Diagnostik zur detaillierten Analyse schichtweise als Folge von 2D-Bildern visualisiert. Darüber hinaus ist eine *dreidimensionale Darstellung* der 3D-Bilddaten bzw. ausgewählter Bildstrukturen mithilfe der in Kap. 9.3 vorgestellten 3D-Visualisierungsalgorithmen möglich, in der die räumliche Struktur und Anordnung der Bildobjekte (z.B. Tumoren, Gewebe, Knochen, Gefäßsysteme etc.) in virtuellen Körpern erkennbar wird. In Abb. 9.1 wird beispielhaft der Schädel eines Kindes aus zwei verschiedenen Winkeln dreidimensional dargestellt, der in CT-Bilddaten segmentiert wurde.

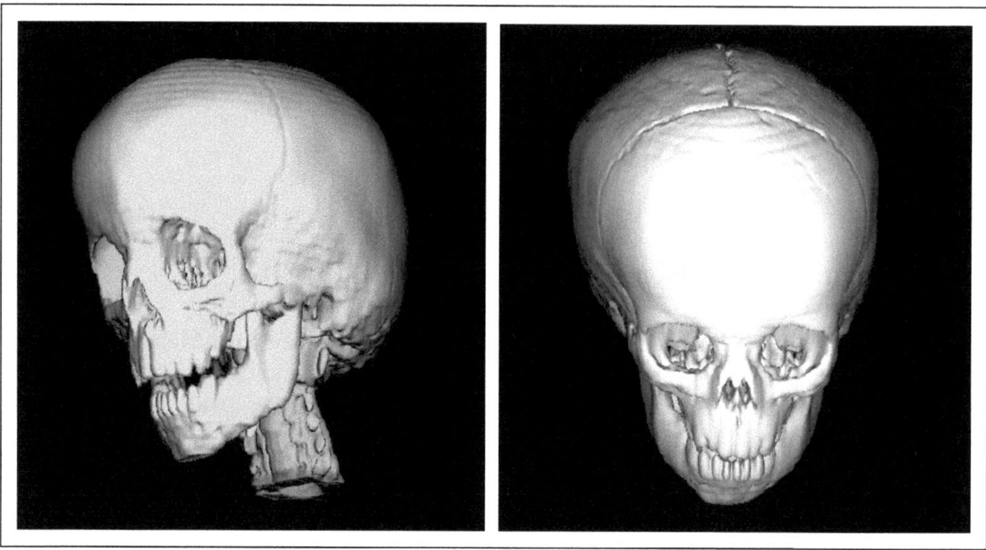

Abb. 9.1: Zwei 3D-Darstellungen eines in CT-Bilddaten segmentierten Schädelknochens eines Kindes.

Die in Kap. 9.4 vorgestellten *Techniken der Virtuellen Realität* (engl.: virtual reality, Abk.: VR) erzeugen eine verbesserte Tiefenwahrnehmung in virtuellen Körpern und ermöglichen intuitiv durchführbare, haptische gesteuerte 3D-Interaktionen, die vor allem bei der computergestützten 3D-Planung und Simulation von operativen Eingriffen eingesetzt werden (Abb. 9.2).

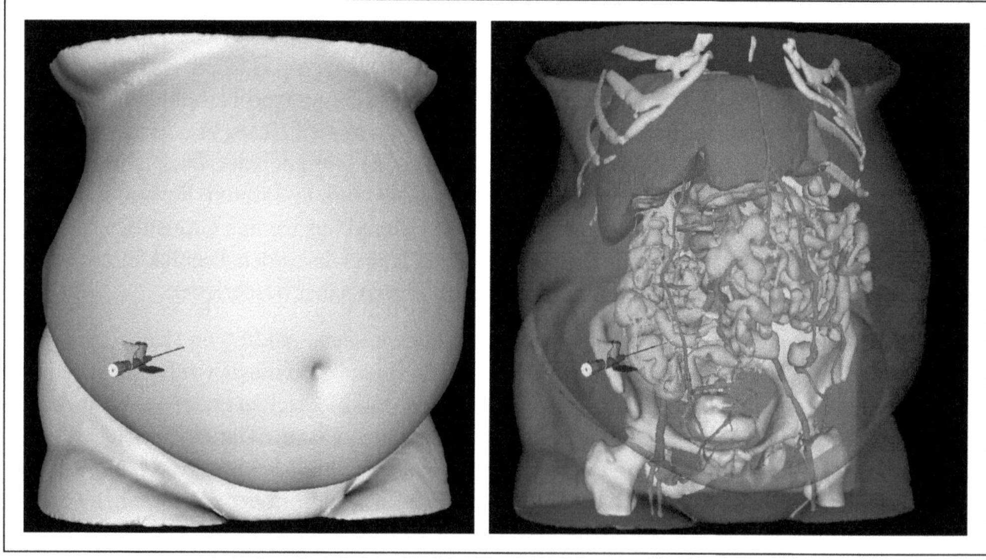

Abb. 9.2: 3-dimensionale Darstellung der Haut (links) und des Körperinnern mit transparenter Hautdarstellung (rechts) in einem Virtual-Reality-Trainingssimulator für Aszitespunktionen. Neben dem virtuellen Körper, der aus CT-Bilddaten generiert wurde, ist eine Punktionsnadel dargestellt, die durch ein haptisches Kraftrückkopplungsgerät intuitiv gesteuert wird.

9.1 Visualisierung und Transformation von Grauwertbildern

Grauwertbilder bilden die wesentliche Grundlage für die radiologische Diagnostik. Nachfolgend werden grundlegende Techniken zur Visualisierung und Transformation von Grauwertbildern vorgestellt, die das Ziel haben, unterschiedliche Aspekte des hohen Informationsgehaltes sowie den Detailreichtum medizinischer Bilder in verschiedenen 2D-Ansichten zu verdeutlichen.

9.1.1 Fensterung

Die Fensterungstechnik, auch Level/Window-Technik genannt, wird in der Radiologie routinemäßig für die Grauwertdarstellung digitaler medizinischer Bilddaten eingesetzt und bildet eine Basisfunktion in radiologischen Bildbetrachtungs- und Visualisierungssystemen. Motiviert wird ihr Einsatz wesentlich durch den hohen Informationsgehalt medizinischer Bilddaten, der häufig nur begrenzt in einem Bild präsentiert werden kann.

So können beispielsweise in CT- oder MR-Bilddaten pro Bildpunkt $2^{12} = 4096$ verschiedene Signalwerte gemessen werden, während für ihre Grauwertdarstellung üblicherweise nur $2^{8} = 256$ Grauwerte auf den Monitoren verfügbar sind. Durch die interaktiv durchgeführte Fensterung wird die Abbildung der Signalwerte auf die Grauwerte manipuliert, wodurch unterschiedliche Ansichten der 2D-Bilder generiert werden (Abb. 9.3). Hierbei wird interaktiv ein Signalintervall $[S_{min}, S_{max}]$ durch Angabe des Mittelpunktes und der Intervalllänge gewählt. In dem so definierten Intervall werden die Signale linear (im Sinne einer Treppenfunktion) auf die Grauwerte abgebildet (Abb. 9.3, links). Signalwerte unterhalb von S_{min} werden durch den Grauwert 0 repräsentiert und somit schwarz dargestellt und ausgeblendet, Werte oberhalb von S_{max} werden auf den Grauwert 255 abgebildet und weiß dargestellt. Durch die Fensterung werden Gewebe mit Signalwerten in dem betrachteten Signalintervall kontrastreich visualisiert (Abb. 9.3, rechts).

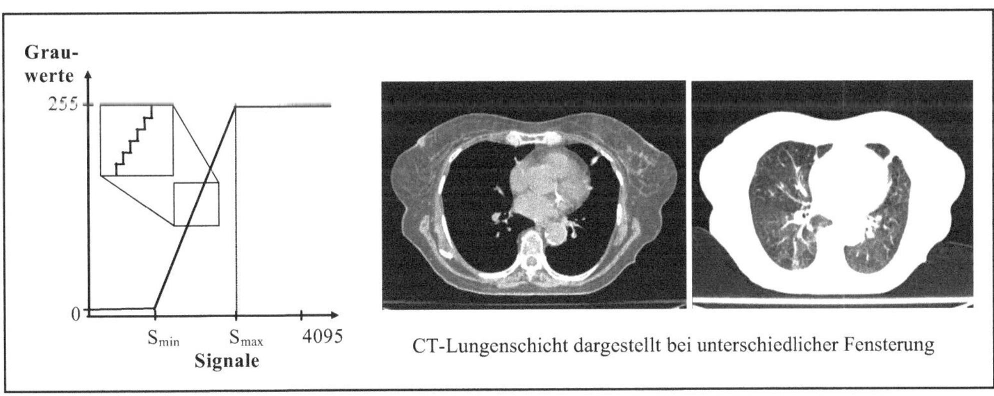

Abb. 9.3: Fensterung: Abbildung der Signalwerte auf 256 Grauwerte (links), wobei die dargestellte lineare Abbildung aufgrund der diskreten Struktur der Signale und Grauwerte durch eine Treppenfunktion realisiert wird. Daneben sind zwei Darstellungen eines CT-Bildes mit zwei unterschiedlichen Fenstereinstellungen zu sehen, die die Weichteile und Gefäße mit unterschiedlichem Kontrast zeigen (rechts).

In der Computertomographie haben sich aufgrund der hier möglichen Normierung der Signalwerte in der Hounsfieldskala (vgl. Kap. 2.1.3) standardisierte Intervalle für die Darstellung von Knochen und Weichteilen etabliert, die als *Knochen- und Weichteilfenster* bezeichnet werden. Eine solche Normierung ist jedoch auf CT-Bilder beschränkt und beispielsweise für MR-Bilder nicht möglich. Zur differenzierten Darstellung der Bildstrukturen müssen hier interaktiv durch den Benutzer geeignete Fenster bzw. Intervalle festgelegt werden.

In der Praxis kann die Fensterung eines 2D-Bildes durch interaktive Manipulation von Schiebereglern realisiert werden, durch die die gewählten Intervallgrenzen verändert werden. Durch eine *Echtzeitvisualisierung* der durch die Fensterungstransformation generierten 2D-Ansichten wird für den Benutzer die Auswahl geeigneter Intervallgrenzen erleichtert.

9.1.2 Grauwerttransformationen

Durch die Grauwerttransformation eines 2D-Bildes wird eine Änderung der Bildhelligkeit oder des Bildkontrastes hervorgerufen. In der Medizinischen Bildverarbeitung werden Grauwerttransformationen eingesetzt, um den visuellen Eindruck der betrachteten Bilddaten zu verbessern.

Eine Grauwerttransformation wird mathematisch beschrieben durch eine Abbildung

$$T : G \rightarrow G, \tag{9.1}$$

wobei der Grauwertbereich $G = \{0,\ldots,g-1\}$ ist (default: $g = 255$).

Grauwerttransformationen finden eine breite Anwendung. Sie werden insbesondere auch zur Aufbereitung digitaler Fotografien eingesetzt und sind daher häufig Bestandteil von Programmen zur Bearbeitung digitaler Fotos.

Allgemein wird eine Grauwerttransformation wie folgt realisiert:

Grauwerttransformation

1. Festlegung oder Berechnung der Parameter der Funktion T

2. Berechnung einer Tabelle LUT (Look-Up-Table) zur Beschreibung der Grauwerttransformation t, so dass für alle Grauwerte $g \in G$ gilt:

$$LUT(g) = T(g)$$

3. Wende die Transformation T auf alle Bildpunkte des Bildes $f(x,y)$ an und berechne das Ergebnisbild:

$$e(x,y) = LUT(f(x,y))$$

Alg. 9.1: Grobstruktur des Algorithmus für die Durchführung einer Grauwerttransformation

Die verschiedenen Grauwerttransformationen unterscheiden sich anhand ihrer zugehörigen Transformation T.

9.1.2.1 Lineare Skalierung der Grauwerte

Bei der linearen Skalierung der Grauwerte werden die Grauwerte des Ausgangsbildes durch Anwendung einer stückweise linearen Funktion transformiert. Die Transformation bei der linearen Skalierung wird allgemein wie folgt beschrieben:

$$T(g) = \begin{cases} 0, & \text{falls} \quad (g+a)b < 0 \\ (g+a)b, & \text{falls} \quad 0 \le (g+a)b \le 255, \\ 255, & \text{falls} \quad (g+a)b > 255 \end{cases} \tag{9.2}$$

wobei die Parameter a,b frei gewählt werden können.

Spezialfall der Histogrammdehnung:

Werden die Paramter $a = -\min(G)$ und $b = 255/(\max(G)-\min(G))$ gewählt, wobei $\min(G)$ den kleinsten und $\max(G)$ den größten im Originalbild auftretenden Grauwert bezeichnet, so ergibt sich

$$(g+a)b = \frac{g-\min(G)}{\max(G)-\min(G)} \cdot 255. \tag{9.3}$$

Hierdurch wird im Intervall $[\min(G),\max(G)]$ eine Treppenfunktion definiert, die in Abb. 9.4 grafisch dargestellt wird. Dem minimalen Grauwert wird der Wert *0* (schwarz) zugeordnet, während der maximale Grauwert des Bildes nach der Transformation durch den Wert *255* (weiß) repräsentiert wird. Somit wird der im Originalbild auftretende Grauwertbereich über den gesamten zur Verfügung stehenden Grauwertbereich $\{0,...255\}$ gespreizt. Daher bezeichnet man diese Grauwertoperation als *Histogrammdehnung* oder *Histogrammspreizung*.

Die Wirkungsweise der Histogrammdehnung wird in Abb. 9.5 anhand eines MR-Bildes illustriert. Während beim Originalbild nur ein Teil des Grauwertbereiches bei der Bilddarstellung genutzt wird, wird nach der Dehnung der gesamte Grauwertbereich verwendet.

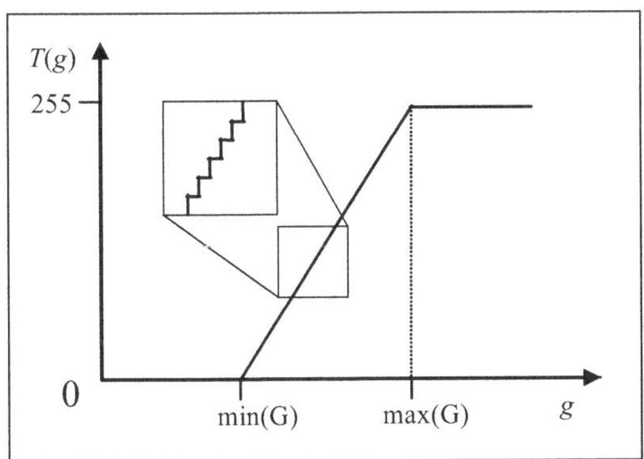

Abb. 9.4: Transformation bei der Dehnung des Grauwertbereichs

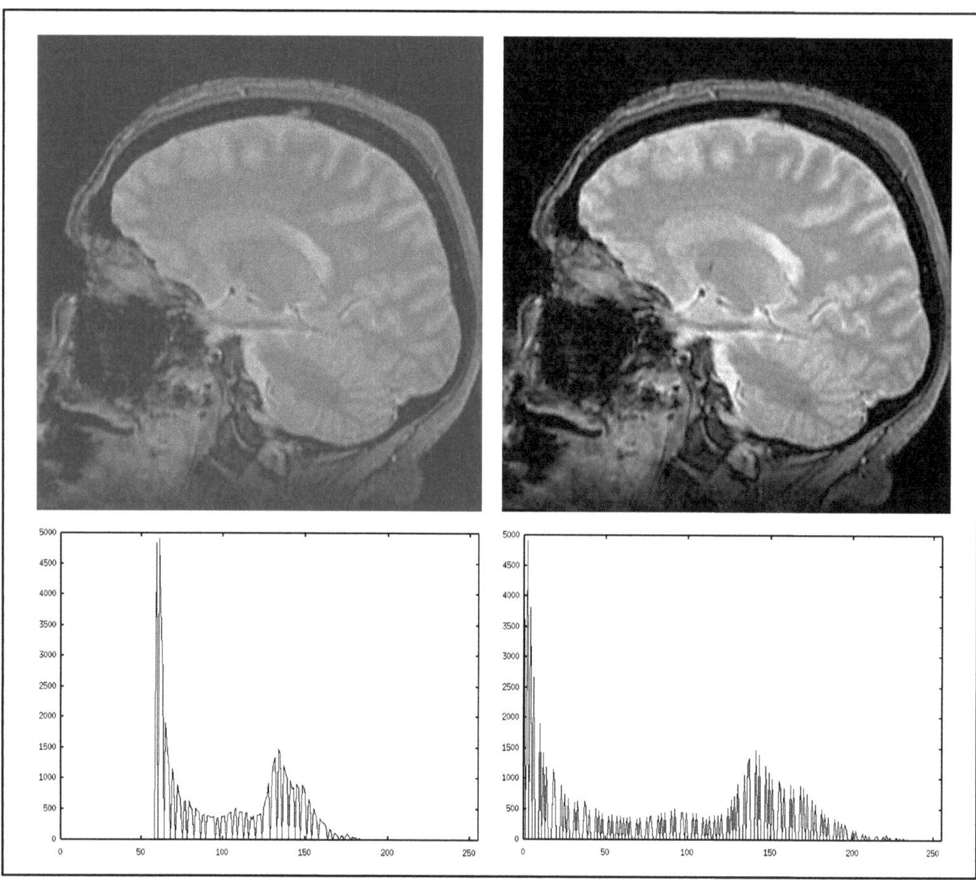

Abb. 9.5: Anwendung der Histogrammdehnung auf das links oben dargestellte MR Bild. Das Ergebnisbild ist oben rechts zu sehen. Anhand der zugehörigen Histogramme, die unterhalb der Bilder dargestellt sind, wird die Wirkungsweise der Dehnungsoperation deutlich.

Hierdurch wird ein verstärkter Kontrast zwischen Bildpunkten mit ähnlichen Grauwerten hervorgerufen. Die Struktur des Histogramms wird durch die Transformation erhalten, jedoch werden die Abstände zwischen benachbarten Grauwerten vergrößert.

9.1.2.2 Logarithmische und exponentielle Skalierung der Grauwerte

Alternativ zur linearen Skalierung können auch nicht-lineare, monoton steigende Abbildungen zur Grauwerttransformation verwendet werden. Bei der logarithmischen Skalierung geht man hier wie folgt vor:

$$T(g) = \frac{\log(a + g \cdot \varepsilon) - \log(a)}{\log(b) - \log(a)} \cdot 255 \tag{9.4}$$

mit $\varepsilon = (b - a)/255$. Die Parameter a und b beeinflussen den Steigungsverlauf.

Analog ergibt sich die Beschreibung der exponentiellen Grauwerttransformation.

9.1.3 Zoom-Operation

Die Zoom-Operation dient zur Erzeugung einer Vergrößerung oder Verkleinerung eines Bildes. Hierzu muss eine Anpassung der Bildmatrix auf die bei der Darstellung benötigte Anzahl von Bildzeilen und -spalten vorgenommen werden. Ein wesentliches Problem bei der Vergrößerung der Pixelanzahl in der Bildmatrix ist, dass hier neue Bildpunkte hinzukommen, denen ein neuer Bildfunktionswert bzw. Grauwert zugeordnet werden muss.

Eine einfache Methode der Bildvergrößerung besteht darin, die Zeilen und Spalten eines Bildes zu duplizieren. Hierdurch wird die Anzahl der Bildpunkte vervierfacht. Eine Verkleinerung um den Faktor 2 auf ein Viertel der Originalbildgröße kann analog durch das Weglassen jeder zweiten Bildzeile und jeder zweiten Bildspalte realisiert werden. Durch Vervielfachung der Zeilen und Spalten können somit um einen ganzzahligen Faktor vergrößerte oder verkleinerte Bilder generiert werden. Bei großen Bildvergrößerungen wird hierbei die Kästchenstruktur der digitalen Bilder auf dem Bildschirm sichtbar. Um diesen Effekt zu reduzieren, werden Interpolationsverfahren (Kap. 9.1.4) eingesetzt, die zudem die Generierung von Bildern in beliebigen Vergrößerungen bzw. Verkleinerungen erlauben (Abb. 9.7).

9.1.4 Bildinterpolation

Die Interpolation medizinischer Bilder dient der Berechnung von neuen Bildfunktionswerten an Zwischenpositionen des Bildgitters, an denen keine orginären Bildfunktionswerte gemessen wurden. Die Notwendgkeit zur Berechnung interpolierter Bildfunktionswerte entsteht beispielsweise bei der Vergrößerung eines 2D-Bildes (Kap. 9.1.3), bei der Darstellung beliebiger Bildebenen in einem Volumendatensatz mit der in Kap. 9.3.1 beschriebenen Technik der multiplanaren Reformatierung oder bei der Registrierung medizinischer Bilddaten (Kap. 4). Neben der nachfolgend erläuterten linearen Interpolationsmethode ist in Kap. 4.5.3.2 die strukturerhaltende Interpolation beschrieben. Eine Vielzahl weiterer Interpolationsverfahren erhält man dadurch, dass anstelle der linearen Interpolationsfunktion andere Funktionen wie beispielsweise B-Splines zur Interpolation verwendet werden (Grevera und Udupa 1998).

Lineare Interpolation: Die lineare Interpolation ist ein häufig verwendetes Bildinterpolationsverfahren, das bei 2D-Bildern als bilineare und bei 3D-Bildfolgen als trilineare Interpolation eingesetzt wird. Bei der *bilinearen Interpolation* werden die neuen, interpolierten Bildfunktionswerte anhand der Werte der vier nächsten Nachbarbildpunkte der Originalbildmatrix ermittelt. Bei der *trilinearen Interpolation* gehen in analoger Weise die Bildfunktionswerte der *8* nächsten Nachbarbildpunkte in die Berechnung ein. Nachfolgend wird die *bilineare Interpolationstechnik* näher erklärt (Abb. 9.6), die für die Interpolation von 3D-Bilddaten direkt zur trilinearen Interpolation verallgemeinert werden kann. Hierzu wird zunächst eine Zeile einer 2D-Bildmatrix und somit die lineare Interpolation im eindimensionalen Fall betrachet. In einer Bildzeile wird der neue Bildfunktionswert an einer nicht im orignären Bildmatrix repräsentierten Position (x_{neu}, y) wie folgt aus den beiden nächsten Nachbarfunktionswerten der orginären Bildmatrix $f(x_1, y)$ und $f(x_2, y)$ wie folgt berechnet:

$$\tilde{f}(x_{neu}, y) = f(x_1, y) + \alpha(f(x_2, y) - f(x_1, y)) \tag{9.5}$$

Hierbei gibt der Interpolationsfaktor $\alpha = (x_{neu} - x_1)/(x_2 - x_1) \in [0,1]$ den relativen Abstand des neuen Punktes von seinem linken Nachbarn (x_1, y) in x-Richtung an (vgl. Abb. 9.6). Für jeden Punkt, der auf der Verbindungslinie zwischen dem linken und dem rechten Nachbarbildpunkt

$f(x_1,y)$ und $f(x_2,y)$ liegt, wird so ein interpolierter Bildfunktionswert berechenbar. Bei dem in Abb. 9.6 dargestellten bilinearen Interpolationsbeispiel wird diese Vorgehensweise genutzt, um die interpolierten Pixelwerte $\tilde{f}(x_{neu},y_1)$ und $\tilde{f}(x_{neu},y_2)$ zu ermitteln. Der bilinear interpolierte Funktionswert $\tilde{f}(x_{neu},y_{neu})$ ergibt sich dann durch lineare Interpolation zwischen den Punkten (x_{neu},y_1) und (x_{neu},y_2) mit den Bildfunktionswerten $\tilde{f}(x_{neu},y_1)$ und $\tilde{f}(x_{neu},y_2)$.

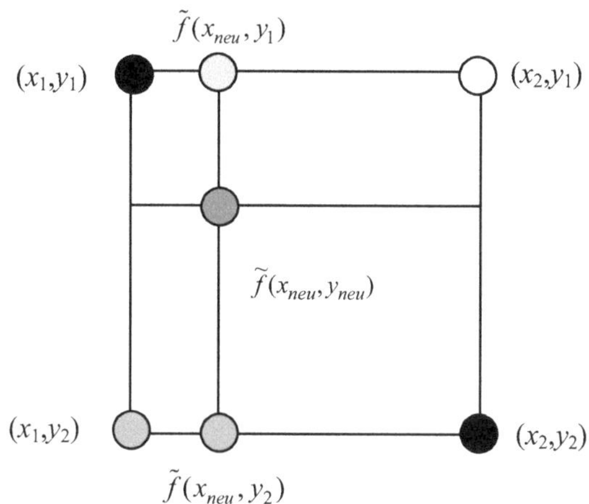

Abb. 9.6: Illustration der bilinearen Interpolation des Funktionswertes $\tilde{f}(x_{neu},y_{neu})$.

Anwendungsbeispiel: Ein Anwendungsbeispiel für die bilineare Interpolation ist in Abb. 9.7 dargestellt. In dem MR-Bild ist links ist ein Hirntumor vom Typ Glioblastom zu sehen, der rechts vergrößert dargestellt wird. Durch die bilineare Interpolation wird ein *Glättungseffekt* in den vergrößerten Bildern erzielt.

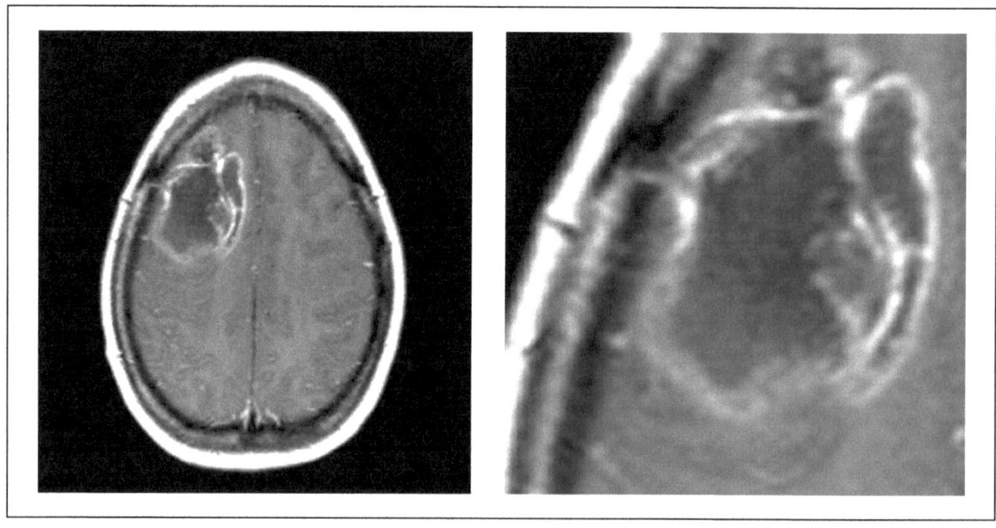

Abb. 9.7: MR-Bild mit Hirntumor in der Originalauflösung (links) und ein vergrößerter bilinear interpolierter Bildausschnitt (rechts).

9.2 Visualisierung und Transformation von Farbbildern

Bei Farbbildern handelt es sich um multispektrale Bilddaten (Kap. 2.3.2.2), bei denen jedem Bildpunkt drei Kenngrößen (z.B. Rotanteil, Grünanteil, Blauanteil) zugeordnet sind. Für die Farbdefinition werden Farbmodelle (Kap. 9.2.1) verwendet, durch die dreidimensionale Farbräume definiert sind. Durch die Transformation der Farbräume können unterschiedliche Darstellungen von Bildstrukturen in Farbbildern erzeugt werden (Kap. 9.2.2). In Kap. 9.2.3 wird erläutert, wie durch die Verwendung von Farbmodellen und Farbraumtransformationen wahrnehmungsorientierte Farbskalen generiert werden können, die zur strukturierten Darstellung pixel- oder segmentbezogener Parameterinformationen über funktionale, morphologische oder texturelle Eigenschaften segmentierter Bildstrukturen geeignet sind.

9.2.1 Farbmodelle und Farbräume

Die Definition und Verwendung unterschiedlicher Farbmodelle ist aus verschiedenen Anforderungen heraus motiviert. Man unterscheidet technisch-physikalische Farbmodelle (wie z.B. das RGB-Farbmodell, Kap. 9.2.1.1), die bei der Farbdarstellung in technischen Systemen (Monitor, Drucker etc.) eingesetzt werden, und wahrnehmungsorientierte Farbmodelle, in denen Farben anhand physiologischer Kenngrößen wie dem Farbton, der Helligkeit oder der Farbsättigung definiert werden (wie z.B. im HSV- und HLS-Farbmodell, Kap. 9.2.1.2 und 9.2.1.3). Die Menge der in einem Farbmodell beschreibbaren Farben wird als *Farbraum* bezeichnet.

9.2.1.1 RGB-Farbraum und XYZ-Farbmodell

Die standardmäßig verwendete Technik der Farberzeugung auf einem Bildschirm basiert auf der additiven Überlagerung dreier unabhängig steuerbarer Farbkanäle in den Primärfarben Rot, Grün und Blau und führt zum *RGB-Farbraum*. Im RGB-Farbraum wird eine Farbe durch einen dreidimensionalen Vektor $(R, G, B) \in [0,1] \times [0,1] \times [0,1]$ im kartesischen Koordinatensystem beschrieben, dessen Komponenten die Wichtung des Farbanteils bei der additiven Überlagerung der Primärfarben Rot, Grün und Blau angeben. Die R,G,B-Werte sind in technischen Systemen in der Regel diskretisiert in *0,...,255* Abstufungen gegeben. Der RGB-Farbraum bildet im kartesischen Koordinatensystem einen Würfel, auf dessen Hauptdiagonale die Grautöne repräsentiert sind (Abb. 9.8).

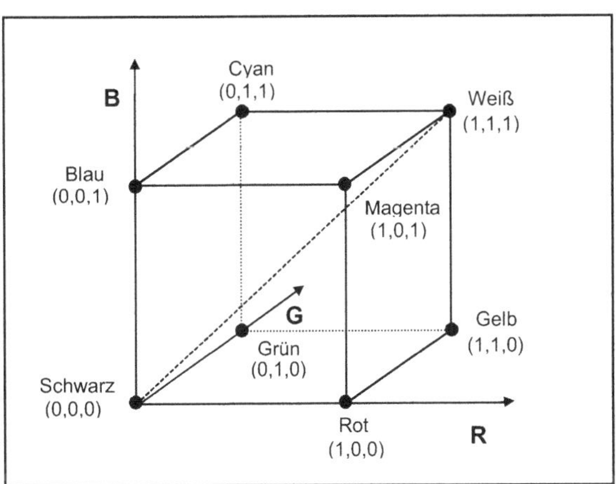

Abb. 9.8: RGB-Farbraum. Die Farben sind durch einzelne Punkte bzw. die zugehörigen Ortsvektoren innerhalb des Farbwürfels repräsentiert.

Die Menge der im RGB-Farbraum beschreibbaren Farben bilden eine echte Teilmenge der Menge aller durch das menschliche Auge wahrnehmbaren Farben (Foley, Dam et al. 1990), die durch das vom CIE (Commission Internationale de L'Eclairage) 1931 und 1964 definierte *XYZ-Farbsystem* standardisiert beschrieben werden. Mit

$$x = \frac{X}{X + Y + Z}$$
$$y = \frac{Y}{X + Y + Z} \qquad (9.6)$$
$$z = 1 - X - Y$$

wird jede Farbe eindeutig durch die Farbparameter x und y sowie die Helligkeit Y beschrieben.

Man erhält das *CIE-Farbdiagramm* (engl.: CIE chart), in dem alle sichtbaren Farben für einen konstanten Helligkeitswert dargestellt werden (Abb. 9.9). Die Grauwerte werden im CIE-Diagramm auf den *Unbuntpunkt* abgebildet. Die eingezeichnete Dreiecksfläche repräsentiert die durch einen RGB-Monitor darstellbare Farbmenge (Groß 1994). Die Bedeutung des XYZ-Farbmodells ist vor allem im Bereich der Standardisierung der Farbwiedergabe zu sehen, wobei die CIE-Werte mit spezieller Hardware gemessen werden können.

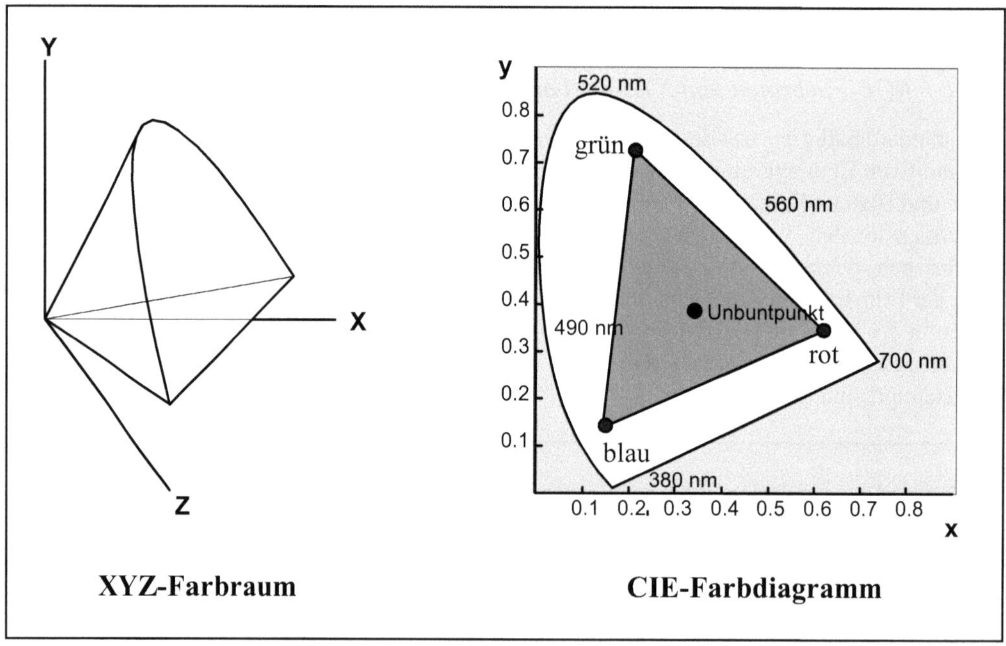

Abb. 9.9: Darstellung des XYZ-Farbraumes (links) sowie des CIE-Farbdiagramms (rechts). Im CIE-Farbdiagramm sind alle sichtbaren Farben gleicher Helligkeit in dem weiß hinterlegten Bereich repräsentiert. Sie bilden eine Obermenge der auf einem RGB-Monitor darstellbaren Menge von Farben (graues Dreieck).

Im Gegensatz zu diesen technisch-physikalischen Farbräumen wird in wahrnehmungsorientierten Farbräumen die Farbbeschreibung anhand von physiologischen Merkmalen wie Farbton, Sättigung und Helligkeit vorgenommen, die an der menschlichen Wahrnehmung orientiert sind (Foley, Dam et al. 1990). Sie wurden insbesondere mit dem Ziel entwickelt, die Generierung von Farben nach wahrnehmungsorientierten Kriterien zu ermöglichen und eine an die Farbwahrnehmung des menschlichen Auges angepasste Farbmetrik zur Verfügung zu stellen. Nachfolgend werden der HSV- und der HLS-Farbraum als Repräsentanten wahrnehmungsorientierter Farbräume vorgestellt.

9.2.1.2 HSV-Farbraum

Im *HSV-Farbraum*, der auch *HSB-Farbraum* genannt wird, (V für <u>v</u>alue, B für <u>b</u>rightness) wird eine Farbe durch die Angabe eines Farbvektors (H,S,V) $\in [0,360) \times [0,1] \times [0,1]$ im zylindrischen Koordinatensystem beschrieben, dessen Komponenten den Farbton (engl.: hue), die Sättigung (engl.: saturation) und die Helligkeit bzw. die Intensität (engl.: value) angeben (Smith 1978). Der Farbraum ist durch eine sechsseitige Pyramide (engl.: hexcone) beschrieben (Abb. 9.10). Im HSV-Farbraum ist die Helligkeit V auf der Hauptachse des zylindrischen Koordinatensystems abgetragen, während die Farbsättigung $S \in [0,1]$ der Länge der Projektion des zugehörigen Farbvektors (H,S,V) auf die Ebene konstanter Helligkeit V entspricht. Der Farbton $H \in [0,360)$ einer Farbe ist durch den Winkel zwischen der Projektion des Farbvektors auf die Ebene konstanter Helligkeit und einer vordefinierten, festen Achse gegeben. Die Transformation eines Farbvektors vom HSV-Farbraum in den RGB-Farbraum, die zur Darstellung von HSV-Farben auf dem Monitor benötigt wird, wird im Anhang (Kap. 10.2) angegeben. Hierbei wird zu jeder im HSV-Farbmodell gegebenen Farbbeschreibung (H,S,V) ein (R,G,B)-Farbvektor generiert, wobei $R,G,B,S,V \in [0,1]$ und $H \in [0,360)$ ist.

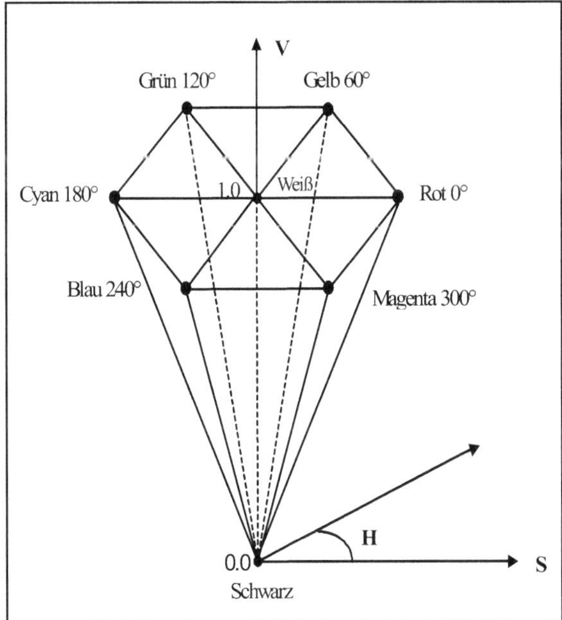

Abb. 9.10: HSV-Farbraum, der durch eine sechsseitige Pyramide in einem zylindrischen Koordinatensystem beschrieben ist.

9.2.1.3 HLS-Farbraum

Im *HLS-Farbraum* wird eine Beschreibung von Farben durch die wahrnehmungsorientierten Größen des Farbtons (engl.: hue), der Helligkeit (engl.: lightness) und der Sättigung (engl.: saturation) möglich (Foley et al. 1990). Der HLS-Farbraum wird in einem zylindrischen Koordinatensystem durch eine sechsseitige Doppel-Pyramide, HLS-Doppel-Hexconus (engl.: HLS-Double-Hexcone) genannt, beschrieben, in dem jede Farbe durch einen dreidimensionalen Farbvektor $(H,L,S) \in [0,360) \times [0,1] \times [0,1]$ repräsentiert ist (Abb. 9.11). Analog zum HSV-Farbraum ist die Helligkeit $L \in [0,1]$ entlang der Hauptachse des zylindrischen Koordinatensystems abgetragen. Die Sättigung $S \in [0,1]$ einer Farbe entspricht der Länge der Projektion des zugehörigen Farbvektors (H,L,S) auf die Ebene konstanter Helligkeit L. Der Farbton $H \in [0,360)$ ist repräsentiert durch den Winkel zwischen der Projektion des Farbvektors auf die Ebene konstanter Helligkeit und einer vordefinierten, festen Achse. Die Grautöne sind bereits durch Angabe der Helligkeit L eindeutig charakterisiert und liegen auf der Hauptachse des HLS-Farbraums. Zur Erzeugung wahrnehmungsorientierter Farbabstufungen auf dem physikalischen Monitor, der über die RGB-Kanäle angesteuert wird, werden (H,L,S)-Farbvektoren, wie im Anhang (Kap. 11.2) beschrieben, in das RGB-Farbmodell transformiert (Abb. 9.12).

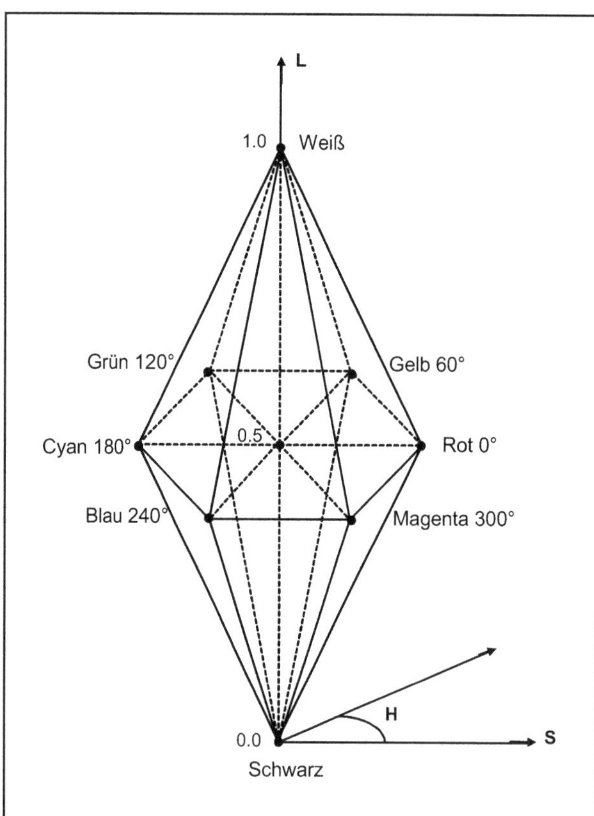

Abb. 9.11: HLS-Farbraum, der in einem zylindrischen Koordinatensystem durch eine sechsseitige Doppel-Pyramide beschrieben wird. Durch Variation des Winkels H werden verschiedene Farbtöne angesprochen. Auf der Hauptachse der Doppel-Pyramide liegen die Grautöne.

9.2.2 Farbraumtransformationen

Durch Transformation von Farbbildern in unterschiedliche Farbräume werden unterschiedliche Aspekte in den Farbbildern betont und verschiedene Strukturen hervorgehoben. Eine detaillierte Darstellung der Transformation zwischen verschiedenen Farbräumen wird in Pseudocode im Anhang (Kap. 11) gegeben. Weiterführende Beschreibungen von Farbraumtransformationen finden sich in (Foley, Dam et al. 1990).

Wird beispielsweise eine Transformation vom RGB- in den HLS-Farbraum vorgenommen, so spiegeln sich in den Bildern der einzelnen Farbkomponenten Änderungen des Farbtons (hue H), der Helligkeit (lightness L) und der Sättigung (saturation S) separiert wider. In Abb. 9.12 werden die einzelnen Farbkanäle eines Hauttumorbildes vor und nach der Transformation als Grauwertbilder dargestellt. Hierbei werden die Werte eines Farbkanals auf eine Grauwertskala abgebildet. Die so für die einzelnen Farbkanäle erhaltenen Grauwertbilder können nachfolgend zur Segmentierung und Vermessung von Bildobjekten herangezogen werden. Vorteilhaft ist bei der Analyse der einzelnen Farbkanalbilder, dass Standardbildverarbeitungsoperationen, die in großem Umfang zur Verfügung stehen, auf diese angewandt werden können.

Darüber hinaus können neben den originären (R,G,B)-Bilddaten auch die durch Farbraumtransformation erhaltenen 3-kanaligen multispektralen Bilddaten als Ausgangspunkt für die clusteranalytische (Kap. 5.4) oder klassifikatorbasierte Segmentierung von Bildstrukturen und ihre computergestützte Erkennung (vgl. Kap. 7.2.4) genutzt werden. Aus dieser Sicht bildet die Farbraumtransformation einen Spezialfall einer Transformation von Bildmerkmalen (vgl. Kap. 8.2), durch die aufgrund der sich verändernden Bildkontraste die Diskriminierungsmöglichkeiten für die in Farbbildern dargestellten Bildstrukturen erweitert werden.

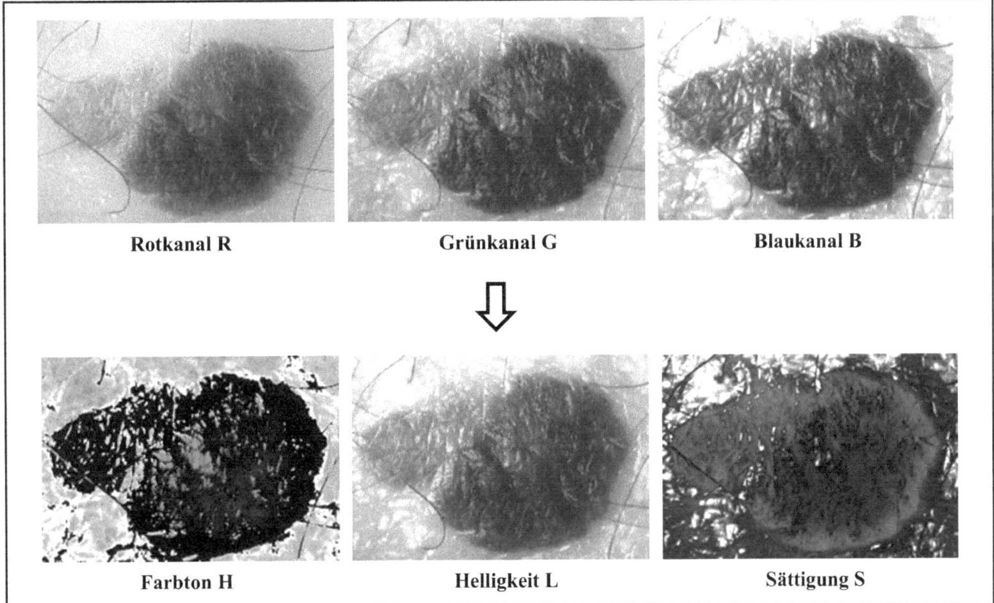

Abb. 9.12: RGB-Farbkomponenten (oben) und die nach Farbraumtransformation erhaltenen HLS-Komponenten (unten) eines Farbbildes von einem Hauttumor. Die Farbkomponenten wurden unter Verwendung einer Grauwertskala mit *256* Grauwerten dargestellt.

9.2.3 Farbdarstellung von Segmentierungsergebnissen

Die Visualisierung von Segmentierungsergebnissen und die Darstellung der in den Segmenten auftretenden pixel- oder segmentbezogenen Parameterinformationen bildet ein wichtiges Anwendungsfeld für den Einsatz von Farbmodellen und Farbraumtransformationen. Farbvisualisierungen der Bildsegmente bilden hier eine Alternative zu den konturorientierten Darstellungen von Segmentierungsergebnissen in einem Bild, bei denen die Objektbegrenzung durch eine weiße oder schwarze Kontur im Bild markiert wird (z. B. Abb. 5.18 und Abb. 5.23). Neben der Visualisierung von Segmentierungsergebnissen in einem 2D-Bild, die nachfolgend im Fokus der Betrachtung steht, können die aus transformierten Farbräumen generierten Farbskalen universell zur Darstellung von Parameterinformationen in einem Bild genutzt werden. In 3D-Bilddaten auftretende räumliche Parameterveränderungen können insbesondere auf Oberflächen von dreidimensional dargestellten Objekten übersichtlich und ortsbezogen visualisiert werden (z.B. Abb. 10.30, C und D). In Abhängigkeit von der Anzahl der darzustellenden Segmente stehen für die Farbdarstellung von Segmentierungsergebnissen verschiedene Visualisierungstechniken zur Verfügung.

Zur *Darstellung einzelner Bildsegmente* werden häufig *Überlagerungsbilder* (engl.: overlay images) generiert, bei denen die segmentierten Pixel mit einer Farbe im Originalbild bzw. der Bildfolge markiert werden (Abb. 9.13). Sie ermöglichen die Betrachtung der Bildsegmente in Relation zu den übrigen anatomischen Strukturen und unterstützen somit insbesondere die Visualisierung pathologischer Gewebeveränderungen und Läsionen in Korrelation zum umliegenden gesunden Gewebe (Abb. 9.13, A). Zugleich können die Werte eines Bildmerkmals (Grauwerte, Signalwerte, Parameterwerte etc.) innerhalb der Segmente durch Farbskalen visualisiert werden. Diese Technik wird z.B. in der funktionellen Magnetresonanztomographie (Kap. 2.1.4.6) verwendet, um innerhalb der erregten Hirnareale den Grad der neuronalen Aktivierung darzustellen (Abb. 9.13, B).

Mehrere Bildsegmente und ihre Relation bezüglich einer durch einen Parameter beschriebenen Segmenteigenschaft können in Grauwertbildern oder strukturierten Farbbildern dargestellt werden. Hierbei werden Farbdarstellungen der Segmentierungsergebnisse häufig bevorzugt, da sie eine erhöhte visuelle Differenzierung verschiedener Bildstrukturen erlauben (vgl. Abb. 5.13 und Abb. 9.14). Die Einfärbung der Segmente anhand einer parameterstrukturierten Farbskala ist sinnvoll, wenn über die Abgrenzung der verschiedenen Segmente hinaus die Darstellung segmentbezogener Parameterinformationen ermöglicht werden soll. Strukturierte Farbskalen können aus wahrnehmungsorientierter Farbräumen erzeugt werden.

Die *Generierung strukturierter wahrnehmungsorientierter Farbskalen* und ihre Anwendung werden nachfolgend exemplarisch illustriert (Hiestermann 1989, Handels 1992). Bei der Kreation der Farbskalen wird berücksichtigt, dass das menschliche Auge in der Lage ist, bis zu *128* verschiedene Farbtöne zu unterscheiden, jedoch nur wenige verschiedene Grade der Farbsättigung und Farbhelligkeit differenziert werden können (Foley, Dam et al. 1990). Zur Generierung wahrnehmungsorientierter Farbskalen wird hier der HLS-Farbraum (Kap. 9.2.1.3) betrachtet und in Abhängigkeit von der Anzahl s der zu visualisierenden Segmente die Farbskala I mit den Farben

$$(H_i, L = 0.6, S = 0.9) \quad \text{für} \quad i = 1, \ldots, s$$

$$\text{mit} \quad H_1 = 0, H_{i+1} = H_i + \Delta H \in [0, 360) \quad \text{und} \quad \Delta H = 360 / s$$

(9.7)

erzeugt. Bei Verwendung von Farbskala I wird ein Segment mit dem Index i mit der Farbe $(H_i, L = 0.6, S = 0.9)$ markiert. Die Farbtondifferenz ΔH zwischen zwei benachbarten Farben der Skala I verändert sich in Abhängigkeit von der aktuellen Anzahl s der darzustellenden Segmente. Insbesondere wird die Farbtondifferenz gering, falls die Zahl s der darzustellenden Segmente groß ist. Dies motiviert die alternative Verwendung der Farbskala II mit konstanter Farbtondifferenz, die wie folgt definiert werden kann:

$$
\begin{aligned}
(H_i, L = 0.7, S = 0.8) \quad &\text{für} \quad i = 1,\ldots,30 \\
(H_i, L = 0.5, S = 1) \quad &\text{für} \quad i = 31,\ldots,60 \\
(H_i, L = 0.3, S = 0.8) \quad &\text{für} \quad i = 61,\ldots,90
\end{aligned} \qquad (9.8)
$$

$$
\text{mit} \quad H_1 = 0, \quad H_{i+1} = H_i + \Delta H \quad \text{und} \quad \Delta H = 12°.
$$

Farbskala II besteht aus 90 Farben mit konstanter Farbtondifferenz $\Delta H = 12°$ zwischen benachbarten Farben. Die gewählten Parameter für die Sättigung und Helligkeit wurden heuristisch mit dem Ziel gewählt, eine optimale Differenzierung benachbarter Bildregionen mit ähnlichen Segmentindizes zu erzielen.

In *parameterstrukturierten Segmentbildern* werden Segmente, die durch ähnliche Parameterwerte charakterisiert sind, durch ähnliche Farben dargestellt. Als Parameter können beispielsweise der über die Segmentpixel gemittelte Wert eines Bildmerkmals oder Formmerkmale verwendet werden. Zur Generierung parameterstrukturierter Bilder werden die Segmente nach ihrem Parameterwert aufsteigend sortiert und unter Verwendung einer wahrnehmungsorientierten Farbskala visualisiert.

Beispiele: In Abb. 9.14 sind verschiedene Segmentierungsergebnisse in parameterstrukturierten Bildern dargestellt, die durch die histogrammbasierte Clusteranalyse (Kap. 5.4.2) multispektraler Relaxationsparameterbilddaten mit den Kanälen $T1$, $T2$ und ρ (vgl. Kap. 2.1.4.5) erzielt wurden. Für die $T2$-strukturierte Darstellung der Segmentmatrizen wurde eine Sortierung der Segmente nach ihrem mittleren $T2$-Wert vorgenommen. Unter Verwendung der wahrnehmungsorientierten Farbskalen I (A) und II (B) erhält man $T2$-strukturierte Farbbilder, in denen Gewebesegmente mit ähnlichem transversalen Relaxationsverhalten mit ähnlichen Farben dargestellt sind.

Segmentfensterung: Darüber hinaus können Segmentgruppen mit ähnlichen Parameterwerten durch die Segmentfensterung schnell selektiert und dargestellt werden. In diesem Darstellungsmodus wird nach der Sortierung der Segmente eine Teilmenge von Segmenten mit Indizes $\{min,\ldots,max\} \subseteq \{1,\ldots,s\}$ interaktiv gewählt. Die so selektierten Segmente repräsentieren eine Segmentmenge mit ähnlichen Parameterwerten, die durch Manipulation der Look-Up-Table (Abk.: LUT) in Echtzeit dargestellt werden kann. Bei Verwendung von Farbskala I wird die Farbanzahl dynamisch an die aktuell gewählte Anzahl von Segmenten s angepasst und somit die Farbtondifferenz zwischen benachbarten Farben $\Delta H = 360/(max - min + 1)$ maximiert. Die übrigen Segmente werden ausgeblendet (Abb. 9.14, C und D). Durch die vorgestellten Visualisierungstechniken erhält der Benutzer neben einer differenzierten Darstellung der Segmentierungsergebnisse zugleich Informationen über Ähnlichkeiten der Segmente bezüglich des betrachteten Segmentmerkmals.

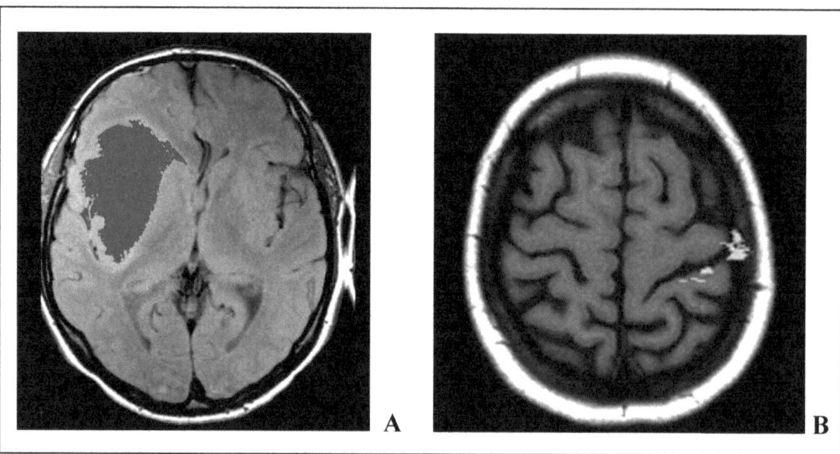

Abb. 9.13: Überlagerungsbilder: In dem MR-Bild (A) ist der segmentierte Hirntumor rot markiert. Farbdarstellung der Aktivierungsstärke in einem FMR-Bild (B) innerhalb der durch Fingerbewegungen stimulierten Areale (gelb: hoch, rot: mittel, rosa: niedrig).

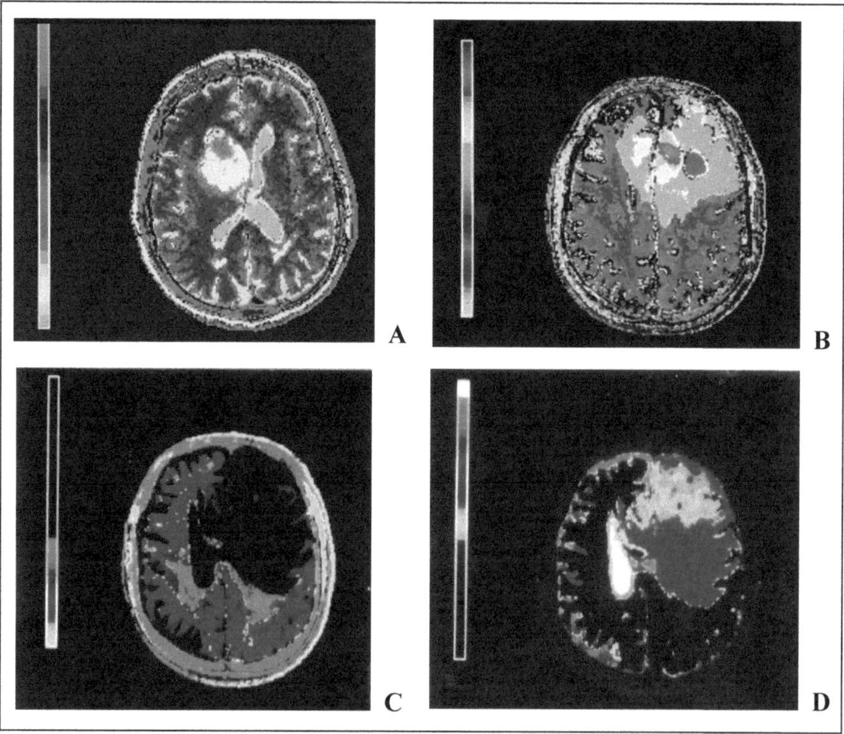

Abb. 9.14: Parameter-strukturierte Darstellungen segmentierter MR-Bilddaten unter Verwendung der Farbskala I (A) und II (B). Als Parameter wurde der mittlere $T2$-Wert der Segmente betrachtet. In C und D sind Gruppen von Clustern mit ähnlichem $T2$-Relaxationsverhalten mithilfe der Segmentfenserung visualisiert, wobei in D verschiedene Anteile des heterogenen Tumors vom Typ Glioblastom und des Ödems sichtbar werden.

9.3 3D-Visualisierung

Durch tomographische Bilderzeugungsverfahren wie CT, MRT oder PET sind in der Medizin dreidimensionale Bildfolgen verfügbar geworden, in denen in überlagerungsfreien Schichtbildern anatomische und pathologische Strukturen eines Körpervolumens dargestellt werden. Sie bilden die Grundlage für die Erzeugung virtueller dreidimensionaler Körpermodelle. Im Mittelpunkt stehen nachfolgend Methoden zur Generierung pseudo-realistischer 3D-Darstellungen, durch die die räumliche Struktur und Ausdehnung dreidimensionaler Bildobjekte in 3D-Bildfolgen anschaulich dargestellt werden können. Über die Diagnostik hinaus werden 3D-Visualisierungstechniken in der computer- und roboterassistierten Chirurgie, der Strahlentherapie und in medizinischen Virtual-Reality-Trainingssimulatoren eingesetzt.

9.3.1 Basistechniken zur Visualisierung von 3D-Bildfolgen

Für die Unterstützung des Arztes bei der Handhabung der umfangreichen 3D-Bildfolgen sind *Übersichtsbilder* hilfreich, die dem Benutzer einen schnellen Überblick über die verfügbaren Bilder geben. Hierbei werden die originären Bilder der 3D-Bildfolge verkleinert dargestellt und so angeordnet, dass räumlich benachbarte Schichtbilder nebeneinander erscheinen (Abb. 9.15, links). Zur diagnostischen Beurteilung werden Bilder im Übersichtsbild interaktiv selektiert und in der *Einzelbilddarstellung* vergrößert dargestellt. Neben der Einzelbilddarstellung ist auch die *Doppel- oder Viererbilddarstellung* (Abb. 9.15, Mitte) möglich, bei der zwei bzw. vier Bilder vergrößert nebeneinander auf dem Bildschirm dargestellt werden. Hierdurch wird der direkte visuelle Vergleich der Bilder möglich.

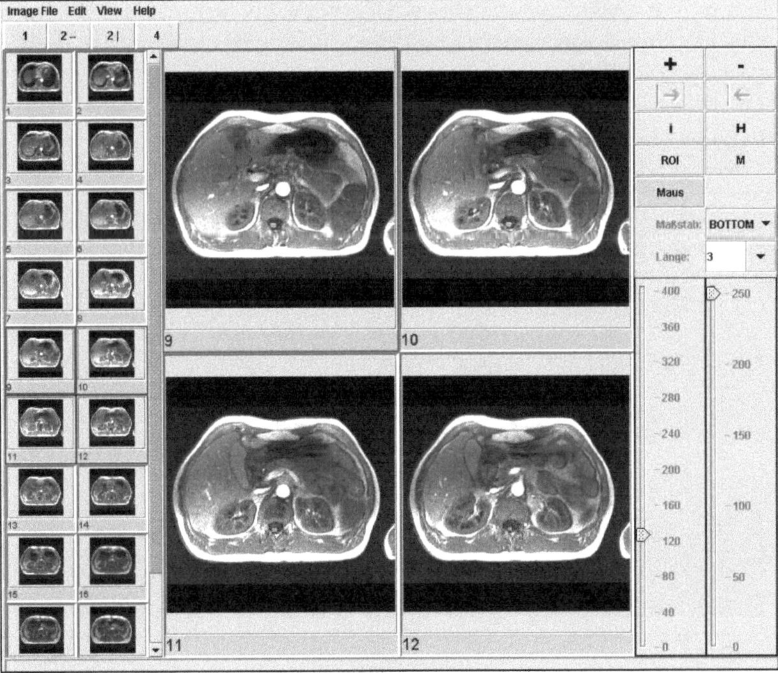

Abb. 9.15: Übersichtsbild (links) und Viererbilddarstellung (Mitte) einer computertomographischen 3D-Bildfolge aus dem Hüftbereich.

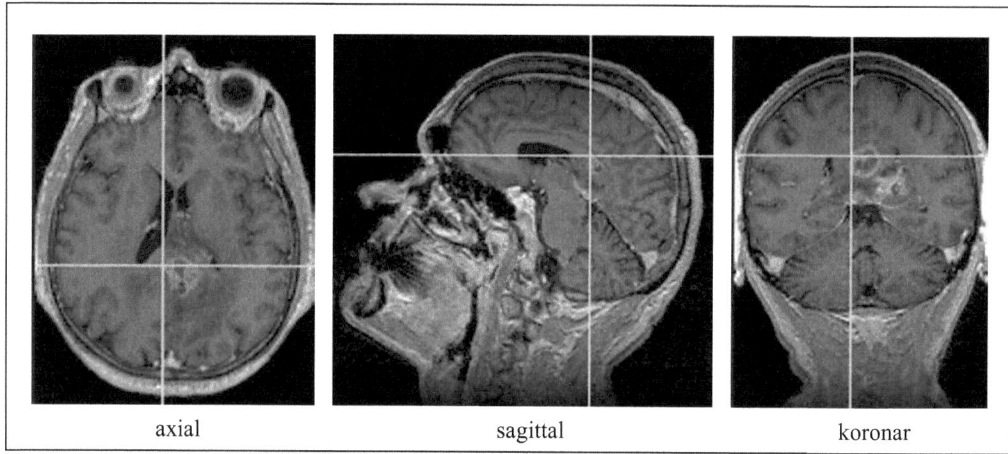

Abb. 9.16: Axiale, sagittale und koronare Sekundärschnittbilder aus einer räumlichen MR-Bildfolge. Die eingezeichneten Linien beschreiben jeweils die Lage der orthogonalen Schichtebenen.

Mit der *multiplanaren Reformatierung* (engl.: multiplanar reformatting, Abk.: MPR), auch *multiplanare Rekonstruktion* genannt, können aus den originären 3D-Bilddaten beliebige Sekundärschnittbilder in frei wählbarer Schichtführung und Position generiert werden. Hierbei werden Interpolationsverfahren (Kap. 4.5.3.2 und 9.1.4) eingesetzt, um die Bildfunktionswerte an den neu entstandenen Bildkoordinaten aus den Originaldaten zu approximieren. Um dem Arzt einen umfassenden Einblick in die räumlichen Bilddaten zu ermöglichen, werden die Sekundärschnittbilder in drei orthogonal zueinander stehenden Ebenen erzeugt, deren Position und Lage interaktiv gewählt werden kann (Abb. 9.16). So wird beispielsweise die Generierung sagittaler Ansichten von CT-Daten möglich, die messtechnisch nicht erzeugbar sind. Alternativ können auch beliebig zueinander ausgerichtete Schichtbilder in multiplanaren 3D-Ansichten in ihrer relativen räumlichen Lage zueinander dargestellt werden (Abb. 9.17).

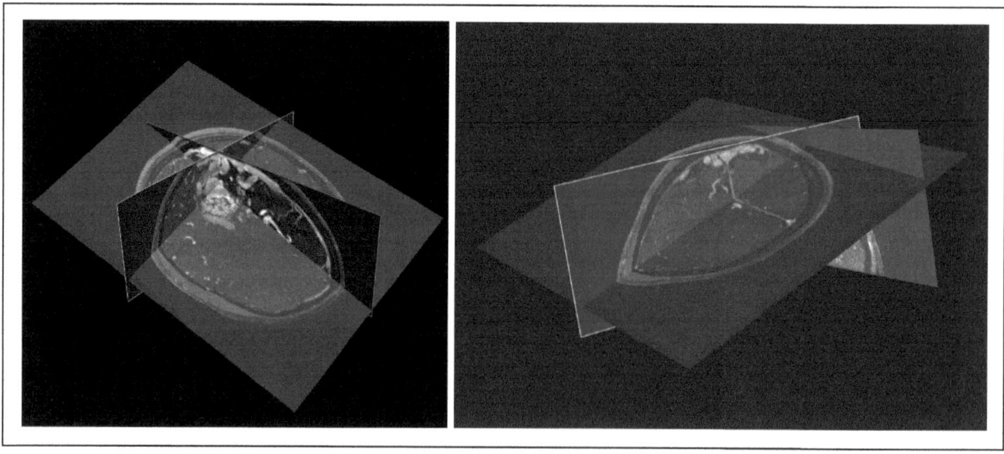

Abb. 9.17: Zwei multiplanare 3D-Ansichten eines 3D-Bilddatensatzes des Kopfes aus der MR-Angiographie in drei interaktiv zueinander angeordneten Ebenen. Neben normalen Gefäßen ist eine Gefäßmissbildung zu sehen.

In der Praxis werden die Winkel und Positionen der Schichten im 3D-Volumendatensatz interaktiv gewählt und die multiplanaren 3D-Ansichten in Echtzeit auf dem Bildschirm dargestellt. Vorteilhaft an diesen Darstellungsverfahren ist, dass sie ohne weitere Vorverarbeitung und Segmentierung direkt auf den originären Volumendaten angewandt werden können.

9.3.2 3D-Visualisierung in der medizinischen Anwendung

Dreidimensionale Visualisierungen tomographischer Bilddaten haben sich zur Unterstützung der medizinischen Diagnostik und Therapie im medizinischen Alltag etabliert. So kann beispielsweise die komplexe räumliche Struktur von Gefäßsystemen und ihren Missbildungen in 3D-Visualisierungen übersichtlich dargestellt werden. In der Strahlentherapie werden 3D-Darstellungen zur Berechnung optimierter Bestrahlungspläne regelhaft eingesetzt.

Mit der Einführung der *computerassistierten Chirurgie* (engl.: computer assisted surgery) hat sich ein weiteres wichtiges Einsatzgebiet für 3D-Visualisierungstechniken gebildet. Hier werden in interdisziplinären Arbeitsgruppen Methoden und Systeme für die präoperative 3D-Operationsplanung und die intraoperative Navigation entwickelt (z.B. Handels, Ehrhardt et al. 1999a, Langlotz, Lawrence et al. 1999, Richolt, Teschner et al. 1998). Die wichtigsten medizinischen Anwendungsgebiete für die computergestützte Planung und Simulation operativer Eingriffe bilden die Neurochirurgie, Orthopädie, Kiefer- und Gesichtschirurgie, Urologie und die Hals-Nasen-Ohren-Chirurgie (z.B. Shahidi 1995, Kay, Robb et al. 1996, Keeve, Girod et al. 1996).

Im Bereich der *computergestützten Planung und realitätsnahen Simulation von Operationen* werden Techniken der *Virtuellen Realität* (engl.: virtual reality) eingesetzt. (Earnshaw, Gigante et al. 1993). Diese Anwendungen sind dadurch charakterisiert, dass der Benutzer in die computergestützt erzeugten 3D-Szenen hineintauchen (Immersion) und mit den dargestellten 3D-Objekten in Echtzeit interagieren kann. Zur realitätsnahen 3D-Interaktion werden haptische Kraftrückkopplungsgeräte (engl.: force feedback devices) eingesetzt (Kap. 9.4.2), mit denen virtuelle Körper ertastet und chirurgische Werkzeuge wie Skalpelle, Nadeln und Bohrer geführt werden können. Das Deformationsverhalten biologischer Strukturen wie Haut, Gewebe, Knochen, Tumoren etc. kann in virtuellen Körpern beispielsweise mithilfe von Finite-Elemente-Methoden (engl.: finite element methods) oder deformierbaren Masse-Feder-Modellen (engl.: mass-spring models) simuliert werden (z.B. Cover, Ezquerra et al. 1993, Bro-Nielson 1995, Cotin, Delingette et al. 1995, Werner, Ehrhardt et al. 2007). In der medizinischen Ausbildung und Lehre werden zunehmend *Virtual-Reality-Trainingssimulatoren* (z.B. Le, Quast et al. 1997, Mori, Yamazaki et al. 1999, Färber, Heller et al. 2007) verwendet, bei denen der Benutzer an virtuellen Körpern chirurgische Eingriffe unter Verwendung haptischer Kraftrückkopplungsgeräte realitätsnah trainieren kann. Virtual-Reality-Techniken (Abk.: VR-Techniken) werden in Kap. 9.3.7 beschrieben und ihre Anwendung in der computergestützten 3D-Operationsplanung sowie in Virtual-Reality-Trainingssimulatoren exemplarisch in Kap. 10.4 in 10.5 illustriert.

Auch in der *virtuellen Endoskopie* (engl.: virtual endoscopy) werden VR-Techniken eingesetzt, um endoskopische Untersuchungen in virtuellen Körpern zu simulieren (z.B. Shahidi, Argiro et al. 1996). Hierbei taucht der Benutzer in die untersuchte 3D-Struktur hinein und erhält virtuelle endoskopische Bilder aus dem Körperinnern. Diese Techniken können beispielsweise zur virtuellen endoskopischen Untersuchung des Darms (engl.: virtual colonoscopy)

(Laghi et al. 1999) oder der Gefäßsysteme der Bronchien (engl.: virtual bronchoscopy) (Mori et al. 1999) eingesetzt werden.

Neben den auf tomographischen Bilddaten basierenden Anwendungen werden in der *Anatomie und Pathologie* digitalisierte, mikroskopisch vergrößerte Schnittbildern eines Präparats (z.B. histologische Gewebeschnitte) mit dem Ziel computergestützt aufbereitet, die räumliche Verteilung kleinster anatomischer Strukturen zu untersuchen (z.B. Kriete 1992, Skoglund, Pascher et al. 1993, Handels, Breuer et al. 1996). Von besonderem Interesse sind in diesem Bereich die 3D-Darstellung innerer Objektstrukturen, die mit klassischen Untersuchungstechniken nur unter Zerstörung des Präparats möglich ist, sowie ihre quantitative Vermessung.

9.3.3 Oberflächen- versus voxelbasierte 3D-Visualisierung

Bei der 3D-Visualisierung von Volumendaten können *oberflächenbasierte und voxelbasierte 3D-Visualisierungsverfahren* unterschieden werden, deren Bezeichnung an der Art der Repräsentation der 3D-Modelle orientiert ist. Während die oberflächenbasierten Methoden dem Bereich der klassischen Computergrafik zugeordnet werden können, die beispielsweise auch im Automobilbau oder in der Architektur bei der Planung neuer Autos bzw. Häuser eingesetzt werden, sind die voxelbasierten 3D-Visualisierungstechniken speziell für die 3D-Visualisierung medizinischer 3D-Bilddaten entwickelt worden und auf die Voxelstruktur tomographischer Bilddaten abgestimmt.

Oberflächenbasierte Volumenrenderingverfahren sind den *indirekten Volumenrenderingmethoden* zugeordnet, da sie 3D-Modelle der darzustellenden Objekte aus den Volumendaten benötigen und somit die Volumendaten indirekt darstellen. Im Gegensatz dazu werden die voxelbasierten 3D-Visualisierungsmethoden auch als *direkte Volumenrenderingverfahren* bezeichnet.

Für die oberflächenorientierte 3D-Modellierung medizinischer Bildobjekte (Organe, Tumoren, Gefäße etc.) sind *Polygonapproximationen der Objektoberflächen* durch *Drahtgittermodelle* (engl.: wire frame) geeignet (vgl. Abb. 9.23) (Foley, Dam et al. 1990, Watt 1993). Drahtgittermodelle bestehen in der Regel aus einem Netz von Dreiecken, deren Darstellung auf Grafikrechnern durch die Hardware effizient unterstützt wird.

Demgegenüber wird bei voxelbasierten 3D-Visualisierungsalgorithmen der *Voxelraum* betrachtet, der durch die Voxel einer 3D-Bildfolge gebildet wird. Das einem Bildpunkt zugeordnete Voxel wird hier als Quader aufgefasst, der durch seine Positionskoordinaten und seinen Signal- bzw. Grauwert beschrieben ist. Die darzustellenden Objekte werden volumenorientiert als eine Ansammlung von Voxeln bzw. Quadern repräsentiert (vgl. Abb. 9.28).

Im Gegensatz zu Problemstellungen aus dem Bereich der klassischen Computergrafik oder des Computer Aided Designs sind die in medizinischen Bilddaten darzustellenden Objekte nicht durch eine formale mathematische Beschreibung gegeben, sondern implizit z.B. in Form von markierten Pixelmengen in den 3D-Bilddaten enthalten. Für die Objektdefinition werden in einem Vorverarbeitungsschritt Segmentierungsalgorithmen (vgl. Kap. 5) eingesetzt. Nach der Segmentierung können den Objekten Eigenschaften wie z.B. Farbe, Transparenz etc. zugeordnet werden, die das Erscheinungsbild des Objektes in der erzeugten 3D-Szene charakterisieren.

Nachfolgend werden die für die medizinische Anwendung wichtigsten Vertreter oberflächen- und voxelbasierter 3D-Visualisierungsverfahren näher vorgestellt und ihre Anwendung anhand von Beispielen illustriert (Abb. 9.18). In Kap. 9.3.4 werden konturorientierte Triangulations-verfahren und der Marching-Cubes-Algorithmus zur Generierung von Oberflächenmodellen erläutert und ihre Eigenschaften diskutiert. Für die realitätsnahe Darstellung der 3D-Modelle auf dem zweidimensionalen Bildschirm werden Beleuchtungs- und Schattierungstechniken eingesetzt, die in Kap. 9.3.5 beschrieben sind. Die Möglichkeiten der voxelbasierten 3D-Visu-alisierung und verschiedene Varianten des direkten Volumenrenderings werden in Kap. 9.3.6 dargestellt, wobei die für die medizinische Anwendung bedeutsamen Ray-Tracing-Algorith-men im Vordergrund stehen. 3D-Interaktionstechniken in virtuellen Körpern werden anhand verschiedener Beispiele und Applikationen in Kap. 9.3.7 vorgestellt. Ergänzend werden in Kap. 9.4 Techniken der Virtuellen Realität beschrieben, die eine Erhöhung der Realitätsnähe bei der 3D-Visualisierung von Bildobjekten und die Erleichterung der Navigation und 3D-Interaktion in virtuellen Körpern zum Ziel haben.

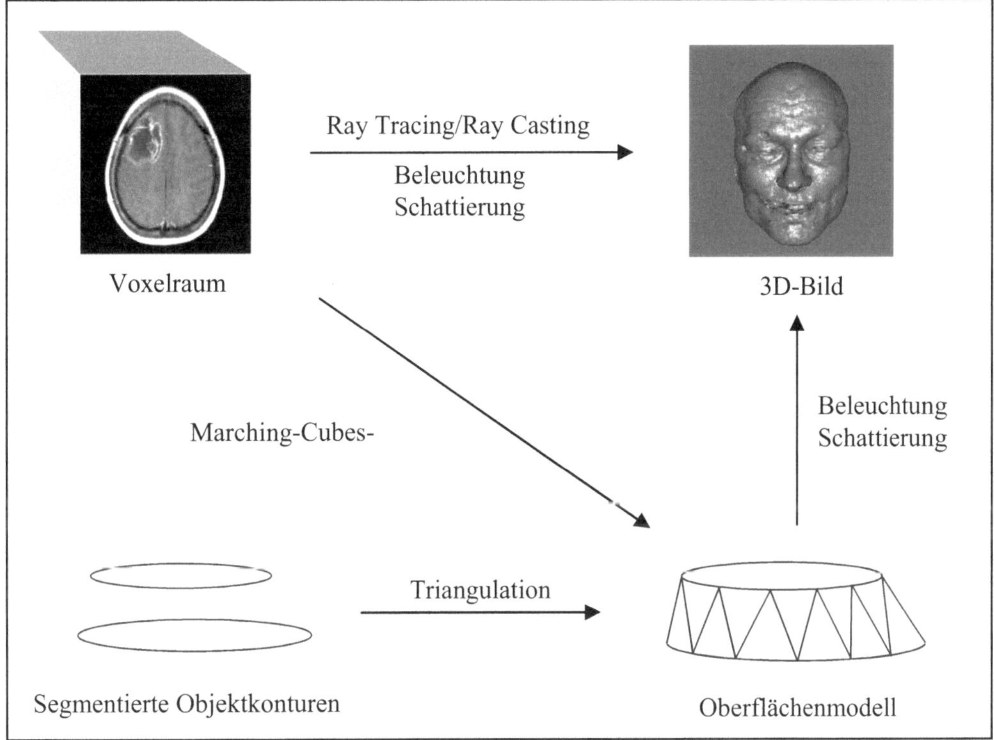

Abb. 9.18: Grafische Darstellung des Zusammenspiels der in diesem Kapitel beschriebenen Verfahren und Methoden.

9.3.4 Generierung von Oberflächenmodellen

Im Oberflächenmodell (engl.: surface model) wird die Oberfläche eines Bildobjektes durch ein Polygonnetz approximiert. Hierbei werden in der Regel Dreiecke verwendet, deren Darstellung durch spezielle Hardware unterstützt wird.

9.3.4.1 Konturbasierte Triangulation

Die konturbasierte Triangulation ist ein Verfahren zur Erstellung von 3D-Oberflächenmodellen, bei dem die geschlossenen Außenkonturen des segmentierten Objektes schichtbezogen markiert vorliegen müssen (Fuchs et al. 1977). Für die Konturfindung können die in Kap. 5 dargestellten Segmentierungsverfahren verwendet werden. Bei Bildobjekten, die sich anhand ihrer Bildmerkmale nicht von der Umgebung abgrenzen lassen, ist der Einsatz manueller Verfahren unumgänglich, bei denen der Objektrand interaktiv mit der Maus umfahren wird.

Bei der konturbasierten Triangulation werden die Konturen eines Objektes in zwei benachbarten Schichtbildern betrachtet und durch Dreiecke verbunden (Abb. 9.19). Hierbei werden jeweils zwei Punkte einer Kontur und ein Punkt der benachbarten Kontur als Eckpunkte eines Dreiecks verwendet. Die Dreieckskante, die zwei benachbarte Punkte einer Kontur verbindet, bildet eine lineare Approximation des Konturverlaufs. Durch diese Vorgehensweise werden die originären Konturen im Drahtgittermodell durch Polygone approximiert. Für die Auswahl der durch ein Dreieck zu verbindenden Punkte (engl.: feature points) auf den beiden Konturen können verschiedene Optimierungskriterien wie die Größe der erzeugten Oberfläche oder die Gesamtlänge aller Dreieckskanten herangezogen werden.

Das zentrale *Modellierungsproblem* bei der konturorientierten Triangulation bildet die topologische Zuordnung der in benachbarten Schichten auftretenden Konturen zu den verschiedenen Objekten. Die Erstellung von korrekten Konturverbindungen zwischen den Schichtbildern kann insbesondere bei komplizierten irregulären Konturen mit von Schicht zu Schicht sich stark ändernden Verläufen und auftretenden 3D-Verästelungen (Bifurkationen) eines Bildobjektes (z.B. eines Gefäßes) nur eingeschränkt automatisiert werden. In der Praxis bildet die Erstellung eines 3D-Oberflächenmodells häufig einen interaktiven, durch den erfahrenen Benutzer gesteuerten Prozess. Eine verbesserte Behandlung von 3D-Verzweigungen kann durch die Verwendung der Delauny-Triangulation erzielt werden, bei der eine räumliche Repräsentation der Objekte durch Tetraeder vorgenommen wird (Boisannat 1984).

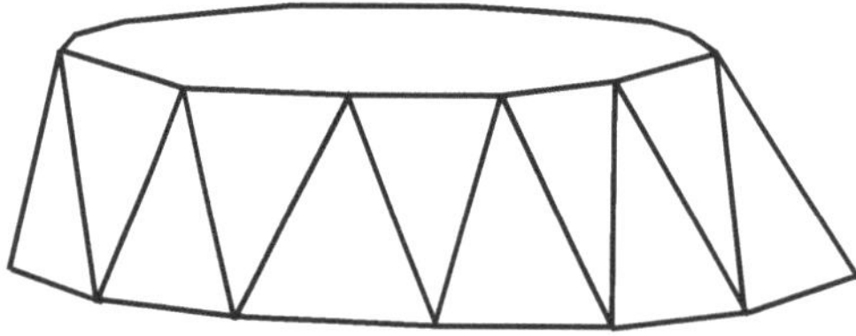

Abb. 9.19: Illustration der Triangulation zweier Konturen benachbarter Schichtbilder.

9.3.4.2 Marching-Cubes-Algorithmus

Der Marching-Cubes-Algorithmus ist ein Standardverfahren für die Generierung von Oberflächenmodellen aus medizinischen 3D-Bilddaten (Lorensen und Cline 1987). Charakteristisch für dieses effiziente, im Voxelraum arbeitende Verfahren ist, dass das Problem der Oberflächenerzeugung reduziert wird auf die Analyse von *15* lokalen Voxelkonfigurationen im binarisierten Datensatz (divide-and-conquer-approach).

Beim Marching-Cubes-Algorithmus wird ein Voxel eines 3D-Bilddatensatzes nicht als Quader, sondern durch einen Punkt repräsentiert, dem ein Bildfunktionswert $f(x,y,z)$, d.h. Signal-, Parameter- oder Grauwert, zugeordnet ist. Der gesamte 3D-Bilddatensatz wird somit als *Punktgitter* aufgefasst.

Durch Vorgabe eines frei wählbaren Schwellwertes $t \in \mathbb{R}$ wird eine Isofläche I_t definiert, die durch die Menge der zugehörigen Oberflächenpunkte

$$I_t = \{(x,y,z) \mid f(x,y,z) = t\} \tag{9.9}$$

beschrieben wird. Die Objektvoxel und Nicht-Objektvoxel sind dann durch Schwellwertbildung in dem 3D-Bilddatensatz definiert:

$$\boldsymbol{B}(x,y,z) = \begin{cases} 1, & \text{falls } f(x,y,z) > t \\ 0, & \text{falls } f(x,y,z) \le t \end{cases} \tag{9.10}$$

Zur Oberflächenrekonstruktion werden in zwei benachbarten Schichten des 3D-Bilddatensatzes lokale Voxelkonfigurationen bestehend aus *8* benachbarten Voxeln betrachtet, wobei jeweils *4* der Voxel aus einer der beiden betrachteten Schichten stammen (Abb. 9.20). Diese Voxelkonfigurationen werden bei isotropen 3D-Bilddaten durch Würfel, ansonsten durch Quader repräsentiert, an deren *8* Eckpunkte die Voxel dargestellt sind. In einem solchen Quader können daher $2^8 = 256$ verschiedene binäre Konfigurationen von Objekt- und Nicht-Objektvoxeln auftreten. Diese *256* Konfigurationen lassen sich aufgrund von Symmetrieeigenschaften auf *15* topologisch verschiedene Konfigurationen reduzieren (Abb. 9.21).

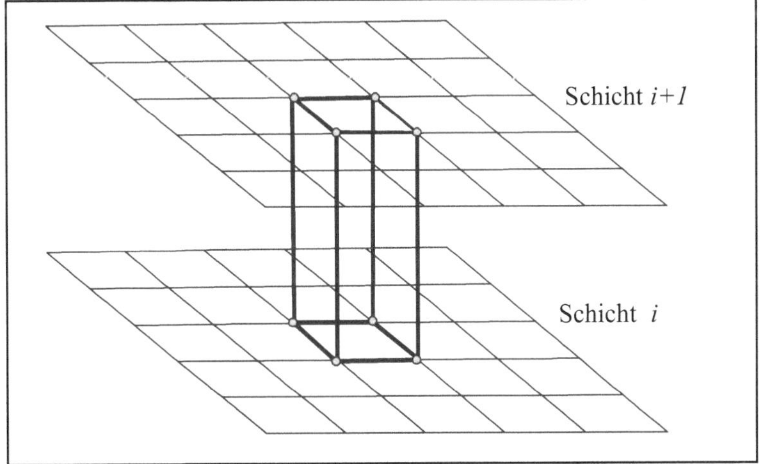

Abb. 9.20: Voxelkonfiguration im Marching-Cubes-Algorithmus.

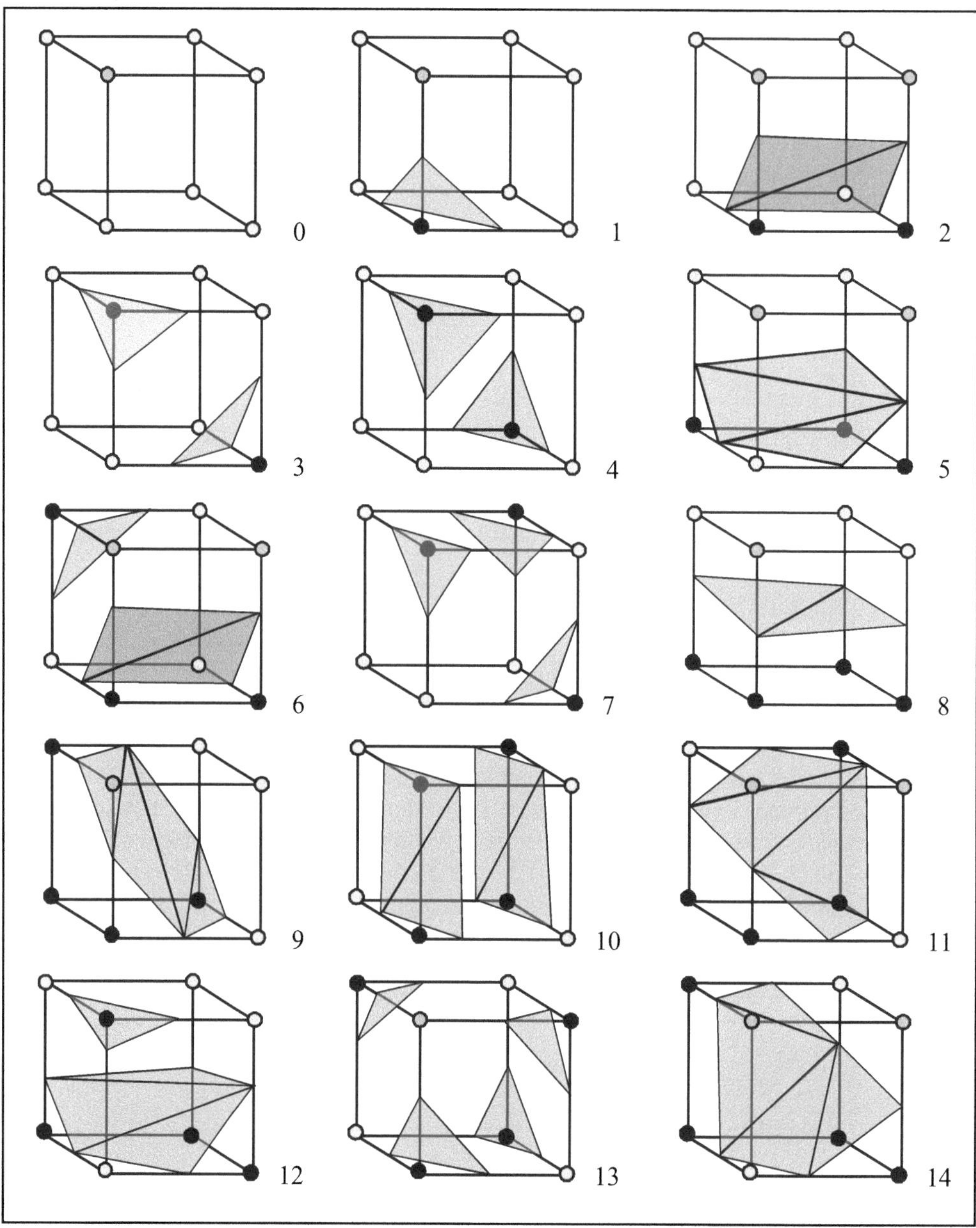

Abb. 9.21: Schematische Darstellung der *15* topologisch verschiedenen Voxelkonfigurationen beim Marching-Cubes-Algorithmus. Die durch schwarze Punkte repräsentierten Voxel sind Objektvoxel, die durch einen Bildfunktionswert $f(x, y, z) > t$ charakterisiert sind.

Für die Oberflächenerstellung ist die Konfiguration *0* ohne Bedeutung, da durch diese Konfiguration keine Objektoberfläche läuft. Für jede der übrigen *14* Konfigurationen wird eine Polygonbeschreibung generiert, die angibt, wie die Objektoberfläche den Quader durchschneidet.

Methode: Bei der Oberflächengenerierung wird der 3D-Bilddatensatz sukzessive durchlaufen und geprüft, welche Voxelkonfiguration lokal vorliegt. Die Voxelkonfigurationen werden mit den zugehörigen Polygonbeschreibungen in einer Tabelle repräsentiert. Eine Auswahl der passenden Voxelkonfiguration bzw. der zugehörigen Polygonbeschreibung wird über einen *8* Bit tiefen binären Index vorgenommen, der durch Werte der *8* Eckpunkte des betrachteten Quaders gegeben ist. Anschließend wird die der erkannten Voxelkonfiguration zugeordnete Oberfläche konstruiert. Hierzu werden alle Quaderkanten der Voxelkonfiguration mit jeweils einem Objekt- und einem Nicht-Objektvoxel in einer Kantenliste gespeichert. Der Schnittpunkt der Objektoberfläche mit einer solchen Quaderkante ist durch den Schwellwert t festgelegt, für den o.B.d.A $f_O > t \geq f_{NO}$ ist, wobei f_O den Bildfunktionswert des Objektvoxels und f_{NO} den Bildfunktionswert des Nicht-Objektvoxels der Kante bezeichnet. Zur Positionsbestimmung des Dreieckspunktes auf der Kante wird zwischen den Kantenpunkten linear interpoliert (Kap. 9.1.4), wobei der Interpolationsfaktor $\alpha = (t - f_{NO})/(f_O - f_{NO}) \in [0,1]$ gewählt wird. Die so erhaltene Oberfläche verläuft im Subvoxelbereich.

Beim Marching-Cubes-Verfahren wird das Problem der Oberflächenerstellung reduziert auf das Problem der Erkennung lokaler Voxelkonfigurationen. Spezielle Probleme des Marching-Cubes-Verfahrens wie algorithmische Mehrdeutigkeiten oder das Auftreten von Löchern in dem Polygonnetz können durch Erweiterungen des dargestellten Basisalgorithmus behoben werden, die beispielsweise in (Preim und Bartz 2007) beschrieben sind.

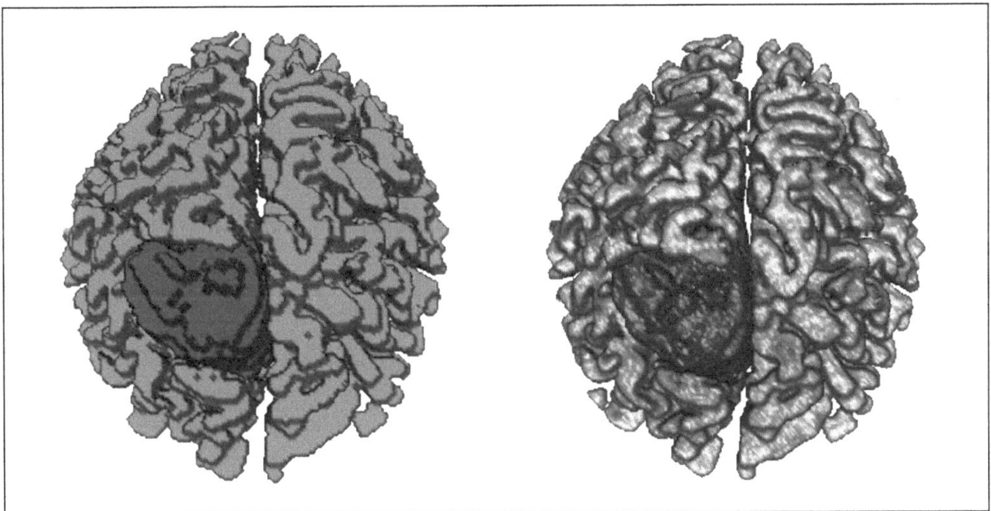

Abb. 9.22: Links: 3D-Visualisierungen der mithilfe des Marching-Cubes-Algorithmus erstellten 3D-Modelle eines segmentierten Gehirns und eines Hirntumors, bei denen die Objektoberflächen stets durch die Kantenmittelpunkte zwischen den segmentierten und nicht-segmentierten Voxeln verlaufen. Rechts: 3D-Visualisierung der Objektoberflächen, die mithilfe des Marching-Cubes-Algorithmus aus den originären Bilddaten via Schwellwertoperation gewonnen wurde. Die so erhaltene Oberfläche ist deutlich glatter.

Eigenschaften: Wird der Marching-Cubes-Algorithmus auf eine 3D-Binärbildfolge angewandt, in der die Voxel einer segmentierten Struktur mit *1* und die Hintergrundvoxel mit *0* markiert sind, so erhält man bei Wahl des Schwellwertes $t = 0,5$ eine Oberfläche mit Dreiecken, deren Ecken stets durch die Mitte der Kantenverbindungen zwischen Objekt- und Nicht-Objektvoxeln verlaufen (Abb. 9.22, links). Werden demgegenüber die Originalbilddaten $f(x, y, z)$ verwendet und ein objektspezifischer Schwellwert t_{Objekt} so gewählt, dass das Objekt in den Originalbilddaten von der Umgebung abgegrenzt werden kann, so werden durch die interpolierten Dreieckspunkte implizit Partialvolumeneffekte berücksichtigt und man erhält eine geglättete Objektoberfläche (Abb. 9.22, rechts). Für die *Beleuchtung und Schattierung* der so konstruierten Oberfläche wird der Normalenvektor für jeden Eckpunkt des Dreiecks benötigt (vgl. Kap. 9.3.5), der im Subvoxelraum liegt. Hierzu wird in (Lorensen und Cline 1987) vorgeschlagen, den Normalenvektor der umliegenden Voxel durch den normalisierten Gradientenvektor aus dem Grauwertvolumen zu approximieren (vgl. Kap. 9.3.6.4) und anschließend den Normalenvektor am Eckpunkt des Objektwürfels durch lineare Interpolation zu ermitteln.

Ein wesentliches *Problem des Marching-Cubes-Verfahrens* in der Anwendung besteht in der relativ großen Zahl von Dreiecken, die für die Oberflächenrekonstruktion im Subvoxelbereich generiert wird. So werden beispielsweise für die Repräsentation der in Kap. 10.4 im Rahmen der computergestützten Operationsplanung verwendeten 3D-Modelle der Hüfte ca. *200.000* Dreiecke benötigt. Da die Laufzeit der 3D-Visualisierungsalgorithmen von der Anzahl der zu visualisierenden Dreiecke abhängt, ist auch bei Verwendung moderner Grafikrechner für die interaktive Arbeit mit 3D-Modellen, wie es die 3D-Operationsplanung erfordert, eine Reduzierung der Dreiecksanzahl notwendig. Durch Ausdünnungsalgorithmen (engl.: decimation algorithms) wie sie beispielsweise in (Schroeder et al. 1992) vorgestellt werden, kann die Dreiecksanzahl in den 3D-Drahtgittermodellen in einem Nachverarbeitungsschritt stark reduziert werden, ohne dass die Qualität der 3D-Visualisierung wesentlich vermindert wird. Hierbei wird die Strategie verfolgt, glatte Objektoberflächen geringer Krümmung durch eine reduzierte Anzahl von Dreiecken zu repräsentieren (Abb. 9.23).

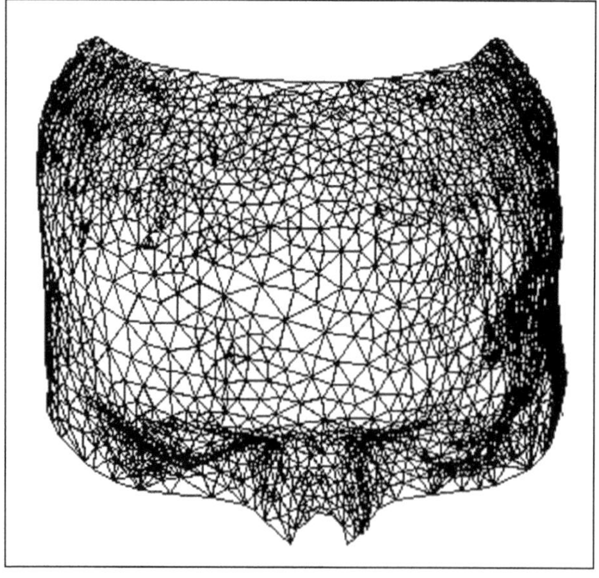

Abb. 9.23: 3D-Drahtgittermodell der Kopfhaut mit 14653 Dreiecken nach der Anwendung des Ausdünnungsverfahrens.

9.3.5 Beleuchtung, Schattierung und Transparenz

Zur Erzeugung von pseudo-realistischen 3D-Bildern werden die in natürlichen Szenen auftretenden Beleuchtungs- und Schattierungseffekte im Rechner simuliert. Hierbei wird das darzustellende 3D-Modell von virtuellen Lichtquellen beleuchtet und die in den einzelnen Punkten des Bildschirms auftreffende Lichtintensität bestimmt.

Beleuchtungsmodelle (engl.: illumination models) liefern approximative mathematisch-physikalische Beschreibungen der Licht-Materie-Interaktion an einem Punkt des 3D-Modells (Watt und Watt 1992). Durch ihre Anwendung wird in Abhängigkeit von der Objektgeometrie, den Beleuchtungsquellen und -verhältnissen sowie von Materialeigenschaften des Objektes die auf den Bildschirm auftreffende Lichtintensität ermittelt.

Schattierungsmodelle (engl.: shading models) werden für die Anwendung eines Beleuchtungsmodells auf beliebige Punkte eines 3D-Modells benötigt. Die nachfolgend vorgestellten Modelle der konstanten Schattierung sowie der Gouraud- und Phong-Schattierung sind auf die 3D-Visualisierung von Oberflächenmodellen abgestimmt, während das Phong'sche Beleuchtungsmodell sowohl bei polygon- als auch voxelbasierten 3D-Visualisierungstechniken Anwendung findet. Darstellungen weiterer Beleuchtungs- und Schattierungsmodelle finden sich in (Foley, Dam et al. 1990) und (Watt 1993).

9.3.5.1 Phong'sches Beleuchtungsmodell

Das Phong'sche Beleuchtungsmodell ist ein Modell zur Simulation natürlicher Streuungs- und Reflexionseffekte in rechnergestützt generierten 3D-Szenen (Phong 1975). Es beschreibt die Wechselwirkung zwischen dem eingestrahlten Licht und dem Objekt als additive Überlagerung von ambientem sowie diffus und spiegelnd reflektiertem Licht. Die sich in einem Punkt durch die simulierten Streuungen und Reflexionen ergebende Lichtintensität I ist nach dem Phong'schen Beleuchtungsmodell gegeben durch:

$$I = \underbrace{k_a\, I_a}_{\text{Ambientes Licht}} + \underbrace{f_{att}\, k_d\, I_L \cos\Theta}_{\text{Diffuses Streulicht}} + \underbrace{f_{att}\, I_L\, W(\Theta) \cos^n \alpha}_{\text{Spiegelnd reflektiertes Licht}} \tag{9.11}$$

mit $0° \leq \Theta \leq 90°$, $0° \leq \alpha \leq 90°$ und $k_a, k_d \in [0,1]$.

Ambient reflektiertes Licht entsteht in natürlichen Szenen durch sich überlagernde Vielfachreflexionen, wodurch eine Grundhelligkeit im Bild erzeugt wird. Die Intensität des ambienten Lichtes I_a ist konstant für alle Objekte der 3D-Szene.

Diffus reflektiertes Licht wird bei Lichtreflexion an ideal matten Oberflächen erzeugt, die durch das Lambert'sche Reflexionsgesetz bzw. das Lambert'sche Beleuchtungsmodell beschrieben wird. Die Intensität des diffusen Streulichtes hängt von der Intensität I_L der Lichtquelle sowie dem Winkel $\Theta \in [0,90°]$ zwischen dem Richtungsvektor L der Lichtquelle und dem Oberflächennormalenvektor N ab (Abb. 9.24). Die relative Stärke der ambienten und diffus reflektierten Intensitätsanteile wird über die objektspezifischen Koeffizienten $k_a, k_d \in [0,1]$ gesteuert. Der Abschwächungsfaktor f_{att} (engl.: attenuation factor) beschreibt die Abschwächung des reflektierten Lichtes. Er wird häufig proportional zum Abstand zwischen der Lichtquelle und der Objektoberfläche gewählt (Foley, Dam et al. 1990). Das Lambert'sche Beleuchtungsmodell wird in Kap. 10.3.2 zur Visualisierung von (matten) Hautoberflächenprofilen beispielhaft eingesetzt.

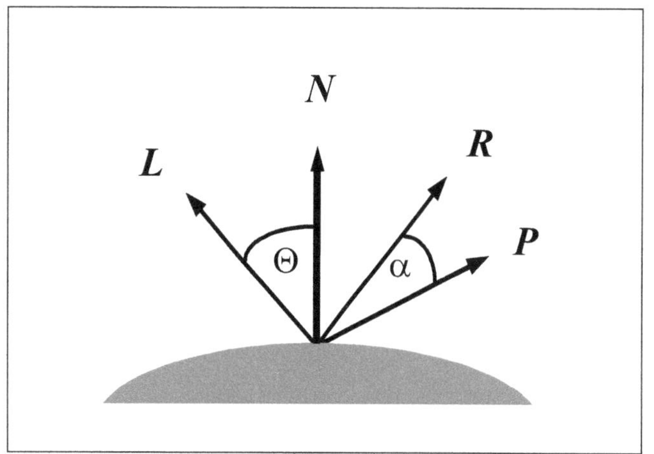

Abb. 9.24: Schematische Darstellung zum Phong'schen Beleuchtungsmodell: Vektor L beschreibt die Richtung der Lichtquelle, N die Oberflächennormale, R den Richtungsvektor der idealen Reflexion und P gibt die Richtung zu dem betrachteten Pixel p des virtuellen Bildschirms an.

Die gerichtete bzw. spiegelnde Reflexion des Lichtes (engl.: specular reflected light) an nicht-ideal spiegelnden Oberflächen wird nach Phong approximativ durch den dritten Term in Gl. 9.11 beschrieben. Die Intensität des spiegelnd reflektierten Lichtes ist direkt proportional zur Intensität I_L der Lichtquelle und dem Term $\cos^n \alpha$, durch den die Intensitätsverteilung (Abb. 9.25) und somit die Größe von Glanzpunkten in den 3D-Bildern beeinflusst wird. Maximale spiegelnde Reflexion tritt auf, falls $\alpha = 0$ ist. Der Term $\cos^n \alpha$ beschreibt den Abfall der Intensität um die Richtung der idealen Reflexion R, wobei der Exponent n eine objektspezifische Materialkonstante ist. $W(\Theta)$ gibt das in Abhängigkeit vom Winkel Θ variierbare Gewicht der spiegelnd reflektierten Lichtkomponente an. In der Anwendung wird $W(\Theta)$ häufig für alle Winkel $\Theta \in [0,90°]$ konstant gehalten, so dass $k_s := W(\Theta)$ ist.

Die resultierende Intensität I gibt die durch Streuung und Reflexion im Punkt p des virtuellen Bildschirms auftreffende Lichtintensität an, der nach dem Rendering die generierte 3D-Ansicht beinhaltet.

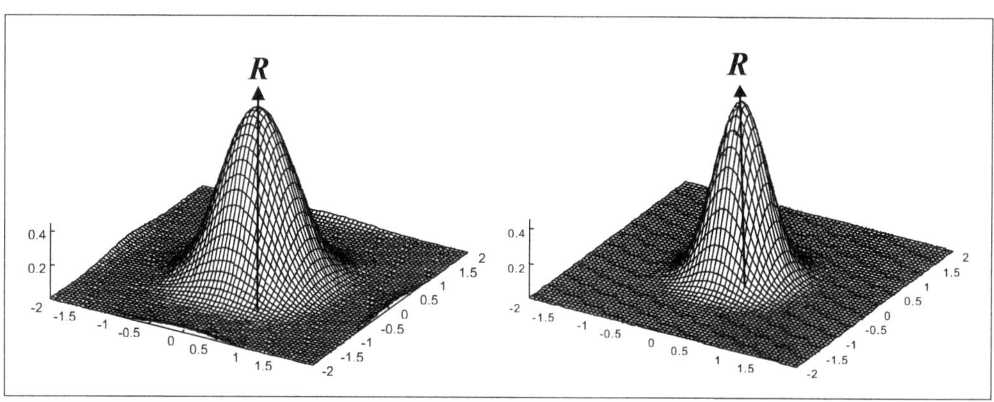

Abb. 9.25: Darstellung der durch den Term $\cos^n \alpha$ erzeugten Intensitätsverteilung des spiegelnd reflektierten Lichtes im Phong'schen Beleuchtungsmodell mit der Richtung der idealen Reflexion R als Zentrum bei $n = 4$ (links) und $n = 8$ (rechts).

Zur Berechnung einer 3D-Ansicht einer virtuellen Körpers unter Einsatz des Phong'schen Beleuchtungsmodells muss insbesondere der *Normalenvektor* für jeden betrachteten Punkt der Objektoberfläche bekannt sein. Bei der Verwendung von 3D-Oberflächenmodellen ist der Normalenvektor für jedes Dreieck direkt aus den Punktkoordinaten der Eckpunkte berechenbar. Bei der 3D-Visualisierung voxelbasiert repräsentierter Objekte kann der Normalenvektor nach der Grauwertgradienten-Methode (Kap. 9.3.6.4) aus den Voxeldaten geschätzt werden.

Bei *Einsatz mehrerer (virtueller) Lichtquellen* überlagert sich ihre Strahlung ungestört, so dass sich die auf die einzelnen Quellen zurückgehenden Lichtintensitäten im Punkt p des virtuellen Bildschirms addieren.

Für die Verwendung des Phong'schen Beleuchtungsmodells bei der *Generierung farbiger 3D-Ansichten* kann Gl. 9.11 wie folgt verallgemeinert werden:

$$I(\lambda) = \underbrace{k_a \, I_a(\lambda) \, O_d(\lambda_i)}_{Ambientes\ Licht}$$
$$+ \underbrace{f_{att} \, k_d \, O_d(\lambda_i) \, I_L(\lambda) \, \cos\Theta}_{Diffuses\ Streulicht} \tag{9.12}$$
$$+ \underbrace{f_{att} \, I_L(\lambda) \, O_s(\lambda_i) \, W(\Theta) \, \cos^n \alpha}_{Spiegelnd\ reflektiertes\ Licht}$$

mit $0° \leq \Theta \leq 90°$, $0° \leq \alpha \leq 90°$ und $k_a, k_d \in [0,1]$.

Hierbei wird farbiges Licht der Wellenlänge λ eingestrahlt, das auf unterschiedlich eingefärbte Objekte treffen kann. Die Farbe eines Objektes i wird in Gl. 9.12 durch die Wellenlänge λ_i beschrieben. In der Implementierung wird eine Farbe häufig durch einen (R,G,B)-Vektor repräsentiert, wodurch sich drei Intensitätsgleichungen mit der in Gl. 9.12 beschriebenen Struktur ergeben. Die beiden objektspezifischen Materialkonstanten $O_d(\lambda_i)$ und $O_s(\lambda_i)$ beeinflussen, wie stark Objekt i das eingestrahlte Licht der Wellenlänge λ diffus bzw. spiegelnd reflektiert.

9.3.5.2 Schattierung

Die konstante Schattierung wird wie die Gouraud- und Phong-Schattierung für die 3D-Darstellung oberflächenbasierter 3D-Modelle eingesetzt, die durch die Aneinanderreihung von Dreiecken gebildet werden können (Kap. 9.3.4). In den Dreiecksnetzen ist jedem Dreieck ein Normalenvektor zugeordnet, der senkrecht zu der von den Eckpunkten des Dreiecks aufgespannten Ebene steht.

9.3.5.2.1 Konstante Schattierung

Bei der Methode der konstanten Schattierung (engl.: flat shading) wird unter Verwendung des Beleuchtungsmodells für jeden Normalenvektor eine Intensität berechnet, die nachfolgend der gesamten Dreiecksfläche zugeordnet wird. Durch diese einfache Schattierungsmethode werden zumeist kantig wirkende 3D-Darstellungen erzeugt, die die Struktur der Drahtgittermodelle direkt widerspiegeln (Abb. 9.26, oben). Der Effekt ist umso weniger sichtbar, je kleiner die einzelnen Dreiecksoberflächen sind. Die Verkleinerung der Dreiecksoberflächen führt jedoch zu einer großen Dreieckszahl, die auch bei Benutzung leistungsfähiger Grafikrechner häufig eine nicht mehr akzeptable Erhöhung der Laufzeit und des Speicherbedarfs bei der Erzeugung von 3D-Ansichten virtueller Körper hervorruft.

Da biologische Strukturen zumeist keine sprunghaften, eckigen Veränderungen aufweisen, wird in der medizinischen Anwendung eine Darstellung von glatten Objektoberflächen angestrebt. Hierdurch wird der Einsatz der nachfolgend vorgestellten Schattierungsverfahren nach Gouraud und Phong motiviert, die eine geglättete Darstellung der Objektoberflächen auch bei einer stark limitierten Anzahl von Dreiecken im 3D-Modell ermöglichen.

9.3.5.2.2 Gouraud-Schattierung

Die Gouraud-Schattierung (engl.: Gouraud shading) ist ein effizientes Schattierungsverfahren zur 3D-Darstellung virtueller Körper mit glatt wirkenden Objektoberflächen (Gouraud 1971). Zur Berechnung der Intensität wird das Beleuchtungsmodell nach Phong (Gl. 9.11) in der Regel auf seine ambienten und diffusen Lichtanteile beschränkt, da die Form der durch das spiegelnd reflektierte Licht erzeugten Glanzpunkte hier stark von der Struktur der Dreiecksoberfläche abhängt (Watt 1993).

Methode: Bei der Gouraud-Schattierung werden in einem ersten Schritt die Intensitäten an den Eckpunkten des betrachteten Dreiecks ermittelt. Hierzu wird der Normalenvektor eines Eckpunktes als Mittelwertvektor der Normalenvektoren aller Dreiecke berechnet, die sich in dem Eckpunkt berühren. Die Lichtintensitäten im Inneren des Dreiecks werden dann in einem zweiten Schritt aus den Intensitäten der Dreieckeckpunkte durch bilineare Interpolation (Kap. 9.1.4) berechnet. Dies entspricht der Durchführung einer Glättung der Intensitätsübergänge innerhalb und zwischen den Dreiecken. Entsprechend wirken die so dargestellten 3D-Oberflächen glatt und die zugrunde liegende Dreiecksstruktur des Oberflächenmodells ist nicht mehr erkennbar (Abb. 9.26, unten links).

9.3.5.2.3 Phong-Schattierung

Bei der Phong-Schattierung (engl.: Phong shading, auch Phong interpolation genannt) wird als zentraler Schritt für jeden Punkt eines Dreiecks eine Oberflächennormale durch bilineare Interpolation der Normalenvektoren der Dreieckeckpunkte berechnet (Phong 1975).

Methode: Wie bei der Gouraud-Schattierung wird zunächst der Normalenvektor eines jeden Eckpunktes als Mittelwertvektor der Normalenvektoren aller Dreiecke bestimmt, die sich in dem Eckpunkt berühren. Nachdem die Normalenvektoren für alle Punkte des Dreiecks interpoliert wurden, wird die Intensität des Lichtes unter Verwendung des Phong'schen Beleuchtungsmodells und der interpolierten Normalenvektoren punktweise berechnet.

Im Vergleich zur Gouraud-Schattierung ist die Berechnung der Phong-Schattierung aufwendiger, da die Interpolation der Normalenvektoren in drei Raumdimensionen durchgeführt werden muss, während bei der Gouraud-Schattierung nur die (skalaren) Lichtintensitäten interpoliert werden. Vorteilhaft an der Phong-Schattierung ist insbesondere, dass sie die Darstellung von Glanzpunkten an den Objektoberflächen ermöglicht, die durch spiegelnd reflektierte Lichtanteile (Gl. 9.11) hervorgerufen werden (Abb. 9.26, unten rechts). Glanzpunkte sind jedoch in der medizinischen Anwendung in der Regel von untergeordneter Bedeutung, wodurch insbesondere in Anwendungen mit Echtzeitanforderungen, wie z.B. bei der computergestützten 3D-

Operationsplanung, aufgrund des geringeren Berechnungsaufwandes die Gouraud-Schattierung
bevorzugt verwendet wird.

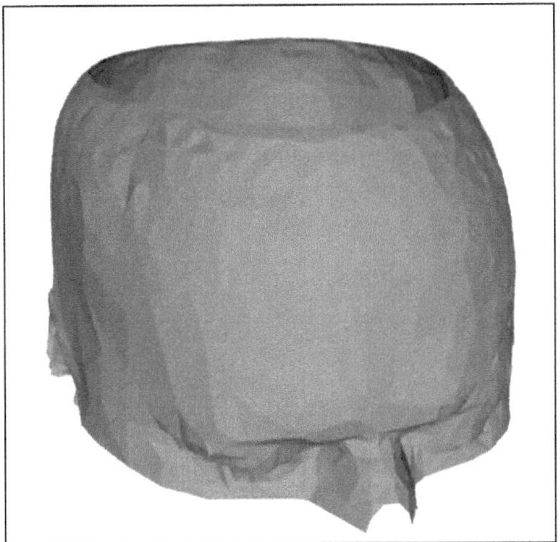

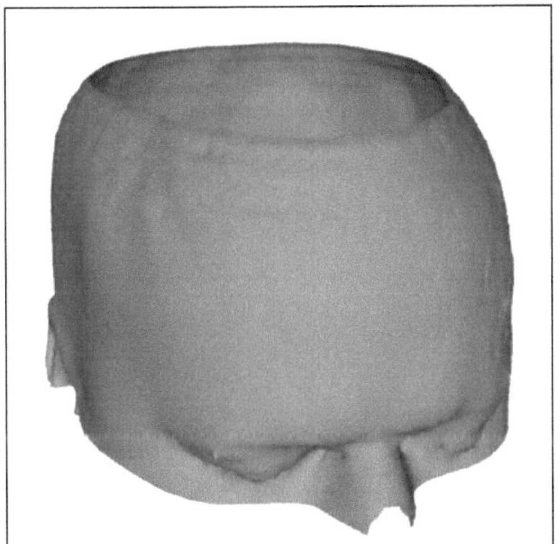
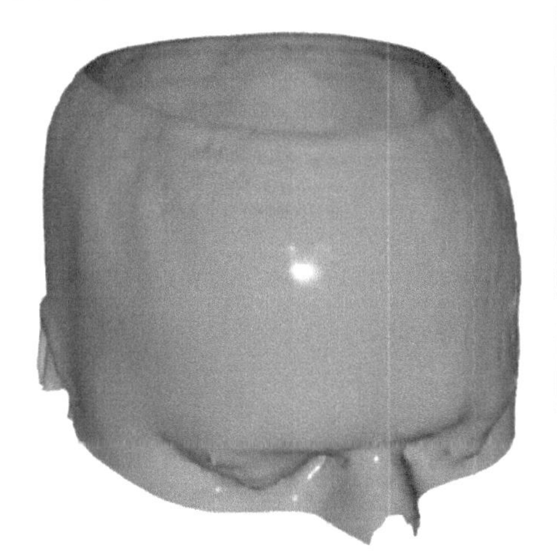

Abb. 9.26: Konstante Schattierung (oben), Gouraud-Schattierung (unten links) und Phong-Schattierung
(unten rechts) der Hautoberfläche einer dreidimensionalen MR-Bildfolge.

9.3.5.3 Transparenz

In der medizinischen Anwendung ermöglicht die transparente Darstellung von 3D-Objekten die Visualisierung innerer Strukturen im Kontext umliegender Gewebe und Organe. So kann beispielsweise zur Unterstützung der Operationsplanung die räumliche Lage eines Knochentumors im Knochen (Abb. 10.26) oder aber die von außen sichtbare Hautoberfläche in Kombination mit den Knochen des Patienten dargestellt werden (Abb. 9.27).

Eine einfache Methode zur Darstellung transparenter Strukturen bildet das *Verfahren der interpolierten Transparenz* (engl.: interpolated transparency). Die auf dem Bildschirm dargestellte Intensität I_λ zweier ineinander verschachtelter 3D-Objekte mit unterschiedlichen Farben der Wellenlängen λ_{innen} und $\lambda_{außen}$ ist hier gegeben als

$$I(\lambda) = (1 - k_{t_{außen}})I(\lambda_{außen}) + k_{t_{außen}}I(\lambda_{innen}) \tag{9.13}$$

Hierbei bezeichnet $k_{t_{außen}} \in [0,1]$ den objektspezifischen Transmissionskoeffizienten des äußeren 3D-Objektes, der die Durchlässigkeit des Objektes beschreibt. Der Term $1 - k_{t_{außen}}$ wird als Undurchsichtigkeit (engl.: opacity) bezeichnet. Transparente Darstellungen der menschlichen Knochen und der umliegenden Haut in der Bauchregion sind in Abb. 9.27 für unterschiedliche Transmissionskoeffizienten der Haut zu sehen.

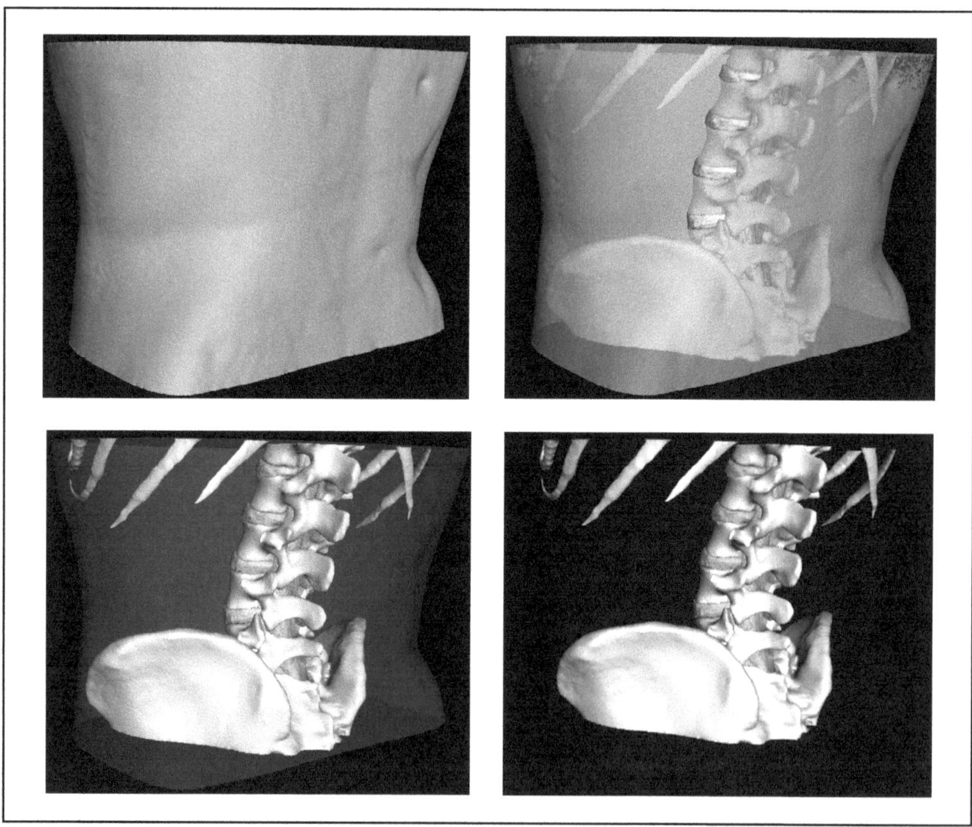

Abb. 9.27: Transparente 3D-Darstellungen der Haut mit Transmissionskoeffizienten *1* (oben links), *0,75* (oben rechts), *0,5* (unten links) und *0* (unten rechts) zur simultanen Darstellung von Haut und Knochen.

9.3.6 Direktes Volumenrendering

Direktes Volumenrendering (engl.: direct volume rendering) wird in der Medizin für die 3D-Darstellung voxelorientiert repräsentierter Bildstrukturen in 3D-Bildfolgen eingesetzt. In Abgrenzung zu den indirekten Volumenrenderingmethoden, bei denen aus den Volumendaten zunächst Zwischenrepäsentationen, wie z.B. Drahtgittermodelle, der darzustellenden Objekte gewonnen werden (vgl. Kap. 9.3.4), werden beim direkten Volumenrendering 3D-Visualisierungen direkt aus dem Volumendatensatz generiert. In dem hier verwendeten *Voxelmodell* werden die Voxel des Volumendatensatzes geometrisch durch Quader repräsentiert (Abb. 9.28). Direkte Volumenrenderingverfahren, nachfolgend kurz als Volumenrenderingverfahren bezeichnet, sind daher spezifisch auf die voxelorientierte Struktur tomographischer Bilddaten abgestimmt. Sie können auf segmentierte und nicht-segmentierte Volumendaten angewandt werden. Bei den nachfolgend vorgestellten Volumenrenderingmethoden werden Ray-Tracing-Verfahren in Kombination mit optischen Modellen zur Generierung von 3D-Ansichten der Volumendatensätze eingesetzt (Blinn 1982, Levoy 1988).

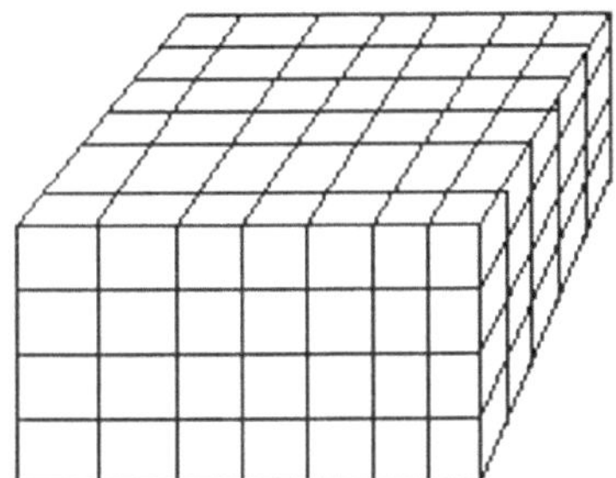

Abb. 9.28: Schematische Darstellung des Voxelmodells.

9.3.6.1 Ray Tracing und optische Modelle

Ziel des Ray Tracings (dt.: Strahlverfolgung) ist es, die räumliche Struktur der voxelorientiert repräsentierten 3D-Bilddaten auf dem 2-dimensionalen Bildschirm darzustellen. Die auf dem Bildschirm zu generierende 3D-Ansicht wird in einer 2D-Bildmatrix repräsentiert, die als *virtuelle Bildebene* (engl.: view plane) bezeichnet wird. Beim *Ray Tracing* (Blinn 1982, Kajiya 1986) werden ausgehend von den Punkten der Bildebene Strahlen (engl.: rays) in Betrachtungsrichtung verfolgt (Abb. 9.29 und Abb. 9.30). Bei der Strahlverfolgung werden die entlang des Strahls auftretenden Werte der Bildfunktion äquidistant abgetastet. Wird die diskrete Bildfunktion an Positionen abgetastet, für die in den Originalbilddaten keine Werte vorhanden sind, so werden diese Zwischenwerte interpoliert (vgl. Kap. 9.1.4) (Sampling).

Verschiedene Varianten des Ray Tracings, die zur 3D-Visualisierung nicht-segmentierter medizinischer Volumendaten geeignet sind, werden in den nachfolgenden Kapiteln vorgestellt. Demgegenüber ermöglicht das in Kap. 9.3.6.7 beschriebene Verfahren des voxelbasierten Oberflächenrenderings die hochqualitative 3D-Visualisierung von segmentierten Bildobjekten im Voxelmodell. Darüber hinaus können Ray-Tracing-Algorithmen insbesondere auch zur Darstellung diffuser, wolkenartiger Strukturen in Volumendaten genutzt werden (Blinn 1982). In (Meinzer, Meetz et al. 1991) wurde diese Methode für die Volumenvisualisierung medizinischer Bilddaten adaptiert und erweitert, wodurch die 3D-Visualisierung diffuser, nicht klar abgrenzbarer Bildstrukturen (z.B. Haare) möglich wurde.

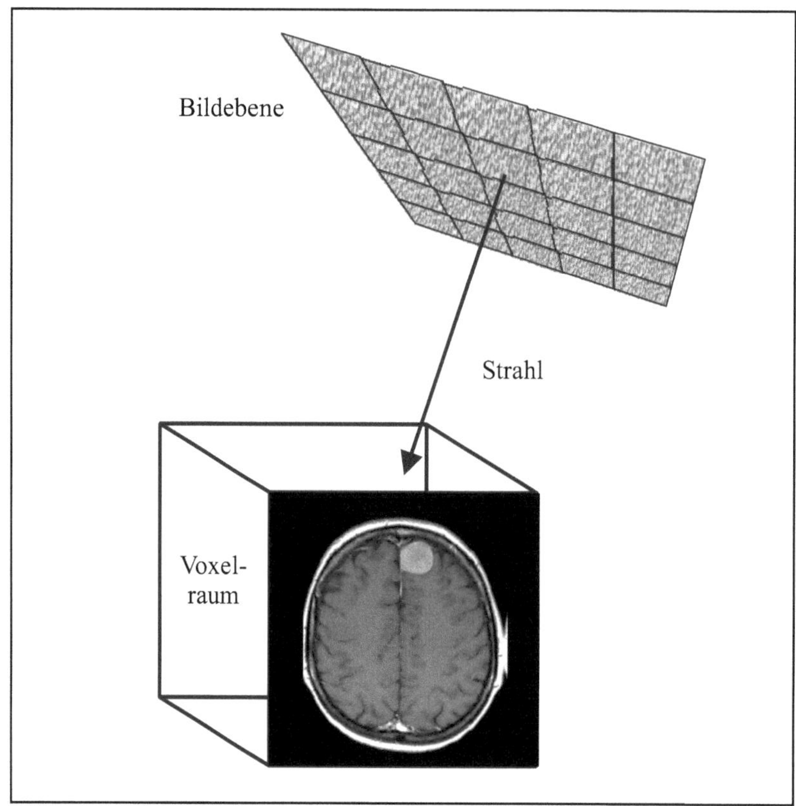

Abb. 9.29: Illustration der Ray-Tracing-Methode. Für jeden Punkt der virtuellen Bildebene wird ein Strahl durch den Volumendatensatz verfolgt.

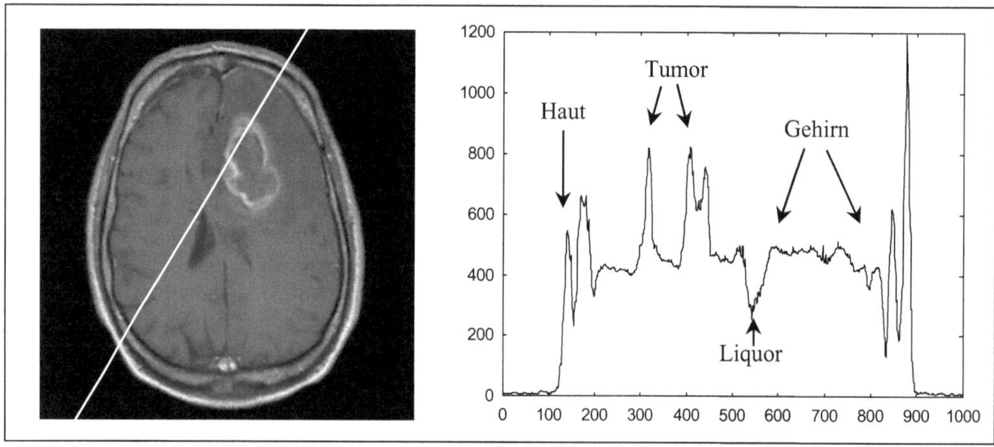

Abb. 9.30: Strahlabtastung beim Ray-Tracing-Verfahren. Links ist der in einem MR-Datensatz verfolgte Strahl zu sehen. Rechts sind die entlang des Strahls auftretenden MR-Signalwerte als Profil dargestellt, in dem die Peaks der Berandungen ausgewählter, vom Strahl abgetasteter Bildstrukturen markiert sind.

Ray Casting ist eine vereinfachte und beschleunigte Form des Ray Tracings. Treffen Strahlen auf eine Objektoberfläche, so werden beim Ray Tracing die gebrochenen und reflektierten Strahlen weiterverfolgt. Diese Vorgehensweise wird bei erneutem Auftreffen der weiterverfolgten Strahlen auf ein Objekt weitergeführt. Demgegenüber ist beim Ray Casting die Abtastung des Strahls mit dem Aufeinandertreffen von Objekt und Strahl beendet. Es wird also auf eine Weiterverfolgung der reflektierten und gebrochenen Strahlen verzichtet und eine deutliche Beschleunigung der Berechnung erzielt, ohne dass sich für die medizinische Anwendung wesentliche Qualitätsverluste ergeben.

Das *optische Modell* beschreibt, wie das Bildvolumen während der Strahlverfolgung mit dem (virtuell) eingestrahlten Licht interagiert. Grundsätzlich sind bei der Interaktion des Lichtes mit Materie Emissions-, Absorptions-, Brechungs-, Reflexions- und Streuungseffekte zu unterscheiden. In dem nachfolgend beschriebenen optischen Standardmodell für das direkte Volumenrendering (Blinn 1982, Sabella 1988, Max 1995) wird zur Reduktion des Berechnungsaufwandes vereinfachend nur die Lichtemission und -absorption modelliert. Hierbei werden die Voxel als Lichtquellen aufgefasst, die Licht emittieren, während sie zugleich bei der Durchdringung des Volumendatensatzes Licht absorbieren. Dieses Modell wird daher auch Dichte-Emitter-Modell (engl.: density emitter model) genannt (Sabella 1988). Weiterführende Beschreibungen optischer Modelle finden sich in (Max 1995).

9.3.6.2 Volumenrenderingintegral

Das Volumenrenderingintegral basiert auf dem Dichte-Emitter-Modell (Sabella 1988), bei dem die Voxel Licht ausstrahlen und absorbieren (Blinn 1982, Max 1995). Das Volumenrenderingintegral wird während des Ray Tracings entlang eines Strahls ausgewertet und beschreibt, wie beim direkten Volumenrendering der Farbwert C in einem Punkt p der virtuellen Bildebene (engl.: view plane) berechnet wird:

$$C = \int_{0}^{S} \underbrace{c(f(x(s)))}_{\substack{\text{Emittierte} \\ \text{Farbe}}} \cdot \underbrace{\exp\left(-\int_{0}^{s} \tau(f(x(t)))dt\right)}_{\text{Kumulative Absorption}} ds \qquad (9.14)$$

In dem Linienintegral wird durch $x(s) \in \mathbb{R}^3$ die aktuelle Position entlang des Strahls bezeichnet, wobei der Eintrittspunkt des Strahls in das Bildvolumen durch $s = 0$ beschrieben ist.

- Die Funktion $c(f(x(s)))$ gibt den an der Strahlposition $x(s)$ *emittierten Farbwert* an, der von dem dort auftretenden Bildfunktionswert $f(x(s))$ abhängig ist.

- Durch die *kumulative Absorption* $\exp\left(-\int_{0}^{s} \tau(f(x(t)))dt\right) \in \mathbb{R}$ wird die Absorption beschrieben, die der Strahl auf seinem Weg zum Punkt $x(s)$ erfahren hat. Sie bildet im Volumenrenderingintegral eine *ortsabhängige Gewichtung des berechneten Farbwertes,* bei der $\tau(f(x(t)))$ zu jedem Bildfunktionswert $f(x(t))$ den Absorptionskoeffizienten der Lichtabsorption an der Position $x(t)$ angibt.

Um einen Farbwert C für einen Bildpunkt der virtuellen Bildebene zu berechnen, werden die emittierten Farben entlang des Strahls bis zu einem vorgegebenen Distanzwert S integriert.

Bei der in Gl. 9.14 verwendeten Beschreibung wird das betrachtete Bildvolumen als kontinuierlich angenommen. In der Praxis liegen jedoch diskrete Bildvolumina vor. In der diskreten Situation vereinfachen sich die Integraloperationen im Volumenrendering-Integral zu Summationen und es ergibt sich die folgende diskrete Approximation des Volumenrenderingintegrals:

$$C' = \sum_{i=0}^{n} c(f(x(i \cdot d))) \cdot \exp\left(\sum_{j=0}^{i-1} -\tau(f(x(j \cdot d))) \cdot d \right)$$

$$= \sum_{i=0}^{n} c(f_i) \cdot \prod_{j=0}^{i-1} \exp(-\tau(f_j) \cdot d). \tag{9.15}$$

Hierbei wird der Strahl im äquidistanten Abstand d abgetastet, so dass $f_i = f(x(i \cdot d))$ und $c(f_i)$ den (R,G,B)-Farbwert der emittierten Farbe an der i-ten Abtastposition $x(i \cdot d)$ angibt.

Die durch Lichtabsorption hervorgerufene *lokale Undurchsichtigkeit* bzw. Opazität des Voxels an der Stelle $x(j \cdot d)$ wird durch den *Opazitätswert* (engl.: opacity value)

$$\alpha_j = 1 - \exp(-\tau(f_j) \cdot d) \in [0,1] \tag{9.16}$$

beschrieben. Durch Einsetzen in Gl. 9.16 ergibt sich:

$$C' = \sum_{i=0}^{n} c(f_i) \prod_{j=0}^{i-1} (1 - \alpha_j) \tag{9.17}$$

9.3.6.3 Auswertung des Volumenrenderingintegrals

Ray Tracing kann als Methode zur numerischen Auswertung des Volumenrenderingintegrals interpretiert werden. Bei der Auswertung werden drei wesentliche Schritte durchlaufen:

1. *Sampling*: Bei der Strahlabtastung sollte der Abstand d zwischen den Samplingpunkten höchstens halb so groß wie die Bildauflösung gewählt werden. Trifft man bei der Abtastung des Strahls auf einen Punkt $x(i \cdot d)$, der nicht auf dem originären Bildgitter liegt, so wird zur Approximation des Bildfunktionswertes $f_i = f(x(i \cdot d))$ eine Interpolation durchgeführt. Hier werden in der Regel trilineare Interpolationsverfahren (Kap. 9.1.4) eingesetzt, die effizient umgesetzt werden können. Prinzipiell ist auch der Einsatz aufwendigerer Interpolationsverfahren wie z.B. der B-Spline-Interpolation möglich, die in der Regel zu glatteren 3D-Visualisierungen, jedoch auch zu signifikant erhöhten Laufzeiten führen.

2. *Klassifikation durch Transferfunktionen und Beleuchtung*: Sind die Position und der Bildfunktionswert des Samplingpunktes bestimmt, so muss sein Beitrag zum Farbwert C' des verfolgten Strahls ermittelt werden. Dies erfolgt durch die Klassifikation des Voxels mithilfe von Transferfunktionen. Darüber hinaus können optional Beleuchtungs- und Schattierungsverfahren eingesetzt werden, um den dreidimensionalen Eindruck in der erzeugten 3D-Ansicht zu verbessern.

Die Klassifikation und Zuordnung von Farb- und Opazitätswerten wird durch Anwendung der diskreten Transferfunktionen

$$TF_C : [0,\ldots,k] \to \begin{pmatrix} R \\ G \\ B \end{pmatrix} \tag{9.18}$$

$$TF_{Op} = [0,\ldots,k] \to \alpha \tag{9.19}$$

mit $\alpha \in [0,1]$ umgesetzt. Hierbei sind die Bildfunktionswerte und die R,G,B-Farbwerte diskretisiert repräsentiert, so dass $f_i = f(\boldsymbol{x}(i \cdot d)) \in [0,\ldots,k]$ und $0 \leq R,G,B \leq 255$ ist. Für die effiziente Berechnung der beiden Transferfunktionen werden Tabellen, so genannte *Look-Up-Tables,* verwendet, in denen über die Bildfunktionswerte f_i direkt auf die zugeordneten Farb- und Opazitätswerte zugegriffen werden kann.

Ergänzend können Beleuchtungs- und Schattierungsverfahren (vgl. Kap. 9.3.5) eingesetzt werden, um einen verbesserten räumlichen Eindruck zu erhalten. Diese erfordern jedoch die Approximation von Normalenvektoren, die aus den Bildgradientenvektoren geschätzt werden können. Methoden zur Schätzung der Normalenvektoren in voxelbasierten Bildvolumina werden in Kap. 9.3.6.4 näher beschrieben.

3. *Compositing*: Mit *Compositing* oder *Alpha-Blending* wird die nachfolgend vorgestellte numerische Berechnung des diskreten Volumenrenderingintegrals bezeichnet, durch die die gewichteten Farbwerte iterativ entlang des Strahls akkumuliert werden. Man unterscheidet bei der Traversierung die *Back-to-Front-Reihenfolge* vom Volumenende zur virtuellen Bildebene und die *Front-to-Back-Reihenfolge* von der virtuellen Bildebene zum Bildvolumen. In Abhängigkeit von der Traversierungsrichtung variiert das iterative Berechnungsschema zur Lösung des Volumenrenderingintegrals (Drebin et al. 1988, Watt 2002).

Bei der *Back-To-Front-Reihenfolge* seien die auf dem Strahl abgetasteten Positionen beginnend bei der virtuellen Bildebene von 0 bis n indexiert. Dann ergibt sich auf dem Weg vom Volumenende bis zur virtuellen Bildebene für die iterative Berechnung des Farbwertes C_0' des betrachteten Bildpunktes der Bildebene

$$\begin{aligned} C_n' &= 0 \\ C_i' &= c(f_i) + (1-\alpha) \cdot C_{i+1}' \qquad i = n-1,\ldots,0, \end{aligned} \tag{9.20}$$

wobei C_i' die resultierende akkumulierte Farbe, C_{i+1}' die akkumulierte Farbe des vorhergehend abgetasteten Voxels und α die Opazität des aktuell betrachteten Voxels angeben. Unter Verwendung der Transferfunktionen ergibt sich somit die Farbe als

$$\begin{aligned} C_n' &= 0 \\ C_i' &= TF_c(f_i) + (1 - TF_{Op}(f_i)) \cdot C_{i+1}' \qquad i = n-1,\ldots,0. \end{aligned} \tag{9.21}$$

Demgegenüber wird bei einer Traversierung des Strahls in der *Front-To-Back-Reihenfolge* von der virtuellen Bildebene zum Volumen das folgende Schema zur Berechnung der akkumulierten Farbe $C_n^{'}$ in der Bildebene angewandt:

$$C_0^{'} = 0 \quad \text{und} \quad \alpha_0^{'} = 0$$

$$\begin{aligned} C_i^{'} &= C_{i-1}^{'} + (1 - \alpha_{i-1}^{'}) \cdot c(f_i) \\ \alpha_i^{'} &= \alpha_{i-1}^{'} + (1 - \alpha_{i-1}^{'}) \cdot \alpha_i \end{aligned} \qquad i = 1,\ldots,n \qquad (9.22)$$

Zu beachten ist, dass bei der Front-To-Back-Abtastung des Strahls $C_{i-1}^{'}$ die akkumulierte Farbe des vorhergehend abgetasteten Voxels bezeichnet. Die neuen Werte für $C_i^{'}$ und $\alpha_i^{'}$ werden somit aus den Farb- und Opazitätswerten $c(f_i)$ und α_i an der aktuellen Position sowie den akkumulierten Farb- und Opazitätswerten $C_{i-1}^{'}$ und $\alpha_{i-1}^{'}$ der vorhergehenden Position berechnet. Auf dem Bildschirm wird abschließend das Startpixel des Strahls mit der Farbe $C_n^{'}$ eingefärbt.

Neben dem Ray-Tracing-Algorithmus können auch andere Methoden, wie z.B. der Shear-Weap-Algorithmus, zur Approximation des Volumenrenderingintergrals angewandt werden, bei dem keine Strahlen verfolgt, sondern das Bildvolumen schichtweise auf die Bildebene projiziert wird. Eine Darstellung dieser Methoden, die hier nicht näher betrachtet werden, ist in (Preim und Bartz 2007) zu finden.

Anwendung: Bei der Anwendung des direkten Volumenrenderings in der Medizin werden als Farbtransferfunktionen häufig vereinfachend Abbildungen auf Grauwerte verwendet, für die gilt: $R = G = B$. Hierdurch werden dreidimensionale Grauwertvisualisierungen generiert, bei denen Bildobjekte mit ähnlich Grauwerten wie bei der 2D-Darstellung mittels Fensterungstechnik (Kap. 9.1.1) visualisiert werden. Aus dieser Sicht kann das direkte Volumenrendering als eine *verallgemeinerte Fensterungstechnik* für 3D-Bilddatensätzen aufgefasst werden. Die Möglichkeiten der Volumenvisualisierung eines räumlichen Bilddatensatzes unter Verwendung verschiedener Transferfunktionen werden in Abb. 9.31 illustriert.

Die Aussagekraft der erhaltenen 3D-Visualisierungen hängt stets stark von den gewählten Transferfunktionen ab. In der Praxis ist die *Definition geeigneter Transferfunktionen* oftmals schwierig und kann häufig nur unter Verwendung der Trial-and-Error-Strategie interaktiv vorgenommen werden.

Die *Laufzeitkomplexität* der Ray-Tracing-basierten Volumenrenderingalgorithmen ist von der Anzahl der Voxel im Volumendatensatz, die die Länge und Dichte des Samplings beeinflusst, sowie von der Anzahl der in der Bildebene darzustellenden Bildpunkte abhängig, die die Anzahl der zu verfolgenden Strahlen determiniert.

Erweiterung: Sollen verschiedene Bildinformationen in die Berechnung der optischen Eigenschaften wie der Farbe einfließen, können *mehrdimensionale Transferfunktionen* verwendet werden. So können beispielsweise bei zweidimensionalen Transferfunktionen neben den originären Signalwerten in der zweiten Dimension die Bildgradientenbeträge eingebracht werden, um so auch Regionen ausgewählter Gradientenbeträge bei der Visualisierung selektiv herausheben oder harte und weiche Gewebeübergänge unterscheiden zu können.

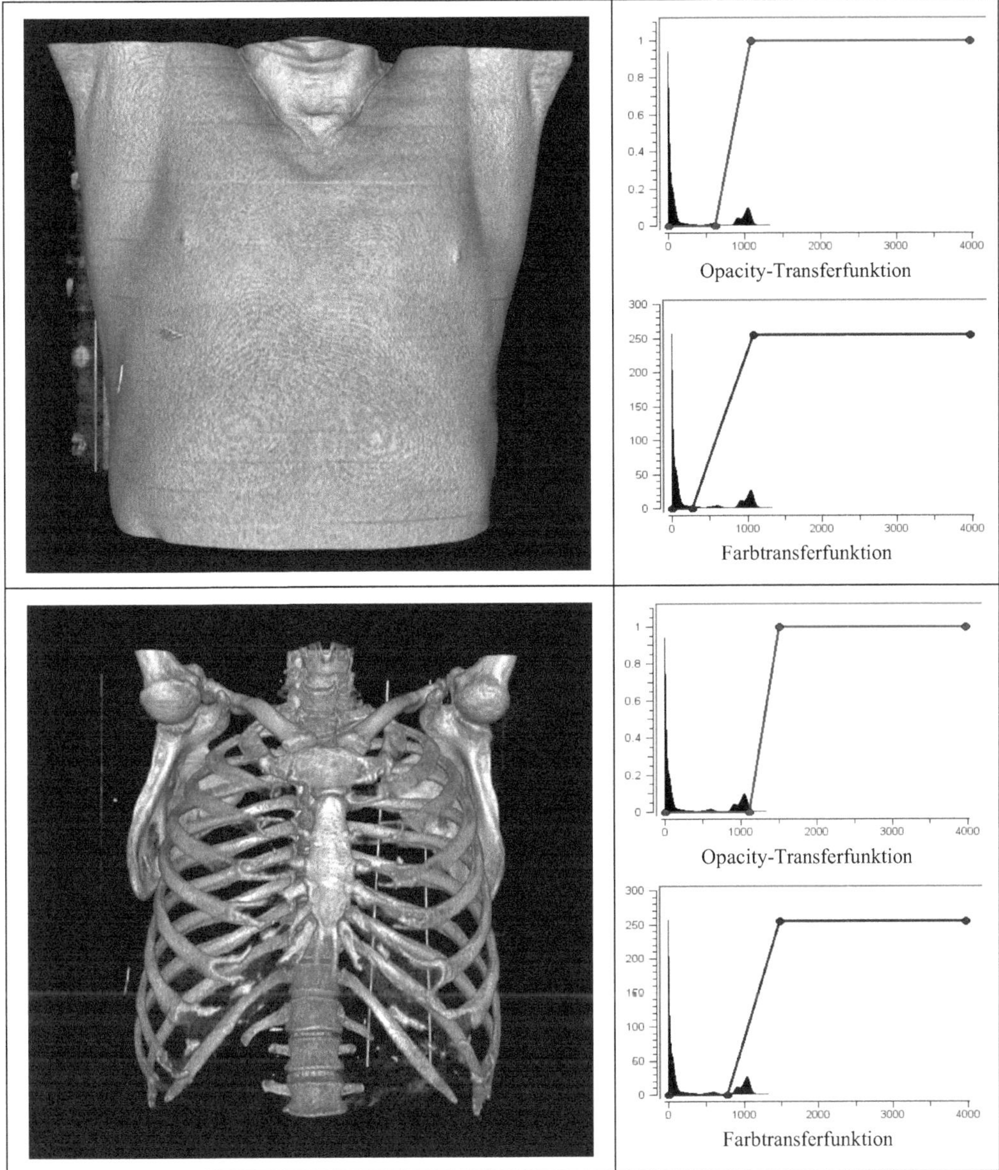

Abb. 9.31: Zwei Volumenvisualisierungen eines CT-Datensatzes mit den zugehörigen Opacity- (oben) und Farbtransferfunktionen (unten), die rechts neben den 3D-Darstellungen zu sehen sind. Zur Unterstützung bei der Wahl geeigneter Transferfunktionen wird neben den Transferfunktionen das Histogramm des CT-Volumendatensatzes in den Grafiken dargestellt.

9.3.6.4 Approximation der Normalen im Voxelmodell

Für die Anwendung von Beleuchtungs- und Schattierungsmodellen (Kap. 9.3.5) werden die Normalenvektoren N der Oberfläche der zu visualisierenden Struktur benötigt.

Bei der *oberflächenbasierten Objektrepräsentation* mit Dreiecksmodellen steht die Oberflächennormale eines Dreiecks jeweils senkrecht zur Dreiecksfläche und ist direkt aus den Koordinaten der Dreieckspunkte berechenbar. Die Normalenvektoren an den Eckpunkten der Dreiecke können sinnvoll als (gewichtete) Mittelwertvektoren der Normalen der hier angrenzenden Dreiecke definiert werden. Die so berechneten Normalenvektoren bilden die Grundlage für die Darstellung von Beleuchtungs- und Schattierungseffekten in einer oberflächenbasiert repräsentierten 3D-Szene (vgl. Kap. 9.3.5).

Demgegenüber fehlen *im nicht-segmentierten Voxelmodell* Informationen über Objektgrenzen und Oberflächen. Die Grundidee der nachfolgend vorgestellten Methoden zur Normalenberechnung im Voxelmodell besteht darin, den Oberflächennormalenvektor durch den 3D-Grauwertgradienten an dem betrachteten Punkt zu approximieren (vgl. Kap. 3.1.1.3). Diese Vorgehensweise wird dadurch motiviert, dass durch die an Gewebegrenzen auftretenden Partialvolumeneffekte die Grauwerte in der 3D-Nachbarschaft eines Oberflächenvoxels die relativen Anteile verschiedener Strukturen widerspiegeln. Daher ist der Grauwertgradientenvektor an Objektgrenzen, die sich durch einen hohen Gradientenbetrag auszeichnen, senkrecht zur (nicht explizit definierten) Objektoberfläche gerichtet.

Grauwertgradienten-Schattierung: Als einfache Standardmethode zur Approximation von Normalenvektoren im Voxelmodell hat sich die Grauwertgradientenschattierung (engl.: gray level gradient shading) etabliert (Höhne und Bernstein 1986). Bei der Grauwertgradienten-Schattierung wird der Normalenvektor eines Voxels basierend auf der Betrachtung seiner 6 direkten Nachbarn durch den 3D-Grauwertgradienten $grad(f(x,y,z)) = G(x,y,z) \in \mathbb{R}^3$ approximiert.

$$\begin{aligned} G_x(x,y,z) &= f(x+1,y,z) - f(x-1,y,z) \\ G_y(x,y,z) &= f(x,y+1,z) - f(x,y-1,z) \\ G_z(x,y,z) &= f(x,y,z+1) - f(x,y,z-1) \end{aligned} \qquad (9.23)$$

Dies entspricht der Berechnung des symmetrischen 3D-Differenzoperators (Kap. 3.1.1.3.1). Die Bezeichnung Grauwert ist hier in einem verallgemeinerten Sinne als Bildfunktionswert zu verstehen.

Grundsätzlich sind alle gradientenapproximierenden 3D-Kantenfilter (Kap. 3.1.1.3) wie z.B. der 3D-Differenzoperator, der 3D-Prewitt- oder 3D-Sobeloperator zur Approximation des 3D-Grauwertgradienten $grad(f(x,y,z)) = G(x,y,z)$ geeignet. Hierbei ergeben sich bei Verwendung der implizit glättenden 3D-Prewitt- und 3D-Sobel-Operatoren kontinuierliche Normalenvektorübergänge und daher geglättete 3D-Visualisierungen. Eine robustere Approximation des Grauwertgradienten kann zudem unter Berücksichtigung aller 26 Nachbarn des Voxels durchgeführt werden, was jedoch einen erhöhten Berechnungsaufwand nach sich zieht.

Die gesuchte Normale $N(x,y,z)$ ist durch den normalisierten Gradientenvektor gegeben:

$$N(x,y,z) = \frac{G(x,y,z)}{|G(x,y,z)|} \qquad (9.24)$$

9.3.6.5 Integralschattierung

Die Integralschattierung kann als Variante des direkten Volumenrenderings mit speziellem Compositing betrachtet werden. Sie wird ohne vorherige Segmentierung direkt auf voxelorientiert repräsentierten Originalbilddaten angewendet.

Bei der Integralschattierung wird der von einem Punkt der Bildebene ausgehende Strahl durch das gesamte Volumen der 3D-Bildfolge verfolgt und die Funktionswerte f_i entlang des Strahls diskret abgetastet. Der dargestellte Farbwert C' ergibt als Mittelwert der $n+1$ Transferfunktionswerte der auf dem Strahl liegenden Bildfunktionswerten f_i wie folgt:

$$C' = \frac{1}{n+1} \sum_{i=0}^{n} TF_C(f_i) \tag{9.25}$$

Anwendung: Bei der Anwendung der Integralschattierung in der Medizin werden Grauwerte zur 3D-Visualisierung verwendet, so dass die Transferfunktion TF_C eine monoton steigende Abbildung zwischen den im Volumendatensatz repräsentierten Bildfunktionswerten f_i und den auf dem Bildschirm dargestellten Grauwerten beschreibt.

Eine Anwendung dieser Visualisierungstechnik findet sich in der Computertomographie, wo durch die Integralschattierung röntgenbildähnliche Projektionen aus einem CT-Datensatz erzeugt werden können (Abb. 9.32). Die Bilder werden daher als *Pseudo-Röntgenbilder* (engl.: pseudo X-ray) oder auch als *digital rekonstruierte Röntgenbilder* (Abk.: DRR) bezeichnet. Hierdurch kann die kombinierte Darstellung und Analyse von CT- und Röntgenbildinformationen ermöglicht werden. Pseudo-Röntgenbilder werden zudem in der Strahlentherapie generiert, um den zu bestrahlenden Körper aus Sicht der Strahlenquelle darzustellen.

Eigenschaften: Da bei der Integralschattierung auch die im Bildhintergrund auftretenden dunklen Bildpunkte akkumuliert werden, können Pseudo-Röntgenbilder in Abhängigkeit von der Größe dieser Bereiche mehr oder weniger stark abgedunkelt erscheinen. Dies kann verhindert werden, indem nur Bildpunkte entlang des Strahls akkumuliert werden, deren Bildfunktionswerte einen vorgegebenen Schwellwert überschreiten. Diese Erweiterung wird *schwellwertabhängiges Compositing* (engl.: threshold sensitive compositing) genannt.

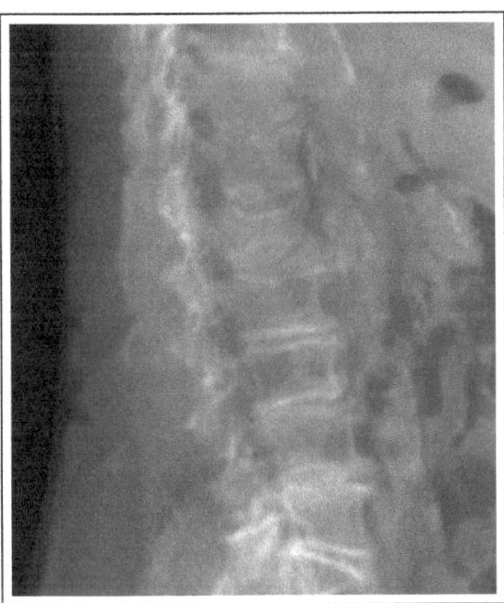

Abb. 9.32: Pseudo-Röntgenbild im Wirbelsäulenbereich, das durch Integralschattierung einer dreidimensionalen CT-Bildfolge generiert wurde.

9.3.6.6 Maximumsprojektion

Wie die Integralschattierung bildet die Maximumsprojektion (engl.: maximum intensity projection, Abk.: MIP) eine Variante des direkten Volumenrenderings mit speziellem Compositing (MIP Compositing), die ohne vorherige Segmentierung direkt auf den voxelorientiert repräsentierten Originalbilddaten arbeitet. Bei der Maximumsprojektion wird das Maximum $f_{\max}$ der auf dem Strahl liegenden Bildfunktionswerte für die Berechnung des Farbwertes C' in einem Punkt der virtuellen Bildebene ermittelt und es gilt:

$$C' = TF_C(f_{\max}) \quad \text{mit} \tag{9.26}$$

$$f_{\max} = \max\{f_0, \ldots, f_n\}$$

Eigenschaften: Bei der Anwendung der Maximumsprojektion in der Medizin werden in der Regel Grauwerte zur 3D-Visualisierung verwendet. Die Transferfunktion TF_c ist dann eine monoton steigende Abbildung zwischen den im Volumendatensatz repräsentierten Bildfunktionswerten und den auf dem Bildschirm dargestellten Grauwerten. Da bei der Maximumsprojektion das Maximum entlang des Strahls bestimmt wird, muss stets der gesamte Volumendatensatz traversiert werden. Mit der Maximumsprojektion werden die Bildstrukturen mit höchsten Bildfunktionswerten in der Projektion dargestellt. Nachteilig ist, dass in einer Maximumsprojektion keine Information über die Tiefe der Position des Voxels enthalten ist. Den Tiefeneindruck kann man in der Anwendung dadurch verbessern, dass man eine Sequenz von MIPs aus verschiedenen Winkeln generiert. Durch die schnelle Präsentation der so erhaltenen MIP-Bildfolge erhält der Betrachter eine Bewegtbildfolge mit rotierenden 3D-Bildstrukturen, in der die 3D-Tiefenstruktur der dargestellten Objekte verbessert wahrgenommen werden kann.

Anwendungsbeispiel: Eine Hauptanwendung für die Maximumsprojektion bildet die 3D-Darstellung von Blutgefäßen. In MR-Angiogrammen (vgl. Kap. 2.1.4.4) zeichnen sich die Blutgefäße durch deutlich erhöhte Signalwerte aus und können daher durch die Maximumsprojektion aus den 3D- Bildfolgen herausgefiltert werden (Abb. 9.33). Die Darstellung von kleinen Gefäßen ist mit dieser Methode jedoch nur eingeschränkt möglich, da diese häufig eine reduzierte Signalintensität aufweisen. Problematisch ist auch die Vermessung der Gefäßdurchmesser in Maximumsprojektionen, da sich aufgrund des Partialvolumeneffektes Signalabsenkungen im Randbereich der Gefäße ergeben.

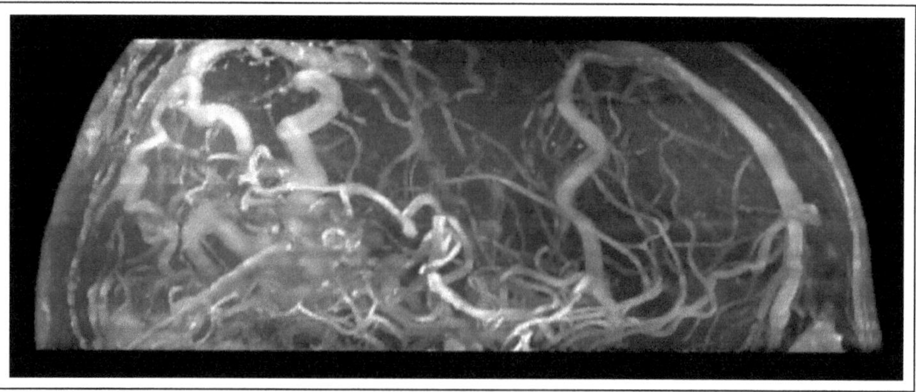

Abb. 9.33: MIP eines MRA-Datensatzes des Kopfes, in der die Gefäße dargestellt sind.

9.3.6.7 Voxelbasiertes Oberflächenrendering

Das voxelbasierte Oberflächenrendering (engl.: voxel based surface rendering) ist eine Volumenrenderingmethode, die die 3D-Visualisierung segmentierter Bildobjekte im Voxelmodell ermöglicht. Bei der voxelbasierten Objektrepräsentation werden alle zu einem 3D-Bildobjekt gehörenden Pixel durch Voxel bzw. Quader repräsentiert. Durch Integration von Beleuchtungs- und Schattierungsmodellen in den Ray-Tracing-Prozess wird die pseudo-realistische Darstellung medizinischer Bildobjekte in hoher Qualität möglich (Drebin, Carpenter et al. 1988, Höhne, Bomans et al. 1990, Udupa und Herman 1991).

Ausgangsbasis bilden in der Regel 3D-Bildfolgen, in denen die Voxel der darzustellenden Objekte segmentiert vorliegen (Kap. 5). Des Weiteren ist auch möglich, Bildstrukturen in nicht vorab segmentierten Volumendaten dreidimensional darzustellen, wenn diese durch ein objektspezifisches Signalintervall während des Visualisierungsprozesses charakterisiert werden können. Dies entspricht einer impliziten Segmentierung während des Renderings. In der Praxis ist die Anwendung dieser Technik auf nicht-segmentierte 3D-Bilddaten jedoch von untergeordneter Bedeutung, da durch die Intervalldefinition und Schwellwertbildung nur selten diagnostisch relevante Strukturen aus 3D-Bilddaten extrahiert werden können.

Methode: Beim voxelbasierten Oberflächenrendering werden Ray-Tracing-Algorithmen (Kap. 9.3.6.1) in Kombination mit der Grauwertgradienten-Schattierung (Kap. 9.3.6.4) eingesetzt. Hierbei wird von jedem Punkt p der virtuellen Bildebene ein Strahl solange abgetastet, bis ein Punkt auf der sichtbaren Oberfläche eines Objektes erreicht wird (Abb. 9.29). An dem Schnittpunkt des Strahls mit der Objektoberfläche wird unter Verwendung eines Beleuchtungsmodells (Kap. 9.3.5.1) die Interaktion zwischen Objekt und Licht simuliert und die im Ausgangspunkt p auftreffende Lichtintensität (approximativ) berechnet. Der hier benötigte Normalenvektor des Oberflächenvoxels wird mittels der Grauwertgradienten-Schattierung (Kap. 9.3.6.4) durch den 3D-Gradientenvektor approximiert. Da diese aus den originären Volumenbilddaten berechnet werden, werden neben dem mit Segmentindizes gelabelten Volumendatensatz auch die originären 3D-Bilddaten beim voxelbasierten Oberflächenrendering benötigt.

In der Regel werden beim voxelbasierten Oberflächenrendering *Ray-Casting-Algorithmen* eingesetzt, bei denen auf eine Weiterverfolgung der an der Oberfläche reflektierten Strahlen verzichtet wird. Hierdurch wird in Relation zu allgemeinen Ray-Tracing-Verfahren eine wesentliche Beschleunigung des rechenintensiven Strahlverfolgungsprozesses erzielt, ohne dass sich für die medizinische Anwendung wesentliche Qualitätsverluste ergeben. Eine weitere Beschleunigung der Ray-Tracing-Algorithmen kann dadurch erzielt werden, dass die Strahlverfolgung auf den *Objektraum* beschränkt wird. Der Objektraum ist definiert als eine dreidimensionale Ferret-Box (engl.: bounding cube), die das darzustellende Bildvolumen bzw. die segmentierten 3D-Objekte umschließt (vgl. Kap. 6.4). Für die Begrenzung der Strahlabtastung auf den Objektraum werden die Schnittpunkte des Strahls mit den Grenzflächen des Objektquaders berechnet und als Start- und Endpunkte des Strahls verwendet.

Durch ergänzendes *Shadow Casting* (Foley, Dam et al. 1990) können Effekte des Schattenwurfs in den 3D-Ansichten simuliert werden. Hierbei werden ausgehend von dem detektierten Oberflächenpunkt Strahlen in Richtung der (virtuellen) Lichtquellen verfolgt. Falls ein solcher Strahl ein Objekt trifft, ist der Punkt für die betrachtete Lichtquelle nicht sichtbar. Dieser Oberflächenpunkt liegt somit im Schatten der Lichtquelle und liefert keinen Beitrag zur Lichtintensität in dem Punkt p der Bildebene.

Einschränkungen der Darstellungsmöglichkeiten des voxelbasierten Oberflächenrenderings ergeben sich dadurch, dass Normalenvektoren mithilfe der Grauwertgradienten-Schattierung nur an Objektgrenzen sinnvoll berechnet werden können, bei denen ein ausgeprägter Grauwertgradientenbetrag auftritt. So treten bei zwei nebeneinander liegenden segmentierten Bildobjekten, die sehr ähnliche Grauwerte aufweisen (z.B. zwei benachbarte manuell segmentierte Muskeln) zufällige Schwankungen der Gradienten- und Normalenvektorrichtungen an den Objektgrenzen auf, wodurch eine Darstellung der Objektgrenzen in der 3D-Visualisierung nicht bzw. nur sehr eingeschränkt möglich ist. Durch dieses Problem motivierte Erweiterungen des Verfahrens unter zusätzlicher Verwendung der gelabelten Volumendaten bei der Gradientenapproximation werden in (Preim und Bartz 2007) beschrieben.

Ein weiteres Problem tritt bei der Schätzung von Normalenvektoren mit der Grauwertgradienten-Schattierung bei pixeldünnen Objekten auf. So können bei der Gradientenapproximation bei dünnen segmentierten Objekten Artefakte hervorgerufen werden, die in Abb. 9.34 an einem Beispiel illustriert werden. Hier wird bei der Approximation der x-Komponente G_x des Gradienten des Voxels *2* nach Gl. 9.23 die Differenz der Werte der beiden benachbarten Voxel *1* und *3* berechnet. Da sowohl Voxel *1* als auch Voxel *3* nicht zum Objekt gehören, ergeben sich durch diese Vorgehensweise im Allgemeinen unbrauchbare Normalenschätzungen.

Erweiterungen: Zur Vermeidung dieses Effektes können verschiedene *Erweiterungen der Grauwertgradienten-Schattierung* vorgenommen werden. So wird in (Pommert et al. 1990) eine adaptive Selektion der Nachbarschaft bestehend aus *3-6* Voxeln für die Gradientenapproximation vorgeschlagen. Hierbei wird die folgende Fallunterscheidung vorgenommen:

$$G_x(x,y,z) = \begin{cases} f(x,y,z) - \min\{f(x-1,y,z), f(x+1,y,z)\}, & \text{falls A} \\ f(x,y,z) - \max\{f(x-1,y,z), f(x+1,y,z)\}, & \text{falls B} \\ f(x+1,y,z) - f(x-1,y,z), & \text{anderenfalls} \end{cases} \qquad (9.27)$$

$$\text{mit A:}\quad f(x,y,z) > \max\{f(x-1,y,z), f(x+1,y,z)\}$$
$$\text{B:}\quad f(x,y,z) < \min\{f(x-1,y,z), f(x+1,y,z)\}$$

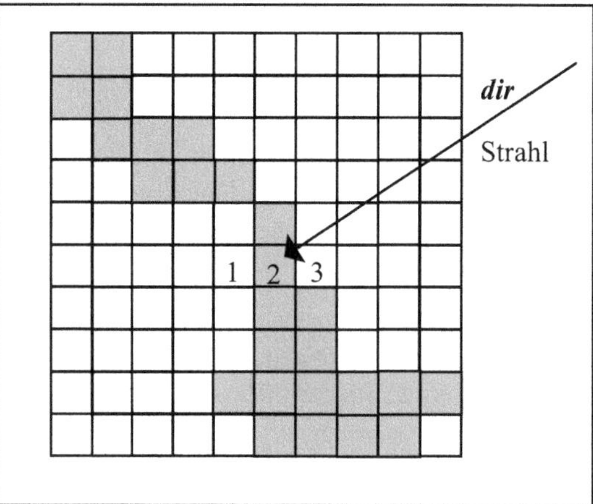

Abb. 9.34: Illustration des Problems der Gradientenapproximation in x-Richtung bei dünnen segmentierten Objekten.

Demgegenüber wird in (Handels, Breuer et al. 1996) eine Erweiterung der Grauwertgradienten-Schattierung verwendet, bei der zur Vermeidung dieses Effektes bei pixeldünnen Objekten G_x durch die Differenz der Grauwerte des Oberflächenvoxels (Voxel *2*) und seines Nachbarn (Voxel *3*) in *x*-Richtung approximiert werden, der der virtuellen Bildebene näher ist. Durch diese Vorgehensweise wird die Betrachtungsrichtung bei der Gradientenapproximation berücksichtigt. In dem in Abb. 9.34 dargestellten Beispiel wird $G_x(x, y, z)$ bei gegebener Tracing-Richtung ***dir*** berechnet als $f(x, y, z) - f(x - 1, y, z)$. Die Approximation der anderen Komponenten des Gradienten erfolgt analog.

Anwendungsbeispiele: Bei den in Abb. 9.35 gezeigten Anwendungsbeispielen wurden die Algorithmen des voxelbasierten Oberflächenrenderings zum einen zur 3D-Darstellung vorab segmentierter medizinischer 3D-Bilddaten eingesetzt. Zum anderen wurden sie auf nicht-segmentierte 3D-Bildfolgen angewandt, bei denen während des Ray Castings eine schwellwertbasierte Objektsegmentierung vorgenommen wurde. Hierbei werden alle Voxel dem Objekt zugeordnet, die einen Bildsignalwert innerhalb eines frei wählbaren Intervalls aufweisen. Zur Erzeugung der 3D-Ansichten wurden Ray-Casting-Algorithmen in Kombination mit dem Phong'schen Beleuchtungsmodell verwendet. Zur Approximation der Oberflächennormalen wurde die erweiterte Grauwertgradienten-Schattierung nach (Handels, Breuer et al. 1996) eingesetzt.

In Abb. 9.35 (oben) wurden durch Vorgabe eines Schwellwertes alle Objektpixel in einer isotropen MR-Bildfolge selektiert und die Hautoberfläche dreidimensional dargestellt. Zur Untersuchung ineinander verschachtelter Bildstrukturen können äußere Objektteile durch *Clipping-Operationen* in der 3D-Szene entfernt werden. Diese können bei voxelbasiert repräsentierten 3D-Modellen beispielsweise dadurch realisiert werden, dass benutzerdefinierte Quader aus dem Voxelraum herausgeschnitten werden. Die 3D-Darstellung der so offen gelegten inneren Strukturen ist bei der Verwendung von Volumenvisualisierungsalgorithmen ohne Zwischenschritt direkt nach Durchführung der Clipping-Operation möglich. Für die Generierung der in Abb. 9.35 (oben rechts) gezeigten 3D-Darstellung der inneren Kopfstrukturen wurden zwei Clipping-Operationen angewendet und anschließend eine Visualisierung der verbliebenen Strukturen vorgenommen. Im Vergleich zu polygonbasierten 3D-Visualisierungsverfahren ist es vorteilhaft, dass nach objektverändernden 3D-Interaktionen wie z.B. dem Wegschneiden eines Objektteils eine Neuberechnung der aktuellen Objektoberfläche nicht notwendig und eine direkte Visualisierung der manipulierten Daten ohne weiteren Zwischenschritt möglich ist.

Darunter sind 3D-Visualisierungen eines Kapillargeflechtes zu sehen, die auf der Grundlage mikroskopisch vergrößerter, segmentierter Schnittbildserien (vgl. Abb. 3.13) generiert wurden (Handels, Szabó et al. 1994, Roß, Handels et al. 1995, Handels, Breuer et al. 1996). Für die computergestützte 3D-Visualisierung und Weiterverarbeitung wurde das anatomische Präparat mit einem Ultramikrotom in *42* Schnitte zerlegt und anschließend mikroskopisch vergrößert. Nach der Digitalisierung erhält man Schnittbilder mit *1024 × 1980* Bildpunkten und einer Voxelgröße von *0,42 μm × 0,42 μm × 2,5 μm*. Dargestellt ist ein Kapillargeflecht des Organum Vasculosum Laminae Terminalis aus dem Gehirn einer Ratte, das in einen Würfel mit einer Kantenlänge von *1 mm* passt. Die dargestellten 3D-Visualisierungen zeigen die räumliche Struktur des voxelbasiert repräsentierten 3D-Modells des Kapillargeflechtes, aus dem in der rechts gezeigten Darstellung ein Teil durch Anwendung einer Clipping-Operation herausgeschnitten wurde.

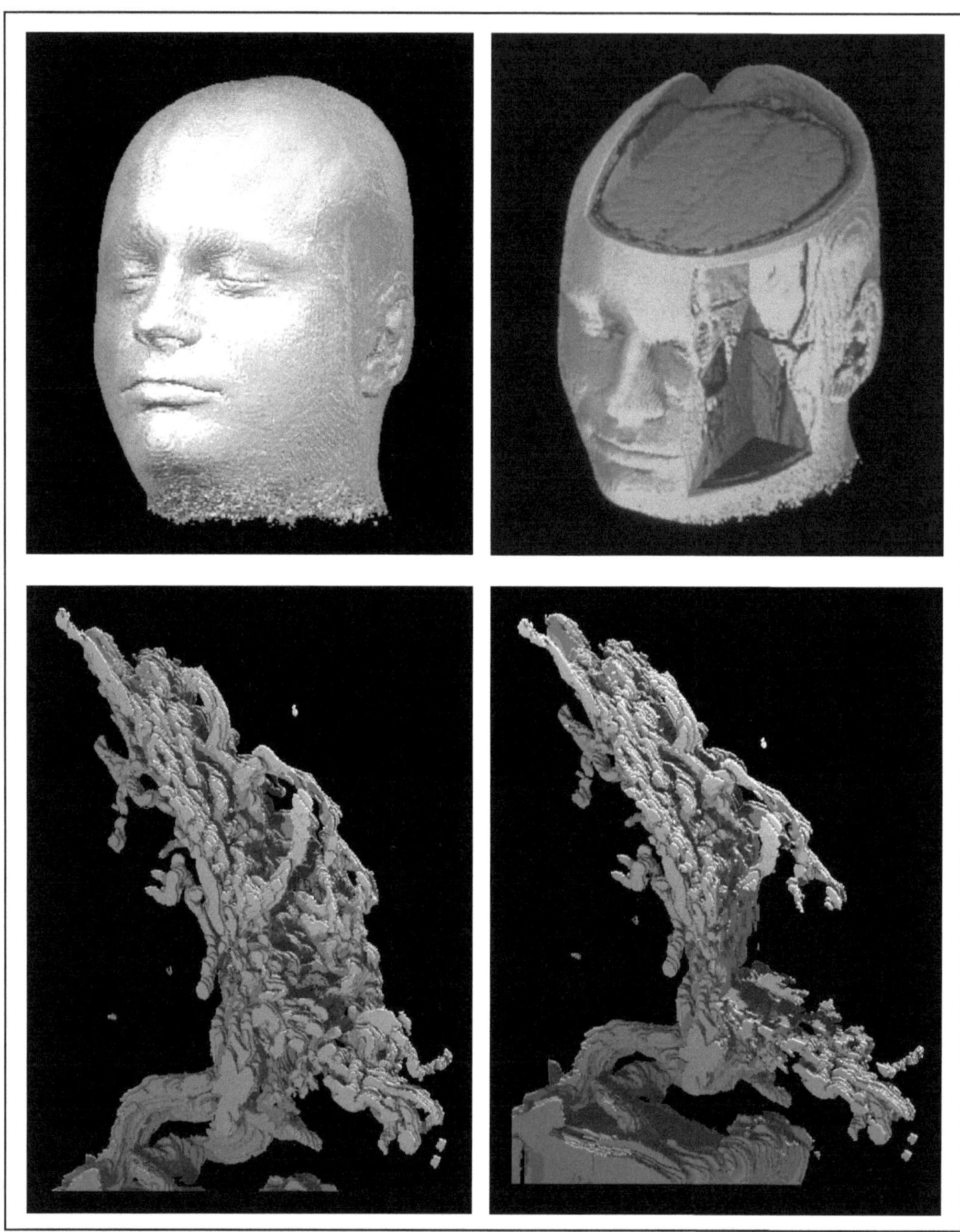

Abb. 9.35: Oben: Voxelbasierte Oberflächendarstellung eines dreidimensionalen MR-Datensatzes aus dem Kopfbereich vor (oben links) und nach (oben rechts) Anwendung zweier Clipping-Operationen (Breuer 1993). Unten: Voxelbasierte Oberflächendarstellung eines vorab segmentierten Kapillargeflechtes des Organum Vasculosum Laminae Terminalis aus dem Gehirn einer Ratte vor (unten links) und nach (unten rechts) Durchführung einer Clipping-Operation (Handels, Breuer et al. 1996).

9.3.7 3D-Interaktionen

In diesem Kapitel werden wichtige 3D-Interaktionen mit virtuellen Körpermodellen vorgestellt und beispielhaft illustriert. 3D-Interaktionstechniken werden nicht nur in der Diagnostik, sondern auch in der computergestützten Operationsplanung (vgl. Kap. 10.4) und in Virtual-Reality-Simulatoren (vgl. Kap. 10.5) eingesetzt.

Zur interaktiven Analyse und Manipulation von 3D-Objekten aus verschiedenen Perspektiven und Ansichten ist die Generierung von *3D-Visualisierungen in Echtzeit* mit ca. 25-60 Bildern/s erforderlich. Bei medizinischen Anwendungen mit Echtzeitanforderungen, wie beispielsweise bei der computergestützten Planung und Simulation von Operationen, werden vornehmlich oberflächenbasierte 3D-Visualisierungsverfahren eingesetzt, die im Allgemeinen wesentlich schneller als voxelbasierte 3D-Visualisierungsverfahren 3D-Ansichten virtueller Körper erzeugen können. Ein wesentlicher Grund hierfür ist, dass die Berechnung polygonbasierter 3D-Darstellungen durch Spezialhardware auf den Grafikkarten effizient unterstützt wird, wodurch eine beschleunigte Generierung von 3D-Ansichten virtueller Körper möglich wird.

Doch auch bei Nutzung oberflächenbasierter 3D-Visualisierungsalgorithmen ist oftmals eine Reduktion der Dreiecksanzahl durch Ausdünnungsalgorithmen in einem Vorverarbeitungsschritt notwendig, um die Echtzeitanforderungen erfüllen zu können. Hierbei wird die Strategie verfolgt, glatte Objektoberflächen geringer Krümmung durch eine reduzierte Anzahl von Dreiecken zu repräsentieren (vgl. Kap. 9.3.4.2). Durch die Dreiecksreduzierung werden wesentliche Strukturen der modellierten Organe und Tumoren erhalten, jedoch können kleine lokale Formvariationen durch diese Vorverarbeitung verloren gehen.

Zur flexiblen Betrachtung und Untersuchung der räumlichen Struktur virtueller Körper stehen dem Benutzer 3D-Interaktionen wie die *Rotation* und *Translation* zur Verfügung, die auf ausgewählte 3D-Objekte oder den gesamten virtuellen Körper angewandt werden können (z.B. Abb. 9.37 und Abb. 9.38). Durch Veränderung des Standortes des Betrachters bzw. der virtuellen Bildebene können neue Ansichten der dargestellten Strukturen gewonnen werden. Zur optimierten Ausleuchtung der Bildobjekte können Lichtquellen interaktiv um die Objekte bewegt und frei im virtuellen 3D-Raum positioniert werden.

Darüber hinaus können durch die *Texture-Mapping-Technik,* durch die Texturen oder Grauwertbilder auf beliebige Oberflächen in einer 3D-Szene projiziert werden, die originären Volumendaten in die 3D-Darstellungen eingeblendet werden. Hierbei werden häufig drei orthogonal zueinander stehende Schichten eingeblendet, deren Position und Lage interaktiv durch den Benutzer variiert werden kann (Abb. 9.36, oben und Mitte). Weiterhin können auch zusätzliche Parameterinformationen farb- oder grauwertkodiert auf den Objektoberflächen dargestellt werden (z.B. Abb. 10.15 und Abb. 10.31).

Durch *interaktive Veränderung der Transparenz* äußerer Objekte (z.B. Haut, Schädelknochen) können innen liegende Objekte (z.B. Tumoren, Organe etc.) im Kontext ihrer Umgebung dargestellt werden (Abb. 9.27). Eine weitere 3D-Interaktion, durch die innere Bildobjekte sichtbar gemacht werden können, bildet das *Schneiden von 3D-Objekten* (Abb. 9.36, unten), das insbesondere bei der Simulation und Planung von Operationen von Bedeutung ist. Hierbei ist zu beachten, dass nach einem Schnitt in ein Oberflächenmodell dieses strukturell verändert wird und daher eine neue Oberflächengenerierung für die veränderte Objekttopologie vor dem Rendering durchgeführt werden muß. Die Einsatzmöglichkeiten von 3D-Interaktionstechniken werden nachfolgend beispielhaft in drei verschiedenen Applikationen illustriert.

I) Multispektrale MR-Volumendaten: Verschiedene 3D-Darstellungen der Haut und eines Tumors in Kombination mit eingeblendeten MR-Schichtbildern sind in Abb. 9.36 dargestellt. In Abb. 9.36 (oben) sind zwei 3D-Visualisierungen von *T1*-gewichteten MR-Bildfolgen zu sehen, in denen die Haut dreidimensional rekonstruiert wurde. Die Oberflächenmodelle der Haut und des Tumors wurden durch den Marching-Cubes-Algorithmus (Kap. 9.3.4.2) unter Verwendung von Schwellwertoperationen mit objektspezifischen Bildsignalintervallen in *T1*-gewichteten MR-Bildfolgen nach Kontrastmittelgabe generiert. Die mittels der Texture-Mapping-Technik eingeblendeten Schichtbilder wurden trilinear aus den originären MR-tomographischen 3D-Bilddaten interpoliert (vgl. Kap. 9.1.4). Bei den dargestellten multispektralen Bilddaten, die durch verschiedene MR-Messtechniken erzeugt wurden, können die in den einzelnen Kanälen verfügbaren Bildinformationen wahlweise auf die eingeblendeten Ebenen projiziert werden. Dies wird durch Abb. 9.36 (Mitte) illustriert, in denen *T1*- und *T2*-gewichtete Bilder in den verschiedenen Ebenen dargestellt werden. Voraussetzung für diese Darstellung ist, dass die *T1*- und *T2*-gewichteten 3D-Bildfolgen durch eine starre Registrierung (vgl. Kap. 4.2) in einem gemeinsamen Koordinatensystem repräsentiert werden. Hierdurch werden insbesondere unterschiedliche Schichtführungen und Positionen des Kopfes in den beiden Untersuchungen kompensiert. Das Schneiden von 3D-Objekten wird in Abb. 9.36 (unten) illustriert. Nach der Definition der Schnittebene ist bei der oberflächenbasierten Objektrepräsentation in einem Zwischenschritt die Neuberechnung der Dreiecksoberfläche an den Schnittflächen und somit die Generierung neuer 3D-Modelle notwendig. Bei dem in Abb. 9.36 (unten) dargestellten aufgeschnittenen Kopf werden *T1*-gewichtete MR-Bilder auf die Schnittfläche projiziert.

II) Visible Human Female Data Set: In Abb. 9.37 sind oberflächenbasierte 3D-Darstellungen des Datensatzes Visible Human Female zu sehen, der im Rahmen des *Visible Human Project* (Ackerman 1998) von der National Library of Medicine, USA, generiert wurde (vgl. Kap. 2.1.6). Es handelt sich um eine farbige 3D-Bildfolge einer vollständig präparierten Frau, die schichtweise mit einer Schichtdicke von *0,3 mm* und *2048×1016* Bildpunkten pro Körperschicht digital fotografiert wurde. Zusätzlich stehen MR- und CT-Bildfolgen des untersuchten Kadavers zur Verfügung. In Abb. 9.37 (oben) ist der Schädelknochen der Frau aus unterschiedlichen Perspektiven dreidimensional dargestellt. Darunter sind 3D-Visualisierungen der Kopfhaut mit drei eingeblendeten orthogonal zueinander stehenden Ebenen zu sehen, auf denen nach Anwendung von Clipping-Operationen die eingefärbten digitalisierten Schnittbildinformationen in Kombination mit CT-Bildinformationen dargestellt sind. Die kombinierte Einblendung der CT- und der Farbbildinformationen wurde erst geometrisch korrekt möglich, nachdem der CT- und der Farbvolumendatensatz durch Anwendung starrer Registrierungsverfahren (vgl. Kap. 4.2) in einem gemeinsamen Koordinatensystem repräsentiert werden konnten.

II) Moorleiche „Moora": Die Moorleiche „Moora" ist mit ca. 2650 Jahren die älteste Moorleiche, die bisher in den Mooren Nordwestdeutschlands gefunden wurde (Bauerochse und Metzler 2005). Die Überreste der Moorleiche „Moora" bestehen aus Knochen, Haut- und Haarresten, wobei große Teile des Skeletts geborgen werden konnten. Grundlage der computergestützten Rekonstruktion bilden hochaufgelöste räumliche Bilddaten aus der Computertomographie (Püschel, Jopp et al. 2006). Aus den segmentierten Knochenteilen wurden dreidimensionale Oberflächenmodelle der Knochenstrukturen generiert. Wie in Abb. 9.38 illustriert wird, konnten mithilfe objektbezogener Translationen und Rotationen die dreidimensionalen Schädelteile interaktiv anatomisch angeordnet werden, wodurch eine erste computergestützte Rekonstruktion des Schädels der Moorleiche „Moora" möglich wurde (Handels, Säring, Färber 2008).

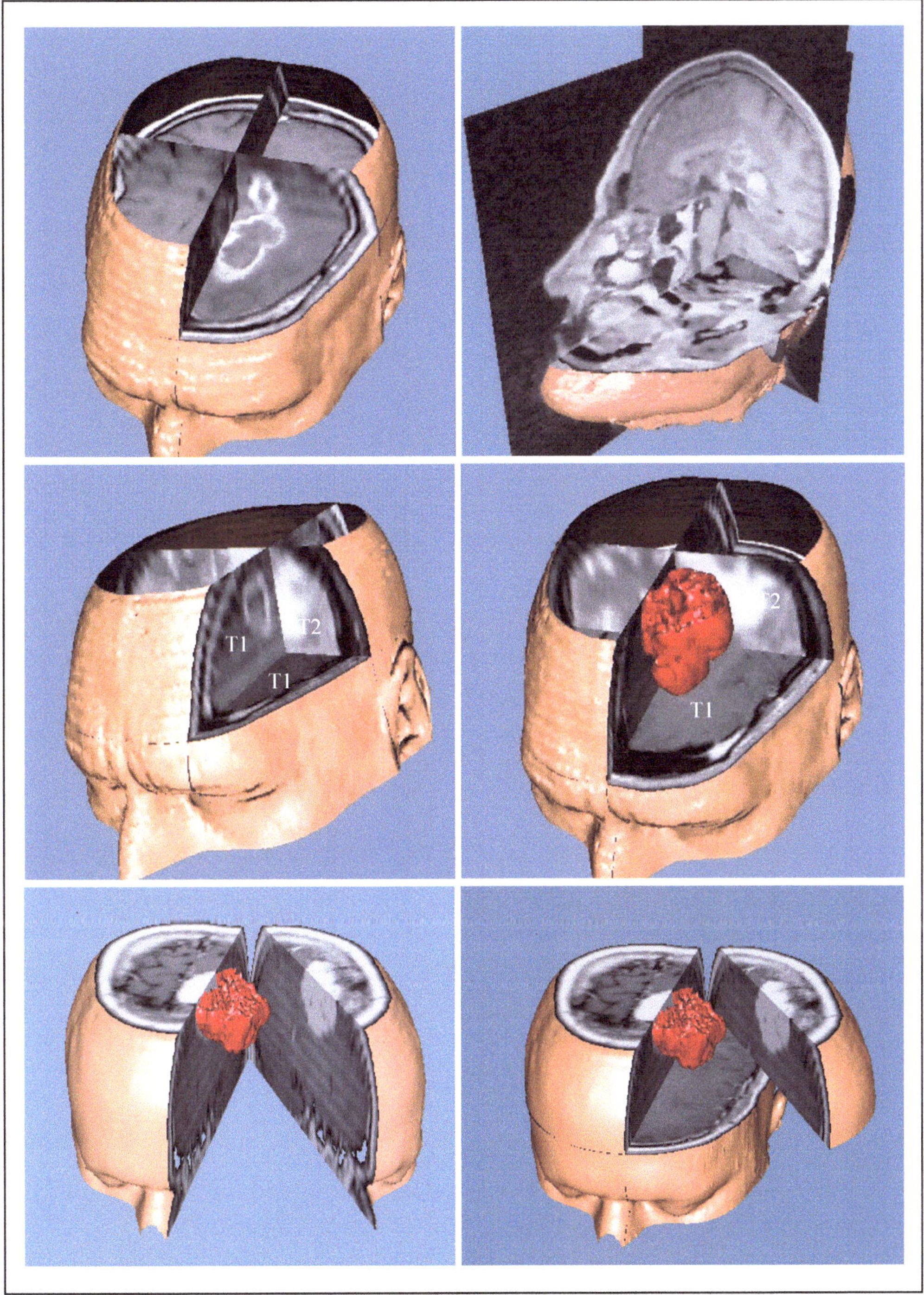

Abb. 9.36: Darstellung verschiedener 3D-Interaktionen in 3D-Oberflächenmodellen der Haut und des Tumors mit eingeblendeten MR-Schichtbildern.

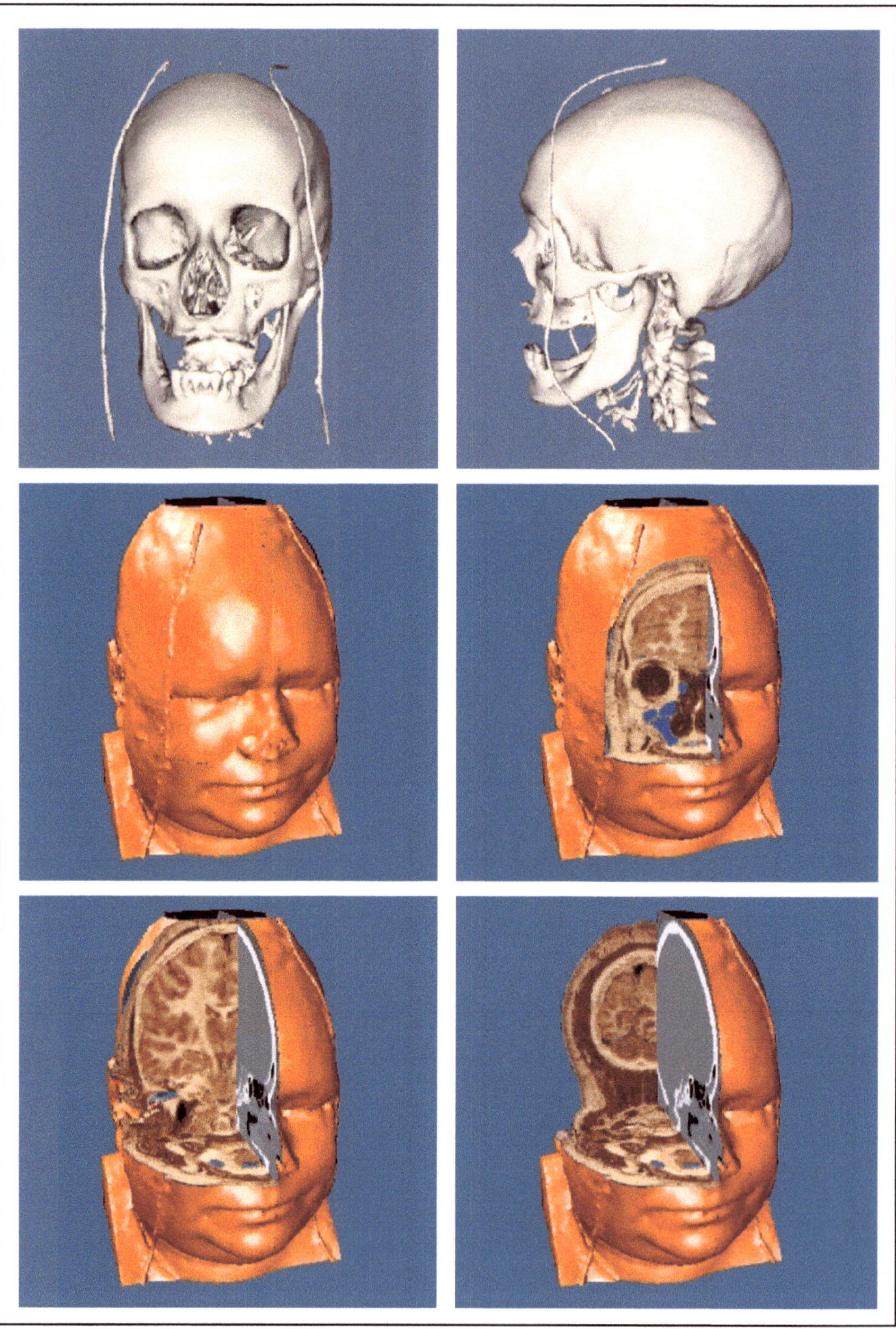

Abb. 9.37: 3D-Visualisierungen des Datensatzes *Visible Human Female Data Set*. Oben: Rotation des Schädels. Mitte und unten: 3D-Darstellung der Haut mit Einblendung der originären Schichtbilder und der CT-Bilder nach Anwendung von Clipping-Operationen.

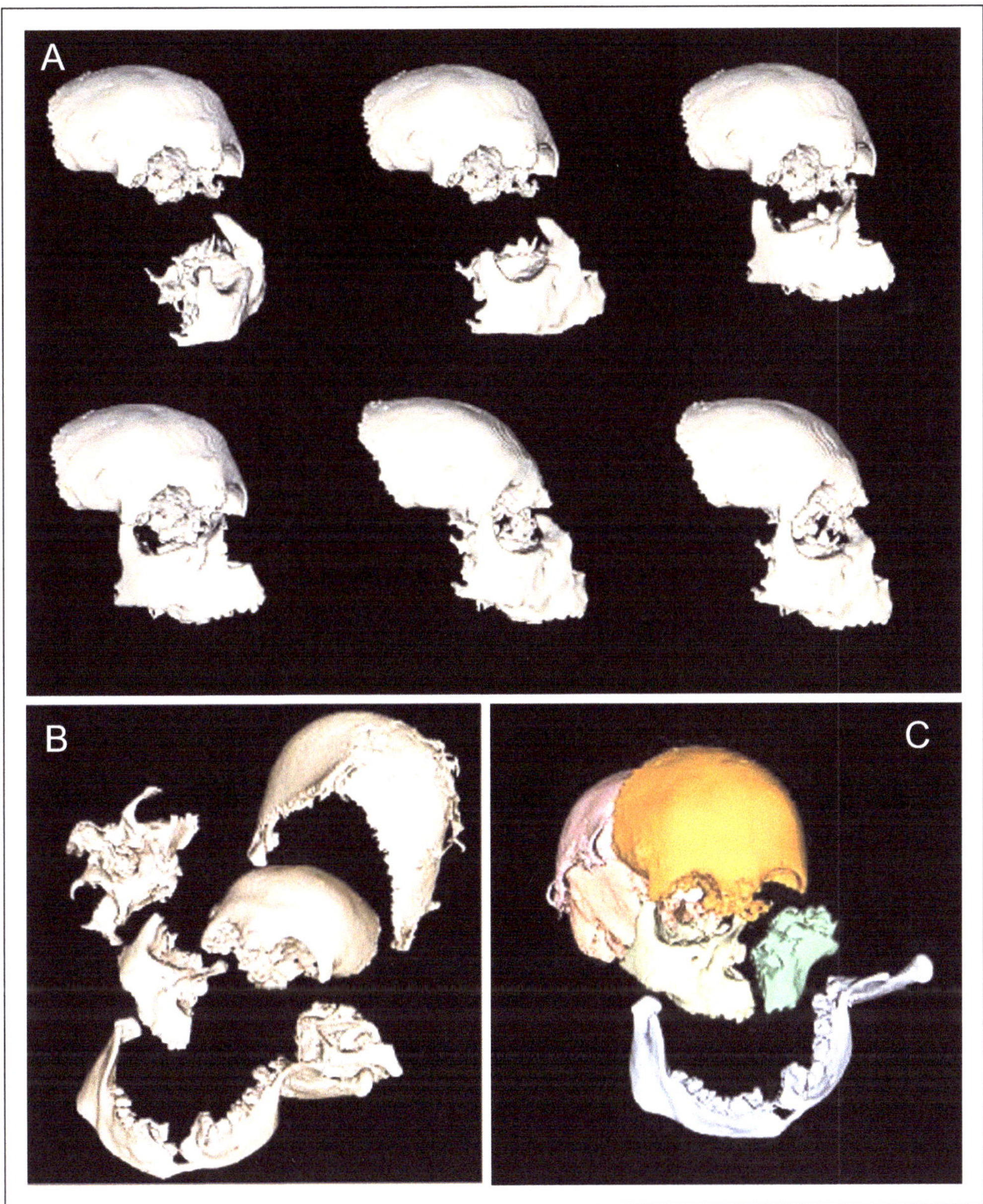

Abb. 9.38: Moorleiche „Moora": A) Illustration des Prozesses der interaktiven Repositionierung zweier Schädelknochen durch Translationen und Rotationen mit Zwischenschritten (Beginn: oben links, Ende: unten rechts). B) Dreidimensionale Darstellung der originären Schädelteile, die in CT-Bildern segmentiert wurden. C) Ergebnis der Schädelrekonstruktion nach interaktiver anatomischer Repositionierung der originären Schädelknochen. Der Kiefer wurde durch die Lagerung im Moor stark deformiert (Handels, Säring, Färber 2008).

9.4 Techniken der Virtuellen Realität

Durch den Einsatz von Techniken der virtuellen Realität (engl.: virtual reality, Abk.: VR) können die Navigations- und Interaktionsmöglichkeiten in computersimulierten dreidimensionalen Szenen weiter verbessert werden (Sherman und Craig 2003). In einem Virtual-Reality-System (Abk.: VR-System) werden Spezialhardwarekomponenten wie stereoskopische Displays, haptische Kraftrückkopplungsgeräte (engl.: haptic force-feedback devices) oder Trackingsysteme (engl.: tracking systems) zur Erleichterung der 3D-Benutzerinteraktionen eingesetzt.

Um dem Anwender die Illusion zu vermitteln, in einer virtuellen 3D-Realität zu agieren, ist es wesentlich, dass das VR-System in *Echtzeit* auf die Eingaben des Benutzers reagiert. Hat der Benutzer den Eindruck, Teil der virtuellen Welt zu sein, so spricht man von *Immersion* (engl.: immersion).

In der Medizin werden VR-Systeme vorrangig für die Planung und das Training operativer Eingriffe eingesetzt. In VR-Simulatoren werden den Benutzern in der Regel klinische Fallbeispiele als virtuelle 3D-Körper präsentiert, in denen eine möglichst realitätsnahe Simulation des Eingriffs vorgenommen wird. Zur Generierung eines Fallbeispiels werden eine oder mehrere 3D-Bildfolgen eines Patienten aufbereitet und alle für die Anwendung wichtigen Bildstrukturen in dem Bilddatensatz segmentiert (vgl. Kap. 5). Sollen multimodale Bilddaten eines Patienten verwendet werden, so werden diese vorab mittels Registrierungsverfahren in einem gemeinsamen Koordinatensystem repräsentiert (vgl. Kap. 4). Die segmentierten Bildobjekte werden nachfolgend als dreidimensionale Objekte oberflächen- oder voxelbasiert in einem virtuellen Körper repräsentiert. Des Weiteren werden bei Bedarf 3D-Modelle chirurgischer Werkzeuge wie Skalpelle, Bohrer, Punktionsnadeln etc. generiert und in die Simulationsumgebung eingebracht. Als Beispiel für einen medizinischen VR-Simulator wird in Kap. 10.5 ein VR-System für die haptisch-visuelle Simulation und das Training von Lumbalpunktionen vorgestellt.

Neben diesen fallbasierten VR-Simulatoren gibt es auch medizinische Anwendungen, in denen künstliche Patientenmodelle oder 3D-Szenen eingesetzt werden. Die künstlichen Patientenmodelle und 3D-Szenen werden aus einfachen geometrischen 3D-Objekten zusammengesetzt. Künstliche 3D-Szenen können beispielsweise genutzt werden, um die Handhabung und Steuerung neuer medizinischer Werkzeuge für minimal-invasive operative Eingriffe zu trainieren.

In VR-Trainingssystemen können zur verbesserten Tiefenwahrnehmung (wie im 3D-Kino) stereoskopische 3D-Bilder (Kap. 9.4.1) erzeugt werden. Als wesentliche Komponente von fortgeschrittenen VR-Simulatoren werden haptische Kraftrückkopplungsgeräte eingesetzt, die die haptische Navigation, das Ertasten virtueller Körper sowie die realistische und intuitive Steuerung von Werkzeugen in der Simulationsumgebung ermöglichen (Kap. 9.4.2). Neben der Stereobilderzeugung trägt der in Abb. 9.39 dargestellte Aufbau zur Erhöhung der Immersion des Benutzers in der 3D-Szene bei. Hier werden die erzeugten Stereobilder an einem Spiegel in den Arbeitsbereich des haptischen Kraftrückkopplungsgeräts gespiegelt, so dass der Benutzer den Eindruck gewinnt, mit dem vom haptischen Kraftrückkopplungsgerät geführten virtuellen Werkzeug direkt im virtuellen Körper zu agieren (vgl. Abb. 10.38).

Systeme der *erweiterten Realität* (engl.: augmented reality, Abk.: AR) sind dadurch charakterisiert, dass sie eine Überlagerung virtueller Objekte mit einer realen Szene ermöglichen. Realität und virtuelle Objekte vermischen sich hierbei beispielsweise durch den Einsatz von Projektionstechniken oder halbdurchlässigen Optiken (Sherman und Craig 2003).

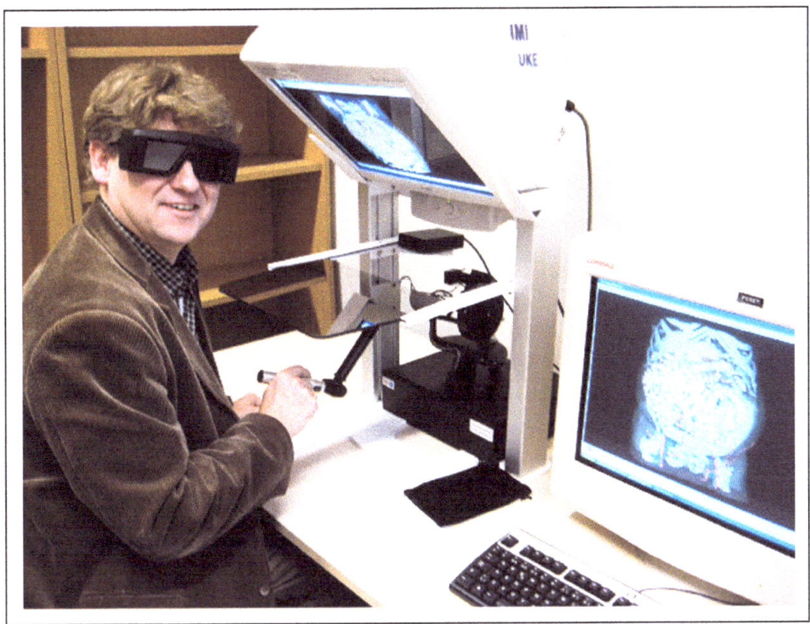

Abb. 9.39: Erhöhte Immersion des Benutzers durch Spiegelung der 3D-Stereobilder in den Arbeitsbereich des haptischen Kraftrückkopplungsgerätes (Fa. Sensable©). Der Spiegel ist zwischen dem Bildschirm und dem haptischen Gerät angebracht. Das Bild zeigt den Autor mit einer Shutterbrille bei einer Aszitespunktion am Punktionssimulator, bei der die durch das haptische Gerät gesteuerte virtuelle Punktionsnadel bis zu einer Wasseransammlung im Bauchbereich vordringt.

AR-Techniken eröffnen im Bereich der computerassistierten und navigierten Chirurgie neue Möglichkeiten. So kann beispielsweise durch Verwendung halbdurchlässiger Optiken der virtuelle Patientenkörper mit dem zugehörigen Operationsplan so dargestellt werden, dass er dem auf dem Operationstisch liegenden Patienten überlagert erscheint. Insbesondere bei Durchführung minimal-invasiver Eingriffe wird so die Darstellung von inneren Organen und Strukturen des Patienten im Operationssaal möglich, die durch den Chirurgen sonst nicht einsehbar wären. In der navigierten Chirurgie wird der Chirurg anhand des virtuellen Patientenkörpers und der geplanten Operationspfade navigiert. Hier werden Trackingsysteme (Kap. 9.4.3) eingesetzt, durch die die Positionen der chirurgischen Instrumente in dem dargestellten virtuellen Körper des Patienten sichtbar gemacht werden können.

9.4.1 Stereobilderzeugung

Die Erzeugung von stereoskopischen 3D-Bildpaaren, *Stereobilder* genannt, hat das Ziel, die Tiefenwahrnehmung in 3D-Szenen zu verbessern und hierdurch Positions- und Abstandsabschätzungen sowie Interaktionen des Benutzers in VR-Simulationsumgebungen zu erleichtern.

Die *Tiefenwahrnehmung des Menschen* wird durch unterschiedliche Faktoren beeinflusst, die sich in primäre und sekundäre Faktoren unterteilen lassen. Der wichtigste Faktor für die primäre Tiefenwahrnehmung ist die *Stereopsie*. Sie beruht darauf, dass die Augen des Menschen die Welt aus leicht unterschiedlichen Blickwinkeln wahrnehmen und sich dadurch unterschiedliche Bilder auf den Netzhäuten abzeichnen. Das Gehirn verschmilzt die beiden Bilder zu einem

Gesamtbild mit Tiefeninformation. Die sekundären Tiefenfaktoren ermöglichen die Tiefenwahrnehmung auch in zweidimensionalen Darstellungen von 3D-Szenen (z.B. in Fotografien). Wesentliche sekundäre Faktoren sind die Perspektive und Schattierungen sowie die relative Größe von Objekten in einer Szene. Zudem werden Phänomene wie die Verdeckung und Texturwahrnehmung von Objekten vom Menschen genutzt, um die Tiefe in einer 3D-Szene abzuschätzen. Diese Faktoren erlauben es dem Menschen, Dreidimensionalität in einer statischen 3D-Szene durch den Kontext zu erkennen.

Die 3D-Visualisierung ist ein Schlüsselfaktor für die Qualität eines VR-Systems. Die in Kap. 9.3 vorgestellten 3D-Visualisierungstechniken berücksichtigen zur Erzeugung eines Tiefeneindrucks in virtuellen Körpern im Wesentlichen sekundäre Faktoren wie die Schattierung oder Verdeckung von Objekten. Die so erzielte Tiefenwirkung ist jedoch nicht ausreichend, um einen immersiven Tiefeneindruck zu vermitteln. Zur Verbesserung der Tiefenwahrnehmung werden in modernen VR-Systemen stereoskopische Displays eingesetzt, die nachfolgend näher beschrieben werden.

9.4.1.1 Stereoskopische Displays

Stereoskopische Displays nutzen zur Verbesserung der Tiefenwahrnehmung in einer 3D-Szene den primären Tiefenwahrnehmungsfaktor der Stereopsie aus. Hierbei werden zwei 3D-Ansichten der virtuellen Szene generiert, die aus zwei um fünf bis sechs Grad zueinander verschobenen Betrachtungs- bzw. Projektionswinkeln erzeugt werden. Das Grundprinzip der Stereobilderzeugung basiert darauf, dass die beiden 3D-Ansichten jeweils nur einem Auge präsentiert werden. Stereobilder können durch parallel-binokulare Stereo-Displays oder Displays mit Multiplexing erzeugt werden, die nachfolgend näher beschrieben werden.

9.4.1.1.1 Parallel-binokulare Stereo-Displays

Bei *parallel-binokularen Stereo-Displays* werden den Augen die Stereoteilbilder zeitgleich über zwei getrennte Kanäle und Bildschirme präsentiert. Zu ihnen zählen die so genannten *Head Mounted Displays* (HMDs), bei denen der Benutzer eine Art Helm mit zwei Displays auf dem Kopf trägt. Solche Helme wiegen ca. *1,5 kg. LCD-* oder *TFT-Datenhelme* verwenden kleine Flüssigkristall- oder Dünnfilmtransistoranzeigen, die weitaus kleiner und leichter sind. Diese Systeme können mit Trackingsystemen (Kap. 9.4.3) kombiniert werden, die die Kopfbewegungen des Benutzers erfassen und so die Darstellung der 3D-Szene in Abhängigkeit von der Blickrichtung des Benutzers ermöglichen.

9.4.1.1.2 Displays mit Multiplexing

Bei *Displays mit Multiplexing* werden zwei Stereoteilbilder abwechselnd oder überlagert so auf einem Bildschirm angezeigt, dass im linken und rechten Auge jeweils nur eines der Teilbilder wahrgenommen wird.

Zeit-Multiplexing: Beim Zeit-Multiplexing werden die Teilbilder zeitlich alternierend dargeboten und durch aktive Shutter-Brillen betrachtet, die durch den synchronisierten Verschluss der Brillengläser die Augen wechselseitig mit ca. *120 Hz* abdunkeln, so dass der Betrachter die Stereobilder mit einer Frequenz von *60 Hz* wahrnimmt (Abb. 9.39). Diese Technik basiert auf der Trägheit des menschlichen visuellen Systems, durch die die beiden Stereoteilbilder quasi gleichzeitig wahrgenommen werden und zu einem Bild mit Tiefeninformation verschmelzen.

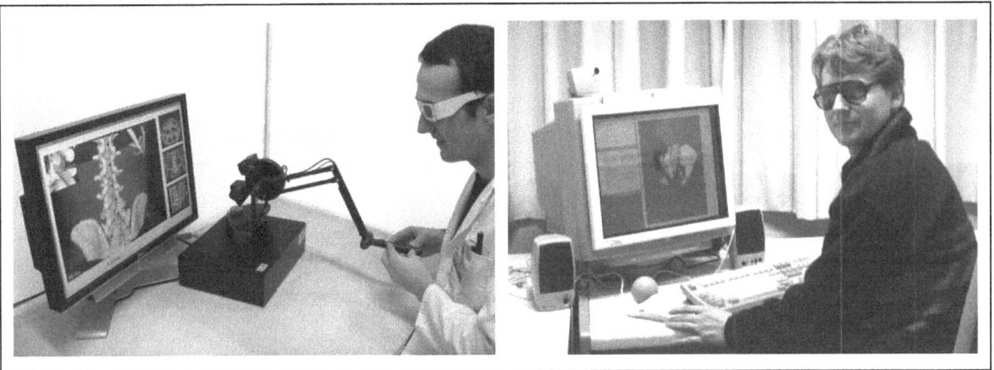

Abb. 9.40: Frequenz-Multiplexing (links) zur Stereobilderzeugung mithilfe einer Farbfilterbrille. Polarisations-Multiplexing (rechts) unter Verwendung einer am Monitor angebrachten Polarisationsscheibe und einer Polarisationsbrille. Das rechte Bild zeigt den Autor in jungen Jahren. Zur 3D-Interaktion wird hier ein Spaceball verwendet.

Frequenz-Multiplexing: Beim Frequenz-Multiplexing werden zwei räumlich überlagerte Stereoteilbilder in unterschiedlichen Primärfarben zeitgleich angezeigt. Über eine passive *Farbfilterbrille* (z.B. Rot-Grün-Brille) werden die überlagerten Stereoteilbilder so gefiltert, dass die Augen jeweils nur eines der Teilbilder wahrnehmen (Abb. 9.40, links). Eingeschränkt wird der Einsatz dieser Methode dadurch, dass die Farbwiedergabe bei der Präsentation farbiger 3D-Visualisierungen verfälscht wird und keine Vollfarbdarstellungen möglich sind.

Polarisations-Multiplexing: Beim Polarisations-Multiplexing werden zwei unterschiedlich polarisierte Stereoteilbilder für die beiden Augen generiert. Durch eine passive *Polarisationsbrille* mit entsprechenden Polarisationsfiltern in den Gläsern werden die überlagerten Bilder den beiden Augen getrennt präsentiert. Die Technik des Polarisations-Multiplexing wird auch in *3D-Kinos* eingesetzt. Durch ein Paar aufeinander abgestimmter Videoprojektoren mit vorgeschalteten Polarisationsfiltern, die die beiden 3D-Bilder in leicht unterschiedlichen Winkeln projizieren, werden die Stereoteilbilder überlagert auf der Projektionsfläche dargestellt, die dann durch eine passive Polaristationsbrille als Stereobilder wahrgenommen werden können. Zur Stereobilderzeugung am Rechner kann eine Polarisationsscheibe vor dem Bildschirm angebracht werden, die mit einer Frequenz von *120 Hz* abwechselnd unterschiedlich polarisierte Stereoteilbilder generiert (Abb. 9.40, rechts). Wie beim Zeitmultiplexing werden die beiden Stereoteilbilder aufgrund der Trägheit des menschlichen visuellen Systems quasi gleichzeitig wahrgenommen. Durch eine passive Polarisationsbrille sieht der Betrachter die so erzeugten 3D-Bilder mit Tiefeninformaton mit einer Frequenz von *60 Hz*.

Orts-Multiplexing: Beim Orts-Multiplexing wird die Generierung von Stereobildern möglich, ohne dass der Betrachter eine Brille tragen muss. Displays mit Orts-Multiplexing werden daher auch als *Autostereo-Bildschirme* bezeichnet. Hierbei werden räumlich verschachtelte Stereoteilbilder generiert. So können beispielsweise die geradzahligen Bildschirmspalten das rechte und die ungeradzahligen Bildschirmspalten das linke Teilbild anzeigen. Eine spezielle Geometrie gewährleistet, dass die Teilbilder jeweils nur von einem Auge wahrgenommen werden. Implizit wird hier bei der Stereobilddarstellung der unterschiedliche Blickwinkel beider Augen ausgenutzt. Die Qualität der Autostereodarstellung ist daher in der Regel stark von der Position des Betrachters abhängig.

9.4.2 Haptische Interaktion

Die haptische Interaktion mit 3D-Objekten in virtuellen Simulationsumgebungen wird durch Spezialhard- und -software ermöglicht. Zur haptischen Ein-/Ausgabe und Interaktion mit virtuellen Objekten werden haptische Kraftrückkopplungsgeräte eingesetzt. Sie realisieren zum einen die Übertragung von Bewegungen des Menschen an das VR-System und zum anderen die Übertragung der berechneten Kräfte an den Benutzer. Mit speziell angepassten Algorithmen werden die an den Benutzer weitergeleiteten Kräfte berechnet und so haptische 3D-Interaktionen wie das virtuelle Erfühlen von Objekten ermöglicht.

9.4.2.1 Haptische Ein-/Ausgabegeräte

Haptische Ein-/Ausgabegeräte zeichnen sich im Vergleich zur 2D-Maus oder dem 3D-Spaceball (Abb. 9.40, rechts) dadurch aus, dass sie dem Benutzer eine haptische *Kraftrückkopplung* (engl.: force-feedback) geben können. Sie verfügen über einen dreidimensionalen Arbeitsraum, so dass die am Gerät durchgeführten räumlichen Bewegungen direkt auf die 3D-Szene übertragen werden können. Hierdurch wird eine intuitive Durchführung haptisch gesteuerter 3D-Interaktionen wie die 3D-Positionierung eines Werkzeuges oder die Bewegung und Rotation eines 3D-Objektes möglich. Diese Geräte erlauben das intuitive „Begreifen" und die haptisch unterstützte Manipulation von Objekten in der 3D-Simulationsumgebung. Wichtige Merkmale haptischer Geräte sind die Anzahl der Freiheitsgrade für die Ein- und Ausgabe, die Größe des Arbeitsbereiches, die räumliche Auflösung und die maximale Kraftausgabe.

Werkzeugbasierte haptische Kraftrückkopplungsgeräte sind dadurch charakterisiert, dass der Benutzer einen Stift in der Hand hält. Sie sind geeignet, virtuelle Werkzeuge wie beispielsweise Skalpelle, Punktionsnadeln oder endoskopische Werkzeuge im virtuellen dreidimensionalen Raum zu führen und werden daher häufig in medizinischen VR-Simulatoren eingesetzt. In Abb. 9.41 sind zwei unterschiedliche werkzeugbasierte Kraftrückkopplungsgeräte dargestellt. Durch Bewegung des Stiftes kann der Benutzer virtuelle Werkzeuge in der 3D-Simulationsumgebung bewegen und mit virtuellen Körpern haptisch interagieren.

Eine Charakterisierung der Geräte wird durch die Anzahl der *Freiheitsgrade* (engl.: degrees of freedom) gegeben, die bei den Interaktionen unterstützt werden. Hierbei unterscheidet man die Freiheitsgrade für die Eingabe und die Ausgabe.

Durch *6* Freiheitsgrade bei der Eingabe werden sowohl Translationen in allen drei Raumrichtungen als auch Rotationen von 3D-Bildobjekten ermöglicht. Hat ein haptisches Kraftrückkopplungsgerät nur *3* Freiheitsgrade bei der Ausgabe, d.h. es handelt sich um ein *3DOF-Gerät* (Abb. 9.41, links), so können Kräfte nur in Abhängigkeit von der 3D-Position in der Szene an den Benutzer zurück gegeben werden. Hierdurch kann beispielsweise der Kontakt des gesteuerten Werkzeuges mit einem 3D-Objekt fühlbar gemacht werden. Jedoch ist es nicht möglich, Kräfte zurückzugeben, die beispielsweise Rotationen um die Stiftachse oder seitliche Verschiebungen eines haptisch gesteuerten Objektes erschweren bzw. verhindern, das in einen virtuellen Körper eingedrungen ist. Dies wird erst mit *haptischen 6DOF-Geräten* (Abb. 9.41, rechts) möglich, die *6* Freiheitsgrade bei der Ausgabe aufweisen.

In medizinischen Anwendungen werden häufig werkzeugbasierte Kraftrückkopplungsgeräte eingesetzt. Hier verwendete Methoden zur Berechnung der an den Benutzer zurückgegebenen Kraft werden nachfolgend vorgestellt.

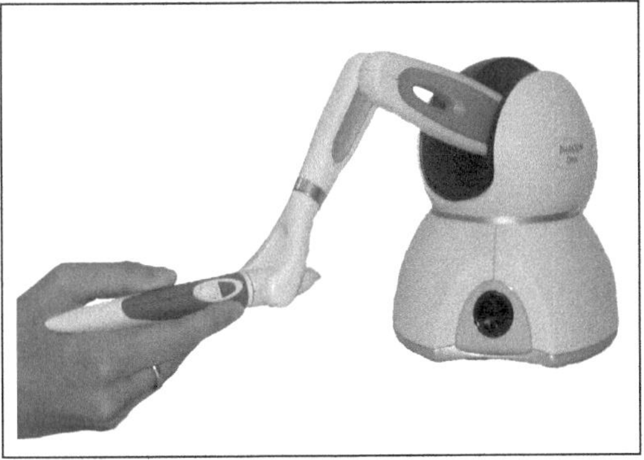
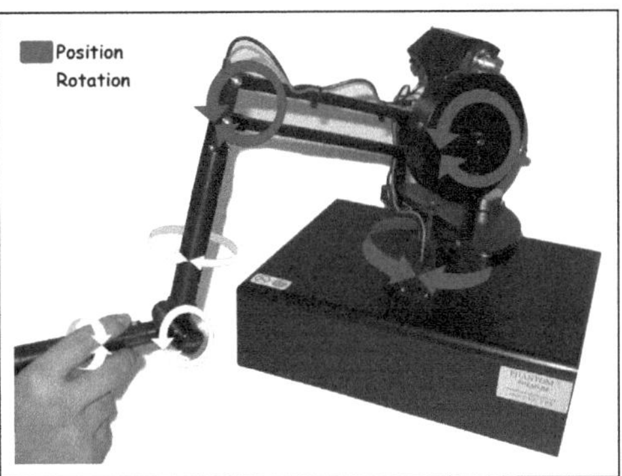

Abb. 9.41: Beispiele werkzeugbasierter haptischer Kraftrückkopplungsgeräte der Fa. Sensable©. Links ist ein 3DOF-Gerät zu sehen. Rechts ist ein 6DOF-Gerät dargestellt, dessen *6* Freiheitsgrade für die Positionierung und Rotation des Werkzeuges für die Ein- und die Ausgabe durch Pfeile illustriert werden.

9.4.2.2 Haptisches Rendering

In diesem Kapitel werden Algorithmen zur Kraftberechnung bei der haptischen Interaktion mit virtuellen 3D-Objekten mit werkzeugbasierten Kraftrückkopplungsgeräten vorgestellt. Die Berechnung von Kräften und ihre Rückkopplung an den Benutzer durch ein haptisches Kraftrückkopplungsgerät werden als *haptisches Rendering* (engl.: haptic rendering) bezeichnet.

Nachfolgend wird ein *1-Punktkontaktmodell* zugrunde gelegt, bei dem ein vom haptischen Gerät geführtes Instrument oder der haptisch gesteuerte Bildkursor ein virtuelles 3D-Objekt an einem Punkt berührt. Dieser Punkt wird als *haptischer Schnittstellenpunkt* (engl.: haptic interface point) bezeichnet. Haptisches Rendering unter Verwendung des 1-Punktkontaktmodells wird beispielsweise eingesetzt, um eine Oberfläche eines 3D-Objektes punktweise mit einem virtuellen Instrument abzutasten. Eine Erweiterung des 1-Punktkontaktmodells zur Berücksichtigung mehrerer Kontaktpunkte zwischen dem Instrument und dem Objekt ist direkt möglich und nur durch die zur Verfügung stehende Rechenkapazität beschränkt.

Um das Erfühlen virtueller Objekte mit werkzeugbasierten Kraftrückkopplungsgeräten realistisch erscheinen zu lassen, ist eine ständige Neuberechnung der an den Benutzer zu richtenden Kraft notwendig. Die Updaterate sollte hierbei nicht unter *1000 Hz* liegen, da es sonst zu Vibrationseffekten kommen kann. Im Vergleich zur Updaterate in medizinischen 3D-Echtzeitvisualisierungssystemen, die typischerweise zwischen *25 Hz* und *60 Hz* liegt, ist die haptische Updaterate somit deutlich höher.

Die Methode der Kraftberechnung ist abhängig von den zugrunde liegenden Daten sowie der Position und den Bewegungen des Benutzers und seines Werkzeuges. Man unterscheidet die nachfolgend vorgestellten Techniken des haptischen Oberflächen- und Volumenrenderings.

9.4.2.2.1 Haptisches Oberflächenrendering

Sind die 3D-Objekte oberflächenbasiert als 3D-Modelle repräsentiert, so wird ein oberflächenbasiertes haptisches Rendering durchgeführt, um die Objektoberfläche mit einem werkzeugbasierten haptischen Gerät abtasten zu können. Hierbei werden Widerstandskräfte an den Benutzer rückgekoppelt bzw. weitergeleitet, wenn man mit dem Werkzeug gegen eine Objektoberfläche drückt. Neben Widerstandskräften können auch Reibungskräfte simuliert werden, die bei Bewegungen entlang der Oberfläche diese glatt oder rau wirken lassen.

Für das haptische Oberflächenrendering wird eine eindeutige Beschreibung der Grenzen der 3D-Objekte benötigt, die z.B. durch die Angabe eines Oberflächenmodells oder durch implizite Funktionen gegeben sein kann. Sie setzt daher eine *Segmentierung und 3D-Modellierung der Objekte* voraus. Mithilfe der nachfolgend vorgestellten Techniken des haptischen Oberflächenrenderings wird es möglich, auch komplexe 3D-Objektoberflächen virtuell abzutasten.

Bei dem verwendeten 1-Punktkontaktmodell wird der haptische Schnittstellenpunkt nachfolgend an der Spitze des zur Abtastung eingesetzten virtuellen Instruments x_{tip} gewählt. Mithilfe von Kollisionserkennungsalgorithmen (engl.: collision detection) wird erkannt, ob die Werkzeugspitze die Oberfläche eines virtuellen 3D-Objektes der Szene berührt. Wenn kein Kontakt vorliegt, so wird keine Kraft an den Benutzer zurückgegeben.

Methode: Drückt der Benutzer mit der Werkzeugspitze gegen eine Objektoberfläche, so spürt er eine Widerstandskraft F. Die Berechnung der Widerstandskraft F erfolgt so, als ob die Spitze bereits in das Objekt eingedrungen sei. Um für den Benutzer die Illusion aufrecht zu erhalten, noch nicht in das Objekt eingedrungen zu sein, wird die Werkzeugspitze in der 3D-Szene so visualisiert, als ob sie sich weiterhin an der Objektoberfläche befinden würde. Das haptische Gerät gibt mit steigender Eindringtiefe eine langsam stärker werdende Kraft zurück. Würde sofort beim ersten Kontakt des virtuellen Werkzeuges mit einer Oberfläche eine konstante Kraft an den Benutzer zurückgegeben werden, so würde er zurückgestoßen werden. Mit dieser Technik wird es möglich, dass der Benutzer haptisch gesteuert auch komplizierte 3D-Oberflächen abtastet.

Nachfolgend werden zwei *Varianten zur Kraftberechnung* für das haptische Oberflächenrendering vorgestellt, die einfache Penalty-Methode und die Methode des proxy-basierten haptischen Oberfächenrenderings.

1. Penalty-Methode

Bei der Penalty-Methode befindet sich die Spitze des haptisch gesteuerten virtuellen Werkzeugs x_{tip} bereits in dem Objekt. Die Kraft F wird proportional zum Abstand von x_{tip} zum nächstgelegenen Punkt p der Oberfläche berechnet. Die Stärke der Kraft F ist angelehnt an das Hooke'sche Gesetz proportional zur Eindringtiefe (Abb. 9.42, Beispiel 1 und 2), für die gilt:

$$F = -k(x_{tip} - p) \tag{9.28}$$

Der Faktor $k \in \mathbb{R}$ kann als Federkonstante betrachtet werden. Je größer k ist, desto härter fühlt sich die Oberfläche an.

Eigenschaften: Ein Problem der Penalty-Methode besteht in der möglichen Verwechslung von Oberflächen, die in Abb. 9.42 illustriert wird. In dem dargestellten Beispiel dringt die Werkzeugspitze von oben in das Objekt ein. Bei fortgeschrittener Eindringtiefe wird der nächste zur Werkzeugspitze gelegene Oberflächenpunkt nicht mehr auf der oberen, sondern auf der rechten Fläche (p_3) des dargestellten Rechteckes bestimmt, wodurch das Werkzeug unerwünschterweise nach rechts gedrückt wird. Daher ist die Penalty-Methode nur eingeschränkt für das haptische Oberflächenrendering geeignet.

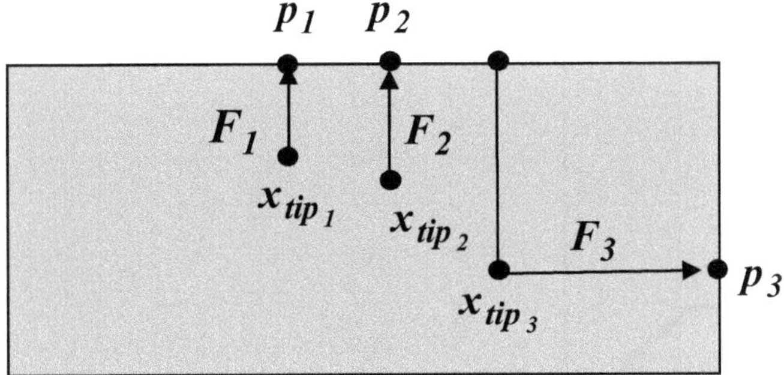

Abb. 9.42: Penalty-Methode: *3* Beispiele zur Kraftberechnung. Die Kraft nimmt mit wachsendem Abstand zur Oberfläche zu. Beim *3.* Beispiel (rechts) findet eine Oberflächenverwechslung statt und die Kraft F_3 drängt das Werkzeug unerwünschterweise nach rechts.

2. Proxy-basiertes haptisches Oberflächenrendering

Das Proxy-basierte haptische Oberflächenrendering zählt zu den constraint-basierten Methoden (Zilles und Salisbury 1995) und wird häufig für das haptische Oberflächenrendering verwendet. Es kann als Erweiterung der Penalty-Methode betrachtet werden, bei der die in Abb. 9.42 dargestellten Probleme vermieden werden. Hierbei bilden die Oberflächen der virtuellen Objekte die Constraints, die die Bewegung des haptisch gesteuerten Werkzeuges einschränken.

Als zentrales Element dieser Methode wird an der Position der Kollision der Werkzeugspitze bzw. des haptischen Schnittstellenpunktes mit einem 3D-Objekt ein zusätzlicher Stellvertreter x_p definiert, der *Proxy* genannt wird. Demgegenüber bezeichnet x_{tip} die reale Position der Spitze des haptischen Gerätes. Bei Bewegungen der Werkzeugspitze außerhalb der Objekte gilt: $x_{tip} = x_p$.

Die Kraftberechnung für das haptische Oberflächenrendering beginnt, wenn die Werkzeugspitze, für den Benutzer nicht sichtbar, in das Objekt eindringt. Während die Werkzeugspitze in das Objekt eindringt, verbleibt der Proxy an der Oberflächenposition (Abb. 9.43). Zwischen der Spitze des haptischen Gerätes und dem Proxy wirkt nun eine Federkraft, die durch das Hooke'sche Gesetz beschrieben wird:

$$F = -k(x_{tip} - x_p) \tag{9.29}$$

Eigenschaften: Wie bei der Penalty-Methode charakterisiert die Federkonstante $k \in \mathbb{R}$ den Härtegrad der abgetasteten Oberfläche. Je kleiner k ist, desto weicher fühlt sich die Oberfläche an. Die Kraft, die der Benutzer spürt, wenn er gegen die Objektoberfläche drückt, ist umso höher, je weiter sich die Werkzeugspitze vom Proxy entfernt. Zugleich wird das Werkzeug in der 3D-Szene so visualisiert, als ob sich seine Spitze weiterhin an der Position des Proxys x_p an der Objektoberfläche befinden würde.

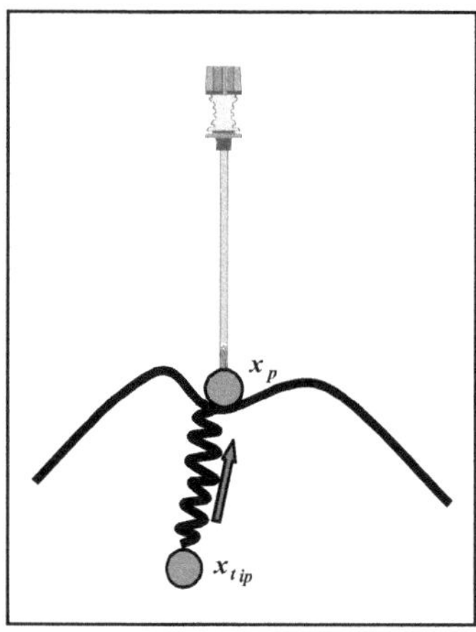

Abb. 9.43: Proxy-basiertes haptisches Oberflächenrendering: Die Werkzeugspitze ist über eine Federkraft mit dem an der Objektoberfläche verbleibenden virtuellen Proxy gekoppelt. Das Werkzeug wird in der 3D-Szene so visualisiert, als ob sich seine Spitze an der Position des Proxys befinden würde.

9.4.2.2.2 Haptisches Volumenrendering

In Anlehnung an die direkten Volumenrenderingtechniken (Kap. 9.3.6), bei denen einzelne räumliche Bildstrukturen in 3D-Bilddaten ohne vorherige Segmentierung sichtbar gemacht werden können, wird bei dem nachfolgend vorgestellten Proxy-basierten haptischen Volumenrendering (engl.: proxy based haptic volume rendering) eine Ertastung von virtuellen Objektoberflächen in nicht-segmentierten Volumendaten ermöglicht (Lundin 2002). Als virtuelle Objektoberflächenpunkte werden bei dieser Methode die Punkte mit hohem Betrag des lokalen Bildgradienten $grad(f(\boldsymbol{x}))$ angesehen.

Die Methode der Kraftberechnung kann als Erweiterung des Proxy-basierten haptischen Oberflächenrenderings betrachtet werden. Eine Erweiterung des Ansatzes wird notwendig, da nicht nur an den geschätzten Oberflächenpunkten, sondern im gesamten Bildvolumen Kräfte berechnet werden müssen.

Für die Beschreibung der Kraftberechnung wird die Kraft $\boldsymbol{F}$ zwischen virtuellem Proxy und Gerätespitze in zwei orthogonale Anteile senkrecht in Normalenrichtung und tangential zur virtuellen Oberfläche aufgeteilt, so dass

$$\boldsymbol{F} = F_N \cdot \hat{\boldsymbol{N}} + F_T \cdot \hat{\boldsymbol{T}} \tag{9.30}$$

mit $F_N = \boldsymbol{F} \cdot \hat{\boldsymbol{N}}$, $F_T = \boldsymbol{F} \cdot \hat{\boldsymbol{T}}$, $\hat{\boldsymbol{N}} = \dfrac{grad(f(\boldsymbol{x}_p))}{\left|grad(f(\boldsymbol{x}_p))\right|}$ und $\hat{\boldsymbol{T}} = \dfrac{\boldsymbol{d} - \hat{\boldsymbol{N}}(\boldsymbol{d} \cdot \hat{\boldsymbol{N}})}{\left|\boldsymbol{d} - \hat{\boldsymbol{N}}(\boldsymbol{d} \cdot \hat{\boldsymbol{N}})\right|}$ ist.

Hierbei bezeichnet $\boldsymbol{d} = \boldsymbol{x}_{tip} - \boldsymbol{x}_p$ den Distanzvektor zwischen den Positionen der Gerätespitze und des Proxys.

Befindet sich der Proxy an einem Punkt mit hohem Bildgradientenbetrag, der somit als Oberflächenpunkt interpretiert werden kann, so ist $\hat{\boldsymbol{N}}$ ein Schätzer der Normalenrichtung der virtuellen Oberfläche, während $\hat{\boldsymbol{T}}$ tangential zur virtuellen Oberfläche steht und die Richtung angibt, in der sich der Proxy leicht bewegen kann (Abb. 9.44).

Bei der haptischen Kraftberechnung werden die Widerstandskraft an virtuellen Oberflächen, die Oberflächenreibung, die bei Bewegungen entlang der Oberfläche erzeugt wird, sowie die Viskosität, d.h. die bei Bewegung in einem zähen Medium (z.B. Honig) auftretende Kraft, simuliert. In jedem Zeitschritt des Algorithmus wird die neue Position des Proxys nach folgenden Vorschriften berechnet, die die Einflüsse der Widerstandskraft der virtuellen Oberfläche (x_p^W), der Reibung (x_p^R) an der Oberfläche und der Viskosität (x_p^V) berücksichtigen:

$$x_p^W = \begin{cases} x_p + \hat{N}(d \cdot \hat{N} - T_N / k), & \text{falls } k(d \cdot \hat{N}) > T_N \\ x_p & \text{sonst} \end{cases} \tag{9.31}$$

$$x_p^R = \begin{cases} x_p + \hat{T}(d \cdot \hat{T} - T_T / k), & \text{falls } k(d \cdot \hat{T}) > T_T \\ x_p & \text{sonst} \end{cases} \tag{9.32}$$

$$x_p^V = \begin{cases} x_p + R / k \cdot \dfrac{d}{|d|}, & \text{falls } |d| > R / k \\ x_p & \text{sonst} \end{cases} \tag{9.33}$$

Die Parameter T_N, T_T und der Viskositätsparameter $R \in \mathbb{R}$ bestimmen zusammen mit der Federkonstanten k die haptischen Eigenschaften der virtuellen Objekte und können auch abhängig vom lokalen Grauwert an der Position x_p als Transferfunktionen (Kap. 9.3.6.2) gewählt werden. In Abb. 9.44 wird die Berechnung der neuen Proxy-Position in verschiedenen Situationen illustriert. Es wird die *Widerstandskraft* der virtuellen Oberfläche berechnet, die der Benutzer beim Drücken gegen die Oberfläche erfährt. Der Proxy wird nur in Richtung der Oberflächennormalen bewegt, wenn die Kraft einen Schwellwert überschreitet. Die *Oberflächenreibungskraft* wird groß, wenn die Werkzeugspitze entlang einer ausgeprägten (virtuellen) Objektoberfläche, d.h. senkrecht zu einem starken Bildgradienten bewegt wird. So erscheinen Objekte bei der Abtastung glatt und rutschig oder rau und klebrig. Dies wird durch die Bewegung oder Nicht-Bewegung des Proxys tangential zur (virtuellen) Oberfläche erreicht. Die *Viskosität*, die beispielsweise bei Honig stark ausgeprägt ist, wird durch die verzögerte Verschiebung des Proxys in Richtung der Position der Werkzeugspitze simuliert. Die Kraftberechnung erfolgt mindestens *1000* Mal pro Sekunde, um Vibrationen des Gerätes zu vermeiden.

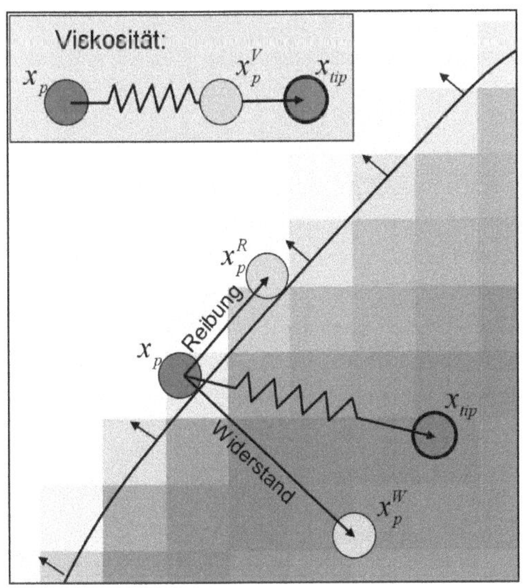

Abb. 9.44: Proxy-basiertes haptisches Volumenrendering: Berechnung der neuen Proxyposition unter Berücksichtigung der Widerstandskraft, der Oberflächenreibung und der Viskosität.

9.4.3 Trackingsysteme

Trackingsysteme erlauben die Bestimmung von Position und Orientierung von Punkten im Raum, die mit speziellen Markern versehen wurden. Sie können im Bereich der virtuellen und erweiterten Realität eingesetzt werden, um die Erfassung und Verfolgung von Bewegungen des Benutzers zu ermöglichen und in Kombination mit den visuellen und haptischen Feedbacks an den Benutzer das Gefühl der Immersion zu erhöhen. So können beispielsweise die Blickrichtung des Benutzers oder die Lage und Orientierung von mit Markern versehenen chirurgischen Instrumenten im Raum mit ihrer Hilfe ermittelt werden.

Darüber hinaus werden Trackingsysteme in der computergestützten Chirurgie zur intraoperativen Navigation und sowie beim Einsatz von computergesteuerten Operationsrobotern verwendet. Bei der bildgestützten intraoperativen Navigation werden die Positionen der chirurgischen Instrumente in tomographische 3D-Bilddaten oder in die hieraus erstellten 3D-Modelle eingeblendet, wodurch die Lage innerer, außerhalb des Sichtfeldes liegender Strukturen bei dem operativen Eingriff berücksichtigt werden kann. 3D-Trackingsysteme werden hier zur genauen Erfassung der Instrumentenposition im Koordinatensystem des Operationssaals eingesetzt. Voraussetzung für den intraoperativen Einsatz von Navigations- und Robotersystemen ist die Transformation des Ortskoordinatensystems des Operationssaals in das Bildkoordinatensystem, die als intraoperative Registrierung bezeichnet wird. Nachfolgend werden optische und magnetische Trackingsysteme und deren wesentliche Charakteristika kurz beschrieben.

9.4.3.1 Optische Trackingsysteme

Optische Trackingsysteme erfassen die Position von Markern im Raum durch mindestens zwei fest installierte Kameras. Die Marker senden bei den opto-elektrischen Trackingsystemen mittels Leuchtdioden Lichtimpulse aus, weshalb diese Art zu den aktiven Systemen zählt. Passive Systeme verwenden Marker, die mit bestimmten Mustern versehen sind. Diese Muster werden automatisch erkannt und so die Positionen der Marker ermittelt. Die erreichbare räumliche Auflösung liegt bei bis zu *0,01 mm* bei einer Genauigkeit von bis zu *0,1 mm*. Optische Systeme können sehr geringe Messzeiten erreichen. Nachteilig bei optischen Systemen sind die komplizierte Installation und Kalibrierung dieser Systeme und die Störanfälligkeit durch Verdeckung und die teilweise extremen Lichtverhältnisse im Operationssaal.

9.4.3.2 Magnetische Trackingsysteme

Bei magnetischen Trackingsystemen senden die Marker niederfrequente Magnetfelder, die mithilfe kleiner Spulen erzeugt werden. Durch kleine Detektorspulen im Empfänger kann das lokale Magnetfeld gemessen und bei bekannter Feldgeometrie auf die Position der Senderspulen bzw. Marker geschlossen werden. Magnetische Trackingsysteme bieten Auflösungen von ca. *1 mm* bei einer Genauigkeit von *1* bis *2 mm*. Diese relativ kostengünstigen Trackingsysteme sind von Verdeckungsproblemen nicht betroffen, reagieren aber empfindlich auf magnetische Störeinflüsse und erzeugen selbst Magnetfelder, die andere Geräte stören können.

10 Computergestützte Diagnostik und Therapie

In diesem Kapitel wird der praktische Einsatz von Bildverarbeitungsverfahren anhand ausgewählter Beispiele aus den Bereichen der computerassistierten Diagnostik und der computergestützten Planung und Simulation operativer Eingriffe illustriert. Ausgehend von relevanten medizinischen Problemstellungen werden die in den vorangegangenen Kapiteln vorgestellten Methoden und Algorithmen in Kombination eingesetzt, anwendungsspezifisch optimiert und weiterentwickelt. Die Auswahl geeigneter Bildverarbeitungsmethoden und ihre problemspezifische Weiterentwicklung bilden eine besondere Herausforderung bei der Entwicklung diagnose- und therapieunterstützender Bildverarbeitungssysteme. Der Leser erhält durch die praxisnahen Beispiele aus Forschungsprojekten des Autors einen Einblick in das komplexe Zusammenspiel verschiedener Methoden aus den Bereichen der Bildregistrierung, Segmentierung, quantitativen Bildanalyse, Visualisierung und Mustererkennung in der Anwendung.

Die vorgestellten Anwendungsbeispiele und Bildverarbeitungssysteme sind so ausgewählt, dass ein breites methodisches Spektrum mit Schwerpunkten in unterschiedlichen Bereichen der Medizinischen Bildverarbeitung abgedeckt wird. In Kap. 10.1 stehen 2D- und 3D-Bildanalysemethoden zur Charakterisierung verschiedener Hirntumorarten in MR-Bildfolgen für die computerunterstützte radiologische Diagnostik im Vordergrund. Methoden zur 4D-Bildanalyse von atmungsbewegten Tumor- und Lungenbewegungen in 4D-CT-Bilddaten, die zur Verbesserung der strahlentherapeutischen Behandlung von Lungentumorpatienten entwickelt wurden, werden in Kap. 10.2 beschrieben. Der Einsatz von Verfahren zur automatischen Erkennung von Bildstrukturen wird in Kap. 10.3 exemplarisch anhand eines Systems für die computergestützte Diagnostik maligner Melanome in Abgrenzung zu Muttermalen illustriert. In Kap. 10.4 und 10.5 werden Anwendungen von 3D-Visualisierungs- und Interaktionstechniken aus dem Bereich der Virtuellen Realität für die computergestützte 3D-Planung von Hüftoperationen sowie für das Training von Lumbalpunktionen in einem Virtual-Reality-Simulator vorgestellt.

Die in Kap. 10.1, 10.3 und 10.4 beschriebenen Verfahren und Systeme zur Charakterisierung und Erkennung von Hirn- und Hauttumoren sowie zur Planung von komplexen Hüftoperationen wurden im Rahmen interdisziplinärer Forschungsarbeiten am Institut für Medizinische Informatik der Universität zu Lübeck in Kooperation mit dem Institut für Radiologie, der Klinik für Dermatologie sowie der Klinik für Orthopädie der Universität zu Lübeck entwickelt. Demgegenüber sind die in Kap. 10.2 vorgestellten 4D-Bildanalysemethoden zur Bewegungsanalyse von Tumoren und Organen in 4D-Bilddaten sowie der in Kap. 10.5 beschriebene Virtual-Reality-Simulator für das Training von Lumbalpunktionen aus Forschungsarbeiten am Institut für Medizinische Informatik des Universitätsklinikums Hamburg-Eppendorf hervorgegangen, die in Kooperation mit den dortigen Kliniken für Strahlentherapie und Radioonkologie und Neurologie durchgeführt wurden.

10.1 3D-Bildanalyse intrakranieller Tumoren in MR-Bildfolgen

Die nachfolgend vorgestellten Verfahren zur computergestützten Analyse intrakranieller Tumoren dienen der diagnostischen Unterstützung des Radiologen bei der Charakterisierung, Vermessung und Artbestimmung von Hirntumoren. Die Auswahl der eingesetzten Bildanalyseverfahren ist an den in der radiologischen Tumordiagnostik verwendeten Kriterien orientiert, die in (Kazner, Wende et al. 1989, Huk und Heindel 1990, Bradshaw 1991, Sartor 1992) beschrieben werden. Die problemspezifisch angepassten Bildanalyseverfahren führen zu einer quantitativen Beschreibung diagnostisch relevanter Tumorcharakteristika (Roßmanith 1994, Roßmanith, Handels et al. 1994, Handels, Roßmanith et al. 1995). Hierbei steht die Analyse bildmorphologischer Tumoreigenschaften, der Struktur des Tumorrandes, des Kontrastmittelaufnahmeverhaltens sowie der internen Tumorstruktur im Mittelpunkt der Betrachtung. Neben der Unterstützung der Diagnostik sind die extrahierten Bildmerkmale zur Bildbeschreibung geeignet und können bei der inhaltsbasierten Bildsuche (engl.: content based image retrieval) in medizinischen Bilddatenbanken verwendet werden.

10.1.1 Medizinische Grundlagen

Die Erkennung und Charakterisierung raumfordernder intrakranieller Prozesse, kurz Hirntumoren genannt, ist eine zentrale Aufgabe der neuroradiologischen Diagnostik (Kazner, Wende et al. 1989, Huk und Heindel 1990, Bradshaw 1991, Sartor 1992). Grundlage für die Klassifikation intrakranieller Tumoren und ihrer Bezeichnung in der medizinischen Fachsprache bilden in der Regel histologische Eigenschaften der Tumorzellen, die in Struktur und Form mit den Zellen ihres Muttergewebes verwandt sind (Zülch 1979, Poeck 1992). So werden beispielsweise Tumoren, die sich durch pathologische Veränderungen der Meningen (Hirnhäute) ausbilden, Meningeome genannt, während sich Astrozytome aus den Astrozyten, den Stützgewebezellen des zentralen Nervensystems, bilden. Nach der WHO Klassifikation (Zülch 1979, Zülch 1981) unterscheidet man bei Hirntumoren *4* Malignitätsgrade, die ihr biologisches Verhalten und ihre Prognose beschreiben:

- *Grad I*: benigne Tumoren mit einer postoperativen Überlebenszeit von *5* oder mehr Jahren

- *Grad II*: semimaligne Tumoren mit einer postoperativen Überlebenszeit von *3* bis *5* Jahren

- *Grad III*: maligne Tumoren mit einer postoperativen Überlebenszeit von *2* bis *3* Jahren

- *Grad IV*: hochmaligne Tumoren mit einer postoperativen Überlebenszeit von *6* bis *15* Monaten

Wesentliche Untersuchungsmethoden der nicht-invasiven Hirntumordiagnostik sind die Computer- und Magnetresonanztomographie. Hierbei kommt der Magnetresonanztomographie aufgrund ihrer vielfältigen Bilderzeugungsmethoden und ihrer im Vergleich zur Computertomographie kontrastreicheren Weichteildarstellung eine zentrale Bedeutung zu.

Durch verschiedene MR-Messsequenzen (Kap. 2.1.4.3) können protonen-, *T1*- und *T2*-gewichtete Bilder erzeugt werden, in denen die untersuchten Tumoren und das Normalgewebe unterschiedlich kontrastiert dargestellt werden (Abb. 10.1). Von besonderer diagnostischer Aussagekraft sind *T1*-gewichtete Bildsequenzen, die vor und nach der Gabe von Kontrastmittel (Gadolinium DTPA) generiert werden. *T2*-gewichtete Bilder sind insbesondere für die Abgrenzung von Tumor und Ödem von Bedeutung.

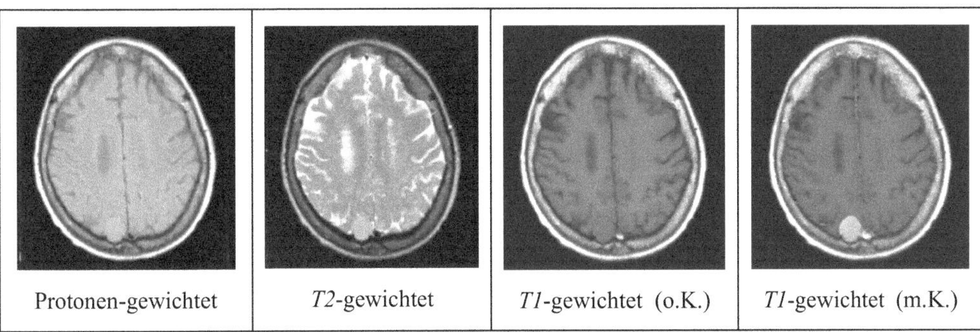

Abb. 10.1: Kopfschicht mit einem Hirntumor vom Typ Meningeom in protonen- und *T2*-gewichteter sowie in *T1*-gewichteter Darstellung ohne (o.K.) und mit Kontrastmittel (m.K.).

Hierbei lagert sich das Kontrastmittel ausschließlich in den Tumorzellen an, bei denen die Blut-Hirnschranke durchbrochen ist. Die Kontrastmittelanreicherung ruft eine Veränderung des *T1*-Relaxationsverhaltens des Gewebes hervor, die zu einer Signalanhebung im *T1*-gewichteten Bild führt (Abb. 10.1, rechts und Abb. 10.2, unten).

Bei der diagnostischen Beurteilung von Hirntumoren im MR-Bild kommen der Tumorform und seiner Randstruktur, seiner inneren Struktur, dem Kontrastmittelaufnahmeverhalten sowie der Beeinflussung des umliegenden Gewebes besondere Bedeutung zu (Kazner, Wende et al. 1989, Huk und Heindel 1990, Bradshaw 1991, Poeck 1992, Sartor 1992). So nimmt beispielsweise der durchblutete Teil eines Glioblastoms Kontrastmittel auf, wodurch im kontrastmittelverstärkten Bild häufig unregelmäßige, girlandenförmige Tumorberandungen im MR-Tomogramm sichtbar werden (Abb. 10.2).

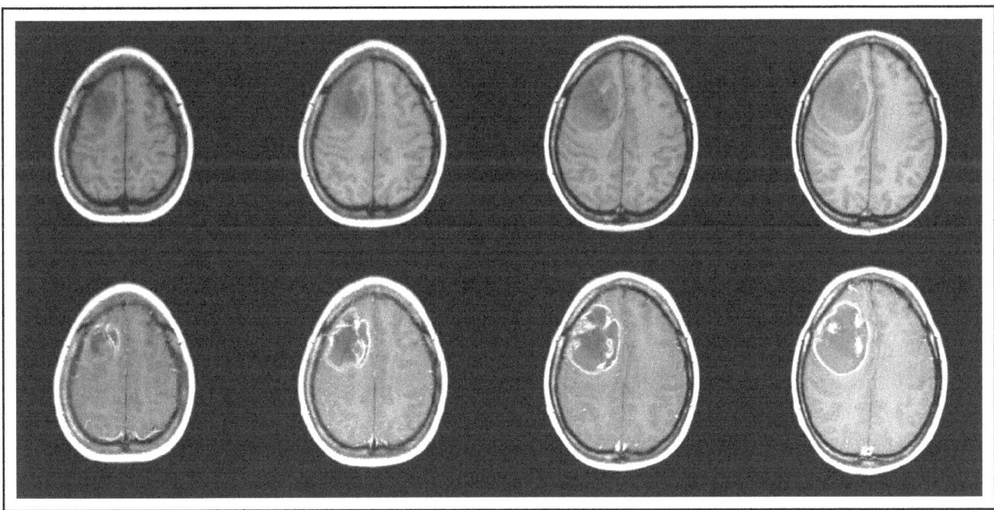

Abb. 10.2: *T1*-gewichtete MR-Bilder einer 3D-Bildfolge mit einem Glioblastom vor (oben) und nach (unten) Kontrastmittelgabe.

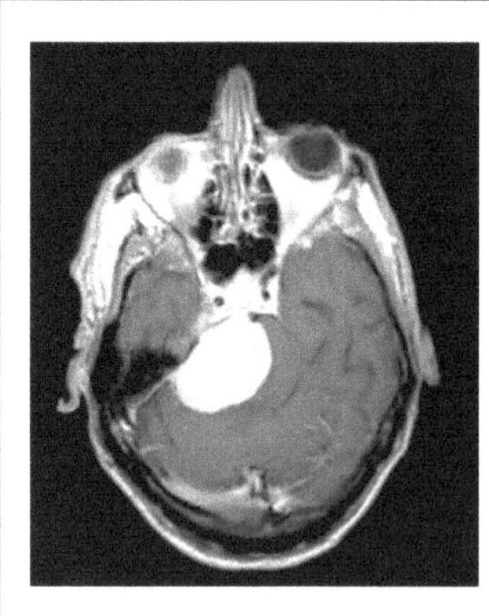 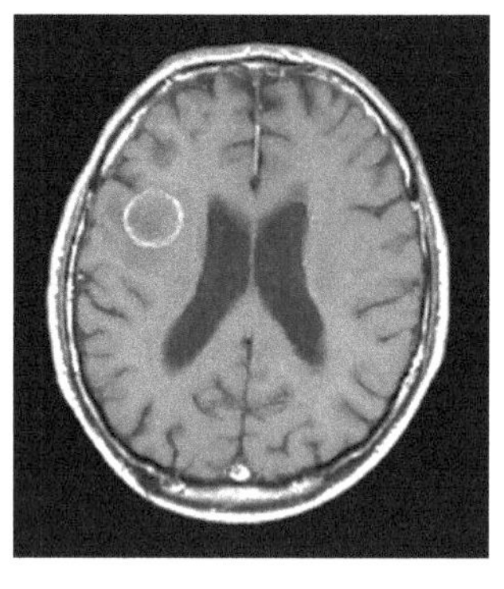

Abb. 10.3: Meningeom (links) und Metastase (rechts) im *T1*-gewichteten Bild nach Kontrastmittelgabe.

Im Inneren des dargestellten Glioblastoms befinden sich größtenteils nekrotische, d.h. abgestorbene Hirnareale, in denen keine Kontrastmittelanreicherung auftritt. Die unregelmäßige Berandung ist wesentlich darauf zurückzuführen, dass Glioblastome in das umliegende Gewebe infiltrieren. Verdrängend wachsende Hirntumoren wie die Meningeome zeichnen sich demgegenüber im MR-Bild durch eine relativ glatte, regelmäßig wirkende Berandung aus (Abb. 10.3, links). Charakteristisch für Metastasen mit mehr als *2 cm* Durchmesser ist das ringförmige Kontrastenhancement (Abb. 10.3, rechts).

Der Anteil differentialdiagnostisch korrekt erkannter Hirntumoren in der Radiologie beträgt ca. *80 %* (Kazner, Wende et al. 1989), wobei hier neben bildorientierten Merkmalen auch das Alter und Geschlecht des Patienten, die Patientenhistorie, die Tumorlokalisation sowie klinische Symptome berücksichtigt werden. Zur Erhöhung der Sicherheit der Artdiagnose von Hirntumoren ist oftmals eine Hirnbiopsie unvermeidlich, die invasiv vorgenommen wird und daher für den Patienten sehr belastend ist.

10.1.2 Computergestützte Hirntumoranalyse

Im ersten Schritt wird eine Segmentierung des Hirntumors mithilfe der in Kap. 5 und 7 vorgestellten Algorithmen vorgenommen, durch die der Tumor vom umliegenden Gewebe abgegrenzt wird (Abb. 10.4). Grundlage für die Segmentierung bilden *4*-kanalige Bilddaten, bestehend aus protonen- und *T2*-gewichteten sowie *T1*-gewichteten 3D-Bilddaten vor und nach Kontrastmittelgabe (Abb. 10.1), die durch die Anwendung voxelbasierter starrer Registrierungsverfahren (Kap. 4.2) in einem Koordinatensystem ausgerichtet wurden. Verschiedene Ergebnisse der Segmentierung dieser multispektralen Bilddaten wurden bereits in den vorangegangenen Kapiteln dargestellt (Abb. 5.3, 5.7, 5.9, 7.17). Vorzugsweise werden Volumen- und Bereichswachstumsverfahren (Kap. 5.3) sowie ROI-basierte Segmentierungsverfahren unter Verwendung der Mahalanobis-Distanz als Abstandsmaß (Kap. 5.2) eingesetzt. Während die Saatpunkte bei homogenen Tumoren wie z.B. Meningeomen (Abb. 10.1) zentral in den Tumorbereich gesetzt werden, werden diese bei heterogenen Tumoren wie z.B. Glioblastomen (Abb. 10.2) in den hell dargestellten kontrastmittelaufnehmenden Tumoraußenbereichen positioniert, um die aktive Wachstumszone des Tumors zu extrahieren. Alternativ können auch andere in Kap. 5 beschriebene Segmentierungsverfahren zur Tumorsegmentierung in *T1*-gewichteten Bildern nach Kontrastmittelgabe verwendet werden (Abb. 5.14).

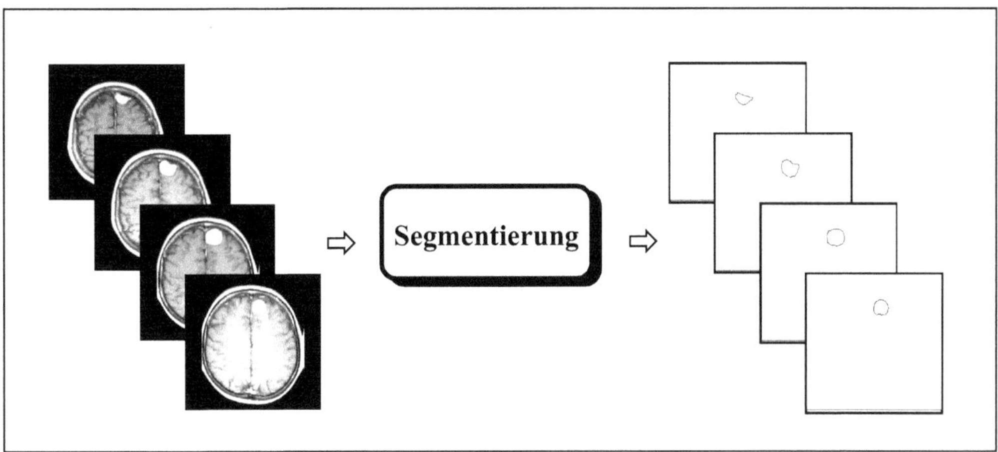

Abb. 10.4: Segmentierung des Hirntumors in einer 3D-Bildfolge. Rechts sind die extrahierten Tumorgrenzen dargestellt (Handels, Roßmanith et al. 1995).

Neben der Außenkontur (Abb. 10.4) werden die inneren Tumorkanten durch die schichtweise Anwendung eines Kantenfilters extrahiert, der einen exponentiellen Glättungsfilter und den Laplace-Kantenoperator (Kap. 3.1.1.3.3) zur Kantenextraktion kombiniert (Shen und Castan 1986). Innere Tumorkonturen treten vor allem bei schnell wachsenden malignen Tumoren wie Glioblastomen oder Metastasen auf. Sie sind diagnostisch von Bedeutung, da hierdurch innere Tumorstrukturen wie nekrotisch zerfallene Hirnareale sichtbar werden.

Die räumliche Struktur der segmentierten Hirntumoren wird durch Anwendung von 3D-Visualisierungsalgorithmen sichtbar (vgl. Kap. 9.3). In Abb. 10.5 ist ein Meningeom in Kombination mit der Kopfhaut des untersuchten Patienten dreidimensional dargestellt. Zur Korrelation der 3D-Modelle mit den MR-Bildinformationen können interpolierte MR-Schichtbilder in die 3D-Szene eingeblendet werden, wobei die Selektion der orthogonalen MR-Schichten interaktiv durch den Benutzer vorgenommen wird.

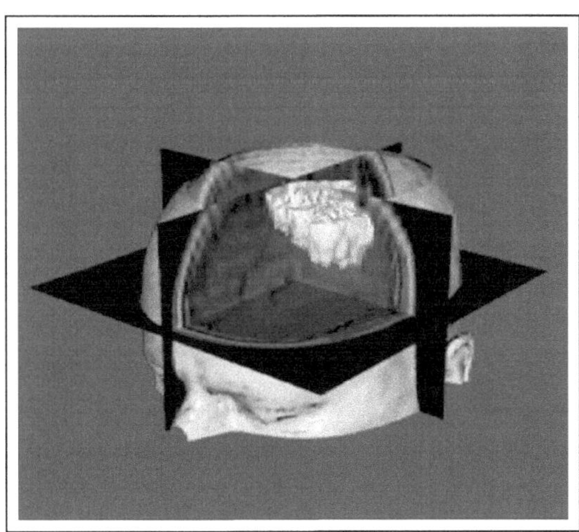

Abb. 10.5: Oberflächenorientierte 3D-Darstellung eines Meningeoms und der Kopfhaut mit eingeblendeten MR-Bildern.

Durch *objektbezogene Bildanalysemethoden* werden nachfolgend bildmorphologische, texturelle und fraktale Eigenschaften von Hirntumoren in 3D-Schichtbildfolgen quantitativ beschrieben und charakterisiert (Handels, Roßmanith et al. 1995, Roßmanith, Handels et al. 1995). Die objektbezogene Vorgehensweise ermöglicht die gezielte Anlehnung der Bildanalyseverfahren an die in der neuroradiologischen Diagnostik verwendeten Kriterien zur Beschreibung intrakranieller Raumforderungen. Hierbei werden auf die Problemstellung abgestimmte Bildanalyseverfahren zur quantitativen Beschreibung der Tumorform, des Tumorrandes und der internen Tumorstruktur eingesetzt.

10.1.2.1 3D-Formanalyse der Hirntumoren

Die 3D-Formanalyse hat die Beschreibung der räumlichen Tumorform zum Ziel. Der hier verwendete Ansatz bildet eine direkte Verallgemeinerung des in Kap. 6.4.5 dargestellten Ansatzes zur Beschreibung der Elongiertheit von 2D-Objekten. Hierbei werden die Hirntumoren durch Ellipsoide approximiert. Ihre Form wird durch die Längenverhältnisse der Ellipsoidhalbachsen quantitativ beschrieben. Methodisch basiert die Ellipsoidapproximation des im segmentierten 3D-Datensatz markierten Tumors auf der Hauptkomponentenanalyse (vgl. Kap. 8.2.1) der Objektpixelkoordinaten.

Methode: Bei der Hauptkomponentenanalyse wird eine Koordinatentransformation durchgeführt, durch die der Nullpunkt des Koordinatensystems in den Schwerpunkt $S \in \mathbb{R}^3$ der Objektpixel verschoben und eine Rotation der Koordinatenachsen durchgeführt wird. Das neue Koordinatensystem wird durch die normierten Eigenvektoren $u_1, u_2, u_3 \in \mathbb{R}^3$ der empirischen Kovarianzmatrix der (x, y, z)-Koordinaten aufgespannt. Die Größe der Varianz in den einzelnen Dimensionen des neuen Koordinatensystems wird durch die zugehörigen Eigenwerte $\lambda_1, \lambda_2, \lambda_3 \in \mathbb{R}$ angegeben. Die neuen Koordinaten (x', y', z') eines Objektpunktes in dem durch die Eigenvektoren $u_1, u_2, u_3 \in \mathbb{R}^3$ aufgespannten Koordinatensystem erhält man durch:

$$\begin{pmatrix} x' \\ y' \\ z' \end{pmatrix} = \begin{pmatrix} u_1 & u_2 & u_3 \end{pmatrix}^T \left(\begin{pmatrix} x \\ y \\ z \end{pmatrix} - S \right) \tag{10.1}$$

Werden die Koordinatenvektoren so normiert, dass gilt:

$$(x'_{norm}, y'_{norm}, z'_{norm}) = \left(\frac{x'}{\sqrt{\lambda_1}}, \frac{y'}{\sqrt{\lambda_2}}, \frac{z'}{\sqrt{\lambda_3}} \right), \tag{10.2}$$

dann werden die Punkte des den Tumor approximierenden Ellipsoids auf die Einheitskugel abgebildet. Zur Festlegung der absoluten Länge der Halbachsen des approximierenden Ellipsoids wird ein Skalierungsfaktor $s \in \mathbb{R}$ wie folgt gewählt:

$$s = \sqrt{\frac{1}{N} \sum_{i=1}^{N} (x'^2_{i_{norm}} + y'^2_{i_{norm}} + z'^2_{i_{norm}})} \tag{10.3}$$

Der Skalierungsfaktor s gibt den mittleren Abstand der in dem normierten Koordinatensystem dargestellten N Konturpunkte zum Koordinatenursprung an. Dieser kann geometrisch als Radius einer die transformierten Konturpunkte approximierenden Kugel interpretiert werden.

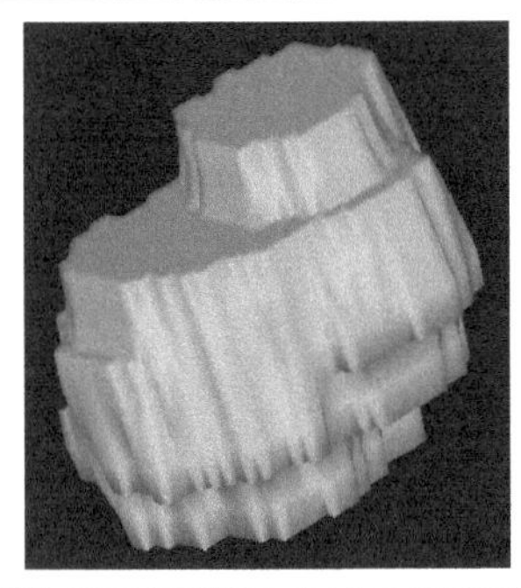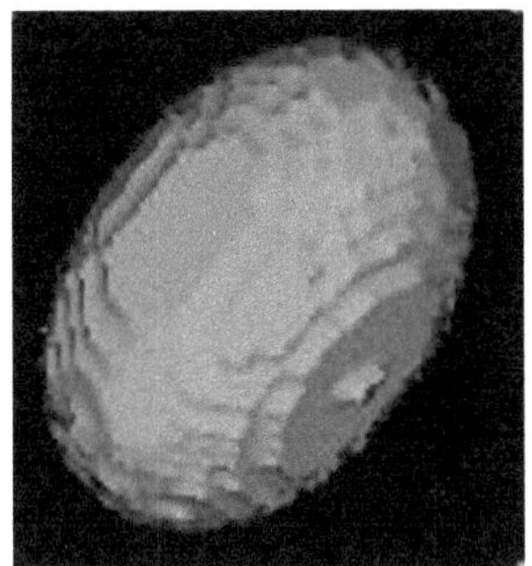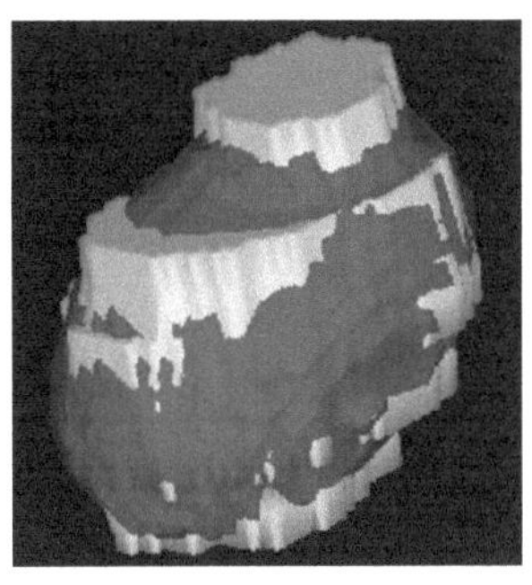

Abb. 10.6: Ellipsoidapproximation: 3D-Darstellungen eines Hirntumors (links) und des approximierten Ellipsoids (Mitte) sowie in gemeinsamer Darstellung (rechts).

Durch die Multiplikation mit dem Skalierungsfaktor s wird die Einheitskugel an die normiert dargestellten Konturpunkte und somit das Ellipsoid an den Tumor angepasst (Abb. 10.6). Die Halbachsenlängen $a,b,c \in \mathbb{R}$ des approximierenden Ellipsoids ergeben sich somit als:

$$a = s \cdot \sqrt{\lambda_1} \qquad b = s \cdot \sqrt{\lambda_2} \qquad c = s \cdot \sqrt{\lambda_3} \qquad (10.4)$$

Formmerkmale:

- Als Verallgemeinerung der in der 2D-Bildanalyse verwendeten Elongiertheit (Kap. 6.4.5) werden folgende 3D-Formmerkmale berechnet:

$$\eta_{12} = 1 - \frac{\sqrt{\lambda_2}}{\sqrt{\lambda_1}} \qquad \eta_{23} = 1 - \frac{\sqrt{\lambda_3}}{\sqrt{\lambda_2}} \qquad \eta_{13} = 1 - \frac{\sqrt{\lambda_3}}{\sqrt{\lambda_1}} \qquad (10.5)$$

- η_{12}, η_{23} und η_{13} sind skalierungs-, translations- und rotationsinvariante 3D-Formmerkmale, durch die die Halbachsenlängenverhältnisse des approximierenden Ellipsoids beschrieben werden. Durch sie können insbesondere kugelförmige Hirntumoren, die durch Werte nahe bei 0 für η_{12}, η_{23} und η_{13} charakterisiert sind, von länglichen Tumoren unterschieden werden.

- Ergänzend wird in den einzelnen axialen 2D-Bildern einer 3D-Bildfolge jeweils die Elongiertheit des Tumors (Kap. 6.4.5) auf der Basis einer Ellipsenapproximation berechnet. Zur Tumorbeschreibung wird die mittlere Elongiertheit $\overline{\eta}$ verwendet, die die im Mittel gemessene Länglichkeit des analysierten Hirntumors in den 2D-Bildern beschreibt.

10.1.2.2 Analyse der Tumorberandung

Die Struktur des Tumorrandes im 2D-Bild liefert wichtige Kriterien für die Differentialdiagnose verschiedener Hirntumorarten (Kazner, Wende et al. 1989, Huk und Heindel 1990, Bradshaw 1991, Sartor 1992). So wird beispielsweise bei hochmalignen Glioblastomen, die in das umliegende Hirngewebe infiltrieren, häufig eine unregelmäßige, stark verästelte Tumorberandung beobachtet, die sich besonders deutlich in kontrastmittelverstärkten $T1$-gewichteten MR-Bildern ausprägt. Demgegenüber weisen benigne Tumoren wie Meningeome oder Astrozytome vom Grad I zumeist regelmäßige und glatte Kantenstrukturen mit wenigen Feinstrukturen auf. Fraktale Bildanalyseverfahren werden nachfolgend zur quantitativen Analyse der Tumorränder sowie tumorinnerer Konturen eingesetzt. Darüber hinaus werden die Momente der Tumorrandprofile zur Charakterisierung der Tumorränder herangezogen.

10.1.2.2.1 Fraktale Analyse der Tumorberandung und innerer Konturen

Fraktale Bildanalyseverfahren werden mit dem Ziel eingesetzt, Unregelmäßigkeiten und Feinstrukturen der Tumorgrenzen quantitativ zu beschreiben. Über die äußere Tumorberandung hinaus werden interne Tumorkonturen analysiert, die sich vorzugsweise bei malignen Hirntumoren mit nekrotisch zerfallenen Substrukturen ausbilden. Diese treten zumeist im Zentralbereich des Tumors auf und werden vor allem in *T1*-gewichteten kontrastverstärkten MR-Bildern sichtbar. Da sich das Kontrastmittel nur im aktiven, durchbluteten Tumorgewebe anreichert, können zwischen den verschiedenen Tumoranteilen starke Signalunterschiede auftreten, durch die sich im Kantenbild tumorinterne Konturen ausbilden (Abb. 10.7).

Durch die fraktale Analyse wird daher zum einen die fraktale Kästchendimension D_{K_1} der Tumorberandung nach der in Kap. 6.3.4 beschriebenen Methode im $(\log(N_\delta), -\log(\delta))$ -Graphen geschätzt. Zum anderen wird das Konturbild analysiert, das neben dem Tumorrand auch alle inneren Tumorkonturen beinhaltet, und die fraktale Kästchendimension D_{K_2} berechnet. Darüber hinaus wird die Differenz der beiden fraktalen Dimensionen

$$\Delta_{D_K} = D_{K_2} - D_{K_1} \tag{10.6}$$

zur Beschreibung der Tumorkonturen ermittelt. In den analysierten 3D-Bildfolgen werden nach der schichtweisen Berechnung der fraktalen Merkmale D_{K_1}, D_{K_2} und Δ_{D_K} ihre Mittelwerte $\overline{D}_{K_1}, \overline{D}_{K_2}$ und $\overline{\Delta}_{D_K}$ als tumorcharakterisierende Merkmale verwendet.

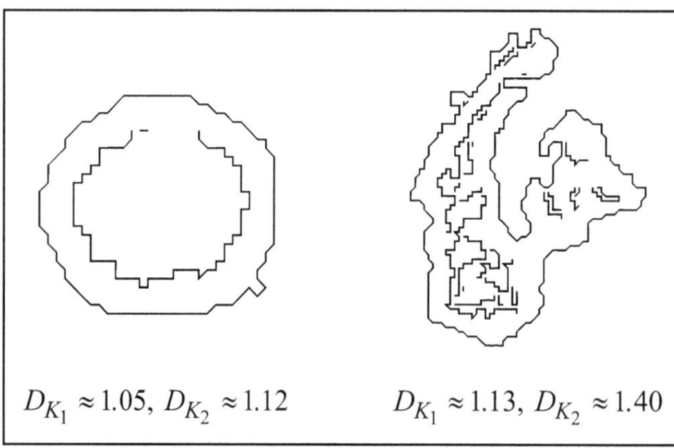

Abb. 10.7: Tumorrand und innere Tumorkonturen in einer Metastase (links) und einem Glioblastom (rechts) mit ihren fraktalen Kästchendimensionen (Handels, Roßmanith et al. 1995).

10.1.2.2.2 Tumorrandprofile

Die Analyse der Tumorrandprofile zielt auf eine Charakterisierung der Tumorform und die quantitative Beschreibung der Unregelmäßigkeit des Tumorrandes. Hierzu wird die Tumorrandkontur im ersten Schritt unter Verwendung der Hauptkomponentenanalyse durch eine Ellipse approximiert (vgl. Kap. 8.2.1.3). Für den Tumor mit Randkonturpixeln $p_1,\dots,p_N \in \mathbb{R}^2$ wird anschließend ein *Tumorrandprofil* $(P_1,\dots,P_N)$ mit $P_i \in \mathbb{R}$ berechnet, das bezogen auf die Ellipse E wie folgt definiert ist:

$$P_i = \begin{cases} d(p_i,E), & \text{falls } p_i \text{ außerhalb der Ellipse } E \text{ liegt} \\ -d(p_i,E), & \text{falls } p_i \text{ innerhalb der Ellipse } E \text{ liegt} \end{cases} \tag{10.7}$$

Der Abstand $d(p,E)$ ist hierbei definiert als die Länge des Lotes vom Konturpunkt p zur approximierenden Ellipse E und ist somit gleich dem Euklidischen Abstand zwischen dem Konturpunkt p und dem Lotfußpunkt $e \in E \subseteq \mathbb{R}^2$ auf der Ellipse, so dass $d(p,E) := \|p - e\|_2$ ist.

Die Koordinaten des Lotfußpunktes e, die nicht durch Angabe eines geschlossenen Ausdrucks berechenbar sind, werden wie folgt bestimmt (Roßmanith 1994): Eine Ellipse E mit Halbachsenlängen $a, b \in \mathbb{R}$ ist in Normalform gegeben durch

$$E = \{(x,y)\,|\, x = a\cos(t),\ y = b\sin(t),\ t \in [0,2\pi]\}. \tag{10.8}$$

Zur Bestimmung der Koordinaten des Lotfußpunktes $e = (a\cos(t), b\sin(t))^T$ auf der Ellipse wird ausgenutzt, dass der Tangentenvektor $T = (-a\sin(t), b\cos(t))^T$ senkrecht zu dem Differenzvektor $p - e$ steht, so dass gilt:

$$(p-e)\cdot T = 0 \tag{10.9}$$

Mit $p = (p_x, p_y)^T$ erhält man durch diese Bedingung die Funktion $n:[0,2\pi] \to \mathbb{R}$, deren Nullstellen gesucht sind:

$$n(t) = (a^2 - b^2)\cos(t)\sin(t) - a\,p_x\sin(t) + b\,p_y\cos(t) \tag{10.10}$$

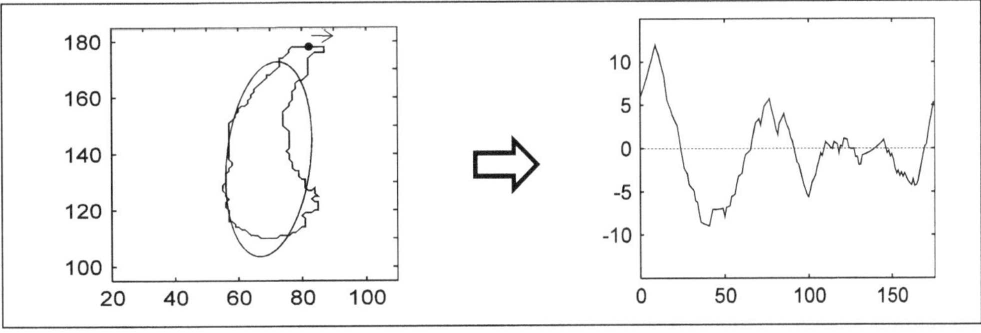

Abb. 10.8: Rand eines Hirntumors mit approximierter Ellipse im 2D-Bild (links) und Darstellung der Tumorrandprofilwerte P_i versus i (rechts), die ausgehend vom markierten Startpunkt durch Konturumlauf bestimmt wurden.

Eine Nullstelle t_0 der Funktion n kann durch Iteration mit dem Newton-Verfahren bzw. für den Fall, dass der Betrag der Ableitung zu gering wird, mit einem Intervallschachtelungsverfahren bestimmt werden (Schwarz 1986, Stoer 1989). Der Abstand des Konturpunktes p zur Ellipse E ist dann gegeben durch:

$$d(\boldsymbol{p}, E) = \left\| \boldsymbol{p} - \begin{pmatrix} a \cdot \cos(t_0) \\ b \cdot \sin(t_0) \end{pmatrix} \right\| \tag{10.11}$$

Die Verteilung der Abstände $d(\boldsymbol{p}_i, E)$ spiegelt morphologische Objekteigenschaften wider, die durch ihre Momente beschrieben werden können.

Die *k-ten Momente* sind gegeben durch:

$$m_k = \frac{1}{N} \sum_{i=1}^{N} [d(\boldsymbol{p}_i, E)]^k \tag{10.12}$$

Die *k-ten zentralen Momente* sind definiert durch:

$$M_k = \frac{1}{N} \sum_{i=1}^{N} [d(\boldsymbol{p}_i, E) - m_1]^k \tag{10.13}$$

Weiterhin wird die *Entropie H der Profilwerte* wie folgt berechnet:

$$H = -\sum_{i=1}^{M} h_i \log(h_i) \tag{10.14}$$

Eigenschaften: Die so ermittelten Konturmomente bilden eine Verallgemeinerung der in Kap. 6.4.1 vorgestellten Konturmomente, die eine Charakterisierung ellipsoider Tumorformen ermöglicht. Das erste Moment m_1 ist gleich dem mittleren Abstand zwischen den Konturpunkten und der Ellipse, während das zweite zentrale Moment M_2 die Varianz σ_d^2 der Profilabstände angibt. Das zweite Profilmoment m_2 gibt den mittleren quadratischen Abstand der Tumorrandpunkte zur Ellipse E an, der die Güte der Approximation der Kontur durch die Ellipse beschreibt. Elliptische oder kreisförmige Tumorberandungen, wie sie z.B. bei Metastasen häufig auftreten, sind durch kleine Werte (nahe bei *0*) für den Profilmittelwert m_1 und den mittleren quadratischen Abstand der Konturpunkte zur Ellipse m_2 charakterisiert. Elliptische Bildstrukturen mit unregelmäßiger Berandung können von solchen mit regelmäßiger Berandung durch größere Profilvarianzen $M_2 = \sigma_d^2$ diskriminiert werden.

Die Entropie H beschreibt die Verteilung der Profilwerte $P_1, \ldots, P_N$ in einem Histogramm mit M äquidistanten Intervallen. Hierbei gibt $h_i \in \mathbb{R}$ die relative Häufigkeit an, mit der die Profilwerte im i-ten Intervall auftreten. Durch die Berücksichtigung der relativen Auftrittshäufigkeiten sind die Entropiewerte von Konturen mit unterschiedlicher Anzahl von Konturpunkten direkt vergleichbar. Die Entropie wird maximal, wenn eine Gleichverteilung der Abstände vorliegt.

Beispiele: In Abb. 10.9 sind die Verteilungen der Randprofilwerte und die hieraus extrahierten Merkmale für ein Glioblastom und eine Metastase dargestellt. Zur Charakterisierung der Ränder eines Hirntumors in einer 3D-Bildfolge werden die Mittelwerte der in den einzelnen Schichtbildern ermittelten Kenngrößen verwendet.

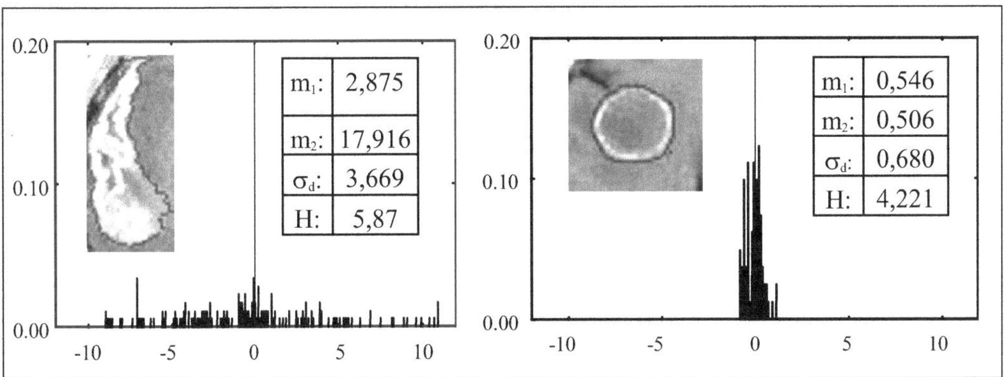

Abb. 10.9: Verteilung der Profilwerte sowie die extrahierten Merkmale m_1, m_2, σ_d und H für ein Glioblastom (links) und eine Metastase (rechts). Die analysierte Tumorberandung ist in beiden MR-Bildern schwarz markiert.

10.1.2.3 Texturanalyse des Tumorinneren

Zur Charakterisierung der internen Tumorstruktur werden Haralick'sche Texturparameter (Haralick, Shanmugam et al. 1973) extrahiert (Kap. 6.2.1). Sie werden zur Beschreibung von Textureigenschaften der Tumoren eingesetzt und quantifizieren insbesondere die Homogenität der Hirntumoren. Anschaulich können Texturen als Oberflächeneigenschaften interpretiert werden, wenn die in der Körperschicht auftretenden Signalwerte als Höhenwerte aufgefasst werden (Abb. 10.10).

Bei der Texturanalyse medizinischer 3D-Bildfolgen können neben Grauwertübergängen innerhalb eines Schichtbildes auch die Charakteristika von Grauwertvariationen zwischen verschiedenen Körperschichten untersucht werden. Falls isotrope 3D-Bilddaten vorliegen, kann eine direkte Verallgemeinerung des Haralick'schen Ansatzes durch die Verwendung dreidimensionaler Displacementvektoren erreicht werden. Die untersuchten *T1*-gewichteten MR-Bilddaten wiesen jedoch eine in Relation zur Auflösung in x- und y-Richtung von ca. *1* mm vergröberte z-Auflösung von *4 - 6* mm auf. Die hierdurch in der Objektrepräsentation implizit hervorgerufenen richtungsabhängigen Verzerrungen der 3D-Gewebetextur stehen der Berechnung rotationsinvarianter Texturparameter nach (Gotlieb und Kreyszig 1990) (vgl. Kap. 6.2.1) entgegen, die für die Reproduzierbarkeit der Texturparameter bei von Untersuchung zu Untersuchung unterschiedlichen Patientenlagen wesentlich ist.

Zur Analyse der Objekttextur in nicht-isotropen medizinischen 3D-Bilddaten wird daher in (Roßmanith, Handels et al. 1994, Handels, Roßmanith et al. 1995) vorgeschlagen, 2D-Texturinformationen aus verschiedenen Schichten zu akkumulieren. Bei diesem Verfahren werden für alle Schichtbilder die Häufigkeiten der in der geometrischen Anordnung $\delta = (d, \alpha)$ auftretenden Grauwertkombinationen ermittelt und in *einer* Cooccurrence-Matrix akkumuliert.

Zur Charakterisierung der inneren Hirntumorstruktur werden hierbei nur Grauwertkombinationen innerhalb der segmentierten Hirntumoren berücksichtigt. Zur Standardisierung der Analyse wird vorab eine lineare Transformation L des Signalbereiches der Tumorpixel $[S_{min}, S_{max}]$ auf das Grauwertintervall $[g_{min}, g_{max}]$ mit $L(S_{min}) = g_{min} = 0$ und $L(S_{max}) = g_{max} = 255$ durchgeführt.

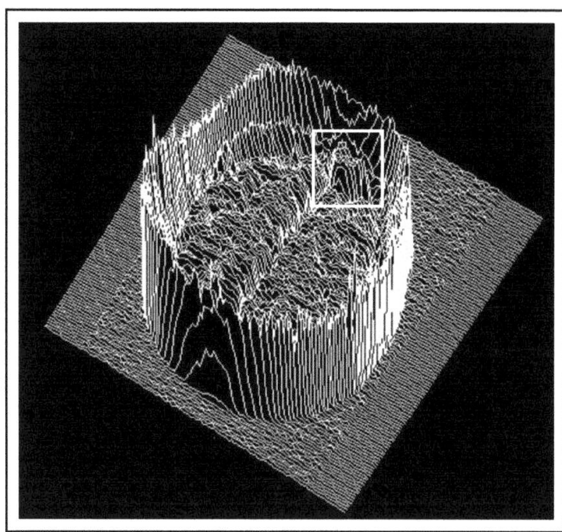

Abb. 10.10: Höhendarstellung eines MR-Bildes. Innerhalb des weißen Rechteckes befindet sich ein Hirntumor.

Die Einträge der Cooccurrence-Matrix bilden bezogen auf die geometrische Anordnung δ Schätzwerte für die Wahrscheinlichkeiten des Auftretens der Grauwertkombinationen in dem analysierten 3D-Objekt. Zur Reduktion des Einflusses von Rotationen in den einzelnen Schichtbildern wird nach Gl. 6.17 die rotationsinvariante Cooccurrence-Matrix P_d mit $d = 1$ generiert, aus der nachfolgend die Texturparameter nach Haralick berechnet werden.

10.1.2.4 Quantifizierung der Kontrastmittelaufnahme

Ein weiteres diagnostisch relevantes Kriterium ist das Kontrastmittelaufnahmeverhalten von Hirntumoren. So nehmen beispielsweise Meningeome meist vollständig Kontrastmittel auf, während in Glioblastomen mit internen nekrotisch zerfallenen Bereichen nur in den Randbereichen eine Kontrastverstärkung auftritt. Demgegenüber wird bei Astrozytomen oft keine oder nur eine geringe Kontrastmittelaufnahme beobachtet.

Zur Vermessung der Stärke der Kontrastmittelaufnahme kann die Differenz $\Delta\bar{g}$ der mittleren Signalwerte der Tumorpixel in den nativen und kontrastverstärkten $T1$-gewichteten Bildsequenzen verwendet werden. Hierzu wird innerhalb des markierten Tumorvolumens der mittlere Signalwert $\bar{g}_{pr\ddot{a}}$ und $\bar{g}_{post}$ in den vor und nach Kontrastmittelgabe erzeugten 3D-Bildfolgen berechnet und die Stärke der Kontrastmittelaufnahme durch

$$\Delta\bar{g} = \bar{g}_{post} - \bar{g}_{pr\ddot{a}} \tag{10.15}$$

beschrieben. Voraussetzung für diese Vorgehensweise ist, dass die Pixelinformationen in den vor und nach Kontrastmittelgabe erzeugten Schichtbildfolgen zu demselben Volumenelement korrespondieren. Sollte es zwischen den beiden Untersuchungen zu Verschiebungen oder Drehungen des Patienten gekommen sein, so ist in einem Vorverarbeitungsschritt eine Ausrichtung der Bilddatensätze durch starre Registrierungsalgorithmen (Kap. 4.2) vorzunehmen.

10.1.3 Bewertung der Tumormerkmale und Diagnoseunterstützung

Mit den dargestellten Analyseverfahren wurden dreidimensionale MR-Datensätze von *15* Hirntumorpatienten mit Astrozytomen vom Grad I, Glioblastomen, Meningeomen und Metastasen aus der Klinik für Radiologie der Universität zu Lübeck analysiert (Abb. 10.11). Diese Tumorarten zählen zu den am häufigsten auftretenden Hirntumorarten und repräsentieren ca. *70 %* aller auftretenden intrakraniellen Tumoren (Kazner, Wende et al. 1989, Huk und Heindel 1990, Poeck 1992). Während Glioblastome und Hirnmetastasen den hochmalignen Tumorarten zuzuordnen sind, handelt es sich bei Meningeomen und Astrozytomen vom Grad I um benigne Tumoren. Die Diagnose der untersuchten Fälle wurde histologisch gesichert.

Der Einsatz der vorgestellten Bildanalyseverfahren eröffnet dem Radiologen die Möglichkeit, Struktureigenschaften intrakranieller Tumoren in 3D-Bildfolgen objektiv zu beschreiben. Hierbei werden morphologische, fraktale und texturelle Tumoreigenschaften quantitativ erfasst, in denen sich visuell wahrnehmbare Merkmale wie die Unregelmäßigkeit einer Tumorberandung, die Homogenität oder Form eines Tumors widerspiegeln. Die extrahierten Tumormerkmale bilden darüber hinaus die Grundlage zur Charakterisierung und computergestützten Erkennung verschiedener Hirntumorarten (Handels, Roßmanith et al. 1995, Roßmanith, Handels et al. 1996).

Dies wird in Abb. 10.12 exemplarisch anhand von fünf untersuchten Glioblastomen, die Astrozytomen vom Grad IV entsprechen, und drei Astrozytomen vom Grad I illustriert. Dargestellt ist das fraktale Tumormerkmal $\overline{\Delta}_{D_K}$, das die Unregelmäßigkeit und chaotische Struktur der Tumorberandungen im fraktalen Sinne quantifiziert, versus der mittleren Stärke der Kontrastmittelaufnahme. Die beiden klassenspezifischen Punktwolken sind deutlich voneinander abgegrenzt, wodurch die Bedeutung der Merkmale für die Diskriminierung und Charakterisierung der betrachteten benignen und hochmalignen Astrozytome deutlich wird.

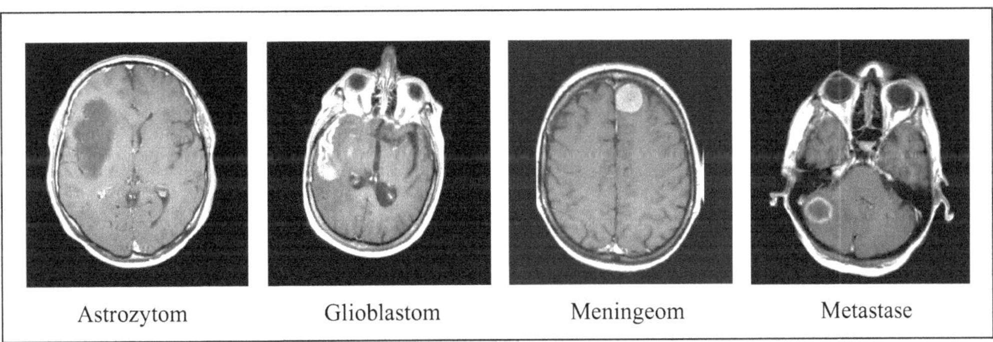

Abb. 10.11: Hirntumorarten. Dargestellt sind *T1*-gewichtete kontrastverstärkte MR-Bilder mit vier verschiedenen Hirntumoren.

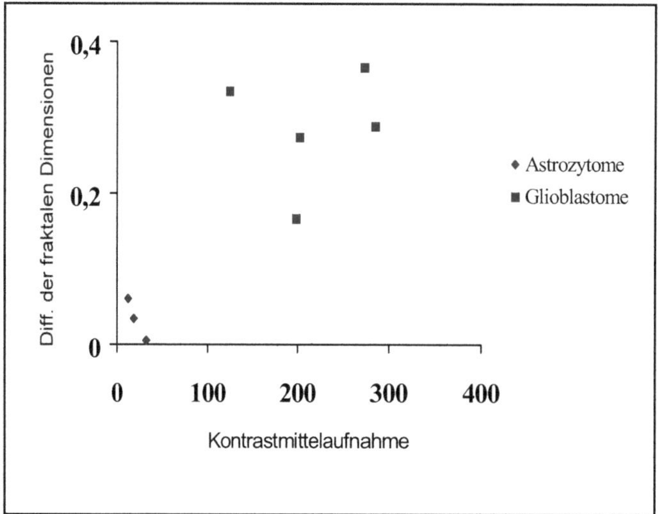

Abb. 10.12: Darstellung der für drei Astrozytome vom Grad I und fünf Glioblastome (Astrozytome vom Grad IV) ermittelten Werte für die mittlere Differenz der fraktalen Dimension der insgesamt auftretenden Tumorkonturen und der Tumorberandung $\overline{\Delta}_{D_K}$ versus der mittleren Stärke der Kontrastmittelaufnahme $\overline{\Delta g}$.

Zur systematischen computergestützten Bewertung der extrahierten Merkmale und ihrer Kombinationen im Hinblick auf die Diskriminierung verschiedener Hirntumorarten wurde die mit dem Nächster-Nachbar-Klassifikator (Kap. 7.3.2) erzielte Klassifikationstrefferrate mit der Leaving-one-out-Methode (Kap. 7.5.2) berechnet. Bei der Selektion wurden Merkmalsteilmengen mit maximal fünf Elementen betrachtet. Die höchste Trefferrate von *93 %* wurde unter Verwendung der Merkmalsteilmengen

$$\{\overline{\eta}, \overline{\Delta}_{D_K}, \text{VAR}, \overline{\Delta g}\}, \quad \{\overline{\eta}, \overline{H}, \overline{\Delta}_{D_K}, \overline{\Delta g}\} \text{ sowie } \{\overline{\eta}, \overline{\Delta}_{D_K}, \text{VAR}, \text{CON}, \overline{\Delta g}\}$$

erzielt. Hierbei bezeichnet $\overline{\eta}$ die mittlere Elongiertheit, $\overline{\Delta}_{D_K}$ die mittlere Differenz der fraktalen Dimension der insgesamt auftretenden Tumorkonturen und der Tumorberandung, $\overline{H}$ die mittlere Entropie der Tumorrandprofile, VAR und CON die Haralick'schen Texturparameter Varianz und Kontrast sowie $\overline{\Delta g}$ die mittlere Stärke der Kontrastmittelaufnahme. Die erhaltenen hohen Trefferraten unterstreichen die Bedeutung der vorgestellten Bildanalysemethoden für die Charakterisierung der betrachteten Hirntumorarten.

Zur Unterstützung der radiologischen Diagnostik können durch die vorgestellten Verfahren Diagnosevorschläge zu einem aktuellen MR-Datensatz eines Hirntumorpatienten generiert werden. Darüber hinaus können die extrahierten Tumormerkmale zur automatischen Selektion ähnlicher Fallbeispiele aus einer Bilddatenbank genutzt werden. Hierbei werden die zu einem aktuellen Tumordatensatz ähnlichsten Fälle durch den Nächster-Nachbar-Klassifikator (Kap. 7.3.2) aus der Datenbank selektiert. Zur Visualisierung der Klassifikationsergebnisse werden ausgewählte Referenzschichtbilder der selektierten Bilddatensätze auf dem Bildschirm in der durch den Klassifikator bestimmten Rangfolge dargestellt. Über die Unterstützung der radiologischen Diagnostik hinaus sind die entwickelten Bildanalyseverfahren in der Therapie- und Verlaufskontrolle zur quantitativen Beschreibung von Tumorveränderungen verwendbar.

10.2 4D-Bildanalyse atmungsbedingter Lungenbewegungen

Die 4D-Bildgebung hat die Möglichkeit eröffnet, Bewegungen von Organen und Tumoren in räumlich-zeitlichen Bildfolgen, auch 4D-Bilddaten genannt, zu erfassen (vgl. Kap. 2.3.6). Sie bilden die Grundlage für eine quantitative Analyse und Visualisierung von Bewegungsvorgängen im menschlichen Körper. Die Analyse und Visualisierung der Organ- und Tumorbewegungen in 4D-Bilddaten ermöglicht ein tieferes Verständnis der komplexen räumlich-zeitlichen Bewegungsmuster der menschlichen Atmung. Darüber hinaus ist die Analyse und Modellierung der Bewegungen wesentlich für eine Verbesserung der strahlentherapeutischen Behandlung von Lungentumorpatienten.

Mit den in diesem Kapitel vorgestellten Analyseverfahren wird unter Verwendung von nichtlinearen Registrierungsalgorithmen das 3D-Bewegungsfeld der Organe und Tumoren voxelbezogen geschätzt (vgl. Kap. 4.5.3.3), wodurch eine modellbasierte Beschreibung der komplexen räumlich-zeitlichen Bewegungsmuster möglich wird. Diese bildet die Grundlage für eine weitergehende quantitative Analyse der Tumorbewegungen und die Charakterisierung lokaler Bewegungen in verschiedenen Regionen der Lunge. Sie eröffnen hierdurch neue Möglichkeiten für eine Berücksichtigung der atmungsbedingten Tumor- und Organbewegungen in der strahlentherapeutischen Behandlung von Lungentumorpatienten. Die vorgestellten Methoden wurden am Institut für Medizinische Informatik des Universitätsklinikums Hamburg-Eppendorf im Rahmen eines Kooperationsprojektes mit der dortigen Klinik für Strahlentherapie und Radioonkologie entwickelt (Ehrhardt, Werner et al. 2007ab, Handels, Werner et al. 2008).

10.2.1 Medizinischer Hintergrund

In der Strahlentherapie von Lungentumorpatienten ist die atmungsbedingte Tumorbewegung von besonderer Bedeutung, da es Ziel der strahlentherapeutischen Behandlung ist, eine hohe Strahlendosis im (bewegten) Tumor zu konzentrieren und das umliegenden Gewebe sowie Risikoorgane (wie z.B. die Lunge, das Herz oder die Speiseröhre) weitgehend zu schonen.

Bei der aktuell eingesetzten Bestrahlungstechnik erfolgt die Bestrahlungsplanung in der Regel anhand eines statischen 3D-Datensatzes des Patienten, der möglichst in Atemmittellage generiert wird. Die Bewegung des Tumors wird bei der Bestrahlungsplanung nur indirekt dadurch berücksichtigt, dass um den zu bestrahlenden Tumor erweiterte Sicherheitssäume gelegt werden und eine hohe Strahlendosis in dem so markierten erweiterten Bereich appliziert wird. Werden die Sicherheitssäume groß gewählt, wird zwar eine hohe Dosis im atmungsbewegten Tumor konzentriert, jedoch erfährt auch das umliegende Gewebe hohe Strahlendosen. Hierdurch wird eine erhöhte Gewebeschädigung hervorgerufen und die Wahrscheinlichkeit von Komplikationen gesteigert.

Lungentumorpatienten sind häufig nicht in der Lage, den Atem längere Zeit anzuhalten, wodurch Breath-Hold-Techniken bei der Bestrahlung nur eingeschränkt eingesetzt werden können. Daher ist die explizite Berücksichtigung der Tumorbewegungen bei freier Atmung zur Verbesserung der strahlentherapeutischen Behandlung von Lungentumorpatienten wünschenswert.

Ansätze zur weitergehenden Berücksichtigung der Tumor- und Organbewegungen bei freier Atmung benötigen Wissen über deren räumlich-zeitliches Verhalten, das aus 4D-MR- oder 4D-CT-Bilddaten extrahiert werden kann. Dieses Wissen kann beispielsweise zur modellgestützten Vorhersage der Tumorbewegung bei der Gating-Bestrahlungstechnik genutzt werden, bei der der atmungsbewegte Tumor nur in ausgewählten Atemphasen, die zu spezifischen Tumorpositionen korrelieren, bestrahlt wird.

In dem nachfolgend vorgestellten Ansatz werden atmungsbedingte Bewegungen von Tumoren und Organen in 4D-CT-Bilddaten von Lungentumorpatienten untersucht. Die entwickelten Methoden und Techniken haben das Ziel, die atmungsbedingten Bewegungsmuster in 4D-Bilddaten weitgehend automatisiert zu analysieren und für die Therapieplanung wesentliche Aspekte der räumlich-zeitlichen Bewegungsmuster zu quantifizieren und zu visualisieren.

10.2.2 4D-Bilddaten

Die Bewegungsanalysen basieren auf (3D+t)- bzw. 4D-CT-Bilddaten, die an der School of Medicine der Washington University in St. Louis, USA, generiert wurden. Die bei der hier verwendeten Messtechnik auftretenden Bewegungsartefakte können durch ein am Institut für Medizinische Informatik des Universitätsklinikums Hamburg-Eppendorf entwickeltes Verfahren, das auf der strukturellen Bildinterpolation (vgl. Kap. 4.5.3.2) beruht und als Optischer-Fluss(OF)-basiertes Rekonstruktionsverfahren (Ehrhardt, Werner et al. 2007a) bezeichnet wird, deutlich reduziert werden. Mit *14* Zeitpunkten und mit *512×512×272* Voxeln pro Zeitpunkt sind die so erhaltenen artefaktreduzierten Bildfolgen sowohl zeitlich wie räumlich hoch aufgelöst. Darüber hinaus ist durch die OF-basierte Rekonstruktion eine Generierung der 3D-Bilddaten zu frei wählbaren äquidistanten Zeitpunkten möglich, wodurch die nachfolgende quantitative Analyse erleichtert wird (Werner, Ehrhardt et al. 2007a). Ein artefaktreduzierter 4D-Bilddatensatz kann mehr als *5000* Bilder umfassen.

10.2.3 Segmentierung und 3D-Visualisierung

In einem Vorverarbeitungsschritt werden zunächst Tumoren und relevante anatomische Strukturen wie die Lungenflügel, die Haut, der Bronchialbaum etc. in den zu verschiedenen Atmungsphasen vorliegenden 3D-Datensätzen segmentiert (Abb. 10.13).

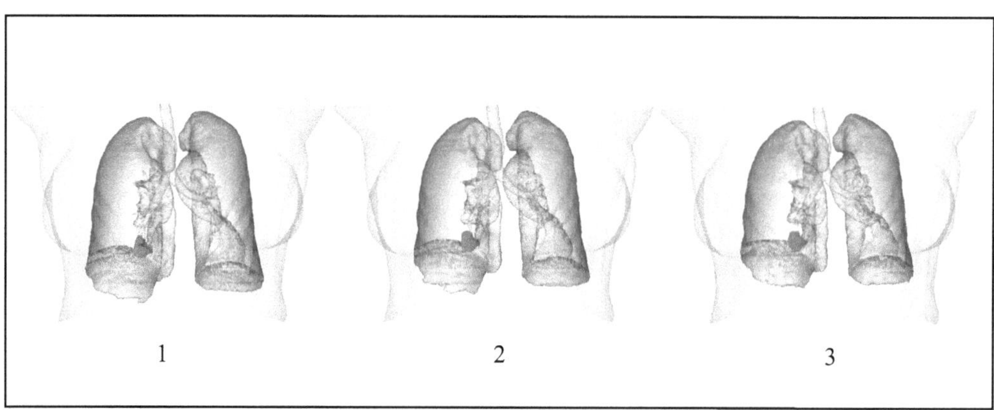

Abb. 10.13: Oberflächenbasierte 3D-Visualisierungen des Tumors sowie der transparent dargestellten Lungenflügel, des Bronchialbaumes und der Hautoberfläche in drei verschiedenen Atmungsphasen: 1: Maximale Einatmung, 2: Atemmittellage, 3: Maximale Ausatmung.

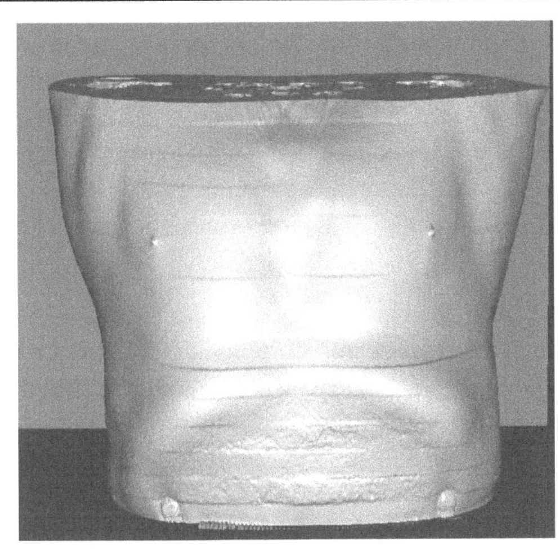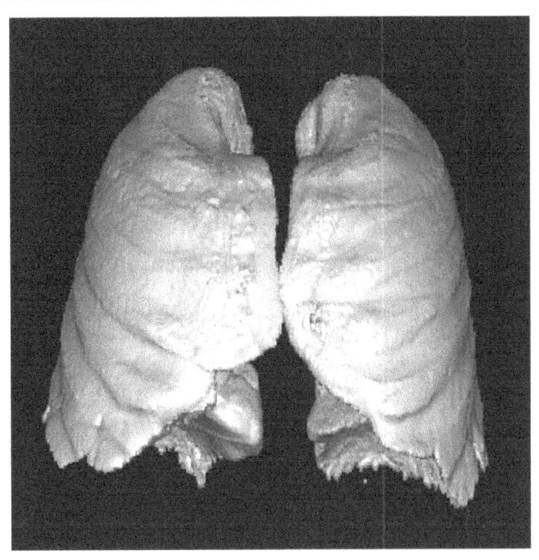

Abb. 10.14: 3D-Darstellungen der in einer Atemphase segmentierten Haut (links) und der Lunge (rechts) unter Verwendung des voxelbasierten Oberflächenrenderings.

Hierzu werden im ersten Schritt die beiden 3D-Datensätze in den Phasen maximaler Ein- und Ausatmung mithilfe von Volumenwachstumsverfahren (Kap. 5.3) segmentiert und die Ergebnisse interaktiv korrigiert. Zur Reduktion der Interaktionszeiten bei der Segmentierung der umfangreichen 4D-Bilddaten werden nachfolgend die zu zwei Zeitpunkten vorliegenden Segmentierungen unter Verwendung strukturerhaltender Interpolationstechniken (Kap. 4.5.3.2) automatisch auf die 3D-Datensätze der übrigen Atmungsphasen übertragen (Ehrhardt, Werner et al. 2007b). Die so erhaltenen Segmentierungsergebnisse werden abschließend interaktiv von medizinischen Experten korrigiert und dreidimensional visualisiert (Abb. 10.14). Die Bewegungen des Tumors und der Organe können in computergenerierten 3D-Videosequenzen dargestellt werden, in denen die in verschiedenen Atemphasen rekonstruierten 3D-Bilder schnell hintereinander angezeigt werden (Abb. 10.13).

10.2.4 Analyse der Lungenbewegung

Die Analyse der Lungenbewegung ist in der strahlentherapeutischen Anwendung von besonderem Interesse, da die lokale Lungenbewegung die Bewegung der Lungentumoren stark beeinflusst und somit Rückschlüsse auf das Bewegungsverhalten von mitbewegten Tumoren in unterschiedlichen Lungenregionen erlaubt. Die patientenindividuelle Modellierung und lokale Analyse der Lungenbewegung in Raum und Zeit bildet die Grundlage für die Extraktion und Visualisierung qualitativer und quantitativer Aspekte der Tumor- und Organbewegungen.

Unter Verwendung von nicht-linearen Registrierungsverfahren wird in dem 4D-Bilddatensatz das Bewegungsfeld der Lunge approximiert (vgl. Kap. 4.5.3.3). Hierbei werden sukzessive jeweils zwei zeitlich aufeinander folgende 3D-Bilddatensätze nicht-linear zueinander registriert, wodurch korrespondierende Voxel in den beiden Datensätzen bestimmt werden und somit eine Schätzung der Voxelbewegung möglich wird. Als Registrierungsverfahren wird eine Variante der dämonen-basierten Registrierung (Kap. 4.5.2.5) eingesetzt.

Die so ermittelten 3D-Bewegungsfelder ermöglichen insbesondere die Approximationen der *3D-Trajektorien* von selektierten Voxeln bzw. Landmarken. Als *3D-Trajektorie* bezeichnet man einen dreidimensionalen gerichteten Pfad, auf dem die Voxel sich bewegen und der durch eine Folge von 3D-Koordinatenvektoren beschrieben werden kann. Zur *Charakterisierung der lokalen Lungenbewegung* können voxelbezogen die Längen der 3D-Trajektorien zwischen zwei ausgewählten Atemphasen herangezogen werden. Die Trajektorienlänge zwischen der Phase maximaler und minimaler Einatmung gibt Aufschluss darüber, wie stark sich lokale Lungenregionen während der Atmung bewegen.

Diese Analysemethode eröffnet die Möglichkeit, das Bewegungsverhalten der Lunge in verschiedenen Atmungsphasen und unterschiedlichen Lungenregionen räumlich-zeitlich zu analysieren. Die Analyse der Lungenbewegungen bildet zugleich die Grundlage, um bei kleinen Tumoren, die das Bewegungsverhalten der Lungen nur geringfügig beeinflussen, grundlegende Erkenntnisse über die zu erwartende Tumormobilität und ihre interindividuelle Variation bei Patienten mit unterschiedlichen Atmungsmustern (Bauchatmung, Brustatmung etc.) in verschiedenen Lungenbereichen zu gewinnen. Zur Visualisierung der räumlichen Verteilung der lokal variierenden Stärke der Bewegungen können die Trajektorienlängen als Parameterinformation innerhalb der Lunge oder auch auf das Oberflächenmodell der Lunge projiziert und hier farb- oder grauwertkodiert dargestellt werden (Abb. 10.15). So können insbesondere sich stark bewegende Lungenbereiche leicht erkannt werden. Hier kann ein häufig auftretendes Bewegungsmuster in beiden Lungenflügeln beobachtet werden, bei dem von den Lungenspitzen bis zur Lungenbasis (von oben nach unten) die Bewegung sukzessive stärker wird, bis sie schließlich im Bereich des Zwerchfells maximal wird.

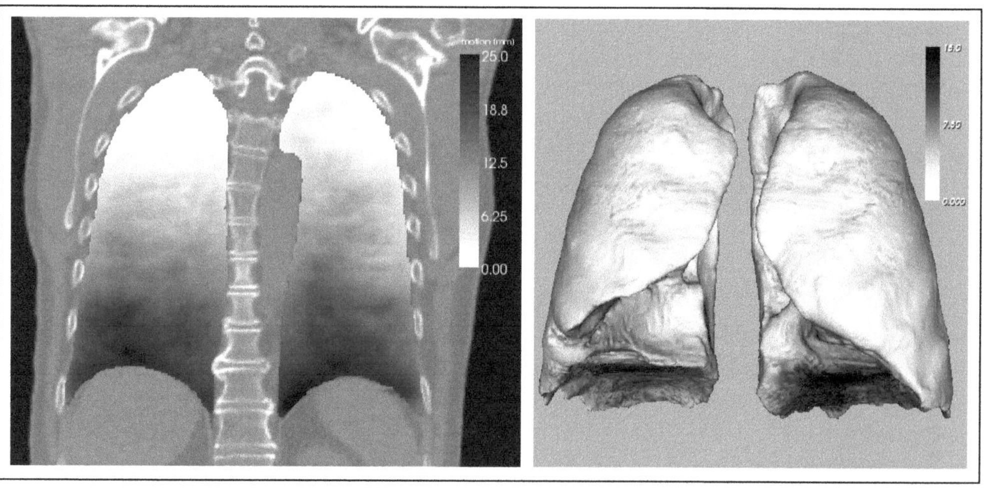

Abb. 10.15: Grauwertdarstellung der lokalen atmungsbedingten Bewegungsamplituden. Links: Im Innern der Lunge. Rechts: Auf der Lungenoberfläche, die zum Zeitpunkt maximaler Ausatmung generiert wurde. Wie anhand der eingeblendeten Grauwertskalen zu erkennen ist, repräsentieren dunkle Punkte stark bewegte Voxel, während helle Bereiche nur geringe Bewegungsamplituden aufweisen.

10.2.5 Analyse der Tumormobilität

Von besonderem medizinischen Interesse ist die Analyse der atmungsbedingten Tumormobilität. Die atmungsbedingte Tumorbewegung kann auf verschiedene Arten veranschaulicht werden. Die Lageveränderung des Tumors kann in ausgewählten Schichtbildern visualisiert werden, indem die in maximaler Ein- und Ausatmungsphase extrahierten Tumorkonturen in einem CT-Bild überlagert dargestellt werden (Abb. 10.16, links). Einen umfassenderen visuellen Eindruck vom Ausmaß der Tumorbewegung erhält man, wenn das vom Tumor während des gesamten Atemzyklus überdeckte Volumen in Relation zu seinem originären Volumen dreidimensional visualisiert wird (Abb. 10.16, rechts).

In dem dargestellten Fall ist das vom Tumor atmungsbedingt überdeckte Volumen mehr als doppelt so groß wie das originäre Tumorvolumen, das in Atemmittellage gemessen wurde. Darüber hinaus können auf der Grundlage der mit konstantem zeitlichen Abstand generierten 3D-Bilddaten Schätzungen für die Aufenthaltswahrscheinlichkeit des Tumors während der Atmung voxelbezogen berechnet und visualisiert werden.

Eine quantitative Beschreibung der Tumormobilität wird durch Analyse der 3D-Trajektorie des Tumormassenzentrums möglich. Dabei wird die Tumorbewegung durch die Trajektorie des Tumormassenzentrums im Raum modelliert. Hieraus kann die Länge der Trajektorie ermittelt werden, die ein Maß für die Stärke der Tumorbewegung darstellt. Zur differenzierten Analyse der Bewegung in verschiedenen Raumrichtungen wird die dreidimensionale Trajektorie in drei zueinander orthogonalen Richtungen (superior-inferior, oben-unten, Abk.: SI, anterior-posterior, Brusthebung und -senkung, Abk.: AP, medial-lateral, rechts-links, Abk.: ML) projiziert. Aus den Projektionen können dann verschiedene quantitative Parameter wie z.B. die maximale Verschiebung zur Charakterisierung der Bewegung in den drei Raumrichtungen extrahiert werden.

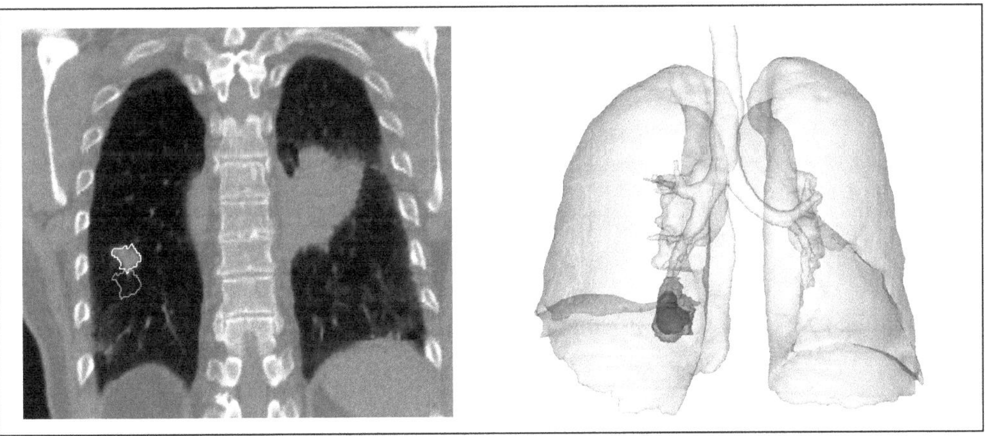

Abb. 10.16: Links: Darstellung der beiden Konturen eines Tumors bei maximaler Ein- und Ausatmung in dem CT–Bild der Phase maximaler Ausatmung. Rechts: 3D-Darstellung des originären Tumorvolumens in Atemmittellage (dunkelgrau) und des während des Atemzyklus vom Tumor überdeckten Volumens (hellgrau+dunkelgrau) (Handels, Werner et al. 2008).

Die stärksten Bewegungen treten in der Regel entlang der Körperachse (SI) und senkrecht zum Brustkorb (AP) auf. So weist auch der in Abb. 10.17 betrachtete Lungentumor von Patient 2, der in der Nähe des Zwerchfells liegt, Amplituden mit höchsten Ausschlägen in Richtung der Körperachse (SI) auf. Demgegenüber sind die Bewegungen des Tumors des Patienten 7, der in der Nähe des Brustkorbs auftritt, senkrecht zum Brustkorb am stärksten ausgeprägt.

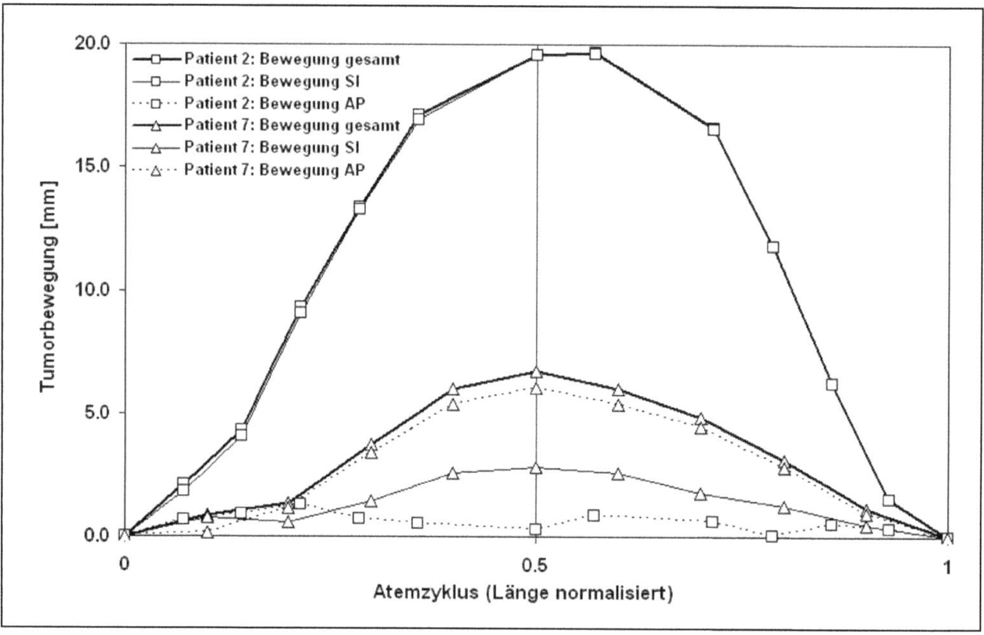

Abb. 10.17: Bewegungsamplituden der Tumoren zweier Patienten in den verschiedenen Atmungsphasen, beginnend bei der Phase maximaler Ausatmung (0) bis hin zur Phase maximaler Einatmung (0,5) und zurück (1) (Handels, Werner et al. 2007).

10.3 Computerunterstützte Erkennung von Hauttumoren in Oberflächenprofilen

In diesem Kapitel werden Verfahren zur Unterstützung des Arztes bei der Erkennung maligner Melanome anhand von Oberflächenprofilen der Haut vorgestellt. Durch die automatische Analyse der hochaufgelösten Oberflächenprofile wird eine quantitative Beschreibung von Textureigenschaften der Hautoberflächen möglich, die nachfolgend für eine computergestützte Erkennung von Melanomen und nävozellulärer Nävi, allgemein als Muttermale bezeichnet, verwendet wird (Roß, Handels et al. 1995b, Roß 1997, Handels, Roß et al. 1999a).

10.3.1 Medizinische Problemstellung

Das maligne Melanom (Abb. 10.18) ist ein Hauttumor, der zu den bösartigsten Geschwulsten im Bereich der Haut gerechnet wird. Aufgrund der starken Zunahme der weltweit auftretenden Melanombildungen (Elwood und Koh 1994) und der Abhängigkeit des Therapieerfolges vom Zeitpunkt der Tumordiagnose kommt der (frühzeitigen) Erkennung maligner Melanome immer stärkere Bedeutung zu (Nasemann und Sauerbrey 1981, Balch und Milton 1988). Die Prognose dieses Tumors, d.h. die Heilungsaussicht, hängt stark von der vertikalen Tumordicke und seinem Invasionsgrad zum Zeitpunkt der operativen Entfernung ab. Der histologische Invasionsgrad des Tumors wird durch den *Clark-Level* beschrieben. Bei einem Melanom vom Clark-Level I ist die Basalmembran der Epidermis, d.h. der äußersten Hautschicht, noch nicht durchdrungen und eine *100 %* -ige Heilungsaussicht gegeben, die sich mit zunehmendem Invasionsgrad bis zum Clark-Level V auf *29 %* sukzessive verschlechtert (Nasemann und Sauerbrey 1981). Obwohl Melanome zumeist leicht zugänglich sind, wird der Tumor vom erfahrenen Dermatologen nur in *65 %* (Kopf, Mintzis et al. 1975) bis *85 %* (Grin, Kopf et al. 1990) der Fälle erkannt.

Ein wesentliches Problem bildet hierbei die Verwechslung von Melanomen und Muttermalen (Nävi). Die Erkennung maligner Melanome basiert vorwiegend auf visuellen Merkmalen, die durch die bekannte ABCD-Regel (*asymmetry, border, color, diameter*) beschrieben werden (Kreusch und Rassner 1991). Hiernach zeichnen sich Melanome durch starke Asymmetrien, unregelmäßige Berandungen, variierende Einfärbungen sowie große Durchmesser (> 5mm) aus.

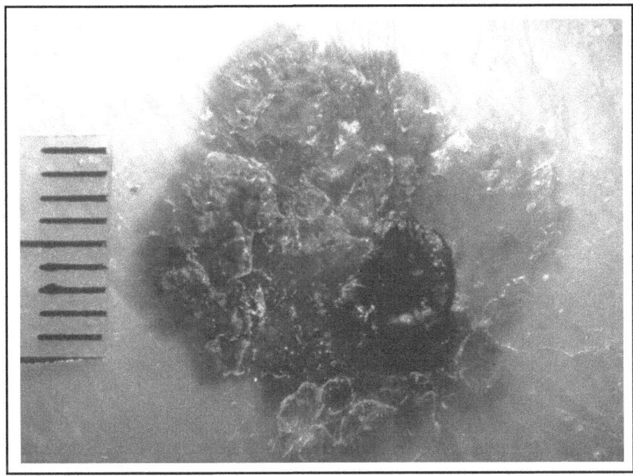

Abb. 10.18: Melanom mit Millimeterskala.

Ein Ansatz zur computergestützten Analyse von Melanomen bildet die quantitative Beschreibung der durch die ABCD-Regeln definierten Tumorcharakteristika in Farbbildern mithilfe von Bildanalysealgorithmen (Golston, Stoecker et al. 1992, Stoecker, Li et al. 1992, Schindewolf, Albert et al. 1993, Green, Martin et al. 1994, Sober und Burstein 1994). Die extrahierten Bildobjektmerkmale können nachfolgend als Grundlage für eine computergestützte Klassifikation von Melanomen und anderen pigmentierten Läsionen verwendet werden. So werden in (Schindewolf, Albert et al. 1993) Klassifikationsraten von *80 %* (*10*-fache Kreuzvalidierung) auf der Grundlage bildanalytisch quantifizierter ABCD-Eigenschaften bei der Untersuchung von *80* Melanomen und *229* Nävi angegeben. In (Green, Martin et al. 1994) konnten *89 %* von *164* pigmentierten Läsionen korrekt klassifiziert werden, wobei von *18* untersuchten Melanomen *16* richtig erkannt wurden.

Neue Möglichkeiten für die Hauttumordiagnostik eröffnet die Profilometrie, bei der eine hochaufgelöste Vermessung der Hautoberfläche mit einem Laserprofilometer vorgenommen wird (Wilhelm, Elsner et al. 1997). Im Vergleich zur mechanischen Abtastung der Haut mit einem SkinVisiometer (Articus, Khazaka et al. 1997) ermöglicht die Laserprofilometrie die Abtastung der Hautoberfläche mit erhöhter Auflösung und geringeren Messstörungen (Welzel und Wolff 1997). Die Laserabtastung erfolgt nicht direkt an der Haut, sondern anhand eines Silikonabdruckes der Hautoberfläche, da die profilometrische Vermessung sehr zeitintensiv ist und bei hohen Auflösungen mehrere Stunden in Anspruch nehmen kann (Abb. 10.19). Darüber hinaus weist das verwendete Silikon (Silflo®) wesentlich bessere Reflexionseigenschaften für die optische Profilometrie auf als die Haut selbst. Der Abdruck des Hautareals mit einer typischen Größe von $4 \times 4 \ mm^2$ wird mit einem dynamisch fokussierenden Laserprofilometer mit einer Wellenlänge von $\lambda = 780 \ nm$ vermessen. Das Abtastintervall in x- und y-Richtung beträgt $8 \ \mu m$. Die gemessenen Höhenwerte, die in einem Messbereich von *1 mm* variieren können, werden in einer Auflösung von *0,1 μm* erfasst.

Vor der Abtastung werden die Profilabdrücke so ausgerichtet, dass die Hauptfaltenrichtung senkrecht zur Abtastrichtung des Lasers verläuft (Busche 1994). Nach der Messung erhält man ein digitales 2D-Profil des untersuchten Hautareals mit *500×500* Höhenwerten. Die Hautoberflächenprofile wurden an der Klinik für Dermatologie der Universität zu Lübeck generiert.

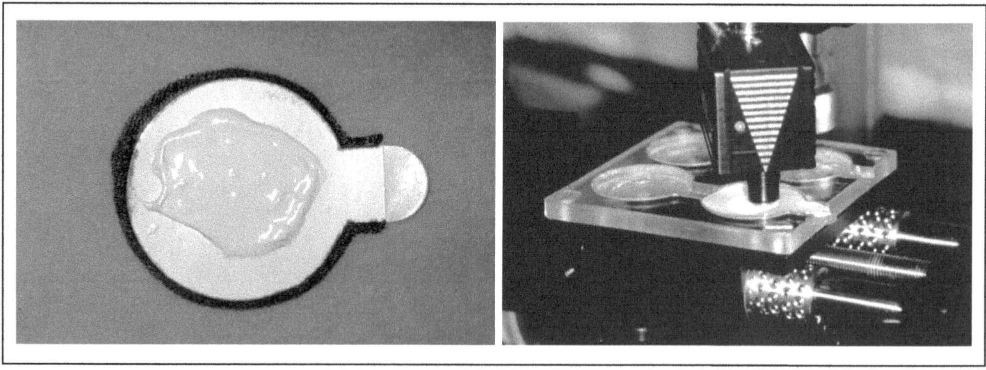

Abb. 10.19: Erstellung eines Silikonabdrucks der Hautoberfläche (links) und seine Vermessung mit einem Laserprofilometer (rechts).

10.3.2 Visualisierung der Hautoberflächenprofile

In der Profilometrie werden die gemessenen Oberflächenprofile zumeist durch Höhenliniendarstellungen oder Grauwertbilder visualisiert. Neben diesen Visualisierungsmethoden können physikalische Beleuchtungsmodelle aus der Computergrafik (vgl. Kap. 9.3.5) für die Profildarstellung eingesetzt werden (Abb. 10.20, rechts).

Das *Lambert'sche Beleuchtungsmodell* ist auf die Simulation von Lichtreflexionen an matten Oberflächen abgestimmt, bei denen einfallende Lichtstrahlen gleichmäßig in alle Richtungen des durch die Oberfläche definierten Halbraumes reflektiert werden. Hierbei ist die durch diffuse Reflexion erhaltene Lichtintensität I_d einer punktförmigen Lichtquelle abhängig von der eingestrahlten Lichtintensität I_0 und dem Winkel $\Theta \in [0,\pi]$ zwischen der Lichtquelle und der Oberflächennormalen, jedoch unabhängig von der Position des Betrachters bzw. der virtuellen Bildebene. Sie wird in Abhängigkeit von der Wahl der materialbezogenen Reflexionskonstante $k_d \in [0,1]$ wie folgt berechnet:

$$I_d = I_0 \cdot k_d \cdot \cos\Theta \qquad\qquad (10.16)$$

Der Einfluss der im Lambert'schen Beleuchtungsmodell simulierten diffusen Reflexion wird auch im Phong'schen Beleuchtungsmodell (Kap. 9.3.5.1) berücksichtigt, bei dem jedoch über die diffuse Reflexion hinaus auch noch der Einfluss des ambienten Lichtes und der spiegelnden Reflexion modelliert wird.

Beispiel: In Abb. 10.20 wird ein Melanomprofil links als Höhenlinienplot und rechts als beleuchtetes Grauwertbild visualisiert, das unter Verwendung des Lambert'schen Beleuchtungsmodells erzeugt wurde. Vorteilhaft an der beleuchteten Darstellung ist, dass Texturen und feine Details in den Profilen sichtbar werden und eine pseudo-realistische Darstellung der Hautoberfläche erzielt wird.

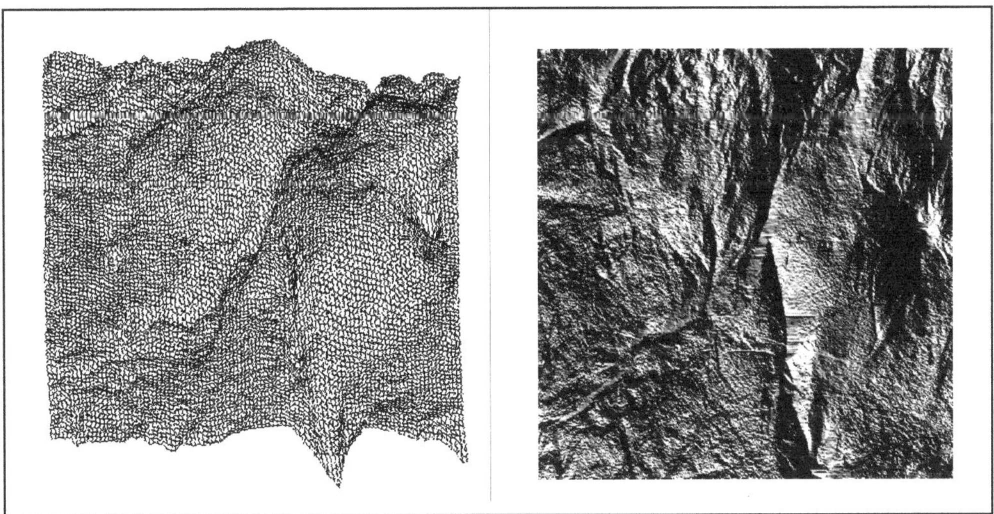

Abb. 10.20: Profil eines Melanoms, dargestellt als Höhenlinienplot (links) und als beleuchtetes Grauwertbild (rechts) (Handels, Roß et al. 1998).

10.3.3 Profilcharakterisierung durch Bildanalysemethoden

In der dermatologischen Laserprofilometrie werden standardmäßig einzelne Profilverläufe oder über ausgewählte Linien gemittelte Profilverläufe aus dem 2D-Profil betrachtet und durch Rauheitsparameter beschrieben (Welzel und Wolff 1997). Beispiele für Rauheitsparameter, die nach den deutschen DIN-Normen *4762-4768* und der ISO-Norm *4287* normiert sind, bilden hier die Profiltiefe, d.h. die Differenz des minimalen und maximalen Höhenwertes der Profillinie, oder die Anzahl der Peaks in einem vorgegebenen Intervall (Schreiner, Sauermann et al. 1997). Die nachfolgend dargestellten Verfahren verfolgen demgegenüber den Ansatz, die Mikrotopographie der Haut anhand der räumlichen Anordnung der Profilhöhenwerte durch Bildanalyseverfahren zu analysieren und quantitativ zu beschreiben. Zur Analyse der Oberflächenstruktur der Profile werden verschiedene Methoden der Texturanalyse und der fraktalen Bildanalyse eingesetzt.

Die Beobachtung, dass in Melanom- und Nävusprofilen ähnliche Strukturen in lokal begrenzten Regionen auftreten, motiviert die disjunkte Zerlegung der Profile in Teilprofile, die nachfolgend unabhängig voneinander analysiert werden (Abb. 10.21). So treten beispielsweise in Abb. 10.21 im rechten oberen Bereich des Melanomprofils Areale mit Strukturen auf, die ähnlich zu den im rechts dargestellten Nävusprofil sind. Durch die Profilzerlegung werden diese Areale in Teilprofilen separiert und somit ihr Einfluss auf die Analyse lokal beschränkt. Im Hinblick auf die Anwendung fourier-basierter Texturanalysemethoden (Kap. 6.2.3) wird jedes Profil von der ursprünglichen Größe *500×500* auf die Größe *512×512* skaliert und in *16* Teilprofile der Größe *128×128* zerlegt.

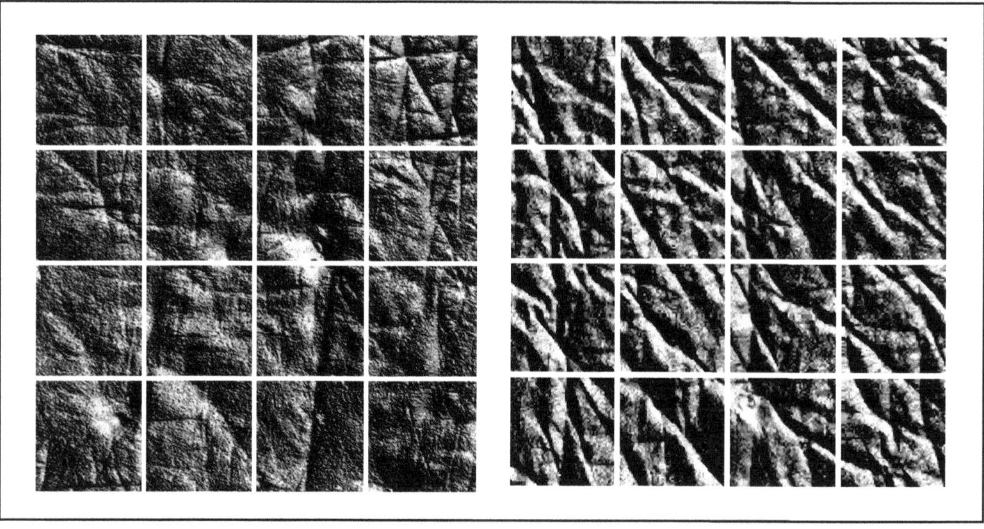

Abb. 10.21: Melanomprofil (links) und Profil eines Nävuszellnävi (rechts), die jeweils in *16* Teilprofile mit *128×128* Bildpunkten partitioniert worden sind. In dem oberen rechten Teilprofil des Melanoms treten ähnliche Muster auf wie in den Teilprofilen des Nävi (Handels, Roß et al. 1998).

10.3.3.1 Texturanalyse der Oberflächenprofile

Für die Texturanalyse werden die in Kap. 6.2.1 dargestellten Haralick'schen Texturanalysemethoden auf die Hautoberflächenprofile angewendet, wobei ein Höhenwert als Bildmerkmal betrachtet wird. Darüber hinaus werden radiale und richtungsabhängige Texturmerkmale aus dem Powerspektrum der Profile extrahiert (Kap. 6.2.3).

Haralick'sche Texturmerkmale: Die Berechnung der Haralick'schen Texturmerkmale (Kap. 6.2.1) basiert auf der Cooccurrence-Matrix, deren Größe quadratisch mit der Anzahl der im Bild auftretenden Grau- bzw. Signalwerte wächst (Haralick, Shanmugam et al. 1973). Die Profilhöhenwerte werden in einem Messbereich von *1 mm* mit einer Genauigkeit von *0,1 µm* erfasst, so dass in einem Profil bis zu *10000* verschiedene Höhenwerte auftreten können. Für die Generierung der Cooccurrence-Matrix $P_{(d,\theta)}$ wird der Messbereich der Höhenwerte äquidistant in *64* Intervalle $[h_0,h_1],\ldots,[h_{63},h_{64}]$ unterteilt und die Höhenwerte im Intervall $[h_i,h_{i+1}]$ auf den Grauwert g_i $(i = 0,\ldots,63)$ abgebildet.

Zur Kompensation der Abhängigkeit von Texturrotationen werden rotationsinvariante Cooccurrence-Matrizen P_d nach Gl. 6.17 berechnet, wodurch eine erhöhte Unabhängigkeit der extrahierten Texturmerkmale von der Profilausrichtung während des Digitalisierungsprozesses erreicht wird. Um Profiltexturen unterschiedlicher Periodizität zu erfassen, werden rotationsinvariante Cooccurrence-Matrizen P_d für verschiedene Abstände $d = 1,3,6,10,16$ generiert, aus denen jeweils *13* Haralick'sche Texturparameter berechnet werden.

Texturmerkmale aus dem Powerspektrum: Zur Texturbeschreibung werden neben den Haralick'schen Texturparametern Merkmale aus dem Powerspektrum der Profile extrahiert (Kap. 6.2.3). In ringförmigen Bereichen des Powerspektrums werden sieben radiale Fourier-Merkmale

$$\rho_i = \sum_u \sum_v |F(u,v)|^2 \qquad i = 1,\ldots,7 \qquad\qquad (10.17)$$
$$r_i^2 \le u^2 + v^2 \le r_{i+1}^2$$

bestimmt, wobei die Radien der Kreisringe $r_i = (i-1) \cdot N / 7$ äquidistant gewählt werden. Hierbei gibt N die Anzahl der Spalten bzw. Zeilen des diskreten Powerspektrums des Profils an. Ergänzend werden die normierten radialen Formmerkmale

$$\rho_i^n = \frac{\rho_i}{\sum_{j=1}^{7} \rho_j} \qquad i = 1,\ldots,7 \qquad\qquad (10.18)$$

sowie ihre Standardabweichung

$$\sigma_\rho = \sqrt{\frac{1}{6}\sum_{i=1}^{7}(\rho_i - \overline{\rho})^2} \qquad\qquad (10.19)$$

berechnet. Zur Charakterisierung der Texturorientierung werden die richtungsabhängigen Fourier-Merkmale

$$\varphi_i = \sum_u \sum_v |F(u,v)|^2 \qquad\qquad i = 1,\ldots,10 \qquad\qquad (10.20)$$
$$\theta_i \le \tan^{-1}\frac{u}{v} \le \theta_{i+1}$$

mit $\theta_i = (i-1)\cdot\pi/10$ in 10 gleich großen keilförmigen Sektoren des Powerspektrums extrahiert und ihre Standardabweichung σ_φ berechnet:

$$\sigma_\varphi = \sqrt{\frac{1}{9}\sum_{i=1}^{10}(\varphi_i - \overline{\varphi})^2} \tag{10.21}$$

10.3.3.2 Fraktale Analyse der Oberflächenprofile

Die fraktale Analyse hat das Ziel, die Feinstruktur und Selbstähnlichkeit von Profilstrukturen quantitativ zu beschreiben. Zur Charakterisierung der Oberflächenstruktur der abgetasteten Hautareale werden die Hautoberflächenprofile als gebrochene Brownsche Flächen interpretiert (vgl. Kap. 6.3.5). In Abb. 10.22 ist zur Motivation dieses Ansatzes ein Melanomprofil im Vergleich zu einer idealen Brownschen Fläche dargestellt.

Bei der hier verwendeten Methode (vgl. Kap. 6.3.5.3) wird ausgenutzt, dass eine Schnittebene $\{(x, y, X_H(x, y)) \mid X_H(x, y) = s,\ s \in \mathbb{R}\}$ einer idealen gebrochenen Brownschen Fläche X_H (mit Wahrscheinlichkeit 1) die fraktale Kästchendimension $D_K = 2 - H$ aufweist (Falconer 1993). Bei der Verwendung dieses Ansatzes zur Bestimmung der fraktalen Dimension der digitalisierten Hautoberflächenprofile werden die Pixel, die Höhenwerte aus einem vorgegebenen Intervall aufweisen, in einem Binärbild markiert.

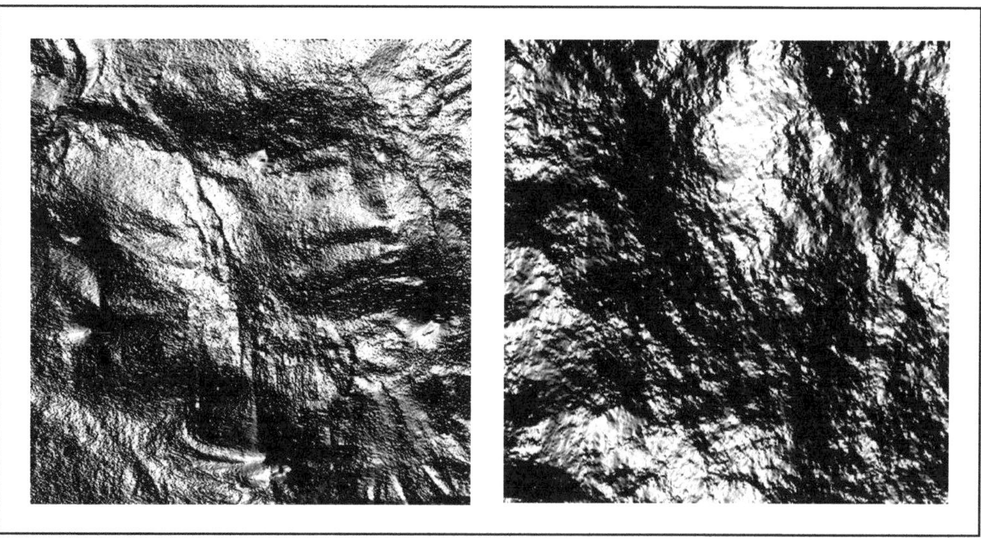

Abb. 10.22. Oberflächenprofil eines Melanoms (links) und ideale Brownsche Fläche mit $H = 0{,}8$ (rechts) (Handels, Roß et al. 1999a). Beide Darstellungen wurden unter Verwendung des Lambert'schen Beleuchtungsmodells erzeugt (vgl. Kap. 10.3.2).

Auf der Basis der Untersuchungen von mehr als *1000* synthetischer gebrochener Brownscher Flächen mit *512×512* Bildpunkten (Roß 1997) wird wie folgt eine Charakterisierung fraktaler Eigenschaften von Hautprofilen vorgenommen: Nach Bestimmung des Histogrammmaximums g_{max} werden drei binäre Schnittbilder $\boldsymbol{B}_h = [b_h(i,j)]$ unterschiedlicher Schnittdicke h in der Nähe des Maximums generiert.

$$b_h(i,j) = \begin{cases} 1, & g_{max} \le g(i,j) \le g_{max} + h - 1 \\ 0, & \text{anderenfalls} \end{cases} \qquad h = 1,2,3 \qquad (10.22)$$

Als fraktale Profilmerkmale werden mithilfe der Kästchenzählmethode (Kap. 6.3.4) die fraktalen Dimensionen der in den Binärbildern $\boldsymbol{B}_h$ ($h = 1,2,3$) repräsentierten Pixelmengen berechnet, die nachfolgend gemeinsam mit den übrigen Profilmerkmalen einem Bewertungs- und Auswahlprozess zur Optimierung des Erkennungsprozesses unterworfen werden.

10.3.4 Merkmalsauswahl für die Melanomerkennung

Mit den vorgestellten Bildanalysemethoden wurden *19* Melanomprofile verschiedener Patienten und *25* Nävuszellnävi von *23* Patienten analysiert. Die Profile wurden in einer zentralen, *4 × 4 mm²* großen Region vermessen, die vollständig innerhalb der untersuchten Läsionen lag (Busche 1994). Eine (korrekte) Diagnose der analysierten Melanome und Nävuszellnävi wurde durch histologische Untersuchungen ermittelt. Die meisten der untersuchten Nävuszellnävi zeigten ein atypisches klinisches Erscheinungsbild (Kreusch, Busche et al. 1997). Nach der Zerlegung der Profile in Teilprofile erhält man *400* Nävus- und *304* Melanomteilprofile, deren Oberflächenstrukturen durch *94* Merkmale, d.h. *65* Haralick'sche Texturmerkmale, *26* Texturmerkmale aus dem Powerspektrum und *3* fraktale Merkmale, beschrieben werden. Wesentlich für die Effizienz und die Leistungsfähigkeit des Erkennungssystems ist die Selektion geeigneter Merkmale zur Diskriminierung von Melanom- und Nävusprofilen.

Zur Optimierung der Erkennungsleistung des Melanomerkennungssystems und Reduzierung der Komplexität des Lern- und Klassifikationsprozesses wird mithilfe der in Kap. 8.1.2 und 8.1.3 dargestellten heuristischen Verfahren, Greedy-Algorithmen und genetischen Algorithmen eine Merkmalsauswahl vorgenommen (Handels, Roß et al. 1999a). Als Gütemaß zur Bewertung einer Merkmalsteilmenge M' wird die Trefferrate $G^{NN}(M') = 1 - \ddot{e}_{NN}(M')$ des Nächster-Nachbar-Klassifikators (Kap. 7.3.2) unter Berücksichtigung der Merkmalsteilmenge M' verwendet, die mit der Leaving-one-out-Methode (Kap. 7.5.2) berechnet wird.

Der Nächster-Nachbar-Klassifikator wird hierbei zur Klassifikation der *704* Teilprofile eingesetzt. Ein (Gesamt-)Profil wird nachfolgend per Mehrheitsentscheid jener Klasse zugeordnet, der der größte Teil seiner *16* Teilprofile durch den Nächster-Nachbar-Klassifikator zugeordnet wird. Werden beiden Klassen jeweils *8* Teilprofile zugeordnet, so wird das Gesamtprofil wie folgt klassifiziert: Betrachte jeweils die Summe der Euklidischen Distanzen zwischen den Teilprofilvektoren einer Klasse und den nächsten Vektoren der Stichprobe und ordne das Profil der Klasse mit der geringsten Distanzsumme zu.

Für die Merkmalsauswahl mit genetischen Algorithmen hat sich der Einsatz des Stochastic-Universal-Samplings als Selektionsverfahren und die Wahl des Uniform-Crossover als Rekombinationsmethode als besonders geeignet erwiesen (Kap. 8.1.3.6). In dem genetischen Optimierungsprozess wurden Populationen mit *100* Individuen $I_{M'}$ betrachtet, durch die *100* Merkmalsteilmengen $M' \subseteq M$ mit $M = \{M_1,...,M_n\}$ beschrieben sind. Rekombinationen und

Mutationen wurden nach Empfehlungen von (Goldberg 1989) in mehreren Durchläufen mit verschiedenen Crossover-Wahrscheinlichkeiten $p_{cross} = 0.2$, 0.5 und 0.9 sowie den Mutationswahrscheinlichkeiten $p_{mut} = 0.001$, 0.0001 und 0.00001 durchgeführt. Zur bevorzugten Selektion von Merkmalsmengen mit einer relativ geringen Anzahl von Merkmalen wurde die Fitnessdefinition eines Individuums $I_{M'}$ wie folgt erweitert (vgl. Kap. 8.1.3.6):

$$fit(I_{M'}) = G^{NN}(M') + \frac{n - |M'|}{n} \cdot \frac{1}{s} \tag{10.23}$$

Hierbei gibt s die Anzahl der in der Stichprobe verfügbaren Merkmalsvektoren an.

In Tab. 10.1 sind die mit heuristischen, genetischen und Greedy-Algorithmen erzielten Ergebnisse gegenübergestellt. Im Vergleich zu heuristischen Merkmalsauswahlverfahren und Greedy-Algorithmen zeigen die mit genetischen Algorithmen ausgewählten Merkmalsteilmengen mit $97,7\,\%$ die höchste Trefferrate.

	$G^{NN}(M')$	$|M'|$
Heuristischer Algorithmus	84,1 %	5
Greedy-Algorithmus I	95,5 %	7
Greedy-Algorithmus II	91,0 %	12
Genetischer Algorithmus	97,7 %	5

Tab. 10.1: Ergebnisse der Merkmalsauswahl unter Verwendung verschiedener Algorithmen. Angegeben sind die höchsten erzielten Trefferraten und die Anzahl der Merkmale.

Vorteilhaft ist darüber hinaus, dass durch genetische Algorithmen geeignete Merkmalsteilmengen mit relativ wenigen Merkmalen selektiert werden konnten. Neben der 5-elementigen Merkmalsteilmenge $\{\rho_1, \varphi_{10}, VAR_{d=3}, IM2_{d=6}, COR_{d=16}\}$ wurden mit genetischen Algorithmen weitere 25 Merkmalsteilmengen mit 6 bis 12 Merkmalen und einer Trefferrate von $97,7\,\%$ bestimmt. Anhand der erzielten Ergebnisse wird zugleich der starke Einfluss der Merkmalsauswahl auf die Erkennungsleistung eines Mustererkennungssystems deutlich.

10.3.5 Computergestützte Melanomerkennung

Zur Klassifikation der Hautoberflächenprofile werden neben dem Nächster-Nachbar-Klassifikator (Kap. 7.3.2) neuronale Netze des Typs Multilayer-Perzeptron (Kap. 7.4.3) eingesetzt. Für das Training der Multilayer-Perzeptrons mit dem Back-Propagation-Algorithmus ist eine Stichprobe mit $s = 704$ vorklassifizierten Merkmalsvektoren verfügbar, die aus den Teilprofilen der untersuchten Nävi und Melanome extrahiert wurden. Hierbei werden die 5-, 6- und 7-elementigen Merkmalsteilmengen mit maximaler Trefferrate $G^{NN}(M')$ verwendet, durch die die Anzahl der Input-Neuronen festgelegt wird. Durch das betrachtete Zweiklassenproblem ist die Anzahl der Output-Neuronen mit 2 determiniert, während die Anzahl der Hidden-Layer sowie die Anzahl der Neuronen pro Hidden-Layer zur problemspezifischen Topologieoptimierung variiert werden.

Zur Bewertung der Generalisierungsleistung trainierter neuronaler Netze werden Klassifikationsraten mit der Leaving-one-out-Methode (Kap. 7.5.2) berechnet. Hierbei wird ein Profil der Klasse zugeordnet, zu der durch den neuronalen Klassifikator unter Verwendung der Winner-takes-all-Strategie die Mehrzahl seiner Teilprofile zugeordnet werden. Bei der Leaving-one-out-Methode werden zur Schätzung der Fehlklassifikationswahrscheinlichkeit bei jedem Lernvorgang die Merkmalsvektoren der *16* Teilprofile eines Profils aus der Stichprobe entfernt und das Training des neuronalen Netzes auf der Basis der verbliebenen *688* vorklassifizierten Merkmalsvektoren durchgeführt.

Zur Optimierung der Netzwerktopologie für die Klassifikationsaufgabe wurden zunächst verschiedene, vollständig verbundene Netzwerke mit statischer Topologie untersucht. Unter Berücksichtigung des Lernstichprobenumfangs wurden Netzwerke mit *2* Hidden-Layern betrachtet, bei denen *12* oder *15* Hidden-Units per Layer gewählt wurden. Darüber hinaus wurden Pruning-Algorithmen (Kap. 7.4.3.3) zur datengetriebenen Topologieoptimierung eingesetzt. Die besten Klassifikationsergebnisse konnten auf der Grundlage der *5*-elementigen Merkmalsmenge $\{\rho_1, \varphi_{10}, VAR_{d=3}, IM2_{d=6}, COR_{d=16}\}$ erzielt werden, die durch genetische Algorithmen selektiert wurde. Die höchste Klassifikationsrate bei konstanter Topologie von *90,9 %* erreichten Netzwerke mit *15* Units per Hidden-Layer. Durch den Einsatz der Pruning-Algorithmen, angewandt auf ein Netzwerk mit jeweils *15* Units pro Hidden-Layer, konnte die Klassifikationsrate auf *95,5 %* gesteigert werden. Hervorgerufen durch die zufallsbedingte Initialisierung der Verbindungsgewichte weisen die für Multilayer-Perzeptrons ermittelten Klassifikationsraten zum Teil starke Streuungen auf. Sie schwankten für das ausgedünnte Netzwerk, das die höchste Klassifikationsrate erzielte, bei unterschiedlichen Initialisierungen zwischen *75 %* und *95,5 %*. Eine Ursache für diesen Effekt kann in der beim Back-Propagation-Algorithmus (vgl. Kap. 7.4.3.1) verwendeten Optimierungsstrategie liegen, die als ein parallelisiertes Gradientenabstiegsverfahren interpretiert werden kann und zu einer Konvergenz des Lernprozesses in einem lokalen, nicht notwendigerweise globalen Minimum der Fehlerfunktion (Gl. 7.52) führt. Daher können bei Auftreten mehrerer lokaler Minima stark unterschiedliche Ergebnisse in verschiedenen Lernprozessen erzielt werden.

Die insgesamt beste Klassifikationsrate von *97,7 %* wurde mit dem Nächster-Nachbar-Klassifikator erzielt. Dieses Ergebnis unterstreicht die Bedeutung des Merkmalsauswahlprozesses für die Optimierung der Erkennungsleistung des Mustererkennungssystems, da hierbei Merkmale ausgewählt wurden, die optimal auf den Nächster-Nachbar-Klassifikator abgestimmt sind. Bei der Interpretation der Ergebnisse ist zu berücksichtigen, dass sie auf einer relativ geringen Anzahl von insgesamt *44* Profilen bestehend aus *704* Teilprofilen basieren. Insbesondere sind daher bei weiterem Ausbau der Lernstichprobe auch stärkere Veränderungen der Klassifikationsraten möglich.

Über die Melanomerkennung hinaus sind die vorgestellten Analyse- und Erkennungsverfahren auch für andere diagnostische Fragestellungen in der Profilometrie nutzbar. Hierbei unterstützen die Merkmalsauswahlalgorithmen und die adaptiv arbeitenden Klassifikatoren die dynamische Optimierung des Erkennungssystems an erweiterte Lernstichproben und neue Problemstellungen.

10.4 Computergestützte 3D-Planung und Simulation von Hüftoperationen

Die computergestützte 3D-Operationsplanung ist aus medizinischer Sicht dem Bereich der computergestützten Chirurgie (engl.: computer assisted surgery, Abk.: CAS) zuzuordnen, die vor allem in der Neurochirurgie, der Orthopädie, der Mund-, Kiefer- und Gesichtschirurgie, der Hals-Nasen-Ohren-Chirurgie sowie der Urologie von Bedeutung ist.

Neben der 3D-Operationsplanung beschäftigt man sich in der computergestützten Chirurgie mit der Entwicklung und dem *Einsatz von intraoperativen Navigationssystemen und computergesteuerten Operationsrobotern*. Bei der bildgestützten intraoperativen Navigation werden die Positionen der chirurgischen Instrumente in tomographische 3D-Bilddaten oder in die hieraus erstellten 3D-Modelle eingeblendet, wodurch die Lage innerer, außerhalb des Sichtfeldes liegender Strukturen bei dem operativen Eingriff berücksichtigt werden kann. Zur Erfassung der Instrumentenposition im Koordinatensystem des Operationssaals werden 3D-Tracking-Systeme (Kap. 9.4.3) eingesetzt. Voraussetzung für den intraoperativen Einsatz von Navigations- und Robotersystemen ist die Transformation des Ortskoordinatensystems im Operationssaal in das Bildkoordinatensystem, die als intraoperative Registrierung (Kap. 4) bezeichnet wird. Operationsroboter werden beispielsweise in der Orthopädie zunehmend eingesetzt. Hierbei werden sie zumeist im Sinne eines Automaten für die hochgenaue Durchführung von Teilschritten einer Operation wie z.B. für das Ausfräsen des Markraums im Oberschenkelknochen bei der Einsetzung von Hüftprothesen verwendet. Diese Roboter arbeiten vollautomatisch auf der Basis der zuvor in dem bildgestützten Operationsplanungssystem erstellten Steuerdaten.

Der Bereich der computergestützten Operationsplanung ist durch 3D-Techniken aus dem Bereich der *Virtuellen Realität* geprägt, die zur Navigation und Interaktion in virtuellen Körpern verwendet werden (Kap. 9.3.7). Darüber hinaus werden für die Aufbereitung und Vorverarbeitung der Bilddaten häufig Registrierungs- und Segmentierungsalgorithmen (Kap. 4 und 5) eingesetzt.

Nachfolgend werden die Möglichkeiten der computergestützten 3D-Planung und Simulation von Operationen am Beispiel einer komplexen Hüftoperation in der Orthopädie erläutert, die zur Behandlung von Patienten mit Knochentumoren im Hüftbereich durchgeführt wird (Handels, Ehrhardt et al. 1999a, Handels, Ehrhardt et al. 2000, Ehrhardt, Handels et al. 2004, Ehrhardt 2005). Neben der Operationsplanung werden die virtuellen dreidimensionalen Hüftmodelle für die optimale Positionierung und das Design individuell angepasster Hüftprothesen verwendet. Die in der Simulationsumgebung vorab visualisierte operative Vorgehensweise kann über die Operationsplanung hinaus auch zur Dokumentation, zur präoperativen Information des Patienten sowie in der Lehre für die Ausbildung von Medizinstudenten genutzt werden. Das vorgestellte Operationsplanungssystem wurde in enger Kooperation mit der Klinik für Orthopädie der Universität zu Lübeck entwickelt.

10.4.1 Medizinischer Hintergrund

Für den Einsatz von Hüftgelenksimplantaten ist eine genaue Planung der Operation anhand von präoperativ gewonnenen Bilddaten notwendig. Besonders komplex ist der Prozess der Operations- und Implantatsplanung, wenn abgestimmt auf die individuelle anatomische Hüftform und die bei der Operation durchzuführenden Sektionen eine maßgeschneiderte Prothese angefertigt werden muss. Dies ist bei *Beckenteilersatzoperationen* der Fall, die beim Auftreten von Knochentumoren im Hüftbereich durchgeführt werden (Gradinger et al. 1993). Bei dieser Operation wird die vom Tumor befallene Knochenstruktur häufig durch Schnitte am Darmbein oberhalb der Hüftpfanne sowie an Sitz- und Schambein entfernt. Anschließend wird eine individuelle, modular gefertigte Becken-Tumor-Endoprothese in den verbliebenen Hüftknochen eingesetzt. Das Ergebnis einer solchen Hemipelvektomie mit endoprothetischer Rekonstruktion des Beckens wird in Abb. 10.23 (rechts) durch ein postoperativ aufgenommenes Röntgenbild illustriert. Zum Vergleich ist in Abb. 10.23 (links) ein postoperativ generiertes Röntgenbild nach Einbau einer herkömmlichen Hüftgelenksprothese dargestellt. Eine exakte Planung der Beckenteilersatzoperation ist notwendig, um eine optimale Anpassung und Positionierung der maßgeschneiderten Prothese zu erzielen.

Eine 3D-Planung dieser komplexen Operation kann mit gefrästen Hartschaummodellen durchgeführt werden, die mithilfe von computergesteuerten Fräsmaschinen erstellt werden (Abb. 10.24, links). Bei dieser Methode werden nach einer zumeist semiautomatischen Segmentierung der Knochenstrukturen in den CT-Daten die 3D-Knochenmodelle generiert, aus denen die Fräsdaten für das Hartschaummodell automatisch abgeleitet werden. Die so erhaltenen Hartschaummodelle dienen sowohl der Planung der Resektionslinien als auch als Grundlage für die Anpassung der individuell gefertigten Prothese. Hierbei besteht die Hauptaufgabe in der Bestimmung der Geometrie und der Positionierung des oberen Teils der Becken-Tumor-Endoprothese, die in den Hüftknochen implantiert wird (Abb. 10.24, rechts).

Bei der virtuellen 3D-Planung von Beckenteilersatzoperationen wird die Simulation des operativen Eingriffs sowie die individuelle Prothesenanpassung anhand eines virtuellen Hüftmodells im Rechner durchgeführt (Handels, Ehrhardt et al. 1999a, Handels, Ehrhardt et al. 1999b). Im Vergleich zur Operationsplanung auf der Grundlage von Hartschaummodellen erleichtert die virtuelle Planung das Durchspielen verschiedener Operationstechniken sowie die Betrachtung variierender Schnittführungen und ihrer Auswirkung auf das Prothesendesign.

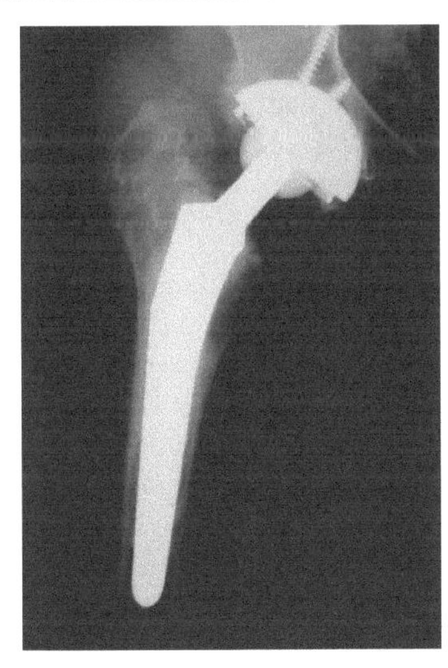
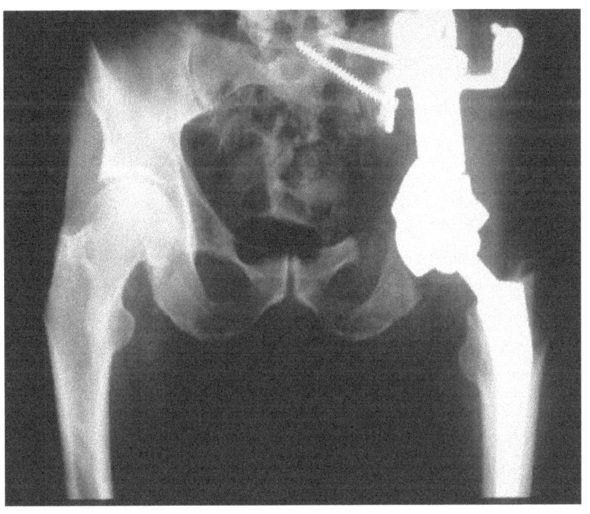

Abb. 10.23: Röntgenbilder nach Einbau einer herkömmlichen Hüftgelenksendoprothese (links) und einer Becken-Tumor-Endoprothese (rechts).

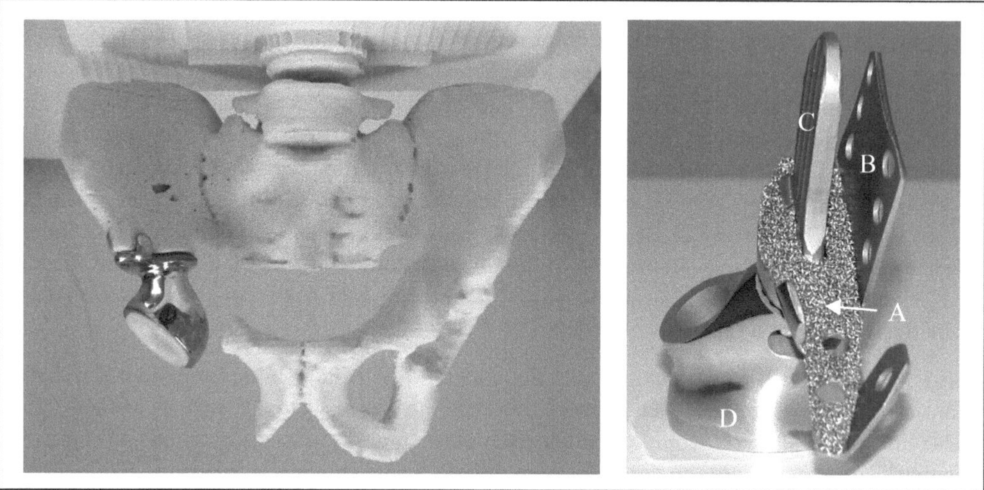

Abb. 10.24: Reseziertes Hartschaummodell einer Hüfte mit eingebauter Prothese (links) sowie der individuell angepasste, obere Teil einer Hüftprothese (rechts) für die Beckenteilersatzoperation, der aus der Grundfläche (A), der Fixationsplatte (B), dem intramedullären Zapfen (C) und dem künstlichen Hüftgelenk (D) besteht.

Die Integration multimodaler Bildinformationen aus der Computer- und der MR-Tomographie in den Operationsplanungsprozess verbessert darüber hinaus die Planungsgrundlage, da Knochenstrukturen in CT-Bildern gut kontrastiert dargestellt werden, jedoch Weichteilgewebe und Tumoren häufig nur in MR-Bildern abgegrenzt werden können (Abb. 10.25).

10.4.2 Vorverarbeitung der Bilddaten

Bevor die virtuelle Operationsplanung durchgeführt werden kann, ist eine Vorverarbeitung der Bilddaten notwendig. Ziel der Vorverarbeitung ist es, alle für die Operationsplanung relevanten Strukturen (linker und rechter Hüftknochen, linker und rechter Femur, Knochentumoren etc.) zu segmentieren und 3D-Modelle von diesen zu generieren. Darüber hinaus ist ein patientenspezifisches Koordinatensystem auf der Grundlage von anatomischen Landmarken zu definieren.

Registrierung: Da bei der Untersuchung von Patienten mit einem Knochentumor im Hüftbereich neben einer CT-Bildfolge häufig auch verschiedene dreidimensionale MR-Bildfolgen generiert, die eine Lokalisation des Knochentumors ermöglichen (Abb. 10.25, rechts), ist zudem eine *Registrierung der CT- und MR-Bilddaten* eines Patienten im Knochenbereich wünschenswert. Diese ist aufgrund unterschiedlicher Schichtführungen und variierender Lagen des Patienten bei der Bildakquisition notwendig. Im Knochenbereich, in dem keine lokalen Deformationen der Strukturen in den CT- und MR-Bilddaten auftreten, kann durch den Einsatz voxelbasierter starrer Registrierungsverfahren (vgl. Kap. 4.2) eine Ausrichtung der beiden 3D-Bilddatensätze in einem Koordinatensystem erzielt werden. Nach der Registrierung kann insbesondere der aus den CT-Bilddaten extrahierte Knochen gemeinsam mit den MR-Bildern (Abb. 10.26, links) und dem in den MR-Bildern segmentierten Knochentumoren (Abb. 10.26, rechts) dargestellt werden.

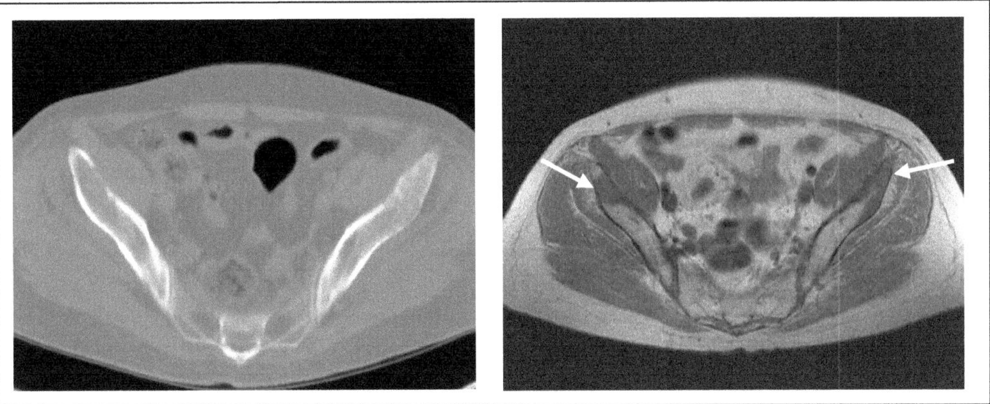

Abb. 10.25: CT-Bild einer von Knochentumoren befallenen Hüfte (links). Die Ausbreitung der Knochentumoren kann anhand des MR-Bildes erkannt werden (rechts). Der Knochentumor ist im MR-Bild als Verdunklung an den durch Pfeile markierten Stellen im Knochen sichtbar.

Segmentierung: Die dreidimensionale CT-Bildfolge bildet die Ausgangsbasis für die *Segmentierung der knöchernen Beckenstrukturen*. Hier werden Volumenwachstumsalgorithmen (Kap. 5.3) eingesetzt, durch die, ausgehend von einem interaktiv gewählten Saatpunkt im Hüftknochen, alle Pixel mit einem Hounsfieldwert oberhalb eines Schwellwertes t selektiert werden (default: $t = 100$ HE) . Für die Korrektur von Fehlsegmentierungen sowie die Trennung verschiedener anatomischer Knochenstrukturen wie Hüftbein, Kreuzbein und Oberschenkelkopf wird eine interaktive Nachbearbeitung der segmentierten Daten durchgeführt. Zur Reduzierung der interaktiven Arbeiten kann eine atlasbasierte Segmentierung der Hüftstrukturen mithilfe nicht-linearer Registrierungsverfahren (vgl. Kap. 5.9) durchgeführt werden (Ehrhardt, Handels et al. 2004).

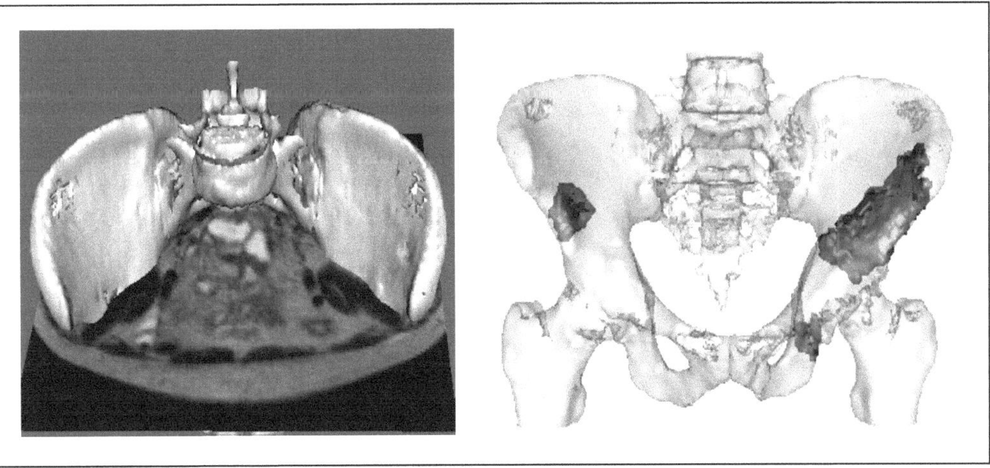

Abb. 10.26: 3D-Visualisierung des 3D-Modells der Hüfte mit eingeblendetem MR-Bild (links). 3D-Hüftmodell mit Knochentumoren (rechts). In der transparenten Darstellung wird die Ausbreitung der Tumoren (dunkelgrau) im Hüftknochen sichtbar.

Für die *3D-Segmentierung der Knochentumoren* wird das Verfahren der ROI-basierten Pixel-klassifikation (Kap. 5.2) in den multispektralen MR-Bildfolgen eingesetzt, die nach der Registrierung als n-kanalige 3D-Bilddaten aufgefasst werden können. Bei der Selektion der Tumorbildpunkte wird die Mahalanobis-Distanz als Ähnlichkeitsmaß verwendet. In Abb. 10.26 (rechts) ist ein Ergebnis der 3D-Tumorsegmentierung, angewandt auf *T1*- und *T2*-gewichtete 3D-Bildfolgen ($n = 2$), zu sehen. Die gemeinsame Darstellung der Knochenstrukturen und der Tumoren in einer 3D-Szene ist erst nach der Registrierung der CT- und MR-Bilddaten möglich, da die Knochen in CT- und der Tumor in MR-Bilddaten segmentiert wurden.

Definition eines patientenindividuellen Koordinatensystems: Anhand ausgewählter Landmarken, die an ausgezeichneten Punkten auf der Knochenoberfläche der Hüfte gewählt werden, wird ein patientenindividuelles Koordinatensystem definiert. Die vertikale Ebene wird so gewählt, dass sie Verbindungen der symmetrisch auf beiden Hüftknochen positionierten Landmarken in der Mitte durchschneidet. Sie bildet die Symmetrieebene der Hüfte. Die beiden anderen Ebenen werden orthogonal zur Symmetrieebene gewählt, wobei sie durch ausgewählte Landmarken verlaufen (Abb. 10.27). Problematisch ist hier, dass interaktiv auf der Knochenoberfläche platzierte Landmarken inter- und intraindividuell oftmals stark variieren. Zur Erhöhung der Reproduzierarbeit der gewählten Landmarken wird daher in (Ehrhard 2005) ein Verfahren zur automatischen Übertragung der Landmarken von einem Atlas auf die Patientengeometrie vorgeschlagen. Durch die dämonenbasierten Registrierung (Kap. 4.5.2.5) des Atlas- und Patientendatensatzes erhält man eine erste Schätzung der Landmarkenposition. Diese wird nachfolgend durch die oberflächenbasierte Registrierung von Teiloberflächen, die um die Landmarken herum ausgestanzt werden, mittels ICP-Algorithmus (Kap. 4.4.1) verbessert (vgl. Abb. 4.3). Durch diese Vorgehensweise konnte eine wesentliche Erhöhung der Reproduzierbarkeit bei der Festlegung der Landmarkenpositionen erzielt werden (Ehrhardt, Handels et al. 2004).

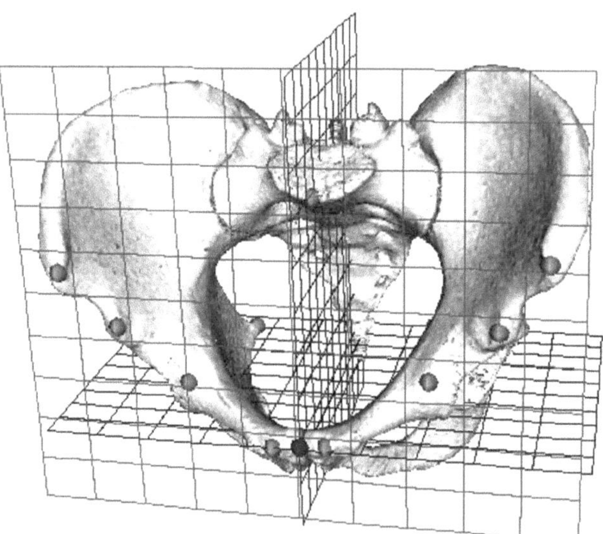

Abb. 10.27: Patientenindividuelles Koordinatensystem, das durch Festlegung von Landmarken, d.h. ausgewählter Punkte auf der Hüftoberfläche, festgelegt wird.

10.4.3 Techniken für die computergestützte Operationsplanung

Bei der Simulation und Planung der Hüftoperation werden Interaktionen mit den 3D-Modellen in Echtzeit durchgeführt. Aufgrund der Echtzeitanforderungen werden effiziente oberflächenbasierte 3D-Visualisierungstechniken (Kap. 9.3) unter Verwendung der Gouraud-Schattierung (Kap. 9.3.5.2.2) eingesetzt.

Die 3D-Oberflächenmodelle werden auf der Grundlage der segmentierten Bilddaten unter Verwendung des Marching-Cubes-Algorithmus (Kap. 9.3.4.2) generiert. Hierdurch erhält man 3D-Modelle der Hüfte mit ca. *200.000* Dreiecken, die durch nachfolgende Ausdünnungsalgorithmen (Kap. 9.3.4.2) (Schroeder et al. 1992) auf ca. *80.000* Dreiecke reduziert werden können.

Die 3D-Modelle werden in dem standardisierten patientenspezifischen Koordinatensystem (vgl. Abb. 10.27) unter Anwendung von Rotationen und Translationen ausgerichtet. Dieser Schritt ermöglicht es, Prothesenkenngrößen wie z.B. die Eingangsebene oder die Position der künstlichen Hüftpfanne in einem von der Aufnahmegeometrie unabhängigen Koordinatensystem anzugeben und während des Planungsprozesses zu nutzen.

Während der virtuellen Operationsplanung hat der Benutzer die Möglichkeit, die 3D-Ansicht durch Translationen, Rotationen und Zoom-Operationen zu variieren (vgl. Kap. 9.3.7). Durch transparente Darstellungen können ineinander verschachtelte Strukturen simultan in einer dreidimensionalen Szene dargestellt werden (Abb. 10.26, rechts).

Für die Visualisierung der 3D-Modelle in Relation zu den Originalbilddaten werden in dem 3D-Modell drei orthogonale Ebenen interaktiv ausgewählt, zu denen automatisch die zugehörigen CT- oder MR-Bilder aus dem tomographischen Volumendatensatz dargestellt werden (Abb. 10.28). Alternativ können die zugehörigen CT- bzw. MR-Bilder unter Verwendung der Technik der multiplanaren Reformatierung (Kap. 9.3.1) für beliebige Raumebenen direkt in das 3D-Modell eingeblendet werden, wodurch eine vielseitige Darstellung der 3D-Modelle im Kontext des umliegenden Gewebes möglich wird.

Eine wichtige Komponente für die computergestützte Operationsplanung bildet die Simulation der Resektion von Teilstrukturen im 3D-Modell. Hierbei werden Schnittlinien oder -ebenen im 3D-Modell definiert. Die Resektion kann auf ausgewählte anatomische Strukturen bzw. die zugehörigen 3D-Modelle im virtuellen Körper beschränkt werden, wodurch beispielsweise Teile selektierter Knochen aus dem virtuellen Körpermodell entfernt werden können (Kap. 9.3.7).

Neben der 3D-Visualisierung und interaktiven Manipulation der 3D-Modelle ist die Vermessung der 3D-Objekte von medizinischem Interesse. Hier werden interaktiv Abstände (Kap. 6.1.1) und Winkel (Kap. 6.1.2) im 3D-Modell bestimmt und die Fläche und das Volumen selektierter Objekte (Kap. 6.1.3) ermittelt.

Zur Steuerung und Navigation in virtuellen Körpern werden häufig Techniken der Virtuellen Realität (Kap. 9.4) und spezielle Input-/Outputgeräte eingesetzt. Die herkömmliche 2D-Maussteuerung ist zur 3D-Navigation sowie zur präzisen Positionierung der Schnittwerkzeuge nur eingeschränkt geeignet. 3D-Eingabegeräte wie Spaceballs, 3D-Mäuse, Datenhandschuhe oder haptische Kraftrückkopplungsgeräte (Kap. 9.4.2.1) ermöglichen hier eine intuitivere Interaktion mit den 3D-Modellen und Schnittwerkzeugen. Stereoskopische Visualisierungstechniken werden benutzt, um dem Chirurgen einen realitätsnahen räumlichen Eindruck mit erhöhter Tiefenwirkung zu vermitteln (vgl. Kap. 9.4.1).

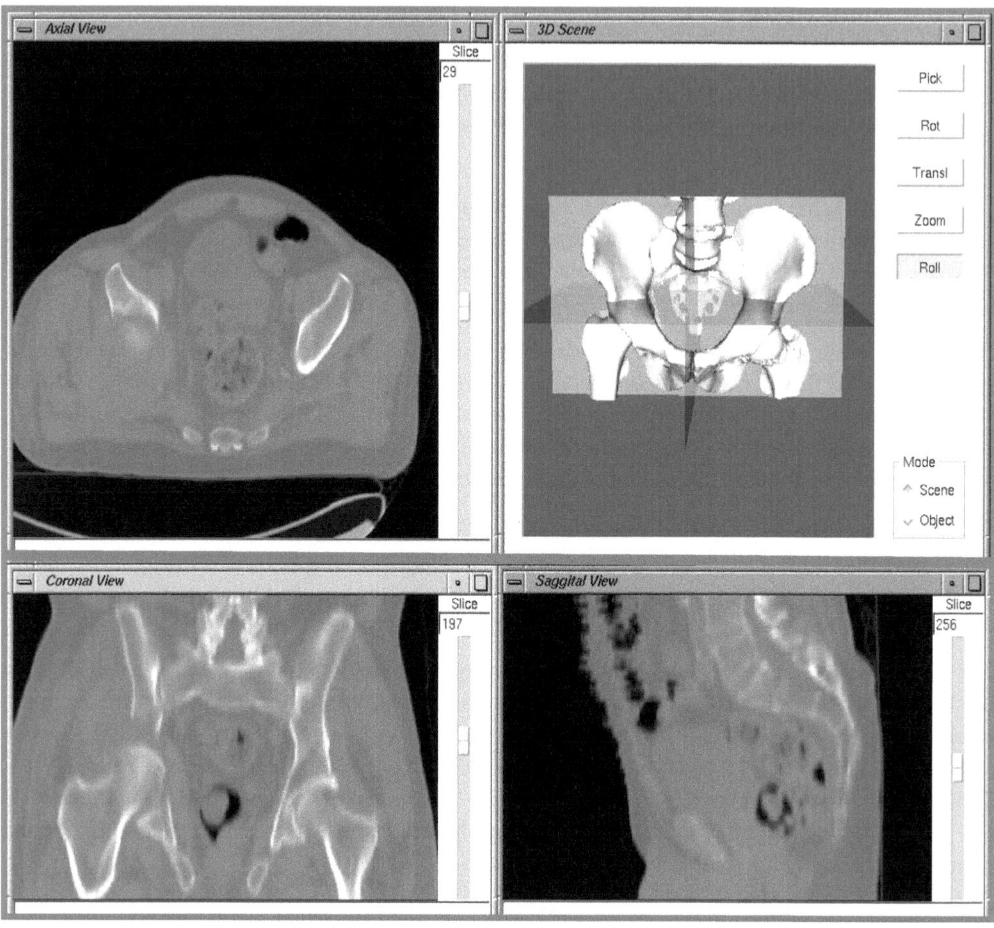

Abb. 10.28: 3D-Modell der Hüfte mit drei frei wählbaren, orthogonal zueinander stehenden Ebenen (oben rechts) und den zugehörigen Schnittbildern aus dem CT-Volumendatensatz (oben links und unten). Die Ebenen können interaktiv durch den Benutzer in Echtzeit variiert werden. Die dargestellten CT-Bilder werden aus dem originären CT-Volumendatensatz interpoliert.

10.4.4 Simulation der Operation und computergestütztes Prothesendesign

Wesentliche Ziele der computergestützten Planung von Beckenteilersatzoperationen sind die Festlegung der Resektionsfläche in der erkrankten Hüfte sowie die Ermittlung von Kenngrößen zur Konstruktion der individuell angepassten Endoprothese.

Die *Simulation der Hüftpfannenresektion* wird durch den Einsatz virtueller Schnittwerkzeuge möglich, durch die beliebig ausgerichtete Schnittebenen im 3D-Modell definiert werden können (Abb. 10.29, links). Nach Auswahl der rechten Hüftpfanne wird die Resektion auf diese beschränkt. Die Resektionsebene wird in der Regel in Abstimmung zwischen dem behandelnden Orthopäden und dem Prothesenhersteller definiert. Anschließend wird der vom Tumor befallene Beckenknochen entfernt (Abb. 10.29, rechts) und man erhält eine 3D-Visualisierung des postoperativen Beckenmodells (Abb. 10.30, links).

Bei dem *computergestützten Design der individuell angepassten Beckenendoprothese* besteht die zentrale Aufgabe in der Bestimmung der Geometrie und Position des oberen Prothesenteils, der sich aus der Grundfläche, der Fixationsplatte, dem intramedullären Zapfen und der künstlichen Hüftpfanne zusammensetzt (Abb. 10.24, rechts und Abb. 10.30, rechts). Nach der interaktiven Platzierung der Fixationsplatte wird die Form der Fixationsplatte der Hüftanatomie automatisch angepasst (Abb. 10.31, A). Die Ermittlung einer geeigneten Stellung des intramedullären Prothesenzapfens wird durch spezielle Visualisierungstechniken unterstützt. Zum einen erlauben transparente Darstellungen der Knochenoberfläche die Beurteilung der Lage des intramedullären Prothesenzapfens innerhalb des verbliebenen Hüftknochens (Abb. 10.31, B). Zum anderen kann zur Bewertung der Güte der gewählten Zapfenposition eine farbkodierte Darstellung der minimalen Abstände zwischen den Punkten auf der Oberfläche des Hüftknochens und der Oberfläche des Prothesenzapfens erzeugt werden, in der geringe Abstände rot und große Abstände blau repräsentiert sind. In Abb. 10.31 sind zwei Distanzdarstellungen für eine ungeeignete (C) und eine geeignete Position (D) des Prothesenzapfens dargestellt.

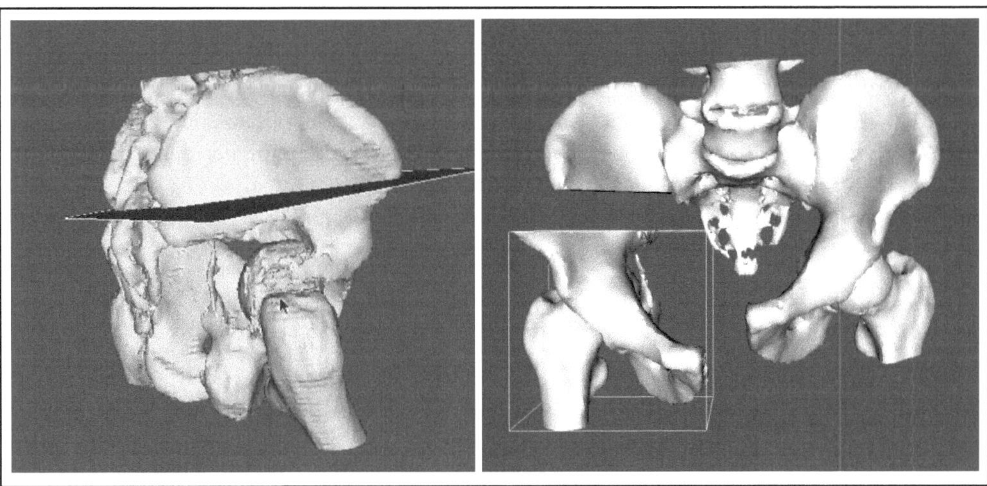

Abb. 10.29: Interaktive Festlegung der Resektionsfläche (links) und Darstellung nach der Resektion (rechts). Die Grundfläche der Prothese ist durch die Wahl der Schnittebene im Hüftknochen definiert.

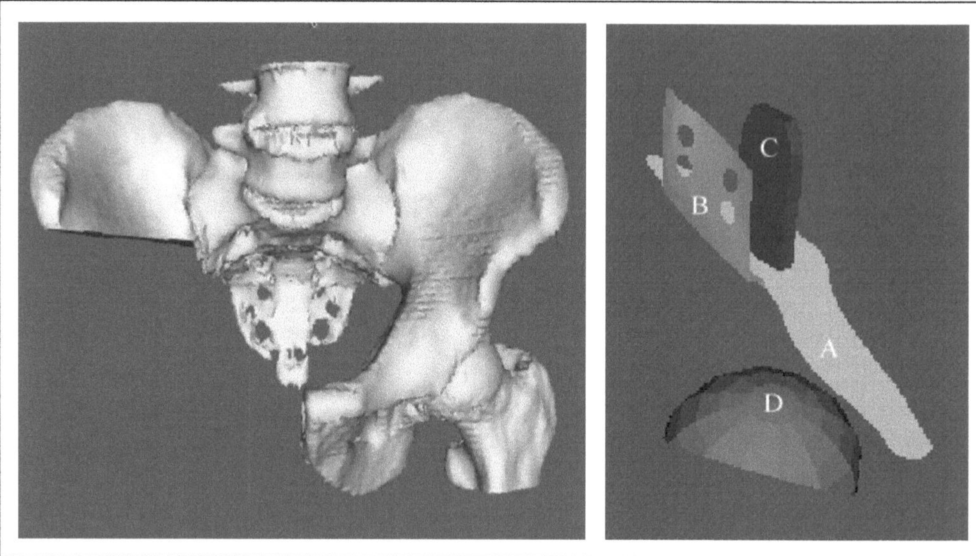

Abb. 10.30: Reseziertes Hüftmodell (links) und Modell der oberen Endoprothese bestehend aus der Grundfläche (A), der Fixationsplatte (B), dem intramedullären Zapfen (C) und der künstlichen Hüftpfanne (D) (rechts).

Im letzten Planungsschritt wird die künstliche Hüftpfanne positioniert und ausgerichtet. Da der Knochentumor häufig die Hüftpfanne an der befallenen Seite zerstört hat, wird eine Ausrichtung der Hüftpfanne anhand der gespiegelten gesunden Hüftseite vorgenommen (Abb. 10.31, E, F). Die Spiegelung wird an der Symmetrieachse des patientenindividuellen Koordinatensystems durchgeführt (Abb. 10.27). Der Mittelpunkt des Oberschenkelknochens wird als Mittelpunkt der Hüftpfanne verwendet, die als Ausschnitt einer Kugeloberfläche modelliert wird.

Die räumliche Orientierung der künstlichen Hüftpfanne wird durch zwei Raumwinkel eindeutig beschrieben. Für die Orientierung der Hüftpfanne werden häufig Standardvorgaben für die beiden Winkel verwendet. Alternativ kann die künstliche Hüftpfanne auch analog zur gesunden Hüftseite ausgerichtet werden. Hierzu werden Punkte auf dem Pfannenrand der gesunden Hüfteseite markiert und eine Ebene so approximiert, dass die Summe der quadratischen Abstände zwischen den Punkten und der approximierten Ebene minimal wird (Abb. 10.31, E). Die so bestimmte Pfanneneingangsebene wird dann auf die erkrankte Hüftseite übertragen und zur Orientierung der künstlichen Hüftpfanne verwendet (Abb. 10.31, F).

Eine Feinjustierung der künstlichen Hüftpfanne kann nachfolgend interaktiv durchgeführt werden. Das so gewonnene CAD-Prothesenmodell und die hieraus extrahierten Kenndaten können als Grundlage für die Fertigung einer individuell angepassten Hüftprothese verwendet werden.

Durch die computergestützte 3D-Operationsplanung wird insbesondere der Vergleich verschiedener Operationsstrategien unter Berücksichtigung der Auswirkungen auf das Prothesenmodell möglich. Die während des Planungsprozesses generierten 3D-Animationen können sowohl zur Dokumentation als auch zur Vorinformation des Patienten genutzt werden. Darüber hinaus eröffnet die Weiterverarbeitung und Visualisierung der 3D-Planungsinformationen während der Operation Möglichkeiten für die intraoperative Navigation und Unterstützung des Chirurgen.

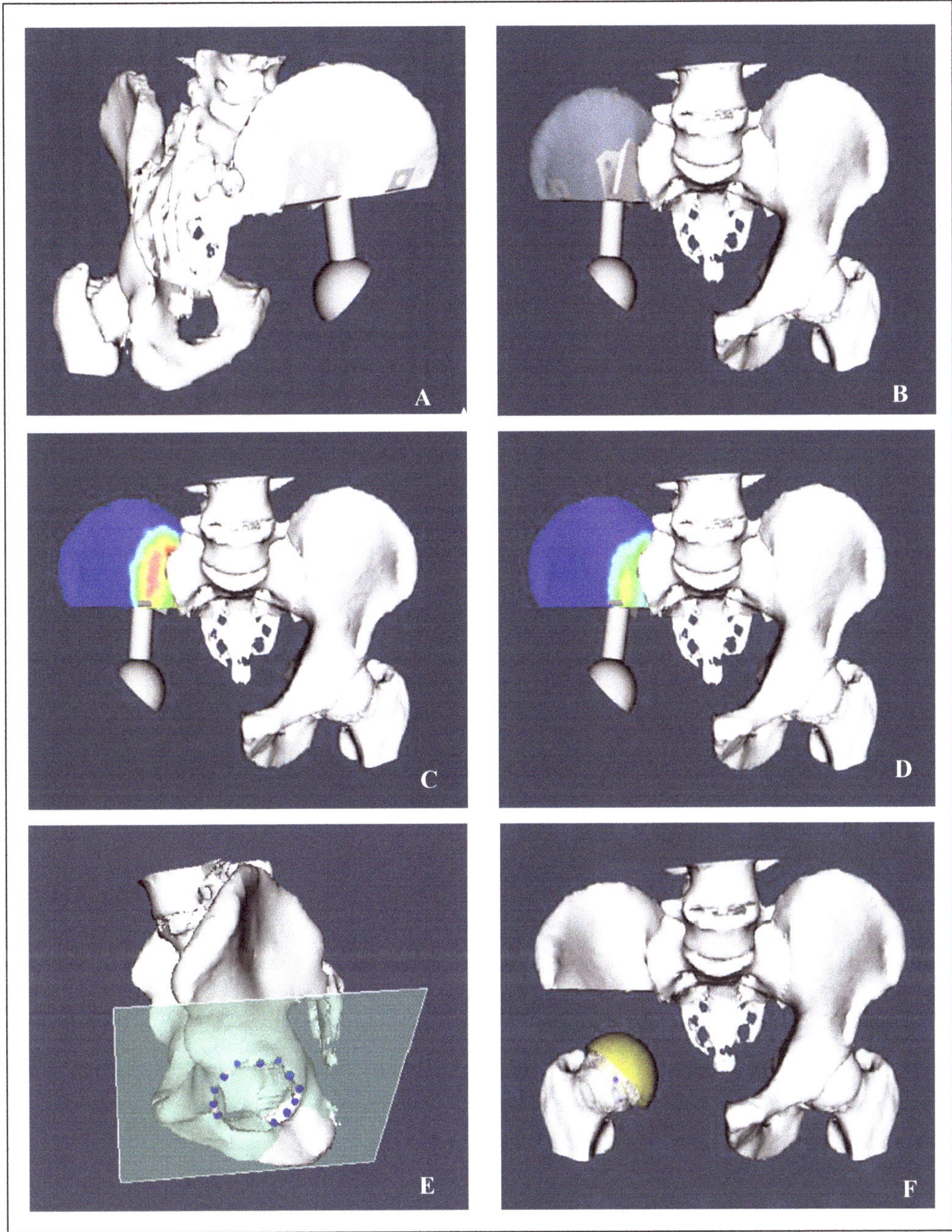

Abb. 10.31: Prozess der Positionierung und des Designs einer individuellen Hüftendoprothese bei der Beckenteilersatzoperation (Ehrhardt 2005). A) Platzierung der Fixationsplatte und der vorderen Halterung, B-D) Positionierung und Ausrichtung des intramedullären Zapfens, E) Bestimmung der Pfanneneingangsebene, F) Positionierung und Ausrichtung der künstlichen Hüftpfanne.

10.5 Virtual-Reality-Simulator für das Training von Punktionen

Der Einsatz von Virtual-Reality-Simulatoren im Bereich der medizinischen Ausbildung bildet eine sinnvolle Ergänzung konventioneller Ausbildungsmethoden. VR-Simulatoren ermöglichen neue Einblicke in die komplexe 3D-Struktur des menschlichen Körpers. In VR-Simulationsumgebungen können Eingriffe an verschiedenen Fallbeispielen mit unterschiedlichem Schwierigkeitsgrad systematisch und reproduzierbar trainiert werden, ohne Patienten oder Probanden zu belasten. Sie ermöglichen darüber hinaus über integrierte Evaluationskomponenten, den durchgeführten Eingriff und den Lernerfolg objektiv zu bewerten.

Nachfolgend werden typische Komponenten eines VR-Trainingssimulators am Beispiel eines Punktionssimulators vorgestellt, der für die Simulation und das Training von Lumbalpunktionen eingesetzt wird. Der hier vorgestellte Simulator ermöglicht das haptisch-visuelle Training von Lumbalpunktionen in virtuellen Körpermodellen mithilfe eines haptischen Kraftrückkopplungsgerätes. Er wurde am Institut für Medizinische Informatik des Universitätsklinikums Hamburg-Eppendorf in Kooperation mit der dortigen Klinik für Neurologie entwickelt (Färber, Heller et al. 2007, Färber, Hoeborn et al. 2008).

10.5.1 Medizinischer Hintergrund

Lumbalpunktionen werden in der Medizin zur Diagnostik und zur Therapie eingesetzt. Bei diesem Eingriff wird eine dünne Hohlnadel in den Rücken zwischen dem dritten und dem vierten oder dem vierten und dem fünften Lendenwirbel bis in den Spinalkanal eingeführt, um dort Liquorflüssigkeit zu entnehmen (Liquorbiopsie).

Nachdem durch eine Palpation, d.h. eine manuelle Abtastung, der richtige Einstichpunkt gefunden wurde, wird die Nadel in die Zielregion eingestochen, wobei unterschiedliche anatomische Strukturen wie Haut, Fettgewebe oder Bänder durchstoßen werden. Der Widerstand dieser Strukturen ist über die Nadel spürbar und gibt dem Mediziner ein wichtiges Indiz zur Schätzung der aktuellen Nadelspitzenposition.

Das herkömmliche Training der Lumbalpunktion erfolgt üblicherweise unter Anleitung eines erfahrenen Mediziners direkt am Patienten. Alternativ können auch tierische oder menschliche Versuchspräparate oder Trainingspuppen, die das Training an einem künstlichen unveränderlichen anatomischen Modell ermöglichen, verwendet werden.

10.5.2 Vorverarbeitung

Wesentliche Vorverarbeitungsschritte sind die Segmentierung und 3D-Modellerstellung aller für die Simulation der Lumbalpunktion benötigten Bildstrukturen wie Haut, Fett, Muskelgewebe, Wirbelsäule, Bänder, Liquor etc. in den ausgewählten Fallbeispielen, die in der Regel als tomographische CT- oder MR-Bilddatensätze vorliegen (Abb. 10.32, links). Zur Segmentierung werden häufig Volumenwachstumsalgorithmen eingesetzt (Kap. 5.3.2), deren Ergebnisse interaktiv von medizinischen Experten korrigiert werden. Alternativ können auch andere, in Kap. 5 beschriebene Segmentierungsverfahren verwendet werden. Die Segmentierungen werden voxelorientiert in Bildmatrizen mit objektspezifischen Labels bzw. Indizes markiert, die kurz als Labelbilddaten bezeichnet werden. Anschließend werden mithilfe des Marching-Cubes-Algorithmus (Kap. 9.3.4.2) 3D-Modelle der segmentierten anatomischen Strukturen generiert.

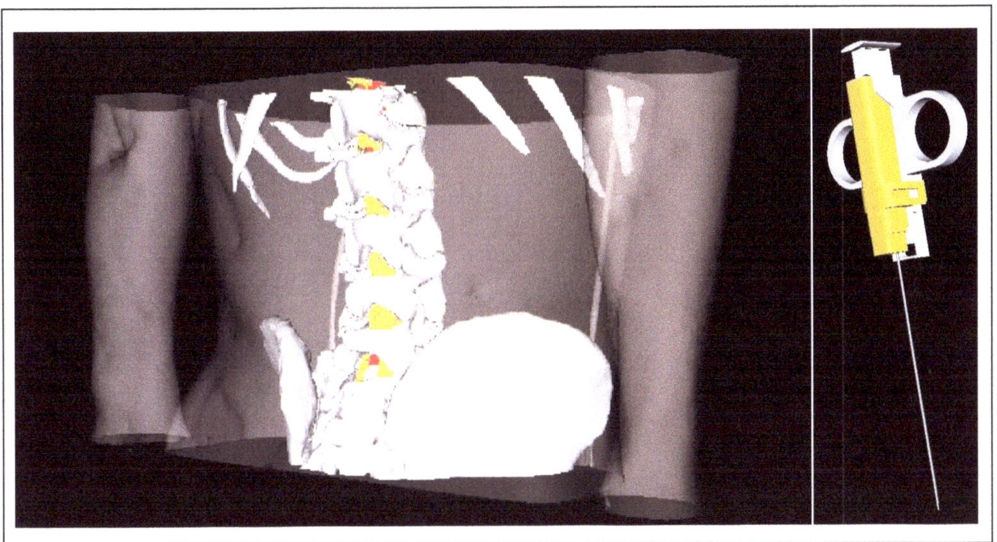

Abb. 10.32: 3D-Darstellung der segmentierten Haut, der Knochen sowie der vor der Zielregion der Punktion (Liquor) liegenden Bänder (links). 3D-Visualisierung einer virtuellen Punktionsnadel für die Liquorbiopsie (rechts).

Darüber hinaus sind die visuellen Eigenschaften (z.B. Farbe, Textur, Durchsichtigkeit der Bildobjekte etc.) sowie ihre haptischen Materialeigenschaften (z.B. Härte, Rauhigkeit etc.) in der Simulationsumgebung mit dem Ziel festzulegen, eine möglichst realistische haptisch-visuelle Simulation der Lumbalpunktion zu ermöglichen. Für die VR-Simulation von Lumbalpunktionen wird neben den 3D-Modellen der segmentierten anatomischen Bildstrukturen ein 3D-Modell der verwendeten virtuellen Punktionsnadel generiert, das einer realen Punktionsnadel nachempfunden ist (Abb. 10.32, rechts).

Weiterhin sind Kriterien für die Evaluation der durchgeführten Punktionen festzulegen und die Berechnung quantitativer Kenngrößen zur Messung des Trainingserfolges vorzubereiten. So werden beispielsweise von medizinischen Experten Bereiche für optimale Punktionspfade definiert. Während des Trainings kann so geprüft werden, ob der gewählte Lumbalpunktionsweg in dem optimalen Korridor liegt bzw. wie weit er hiervon abweicht (Färber, Hoeborn et al. 2008).

10.5.3 Visualisierungskomponente

Zur Visualisierung verschiedener Aspekte des Punktionsvorganges werden mehrere 2D- und 3D-Ansichten des virtuellen Körpers generiert. Das in Abb. 10.33 dargestellte Fallbeispiel wurde auf der Grundlage des Visible Korean Human Data Sets (Park, Chung et al. 2005, Park, Jung et al. 2008) generiert (vgl. Kap. 2.3.2.2). Hier liegen neben CT- und MR-Bilddaten auch farbige anatomische Schnittbildinformationen mit hohem Detailreichtum vor, die in den orthogonalen 2D-Ansichten präsentiert werden. Die auf dem Rücken dargestellten Punkte markieren zur Benutzerorientierung die Positionen der Wirbel sowie der oberen Begrenzung der Hüftknochen unter der Haut.

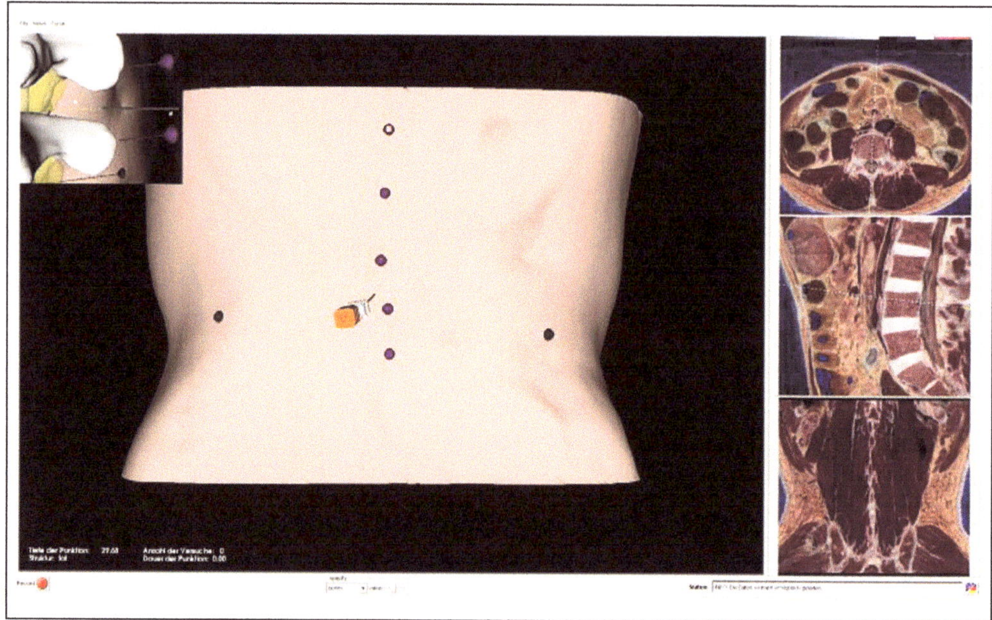

Abb. 10.33: Benutzeroberfläche des Punktionssimulators mit 3D-Ansichten (im Hauptfenster und links oben) sowie orthogonalen 2D-Ansichten (rechts) des Visible Korean Human Data Sets. Die Marker auf der Haut zeigen zur Benutzerorientierung die Positionen der Wirbel und der oberen Begrenzung der Hüftknochen.

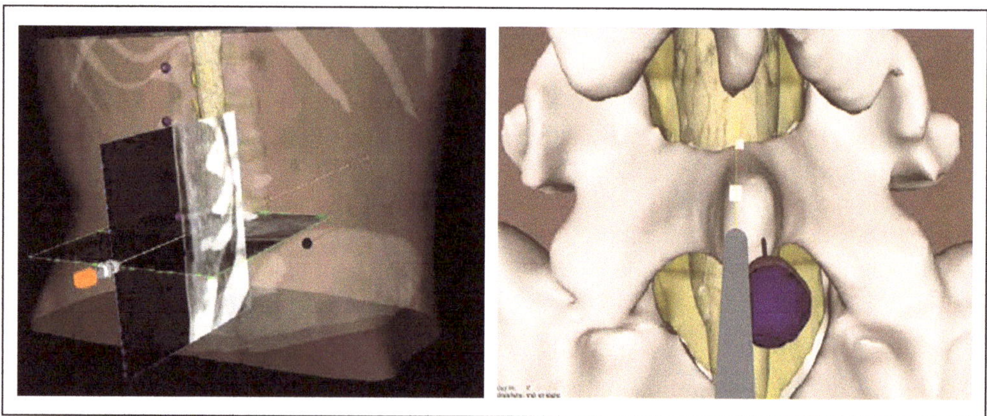

Abb. 10.34: 3D-Visualisierung des transparenten virtuellen Körpers mit Darstellung der originären CT-Bilddaten auf zwei senkrecht zueinander stehenden Ebenen, die um die Nadel zentriert sind (links). Nahansicht der Wirbelknochen und der Bänder mit der Punktionsnadel in Punktionsrichtung mit optimalem Einstichkanal (rechts).

Das Hauptfenster zeigt eine Außenansicht vom Körper eines virtuellen Patienten, der aus Oberflächenmodellen der Haut, Knochen, Muskeln, Bandscheiben und Bändern besteht. Weiterhin ist eine virtuelle Punktionsnadel zu sehen, die durch das haptische Gerät gesteuert wird. Ergänzend wird oben links ein Sichtfenster eingeblendet, in dem die Nadel von der Seite beobachtet wird, wodurch der Eindringprozess bei der Punktion detailliert visualisiert werden kann. Der Benutzer hat die Möglichkeit, den virtuellen Körper zu drehen, Objekte vergrößert darzustellen und ausgewählte Strukturen transparent erscheinen zu lassen (Abb. 10.34). Auf diese Weise kann der Trainierende verschiedene 3D-Ansichten der Anatomie des präsentierten Fallbeispiels erzeugen und detaillierte Einblicke in die dreidimensionale Struktur der betrachteten Körperregion gewinnen.

Ergänzende 2D-Ansichten zeigen drei Schichtbilder in orthogonal zueinander stehenden Ebenen, die durch die aktuelle Position der Nadelspitze selektiert werden und sich somit während der Nadelbewegung in Echtzeit verändern. Für die Nadeldarstellung in den 2D-Ansichten wird die Nadel in die jeweilige Schichtebene projiziert. Die 2D-Ansichten ermöglichen dem Benutzer eine detaillierte Betrachtung der Originalbilddaten an der Nadelspitzenposition.

Darüber hinaus ist es auch möglich, die originären Bilddaten in der Nähe der Punktionsnadel in zwei senkrecht zueinander stehenden Ebenen zu visualisieren, die um die Nadel zentriert sind (Abb. 10.34, links). Beim Blick in den transparenten Körper (Abb. 10.34, rechts) kann auf Wunsch zusätzlich ein optimaler Einstichkanal für die Punktionsnadel eingeblendet werden.

Ein verbesserter Tiefeneindruck beim Lumbalpunktionstraining wird durch die Verwendung stereoskopischer 3D-Bilder erzeugt (vgl. Kap. 9.4.1). Hierbei können alternativ Techniken des Frequenz-Multiplexings mit Rot-Grün-Darstellung oder des Zeit-Multiplexings eingesetzt werden (Abb. 9.40).

10.5.4 Haptische Komponente

Die haptische Komponente des Simulators dient dazu, die virtuelle Punktionsnadel zu steuern und Kräfte, die während einer Lumbalpunktion auftreten, zu simulieren und über das werkzeugbasierte Kraftrückkopplungsgerät an den Benutzer zurückzugeben.

Zur Steuerung der virtuellen Nadel und zur Rückgabe der Kräfte wird ein haptisches Ein-/Ausgabegerät mit *6* Freiheitsgraden verwendet (Abb. 10.37). Die Motoren dieses Gerätes erlauben neben der Restriktion von Translationen (*3* Freiheitsgrade) auch die Beschränkung von Rotationsbewegungen (*3* Freiheitsgrade) (Kap. 9.4.2.1).

Die Kraftberechnung erfolgt in Echtzeit und hängt von der aktuellen Nadelposition und -rotation, dem Einstichwinkel und lokalen Gewebeeigenschaften ab. Die auf die Nadel wirkenden Kräfte können unterteilt werden in Kräfte, die auf die Nadelspitze wirken (Abb. 10.35) und Kräfte, die auf den Nadelkörper wirken (Abb. 10.36).

Die Nadelspitzenkräfte werden mit einer Erweiterung des in Kap. 9.4.2.2.2 vorgestellten haptischen Volumenrenderings berechnet (Färber, Heller et al. 2007). Die in den originären CT- und Labelbilddaten berechneten Kräfte werden zu diesem Zweck miteinander kombiniert. Auf diese Weise ist es möglich, das haptische Feedback von segmentierten, für die Lumbalpunktion wichtigen Strukturen zu garantieren und dieses durch das haptische Feedback von feinen, nicht-segmentierten Strukturen zu erweitern.

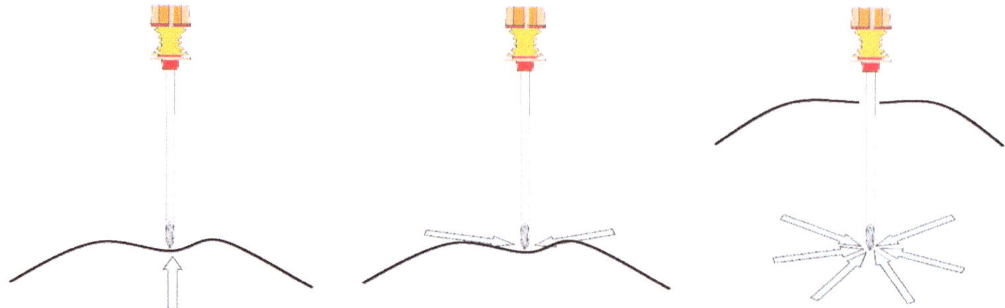

Abb. 10.35: Nadelspitzenkräfte: Widerstandskraft (links), Oberflächenreibung (Mitte) und Viskosität (rechts).

Die Kräfte, die auf den Nadelkörper wirken (Abb. 10.36), verhindern, dass der Benutzer die Nadel seitwärts durch den virtuellen Körper bewegen oder im Körper rotieren kann. Diese sinnvollen Einschränkungen werden erst durch den Einsatz eines haptischen Gerätes mit sechs Freiheitsgraden für die Kraftausgabe ermöglicht. Die Berechnung dieser Kräfte erfolgt in Abhängigkeit von dem zum Hauteinstichzeitpunkt gespeicherten Einstichwinkel, der Einstichposition sowie der aktuellen Ausrichtung der Nadel. Es wird eine Kraft erzeugt, die die Nadel während des Vortreibens auf die zum Einstichzeitpunkt festgelegte Richtung zurückzieht.

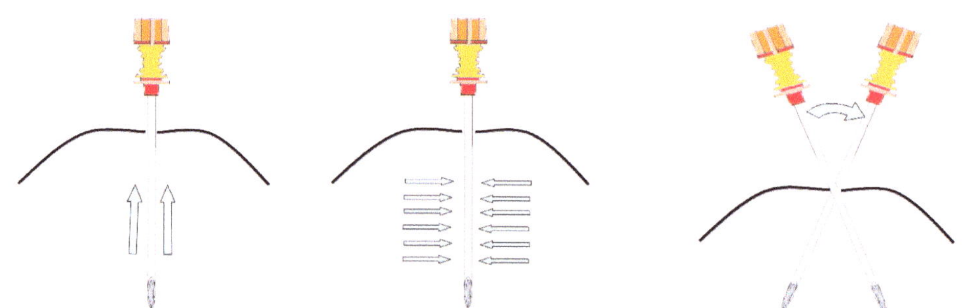

Abb. 10.36: Nadelkörperkräfte: Nadelreibung (links), Einschränkung der Transversalbewegung (Mitte) und der Rotation (rechts).

10.5.5 VR-Training von Lumbalpunktionen

Während des Trainings hält der Benutzer den Stift des haptischen Kraftrückkopplungsgerätes wie eine Lumbalpunktionsnadel und steuert mit dem Gerät die virtuelle Nadel in der Szene. Beim Einstechen in die Haut fühlt er den Widerstand der Haut und anschließend die Viskosität des Fettgewebes. Die nächste stärker fühlbare Struktur sind die Bänder, die durchstochen werden müssen, um in den Spinalkanal, die Zielregion, zu gelangen. Versucht der Trainierende, den Knochen mit der Nadel zu durchdringen, wird dies durch die Kraftrückkopplung verhindert. Der Anwender kann zu jeder Zeit die Szene rotieren und zoomen, um die Position der Nadel zu verifizieren. Außerdem kann er Strukturen ausblenden und durchsichtig anzeigen lassen, um ins Innere des Körpers zu blicken.

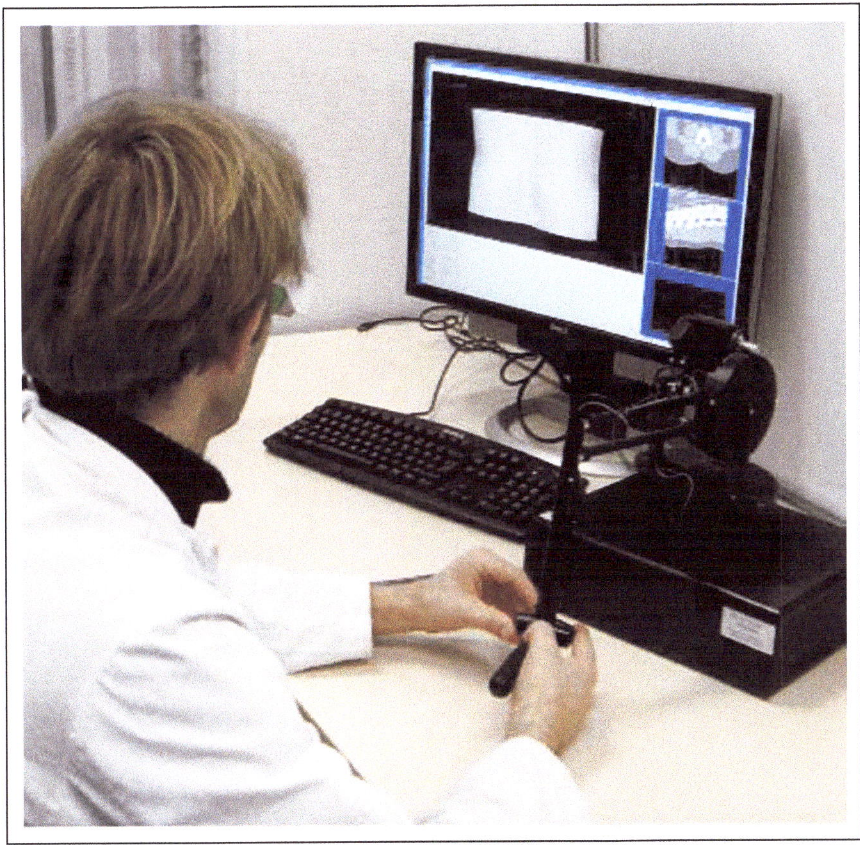

Abb. 10.37: Durchführung einer simulierten Lumbalpunktion. Der Mediziner steuert die virtuelle Punktionsnadel mit dem haptischen Gerät (Fa. Sensable©) und spürt z.B. beim Eindringen der Nadel in die Haut oder beim Durchstoßen der Bänder Widerstände.

Neben der Stereobilderzeugung mittels Zeit-Multiplexing (Kap. 9.4.1.1.2) trägt der in Abb. 10.38 dargestellte Aufbau zur Erhöhung der Immersion des Benutzers bei der simulierten Durchführung einer Lumbalpunktion bei. Hier werden die erzeugten Stereobilder an einem Spiegel in den Arbeitsbereich des haptischen Kraftrückkopplungsgeräts gespiegelt, so dass der Benutzer den Eindruck gewinnt, mit der vom haptischen Kraftrückkopplungsgerät geführten Punktionsnadel direkt im virtuellen Körper zu agieren.

Der VR-Lumbalpunktionssimulator eröffnet die Möglichkeit, Lumbalpunktionen an virtuellen Patienten zu trainieren und sich mit den anatomischen Details in der von der Punktion betroffenen Körperregion vertraut zu machen. Der Benutzer kann beliebig oft trainieren, ohne dass hierdurch Patienten belastet werden. Der gesamte Ablauf der Punktion wird protokolliert. Zudem werden Kenngrößen zur Evaluation und Bewertung der Qualität der durchgeführten Punktion berechnet. Am Ende des Trainings erhält der Benutzer eine detaillierte Bewertung der durchgeführten Punktionen anhand der festgelegten Evaluationskriterien und Hinweise zur Verbesserung bei nachfolgenden Punktionen.

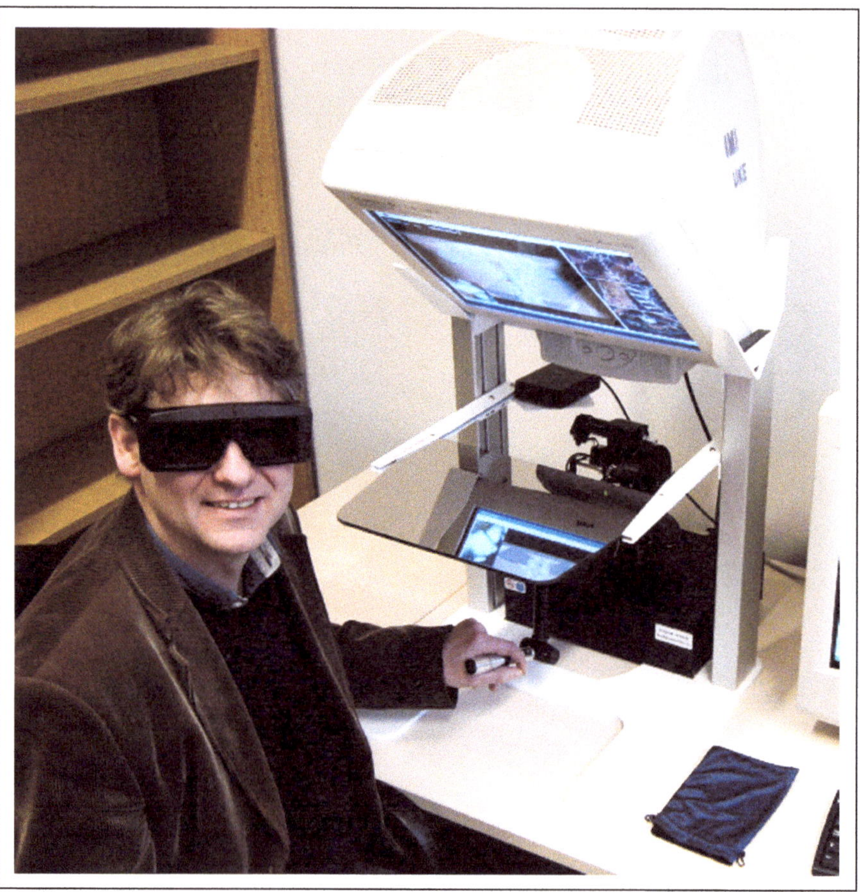

Abb. 10.38: Durch den Aufbau werden 3D-Stereobilder in den Arbeitsbereich des haptischen Kraftrückkopplungsgerätes (Fa. Sensable©) gespiegelt, wodurch sich die Immersion des Benutzers erhöht. Das Bild zeigt den Autor mit einer Shutterbrille bei einer simulierten Lumbalpunktion.

„So eine Arbeit wird eigentlich nie fertig. Man muß sie für fertig erklären, wenn man nach Zeit und Umständen das Mögliche getan hat.“

Johann Wolfgang von Goethe
Italienreise, 1787.

11 Anhang

11.1 Texturmerkmale nach Haralick

Nachfolgend werden die Definitionen der Haralick'schen Texturparameter *Contrast, Correlation, Difference Variance, Difference Entropy, Entropy, Inverse Difference Moment, Information Measures of Correlation I und II, Maximal Correlation Coefficient, Second Angular Moment, Sum Average, Sum Entropy, Sum Variance* und *Variance* gegeben (Haralick et al. 1973).

- Contrast

$$CON_\delta = \sum_{i=0}^{g-1}\sum_{j=0}^{g-1}(i-j)^2 P_\delta(i,j)$$

- Correlation

$$COR_\delta = \frac{\sum_{i=0}^{g-1}\sum_{j=0}^{g-1}(ijP_\delta(i,j)-\mu_{\delta_x}\mu_{\delta_y})}{\sigma_{\delta_x}\sigma_{\delta_y}}$$

- Difference Variance

$$DV_\delta = \sum_{i=0}^{g-1}(i-\mu_{\delta_{x-y}})^2 P_{\delta_{x-y}}(i)$$

- Difference Entropy

$$DE_\delta = -\sum_{i=0}^{g-1} P_{\delta_{x-y}}(i)\log(P_{\delta_{x-y}}(i))$$

- Entropy

$$ENT_\delta = -\sum_{i=0}^{g-1}\sum_{j=0}^{g-1} P_\delta(i,j)\log(P_\delta(i,j)) := H_{x,y}$$

- Inverse Difference Moment

$$IDM_\delta = \sum_{i=0}^{g-1}\sum_{j=0}^{g-1}\frac{P_\delta(i,j)}{1+(i-j)^2}$$

- Information Measure of Correlation I

$$(H_{\delta_{x,y}} - H^1_{\delta_{x,y}})/\max\{H_{\delta_x},H_{\delta_y}\}$$

- Information Measure of Correlation II

$$\sqrt{1-\exp(-2(H^2_{\delta_{x,y}} - H_{\delta_{x,y}}))}$$

- Maximal Correlation Coefficient: Wurzel aus dem zweitgrößten Eigenwert von $\boldsymbol{Q}$ mit

$$\boldsymbol{Q}(i,j) = \sum_k \frac{P_\delta(i,k)P_\delta(j,k)}{P_{\delta_x}(i)P_{\delta_y}(k)}$$

- Second Angular Moment

$$SAM_\delta = \sum_{i=0}^{g-1}\sum_{j=0}^{g-1}(P_\delta(i,j))^2$$

- Sum Average

$$SA_\delta = \sum_{i=2}^{2g} iP_{\delta_{x+y}}(i)$$

- Sum Entropy

$$SE_\delta = -\sum_{i=2}^{2g} P_{\delta_{x+y}}(i)\log(P_{\delta_{x+y}}(i))$$

- Sum Variance

$$SV_\delta = \sum_{i=2}^{2g}(i - SE_\delta)^2 P_{x+y}(i)$$

- Variance

$$VAR_\delta = \sum_{i=0}^{g-1}\sum_{j=0}^{g-1}(i - \mu)^2 P_\delta(i,j)$$

Bei der Definition der Haralick'schen Texturparameter werden folgende Bezeichnungen und Hilfsgrößen verwendet:

μ: Mittlerer Grauwert

g: Anzahl der Grauwerte

$P_\delta(i,j)$:   Relative Häufigkeit der Übergänge von Grauwert i zu Grauwert j in der betrachteten geometrischen Anordnung δ

$$P_{\delta_x}(i) = \sum_{j=0}^{g-1} P_\delta(i,j)$$ Summe der i-ten Zeile der Matrix P

$$P_{\delta_y}(j) = \sum_{i=0}^{g-1} P_\delta(i,j)$$ Summe der j-ten Spalte der Matrix P

$$\mu_{\delta_x} = \sum_{i=0}^{g-1} i \cdot P_{\delta_x}(i)$$ Mittelwert der Zeilensummen

$$\mu_{\delta_y} = \sum_{j=0}^{g-1} j \cdot P_{\delta_y}(j)$$ Mittelwert der Spaltensummen

$$\sigma_{\delta_y} = \sqrt{\sum_{i=0}^{g-1}(i - \mu_{\delta_x})^2 P_{\delta_x}(i)}$$ Standardabweichung der Zeilensummen

$$\sigma_{\delta_y} = \sqrt{\sum_{j=0}^{g-1}(j-\mu_{\delta_y})^2 P_{\delta_y}(j)}$$ Standardabweichung der Spaltensummen

$$P_{\delta_{x+y}}(k) = \sum_{i,j=0,\,i+j=k}^{g-1}\sum^{g-1} P_\delta(i,j)$$ $k = 0,1,2,3,\ldots,\,2(g\text{-}1)$

$$P_{\delta_{x-y}}(k) = \sum_{i,j=0,\,|i-j|=k}^{g-1}\sum^{g-1} P_\delta(i,j)$$ $k = 0,1,2,3,\ldots,\,g\text{-}1$

$$H_{\delta_x} = -\sum_{i=0}^{g-1} P_\delta(i)\log P_\delta(i)$$ Entropie der Zeilensummen

$$H_{\delta_y} = -\sum_{j=0}^{g-1} P_\delta(j)\log P_\delta(j)$$ Entropie der Spaltensummen

$$\sigma_{\delta_y} = \sqrt{\sum_{i=0}^{g-1}(i-\mu_{\delta_x})^2 P_{\delta_x}(i)}$$ Standardabweichung der Zeilensummen

$$\sigma_{\delta_y} = \sqrt{\sum_{j=0}^{g-1}(j-\mu_{\delta_y})^2 P_{\delta_y}(j)}$$ Standardabweichung der Spaltensummen

$$H^1_{\delta_{x,y}} = -\sum_{i=0}^{g-1}\sum_{j=0}^{g-1} P_\delta(i,j)\log(P_\delta(i)P_\delta(j))$$

$$H^2_{\delta_{x,y}} = -\sum_{i=0}^{g-1}\sum_{j=0}^{g-1} P_\delta(i)P_\delta(j)\log(P_\delta(i)P_\delta(j))$$

11.2 Algorithmen zur Farbraumtransformation

Tranformation eines Farbvektors vom HSV- zum RGB-Farbraum nach (Foley van Dam et al. 1990)

procedure HSV_To_RGB (**var** r, g, b: **real**; h, s, v: **real**);

{Given: h in [0,360] or UNDEFINED, s and v in [0,1].

 Desired: r, g, b, each in [0,1].}

begin
   if s = 0 **then**   {The color is on the black-and-white center line.}
    if h = UNDEFINED **then**{Achromatic color: There is no hue.}
   begin {This is the achromatic case.}
     $r := v$;
     $g := v$;
     $b := v$

   end
    else Error   {By our convention, error if s = 0 and h has a value.}
  else   {Chromatic color: $s \neq 0$, so there is a hue.}
   begin   {This is the chromatic case.}
   if h = 360 **then**   {360° is equivalent to 0°.}
     $h := 0$;
   $h := h/60$ {h is now in[0,6].}
   $i := $ Floor (h);   {Floor returns the largest integer $<= h$}
   $f := h - i$;   {f is the fractional part of h.}
   $p := v* (1 - s)$;
   $q := v* (1 - (s*f))$;
   $t := v* (1 - (s* (1 - f))$)
    case i of
     0 : $(r, g, b) := (v, t, p)$; {Shorthand Pascal for triplet assignment}
     1 : $(r, g, b) := (q, v, p)$;
     2: $(r, g, b) := (p, v, t)$;
     3: $(r, g, b) := (p, q, v)$;
     4: $(r, g, b) := (t, p, v)$;
     5: $(r, g, b) := (v, p, q)$
    end {case}
   end {Chromatic case}
end {HSV_To_RGB}

Transformation eines Farbvektors vom HLS- zum RGB-Farbraum nach (Foley van Dam et al. 1990)

```
procedure HLS_To_RGB (var r, g, b; real; h, l, s: real);
{Given: h in [0,360] or UNDEFINED, l and s in [0,1].
 Desired: r, g, b, each in [ 0,1]}

function Value (nl, n2, hue: real)
   begin
    if hue > 360 then
      hue := hue - 360
    else if hue < 0 then
      hue :=hue + 360
    if hue < 60 then
               Value := nl + (n2 - nl) * hue/60
    else if hue < 180 then
      Value := n2
    else if hue < 240 then
      Value := nl + (n2 -nl) * (240 - hue)/60
    else Value := nl
   end { Value}

begin
   if l <= 0,5 then
   m2 := l * (1 + s)
   else
     m2 := l + s - l * s;
   ml :=2 * l - m2
   if s = 0 then     {Achromatic: There is no hue.}
     if h = UNDEFINED then
   r := g := b := l      {This is the achromatic case.}
     else ERROR      {Error if s = 0 and h has a value}
   else              {Chromatic case, so there is a hue}
     begin
   r := Value (ml, m2, h + 120);
   g := Value (ml, m2, h);
   b := Value (ml, m2, h - 120)
     end
end {HLS_To_RGB}
```

12 Literaturverzeichnis

Ackerman, M. J., "The Visible Human Project^{TM}: A Resource for Anatomical Visualization", 9th World Congress on Medical Informatics, MEDINFO '98, B. Cesnik, A. T. McCray und J.-R. Scherrer (eds.), IOS Press, Seoul, Korea, 1030-1032, 1998.

Ackley, D. H., Hinton, G. E. und Sejnowski, T. J., „A Learning Algorithm for Boltzmann Machines", *Cognitve Science,* 9, 147-169, 1985.

Acuna, C. O., „Texture Modeling using Gibbs Disributions", *Graphical Models and Image Processing,* 54, 210-222, 1992.

Amini, A. A., Weymoth, T. E. und Fain, R. C., „Using Dynamic Programming for Solving Variational Problems in Vision", *Pattern Analysis and Machine Intelligence,* PAMI-12 (9), 855-867, 1990.

Andrews, H. C., *Introduction to Mathematical Techniques in Pattern Recognition,* Wiley-Interscience, New York, 1972.

Andrey, P. und Tarroux, P., „Unsupervised Image Segmentation using a Distributed Genetic Algorithm", *Pattern Recognition,* 27 (5), 659-673, 1994.

Argenti, F., L., A. und Benelli, G., „Fast Algorithms for Texture Analysis using Co-occurrence Matrices", *IEEE Proceedings, Part F: Radar and Signal Processing,* 443-448, 1990.

Articus, K., Khazaka, G. und Wilhelm, K. P., „The SkinVisiometer - A Photometric Device for the Measurement of Skin Roughness", K. P. Wilhelm, P. Elsner, E. Beradesca und H. Maibach (eds.), *Bioengineering of the Skin: Skin Surface Imaging and Analysis,* CRC Press, Boca Raton, 59-72, 1997.

Bässmann, H. und Besslich, P. W., *Konturorientierte Verfahren in der digitalen Bildverarbeitung,* Springer Verlag, Berlin, 1989.

Bajcsy, R., Lieberson, R. und Reivich, M., „A Computerized System for the Elastic Matching of Deformed Radiographic Images to Idealized Atlas Images", *Journal of Computer Assisted Tomography,* (August), 618-625, 1983.

Balch, C. M. und Milton, G. W., *Hautmelanome,* Springer Verlag, Berlin, 1988.

Ballard, D. H. und Brown, M. B., *Computer Vision,* Prentice-Hall, Englewood Cliffs, 1982.

Bandettini, P. A., Jesmanowicz, A., Wong, E. C. und Hyde, J. S., „Processing Strategies for Time-Course Data Sets in Functional MRI of the Human Brain", *Magnetic Resonance in Medicine,* 30 , 161.173, 1993.

Bandettini, P. A., Wong, E. C., Hinks, R. S., Tikofsky, R. S. und Hyde, J. S., „Time course EPI of human brain function during task activation", *Magnetic Resonance in Medicine,* 25 , 390-397, 1991.

Bandyopadhyay, S., Murthy, C. A. und Pal, K. S., „Pattern Classification with Genetic Algorithms", *Pattern Recognition Letters,* 18 (8), 1995.

Barrett, W. A. und Mortenson, E. N., "Fast, Accurate and Reproducible Live-Wire Boundary Extraction", Höhne, K., H.undKikinis, R., *Lecture Notes in Comuter Science*, Springer, Berlin, 183-192, 1996.

Barrett, W. A. und Mortensen, N. E., "An Interactive Live-Wire Boundary Extraction", *Medical Image Analysis*, 1, 331-341, 1997.

Bauerochse, A., Metzler A., *Das „Mädchen aus dem Uchter Moor" - erste Moorleiche Niedersachsens seit fünfzig Jahren gefunden*, Berichte zur Denkmalpflege in Niedersachsen, 3, 66-68, 2005.

Bässmann, H. und Besslich, P. W., *Konturorientierte Verfahren in der digitalen Bildverarbeitung*, Springer Verlag, Berlin, 1989.

Belliveau, J., Kennedy, D., McKinstry, R., Buchbinder, B., Weisskoff, R., Cohen, M., Vevea, J., Brady, T. und Rosen, B., „Functional Mapping of the Human Visual Cortex by Magnetic Resonance Imaging", *Science*, 254 (11), 716-719, 1991.

Ben-Bassat, M., „On the Sensitivity of the Probability of Error Rule for Feature Selection", *IEEE Transactions on Pattern Recognition and Machine Intelligence*, PAMI-2, 57-60, 1980.

Bendl, R., Hoess, A. und Schlegel, W., „Advanced Tools for 3D Radiotherapy Planning", H. Lemke, U., K. Inamura, C. C. Jaffe und M. W. Vannier (eds.), *Computer Assisted Radiology*, Springer, Berlin, 1094-1099, 1995.

Bergener, I., Pelikan, E., Repges, R. und Tolxdorff, T., „Texturanalyse durch Wavelettransformation", *Digitale Bildverarbeitung in der Medizin*, Freiburg, Medizinisch-Technische Transferstelle der Albert-Ludwigs-Universität Freiburg, 1994.

Bertsch, H., *Die selbstlernende topologische Merkmalskarte zur Bildsegmentierung und Klassifikation*, Technischer Bericht, Deutsches Krebsforschungszentrum, DKFZ, Heidelberg, 1988.

Bertsch, H. und Dengler, J., „Klassifizierung und Segmentierung medizinscher Bilder mit Hilfe der sebstlernenden topologischen Karte.", E. Paulus (ed.), *Mustererkennung 1987, 9. DAGM-Symposium*, Springer Verlag, Berlin, 166-170, 1987.

Besl, J. P. und McKay, N. D., "A Method for Registration of 3D-Shapes", *IEEE Transactions on Pattern Analysis and Machine Intelligence*, 14 (2), 1992.

Blinn, J. F., „Light Reflection Functions for Simulation of Clouds and Dusty Surfaces", *ACM Computer Graphics*, 16 (3), 21-29, 1982.

Bock, H. H., *Automatische Klassifikation*, Vandenhoeck & Ruprecht Verlag, Göttingen, 1974.

Boisannat, J. P., "Geometric Structures for Three-Dimensional Shape Representation", *ACM Transactions on Graphics*, 3 (4), 266-286, 1984.

Bottomley, P., Foster, T. H., Raymond, T. H. und Pfeifer, L. M., „A Review of Normal Tissue Hydrogen NMR Relaxation Times and Relaxation Mechanisms from 1-100 MHz: Dependence on Tissue Types, NMR Frequency, Temperature, Species, Excision and Age.", *Medical Physics*, 11 , 425-448, 1984.

Bradshaw, J. R., *Neuroradiologie - Das Gehirn*, VHC Verlagsgesellschaft, Weinheim, 1991.

Breuer, U., *3D-Rekonstruktion und Manipulation von 3D-Bildobjekten in medizinischen Schichtbildfolgen*, Diplomarbeit, RWTH Aachen und Medizinsche Universität zu Lübeck, Institut für Medizinische Informatik der Medizinischen Universität zu Lübeck, 1993.

Breuer, U., Handels, H. und Pöppl, S. J., „3D Volume Visualization in Medical Imaging using Parallel Algorithms", *Fifth Eurographics Workshop on Visualization in Scientific Computing*, Rostock, 1994.

Breuer, U., Handels, H., Roß, T., Fritsch, H., von Schöning, J., Pöppl, S. J. und Kühnel, W., „3D Volumenvisualisierung fetaler Fußstrukturen in anatomischen Schnittbildserien", H. Kunath, U. Lochmann, R. Straube, K. H. Jöckel und C. O. Köhler (eds.), *Medizin und Information*, MMV Verlag, München, 142-145, 1995.

Brodatz, P., *Textures: A Photographic Album for Artists and Designers,* Dover Publishing Co., Toronto, 1966.

Bro-Nielson, M., „Surgery Simulation using Fast Finite Elements", H. Lemke, U., K. Inamura, C. C. Jaffe und M. W. Vannier (eds.), *Computer Assisted Radiology*, Springer, Berlin, 1995.

Brown, L., „A Survey of Image Registration Techniques", *ACM Computing Surveys,* 24 (2), 325-376, 1992.

Bullmore, E., Brammer, M., Harvey, I., Persaud, R. und Ron, M., „Fractal Analysis of the Boundary between White Matter and Cerebral Cortex in Magnetic Resonance Images: A Controlled Study of Schizophrenic and Mani-depressive Patients", *Psychol-Med., 24* (3), 771-781, 1994.

Bullmore, E., Brammer, M., Williams, S., Rabe-Hesketh, S., Janot, N., David, A., Mellers, J., Howard, R. und Sham, P., „Statistical Methods of Estimation and Inference for Functional MR Image Analysis", *Magnetic Resonance in Medicine, 35 ,* 261-277, 1996.

Bunke, H., *Modellgesteuerte Bildanalyse,* Teubner Verlag, Stuttgart, 1985.

Burt, P. J. und Adelson, E. H., „The Laplacian Pyramid as a Compact Image Code", *IEEE Transactions on Communications, 31,* 532-540, 1983.

Busch, C. und Eberle, M., „Morphological Operations for Color-coded Images", *EUROGRAPHICS '95,* C193-C204, 1995.

Busch, C. und Groß, M., „Interactive Neural Network Texture Analysis and Visualization for Surface Reconstruction in Medical Imaging", *EUROGRAPHICS '93,* Barcelona, C49-C60, 1993.

Busch, C. und Schmerer, M., „Ein Verfahren zur Texturanalyse basierend auf multiplen Waveletbasen", G. Sagerer, S. Posch und F. Kummert (eds.), *Mustererkennung 1995*, Springer Verlag, Berlin, 562-569, 1995.

Busch, C., *Neuartige Algorithmen zur rechnergestützten Segmentierung von Hirntumoren,* Dissertation, Shaker Verlag, Aachen, 1997.

Busche, H., *Vergleichende Untersuchung der quantitativen Oberflächentopographie superfiziell spreitzender Melanome unnd nävozellulärer Nävi,* Dissertation, Medizinische Universität zu Lübeck, 1994.

Buzug, T.M., *Computed Tomography: From Photon Statistics to Modern Cone-Beam CT,* Springer Verlag, 2008.

Cachier, P., Pennec, X. und Ayache, N., Fast Non-rigid Matching by Gradient Descent: Study and Improvements of the Demons Algorithm, INRIA, 1999.

Campenhout, J. M. v., „On the Peaking of the Hughes Mean Recognition Accuracy - the Resolution of an Apparent Paradox", *IEEE Transactions on Systems, Man and Cybernetics,* SMC-8, 390-395, 1978.

Canny, J. F., A Computational Approach to Edge Detection, *IEEE Transactions on Pattern Analysis and Machine Intelligence*, PAMI-8, 679-698, 1986.

Cohen, L. D., „Note on Active Contour Models and Ballons", *Computer Vision, Graphics and Image Processing: Image Understanding, 53* (2), 211-218, 1991.

Collignon, A., Maes, F., Delaere, D., Van der Meulen, D., Suetens, P. und Marchal, G., „ Automated Multi-Modality Image Registration based on Information Theory", *Information Processing in Medical Imaging*, Y. e. a. Bizais (ed.), Kluwer Academic Publishers, Netherlands, 263-274, 1995.

Conners, R. W. und Harlow, C. A., „A Theoretical Comparison of Texture Algorithms", *IEEE Transactions on Pattern Recognition and Machine Intelligence,* PAMI 2 (3), 204-222, 1980.

Cooper, L. N., Elbaum, C., Reilly, D. L. und Scofield, C. L., *Parallel, Multi-Unit, Adaptive Nonlinear Pattern Class Separator and Identifier,* Patent 4 760 604, 1987.

Cootes, T.F. und Taylor, C.J., Active Shape Model Search using Local Grey-Level Models: A Quantitative Evaluation, in Proc. British Machine Vision Conference, J.Illingworth (ed.), BMVA Press, 639-648, 1993.

Cootes, T. F., Taylor, C. J., Cooper, D. H. und Graham, J., „Image Search Using Trained Flexible Shape Models", K. V. Marida (ed.), *Advances in Applied Statistics*, 1994.

Cootes, T.F. Taylor, C.J., Cooper, D. H. und Graham, J., "Active Shape Models-Their Training and Application", *Computer Vision and Image Understanding*, 61, 38-59, 1995.

Cootes, T.F., Edwards, G.J. und Taylor, C.J., "Active Appearance Models", *IEEE Transactions on Pattern Analysis and Machine Intelligence*, 484-498, 1998.

Cootes, T. F., Edwards, G. J. und Taylor, C. J., "Active Appearance Models", *IEEE Transactions on Pattern Analysis and Machine Intelligence,* 23, 681-685, 2001.

Cotin, S., Delingette, H. und Ayache, N., „Real-Time Volumetric Deformable Models for Surgery Simulation", K.-H. Höhne and R. Kikinis (eds.), *Visualisation in Biomedical Computing*, Springer Verlag, Berlin, 535-540, 1995.

Cover, S. A., Ezquerra, N. F. und O'Brien, J. F., „Interactively Deformable Models for Surgery Simulation", *ACM Computer Graphics, SIGGRAPH '92,* 26 (2), 1993.

Cover, T. M. und Hart, P. E., „Nearest Neighbour Pattern Classification", *IEEE Transactions on Information Theory,* IT-13, 21-27, 1967.

Cross, G. und Jain, A. K., „Random Field Texture Models", *IEEE Transactions on Pattern Recognition and Machine Intelligence,* PAMI 5, 25-39, 1983.

Damadian, R., „Tumor Detection by Nuclear Magnetic Resonance", *Science,* 171 , 1151 ff., 1971.

Dasarathy, B., *Nearest Neighbor Pattern Classification Techniques,* IEEE Computer Society Press, Los Alamitos, 1990.

Daubechies, I., „Orthonormal Bases of Compactly Supported Wavelets", *Communications on Pure and Applied Mathematics,* 41, 909-996, 1988.

Davatzikos, C., Prince, J. L. und Bryan, R. N., „Image Registration based on Boundary Mapping", *IEEE Transactions on Medical Imaging,* 15 , 112-115, 1996.

Davis, L., *Genetic Algorithms and Simulated Annealing,* Morgan Kaufmann Inc., 1987.

Davis, L., *Handbook of Genetic Algorithms,* Van Nostrand Reinhold, New York, 1991.

Davies, R.H., Twining, C.J., Cootes, T.F., Waterton, J.C. und Taylor, C.J., "A Minimum Description Length Approach to Statistical Shape Modeling", *IEEE Transactions on Medical Imaging*, 21, 525-537, 2002

Declerck, J., Subsol, G., Thirion, J. P. und Ayache, N., „Automatic Retrieval of Anatomic Structures in 3D Medical Images", N. Ayache (ed.), *First International Conference on Computer Vision, Virtual Reality and Robotics in Medicine, Proceedings, Lecture Notes on Computer Science*, Springer Verlag, Berlin, 153-162, 1995.

Deriche, R., Using Canny's Criteria to Derive a Recursively Implemented Optimal Edge Detector, *International Journal of Visual Computing*, 1, 167-187, 1987.

Derin, S. R. und Cole, W. S., „Segmentation of Textured Images using Gibbs Random Fields", *Computer Vision, Graphics and Image Processing*, 35, 72-98, 1986.

Dettmann, J., *Bildsegmentierung mit aktiven Konturen,* Diplomarbeit, RWTH Aachen, Lehrstuhl für angewandte Mathematik, insbesondere Informatik, Aachen, 1996.

Dice, L.R., "Measures of the Amount of Ecologic Association between Species", *Ecology*, 26, 297-302, 1945.

Dijkstra, E. W., "A Note on two Problems in Connexion with Graphs", *Numerische Mathematik*, 269-271, 1959.

Dössel, O., *Bildgebende Verfahren in der Medizin,* Springer Verlag, Berlin, 2000.

Drebin, R. A., Carpenter, L. und Hanrahan, P., „Volume Rendering", *Computer Graphics,* 21, 65-74, 1988.

Duda, R. O. und Hart, P. E., *Pattern Classification and Scene Analysis,* John Wiley & Sons, 1973.

Earnshaw, R. A., Gigante, M. A. und Jones, H., *Virtual Reality Systems,* Academic Press, London, 1993.

Ehrhardt, J., *Atlasbasierte Erkennung anatomischer Strukturen und Landmarken für die dreidimensionale virtuelle Planung von Hüftoperationen,* Books on Demand, Norderstedt, 2005.

Ehrhardt, J., Handels, H., Malina, T., Strathmann, B., Plötz, W. und Pöppl, S. J., "Atlas-based Recognition of Anatomical Structures and Landmarks to Support the Virtual three-dimensional Planning of Hip Operations", *Medical Image Computing and Computer-Assisted Intervention - MICCAI 2003*, 17-24, 2003.

Ehrhardt, J., Handels, H., Plötz, W. und Pöppl, S. J., "Atlas-based Recognition of Anatomical Structures and Landmarks and the Automatic Computation of Orthopedic Parameters to Support the Virtual Planning of hip Operations", *Methods of Information in Medicine*, 43, 391-397, 2004.

Ehrhardt, J., Säring, D. und Handels, H., "Structure-preserving Interpolation of Temporal and Spatial Image Sequences using an Optical Flow based Method", *Methods of Information in Medicine*, 46, 300-307, 2007.

Ehrhardt, J., Werner, R., Frenzel, T., Säring, D., Lu, W., Low, D. und Handels, H., "Optical Flow Based Method for Improved Reconstruction of 4D CT Data Sets Acquired During Free Breathing", *Medical Physics*, 34, 711-721, 2007a.

Ehrhardt J., Werner R., Frenzel T., Lu W., Low D., und Handels H., Analysis of Free Breathing Motion Using Artifact Reduced 4D CT Image Data, In: Pluim P.W. und Reinhardt J.M. (eds.), Image Processing, *SPIE Medical Imaging 2007*, San Diego, Vol. 6512, 1N1-1N11, 2007b.

Ehricke, H.-H., *Medical Imaging,* Vieweg, Braunschweig, 1997.

Eis, M., Handels, H., Bohndorf, K., Drobnitzky, M., Tolxdorff, T. und Stargardt, A., „A New Method for Combined T1-Measurement and Multi-Exponential T2-Analysis in Tissue Characterizing MRI", *8th Annual Meeting of the Society of Magnetic Resonance in Medicine*, Proceedings, Amsterdam, 770, 1989.

Eklundh, J. O., „On the Use of Fourier Phase Features fo Texture Discrimination", *Computer Graphics and Image Processing,* 9, 1979.

Elwood, J. M. und Koh, H. K., „Etiology, Epidemiology, Risk Factors and Public Health Issues of Melanoma", *Current Opinions in Oncology,* 6, 179, 1994.

Evans, A. C., Dai, W., Collins, L., Neelin, P. und Marret, S., „Warping of a Computerized 3D Atlas to Match Brain Image Volumes for Qunatitative Neuroanatomical and Functional Analysis", *Medical Imaging V: Image Processing, SPIE Proceedings*, SPIE, Bellingham, WA, 1991.

Everitt, B., *Cluster Analysis,* Heinemann Educational Books Ltd., London, 1974.

Färber, M., Ehrhardt, J., Pöppl, S., J. und Handels, H., "Automatische graphenbasierte Kontursuche in medizinischen Bilddaten unter Verwendung von Atlanten", Meinzer, H. P., Handels, H., Horsch, A.und Tolxdorff, T., *Bildverarbeitung für die Medizin 2005*, Springer, Berlin, 198-202, 2005.

Färber, M., Ehrhardt, J. und Handels, H., "Live-Wire based Segmentation using Similarities between Corresponding Image Structures", *Computerized Medical Imaging and Graphics*, 2007.

Färber, M., Gawenda, B., Bohn, C.-A. und Handels, H., „Haptic Landmark Positioning and Automatic Landmark Transfer in 4D Lung CT Data", In: Tolxdorff T., Braun J., Deserno, T.M., Handels H., Horsch A. und Meinzer H.-P. (Hrsg.), *Bildverarbeitung für die Medizin 2008*, Informatik aktuell, Springer Verlag, Berlin, 313-317, 2008.

Färber, M., Heller, J. und Handels, H., "Simulation and Training of Lumbar Punctures Using Haptic Volume Rendering and a 6DOF Haptic Device", In: Cleary K.R. und Miga M.I. (eds.), Visualization, Image-Guided Procedures, and Display, *SPIE Medical Imaging 2007*, San Diego, SPIE Vol. 6509, 0F1-0F8, 2007.

Färber, M., Hoeborn, E., Dalek, D., Hummel, F., Gerloff, C., Bohn, C.-A. und Handels, H., "Training and Evaluation of Lumbar Punctures in a VR-Environment using 6DOF Haptic Device", *Medicine Meets Virtual Reality 16, Studies in Health Technology and Informatics*, 112-114, 2008.

Fahrmeir, L. und Hamerle, A., *Multivariate statistische Verfahren,* Walter de Gruyter Verlag, Berlin, 1984.

Falcao, A. und Udupa, J., A 3D Generalization of User-Steered Live-Wire Segmentation, *Medical Image Analysis*, 4, 389-402, 2000.

Falconer, K. J., *Fraktale Geometrie,* Spektrum Akademischer Verlag, Heidelberg, 1993.

Fischer, B. und J. Modersitzki, „Fast Diffusion Registration", *AMS Contemporary Mathematics, Inverse Problems, Image Analysis, and Medical Imaging*, 313, 117–129, 2002.

Fischer, Y., *Fractal Image Compression: Theory and Application,* Springer Verlag, New York, 1995.

Fletcher, P.T., Joshi, S., Lu, C. und Pizer SM., "Gaussian Distribution on Lie Groups and their Application to Statistical Shape Analysis", In: Taylor, C. und Noble, J.A. (eds.), *Information Processing in Medical Imaging (IPMI)*. 450-462, 2003.

Foley, D. H., „Considerations of Sample Size and Feature Size", *IEEE Transactions on Information Theory,* 18, 618-626, 1972.

Foley, J., Dam, v. A., S., F. und Hughes, J., *Computer Graphics: Principles and Practice,* Addison Wesley, 1990.

Forgy, E., „Cluster Analysis of Multivariate Analysis. Efficiency versus Interpretability of Classifications", *Biometrics,* 21, 768, 1965.

Fortier, J. I. und Solomon, H., „Clustering Procedures" Multivariate Analysis, P. R. Krishnaiah, ed., Academic Press, New York, 493-506, 1966.

Frahm, J., Bruhn, H., Merboldt, K. und Hänicke, W., „Dynamic MR Imaging of Human Brain Oxygenation during Rest and Photic Stimulation", *Magnetic Resonance Imaging,* 2 , 501-505, 1992.

Franzke, M., *Topologische Merkmalskarten zur automatischen Erkennung komplexer Muster in medizinischen Bildern auf der Basis neuronaler Netze*, Diplomarbeit, RWTH Aachen, Institut für Medizinische Informatik und Biometrie, Aachen, 1992.

Franzke, M. und Handels, H., „Topologische Merkmalskarten zur automatischen Mustererkennung in medizinischen Bilddaten", S. Fuchs und R. Hoffmann (eds.), *Mustererkennung 1992, 14. DAGM-Symposium*, Springer Verlag, Heidelberg, 329-334, 1992.

Freeman, H., „Computer Processing of Line-drawing Images", *Computing Surveys,* 6 (1), 57-97, 1974.

Frieder, G., Gordon, D. und Reynolds, R. A., „Back-To-Front Display of Voxel-Based Objects", *IEEE Computer Graphics & Applications,* 1 , 52-60, 1985.

Fu, K. F., *Sequential Methods in Pattern Recognition and Machine Learning,* Academic Press, New York, 1968.

Fu, K. S., *Syntactic Methods in Pattern Recognition,* Academic Press, New York, 1974.

Fu, K. S., *Syntactic Pattern Recognition and Applications,* Prentice Hall, Englewood Cliffs, 1982.

Fuchs, H., Kedem, Z. und Uselton, S., „Optimal Surface Reconstruction from Planar Contours", *Communications on ACM,* 20 (20), 693-702, 1977.

Fukunaga, K., *Introduction to Statistical Pattern Recognition,* Academic Press, San Diego, 1990.

Fukushima, K., „Neocognitron: A Self-Organizing Neural Network Model for a Mechanism of Pattern Recognition Unaffected by Shift in Position", *Biological Cybernetics,* 36, 193-202, 1980.

Galloway, M. M., „Texture Analysis using Grey Level Run Lengths", *Computer Graphics and Image Processing,* 4, 172-179, 1975.

Gee, J., Reivich, M. und Bajcsy, R., „Elastically Deforming 3D Atlas to Match Anatomical Brain Images", *Journal of Computer Assisted Tomography,* 17 (2), 225-236, 1993.

Geschwind, N., „Die Großhirnrinde", *Gehirn und Nervensystem,* Spektrum der Wissenschaft Verlagsgesellschaft, Heidelberg, 1987.

Goldberg, D. E., *Genetic Algorithms in Search, Optimization and Machine Learning,* Addison Wesley, Massachusetts, 1989.

Goldberg, M. und Shlien, S., „A Clustering Scheme for Multispectral Images", *IEEE Transactions on Systems, Man and Cybernetics,* 8 (2), 86-92, 1978.

Goldstein, M., „Kn-Nearest Neighbor Classification", *IEEE Transactions on Information Theory,* IT-18 (5), 627-630, 1974.

Golston, J. E., Stoecker, W. V., Moss, R. H. und Dhillon, I. P. S., „Automatic Detection of Irregular Borders in Melanoma and Other Skin Tumors", *Computerized Medical Imaging and Graphics,* 16 (3), 163-177, 1992.

Gonzalez, R. C. und Wintz, P., *Digital Image Processing,* Addison Wesley, London, 1987.

Goodman, E. D., „An Introduction to GALOPPS- the Genetic Algorithm Optimized for Portability and Parallelism Systems." *Release 3.2,* Intelligent Systems Laboratory and Case Center for Computer-Aided Engineering and Manufacturing, Michigan State University, 1996.

Gotlieb, C. C. und Kreyszig, H. E., „Texture Descriptors Based on Co-occurrencce Matrices", *Computer Vision, Graphics and Image Processing,* 51, 70-86, 1990.

Gouraud, H., „Illumination for Computer Generated Pictures", *Comm. ACM,* 18 (60), 311-317, 1971.

Gradinger, R., Rechl, H., Ascherl, R., Plötz, W. und Hipp, E., „Endoprothetischer Teilersatz des Beckens bei malignen Tumoren", *Orthopäde,* 22 , 167-173, 1993.

Granlund, G. H., „Fourier Preprocessing for Hand Print Character Recognition", *IEEE Transactions on Computers,* C-21, 195-201, 1972.

Green, A., Martin, N., Pfitzner, J., O'Rourke, M. und Knight, N., „Computer Image Analysis in the Diagnosis of Melanoma", *J Am Acad Dermatol.,* 31 (6), 958-964, 1994.

Grevera, G. J. und Udupa, J. K., "An Objective Comparison of 3-D Image Interpolation Methods", *IEEE Transactions on Medical Imaging,* 17, 642-652, 1998.

Grin, C. M., Kopf, A. W. und Welkovich, B., „Accuracy in the Clinical Diagnosis of Malignant Melanoma", *Arch. Dermatol.,* 126, 763, 1990.

Groß, M., *Visual Computing,* Springer Verlag, Berlin, 1994.

Groß, M. und Seibert, F., „Visualization of Multidimensional Data Sets using a Neural Network", *The Visual Computer,* 10 (3), 145-159, 1993.

Gupta, L. und Srinath, D., „Contour Sequence Moments for the Classification of Closed Planar Shapes", *Pattern Recognition,* 20 (3), 267-272, 1987.

Haberäcker, P., *Praxis der digitalen Bildverarbeitung und Mustererkennung,* Carl Hanser Verlag, München, 1995.

Hacker, S. und Handels, H., "A Framework for Representation and Visualization of 3D Shape Variations of Organs in an Interactive Anatomical Atlas", *Methods of Information in Medicine,* 2009.

Hahn, C., Handels, H., Nitschke, M., Melchert, U., and Pöppl, S. J., „Probabilistische Relaxation zur Segmentierung aktivierter Hirnregionen in fMRT-Daten", E. Paulus und F. M. Wahl (eds.), *Mustererkennung 1997, 19. DAGM-Symposium,* Informatik aktuell, Springer Verlag, Berlin, 323-330, 1997.

Hahn, C., Computerunterstützte Auswertung von Bildfolgen aus der funktionellen Magnetresonanztomographie zur Visualisierung von Hirnfunktionen, Dissertation, Medizinische Universität zu Lübeck, Shaker Verlag, Aachen, 1998.

Handels, H., *Automatische Analyse mehrdimensionaler Bilddaten zur Diagnoseunterstützug in der MR-Tomograhie,* Dissertation, RWTH Aachen, Shaker Verlag, Aachen, 1992.

Handels, H., „Automatic Segmentation and Classification of Multiparametric Image Data in Medicine", O. Opitz, B. Lausen und R. Klar (eds.), *Information and Classification,* Springer Verlag, Berlin, 452-460, 1993.

Handels, H., „Automatic 3D Segmentation and Characterization of Brain Tissues in Multiparametric MR Image Sequences" *Proceedings of the Eighth World Congress on Medical Informatics (MEDINFO '95),* R. A. Greenes, H. E. Peterson und D. J. Protti, (eds.), North-Holland, Vancouver, 696-700, 1995.

Handels, H., „Automatic Analysis and Visualization of Brain Tissues in Multispectral MR Image Data", *Machine GRAPHICS & VISION,* 5 (1/2), 25-34, 1996.

Handels, H., *Mustererkennung, Bildanalyse und Visualisierung für die computerunterstützte, ärztliche Diagnostik - Methoden und Anwendungen zur Analyse und Erkennung von Tumoren in medizinischen Bilddaten,* Habilitationsschrift, Medizinische Universität zu Lübeck, Lübeck, 1998.

Handels, H., Breuer, U., Roß, T. und Szabó, K., „Volume Visualization of Capillary Vessel Systems", *Journal of Bioimaging,* 4, 6-16, 1996.

Handels, H., Busch, C., Encarnacao, J., Hahn, C., Kühn, V., Miehe, J., Pöppl, S. J., Rinast, E., Roßmanith, C., Seibert, F. und Will, A., „KAMEDIN: A Telemedicine System for Computer Supported Cooperative Work and Remote Image Analysis in Radiology", *Computer Methods and Programs in Biomedicine,* 52, 175-183, 1997.

Handels, H., Ehrhardt, J., Peters, P., Plötz, W. und Pöppl, S. J., „Computer-Assisted Planning of Hip Operations and Design of Endoprosthesis Using Virtual Three-Dimensional Models", *Computer Assisted Radiology and Surgery*, H. U. Lemke, M. W. Vannier, K. Inamura und A. G. Farman (eds.), Elsevier, Amsterdam, 726-730, 1999a.

Handels, H., Ehrhardt, J., Plötz, W. und Pöppl, S. J., „Computer-Assisted Planning and Simulation of Hip Operations using Virtual Three-Dimensional Models", *Medical Informatics Europe, MIE 99*, P. Kokol, B. Zupan, J. Stare, M. Premik und R. Engelbrecht (eds.), IOS Press, Amsterdam, 686-689, 1999b.

Handels, H., Ehrhardt, J., Plötz, W. und Pöppl, S. J.,"Virtual Planning of Hip Operations and Individual Adaption of Endoprostheses in Orthopaedic Surgery, *International Journal of Medical Informatics*, 58-59, 21-28, 2000.

Handels, H., Hiestermann, A., Herpers, R. und Tolxdorff, T., „Automatische 3D-Segmentierung und Klassifikation von Gewebe in der medizinischen Diagnostik", B. Radig (ed.), *Mustererkennung 1991, 13. DAGM-Symposium*, Springer Verlag, Berlin, 295-303, 1991.

Handels, H., Pöppl, S.J., *Telemedizin: Grundlagen-Perspektiven-Systeme-Anwendungen,* Shaker, Aachen, 1999.

Handels, H., Roß, T., Kreusch, J., Wolf, H. H., and Pöppl, S. J., "Image Analysis and Pattern Recognition to Support Skin Tumor Diagnosis", *9th World Congress on Medical Informatics, MEDINFO '98*, B. Cesnik, A. T. McCray, and J.-R. Scherrer (eds.), IOS Press, Seoul, Korea, 1056-1062, 1998.

Handels, H., Roß, T., Kreusch, J., Wolff, H. H., and Pöppl, S. J., "Feature Selection for Optimized Skin Tumor Recognition using Genetic Algorithms", *Artificial Intelligence in Medicine,* 16 (3), 283-297, 1999a.

Handels, H., Roß, T., Kreusch, J., Wolff, H. H., and Pöppl, S. J., "Computer-Supported Diagnosis of Melanoma in Profilometry", *Methods of Information in Medicine,* 38 , 43-49, 1999b.

Handels, H., Roßmanith, C., Rinast, E., Weiss, H.-D. und Pöppl, S. J., „Objektbezogene Bildanalyse von Hirntumoren zur Unterstützung der neuroradiologischen Diagnostik", H. J. Trampisch und S. Lange (eds.), *Medizinische Forschung - Ärztliches Handeln,* MMV Medizin Verlag, München, 232-235, 1995.

Handels, H., Säring, D. und Färber, M., "Computergestützte Rekonstruktion der Moorleiche "Moora" mit Virtual-Reality- Techniken - Erste Ergebnisse der Schädelrekonstruktion", In: Bauerochse A., Haßmann H. und Püschel K., (Hrsg.), *"Moora" - Das Mädchen aus dem Uchter Moor*, Niedersächsisches Landesamt für Denkmalpflege, 109-116, 2008.

Handels, H., Szabó, K., Roß, T., Hodiamont, L., Breuer, U., Pöppl, S. J. und Kühnel, W., „Konturextraktion und 3D-Rekonstruktion komplexer Kapillargeflechte in anatomischen 3D-Schichtbilddatensätzen", S. J. Pöppl, H. G. Lipinski und T. Mansky (eds.), *Medizinische Informatik: Ein integrierender Teil arztunterstützender Technologien*, MMV Medizin Verlag, München, 224-227, 1994b.

Handels, H. und Tolxdorff, T., „A New Segmentation Algorithm for Knowledge Acquisition in Tissue Characterizing NMR-Imaging", *Journal of Digital Imaging,* 3 (2), 89-94, 1990.

Handels, H., Werner, R., Frenzel, T., Säring, D., Lu, W., Low, D. und Ehrhardt, J., "4D Medical Image Computing and Visualization of Lung Tumor Mobility in Spatio-temporal CT Image Data", *International Journal of Medical Informatics*, 76S, S433-S439, 2007.

Handels, H., Werner, R., Schmidt, R. und Ehrhardt, J., „Analyse und Modellierung der atmungsbedingten Lungenbewegungen in 4D-CT-Bilddaten zur verbesserten Strahlentherapie von Lungentumorpatienten", In: Niederlag, W., Lemke, H.U., Meixensberger, J. und Baumann, M. (Hrsg.), *Modellgestützte Therapie*, Health Academy, 211-224, 2008.

Haralick, R. M., „A Measure of Circularity of Digital Figures", *IEEE Transactions on Systems, Man, and Cybernetics,* SMC-4, 394-396, 1974.

Haralick, R. M., Shanmugam, K. und Dinstein, I., „Textural Features for Image Classification", *IEEE Transaction on Systems Man Cybernetics,* 3, 610-621, 1973.

Haralick, R. M. und Shapiro, L. G., *Computer and Robot Vision,* Addison-Wesley, 1992.

Harp, S. A. und Samad, T., „Genetic Synthesis of Neural Network Architecture", L. Davis (ed.), *Handbook of Genetic Algorithms*, Van Nostrand Reinhold, New York, 1991.

Hart, P. E., „The Condensed Nearest Neighbour Rule", *IEEE Transactions on Informaion Theory,* IT-14, 1968.

Hartigan, J. A., *Clustering Algorithms,* John Wiley &Sons, 1975.

Hausdorff, F., „Dimension und äußeres Maß", *Mathematische Annalen,* 79, 157-179, 1919.

Hebb, D. O., *The Organisation of Behaviour,* John Wiley & Sons, New York, 1949.

Heimann, T., Wolf, I. und Meinzer, H. P., "Automatic Generation of 3D Statistical Shape Models with Optimal Landmark Distributions", *Methods of Information in Medicine,* 46, 275-281, 2007.

Hiestermann, A., Automatische Analyse und Visualisierung multidimensionaler MR-Daten zur Gewebeklassifikation,Diplomarbeit, RWTH Aachen, Aachen, 1989.

Higer, H. P. und Bilke, G., *Tissue Characterization in MR Imaging,* Springer Verlag, Berlin, 1990.

Hinton, G. und Sejnowski, T., *Learning and Relearning in Boltzmann Machines,* MIT Press, Parallel Distributed Processing, Explorations in Microstructure of Cognition, Cambridge, MA, 1986.

Hodiamont, L., *Segmentierung und Visualisierung dreidimensionaler Objekte in medizinischen Bilddaten,* Diplomarbeit, RWTH Aachen und Medizinische Universität zu Lübeck, Institut für Medizinische Informatik der Medizinischen Universität zu Lübeck, 1994.

Höhne, K. H. und Bernstein, R., „Shading 3D-Images from CT Using Gray Level Gradients", *IEEE Transactions on Medical Imaging,* 5 (1), 45-47, 1986.

Höhne, K. H., Bomans, M., Pommert, A., Riemer, M., Schiers, C., Tiede, U. und Wiebecke, G., „3D-Visualization of Tomographic Volume Data Using the Generalized Voxel-Model", *Visual Computer,* 6 (1), 28-36, 1990.

Holland, J. H., *Adaption in Natural and Artificial Systems,* University of Michigan Press, Michigan, 1975.

Hopfield, J. und Tank, D., „Neural Computation of Decisions in Optimization Problems", *Biological Cybernetics,* 52, 141-152, 1985.

Hopfield, J. und Tank, D., „Computing with Neural Circuits", *Science,* 233, 625-633, 1986.

Horn, B.K.P. und Schunck, B.G., "Determining Optical Flow", *Artificial Intelligence,* 17, 185-203, 1981.

Hornik, K., Stinchcombe, M. und White, H., „Multilayer Feedforward Networks are Universal Approximators", *Neural Networks,* 2, 359-366, 1989.

Horowitz, E. und Sahni, S., *Fundamentals of Computer Algorithms,* Computer Science Press, Minneapolis, 1978.

Horowitz, E. und Sahni, S., *Algorithmen,* Springer Verlag, Berlin, 1981.

Hotelling, H., „Analysis of a Complex Statistical Variable into Principal Components", *Journal of Educational Psychology,* 26, 417-441, 498-520, 1933.

Hotelling, H., „Simplified Calculation of Principal Component", *Psychometrika,* 1, 27-35, 1936.

Hough, P. V. C., „A Method and Means for Recognizing Complex Patterns", Patent 3,069,654, U.S., 1962.

Hounsfield, G. N., „Computerized Transverse Axial Scanning (Tomography), Part I, Description of System", *Journal of British Radiology,* 46 , 1016-1022, 1973.

Hsiao, J. Y. und Sawchuk, A. A., „Supervised Textured Image Segmentation Using Feature Smoothing and Probabilistic Relaxation Techniques", *IEEE Transaction on Pattern Analysis and Machine Intelligence,* 11 (12), 1279-1292, 1989.

Hufnagel, H., Pennec, X., Ehrhardt, J., Handels, H. und Ayache, N., "Shape Analysis Using a Point-Based Statistical Shape Model Build on Correspondence Probabilites", *Medical Image Computing and Computer-Assisted Intervention, MICCAI 2007*, Brisbane, Australia, 959-967, 2007.

Hufnagel, H., Pennec, X., Ehrhardt, J., Ayache, N. und Handels, H., "Generation of Statistical Shape Models with Probabilistic Point Correspondences and Expectation Maximization – Iterative Closest Point Algorithm", *International Journal of Computer Assisted Radiology and Surgery,* 2, 5, 265-273, 2008.

Huk, W. J. und Heindel, W., „Intracranial Tumors", W. J. Huk, G. Gademann und G. Friedmann (eds.), *MRI of Central Nervous System Diseases*, Springer Verlag, Berlin, 1990.

Hutten, H., Biomedizinische Technik 1: Diagnostik und bildgebende Verfahren, Springer Verlag, Berlin, 1992.

Jaccard, P., "Étude Comparative de la Distribution Florale dans une Portion des Alpes et des Jura", *Bulletin del la Société Vaudoise des Sciences Naturelles,* 37, 547-579, 1901.

Jackson, P., *Expertensysteme,* Addison-Wesley, Bonn, 1987.

Jähne, B., *Digitale Bildverarbeitung,* Springer Verlag, Berlin, 1989.

Jain, A. K., „Advances in Statistical Pattern Recognition", P. A. Devijer und J. Kittler (eds.), *Pattern Recognition, Theory and Applications*, Springer Verlag, Berlin, 1986.

Jain, A. K. und Dubes, R. C., *Algorithms for Clustering Data,* Prentice Hall, Englewood Cliffs, 1988.

Jain, A. K. und Waller, W. G., „On the Optimal Number of Features in the Classification of Multivariate Gaussian Data", *Pattern Recognition,* 10, 365-374, 1978.

Jannin, P., Fitzpatrick, J. M., Hawkes, D. J., Pennec, X., Shahidi, R. und Vannier, M. W., "Validation of Medical Image Processing in Image-guided Therapy", *IEEE Transactions on Medical Imaging*, 21, 1445-1449, 2002.

Julesz, B., „Visual Pattern Discrimination", *IRE Trans. Info. Theory,* 8, 84-92, 1962.

Julesz, B., „Experiments in the Visual Perception of Texture", *Scientific American,* 232 (4), 34-44, 1975.

Jungke, M., Bielke, W., von Seelen, S., Meindl, S., Grigat, M. und Higer, H. P., „Using an Information Manager as a Component of a Tissue Classification System in NMR Tomography", H. P. Higer und G. Bielke (eds.), *Tissue Characterization in MR Imaging*, Springer Verlag, Berlin, 139-144, 1990.

Kadah, Y. M., Farag, A. A., Zurada, J. M., Badawi, M. und Youssef, A. B. M., „Classification Algorithms for Quantitative Tissue Characterization of Diffuse Liver Disease from Ultrasound Images", *IEEE Transactions on Medical Imaging,* 15 (4), 466-478, 1996.

Kailath, T., „The Divergence and Bhattacharyya Distance Measures in Signal Selection", *IEEE Transactions on Communication Technology,* COM-15, 52-60., 1967.

Kajiya, J. T., „The Rendering Equation", *Computer Graphics,* 20 (4), 143-150, 1986.

Kanal, L., „Patterns in Pattern Recognition", *IEEE Transactions on Information Theory,* 20, 697-772, 1974.

Kanal, L. und Chandrasekaran, B., „On Dimensionality and Sample Size in Statistical Pattern Recognition", *Pattern Recognition,* 3, 225-234, 1971.

Karhunen, K., „Über lineare Methoden in der Wahrscheinlichkeitsrechnung", *Acad Sci Fennicae,* A 137, 1947.

Kass, A., Witkin, A. und Terzepopoulus, D., „Active Contour Models", *International Journal of Computer Vision,* 1 (4), 133-144, 1987a.

Kass, A., Witkin, A. und Terzepopoulus, D., „Snakes: Active Contour Models", *First International Conference on Computer Vision,* London, 259-268, IEEE, Piscattaway, NJ, 1987b.

Katsuragawa, S., Doi, K. und Macmahon, H., „Quantitative Computer Aided Analysis of Lung Texture in Chest Radiographs", *Radiographics,* 10, 257, 1990.

Kaufman, A., Yagel, R. und Cohen, D., „Intermixing Surface and Volume Rendering", K.-H. Höhne, H. Fuchs und S. M. Pizer (eds.), *3D Imaging in Medicine,* Springer Verlag, Berlin, 217-227, 1990.

Kaufmann, A., *Volume Visualization,* IEEE Computer Society Press, LosAlamitos, California, 1991.

Kaufmann, L., Crokks, L. E. und Margulis, A. R., *NMR-Tomographie in der Medizin,* Schattauer Verlag, Stuttgart, 1984.

Kay, P. A., Robb, R. A., Meyers, R. P. und King, B. F., „Creation and Validation of Patient Specific Anatomical Models for Prostate Surgery Planning Using Virtual Reality", K.-H. Höhne und R. Kikinis (eds.), *Visualisation in Biomedical Computing,* Springer Verlag, Berlin, 547-552, 1996.

Kazner, E., Wende, S., Grumme, T., Stochdorph, O., Felix, R. und Claussen, C., *Computed Tomography and Magnetic Resonance Tomography of Intracranial Tumors,* Springer Verlag, Berlin, 1989.

Keeve, E., Girod, S. und Girod, B., „Craniofacial Surgery Simulation", K.-H. Höhne und R. Kikinis (eds.), *Visualization in Biomedical Computing,* Springer Verlag, Berlin, 1996.

Keller, J. M., Chen, S. und Crownover, R. M., „Texture Description and Segmentation through Fractal Geometry", *Computer Vision and Image Processing,* 45 (2), 150-166, 1989.

Kido, S., Ikezzoe, J., Naito, H. und Machi, S., „Fractal Analysis of Interstitial Abnormalities in Chest Radiography", *Radiographics,* 15 (6), 1457-1464, 1995.

Kilday, J., Palmieri, F. und Fox, M. D., „Classifying Mammographic Lesions using Computerized Image Analysis", *IEEE Transactions on Medical Imaging,* 12 (4), 664-669, 1993.

Kohonen, T., „Clustering, Taxonomy and Topological Maps of Patterns", *6th International Conference on Pattern Recognition,* München, 114-128, 1982a.

Kohonen, T., „Self-organized Formation of Topologically Correct Feature Maps", *Biol Cyber,* 43, 9-69, 1982b.

Kohonen, T., *Self-Organisation and Associative Memory,* Springer Verlag, Berlin, 1984.

Kohonen, T., „The Self-Organizing Map", *Proceedings of the IEEE,* 78 (9), 1464-1480, 1990.

Kohonen, T., *Self-Organizing Maps,* Springer Verlag, Berlin, 1995.

Kopf, A. W., Mintzis, M. und Bart, R. S., „Diagnosis Accuracy in Malignant Melanoma", *Arch. Dermatolog.,* 111, 1291, 1975.

Kreusch, J., Busche, H., Connemann, B. J., Roß, T., Handels, H., Wolff, H. H. und Pöppl, S. J., „Differentiation between Nevocellular Nevi and Malignant Melanoma by Skin Surface Parameters", Bioengineering of the Skin: Skin Surface Imaging and Analysis, K. P. Wilhelm, P. Elsner, E. Beradesca und H. Maibach (eds.), CRC Press, Boca Raton, 289-300, 1997.

Kreusch, J. und Rassner, G., *Auflichtmikroskopie pigmentierter Hauttumoren, ein Bildatlas,* Thieme Verlag, Stuttgart, 1991.

Kriete, A., „ Visualization in Biomedical Microscopies", VHC Verlag, Weinheim, 1992.

Kriete, A., „Hierarchical Data Representation of Lung Model Morphology and Function", K. H. Höhne und R. Kikinis (eds.), *Visualization in Biomedical Computing,* Springer, Hamburg, 399-404, 1996.

Krumke, S.O. und Noltemeier, H., *Graphentheoretische Konzepte und Algorithmen,* Teubner Verlag, Wiesbaden, 2005.

Kwan, R.K.S., Evans, A.C. und Pike, G.B., "An Extensible MRI Simulator for Post-Processing Evaluation*", Visualization in Biomedical Computing (VBC'96),* Springer Verlag, 135-140, 1996.

Kwong, K., Belliveau, J., Chesler, D., Goldberg, I., Weisskoff, R., Poncelet, B., Kennedy, D., Hoppel, B., Cohen, M., Turner, R., Cheng, H., Brady, T. und Rosen, B., „Dynamic Magnetic Resonance Imaging of Human Brain Activity During Primary Sensory Stimulation", *Proc. Natl. Acad. Sci.,* 89 , 5675-5679, 1992.

Lachenbruch, P. A. und Mickey, M. R., „Estimation of Error Rates in Discriminant Analysis", *Technometrics,* 10, 715-725, 1968.

Laghi, A., Pavone, P., Panebinaco, V., Carbone, I., Francone, L. und Passariello, R., „Volume-rendered Virtual Colonscopy: Preliminary Clinical Experience", *Computer Assisted Radiology and Surgery,* H. U. Lemke, M. W. Vannier, K. Inamura und A. G. Farman (eds.), Elsevier, Amsterdam, 171-175, 1999.

Lai, K. F. und Chin, R. T., „On Regularization, Formulation and Initialization of Active Contour Models (Snakes)", *Proceedings of the 1st Asian Conference on Computer Vision and Pattern Recognition,* 542-545, 1993.

Langlotz, U., Lawrence, J., Hu, Q., Langlotz, F. und Nolte, L.-P., „Image Guided Cup Placement", *Computer Assisted Radiology and Surgery,* H. U. Lemke, M. W. Vannier, K. Inamura und A. G. Farman (eds.), Elsevier, Amsterdam, 717-721, 1999.

Lavallee, S. und Szeliski, R., „Recovering the Position and Orientation of Free-form Objects from Image Contours using 3D-Distance Maps", *IEEE Transactions on Pattern Analysis and Machine Intelligence,* 17 (4), 378-390, 1995.

Laws, K. I., „Rapid Texture Identification", *SPIE,* 376-380, 1980.

Laws, K. I., „Goal Directed Textured Image Segmentation", *Applications of Artificial Intelligence II, SPIE,* 19-26, 1985.

Le, T. P., Quast, K. J., Grunst, G. und Redel, D. A., „EchoSim - ein 3D-graphisches Trainingssystem für die kardiologische Ultraschalldiagnostik", M. P. Baur, R. Fimmers und M. Blettner (eds.), *Medizinische Informatik, Biometrie und Epidemiologie GMDS '96,* MMV Verlag, München, 182-186, 1997.

Lee, J. H. und Lee, N. I., „A Fast and Adaptive Method to Estimate Texture Statistics by the Spatial Gray Level Dependence Matrix (SGLDM) for Texture Image Segmentation", *Pattern Recognition Letters,* 13, 291-303, 1992.

Lehmann, T., Oberschelp, W., Pelikan, E. und Repges, R., *Bildverarbeitung für die Medizin,* Springer Verlag, Berlin, 1997.

Lerski, R. A., Straughan, K., Schad, L. R., Boyce, D., Blüml, S. und Zuna, I., „MR Image Texture Analysis - An Approach to Tissue Characterization", *Magnetic Resonance Imaging,* 11, 873-887, 1993.

Levin, D. N., Pelizzari, C. A., Chen, G. T., Chen, C. T. und Cooper, M. D., „Retrospective Geometric Correlation of MR, CT and PET Images", *Radiology,* 169 , 817-823, 1988.

Levoy, M., "Display of Surfaces from Volume Data", *IEEE Computer Graphics and Applications,* 8, 29-37, 1988.

Lin, S. C., Punch, W. F. und Goodman, E. D., „Coarse-Grain Parallel Genetic Algorithms: Categorization and New Approach", *6. International Conference on Parallel and Distributed Processing,* 28-37, 1994.

Loève, M., „Fonctions Aletoires de Seconde Ordre", P. Levy (ed.), *Processus Stochastique et Mouvement Brownien,* Hermann, Paris, 1948.

Lohmann, G., „Texturklassifikation mit Polynomverteilungen", S. J. Pöppl und H. Handels (eds.), *Mustererkennung 1993,* Springer, Berlin, 1993.

Lohmann, G., „Analysis and Synthesis of Textures: A Co-occurrence-based Approach", *Journal of Computers & Graphics,* 19 (1), 29-36, 1995.

Lorensen, W. E. und Cline, H. E., „Marching Cubes: A High Resolution 3-D Surface Construction Algorithm", *Computer Graphics,* 21 (4), 163-169, 1987.

Lundin, K., Ynnerman, A. und Gudmundsson, B., "Proxy-based Haptic Feedback from Volumetric Density Data", *Eurohaptics Conference,* University of Edinburgh, 104–109, 2002.

Mac Queen, J., „Some Methods for Classification and Analysis of Multivariate Observations", *Proceedings of the Fifth Berkeley Symposium on Mathematical Statistics and Probability,* 281-297, 1967.

Maintz, J. B. A. und Viergever, M. A., „A Survey of Medical Image Registration", *Medical Image Analysis,* 2 (1), 1-36, 1998.

Malladi, R., Sethian, J. und Vemuri, B., "Shape Modeling with Front Propagation: A Level Set Approach", *IEEE Transactions on Pattern Analysis and Machine Intelligence,* 17, 158-174, 1995.

Mallat, S. und Zong, S., „Characterization of Signals from Multiscale Edges", *IEEE Transactions on Pattern Analysis and Machine Intelligence,* 11 (7), 674-693, 1989.

Mandelbrot, B. B., *The Fractal Geometry of Nature,* W.H. Freeman and Co., San Francisco, 1982.

Mandelbrot, B. B. und van Ness, B. J., „Frational Brownian Motion, Fractional Noises and Applications", *SIAM,* 10 (4), 422-432, 1968.

Maniezzo, V., „Genetic Evolution of the Topoloy and Weight Distribution of Neural Networks", *IEEE Transactions on Neural Networks,* 5 (1), 39-53, 1994.

Mansfield, P. und Morris, P. G., *NMR Imaging in Biomedicine,* Academic Press, New York, 1982.

Marquardt, D. W., „An Algorithm for the Estimation of Non-Linear Parameters", *Soc. Ind. Apll. Math. Journal,* 11 , 431-441, 1963.

Marr, D. und Hildreth, E., „Theory of Edge Detection", *Proc. Royal Soc. Lond.,* B 207 , 128-217, 1980.

Matusita, K., „A Distance and Related Statistics in Multivariate Analysis", P. R. Krishnaiah (ed.), *Multivariate Analysis,* Academic Press, New York, 1966.

Max, N., "Optical Models for Direct Volume Rendering", *IEEE Transactions on Visualization and Computer Graphics,* 1, 99–108, 1995.

McCulloch, W. S. und Pitts, W., „A Logical Calculus of the Ideas Immanent in Nervous Activity", *Bulletin of Mathematical Biophysics,* 5, 115-133, 1943.

McGuire, M., *An Eye for Fractals,* Addison-Wesley, Redwood City, 1991.

McInerney, T. und Terzopoulos, D., „A Dynamic Finite Element Surface Model for Segmentation and Tracking in Multidimensional Medical Images with Application to Cardiac 4D Image Analysis", *Computerized Medical Imaging and Graphics,* 19 (1), 69-83, 1995.

McInerney, T. und Terzopoulos, D., „Deformable Models in Medical Image Analysis: A Survey", *Medical Image Analysis,* 1 (2), 91-109, 1996.

Meinzer, H. P., Meetz, K., Scheppelmann, D., Engelmann, U. und Baur, H. J., „The Heidelberg Ray Tracing Model", *IEEE Computer Graphics and Applications,* 11 (6), 34-43, 1991.

Merickel, M. B., Jackson, T., Carman, C., Brookeman, J. R. und Ayers, C. R., „A Multispectral Pattern Recognition System for the Noninvasive Evaluation of Artherosclerosis Utilizing MRI", K. H. Höhne, H. Fuchs und S. Pizer (eds.), *3D Imaging in Medicine,* Springer Verlag, Berlin, 133-146, 1990.

Miller, J. V., Breen, D. E., Lorensen, W. E., O'Bara, R. M. und Wozny, M. J., „Geometrically Deformed Models. A Method for Extracting Closed Geometric Models from Volume Data", *Computer Graphics,* 25 (4), 217-226, 1991.

Minsky, M. und Papert, S., *Perceptrons,* MIT Press, Cambridge, 1969.

Modersitzki, J., *Numerical Methods for Image Registration,* Oxford University Press, 2004.

Monga, O. R. D. und Malandin, G., Recursive Filtering and Edge Training: Two Primary Tools for Edge, *Image and Vision Computing,* 9, 202-206, 1991.

Mori, K., Yamazaki, S., Hasegawa, J., Toriwaki, J., Suenaga, Y., Katada, K. und Natori, H., „Extension of Virtual Bronchoscopy System as a Teaching Tool", *Computer Assisted Radiology and Surgery,* H. U. Lemke, M. W. Vannier, K. Inamura und A. G. Farman (eds.), Elsevier, Amsterdam, 166-170, 1999.

Morris, P. G., Nuclear Magnetic Resonance Imaging in Medicine and Biology, Clarendon Press, Oxford, 1986.

Moshfegi, M., „Elastic Matching of Multimodality Medical Images", *CVGIP: Graphical Models and Image Processing,* 53, 271-282, 1991.

Mucciardi, J. V. und Gose, E. E., „An Automatic Clustering Algorithm and its Properties in High-dimensional Spaces", *IEEE Transaction on Systems, Man and Cybernetics,* SMC-2, 247-254, 1972.

Müssigmann, U., „Homogeneous Fractals and their Application in Texture Analysis", *Fractals in the Fundamental and Applied Sciences,* Springer, Berlin, 269-283, 1991.

Narenda, P. N. und Goldberg, M., „A Non-Parametric Clustering Scheme For LANDSAT", *Pattern Recognition,* 9, 207-215, 1977.

Nasemann, T. und Sauerbrey, W., *Hautkrankheiten und venerische Infektionen,* Springer Verlag, Berlin, 1981.

Nauck, D., Klawonn, F. und Kruse, R., *Neuronale Netze und Fuzzy-Systeme,* Vieweg Verlag, Braunschweig, 1994.

Ney, D. R., Fishman, E. K. und Magid, D., „Volumetric Rendering of Computed Tomography Data: Principles and Techniques", *IEEE Computer Graphics & Applications,* 10, 24-32, 1990.

Neyman, J. und Pearson, E. S., „On the Use and Interpretation of Certain Test Criteria for Purpose of Statistical Inference", *Biometrica,* 20 A (Part I: 175-240), Part II: 263-294, 1928.

Niemann, H., *Klassifikation von Mustern,* Springer Verlag, Berlin, 1983.

Nilsson, N. J., *Learning Machines-Foundations of Trainable Pattern Classifying Systems,* New York, 1965.

Nussbaumer, H. J., *Fast Fourier-Transform and Convolution Algorithms,* Springer Verlag, Berlin, 1982.

Oberschelp, W. und Wille, D., *Mathematischer Einführungskurs für Informatiker,* Teubner Verlag, Stuttgart, 1976.

Ogawa, S., Lee, T. M., Nayak, A. A. und Glynn, P., „Oxygenation-sensitive Contrast in Magnetic Resonance Images of Rodent Brain at High Magnetic Fields", *Magnetic Resonance in Medicine,* 14 , 68-78, 1990.

Ohta, Y. I., Kanade, T. und Toshiyuki, S., „Color Information for Region Segmentation", *Computer Graphics and Image Processing,* 13, 222-241, 1980.

Osher, S. und Sethian, J. A., "Fronts Propagating with Curvature-Dependent Speed: Algorithms Based on Hamilton--Jacobi Formulations", *Journal of Computational Physics,* 79, 12-49, 1988.

Pao, Y.-H., *Adaptive Pattern Recognition and Neural Networks,* Addison-Wesley, Reading, Massachusets, 1989.

Papadimitrio, C. H. und Steiglitz, K., *Combinatorial Optimization,* Prentice Hall, Englewood Cliffs, 1982.

Park, J. S., Chung, M. S., Hwang, S. B., Lee, Y. S., Har, D. H. und Park, H. S., " Visible Korean Human: Improved Serially Sectioned Images of the Entire Body ", IEEE Transactions on Medical Imaging. 24(3), 352-60, 2005.

Park, J. S., Jung, Y., Shin, D. S., Chung, M. S., Riemer, M. und Handels, H., "Generating Useful Images for Medical Applications from the Visible Korean Human", *Computer Methods and Programs in Biomedicine,* 92, 257-266, 2008.

Parzen, E., „On Estimation of a Probability Denstiy and Mode", *Ann. Math. Stat.,* 33, 1065-1076, 1962.

Paulus, D. W. R., Niemann, H., Lenz, C., Demling, L. und Ell, C., „Fraktale Dimension der Kontur endoskopisch ermittelter Farbbilder von Geschwüren des Magens", S. J. Pöppl und H. Handels (eds.), *Mustererkennung 1993*, Springer Verlag, Berlin, 102-109, 1993.

Pavlidis, T., „Structural Decriptions and Graph Grammars", S. K. Chang und K. S. Fu (eds.), *Pictorial Information Systems*, Springer Verlag, Berlin, 86-103, 1980.

Pavlidis, T., *Algorithmen zur Grafik und Bildverarbeitung,* Heise Verlag, Hannover, 1990.

Pearson, K., „On Lines and Planes of Closest Fit to Systems of Points in Space", *Phil. Mag.,* 2, 559-572, 1901.

Peitgen, H.-O. und Saupe, D., *The Science of Fractal Images,* Springer Verlag, Berlin, 1988.

Pelikan, E., *Texturorientierte Segmentierungsmethoden in der medizinischen Bildverarbeitung,* Dissertation, RWTH Aachen, Verlag Shaker, Aachen, 1995.

Pelikan, E., Vogelsang, F. und Tolxdorff, T., „Texture-based X-Ray Segmentation by Topological Map", *Eighth World Congress on Medical Informatics MEDINFO '95,* Vancouver, 718-722, North-Holland, 1995.

Pentland, A. P., „Fractal-Based Description of Natural Scenes", *Transactions on Pattern Analysis und Machine Intelligence,* 6, 661-674, 1984.

Persoon, E. und Fu, K. S., „Shape Discrimination using Fourier Descriptors", *SMC,* 7, 170-179, 1977.

Phong, B. T., „Illumination for Computer Generated Pictures", *CACM,* 18, 311-317, 1975.

Pizer, S.M., Fritsch, D., Yushkevich, P., Johnson, V. und Chaney, E.,"Segmentation, Registration, and Measurement of Shape Variation via Image Object Shape", *IEEE Transactions on Medical Imaging,* 18, 851-865, 1999.

Pizer, S. M. und Zimmermann, J. B., „Color Display in Ultrasonography", *Ultrasound in Medicine and Biology,* 9 (4), 331-345, 1983.

Poeck, K., *Neurologie,* Springer Verlag, Berlin, 1992.

Pöppl, S. J., *Kurvenunabhängige Verfahren zur Klassifikation von EKG, EEG, EMG und GHR,* Schattauer Verlag, Stuttgart, 1973.

Pöppl, S. J., *Zur Klassifikation multivariater, zeitabhängiger Muster im Hinblick auf ihre Prozess-Struktur,* Dissertation, Technische Universität München, München, 1974.

Pöppl, S. J., *Abstandsmaße und Fehlklassifikationswahrscheinlichkeiten bei Zuordnungsproblemen für die computergestützte, ärztliche Diagnostik,* Habilitationsschrift, TU München, Institut für Medizinische Informatik und Systemforschung der Gesellschaft für Strahlen- und Umweltforschung, München, 1980.

Pommert, A., Tiede, U., Wiebecke, G. und Höhne, K. H., „Surface Shading in Tomographic Volume Visualization: A Comparative Study", *Proceedings of the First Conference on Visualization in Biomedical Computing,* IEEE Computer Society Press, Los Alamitos, 19-26, 1990.

Porill, J. und Ivins, J., „A Semiautomatic Tool for 3D Medical Image Analysis", *Medical Informatics,* 19 (1), 81-90, 1994.

Prade, H., „A Computational Approach to Approximate and Plausible Reasoning with Applications to Expert Systems", *IEEE Transaction on Pattern Analysis and Machine Intelligence,* PAMI-7 (3), 260-283, 1985.

Prakash, M. und Narasimha Murty, M., „A Genetic Approach for Selection of (Near-) Optimal Subsets of Principal Components for Discrimination", *Pattern Recognition Letters,* 16 (8), 781-787, 1995.

Preim und Bartz, *Visualization in Medicine,* Elsevier Verlag, 2007.

Press, W. H., Teukolsky, S. A., Vetterling, W. T. und Flannery, B. P., *Numerical Recipes in C,* Cambridge University Press, 1992.

Püschel, K., Jopp, E., Adam, G., Amling, M., Schilling, A.F., Kummer, T., Handels, H., Färber, M., Säring, D., Rother, U.J., Fuhrmann, A.W., Haßmann, H., Metzler, A. und Bauerochse, A., „Radiologische Untersuchungen am Mädchen aus dem Uchter Moor – erste Ergebnisse aus dem Universitätsklinikum Hamburg-Eppendorf", *Berichte zur Denkmalpflege in Niedersachsen,* 2, 34-37, 2006.

Radon, J., „Über die Bestimmung von Funktionen durch ihre Integralwerte längs gewisser Mannigfaltigkeiten", *Bericht der Sächsischen Akademie der Wissenschaften,* 1917.

Ramm, B., Semmler, W. und Laniado, M., *Einführung in die MR-Tomographie,* Enke Verlag, Stuttgart, 1986.

Rao, A. R. und Lohse, G. L., „Identifying High Level Features of Texture Perception", *Computer Vision, Graphics and Image Processing,* 55, 218-233, 1993.

Rao, R., „Use and Interpretation of Principal Component Analysis in Applied Research", *Sankhya,* 26, 329-358, 1964.

Raudys, S. und Jain, A. K., „Small Sample Size Problems in Designing Artificial Neural Networks", I. K. Sethi und A. K. Jain (eds.), *Artificial Neural Networks and Statistical Pattern Recognition*, North-Holland, Amsterdam, 33-50, 1991.

Reed, R., „Pruning Algorithms - A Survey", *IEEE Transactions on Neural Networks, 4-5*, 740-747, 1993.

Reilly, D. L., Cooper, L. N. und Elbaum, C., „A Neural Model fo Category Learning", *Biological Cybernetics, 45*, 35-41, 1982.

Reiser, M. und Semmler, W., *Magnetresonanztomographie,* Springer Verlag, Berlin, 1992.

Reiss, T. H., *Recognizing Planar Objects Using Invariant Image Features,* Springer Verlag, Berlin, 1993.

Reul, J., Handels, H., Thron, A., Lakenberg, C. und Herpers, R., „Relaxometrische Differenzierung normaler und pathologischer Hirngewebe in der MRT unter Verwendung einer histogrammbasierten Clusteranalyse", *Klinische Neuroradiologie, 2*, 55-63, 1992.

Richard, M. und Lippmann, R. P., „Neural Network Classifiers Estimate Bayesian a Posteriori Probabilities", *Neural Computation, 3*, 461-483, 1992.

Richolt, J. A., Teschner, M., Everett, P., Girod, B., Millis, M. B. und Kikinis, R., „Planning and Evaluation of Reorienting Osteotomis of the Proximal Femur in Cases of SCFE Using Virtual Three-Dimensional Models", *Medical Image Computing and Computer-Assisted Intervention - MICCAI 98*, W. M. Wells, A. Colchester und S. Delp (eds.), Springer Verlag, Berlin, 1-8, 1998.

Ritter, H., Martinez, T. und Schulten, K., *Neuronale Netze,* Addison-Wesley, Bonn, 1991.

Röntgen, W. C., „Erste Mitteilung über eine neue Art von Strahlen", *Wilhelm Conrad Röntgen und die Geschichte der Röntgenstrahlen,* O. Glaser (ed.), Springer Verlag, Berlin, 1959.

Rosenblatt, F., „The Perceptron: A Probabilistic Model for Information Storage and Organization in the Brain", *Psychological Review, 65*, 386-408, 1958.

Rosenfeld, A. und Kak, A. C., *Digital Picture Processing,* Academic Press, 1982.

Roß, T., *Analyse und Klassifikation zweidimensionaler Signale - Anwendung in der Erkennung von Hauttumoren anhand hochaufgelöster Oberflächenprofile,* Dissertation, Medizinische Universität zu Lübeck, Institut für Medizinische Informatik, Shaker Verlag, Aachen,1997.

Roß, T., Handels, H., Breuer, U. und Szabó, K., „3D Visualization of Microvascular Blood Vessel Networks.", *Journal of Computers & Graphics, 19* (1), 89-96, 1995a.

Roß, T., Handels, H., Busche, H., Kreusch, J., Wolf, H. H. und Pöppl, S. J., „Automatische Klassifikation hochaufgelöster Oberflächenprofile von Hauttumoren mit neuronalen Netzen", G. Sagerer, S. Posch und F. Kummert (eds.), *Mustererkennung 1995*, Springer Verlag, Berlin, 379-386, 1995b.

Roß, T., Handels, H., Kreusch, J., Busche, H., Wolf, H. H. und Pöppl, S. J., „Automatic Classification of Skin Tumours with High Resolution Surface Profiles", V. Hlavác und R. Sára (eds.), *Computer Analysis of Images and Patterns, 6th International Conference CAIP '95,* Springer Verlag, Berlin, 368-375, 1995c.

Roßmanith, C., *Automatische Merkmalsextraktion und Charakterisierung intrakranieller Gewebestrukturen in dreidimensionalen, medizinischen Schichtbilddatensätzen,* Diplomarbeit, RWTH Aachen und Medizinsche Universität zu Lübeck, Institut für Medizinische Informatik der Medizinischen Universität zu Lübeck, 1994.

Roßmanith, C., Handels, H., Rinast, E. und Pöppl, S. J., „Bildanalytische Verfahren zur Charakterisierung von Hirntumoren in dreidimensionalen MR-Bildfolgen", W. G. Kropatsch und H. Bischof (eds.), *16. DAGM Symposium und 18. ÖAGM-Workshop, Mustererkennung 1994*, TU Wien, Wien, 466-473, 1994.

Roßmanith, C., Handels, H., Pöppl, S. J., Rinast, E. und Weiss, H.-D., „Computer Assisted Diagnosis of Brain Tumours using Fractals, Texture and Morphological Image Analysis", H. Lemke, U., K. Inamura, C. C. Jaffe und M. W. Vannier (eds.), *Computer Assisted Radiology*, Springer Verlag, Berlin, 375-380, 1995.

Roßmanith, C., Handels, H., Rinast, E., Weiss, H.-D. und Pöppl, S. J., „Characterisation and Classification of Brain Tumours in Three-Dimensional MR Image Sequences", K.-H. Höhne und R. Kikinis (eds.), *Visualisation in Biomedical Computing*, Springer Verlag, Berlin, 429-438, 1996.

Roßmanith, C., Huwendiek, O., Handels, H., Brockmann, W., Hager, A., Laqua, H., Maehle, E. und Pöppl, S. J., „Analyse von Fundusbildern zur Bewertung des Erfolges von Operationen bei Macula pucker", *Bildverarbeitung für die Medizin 1998*, T. Lehmann, V. Metzler, K. Spitzer und T. Tolxdorff (eds.), Informatik aktuell, Springer Verlag, Berlin, 154-158, 1998.

Roth, K., NMR-Tomographie und -Spektroskopie in der Medizin, Springer Verlag, Berlin, 1984.

Rumelhart, D. E., Hinton, G. E. und Williams, R. J., „Learning Internal Representations by Error Propagation", D. E. Rumelhart and J. L. McClelland (eds.), *Parallel Distributed Processing. Exploration in the Microstructures of Cognition*, MIT Press, Cambridge, MA, 1986a.

Rumelhart, D. E., Hinton, G. E. und Williams, R. J., „Learning Representations by Back-Propagation Errors", *Nature,* 323, 533-536, 1986b.

Russ, J. C., *The Image Processing Handbook,* CRC Press, Boca Raton, 1995.

Sabella, P., "A Rendering Algorithm for Visualizing 3D Scalar Fields", *ACM SIGGRAPH*, 51-58, 1988.

Säring, D., Ehrhardt, J., Stork, A., Bansmann, M.P., Lund, G.K. und Handels, H., "Computer-Assisted Analysis of 4D Cardiac MR Image Sequences after Myocardial Infarction", *Methods of Information in Medicine*, 4, 377-383, 2006.

Säring, D., Fiehler, J., Forkert, N., Piening, M. und Handels, H., "Visualization and Analysis of Cerebral Arteriovenous Malformation Combining 3D and 4D MR Image Sequences", *International Journal of Computer Assisted Radiology and Surgery*, 2 (Suppl 1), 75-79, 2007.

Sagerer, G., „Neuronal, Statistisch, Wissensbasiert: Ein Beitrag zur Paradigmendiskussion für die Mustererkennung", *Mustererkennung 1993,* Berlin, 158-177, Springer Verlag, 1993.

Sartor, K., *MR Imaging of the Skull and Brain,* Springer Verlag, Berlin, 1992.

Schad, L. R., Blüml, S. und Zuna, I., „MR Tissue Characterization of Intracranial Tumors by Means of Texture Analysis", *Magnetic Resonance Imaging,* 11, 889-896, 1993.

Schiemann, T., Bomans, M., Tiede, U. und Höhne, K. H., „Interactive 3D-Segmentation of Tomographic Image Volumes", S. Fuchs und R. Hoffman (eds.), *Mustererkennung 1992*, Springer, Berlin, 73-80, 1992.

Schiffmann, W. H., Joost, M. und Werner, R., „Application of Genetic Algorithms to the Construction of Topologies for Multilayer Perceptrons", *Int. Conf. on Neural Networks and Genetic Algorithms*, 1993.

Schindewolf, T., Albert, R., Stolz, W., Abmayr, W. und Harms, H., „Klassifikation melanozytärer Hautveränderungen anhand von makroskopischen Farbaufnahmen.", S. J. Pöppl und H. Handels (eds.), *Mustererkennung 1993*, Springer Verlag, Berlin, 436-443, 1993.

Scholl, I., Sovakar, A. und Spitzer, K., „Konturverfolgung der Stimmlippen in laryngoskopischen Bildsequenzen", M. P. Baur, R. Fimmers und M. Blettner (eds.), *Medizinische Informatik, Biometrie und Epidemiologie, GMDS 96*, MMV Medizin Verlag, München, 1997.

Schreiner, V., Sauermann, G. und Hoppe, U., „Characterization of the Skin Surface by ISO-Parameters for Microtopography", K. P. Wilhelm, P. Elsner, E. Beradesca und H. Maibach (eds.), *Bioengineering of the Skin: Skin Surface Imaging and Analysis*, CRC Press, Boca Raton, 129-146, 1997.

Schroeder, W., Martin, K. und Lorensen, B., *The Visualization Toolkit - An Object-Oriented Approach To 3D Graphics,* Prentice Hall, New Jersey, 1998.

Schroeder, W. J., Zarge, J. A. und Lorensen, W. E., „Decimation of Triangle Meshes", *SIGGRAPH 92,* Chicago, 65-70, ACM Press, 1992.

Schürmann, J., *Pattern Classification,* John Wiley & Sons, New York, 1996.

Schürmann, J. und Kreßel, U., „Mustererkennung mit statistischen Methoden, Vorlesungsskript SS 92.", Daimler-Benz AG, Forschungszentrum Ulm, Institut für Informationstechnik, Ulm, 1992.

Schwarz, H. R., *Numerische Mathematik,* B.G. Teubner Verlag, Stuttgart, 1986.

Sebesteyen, G. S. und Edie, J., „An Algorithm for Non- parametric Pattern Recognition", *IEEE Transactions on Electronic Computers,* EC-15, 908-915, 1966.

Segars, W.P., *Development and Application of the New Dynamic NURBS-based Cardiac-torso (NCAT) Phantom in Biomedical Engineering,* University of North Carolina, Chapel Hill, 2001.

Sethian, J. A. und Osher, S. J., *Level Set Methods and Fast Marching Methods,* Cambridge University Press, 2002.

Shahidi, R., „Applications of Virtual Reality in Stereotactic Surgery: Volumetric Image Navigation via Surgical Microscope", H. Lemke, U., K. Inamura, C. C. Jaffe und M. W. Vannier (eds.), *Computer Assisted Radiology*, Springer Verlag, Berlin, 1126-1138, 1995.

Shahidi, R., Argiro, V., Napel, S., Gray, L., McAdams, H. P., Rubin, G. D., Beaulieu, C. F., Jeffrey, R. B. und Johnson, A., „Assessment of Several Virtual Endoscopy Techniques Using Computed Tomography and Perspective Volume Rendering", K.-H. Höhne und R. Kikinis (eds.), *Visualisation in Biomedical Computing*, Springer Verlag, Berlin, 521-528, 1996.

Shen, J. und Castan, S., „An Optimal Linear Operator for Edge Detection", *Proc. Computer Vision and Pattern Recognition '86.,* 1986.

Sherman, W. R., Craig, A. B., *Understanding Virtual Reality: Interface, Application, and Design*, Morgan Kaufmann, 2002.

Shridar, M. und Badrelin, A., „High Accuracy Character Recognition Algorithms using Fourier and Topological Descriptors", *Pattern Recognition,* 17 (5), 515-524, 1984.

Singh, A., von Kurowski, L. und Chiu, M. Y., „Cardiac MR Image Segmentation using Deformable Contours", *Biomedical Image Processing and Biomedical Visualization, SPIE Proceedings*, SPIE, Bellingham, WA, 1993.

Sivewright, G. J. und Elliot, P. J., „Interactive Region and Volume Growing for Segmenting Volumes in MR and CT Images", *Medical Informatics,* 19 (1), 71-80, 1994.

Skoglund, T., Pascher, R., C.H., B., Rydmark, M., Hansson, T. und Gustavsson, T., „3-D Reconstruction of Biological Objects from Sequential Image Planes - Applied in Cerebral Cortex From Cat", *Computerized Medical Imaging and Graphics,* 17, 165-174, 1993.

Slichter, C., *Principles of Magnetic Resonance,* Springer Verlag, Berlin, 1978.

Smith, A. R., „Color Gamut Transform Pairs", *SIGGGRAPH 78,* 12-19, 1978.

Smith, T. G., Marks, W. B., Sherrif, W. H. und Neale, E. A., „A Fractal Analysis of Cell Images", *Journal of Neuroscience Methods,* 27 (2), 173-180, 1989.

Sober, A. J. und Burstein, J. M., „Computerized Digital Image Analysis: An Aid for Melanoma Diagnosis-Preliminary Investigations and Brief Review", *Journal of Dermatology,* 21 (11), 885-890, 1994.

Sonka, M., Hlavac, V. und Boyle, R., *Image Processing, Analysis and Machine Vision,* Chapman & Hall, London, 1993.

Soriano Lopez, M. D., *Vergleichende Bewertung konnektionistischer Modelle mit klassischen statistischen Klassifikationsverfahren,* Dissertation, RWTH Aachen, Dr. Hundt, Infix, Sankt Augustin, 1996.

Springub, A., Scheppelmann, D. und Meinzer, H. P., „Segmentation of Multisignal Images with Kohonen's Self-learning Topological Map", R. Klette (ed.), *Research in Informatics: Proceedings of the IVth International Conference CAIP '91, Dresden,* Akademie Verlag, Berlin, 148-152, 1991.

Srikanth, R., George, N., Warsi, D., Prabhu, D., Petry, F. E. und Buckles, B. P., „A Variable-length Genetic Algorithm fpr Clustering and Classification", *Pattern Recognition Letters,* 16 (8), 789-800, 1995.

Stoecker, W. V., Li, W. W. und Moss, R. H., „Automatic Detection of Asymmetry in Skin Tumors", *Computerized Medical Imaging and Graphics,* 16 (3), 191-198, 1992.

Stoer, J., *Numerische Mathematik 1,* Springer Verlag, Berlin, 1989.

Storvik, G., „A Bayesian Approach to Dynamic Contours through Stochastic Sampling and Simulated Annealing", *Pattern Analysis and Macine Intelligence,* 16 (10), 976-986, 1994.

Studholme, C., Hill, D. L. G. und Hawkes, D. J., „Automatied 3-D Registration of MR and CT Images of the Head", *Medical Image Analysis,* 1 (2), 163-175, 1996.

Styner, M. und Gerig, G., "Hybrid Boundary-medial Shape Description for Biologically Variable Shapes", *IEEE Workshop on Mathematical Methods in Biomedical Image Analysis (MMBIA),* 235-242, 2000.

Styner, M., Rajamani, K., Nolte, L. P., Zsemlye, G., Szekely, G., Taylor, C. und Davies, R.H., "Evaluation of 3D Correspondence Methods for Model Building", *Information Processing in Medical Imaging (IPMI),* 63-75, 2003.

Szekely, G., Kelemen, A., Brechbuhler, C. und Gerig, G., „Segmentation of 2-D and 3-D objects from MRI Volume Data using Constrained Elastic Deformations of Flexible Fourier Surface Models", *Medical Image Analysis,* 1 (1), 19-34, 1996.

Tamura, H., Mori, S. und Yamawaki, T., „Textural Features corresponding to Visual Perception", *IEEE Trans. SMC,* 8, 460-473, 1978.

Terzopoulos, D. und Fleischer, K., „Deformable Models", *The Visual Computer,* 4 (6), 306-331, 1988.

Thirion, J.-P., "Image Matching as a Diffusion Process: An Analogy with Maxwell's Demons", *Medical Image Analysis,* 2 (3), 243-260, 1998.

Tominaga, S., „Color Classification of Color Image Based on Uniform Color Spaces", *SPIE Human Vision and Electronic Imaging: Models, Methods and Applications,* 1249, 356-365, 1990.

Touissant, G. T., „Bibliography on Estimation of Misclassification", *IEEE Transactions on Information Theory,* IT-20, 472-479, 1974.

Udupa, K. J. und Herman, G. T., *3D Imaging in Medicine,* CRC Press, Boca Raton, 1991.

Ueda, N. und Suzuki, S., „Learning Visual Models from Shape Contours using Multiscale Convex/Concave Structure Matching", *Pattern Analysis and Machine Intelligence,* PAMI-15 (4), 1993.

Ultsch, A., „Self-Organizing Neural Networks for Visualization and Classification", O. Opitz, B. Lausen und R. Klar (eds.), *Information and Classification,* Springer Verlag, Berlin, 307-313, 1992.

Umbaugh, S. E., Moss, R. H., Stoecker, W. V. und Hance, G. A., „Automatic Color Segmentation Algorithms with Application to Skin Tumor Feature Identifaction", *IEEE Engineering in Medicine and Biology,* Sept., 1993.

Unser, M. und Eden, M., "Multiresolution Feature Extraktion and Selection for Texture Segmentation", *IEEE Transaction on Pattern Analysis and Machine Intelligence,* 11, 717-728, 1989.

Upson, C. und Keeler, M., „V-Buffer: Visible Volume Rendering", *ACM Computer Graphics,* 22 (4), 59-64, 1988.

Vajda, I., „Note on Discrimination Information and Variation", *IEEE Transactions on Information Theory,* 16, 771-773, 1970.

Verhoeven, J. T. und Thijssen, J. M., „Potential of Fractal Analysis for Lesion Detection in Echocardiac Images", *Ultrasonic Imaging,* 15 (4), 304-323, 1993.

Voss, R. F., „Random Fractal Forgeries", E. A. Earnshaw (ed.), *Fundamental Algorithms for Computer Graphics*, Springer Verlag, Berlin, 825-835, 1985.

Voss, R. F., „Fractals in Nature: From Characterization to Simulation", H.-O. Peitgen und D. Saupe (eds.), *The Science of Fractal Images*, Springer Verlag, Berlin, 1988.

Watt, A., *3D Computer Graphics,* Addison-Wesley, Wokingham, England, 1993.

Watt, A., *3D-Computergraphik*, 3. Auflage, Pearson, 2002.

Watt, A. und Watt, M., *Advanced Animation and Rendering Techniques,* Addison-Wesley, Wokingham, 1992.

Weiler, F. und Dettmann, J., „Bildsegmentierung mit modellbasierten, aktiven Konturmodellen", *Workshop Bildverarbeitung für die Medizin,* Aachen, 107-112, Verlag der Augustinus Buchhandlung, 1996.

Weiss, S. M. und Kulikowski, C. A., *Computer Systems that Learn: Classification and Prediction Methods from Statistics, Neural Networks, Machine Learning und Expert Systems,* Morgan Kaufmann, San Mateo, 1991.

Wells, W. M., „Efficient Synthesis of Gaussian Filters by Cascaded Uniform Filters", *IEEE Transactions on Pattern Analysis and Machine Intelligence,* PAMI-8 (2), 234-239, 1986

Wells, W., Viola, P., Atsumi, H., Nakajima, S. und Kikinis, R., „Multi-modal Volume Registration by Maximization of Mutual Information", *Medical Image Analysis,* 1 (1), 35-51, 1996.

Welzel, J. und Wolff, H. H., „Laser Profilometry", K. P. Wilhelm, P. Elsner, E. Beradesca und H. Maibach (eds.), *Bioengineering of the Skin: Skin Surface Imaging and Analysis,* CRC Press, Boca Raton, 123-128, 1997.

Werbos, P., „Applications of Advances in Nonlinear Sensitivity Analysis", *System Modeling and Optimization: Proceedings of the 10th IFIP Conference,* Sept. 1981, New York, Springer Verlag, 1982.

Werner, R., Ehrhardt, J., Frenzel, T., Säring, D., Lu, W., Low, D. und Handels, H., "Motion Artifact Reducing Reconstruction of 4D CT Image Data for the Analysis of Respiratory Dynamics", *Methods of Information in Medicine,* 46, 254-260, 2007.

Weszka, J. S., Dyer, C. R. und Rosenfeld, A., „A Comparative Study of Texture Measures for Terrain Classification", *Syst. Man. Cybern.*, SMC-6, 269-285, 1976.

Wharton, S., „A Generalized Histogram Clustering Scheme For Multidimensional Image Data", *Pattern Recognition*, 16 (2), 193-199, 1984.

Whitley, D., Starkweather, T. und D., S., „The Traveling Salesman and Sequence Scheduling: Quality Solutions Using Genetic Edge Recombination", L. Davis (ed.), *Handbook of Genetic Algorithms*, Van Nostrand Reinhold, New York, 1991.

Wilhelm, K. P., Elsner, P., Beradesca, E. und Maibach, H., „Bioengineering of the Skin: Skin Surface Imaging and Analysis", CRC Press, Boca Raton, 1997.

Wilks, S. S., *Mathematical Statistics*, New York, 1963.

Williams, D. J. und Shah, M., „A Fast Algorithm for Active Contours and Curvature Estimation", *Computer Vision and Graphics in Image Processing: Image Understanding*, 55 (1), 1992.

Wirth, N., *Algorithmen und Datenstrukturen*, Teubner Verlag, Stuttgart, 1979.

Wolf, I., Heimann, T., Schwarz, T. und Meinzer, H.P., „Modellbasierte Segmentierung", In: Niederlag, W., Lemke, H.U., Meixensberger, J. und Baumann, M. (Hrsg.), *Modellgestützte Therapie*, Health Academy, 76-94, 2008.

Wu, C. M., Chen, Y. C. und Hsieh, K. S., „Texture Features for Classification of Ultrasonic Liver Images", *IEEE Transactions on Medical Imaging*, 11 (2), 141-152, 1992.

Zahlten, C., Evertsz, C., Peitgen, H., O., Zuna, I., Delorme, S. und Kaick, G. v., „Fraktale in der Analyse von Ultraschallbildern", S. J. Pöppl und H. Handels (eds.), *Mustererkennung 1993*, Springer Verlag, Berlin, 102-109, 1993.

Zahn, C. T. und Roskies, R. Z., „Fourier Descriptors for Plane Closed Curves", *IEEE Transactions on Computers*, C-21 (3), 269-281, 1972.

Zhang, S. X., Heng, P. A., Liu, Z. J., Tan, L. W., Qiu, M. G., Li, Q. Y., Liao, R. X., Li, K., Cui, G. Y., Guo, Y. L., Yang, X. P., Liu, G. J., Shan, J. L., Liu, J. J., Zhang, W. G., Chen, X. H., Chen, J. H., Wang, J., Chen, W., Lu, M., You, J., Pang, X. L., Xiao, H. und Xie, Y. M., "Creation of the Chinese Visible Human Data Set", *The Anatomical Record, Part B, The New Anatomist*, 275(1),190-195, 2003.

Zell, A., *Simulation Neuronaler Netze*, Addison-Wesley, 1994.

Zhu, Y. und Yan, H., „Computerized Tumor Boundary Detection Using a Hopfield Neural Network", *IEEE Transactions on Medical Imaging*, 16 (1), 55-67, 1997.

Zilles, C.B. und Salisbury, J.K., "A Constraint-based God-object Method for Haptic Display", *International Conference on Intelligent Robots and Systems, Human Robot Interaction, and Cooperative Robots*, vol. 3, 146-151, 2005.

Zülch, K. J., „Histological Typing of Tumors of the Central Nervous System", *International Histological Classification of Tumours*, World Health Organisation, Genf, 1979.

Zülch, K. J., „Historical Development of the Classification of Brain Tumours and the new Proposal of the World Health Organization (WHO)", *Neurosurgical Review*, 4, 123-127, 1981.

13 Stichwortverzeichnis

G

H

L

O

P

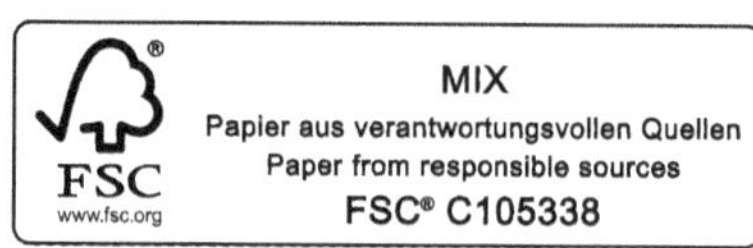

MIX
Papier aus verantwortungsvollen Quellen
Paper from responsible sources
FSC® C105338

If you have any concerns about our products,
you can contact us on
ProductSafety@springernature.com

In case Publisher is established outside the EU,
the EU authorized representative is:
Springer Nature Customer Service Center GmbH
Europaplatz 3, 69115 Heidelberg, Germany

Printed by Libri Plureos GmbH
in Hamburg, Germany